Lernfeldübersicht

Die für die Behandlungsassistenz relevanten Lernfelder sind grün markiert. Die weiß markierten wirtschaftlich orientierten Lernfelder 6 und 9 finden Sie in dem Fachbuch „Praxisorganisation, Praxisverwaltung und Wirtschaftskunde" (Bestell-Nr.: 5896).
Komplexe Lernfelder haben wir in zwei Teile (a und b) untergliedert, wobei die Vorgaben des Rahmenlehrplanes eingehalten wurden.

Lernfeld		Seite
1	Im Beruf und Gesundheitswesen orientieren	1
2a	Patienten empfangen und begleiten	25
2b	Anatomische Grundlagen kennenlernen	41
3	Praxishygiene organisieren	57
4	Kariestherapie begleiten	101
5	Endodontische Behandlungen begleiten	141
6	Praxisabläufe organisieren	
7	Zwischenfällen vorbeugen und in Notfallsituationen Hilfe leisten	169
8	Chirurgische Behandlungen begleiten	201
9	Waren beschaffen und verwalten	
10a	Behandlungen von Erkrankungen der Mundhöhle und des Zahnhalteapparates begleiten	243
10b	Röntgen- und Strahlenschutzmaßnahmen vorbereiten	275
11a	Prophylaxemaßnahmen planen und durchführen	301
11b	Kieferorthopädische Maßnahmen planen und durchführen	335
12	Prothetische Behandlungen begleiten	349
13	Praxisprozesse mitgestalten	387

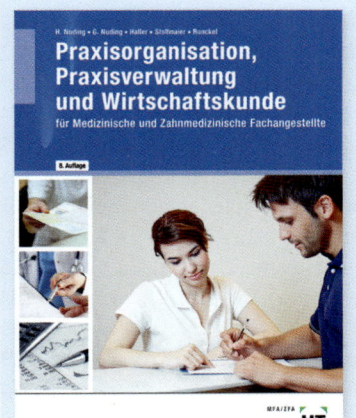

Praxisorganisation, Praxisverwaltung und Wirtschaftskunde
für Medizinische und Zahnmedizinische Fachangestellte

von H. Nuding, G. Nuding, J. Haller, Dr. W. Stollmaier, S. Runckel
Unter Mitarbeit von: Dr. F. Marahrens

Bestell-Nr. **5896**

Inhalt

Lernfeld 1: Im Beruf und Gesundheitswesen orientieren ... 1

1.1	Tätigkeitsbereiche der ZFA	2
1.2	**Das Gesundheitswesen**	4
1.2.1	Bereiche des Gesundheitswesens	4
1.2.2	Berufe im Gesundheitswesen	5
1.2.3	Berufsorganisationen	7
1.3	**Die Zahnarztpraxis**	8
1.3.1	Gestaltung einer Zahnarztpraxis	8
1.3.2	Der Behandlungsplatz	10
1.4	**Arbeitsschutz in der Zahnarztpraxis**	11
1.4.1	Sozialer Arbeitsschutz	11
1.4.2	Technischer Arbeitsschutz	13
1.5	**Grundlagen der Kommunikation**	18
1.5.1	Verbale und nonverbale Kommunikation	18
1.5.2	Kommunikationsmodell nach Schulz von Thun	19
1.5.3	Personalführung	20
1.5.4	Arbeiten im Team	20

Lernfeld 2a: Patienten empfangen und begleiten ... 25

2a.1	Grundsätze beim Umgang mit Patienten	26
2a.2	Patientendaten aufnehmen	27
2a.2.1	Pflichten für den Zahnarzt	27
2a.2.2	Personalienaufnahme	28
2a.3	Anamnese	28
2a.4	Patientenlagerung	31
2a.5	**Befunderhebung**	32
2a.5.1	Spezieller Befund	32
2a.5.2	Das Grundbesteck	34
2a.6	Abrechnungsgrundlagen	34
2a.7	Abrechnungspositionen nach BEMA	36
2a.8	Datenschutz in der Zahnarztpraxis	37

Lernfeld 2b: Anatomische Grundlagen kennenlernen ... 41

2b.1	Zell- und Gewebelehre	42
2b.2	**Die Mundhöhle**	44
2b.2.1	Aufbau der Mundhöhle	44
2b.2.2	Speicheldrüsen	45
2b.3	**Die Zähne**	47
2b.3.1	Aufbau des Gebisses	47
2b.3.2	Das FDI-Zahnschema	48
2b.3.3	Äußerer Zahnaufbau	49
2b.3.4	Zahnarten	49
2b.3.5	Allgemeine Erkennungsmerkmale	50
2b.3.6	Lage- und Richtungsbezeichnungen in der Mundhöhle	52
2b.3.7	Lage- und Richtungsbezeichnungen an den Zähnen	52
2b.3.8	Dentition	53
2b.3.9	Okklusion und Artikulation	54

Lernfeld 3: Praxishygiene organisieren ... 57

3.1	Grundbegriffe der Hygiene	58
3.2	**Krankheitserreger**	59
3.2.1	Bakterien	60
3.2.2	Viren	62
3.2.3	Pilze	62
3.2.4	Protozoen	63
3.2.5	Prionen	63
3.3	**Von der Infektion zur Krankheit**	64
3.3.1	Übertragung von Infektionskrankheiten	64
3.3.2	Allgemeiner Verlauf einer Infektionskrankheit	66
3.4	**Ausgewählte berufsrelevante Infektionskrankheiten**	66
3.4.1	Ausgewählte berufsrelevante bakterielle Erkrankungen	66
3.4.2	Ausgewählte berufsrelevante Viruserkrankungen	68
3.4.3	Berufsrelevante Mykosen	71
3.4.4	Prionenerkrankungen	72
3.5	**Allgemeiner Infektionsschutz**	72
3.5.1	Infektionsschutz durch Impfungen	72
3.5.2	Postexpositionsprophylaxe	74
3.5.3	Infektionsschutzgesetz	75
3.6	**Praxishygiene**	76
3.6.1	Arbeitsorganisatorische Hygienemaßnahmen	76
3.6.2	Hygienemaßnahmen für das Behandlungsteam	76
3.6.3	Desinfektionsverfahren	82
3.6.4	Sterilisation	85
3.6.5	Sterilisationskontrollen	89
3.6.6	Freigabe der Medizinprodukte	90

3.6.7	Hygieneplan	91	3.6.10	Reinigung und Desinfektion von Oberflächen und Zusatzgeräten		94
3.6.8	Aufbereitung von Medizinprodukten	91	3.6.11	Abfallentsorgung		96
3.6.9	Desinfektion von Abformungen/Werkstücken/Prothesen/KFO-Geräten	94				

Lernfeld 4: Kariestherapie begleiten 101

4.1	**Zahnaufbau**	102	4.4.4	Oszillierende Instrumente	117
4.1.1	Zahnschmelz	102	4.4.5	Handinstrumente	117
4.1.2	Zahnbein (Dentin)	103	4.4.6	Laser zur Kavitätenpräparation	117
4.1.3	Wurzelzement	104	4.4.7	Grundsätze der Schmelz- und Dentinpräparation	118
4.1.4	Zahnmark (Pulpa)	104	4.4.8	Chemische Exkavation und Ozonbehandlung	118
4.2	**Kariesentstehung**	105	**4.5**	**Füllungstherapie**	120
4.2.1	Faktoren der Kariesentstehung	105	4.5.1	Kavitätenreinigung und Trockenlegung	120
4.2.2	Der Zerstörungsprozess der Zahnhartsubstanzen	107	4.5.2	Matrizensysteme	124
4.2.3	Kariesverlauf	108	4.5.3	Zemente als Unterfüllung	125
4.3	**Befunderhebung und Kariesdiagnostik**	109	4.5.4	Stiftverankerung	127
4.3.1	Die Anamnese bei Karies	109	4.5.5	Kompositfüllungen	128
4.3.2	Inspektion und Sondierung	109	4.5.6	Amalgamfüllungen	131
4.3.3	Röntgenologische Befunde	110	4.5.7	Weitere plastische Füllungsmaterialien	135
4.3.4	Weitere Diagnosemethoden	110	4.5.8	Provisorische Füllungen	135
4.4	**Kariesentfernung und Präparation**	111	4.5.9	Starre Füllungen	135
4.4.1	Kavitätenklassen	111	4.5.10	Abrechnungen	137
4.4.2	Antriebe und Übertragungsinstrumente	112	**4.6**	**Kariesindex DMF-T**	137
4.4.3	Rotierende Instrumente	113			

Lernfeld 5: Endodontische Behandlungen begleiten 141

5.1	**Entzündung der Pulpa**	142	5.3.4	Unterkiefer (Mandibula)	151
5.1.1	Entzündungsreaktion	142	**5.4**	**Anästhesiemaßnahmen**	151
5.1.2	Ursachen der Pulpitis	143	5.4.1	Infiltrationsanästhesie	151
5.1.3	Erscheinungsformen der Pulpitis	143	5.4.2	Leitungsanästhesie	152
5.1.4	Pulpanekrose	144	5.4.3	Intraligamentäre Anästhesie	154
5.1.5	Apikale Parodontitis	144	5.4.4	Oberflächenanästhesie	154
5.1.6	Diagnostik	144	5.4.5	Arbeitsmittel bei der Anästhesie	154
5.2	**Das Nervensystem**	144	5.4.6	Komplikationen bei der Lokalanästhesie	155
5.2.1	Die Nervenzelle	144	**5.5**	**Endodontische Behandlungen**	156
5.2.2	Anatomischer Aufbau des Nervensystems	145	5.5.1	Indirekte Überkappung	156
5.2.3	Funktioneller Aufbau des Nervensystems	146	5.5.2	Direkte Überkappung	157
5.2.4	Nervus trigeminus	147	5.5.3	Pulpotomie	158
5.2.5	Nervus facialis	148	5.5.4	Vitalexstirpation	158
5.3	**Der knöcherne Schädel**	148	5.5.5	Trepanation eines pulpatoten Zahnes	159
5.3.1	Knochenaufbau	148	5.5.6	Wurzelkanalaufbereitung	160
5.3.2	Der Schädel	149	5.5.7	Wurzelfüllung	164
5.3.3	Oberkiefer (Maxilla)	150	5.5.8	Endodontie im Milchgebiss	165

Lernfeld 7: Zwischenfällen vorbeugen und in Notfallsituationen Hilfe leisten 169

7.1	**Das Blut**	170	7.1.3	Blutplasma	171
7.1.1	Aufgaben des Blutes	170	7.1.4	Blutstillung und Blutgerinnung	171
7.1.2	Blutkörperchen	170	7.1.5	Abwehrsysteme	172

7.2	**Blutgefäße**	175
7.2.1	Arterien	175
7.2.2	Venen	176
7.2.3	Kapillaren	177
7.3	**Das Herz**	177
7.3.1	Form und Lage des Herzens	177
7.3.2	Aufbau des Herzens	177
7.4	**Herzkreislaufsystem**	179
7.4.1	Funktion des Herzens	179
7.4.2	Der Blutkreislauf	179
7.4.3	Puls messen	180
7.4.4	Blutdruck	181
7.5	**Störungen des Herzkreislaufsystems**	182
7.5.1	Krankheiten des Herzens	182
7.5.2	Störungen des Blutkreislaufes	182
7.6	**Lymphatisches System**	183
7.7	**Atmungssystem und Atmung**	183
7.7.1	Luftwege	183
7.7.2	Atemmechanik	186
7.7.3	Innere und äußere Atmung/Gasaustausch	187
7.7.4	Atemregulation	187
7.8	**Notfälle**	188
7.8.1	Notfallmanagement	188
7.8.2	Allgemeine Maßnahmen im Notfall	189
7.8.3	Lagerungen	191
7.8.4	Herz-Lungen-Wiederbelebung (HLW)	192
7.9	**Mögliche Notfälle in einer Zahnarztpraxis**	194
7.9.1	Atembedingte Notfälle	194
7.9.2	Herzkreislaufstörungen	195
7.9.3	Hirnbedingte Notfälle	196
7.9.4	Stoffwechselentgleisungen	197

Lernfeld 8: Chirurgische Behandlungen begleiten 201

8.1	**Zahnhalteapparat**	202
8.1.1	Aufbau des Zahnhalteapparates	202
8.1.2	Aufgaben des Zahnhalteapparates	203
8.2	**Fortgeleitete apikale Parodontitiden**	203
8.2.1	Chronische apikale Parodontitiden	204
8.2.2	Akute apikale Parodontitiden	205
8.3	**Chirurgische Instrumente**	206
8.3.1	Extraktionszangen	206
8.3.2	Hebel	208
8.3.3	Fassende Instrumente	208
8.3.4	Haltende Instrumente	208
8.3.5	Schabende Instrumente	209
8.3.6	Schneidende Instrumente	209
8.3.7	Instrumente zum Nähen	210
8.3.8	Sonstige Instrumente	210
8.4	**Aufklärung, Einwilligung und Dokumentation chirurgischer Eingriffe**	212
8.5	**Maßnahmen bei chirurgischen Eingriffen**	213
8.5.1	Präoperative Patientenvorbereitung	213
8.5.2	Hygienemaßnahmen/Einhaltung der Sterilität	214
8.5.3	Maßnahmen nach einem chirurgischen Eingriff	214
8.6	**Aufgaben der ZFA bei chirurgischen Eingriffen**	216
8.6.1	Aufgaben der ZFA vor und während eines chirurgischen Eingriffes	216
8.6.2	Aufgaben der ZFA nach einem chirurgischen Eingriff	217
8.7	**Chirurgische Eingriffe**	217
8.7.1	Inzision/Exzision	217
8.7.2	Extraktion	218
8.7.3	Wurzelspitzenresektion	219
8.7.4	Zystenoperationen	220
8.7.5	Hemisektion/Prämolarisierung/Wurzelamputation	221
8.7.6	Osteotomie	222
8.7.7	Behandlung eines „Dentitio difficilis"	223
8.7.8	Verschluss einer Mund-Antrum-Verbindung (MAV)	223
8.7.9	Chirurgische Maßnahmen bei kieferorthopädischer Behandlung	224
8.7.10	Präprothetische Chirurgie	224
8.7.11	Komplikationen bei chirurgischen Eingriffen in der Zahnarztpraxis	225
8.8	**Unfallbedingte Verletzungen**	225
8.8.1	Zahnverletzungen	225
8.8.2	Weitere Verletzungen	226
8.9	**Implantate**	227
8.9.1	Verwendung und Aufbau von Implantaten	227
8.9.2	Voraussetzungen für eine Implantation	228
8.9.3	Augmentative Verfahren	228
8.9.4	Behandlungsablauf bei der Implantation	230
8.10	**Arzneimittellehre**	232
8.10.1	Arzneimittelformen	232
8.10.2	Applikation und Wirkweise von Arzneimitteln	233
8.10.3	Arzneimittel zur Linderung von Schmerzen	234
8.10.4	Arzneimittel zur Behandlung von Infektionen	235
8.10.5	Arzneimittel zur Behandlung von Entzündungen	236
8.10.6	Arzneimittel zur Behandlung von Angstzuständen	236
8.10.7	Nebenwirkungen und Wechselwirkungen	236
8.10.8	Arzneimittelabgabe und Verschreibung	237

Lernfeld 10a: Behandlungen von Erkrankungen der Mundhöhle und des Zahnhalteapparates begleiten ... 243

10a.1	Klassifikation der Parodontalerkrankungen	244	10a.5	Parodontalstatus	254
10a.2	Ursachen der häufigsten Parodontalerkrankungen	246	10a.6	Die systematische Parodontalbehandlung	257
			10a.6.1	Initialbehandlung (1. Phase)	257
10a.2.1	Plaque	246	10a.6.2	Nichtchirurgische Parodontitisbehandlung (2. Phase)	259
10a.2.2	Immunreaktion	246			
10a.2.3	Weitere Risikofaktoren	247	10a.6.3	Chirurgische Parodontitisbehandlung (3. Phase)	261
10a.3	Die häufigsten Parodontalerkrankungen	248			
10a.3.1	Gingivitis	248	10a.6.4	Erhaltungstherapie (4. Phase)	265
10a.3.2	Chronische Parodontitis	248	10a.7	Mundschleimhauterkrankungen	266
10a.3.3	Aggressive Parodontitis	249	10a.7.1	Mundschleimhaut und andere Epithelgewebe	266
10a.3.4	Gingivarezessionen	250	10a.7.2	Erkrankungen der Mundschleimhaut	266
10a.4	Befunderhebung und Diagnostik	250	10a.8	Tumorerkrankungen in der Mundhöhle	268
10a.4.1	Zustand der Zähne	250	10a.9	Craniomandibuläre Dysfunktionen	269
10a.4.2	Zustand der Gingiva	251	10a.9.1	Kiefergelenk	269
10a.4.3	Zustand des dentogingivalen Übergangs	251	10a.9.2	Kaumuskulatur	270
10a.4.4	Zustand des Alveolarfortsatzes	252	10a.9.3	Ursachen der CMD	271
10a.4.5	Parodontaler Screening-Index (PSI)	252	10a.9.4	Symptome, Diagnostik und Therapie	271
10a.4.6	Mikrobiologische Diagnostik	254			

Lernfeld 10b: Röntgen- und Strahlenschutzmaßnahmen vorbereiten ... 275

10b.1	Eigenschaften von Röntgenstrahlen	276	10b.6	Intraorale Aufnahmearten	285
10b.1.1	Elektromagnetische Wellen	276	10b.6.1	Laterale Zahnaufnahme	285
10b.1.2	Durchdringungsfähigkeit	277	10b.6.2	Bissflügelaufnahmen	288
10b.1.3	Abschwächung	277	10b.6.3	Aufbissaufnahmen	288
10b.1.4	Weitere Wirkungen von Röntgenstrahlen	278	10b.6.4	Hygiene bei intraoralen Aufnahmen	288
10b.2	Erzeugung von Röntgenstrahlen	278	10b.6.5	Fehler/Probleme bei intraoralen Aufnahmen	289
10b.2.1	Aufbau und Funktion der Röntgenröhre	278	10b.7	Extraorale Aufnahmearten	289
10b.2.2	Stromstärke und Stromspannung	279	10b.7.1	Panoramaschichtaufnahmen	289
10b.2.3	Aufbau eines Dentalröntgengerätes	280	10b.7.2	Fernröntgenseitenaufnahmen des Schädels	291
10b.3	Strahlenexposition	280	10b.7.3	Handwurzelaufnahmen	291
10b.3.1	Dosimetrie	280	10b.7.4	Fehler / Probleme bei extraoralen Aufnahmen	291
10b.3.2	Natürliche und zivilisatorische Strahlenexposition	281	10b.8	Digitale Volumentomographie und Computertomographie	293
10b.3.3	Strahlenexposition durch zahnmedizinische Röntgenuntersuchungen	281	10b.9	Qualitätssicherung	293
10b.4	Digitales Röntgen	282	10b.9.1	Konstanzprüfungen bei digitalen Röntgengeräten	294
10b.4.1	Direkte digitale Systeme	282			
10b.4.2	Indirekte digitale Systeme	283	10b.9.2	Konstanzprüfungen bei analogen Röntgengeräten	295
10b.5	Analoges Röntgen	283			
10b.5.1	Aufbau der Röntgenfilme	283	10b.9.3	Dokumentations- und Aufbewahrungspflichten	296
10b.5.2	Bilderzeugung	284			
10b.5.3	Filmentwicklung	284	10b.10	Das Strahlenschutzgesetz und die Strahlenschutzverordnung	296
10b.5.4	Digital oder analog?	285			

Lernfeld 11a: Prophylaxemaßnahmen planen und durchführen ... 301

11a.1	Prophylaxe – Begriff und Strategien	302	11a.2.2	Zahnputztechniken	306
11a.2	Mundhygiene	303	11a.2.3	Hilfsmittel zur Zahnzwischenraumpflege	308
11a.2.1	Zahnbürsten und Zahnpasten	303	11a.2.4	Weitere Hilfsmittel zur Mundhygiene	309

11a.3	**Fluoridprophylaxe**	311
11a.3.1	Wirkung von Fluoriden	311
11a.3.2	Lokale Fluoridierungsmaßnahmen	311
11a.3.3	Systemische Fluoridierungsmaßnahmen	312
11a.3.4	Dosierungsempfehlungen	312
11a.4	**Ernährung und Zahnprophylaxe**	313
11a.4.1	Ernährung	313
11a.4.2	Verdauung	315
11a.4.3	Zuckerhaltige Lebensmittel	316
11a.4.4	Säurehaltige Lebensmittel	317
11a.4.5	Zahngesunde Ernährung	318
11a.5	**Zahnmedizinische Individualprophylaxe**	320
11a.5.1	Status- und Risikobestimmung	320
11a.5.2	Mundhygieneberatung	324
11a.5.3	Professionelle Zahnreinigung (PZR)	324
11a.5.4	Fissurenversiegelung	326
11a.5.5	Molaren-Inzisiven-Hypomineralisation (MIH)	328
11a.5.6	Bleaching	328
11a.6	**Abrechnungspositionen**	329
11a.6.1	Mundhygienestatus (IP 1)	329
11a.6.2	Mundgesundheitsaufklärung bei Kindern und Jugendlichen (IP 2)	330
11a.6.3	Lokale Fluoridierung der Zähne (IP 4)	330
11a.6.4	Versiegelungen von kariesfreien Fissuren (IP 5)	331
11a.6.5	Zahnärztliche Früherkennungsuntersuchung (FU)	331

Lernfeld 11b: Kieferorthopädische Maßnahmen planen und durchführen ... 335

11b.1	**Okklusions- und Kieferanomalien**	336
11b.1.1	Okklusionsanomalien	336
11b.1.2	Kieferanomalien	338
11b.1.3	Vorbeugende Maßnahmen	338
11b.2	**Kieferorthopädische Behandlung**	339
11b.2.1	Kieferorthopädische Diagnostik	339
11b.2.2	Behandlung	340
11b.2.3	Frühbehandlung	345

Lernfeld 12: Prothetische Behandlungen begleiten ... 349

12.1	**Veränderungen im Alter**	350
12.1.1	Bewegungseinschränkungen	350
12.1.2	Sehbeeinträchtigungen	351
12.1.3	Schwerhörigkeit	352
12.1.4	Demenz	352
12.1.5	Pflegebedürftigkeit	353
12.2	**Abformungen**	353
12.2.1	Abformmaterialien	353
12.2.2	Abformarten und -techniken	356
12.2.3	Löffelarten	359
12.3	**Festsitzender Zahnersatz**	360
12.3.1	Stiftaufbauten	362
12.3.2	Künstliche Kronen	363
12.3.3	Präparation	365
12.3.4	Brücken	366
12.3.5	Eingliederung von Kronen und Brücken	368
12.3.6	Provisorien	370
12.4	**Herausnehmbarer Zahnersatz**	372
12.4.1	Teilprothesen	372
12.4.2	Totalprothesen	377
12.5	**Prothetische Versorgung von Implantaten**	380
12.6	**Herstellung von Zahnersatz mit der CAD/CAM-Methode**	382
12.7	**Vertragsbeziehungen zwischen Labor und Praxis**	383

Lernfeld 13: Praxisprozesse mitgestalten ... 387

13.1	**Qualitätsmanagement (QM)**	388
13.1.1	QM-System	388
13.1.2	Patientenzufriedenheit	390
13.1.3	Mitarbeiterzufriedenheit	390
13.1.4	Praxisorganisation und Aufgabenverteilung	390
13.2	**Marketing**	391
13.3	**Personaleinsatzplanung**	393
13.4	**Ergonomische Arbeitsplatzgestaltung**	393
13.5	**Haftung und strafrechtliche Verantwortung**	395
13.6	**Bewerbung**	396

Lexikon der Fachbegriffe ... 400
Sachwortverzeichnis ... 418
Bildquellenverzeichnis ... 423

Lernfeld 1

Im Beruf und Gesundheitswesen orientieren

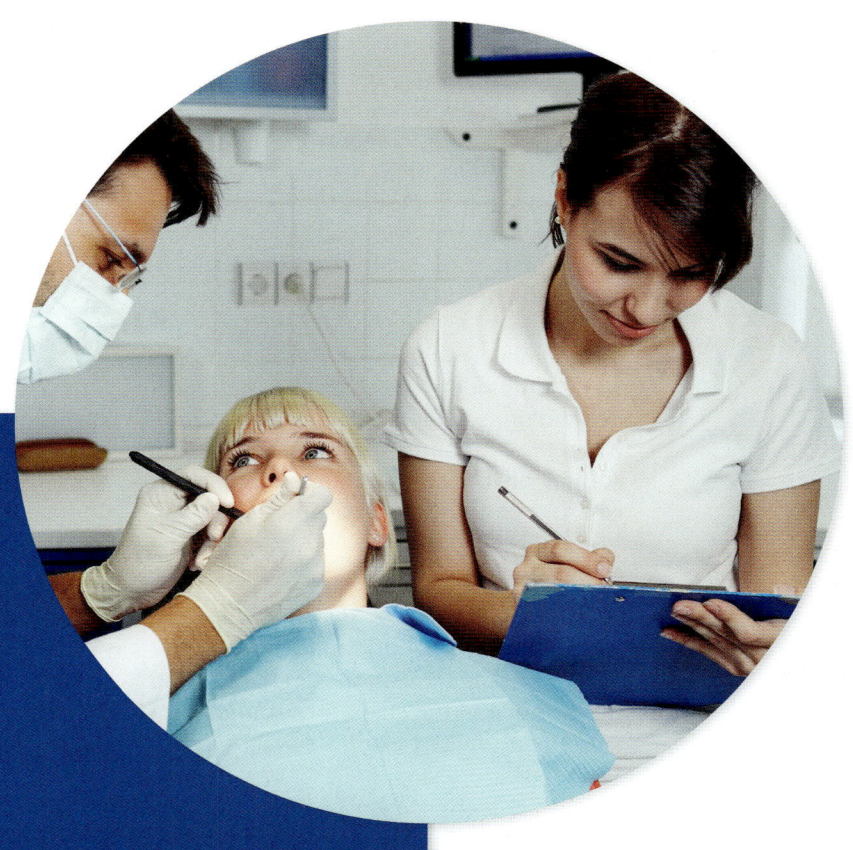

Tätigkeitsbereiche der ZFA

Gesundheitswesen

Zahnarztpraxis

Arbeitsschutz

Kommunikation

1 Im Beruf und Gesundheitswesen orientieren

1.1 Tätigkeitsbereiche der ZFA

Die ZFA ist – am Telefon oder direkt in der Praxis – die erste Kontaktperson für Patienten. „Au!" Die Patientin lehnt sich mit verzerrter Miene im Behandlungsstuhl zurück. Vor einer Stunde hatte sie bei Ihnen angerufen und von einer schlaflosen Nacht und einem stark schmerzenden Backenzahn berichtet. „Kommen Sie gleich vorbei", sagten Sie ihr, „Notfälle gehen vor!". Nun stehen Sie neben der Patientin: Serviette umbinden, Wasserbecher auffüllen, Behandlungsstuhl einstellen, beruhigen, wenn die Nerven flattern („Die Zahnärztin kommt gleich!"), vom Schmerz ablenken, wenn's weh tut. Das gehört für Zahnmedizinische Fachangestellte (ZFA) zum Berufsalltag.

In den meisten Praxen sind die Aufgaben fest verteilt: Während Ihre Kollegin an der Rezeption die Patienten empfängt und Abrechnungen mit Dentallabors und Krankenkassen erledigt, sind Sie während der Ausbildung oft im Bereich der Behandlungsassistenz tätig (Tabelle 1.1).

Für die oben genannte Schmerzpatientin hat die Zahnärztin keine gute Nachricht: Der Zahn muss gezogen werden! Sie bereiten die Betäubungsspritze vor. Während der Behandlung reichen Sie der Zahnärztin das jeweils benötigte Instrument. Konzentriertes Arbeiten, ein seitlicher Blick, ein kurzes Nicken, Sie wissen: Jetzt braucht Ihre Chefin den Hebel, mit der sie den Zahn lockern wird.

Sich gut zu verstehen ist wichtig. Wer vor allem am Stuhl assistiert, arbeitet direkt mit der Zahnärztin oder dem Zahnarzt zusammen – acht Stunden am Tag. Da muss die Chemie stimmen.

Sie sollten belastbar und bereit sein, auch mal zu arbeiten, wenn Ihre Freunde abends schon im Kino sitzen. Denn Sie können nicht einfach wegrennen und die Chefin oder den Chef allein lassen, wenn noch ein Patient mit Schmerzen auf dem Behandlungsstuhl sitzt.

Anamnese ▶ S. 28 ff.

Tätigkeitsbereiche	Beispiele
Patientenbetreuung	psychologische Betreuung, Beratung, Hilfestellung in besonderen Situationen
Diagnostik und Therapie	Aufnahme der ▶ Anamnese, Vor- und Nachbereitung der Behandlung, Assistenz bei der Behandlung, Röntgen
Geräte- und Instrumentenpflege	Aussortieren, Reparieren und Ersetzen von Instrumenten, selbstständige Wartung von Geräten bzw. Veranlassung der Gerätewartung
Praxishygiene	alle Tätigkeiten, die dazu dienen, eine Infektion von Personal oder Patienten zu verhindern
Verwaltungsarbeiten	Verwaltung des Lagers, Bestellungen, Ausfüllen von Vordrucken, Abrechnung
Organisation	Einbestellung der Patienten, Dienstplangestaltung (Wochenplanung, Urlaubsplanung usw.)

Tabelle 1.1 Tätigkeitsbereiche der ZFA

Tätigkeitsbereiche der ZFA

Handlungskompetenz. Der Beruf der ZFA ist sehr vielschichtig und erfordert Handlungskompetenz auf verschiedensten Ebenen.

Die Handlungskompetenz setzt sich aus vier untergeordneten Kompetenzen zusammen (Tabelle 1.2). Um erfolgreich im Beruf zu sein, muss man über alle vier Kompetenzen verfügen. Abhängig von der Persönlichkeit oder vom Aufgabengebiet, das einem übertragen wird, können die Kompetenzen aber unterschiedlich ausgeprägt sein.

Weiterbildung. Viele Kenntnisse und Fertigkeiten lassen sich nur durch gezielte Weiterbildung erwerben oder vertiefen, z. B. im Bereich der Chirurgie, Kieferorthopädie, Radiologie oder Hygiene in der Zahnarztpraxis.

Eine passende Weiterbildung sichert die berufliche Position oder bildet die Grundlage für berufliche Veränderungen.

Kompetenz: Fähigkeit, Eignung, Zuständigkeit

Handlungskompetenz: Fähigkeit, zur passenden Zeit, in der passenden Situation verantwortungsbewusst Aufgaben zu erfüllen und Probleme zu lösen

Handlungskompetenz				
Bezeichnung	Fachkompetenz	Persönlichkeitskompetenz (Selbstkompetenz)	Sozialkompetenz	Methoden- und Lernkompetenz
Schlagwörter	• wissen • können	• durchdenken • beurteilen	• auseinandersetzen • verständigen	• auswerten • planen • strukturieren
Erklärung	Fähigkeit, berufstypische Aufgaben selbstständig und eigenverantwortlich auszuführen. Hierfür werden entsprechende Kenntnisse und Fertigkeiten benötigt.	Persönliche Haltung zur Welt und zur Arbeit, die auf den eigenen Werten und Normen basiert. Sie spiegelt sich wider in Eigeninitiative, Aufgeschlossenheit, Belastbarkeit, Kritikfähigkeit und in der Übernahme von Verantwortung.	Fähigkeit empathisch zu sein, Konflikte auszuhalten, Kompromisse zu schließen und sich gegenüber anderen tolerant und fair zu verhalten.	Fähigkeit, sinnvolle Lösungen für Aufgaben und Probleme zu finden. Dazu gehört auch die kreative Kombination von Informationen und Lösungswegen.
Woran kann man die Kompetenz erkennen?	Die Mitarbeiterin kann bestimmte Aufgaben selbstständig planen, durchführen, das Ergebnis überprüfen und Fehler erkennen.	Die Mitarbeiterin kann sich an neue, veränderte Situationen anpassen.	Die Mitarbeiterin kann Kontakte herstellen und aufmerksam zuhören.	Die Mitarbeiterin kann komplizierte Zusammenhänge erfassen und das Wesentliche herausfiltern.
Beispiel	Die ZFA beherrscht die zahnärztliche Branchensoftware und bewältigt damit selbstständig das Abrechnungsmanagement.	Die ZFA lädt zur Teambesprechung ein, moderiert diese und schreibt anschließend ein Protokoll.	Die ZFA kann die Schmerzpatientin beruhigen. Sie sorgt dafür, dass die Patientin Verständnis für die Wartezeit hat.	Die ZFA erarbeitet ein Konzept, das es ermöglicht, Aufbewahrungsfristen und Fristen für Wartungen besser einzuhalten.

Tabelle 1.2 Erforderliche Kompetenzen der ZFA

Empathie: Bereitschaft und Fähigkeit, sich in andere Menschen einzufühlen

Konzept: Plan, Vorhaben

Wartung: Überprüfung technischer Geräte durch Fachkräfte

LF 1 • Im Beruf und Gesundheitswesen orientieren

1.2 Das Gesundheitswesen

Das Gesundheitswesen eines Landes umfasst alle Personen, Institutionen und Vorschriften, die
- die Gesundheit der Bevölkerung fördern (Gesundheitsschutz),
- Krankheiten verhindern (Gesundheitspflege),
- Krankheiten heilen (kurative Medizin),
- Nachteile durch Behinderungen einschränken (Rehabilitation),
- Leiden lindern (palliative Medizin).

1.2.1 Bereiche des Gesundheitswesens

Öffentliche, stationäre oder ambulante Einrichtungen erfüllen die genannten Aufgaben (Bild 1.1).

AIDS ▶ S. 70 f.

Rehabilitation: Wiedereingliederung in den Alltag

Epidemiologie: Lehre von der Häufigkeitsverteilung von Krankheiten

ambulant: nicht fest an einen Ort gebunden

Trägerschaft: Oberaufsicht und Geschäftsführung einer Institution

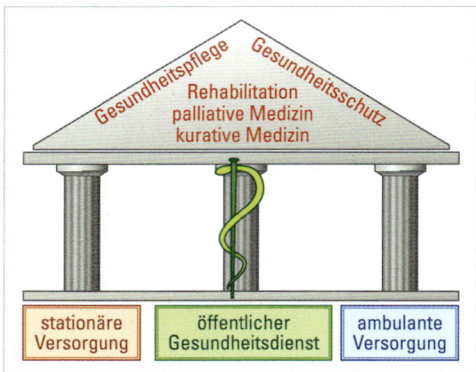

Bild 1.1 Die drei Säulen des Gesundheitswesens

Zum öffentlichen Gesundheitsdienst gehören alle öffentlichen Einrichtungen, die den Gesundheitszustand der Bevölkerung beobachten und überwachen sowie mögliche Gesundheitsgefahren erkennen und diese beseitigen.

Eine besondere Bedeutung kommt dabei den Gesundheitsämtern zu. Sie werden von einer Amtsärztin oder einem Amtsarzt des Landes geleitet. Die Gesundheitsämter sind u. a. für folgende Aufgaben zuständig:
- ▶ AIDS-Beratung,
- Hygieneaufsicht in Zahnarztpraxen,
- schulzahnärztlicher Dienst,
- gerichtsärztlicher Dienst,
- Hilfe für psychisch kranke Menschen,
- Sammlung und Auswertung von epidemiologischem Zahlenmaterial.

Die oberste Gesundheitsbehörde in Deutschland ist das Bundesministerium für Gesundheit, dem fünf weitere Institute unterstellt sind (Bild 1.2).

Ambulante Versorgung meint die Versorgung von Kranken, ohne dass eine ständige Überwachung durch einen Arzt notwendig ist. Im zahnärztlichen Bereich geschieht dies z. B. durch eine reguläre Hauszahnarztpraxis, die kieferorthopädische Praxis, den zahnärztlichen Notdienst oder Ambulanzen in den Zahnkliniken. Aber auch die Apotheke kann Teil der ambulanten Versorgung von zahnmedizinischen Patienten sein.

Stationäre Versorgung. Sie kommt infrage, wenn eine ambulante Versorgung nicht angemessen oder nicht ausreichend ist, d. h. der Patient muss rund um die Uhr betreut, gepflegt und/oder behandelt werden. Zuständig sind dafür z. B. Krankenhäuser, Unikliniken oder Sonderkliniken in unterschiedlicher Trägerschaft.

Bundesministerium für Gesundheit (BMG)				
Robert Koch-Institut (RKI): Forschungsinstitut zur Erkennung und Erfassung von Infektionskrankheiten	Paul-Ehrlich-Institut (PEI): Bundesinstitut für Impfstoffe und biomedizinische Arzneimittel	Bundeszentrale für gesundheitliche Aufklärung (BZgA): Fachbehörde für Prävention und Gesundheitsförderung auf Bundesebene	Bundesinstitut für Arzneimittel und Medizinprodukte (BfArM)	Deutsches Institut für Medizinische Dokumentation und Information (DIMDI)

Bild 1.2 Institute des Bundesministeriums für Gesundheit

1.2.2 Berufe im Gesundheitswesen

Das Gesundheitswesen zählt zu einem der wichtigsten Beschäftigungszweige in Deutschland. Mit insgesamt 5,6 Millionen Beschäftigten in dieser Branche (Stand 2017) arbeitet heute etwa jeder achte aller Erwerbstätigen in entsprechenden Bereichen und Einrichtungen (Bild 1.3).

Die verschiedenen Gesundheitsberufe lassen sich den in Tabelle 1.3 genannten Berufsgruppen zuordnen.

Genauere Informationen zu den unterschiedlichen Berufen im Gesundheitswesen erhalten Sie auf der Homepage der Bundesagentur für Arbeit (https://berufenet.arbeitsagentur.de).

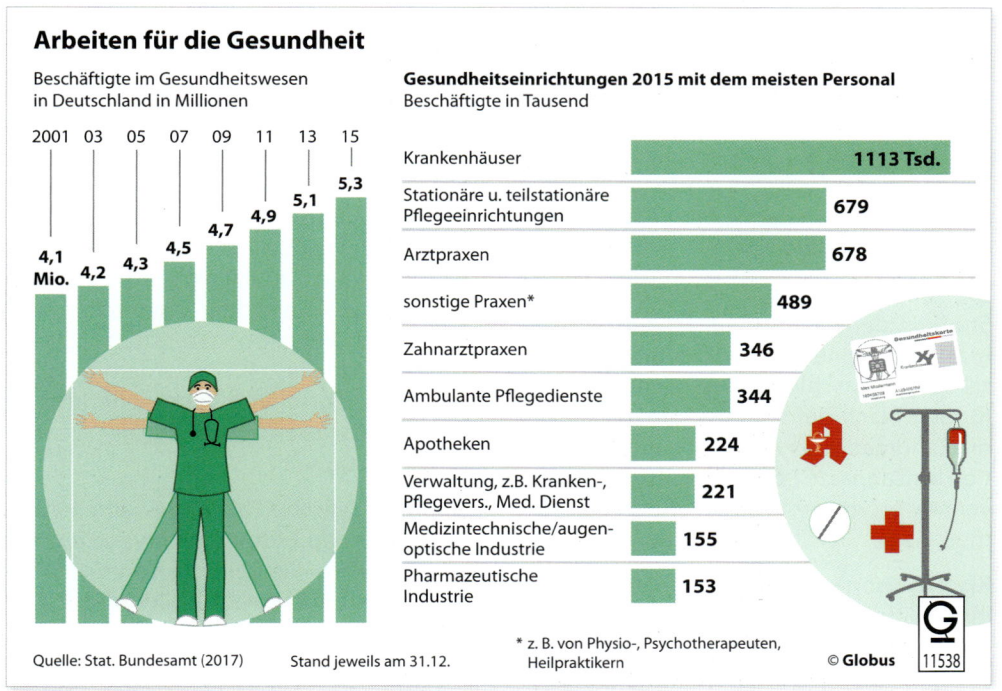

Bild 1.3 Beschäftigte im Gesundheitswesen

Berufsgruppe	Beispiele
Heilberufe	Ärzte, Zahnärzte, Tierärzte, Apotheker, Heilpraktiker (mit Einschränkungen)
Assistenzberufe	Zahnmedizinische Fachangestellte, Medizinische Fachangestellte, Tiermedizinische Fachangestellte, Pharmazeutisch-kaufmännische Angestellte
Pflegeberufe	Gesundheits- und Krankenpfleger (ab 2020: Pflegefachfrau/Pflegefachmann), Gesundheits- und Kinderkrankenpfleger, Altenpfleger
diagnostisch-technische Berufe	Medizinisch-technische Radiologieassistenten, Medizinisch-technische Laborassistenten, Pharmazeutisch-technische Assistenten
therapeutisch-rehabilitative Berufe	Physiotherapeuten, Logopäden, Diätassistenten, Ergotherapeuten, Orthoptisten
sonstige medizinische Fachberufe	Zahntechniker, Hebammen, Notfallsanitäter

Tabelle 1.3 Berufe im Gesundheitswesen

Bis ins 19. Jahrhundert erledigten Friseure (Barbiere) Behandlungen wie das Extrahieren (Ziehen) von Zähnen, da sie über geeignete Instrumente wie Hebel, Nadeln, Scheren und Klingen verfügten (Bild 1.4).

Bis 1952 gab es in Deutschland noch staatlich anerkannte Zahnbehandler ohne akademische Ausbildung, die sogenannten Dentisten. Die Bezeichnung „Dentist" ist veraltet, aber dennoch hin und wieder zu hören.

Zahnärztin/Zahnarzt ist die Berufsbezeichnung für eine Ärztin oder einen Arzt der Zahnmedizin. Das Tätigkeitsfeld der Zahnärzte umfasst Prävention, Diagnose und Therapie von Zahn-, Mund- und Kiefererkrankungen (Bild 1.5).

Die zahnärztliche Ausbildung umfasst ein Studium der Zahnheilkunde von zehn Semestern an einer wissenschaftlichen Hochschule mit anschließenden staatlichen Prüfungen. Nach dem Staatsexamen erhalten die Zahnmediziner auf Antrag die Approbation als Zahnarzt. Etwa die Hälfte der Absolventen promoviert anschließend zum Dr. med. dent.

Kieferorthopäden sind Zahnärzte, die nach ihrem Studium eine vierjährige Weiterbildungszeit absolviert haben und sich mit der Erkennung, Verhütung und Behandlung von Zahn- und Kieferfehlstellungen befassen.

Oralchirurgen sind Zahnärzte, die nach ihrem Studium ebenfalls eine vierjährige Weiterbildungszeit absolviert haben. Sie verfügen über besondere Fertigkeiten und Qualifikationen in Bezug auf chirurgische Eingriffe in der Mundhöhle und in der ▶ Implantologie.

Mund-, Kiefer-, Gesichtschirurgen haben sowohl ein komplettes Studium der Zahnmedizin als auch ein komplettes Studium der Humanmedizin absolviert. Sie sind also Ärzte und Zahnärzte. Erst nach diesem abgeschlossenen Doppelstudium dürfen sie mit der Weiterbildung zum Facharzt beginnen.

Niederlassung. Zahnärzte können sich in einer freien Praxis niederlassen oder angestellt in einer Zahnklinik, Praxis(gemeinschaft), Praxisklinik oder einem zahnmedizinischen Versorgungszentrum (ZMVZ) arbeiten (Tabelle 1.4). Außerdem können sie in der Forschung, dem öffentlichen Gesundheitswesen oder in der Dentalindustrie tätig sein.

Zahnmedizinische Fachangestellte haben eine dreijährige Ausbildung im dualen System absolviert. Wie bei jedem anerkannten Beruf basiert auch die Ausbildung zur ZFA auf einer Ausbildungsordnung. Jugendliche

> **Implantologie**
> ▶ S. 227 ff.
>
> **Dentist** von dens / dentes (lat.) = Zahn / Zähne
>
> **Approbation:** Zulassung zur Berufsausübung bei Ärzten und Apothekern
>
> **Promotion:** Verleihung der Doktorwürde, der Doktortitel wird dabei Teil des Nachnamens
>
> **Duales System:** Ausbildung an zwei Lernorten (Zahnarztpraxis und Berufsschule)

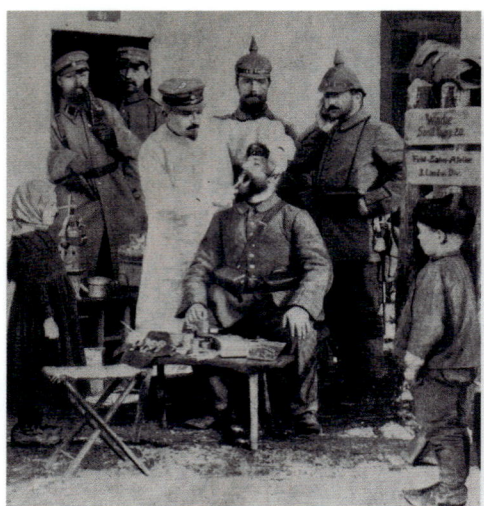

Bild 1.4 Zahnziehen früher

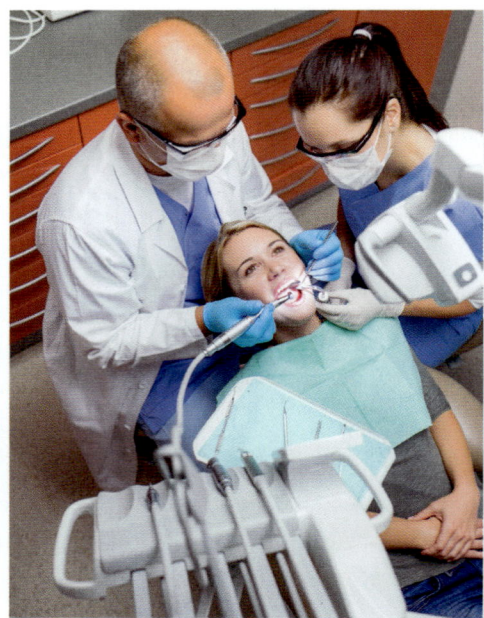

Bild 1.5 Zahnarzt während einer Behandlung

Das Gesundheitswesen • LF 1

	Zahnklinik	Einzelpraxis	Berufsausübungsgemeinschaft	Praxisgemeinschaft	Zahnmedizinisches Versorgungszentrum (ZMVZ)	Praxisklinik
Kurzbeschreibung	Krankenhaus, dessen Aufgabengebiete die Zahn-, Mund- und Kieferheilkunde sind.	Eine Zahnärztin/ein Zahnarzt arbeitet selbstständig in einer Praxis.	Mehrere Zahnärzte arbeiten zusammen und teilen sich Ausgaben und Einnahmen.	Mehrere Zahnärzte nutzen und bezahlen gemeinsam Räume, Einrichtung und Personal. Die Einnahmen verbuchen die Zahnärzte unabhängig voneinander.	Von einer Zahnärztin/einem Zahnarzt geleitete Einrichtung (z. B. eine GmbH), in der Zahnärzte angestellt oder selbstständig tätig sind.	Unternehmen, das ambulante zahnärztliche Behandlungen durchführt, meistens ambulante Operationen. Patienten können über Nacht bleiben (max. eine Nacht) und werden medizinisch und pflegerisch versorgt.
ambulante Behandlung	ja	ja	ja	ja	ja	ja
stationäre Behandlung	ja	nein	nein	nein	nein	ja

Tabelle 1.4 Vergleich zwischen Praxisarten und Kliniken

unter 18 Jahren dürfen laut Berufsbildungsgesetz (BBiG) nur in Berufen mit einer Ausbildungsordnung ausgebildet werden. Die allgemeinen Bestimmungen für die betriebliche Ausbildung sind im BBiG geregelt und für alle Ausbildungsberufe des dualen Systems gleich. Die berufsbezogenen Bestimmungen für die Ausbildung zur ZFA sind in der entsprechenden Ausbildungsverordnung festgelegt. Die Ziele und Inhalte der berufsschulischen Ausbildung sind im Rahmenlehrplan verbindlich geregelt. Die Landeszahnärztekammern sind zuständig für alle Ausbildungsangelegenheiten der angehenden ZFA. Gemeinsam mit den Berufsschulen führen die Kammern die Abschlussprüfungen durch.

ZFA sind z. B. in Zahnarztpraxen, in kieferorthopädischen, in oral- und kieferchirurgischen Praxen sowie in Zahnkliniken tätig. Eine Beschäftigung im öffentlichen Gesundheitswesen, in der Dentalindustrie oder bei Krankenkassen ist ebenfalls möglich.

1.2.3 Berufsorganisationen

Für Zahnärzte gibt es zwei wichtige Berufsorganisationen:

Die Landeszahnärztekammern (LZK) sind Körperschaften des öffentlichen Rechts, in denen alle Zahnärzte Pflichtmitglieder sind.

Die LZK
- erlässt die Berufsordnung für Zahnärzte,
- überwacht die Einhaltung der Berufsordnung,
- vertritt die Berufsinteressen der Zahnärzte nach außen,
- überwacht die ZFA-Ausbildung,
- führt die ZFA-Prüfungen durch,
- bietet Weiter- und Fortbildungen für Zahnärzte und ZFA an,
- fördert die Qualitätssicherung in den Praxen,
- bestellt Gutachter, die schlichten und/oder beraten,
- bietet Versicherungen für Zahnärzte an.

Die LZK sind auf Bundesebene zur Bundeszahnärztekammer zusammengeschlossen.

Die Kassenzahnärztliche Vereinigung (KZV) ist ebenfalls eine Körperschaft des öffentlichen Rechts. Sie organisiert die zahnmedizinische Versorgung der gesetzlich versicherten Patienten. Vertragszahnärzte (früher: Kassenzahnärzte) sind Pflichtmitglieder im zuständigen Landesverband der Kassenzahnärztlichen Bundesvereinigung (KZBV).

Zahnärzte erhalten die Kassenzulassung auf Antrag nach einer mindestens zweijährigen Assistenzzeit (Vorbereitungszeit) in einer zugelassenen Praxis oder in einer Zahnklinik im Anschluss an das Studium.

Hinweis:
Die Website der Bundeszahnärztekammer (www.bzaek.de) bietet Links zu den Zahnärztekammern der Länder

Körperschaften des öffentlichen Rechts: übernehmen in Selbstverwaltung staatliche Aufgaben

Die KZV
- sorgt dafür, dass es in allen Gebieten nicht zu wenig, aber auch nicht zu viele Vertragszahnärzte gibt,
- vertritt die Interessen der Vertragszahnärzte gegenüber den Krankenkassen,
- unterstützt die Durchführung der Abrechnung der Vertragszahnärzte,
- verteilt die Honorare der Krankenkassen an die Vertragszahnärzte,
- überprüft Zahnarztpraxen („Ist die Abrechnung korrekt?"),
- bietet Fortbildungen im Bereich der Abrechnung für Vertragszahnärzte oder ZFA an,
- organisiert den Notfalldienst (nicht in allen Bundesländern).

Gewerkschaften und Berufsverbände treten für die beruflichen Interessen ihrer Mitglieder ein. Sie arbeiten unter der Annahme, dass sich in einer Gemeinschaft mehr durchsetzen und erreichen lässt.

Für ZFA zuständig sind:
- die Gewerkschaft ver.di (www.verdi.de),
- der Verband medizinischer Fachberufe e.V. (www.vmf-online.de).

Die genannten Institutionen
- wirken bei Tarifverhandlungen mit,
- fördern das Ansehen des Berufs in der Öffentlichkeit,
- engagieren sich in der Berufsausbildung,
- bieten eine kostenlose berufliche Rechtsberatung für Mitglieder an,
- gewähren kostenlosen Rechtsschutz bei Arbeitsgerichtsverhandlungen,
- bieten kostenlose Weiterbildungen für Mitglieder,
- geben Informationsmaterial und Fachzeitschriften heraus.

Nur ein geringer Anteil der Beschäftigten in medizinischen Assistenzberufen gehört einem Berufsverband oder einer Gewerkschaft an. Dies führt u. a. dazu, dass Verbesserungen der Arbeitsbedingungen schwerer durchsetzbar sind als in Bereichen mit hohem Organisationsgrad (z. B. Metallindustrie).

1.3 Die Zahnarztpraxis

1.3.1 Gestaltung einer Zahnarztpraxis

Beim Einrichten einer Praxis muss man sich normalerweise an die räumlichen Gegebenheiten anpassen. Dennoch ist in den meisten Praxen ein immer wiederkehrendes Grundmuster zu erkennen (Bild 1.6).

Die Praxen müssen über verschiedene Funktionsbereiche verfügen. Grundsätzlich unterscheidet man Funktionsbereiche in klinisch genutzte und nicht klinisch genutzte Bereiche. Diese Unterscheidung ist wichtig, weil an die verschiedenen Raumarten unterschiedliche Ansprüche gestellt werden (Tabelle 1.5).

Bei der Planung einer Zahnarztpraxis sollte immer berücksichtigt werden, dass man im Arbeitsalltag möglichst kurze Wege hat und dass es für den Patienten übersichtlich ist.

ver.di: Vereinte Dienstleistungsgewerkschaft

klinisch: die eigentliche Patientenbehandlung betreffend

Ergonomie: Teil der Arbeitswissenschaft; versucht die Arbeitsumgebung an den Menschen anzupassen

	klinisch genutzte Räume	nicht klinisch genutzte Räume
Hygiene	erhöhte hygienische Ansprüche	normale hygienische Ansprüche
Beispiele	• Behandlungszimmer • Röntgenbereich • Labor • Hygienebereich	• Büro • Anmeldung • Wartezimmer • Lager • Sozialraum
Anforderungen	• alles sollte leicht zu reinigen und zu desinfizieren sein (glatte Flächen ohne Nischen) • ausreichende Bewegungsfreiheit, aber kurze (Greif-)Wege • ergonomische Gestaltung	• innenarchitektonisch ansprechend • angenehme Atmosphäre • ergonomische Gestaltung

Tabelle 1.5 Räume in der Zahnarztpraxis

Die Zahnarztpraxis • **LF 1**

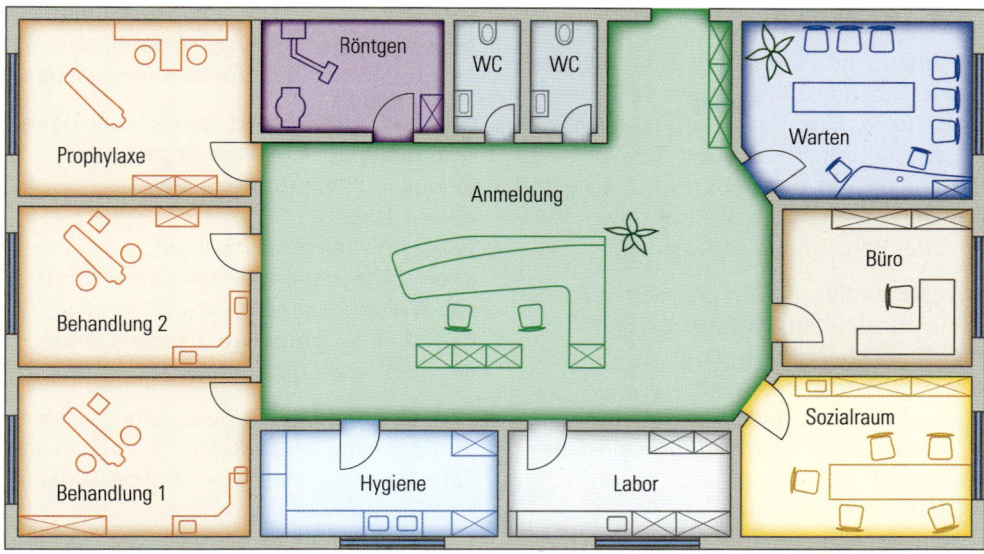

Bild 1.6 Grundriss einer Zahnarztpraxis

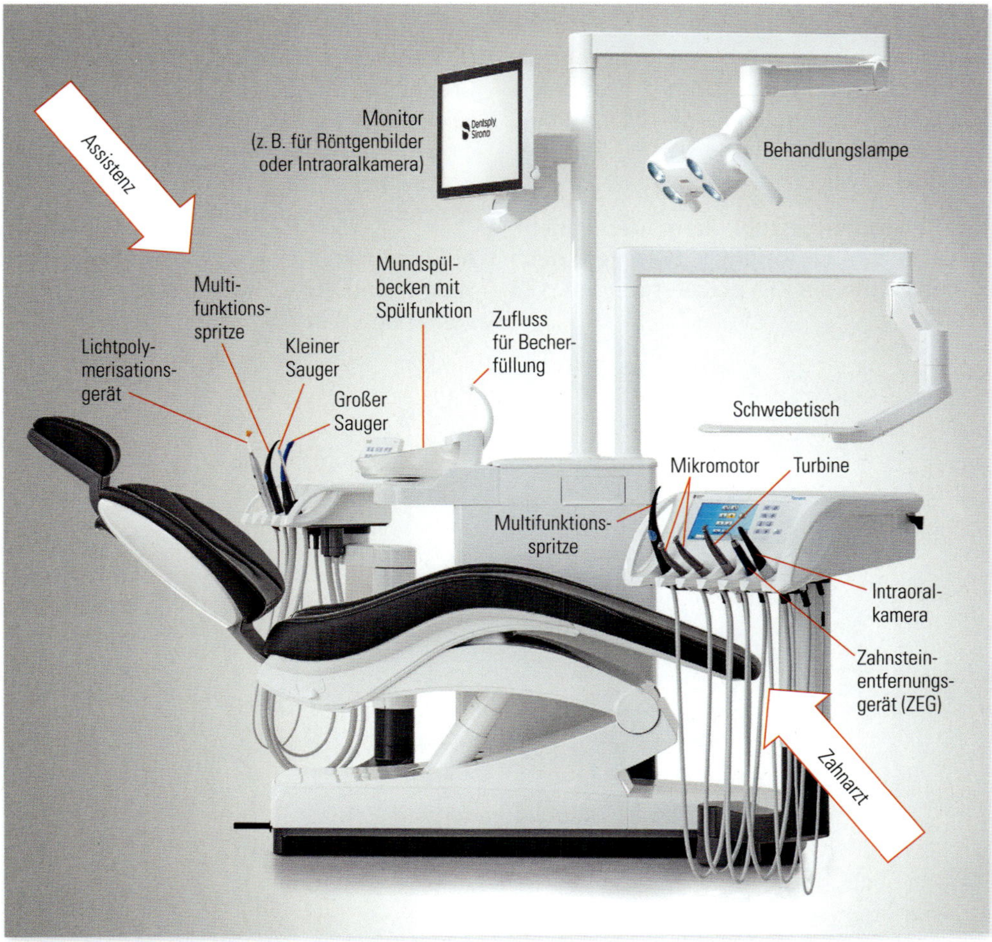

Bild 1.7 Der Behandlungsplatz

LF 1 • Im Beruf und Gesundheitswesen orientieren

Patientenlagerung ▶ S. 31 f.

ergonomische Arbeitsplatzgestaltung ▶ S. 393 f.

Physiologie: Wissenschaft von den Funktionen und Abläufen in den Zellen, Geweben und Organen aller Lebewesen

Lichtpolymerisation ▶ S. 129

Elektrochirurgiegerät ▶ S. 211

Kariesdiagnose ▶ S. 109 ff.

1.3.2 Der Behandlungsplatz

Der Arbeitsmittelpunkt des Zahnarztes befindet sich meist im Bereich des Behandlungsstuhls. Eine ▶ergonomische Arbeitsplatzgestaltung ist für den Zahnarzt und die ZFA wichtig, da sie oft unbequeme und physiologisch ungünstige Haltungen während der Behandlung einnehmen.

Der Behandlungsplatz/die Behandlungseinheit besteht aus (vgl. Bild 1.7, S. 9)
- einem Behandlungsstuhl,
- einem Zahnarztelement,
- einem Assistenzelement,
- einem Schwebetisch (als gemeinsame Ablagefläche),
- einer Arbeitsleuchte,
- einer Wassereinheit mit Mundspülbecken.

Das Mundspülbecken gehört zur Standardausrüstung eines Behandlungsplatzes. Es wird jedoch von vielen Hygieneexperten mit der Begründung abgelehnt, dass durch eine gute Absaugtechnik das wiederholte Mundausspülen während der Behandlung überflüssig wird.

Im Behandlungsstuhl kann der Patient arbeitstechnisch optimal zwischen dem Zahnarzt und der ZFA platziert werden.

Der Stuhl muss dem ▶Patienten ein entspanntes Liegen und dem Behandlungsteam ein ergonomisches Arbeiten ermöglichen.

Das Zahnarztelement (Bild 1.8) verfügt als Grundausstattung in der Regel über
❶ eine Multifunktionsspritze,
❷ eine Turbine,
❸ ein bis zwei Mikromotoren,
❹ ein Zahnsteinentfernungsgerät (ZEG),
❺ ein Bedienelement,
❻ evtl. ein ▶Lichtpolymerisationsgerät,
❼ einen Schwebetisch.

Je nach Arbeitsweise, Behandlungsschwerpunkten und individuellen Vorlieben des Zahnarztes können diverse Spezialgeräte hinzukommen, z. B.
- ein ▶Elektrochirurgiegerät,
- ein ▶Kariesdiagnosegerät,
- ein Pulverstrahlgerät zur Zahnreinigung usw.

Das Assistenzelement (Bild 1.9) verfügt als Grundausstattung über
❽ eine Multifunktionsspritze,
eine Absauganlage mit
❾ Speichelsauger und
❿ großer Absaugkanüle.

Außerdem können ein steriler chirurgischer Sauger und ein Lichtpolymerisationsgerät vorhanden sein.

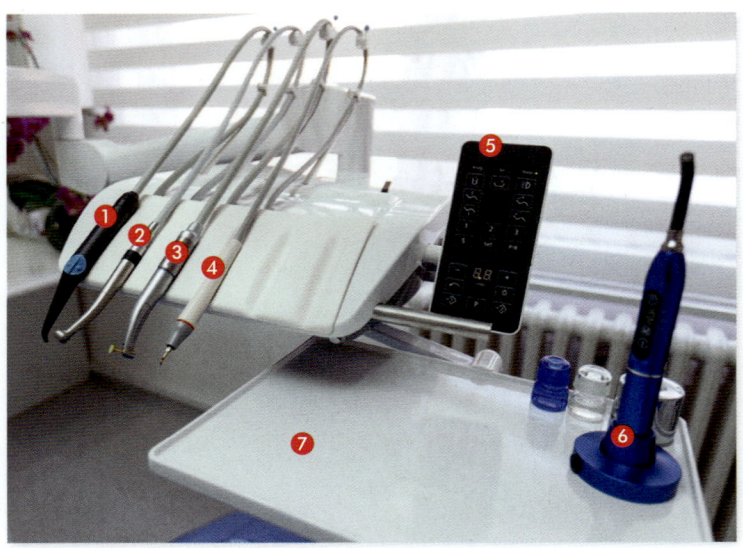

Bild 1.8 Zahnarztelement mit Schwebetisch

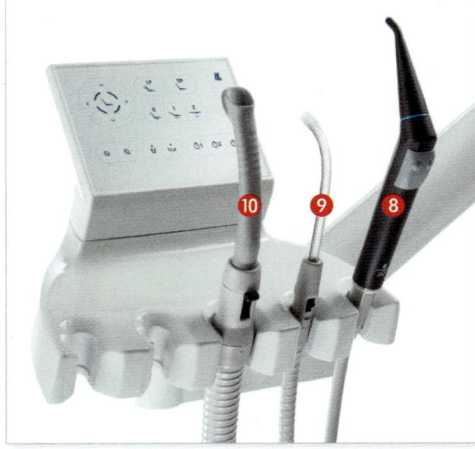

Bild 1.9 Assistenzelement

1.4 Arbeitsschutz in der Zahnarztpraxis

Der Arbeitsschutz befasst sich mit den Zusammenhängen zwischen Arbeit und Gesundheit bzw. Krankheit sowie mit dem Unfallschutz.

In Deutschland wird der Arbeitsschutz in einem dualen System überwacht:
- durch die Arbeitsschutzbehörden der Bundesländer (Gewerbeaufsichtsamt, Amt für Arbeitsschutz und Sicherheitstechnik),
- durch die Träger der gesetzlichen Unfallversicherung (Berufsgenossenschaften und Unfallkassen; für ZFA die Berufsgenossenschaft für Gesundheitsdienst und Wohlfahrtspflege).

Der Arbeitsschutz unterscheidet zwischen technischem Arbeitsschutz und sozialem Arbeitsschutz (Bild 1.10).

1.4.1 Sozialer Arbeitsschutz

Der soziale Arbeitsschutz beinhaltet allgemeine und auf bestimmte Personengruppen bezogene Vorschriften.

Das Arbeitszeitgesetz (ArbZG) schreibt die Bestimmungen für Arbeitszeiten und Pausen der Arbeitnehmer vor. Arbeitszeit ist die Zeit vom Beginn bis zum Ende der Arbeit ohne die Ruhepausen. Demnach beträgt die regelmäßige tägliche Arbeitszeit höchstens acht Stunden. Sie kann auf bis zu zehn Stunden verlängert werden, wenn dafür an einem anderen Tag entsprechend weniger gearbeitet wird. Grundsätzlich dürfen Arbeitnehmer an Sonn- und Feiertagen nicht beschäftigt werden. Ausnahmen sind z. B. für den zahnärztlichen Notdienst vorgesehen.

Das Bundesurlaubsgesetz (BUrlG) regelt, in welchem Umfang ein Arbeitgeber den Arbeitnehmern bezahlten Erholungsurlaub zu gewähren hat. Der Mindesturlaubsanspruch beträgt 24 Werktage bzw. 20 Arbeitstage bei einer Fünf-Tage-Woche. Das BUrlG gilt nicht für minderjährige Arbeitnehmer. Diese haben laut Jugendarbeitsschutzgesetz einen altersabhängigen Urlaubsanspruch zwischen 25 und 30 Werktagen.

Das Kündigungsschutzgesetz (KSchG) soll im Idealfall verhindern, dass ein Arbeitnehmer unvorbereitet und in unzumutbarer Weise seine Existenzgrundlage verliert.

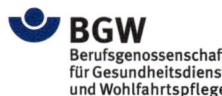

Hinweis: in Deutschland gilt der Samstag als Werktag

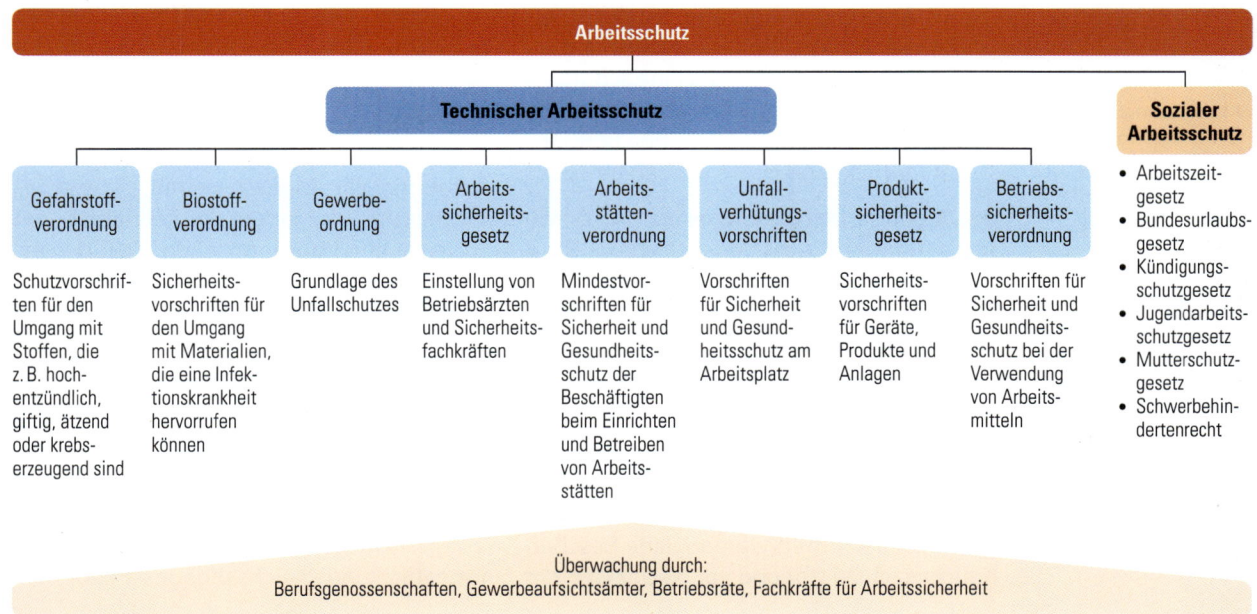

Bild 1.10 Übersicht Arbeitsschutz

Zu unterscheiden sind der allgemeine Kündigungsschutz und der besondere Kündigungsschutz:

Einen besonderen Kündigungsschutz genießen Auszubildende, Betriebsratsmitglieder, Schwangere, Menschen mit Schwerbehinderung und Wehrpflichtige. Der besondere Kündigungsschutz ist so weitreichend, dass die genannten Personengruppen gewissermaßen unkündbar sind, es sei denn, es liegt ein wichtiger Grund vor. Eine Kündigung aus wichtigem Grund kommt dann infrage, wenn es für einen der Vertragspartner unzumutbar wäre, das Arbeitsverhältnis aufrechtzuerhalten (z. B. die ZFA hat gestohlen oder der Zahnarzt hat die ZFA geschlagen).

Der allgemeine Kündigungsschutz besteht darin, dass in Betrieben mit mehr als zehn Arbeitnehmern die Mitarbeiter nach sechs Monaten Kündigungsschutz genießen. Ein Arbeitgeber darf nach dem KSchG nur dann kündigen, wenn die Kündigung durch einen der folgenden Gründe gerechtfertigt ist:
- durch die Person des Arbeitnehmers (z. B. ist den Arbeitsanforderungen nicht gewachsen, hat zu hohe krankheitsbedingte Fehlzeiten),
- durch das Verhalten des Arbeitnehmers (z. B. Arbeitsverweigerung, häufige Unpünktlichkeit – einer verhaltensbedingten Kündigung muss eine schriftliche Abmahnung vorausgehen),
- durch die betriebliche Situation (z. B. Patientenrückgang in der Zahnarztpraxis).

Das Jugendarbeitsschutzgesetz (JArbSchG) soll verhindern, dass Jugendliche in ihrer physischen und psychischen Reifung behindert werden. Es gilt für Jugendliche ab dem 15. Lebensjahr bis zur Volljährigkeit (18. Lebensjahr). Kinderarbeit ist verboten.

Jugendliche dürfen im Rahmen einer Fünf-Tage-Woche maximal 40 Stunden arbeiten, dabei darf die tägliche Arbeitszeit von acht Stunden nur in Ausnahmefällen um 30 Minuten überschritten werden. Eine Beschäftigung nach 20 Uhr und vor 06 Uhr ist nicht zulässig (es gibt jedoch eine Reihe von Ausnahmen z. B. für Bäckereien).

Das Jugendarbeitsschutzgesetz enthält außerdem Vorschriften für den Jahresmindesturlaub, die Pausenregelung und den Berufsschulbesuch.

Das Mutterschutzgesetz (MuSchG) soll werdende Mütter und deren ungeborene Kinder vor gesundheitsschädlichen Tätigkeiten schützen.

Laut Gesetz dürfen werdende Mütter in den letzten sechs Wochen vor der Entbindung nur auf eigenen Wunsch beschäftigt werden. Nach der Entbindung besteht für die Mütter acht Wochen ein absolutes Beschäftigungsverbot. Bei Mehrlings- und/oder Frühgeburten erhöht sich die Zeit des Beschäftigungsverbots auf zwölf Wochen.

Werdende Mütter dürfen keine körperlich schweren Arbeiten verrichten und keinem Infektionsrisiko (Behandlungsassistenz) oder sonstigen Gesundheitsrisiken (Röntgen) ausgesetzt werden. Das hat zur Folge, dass eine schwangere ZFA nur sehr begrenzt in der Praxis einsetzbar ist. Gelegentlich ist es einer Praxis gar nicht möglich, die Schwangere entsprechend den gesetzlichen Bestimmungen zu beschäftigen – sie muss dann für die Zeit der Schwangerschaft bei vollem Gehalt von der Arbeit freigestellt werden.

Das Schwerbehindertenrecht (Sozialgesetzbuch IX, Teil 3) enthält besondere Regelungen für Menschen mit Schwerbehinderung, um ihnen die Teilnahme am Arbeitsleben zu ermöglichen. Weil der Arbeitsalltag für Menschen mit Schwerbehinderung besonders belastend ist, haben sie, neben anderen Vergünstigungen, z. B. Anspruch auf fünf Tage Zusatzurlaub.

Laut Gesetz sind Arbeitgeber mit mindestens 20 Angestellten verpflichtet, eine gewisse Anzahl an Menschen mit Schwerbehinderung zu beschäftigen. Wird die Zahl unterschritten, muss der Arbeitgeber eine monatliche Ausgleichsabgabe zahlen.

Abmahnung: formale Aufforderung des Arbeitgebers, ein bestimmtes Verhalten künftig zu unterlassen

physisch: den Körper betreffend

psychisch: die Seele betreffend

Arbeitsschutz in der Zahnarztpraxis • LF 1

1.4.2 Technischer Arbeitsschutz

Der technische Arbeitsschutz soll die Gesundheit der Arbeitnehmer schützen und die Arbeit menschengerecht gestalten.

Die Gefahrstoffverordnung (GefStoffV) ist eine Verordnung zum Schutz vor gefährlichen Stoffen. Ein Teil der zahnärztlichen Fürsorgepflicht besteht darin, die Mitarbeiter zu schützen, wenn sie mit Produkten umgehen, die Arbeitsunfälle verursachen oder Berufskrankheiten auslösen können. Die erforderlichen Maßnahmen sind in der Gefahrstoffverordnung geregelt. Das Gesetz regelt den Umgang mit gefährlichen Arbeitsstoffen (z. B. Röntgenchemikalien, Amalgam) und gibt Sicherheitsauflagen vor.

Die Hersteller oder Lieferanten müssen Produkte entsprechend ihrer gefährlichen Eigenschaften und gemäß den Vorgaben des Chemikaliengesetzes (ChemG) und der Gefahrstoffverordnung sicher verpacken und eindeutig kennzeichnen.

Da in der Zahnarztpraxis nicht auf Gefahrstoffe verzichtet werden kann, muss der Umgang damit wie in Bild 1.11 beschrieben geregelt werden.

❶ **Das Sicherheitsdatenblatt** (Bild 1.12) beinhaltet Informationen über eine Chemikalie, wie man es von Beipackzetteln für Medikamente kennt.

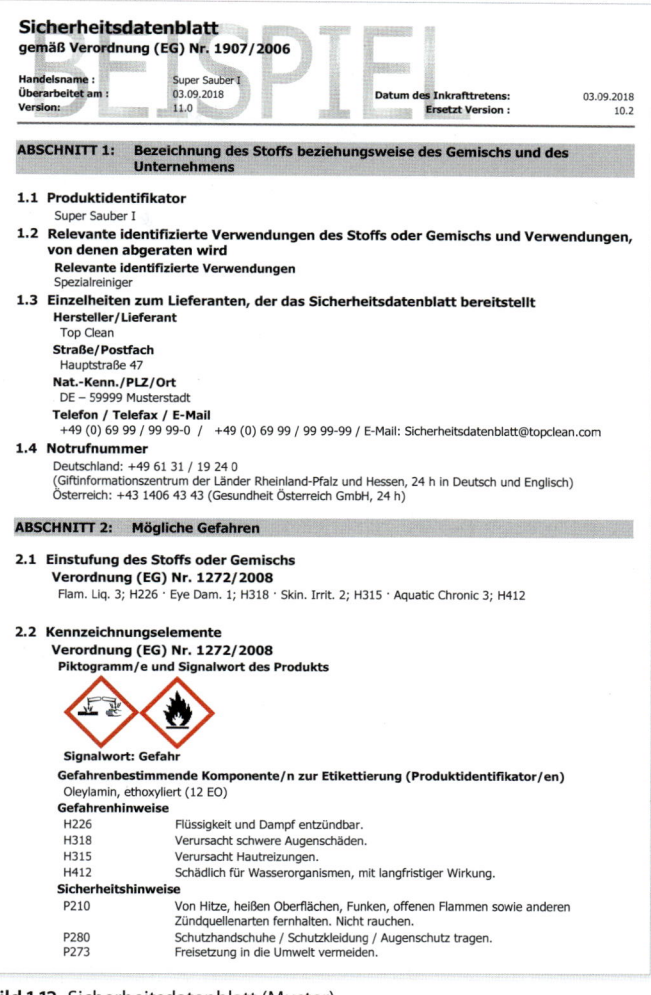

Bild 1.12 Sicherheitsdatenblatt (Muster)

Fürsorgepflicht: Jeder Arbeitgeber ist gesetzlich dazu verpflichtet, Leben und Gesundheit des Arbeitnehmers zu schützen.

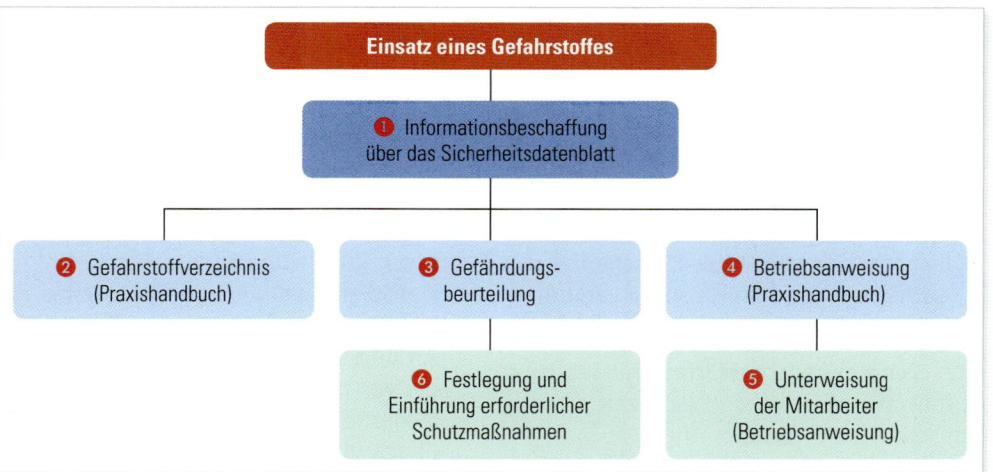

Bild 1.11 Ablaufschema zum Umgang mit Gefahrstoffen

handwerk-technik.de

13

LF 1 — Im Beruf und Gesundheitswesen orientieren

Gefahrstoffverzeichnis

für das Jahr _____

Erstellt durch: _____   Freigegeben durch: _____

Datum: _____   Datum: _____

Zahnarztpraxis Dr. Mustermann

Nr.	Arbeitsbereich	Produktname/ Gefahrstoff	Hersteller/ Lieferant	Gefahrenbezeichnung (H-Sätze, P-Sätze)	Aktuelles Sicherheitsdatenblatt vorhanden?	Verwendungszweck/ Arbeitsverfahren	Durchschn. verwendete Menge pro Jahr (l, kg)	Lagerort

Bild 1.13 Gefahrstoffverzeichnis (Muster)

Das Sicherheitsdatenblatt
- beschreibt die Eigenschaften der Stoffe,
- gibt Anweisungen zum ordnungsgemäßen Umgang mit einem Gefahrstoff,
- liefert Informationen zu Zwischenfällen,
- enthält wichtige Hinweise zur Lagerung und Entsorgung.

Die Sicherheitsdatenblätter müssen gut aufbewahrt werden und jederzeit einsehbar sein.

hazard (engl.) = Gefahr, Risiko

precautionary (engl.) = vorsorglich, vorbeugend

statement (engl.) = Aussage, Angabe

❷ **Das Gefahrstoffverzeichnis** (Bild 1.13) ist eine Zusammenstellung aller gefährlichen Stoffe, die in einer Praxis vorhanden sind. Das Verzeichnis beinhaltet eine Kodierung aus Ziffern und Buchstaben, die
- auf Gefahren hinweisen. Die H-Sätze (Hazard-Statements) beschreiben die Art und den Schweregrad einer Gefahr, der von dem Stoff ausgeht.
- Sicherheitshinweise geben. Die P-Sätze (Precautionary-Statements) informieren darüber, wie diese Gefahren eingeschränkt oder vermieden werden können.

Das Gefahrstoffverzeichnis muss jährlich überprüft und bei Änderungen aktualisiert werden.

❸ **Die Gefährdungsbeurteilung.** Wenn festgestellt wird, dass in der Praxis Tätigkeiten mit Gefahrstoffen durchgeführt werden, müssen stoff- und tätigkeitsbezogene Informationen über eine mögliche Gefährdung beschafft werden. Dies kann mithilfe einer Checkliste geschehen, die festhält, ob und in welcher Form die Mitarbeiter direkten Kontakt mit den gefährlichen Stoffen haben (Bild 1.14). Die Gefährdungsbeurteilung muss regelmäßig aktualisiert werden.

❹ **Die Betriebsanweisung** (Bild 1.15). Für jeden in der Praxis verwendeten Gefahrstoff muss es eine tätigkeitsbezogene Betriebsanweisung geben, die durch die Zahnärzte erstellt wird. Sie enthält wichtige Hinweise auf mögliche Gefahren und verbindliche schriftliche Anordnungen zu erforderlichen Schutzmaßnahmen, zu Verhaltensregeln, zur Ersten Hilfe usw. Die Betriebsanweisung muss jederzeit in der Nähe des Arbeitsplatzes einsehbar sein.

❺ **Die Unterweisung der Mitarbeiter.** Den ZFA wird einmal im Jahr (Jugendlichen zweimal im Jahr) der Inhalt der Betriebsanweisung erläutert. Die ZFA unterschreiben, dass sie die Betriebsanweisung erhalten haben.

❻ **Die Festlegung und Einführung erforderlicher Schutzmaßnahmen.** Je nach Art der ausgeübten Tätigkeit und den am Arbeitsplatz verwendeten Stoffen, können unterschiedliche Schutzmaßnahmen erforderlich sein (Bild 1.16, S. 16).

Sicherheitsdatenblätter und Vorschriften der Berufsgenossenschaften geben Hinweise auf geeignete Schutzmaßnahmen.

Die Zahnärzte als Arbeitgeber haben dafür Sorge zu tragen, dass den ZFA jederzeit in ausreichender Menge geeignete persönliche ▶ Schutzausrüstung (Abkürzung: PSA) zur Verfügung steht.

> Schutzkleidung/Schutzausrüstung
> ▶ S. 81 f.

| \multicolumn{4}{l}{Gefährdungsbeurteilung Gefahrstoffe} |
| \multicolumn{4}{l}{Checkliste: Tätigkeiten mit Gefahrstoffen in der Zahnarztpraxis} |
Lfd. Nr.	Frage	Ja	Nein
12.01	Sind die in der Zahnarztpraxis verwendeten Gefahrstoffe bekannt?		
12.02	Liegen für diese Gefahrstoffprodukte die aktuellen EG-Sicherheitsdatenblätter vor?		
12.03	Ist die Sammlung der Sicherheitsdatenblätter vollständig und für alle Beschäftigen in der Praxis jederzeit zugänglich?		
12.04	Sind die in der Praxis vorhandenen Gefahrstoffe in einem Gefahrstoffverzeichnis eingetragen?		
12.05	Befinden sich die Gefahrstoffprodukte in ihren Originalbehältnissen und sind diese ordnungsgemäß gekennzeichnet?		
12.06	Bei umgefüllten Produkten ist das neue für den Inhalt geeignete Behältnis entsprechend gekennzeichnet?		
12.07	Wurde für die Tätigkeit mit Gefahrstoffen eine Gefährdungsbeurteilung und in deren Zusammenhang eine Einstufung in das Schutzstufenkonzept der Gefahrstoffverordnung durchgeführt?		
12.08	Wird die Rangfolge-Hierarchie der Schutzmaßnahmen T(echnisch) – O(rganisatorisch) – P(ersönlich) eingehalten?		
12.09	Wurde für die Gefahrstoffe eine Ersatzstoffsuche durchgeführt?		
12.10	Liegen für die Tätigkeit mit Gefahrstoffen die erforderlichen Betriebsanweisungen vor?		

Bild 1.14 Checkliste für die Gefährdungsbeurteilung (Muster)

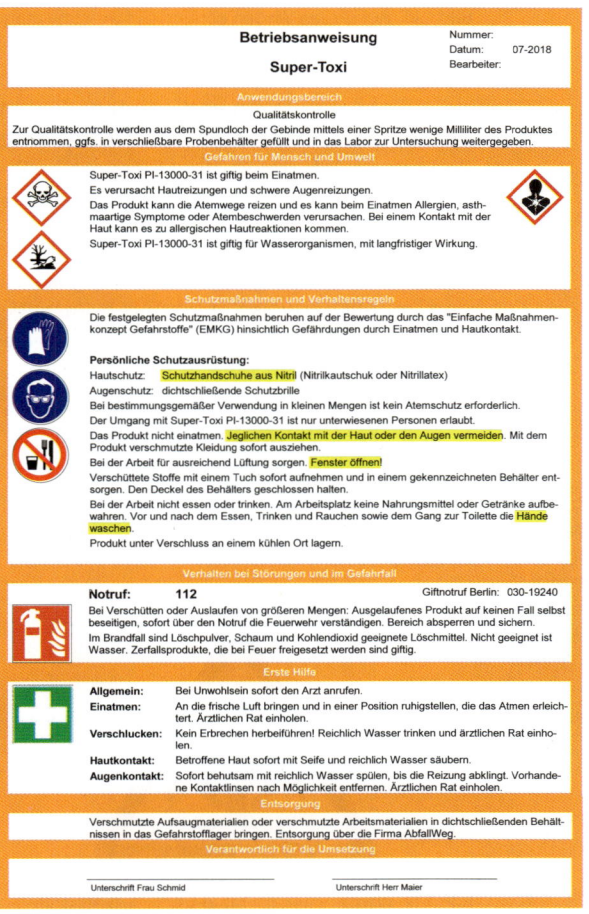

Bild 1.15 Betriebsanweisung (Muster)

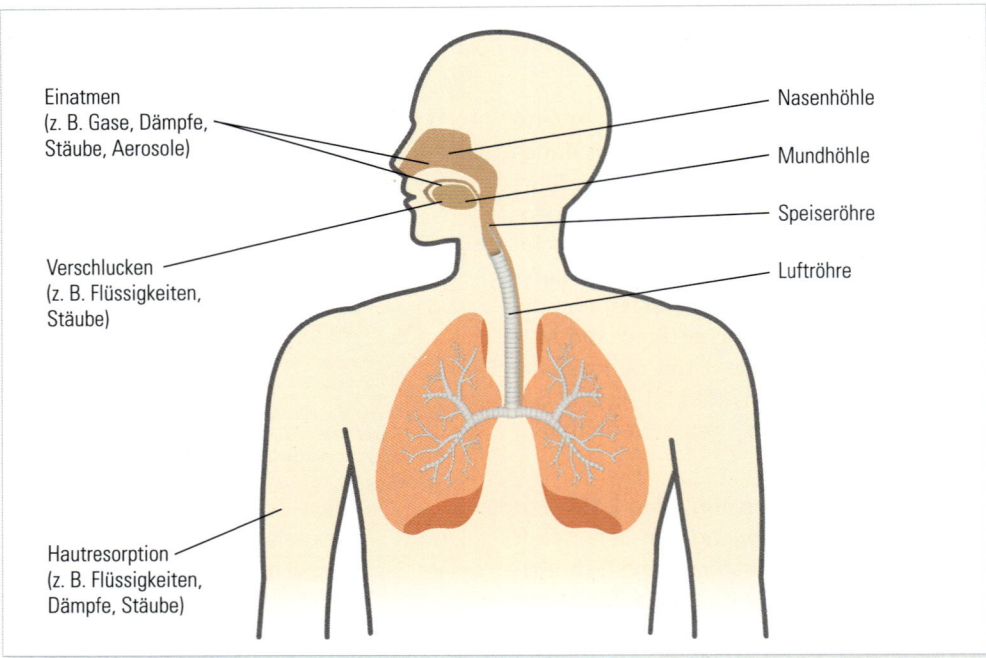

Bild 1.16 Auf diesen Wegen können Gefahrstoffe aufgenommen werden

Hygieneplan
▶ S. 91

Zur Kennzeichnung von Gefahrstoffen, wie sie in Zahnarztpraxen vorkommen, dienen bestimmte Gefahrensymbole. Über ihre Bedeutung informiert die Übersicht in Tabelle 1.6.

Die Biostoffverordnung (BioStoffV) soll die Sicherheit im Umgang mit biologischen und möglicherweise infektiösen Arbeitsstoffen regeln. In der Zahnarztpraxis denkbar sind z. B. Infektionen durch
- direkten Kontakt mit Blut, Speichel usw.,
- indirekte Übertragung (z. B. über kontaminierte Instrumente, zahntechnische Materialien oder Hände),
- Aerosolbildung während der Behandlung.

Aerosol (in diesem Zusammenhang): kleinste Wassertröpfchen, die während der Behandlung entstehen und die lange in der Luft schweben, weil sie so klein und leicht sind

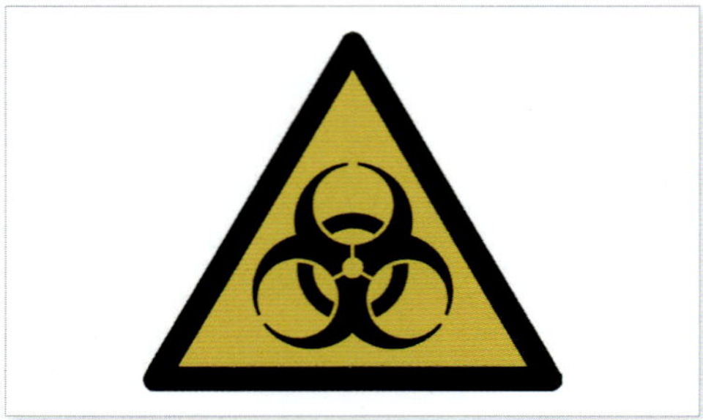

Bild 1.17 Warnzeichen für biologische Arbeitsstoffe (Biogefährdung)

Für Tätigkeiten, die ein hohes Infektionsrisiko mit sich bringen, müssen detaillierte Arbeitsanweisungen vorliegen (▶ Hygieneplan).

Das in Bild 1.17 gezeigte Warnzeichen soll auf möglicherweise infektiöse Stoffe aufmerksam machen.

Die Gewerbeordnung (GewO) verpflichtet Zahnärzte, die Räume und Geräte so zu gestalten, dass die Arbeitnehmer möglichst gut gegen Gefahren geschützt sind.

Das Arbeitssicherheitsgesetz (ASiG) verpflichtet jeden Arbeitgeber, Betriebsärzte und Fachkräfte für Arbeitssicherheit zu bestellen, die ihn beim Arbeitsschutz und bei der Unfallverhütung unterstützen. Der Betriebsarzt berät in allen Fragen des Gesundheitsschutzes; die Fachkraft für Arbeitssicherheit untersucht, wo mögliche Gefahren zu erwarten sind.

In der Arbeitsstättenverordnung (ArbStättV) finden sich u. a. Vorgaben zu Größe, Licht, Luft und Temperatur der Arbeitsräume, zu Fluchtwegen und zur Bereitstellung eigener Sanitär- und Pausenräume für das Personal.

Arbeitsschutz in der Zahnarztpraxis • LF 1

Bezeichnung/Symbol	Wirkungsbeispiele	Stoffbeispiele	Produktbeispiele	Sicherheitshinweise
(sehr) giftig	Können bereits in kleineren Mengen sofort zu schweren gesundheitlichen Schäden oder zum Tode führen.	• Quecksilber • Formaldehyd • Methanol • Flusssäure	• Amalgam • Frostschutzmittel • Ätzgel	• nicht einatmen, berühren, verschlucken • persönliche Schutzausrüstung (PSA) tragen • bei Vergiftung: sofort Giftinformationszentrum oder Arzt anrufen; stabile Seitenlage
reizend	Führen zu gesundheitlichen Schäden, reizen Augen, Haut oder Atemwegsorgane. Führen in größeren Mengen zum Tode.	• Kaliumcarbonat • Natriumcarbonat • Essigsäure	• Röntgenchemikalien • Abformmaterialien • Desinfektionsmittel für Flächen und Instrumente • Entkalker • Gerätereiniger	s. o. (bei Hautreizungen oder Augenkontakt sofort mit Wasser oder geeignetem Mittel spülen)
systemische Gefährdung (schwerwiegende Gefährdung für innere Organe)	Können Allergien auslösen, Krebs erzeugen, das Erbgut verändern, die Fortpflanzung beeinträchtigen und Organe schädigen.	• Jod • Glykol	• Abformmaterialien • Desinfektionsmittel • Dentalkunststoffe	• vor der Arbeit mit solchen Stoffen gut informieren • PSA tragen
entzündlich	Können sich selbst entzünden oder zu Explosionen führen.	• Aceton • Alkohol • Benzin	• Kunststoffe für Abformungen und Provisorien • Händedesinfektionsmittel • Kältespray	• von offenen Flammen und Wärmequellen fernhalten • Gefäße dicht verschließen • brandsicher aufbewahren
brandfördernd	Reagieren mit Sauerstoff und verstärken Brände.	• Wasserstoffperoxid • Fluor	• Bleichmittel (Bleaching) • Desinfektionsmittel • Spüllösung • Fluoride im Bereich der Prophylaxe	• von brennbaren Stoffen fernhalten und nicht mit diesen mischen • sauber aufbewahren
ätzend	Zerstören Metalle, verätzen Körpergewebe und können schwere Augenschäden verursachen.	• Wasserstoffperoxid • Essigsäure • Natronlauge • Flusssäure	• Desinfektionsmittel für Flächen und Instrumente • Ätzgel • Bleichmittel • Spüllösung • Entkalker • Rohrreiniger	• Kontakt vermeiden • Schutzbrille und Handschuhe tragen • bei Kontakt Augen und Haut mit Wasser spülen
umweltgefährlich	Sind für Wasserorganismen schädlich oder giftig.	• Blei • Quecksilber	• Akkus und Batterien • Amalgam • Röntgenchemikalien	• nicht in die Umwelt gelangen lassen • als Sondermüll entsorgen (evtl. Entsorgungsbelege aufbewahren)
explosionsgefährlich	Explodieren durch Feuer, Schlag, Reibung, Erwärmung.	Alkohol	• Händedesinfektionsmittel • Anästhetika	• nicht reiben oder stoßen • Feuer, Funken und jede Wärmeentwicklung vermeiden
komprimierte Gase	Gasflaschen unter Druck können beim Erhitzen explodieren.	Gasflaschen unter Druck	• Sauerstoff • Narkosegas • Propangas • Kältespray	• nicht erhitzen • bei kalten Gasen Schutzhandschuhe tragen

Tabelle 1.6 Gefahrensymbole und Gefahrstoffe in der Zahnarztpraxis

LF 1 • Im Beruf und Gesundheitswesen orientieren

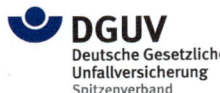

Hinweis: die DGUV Vorschrift 1 kann aus dem Internet heruntergeladen werden (www.dguv.de)

communicatio (lat.) = Mitteilung

Medizinprodukte: medizinische Instrumente, Apparate, Vorrichtungen und Substanzen

Die Unfallverhütungsvorschriften (UVV, heute DGUV-Vorschriften = Vorschriften der Deutschen Gesetzlichen Unfallversicherung) werden von den Berufsgenossenschaften als Trägern der gesetzlichen Unfallversicherung erlassen. Für die ZFA gilt die DGUV Vorschrift 1 „Grundsätze der Prävention". Sie zeigt, wie Arbeitsunfälle, Berufskrankheiten und arbeitsbedingte Gesundheitsgefahren vermieden werden können. Der Arbeitgeber hat seine Mitarbeiter regelmäßig und umfassend zu unterweisen.

Das Medizinproduktegesetz (MPG) regelt in erster Linie den Handel mit Medizinprodukten. Nach diesem Gesetz ist es z. B. verboten, Medizinprodukte mit abgelaufenem Haltbarkeitsdatum in den Verkehr zu bringen oder zu behaupten, dass durch ein bestimmtes Medizinprodukt eine gesundheitliche Verbesserung zu erwarten ist, wenn dies nicht der Wahrheit entspricht und nicht ausreichend belegt ist.

Das Produktsicherheitsgesetz (ProdSG) regelt den Umgang mit Geräten und Maschinen, die nicht zu den Medizinprodukten gehören. Das kann z. B. eine in der Praxis aufgestellte Waschmaschine sein. Auch diese Produkte müssen gewartet und geprüft werden.

Die Betriebssicherheitsverordnung (BetrSichV) dient dazu, die Sicherheit bei der Verwendung unterschiedlicher Arbeitsmittel zu garantieren. Sie regelt z. B. auch den Umgang mit Geräten, die mit Druck arbeiten (z. B. Autoklaven, Sauerstoffflaschen, Kompressoren, Feuerlöscher usw.).

verbal: mit Worten

nonverbal: ohne Worte

Strahlenschutzgesetz und Strahlenschutzverordnung ▶ S. 296 ff.

Die ▶Strahlenschutzverordnung (StrlSchV) schreibt u. a. vor, dass Personen, die Röntgenstrahlen anwenden, unterwiesen wurden in
- Arbeitsmethoden,
- möglichen Risiken des Röntgens und
- anzuwendenden Schutzmaßnahmen.

Die im Röntgenbereich tätigen Mitarbeiter müssen per Unterschrift bestätigen, dass die Unterweisung stattgefunden hat. Außerdem verlangt der Gesetzgeber, dass allen Personen, die Röntgengeräte betätigen, das Gerät und dessen Handhabung erklärt wurden.

1.5 Grundlagen der Kommunikation

Kommunikation zwischen Menschen ist der wechselseitige Austausch von Gedanken und Gefühlen. Man kann über Worte (Sprache), die Stimme, Berührung und Gesten kommunizieren.

Modell der sprachlichen Kommunikation. Ein Sender muss eine Nachricht zunächst in Signale oder Worte umsetzen (kodieren). Der Empfänger muss die Nachricht aufnehmen und die Signale entschlüsseln (dekodieren; Bild 1.18).

Voraussetzung für eine erfolgreiche Kommunikation ist, dass sowohl Sender als auch Empfänger die Signale bzw. Worte in gleicher Weise verstehen. Das gelingt nicht immer, was Missverständnisse nach sich zieht.

Möchte man sichergehen, dass man die Nachricht des Senders richtig verstanden hat, sollte man dem Sender mit eigenen Worten erklären, was man verstanden hat (Feedback). Dadurch können Missverständnisse vermieden werden (Bild 1.19).

Bei Unklarheiten ist es besser nachzufragen, als zu interpretieren.

1.5.1 Verbale und nonverbale Kommunikation

Da Kommunikation auch ohne Worte stattfinden kann, unterscheidet man
- verbale Kommunikation und
- nonverbale Kommunikation.

Während verbal kommunizierte Informationen in der Regel zielgerichtet und überlegt sind, erfolgt die nonverbale Kommunikation größtenteils unwillkürlich (Bild 1.20).

Bestandteile nonverbaler Kommunikation sind:
- Körpersprache (Mimik, Gestik, Körperhaltung),
- äußere Erscheinung (z. B. Kleidung, Frisur, Schmuck, Geruch),
- Verhalten (z. B. Gang, Art des Körperkontaktes = große oder geringe Distanz, Händedruck, Begrüßungsküsschen).

Grundlagen der Kommunikation • LF 1

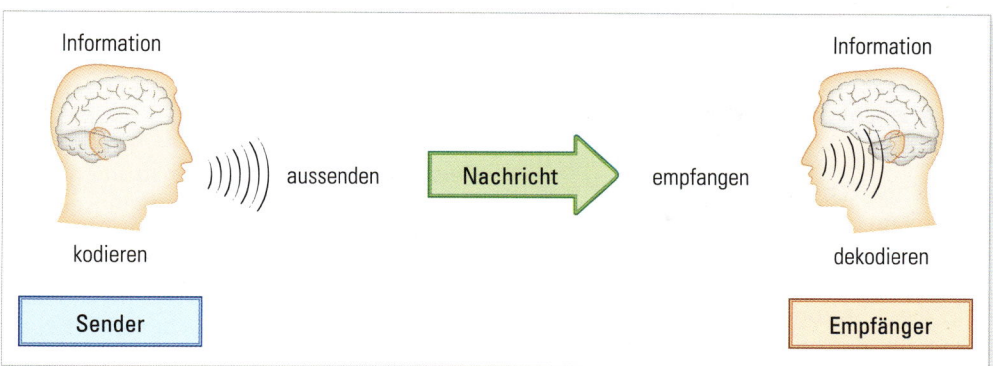

Bild 1.18 Modell der sprachlichen Kommunikation

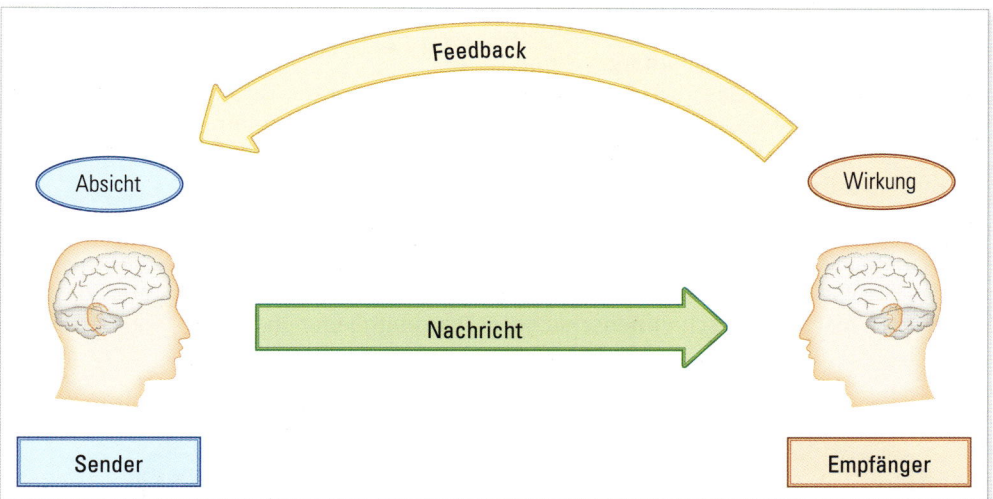

Bild 1.19 Modell eines Feedbacks

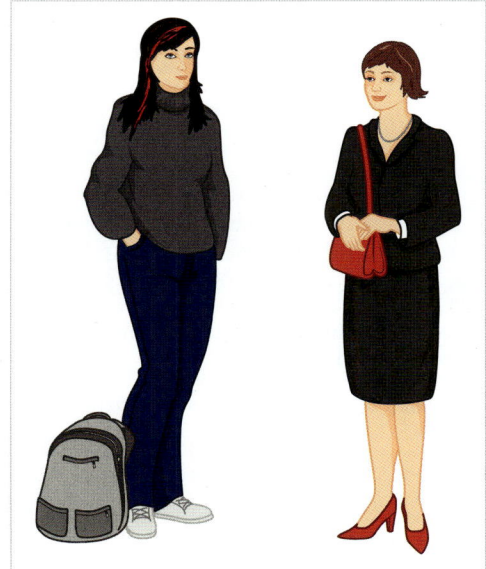

Bild 1.20 Nonverbale Kommunikation

TIPP Sie bekommen ständig nonverbale Signale von Ihren Patienten, auf die Sie dann reagieren. Auch Sie senden nonverbale Botschaften aus. Versuchen Sie, sich deshalb immer wieder zu überprüfen: Wie wirkt es beispielsweise, wenn Sie nervös mit den Fingern auf dem Schreibtisch trommeln, während die ältere Patientin in der Handtasche nach ihrem Geldbeutel sucht?

1.5.2 Kommunikationsmodell nach Schulz von Thun

Kommunikationsprozesse sind sehr kompliziert und störanfällig. Deshalb versuchen Kommunikationswissenschaftler immer wieder die Kunst des Kommunizierens zu verstehen und modellhaft zu erklären.

Eines der bekanntesten Kommunikationsmodelle stammt von Friedemann Schulz von Thun. Er hat das Vier-Seiten-Modell einer Nachricht entwickelt (Bild 1.21).

Wer sich mit dem Modell beschäftigt, hat wahrscheinlich anschließend nicht weniger private und berufliche Reibereien, aber es lassen sich für viele Kommunikationsstörungen Erklärungen finden. Im Idealfall sind diese Störungen weniger dramatisch, wenn die Betroffenen sie verstehen können.

Jeder Mensch hört und spricht auf seine individuelle Weise. Entsprechend der Sozialisation oder der momentanen Stimmung beinhaltet das Gesagte immer auch versteckte Botschaften, die bei Sender und Empfänger durchaus unterschiedlich sein können (Tabelle 1.7).

Schulz von Thun spricht von den vier „Schnäbeln" des Senders und den vier Ohren des Empfängers. Diese „vier Seiten einer Nachricht" machen zwischenmenschliche Kontakte interessant, aber auch spannungsreich und störanfällig.

Sozialisation: Entwicklung der Persönlichkeit durch Erziehung und Umgebung

Stellenbeschreibung ▶ S. 391

1.5.3 Personalführung

Personalführung ist das Instrument, mit dem das Verhalten der Mitarbeiter gesteuert werden soll. Das Miteinander und die Atmosphäre in Zahnarztpraxen werden durch den Führungsstil der Zahnärztin oder des Zahnarztes geprägt. Es lassen sich grob die drei in Tabelle 1.8 dargestellten Führungsstile unterscheiden.

1.5.4 Arbeiten im Team

Aufgaben und Zuständigkeiten in einer Zahnarztpraxis ergeben sich aus den ▶ Stellenbeschreibungen der Teammitglieder.

Im direkten oder indirekten Umgang mit einem Patienten sind – je nach Größe der Praxis – in der Regel mehrere Personen beteiligt. Dabei ist es sehr wichtig, dass die Teammitglieder in gutem Kontakt zuein-

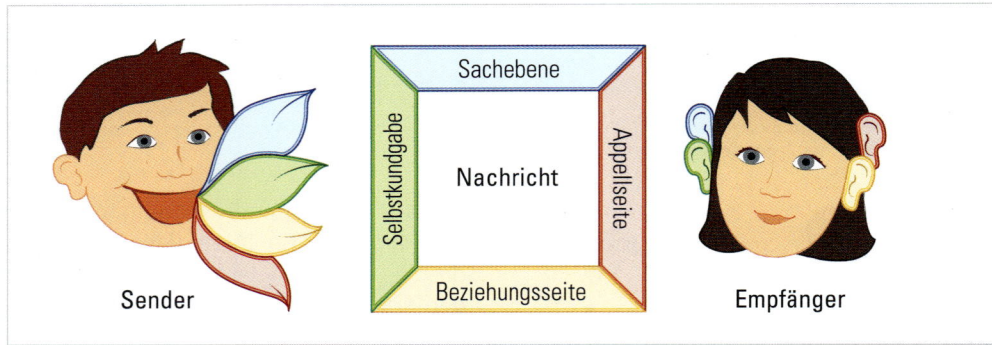

Bild 1.21 Das Kommunikationsquadrat nach Schulz von Thun

Patient zur ZFA: „Ich warte jetzt schon über eine Stunde."		
Ebene	**Die ZFA …**	**Versteckte Botschaft, die die ZFA heraushört:**
Sachebene	… hört sehr sachlich.	„Aha, der Patient ist um 15:30 Uhr gekommen, dann ist es jetzt 16:30 Uhr."
Appellseite	… hört unausgesprochene Wünsche heraus.	„Der Patient möchte endlich behandelt werden."
Beziehungsseite	… nimmt den Hinweis persönlich.	„Der Patient glaubt, dass wir schlecht organisiert sind."
Selbstkundgabe	… hört heraus, wie sich der Patient fühlt.	„Mit der Geduld des Patienten ist es vorbei."

Tabelle 1.7 Die vier Seiten einer Nachricht

Grundlagen der Kommunikation • LF 1

Führungsstil	Beschreibung	Chancen	Risiken
autoritär	Der Vorgesetzte gibt Anweisungen und verteilt die Aufgaben. Von seinen Angestellten erwartet er, dass sie diszipliniert sind und gehorchen. Fehler werden bestraft.	• hohe Entscheidungsgeschwindigkeit • übersichtliche Verteilung der Kompetenzen • gute Kontrollmöglichkeiten	• mangelnde Motivation der Mitarbeiter • der Vorgesetzte wird bei Fehlentscheidungen nicht korrigiert • Talente werden nicht gefördert • Probleme entstehen, wenn der Vorgesetzte ausfällt
kooperativ	Der Vorgesetzte bezieht seine Mitarbeiter in Entscheidungen mit ein. Diskussionen sind erlaubt und Verbesserungsvorschläge erwünscht. Bei Fehlern wird in der Regel nicht bestraft, sondern geholfen. Jeder Mitarbeiter muss Verantwortung übernehmen.	• hohes Maß an Motivation der Mitarbeiter • Entfaltung der Kreativität • Entlastung des Vorgesetzten	• Entscheidungsfindungen können lange dauern • Kompetenzgerangel unter den Mitarbeitern
laisser-faire	Die Mitarbeiter haben viele Freiheiten. Sie bestimmen ihre Arbeit, die Aufgaben und die Organisation selbst. Der Vorgesetzte greift nicht in das Geschehen ein, er hilft oder bestraft auch nicht.	• Gewährung von Freiheiten • selbstständiges Arbeiten	• Disziplinlosigkeit • keiner fühlt sich verantwortlich • Unordnung und Durcheinander

Tabelle 1.8 Führungsstile

ander stehen, sich aufeinander verlassen können, sich ergänzen und sich alle für die gemeinsame Aufgabe verantwortlich fühlen.

Da sich Teams aus den verschiedensten Gründen immer wieder verändern (Vergrößerung oder Verkleinerung der Praxis, neue Zuständigkeiten, neue Dienstpläne, andere Arbeitszeiten usw.), ist auch das Miteinander ständig in Bewegung. Das kann sowohl positive Veränderungen mit sich bringen als auch zu Enttäuschungen führen („Als Kollegin XY noch in der Praxis gearbeitet hat, war alles besser…").

Folgende Regeln können neue und veränderte Teams stabilisieren:
- Klare Zielsetzung: Das Team muss sich darüber im Klaren sein, welches Ziel verfolgt wird und wie die Zusammenarbeit aussehen soll.
- Gemeinsame Werte und Kultur: Jedes Team ist individuell und hat seine eigene Art des Zusammenwirkens. Bestimmte Grundsätze und Wertvorstellungen der Teammitglieder müssen dabei übereinstimmen.
- Vertrauensvolle Zusammenarbeit: Jedes Teammitglied muss sich der Gruppe gegenüber so verlässlich und anständig verhalten, dass sich keiner in der Anwesenheit des anderen unwohl fühlt.
- Offene Kommunikation: Probleme sollten im Team geklärt werden. Das heißt, dass gemeinsam nach Lösungen und Ursachen gesucht wird. Sachliche Informationen müssen dabei genauso ernst genommen werden wie Gefühle.
- Wertschätzender Umgang mit Konflikten: Konflikte sind der Normalfall und nicht der „Unfall". Sie entstehen durch unterschiedliche Vorstellungen vom „Wer?", „Wann?", „Warum?", „Wozu?" und „Wie?". Diese unterschiedlichen Vorstellungen müssen erkannt werden, Andersdenkende müssen überzeugt werden oder es muss nach Kompromissen gesucht werden. Erweist sich ein Konflikt als schwer oder nicht lösbar, kann auch ein unabhängiger Mediator eingesetzt werden.

Regelmäßige Teambesprechungen sind sehr wichtig, um eine gute Teamkultur zu entwickeln und zu pflegen.

Mediator: hier ein nicht zum Team gehörender „Streitschlichter"

LF 1 — Im Beruf und Gesundheitswesen orientieren

ZUSAMMENFASSUNG

- Der Beruf der Zahnmedizinischen Fachangestellten (ZFA) gehört zu den Assistenzberufen.
- Die Ausbildung zur ZFA wird an zwei Lernorten (Berufsschule und Praxis) absolviert und dauert in der Regel drei Jahre. Die Inhalte der berufsschulischen Ausbildung sind im Lehrplan vorgeschrieben.
- Die Landeszahnärztekammern sind zuständig für alle Ausbildungsangelegenheiten und für die Prüfungen.
- Am Ende einer erfolgreichen Ausbildung erhält die ZFA zwei voneinander unabhängige Abschlusszertifikate:
  - den Kammerbrief und
  - ein Abschlusszeugnis der Berufsschule.
- Die meisten ZFA arbeiten anschließend im ambulanten Bereich in Hauszahnarztpraxen als Angestellte einer Zahnärztin/eines Zahnarztes oder mehrerer Zahnärzte. In dieser Rolle werden die ZFA in der Rechtssprache als „Erfüllungsgehilfen" der Zahnärzte bezeichnet.
- Zahnärzte gehören in die Gruppe der Heilberufe.
- Für Zahnärzte und ZFA gibt es Berufsorganisationen:
  - Alle Zahnärzte sind Pflichtmitglieder in der jeweils für sie zuständigen Landeszahnärztekammer (LZK).
  - Behandeln sie gesetzlich versicherte Patienten, müssen sie zusätzlich Mitglied in der Kassenzahnärztlichen Vereinigung (KZV) sein.
  - Die Mitgliedschaft in Berufsorganisationen für ZFA (z. B. ver.di, VMF) ist immer freiwillig.
- In Deutschland bzw. in der EU gibt es zahlreiche Vorschriften und Gesetze, die die Arbeitsorganisation und -umgebung zum Schutz der Mitarbeiter regeln. Hierdurch soll verhindert werden, dass sich die Berufstätigkeit ungünstig auf die Gesundheit oder die private Situation der Mitarbeiter auswirkt.
- Das wichtigste Handwerkszeug der ZFA ist die Kommunikation mit den Patienten. Kommunikation ist aber auch wichtiger Bestandteil der Teamarbeit in der Praxis. Über eine vertrauensvolle Zusammenarbeit im Team und einen wertschätzenden Umgang miteinander kann die Praxis ihrem Leitbild und ihren Zielen nahekommen.

ZUR WIEDERHOLUNG

1. In der modernen Zahnmedizin geht es nicht ausschließlich darum, Gebisse zu sanieren und Erkrankungen im Mund- und Kieferbereich zu behandeln. Nennen Sie zwei wichtige Bereiche der Zahnheilkunde, die nicht unmittelbar mit Heilung zu tun haben.
2. Erklären Sie den Begriff „Gesundheitswesen" mit eigenen Worten.
3. Unterscheiden Sie die Begriffe öffentliche, stationäre und ambulante Gesundheitsversorgung.
4. Wer überwacht, dass die Hygienevorschriften in den Zahnarztpraxen eingehalten werden? Nennen Sie eine Institution.
5. Was versteht man unter „Approbation"?
6. Erläutern Sie den Unterschied zwischen einem Oralchirurgen und einem Mund-, Kiefer-, Gesichtschirurgen.
7. Was ist geregelt
   a) im Berufsbildungsgesetz (BBiG)?
   b) in der Ausbildungsordnung für ZFA?
   c) im Rahmenlehrplan für ZFA?
8. Nennen Sie zwei wichtige Berufsorganisationen der Zahnärzte und ordnen Sie die jeweils wichtigsten Aufgaben zu.
9. Was ist eine Gewerkschaft bzw. ein Berufsverband? Welcher Gewerkschaft oder welchem Berufsverband könnten Sie beitreten, wenn Sie sich organisieren wollten?
10. Erklären Sie den Begriff Ergonomie.
11. Über welche Grundausstattung sollte
    a) das Zahnarztelement verfügen?
    b) das Assistenzelement verfügen?
12. Wie heißt die für ZFA zuständige Berufsgenossenschaft?

Aufgaben • LF 1

13. Nennen Sie Aufgaben und Leistungen der Berufsgenossenschaften.

14. Nennen Sie jeweils drei Bestimmungen/Gesetze, die den
    a) sozialen Arbeitsschutz sicherstellen sollen.
    b) technischen Arbeitsschutz sicherstellen sollen.

15. Nennen Sie beispielhaft drei wichtige Gründe, die eine Kündigung rechtfertigen würden
    a) aus Sicht des Arbeitgebers.
    b) aus Sicht des Arbeitnehmers.

16. Erläutern Sie, warum für die meisten ZFA der allgemeine Kündigungsschutz nicht gilt.

17. Darf eine schwangere ZFA in der Stuhlassistenz beschäftigt werden? Begründen Sie Ihre Antwort.

18. Sind Zahnärzte verpflichtet, Arbeitnehmer mit Schwerbehinderung einzustellen? Begründen Sie.

19. Beschreiben Sie die erforderlichen Maßnahmen beim Umgang mit einem Gefahrstoff.

20. Erläutern Sie das Vier-Seiten-Modell einer Nachricht anhand eines Beispiels.

21. Nennen und erläutern Sie drei verschiedene Führungsstile.

ZUR VERTIEFUNG

1. Stellen Sie eine Liste von Fähigkeiten und Qualifikationen zusammen, über die eine ZFA verfügen sollte, damit sie dem beruflichen Alltag gewachsen ist.

2. Nennen Sie fünf Inhalte, die nach dem Berufsbildungsgesetz (BBiG § 4) im Ausbildungsvertrag enthalten sein müssen.

3. Im Lehrplan ist die Rede von der Ausbildung zur Zahnmedizinischen Fachangestellten/zum Zahnmedizinischen Fachangestellten.
    a) Diskutieren Sie, ob die zu Aufgabe 1 aufgeführten Fähigkeiten und Qualifikationen typisch weiblich oder typisch männlich sind.
    b) Diskutieren Sie, welche Gründe es dafür geben könnte, dass ein männlicher ZFA zurzeit die absolute Ausnahme ist.
    c) Machen Sie eine Umfrage in Ihrem Bekannten- und Freundeskreis: „Was würdest du empfinden, wenn du zum Zahnarzt kommst und ein Mann die Stuhlassistenz macht?"
    d) Fragen Sie Ihre männlichen Bekannten, Freunde und Familienangehörigen, ob und unter welchen Bedingungen sie sich vorstellen könnten, als ZFA zu arbeiten.

4. Innerhalb der Zahnmedizin können Zahnärzte Schwerpunkte wählen (z. B. Kinder- und Jugendzahnheilkunde, Parodontologie, Endodontologie).
    a) Hat Ihre Ausbildungspraxis auch einen Tätigkeitsschwerpunkt? Nennen Sie diesen und beschreiben Sie ihn kurz.
    b) Kann ein Außenstehender diesen Tätigkeitsschwerpunkt beim Betreten der Praxis erkennen und wenn ja, woran?

5. Fallbeispiel: Die ZFA Ina L. hat ihre Ausbildung bereits letztes Jahr erfolgreich mit einem sehr guten Notendurchschnitt beendet. Sie überlegt, zukünftig wie ihre Chefin als niedergelassene Mund-Kiefer-Gesichtschirurgin zu arbeiten. Ina hat ein gutes Abitur. Wie verläuft die Ausbildung und wie lange dauert sie?

6. Bei einer Fußball-Europameisterschaft (EM) wurden die Fans mit folgender Empfehlung der Weltgesundheitsorganisation (WHO) konfrontiert: „Zur EM nur mit Masern-Impfung!"
    a) Was hat die „Kinderkrankheit" Masern mit einer Großveranstaltung wie der EM zu tun?
    b) „Einige Menschen können aus gesundheitlichen Gründen nicht geimpft werden. Wer gesund ist und sich nicht impfen lässt, gefährdet diese Menschen." Nehmen Sie Stellung zu dieser These und überlegen Sie, ob eine Impfpflicht eine nützliche Maßnahme zum allgemeinen Gesundheitsschutz wäre.

LF 1 — Im Beruf und Gesundheitswesen orientieren

7. Welche stationäre Einrichtung ist in den folgenden Fällen zuständig und in welcher Trägerschaft befindet sie sich?
   a) Der 9-jährige Aaron W. ist zuckerkrank und soll eine Insulinpumpe bekommen. Dafür ist ein chirurgischer Eingriff nötig.
   b) Die 94-jährige Renate P. hatte vor einem halben Jahr einen Schlaganfall, sie ist jetzt halbseitig gelähmt und kann deshalb nicht mehr allein in ihrer Wohnung bleiben.
   c) Regina L. leidet unter starken Depressionen und muss psychiatrisch behandelt werden.
   d) Der 35-jährige Peter O. ist alkoholabhängig und möchte eine stationäre Therapie machen.

8. Fallbeispiel: Monika H. arbeitet in einer 5-Tage-Woche in einer Zahnarztpraxis. Sie möchte mit ihrer Familie für eine Woche in den Urlaub fahren. Wie viele Urlaubstage muss sie beantragen, wenn sich ihr vertraglicher Urlaubsanspruch
   a) in Werktagen berechnet?
   b) in Arbeitstagen berechnet?

9. Entscheiden Sie durch Zuordnung der Ordnungsziffern, welche Gesetze des sozialen Arbeitsschutzes die nachfolgend beschriebenen Personen betreffen.
   1) Arbeitszeitgesetz (ArbZG)
   2) Bundesurlaubsgesetz (BUrlG)
   3) Kündigungsschutzgesetz (KSchG)
   4) Jugendarbeitsschutzgesetz (JArbSchG)
   5) Mutterschutzgesetz (MuSchG)
   6) Schwerbehindertenrecht (SGB IX, Teil 3)

   a) Die 48-jährige querschnittsgelähmte Sabine U. arbeitet als Sachbearbeiterin beim Finanzamt.
   b) Der 19-jährige Jasper A. macht eine Ausbildung als Mechatroniker in einer Autowerkstatt.
   c) Die 17-jährige ZFA-Auszubildende Julia K. hat vor zweieinhalb Monaten Zwillinge zur Welt gebracht.
   d) Der 26-jährige Yoram L. macht nach seinem Informatikstudium ein Praktikum in einem Softwareunternehmen.
   e) Die 24-jährige Dentalhygienikerin Mia S. unterstützt die drei ZFA einer Zahnarztpraxis. Sie arbeitet in Teilzeit.

10. Gegen welche Bestimmungen wird durch wen im folgenden Fall verstoßen?

    Fallbeispiel: Die 17-jährige Linda L. schließt mit dem Zahnarzt Dr. Meier telefonisch einen Ausbildungsvertrag ab. Dr. Meier passt es nicht, dass montags Berufsschule ist, weil da immer besonders viel in der Praxis zu tun ist. Linda soll stattdessen lieber in der Praxis arbeiten.

    An ihrem freien Nachmittag trifft sich Linda mit ihrer Freundin. Sie erzählt ihr, dass sie am Vortag ihre Social-Media-Accounts am Praxiscomputer aktualisiert hat und dabei entdeckt hat, dass ihr Chef eine E-Mail von einem Rechtsanwalt bekommen hat. Offenbar hat ihr Chef seinen Führerschein verloren.

    Linda hat eine Latexallergie und benötigt Vinylhandschuhe. Die Praxismanagerin sagt ihr, wo sie diese günstig kaufen kann.

    Am Ende ihrer Ausbildung bekommt Linda einen großen Blumenstrauß, aber kein Zeugnis – die Blumen seien Anerkennung genug.

11. Alina K. ist im 2. Jahr der Ausbildung zur ZFA, als sie erfährt, dass sie schwanger ist. Informieren Sie sich im Internet darüber, welche Konsequenzen dieser Umstand für ihre Ausbildung hat? Berücksichtigen Sie dabei auch folgende Fragestellungen:
    - Muss sie ihre Ausbildung unterbrechen?
    - Hat Alina Anrecht auf Elternzeit/Elterngeld?

12. Ein Kommunikationswissenschaftler hat folgende Behauptung aufgestellt: „Man kann nicht nicht kommunizieren". Erläutern Sie diese These.

13. In einem Sketch von Loriot mit dem Titel „Das Frühstücksei" entbrennt bei einem Ehepaar der Streit darüber, wie lange das Frühstücksei gekocht hat. Die Frau ist sehr erbost. (Den Sketch finden Sie im Internet an verschiedenen Stellen mithilfe der gängigen Suchmaschinen.)
    a) Analysieren Sie das Streitgespräch dahingehend, welche versteckten Botschaften die Frau wahrnimmt. Orientieren Sie sich dabei an dem Kommunikationsmodell von Schulz von Thun.
    b) An welcher Seite des Kommunikationsquadrats setzen die beiden jeweils ihren Schwerpunkt?

Lernfeld 2a
Patienten empfangen und begleiten

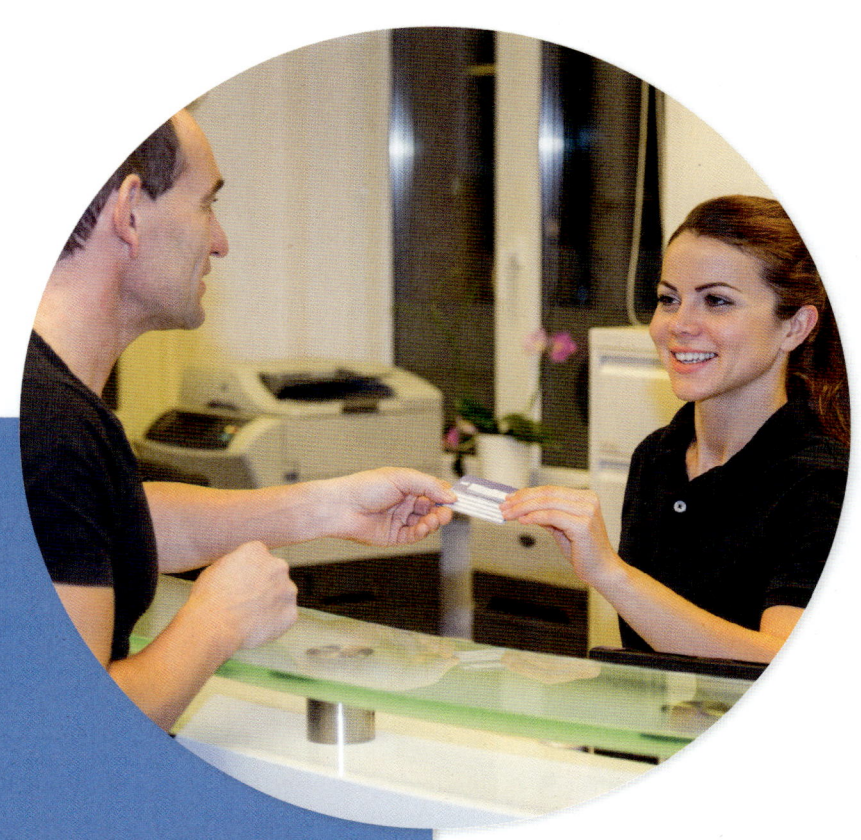

Grundsätze beim Umgang mit Patienten
Patientendaten aufnehmen
Anamnese
Patientenlagerung
Befunderhebung
Abrechnungsgrundlagen
Datenschutz

2a Patienten empfangen und begleiten

2a.1 Grundsätze beim Umgang mit Patienten

Die Zahnmedizinische Fachangestellte bestimmt durch ihr Auftreten das Erscheinungsbild der Praxis: sie repräsentiert die Praxis. Für den Patienten ist der erste Eindruck beim Betreten der Praxis oder bei der Terminvereinbarung am Telefon entscheidend. Es ist die Aufgabe der ZFA, durch psychologisch geschicktes Auftreten dem Patienten das Gefühl zu vermitteln, in dieser Praxis gut aufgehoben zu sein (Bild 2a.1).

Der Patient braucht eine vertrauensvolle Atmosphäre, Zuwendung und Verständnis für seine Situation.

subjektiv: von der eigenen Person aus urteilend, auf eigene Wahrnehmung beruhend

Oberflächenanästhesie ▶ S. 154

Lokalanästhesie ▶ S. 151

Allgemeine Verhaltensregeln für den Umgang mit Patienten

Der Patient ist die Hauptperson.
- Begrüßen Sie den Patienten freundlich.
- Halten Sie freundlichen Blickkontakt zum Patienten.
- Sprechen Sie ihn mit Namen an.
- Sprechen Sie verständlich und deutlich.
- Lassen Sie den Patienten ausreden.

Der Patient soll sich wohl fühlen.
- Vermitteln Sie Sicherheit durch Ruhe und Kompetenz.
- Konzentrieren Sie sich im Gespräch auf den Patienten und hören Sie genau zu.
- Bleiben Sie immer höflich und freundlich, besonders in angespannten Situationen.
- Beenden Sie ein Gespräch immer freundlich.

Den Patienten ernst nehmen.
- Gehen Sie auf Einwände der Patienten ein.
- Nehmen Sie Gefühle wie Angst, Ärger oder Panik der Patienten ernst.
- Reden Sie mit dem Patienten über seine Gefühle.
- Erklären Sie dem Patienten den Behandlungsablauf und die dafür benötigte Zeit.
- Behandeln Sie alle Patienten gleich.
- Vermeiden Sie es dem Patienten Ratschläge zu geben.
- Achten Sie stets auf Diskretion und die Einhaltung der Schweigepflicht.

Bild 2a.1 Allgemeine Verhaltensregeln für den Umgang mit Patienten

TIPP Begleiten Sie einen neuen Patienten ins Wartezimmer und aus dem Wartezimmer in das Behandlungszimmer. Durch diese persönliche Zuwendung fühlt sich der Patient individuell betreut und angenommen.

Angstpatienten müssen in ihrer Angst ernst genommen werden. Angst kann sich durch Schwitzen, einen unsicheren Blick, unruhiges Verhalten, Stottern oder übermäßigen Mitteilungsdrang äußern. Angstabbau kann durch Erklären des Behandlungsablaufes erreicht werden oder durch eine geeignete Schmerzausschaltung (z. B. ▶Oberflächenanästhesien, ▶Lokalanästhesien). Unterstützend können auch Alternativmethoden wie Hypnosen, Akupunktur oder Akupressur eingesetzt werden.

Schmerzpatienten befinden sich in einer Ausnahmesituation. Stärke und Art des Schmerzes sind subjektive Gefühle, die nur vom Patienten selbst formuliert werden können. Verständnis, Mitgefühl und rasche Hilfe sind entscheidend.

TIPP Bitten Sie einen Schmerzpatienten am besten gleich in ein freies Behandlungszimmer. Wenn dies nicht möglich ist, sollten Sie ihm eine Sitzgelegenheit außerhalb des Wartezimmers anbieten.

Gereizte Patienten sind ebenfalls ernst zu nehmen. Während des Gespräches bleibt man ruhig und hält unbedingt Blickkontakt zum Patienten. Ist der Einwand des Patienten sachlich gerechtfertigt, erklärt man die Situation und bittet um Entschuldigung (Bild 2a.2).

TIPP Angespannte Situationen können durch ruhiges Nachfragen entschärft werden: „Habe ich Sie richtig verstanden, dass …" oder „Ich fasse noch einmal zusammen. Es ärgert Sie …"

Bewegungseingeschränkte Patienten benötigen häufig Gehhilfen oder Rollstühle zur Fortbewegung. Diese Patienten sollten im nächstgelegenen Zimmer behandelt werden, um die Wege möglichst kurz zu halten. Die ZFA begleitet den Patienten und bietet ihre Unterstützung an – der Patient bestimmt jedoch Umfang und Art der Unterstützung.

2a.2 Patientendaten aufnehmen

Zahnärzte nehmen vielfältige Daten ihrer Patienten auf. Dieses kann auf Papier erfolgen oder man arbeitet mit einer zahnärztlichen Software. Dokumentiert werden die Personalien des Patienten, die Anamnese und die Behandlungsdaten.

2a.2.1 Pflichten für den Zahnarzt

Behandlungspflicht. Vertragszahnärzte müssen gesetzlich krankenversicherte Patienten (Kassenpatienten) behandeln. Die Behandlung kann nur in begründeten Fällen abgelehnt werden, wenn z. B. eine Praxis überlastet ist oder ein Patient die Anordnung des Zahnarztes nicht befolgt. Die Behandlung von Privatpatienten kann der Zahnarzt ablehnen.

In Notfällen ist ein Zahnarzt zur Behandlung verpflichtet. Kein Patient darf im Notfall abgewiesen werden.

> **TIPP** Auch wenn es kurz vor Ende der Sprechstunde ist: Notfallpatienten dürfen nicht „abgewimmelt" werden. Seien Sie auch in diesem Fall respektvoll und einfühlsam. Zeigen Sie Verständnis und machen Sie sich Ihre Verantwortung bewusst, einem Menschen mit Schmerzen zu helfen. Halten Sie im Zweifelsfall Rücksprache mit dem Zahnarzt.

Der gereizte, verärgerte Patient im Wartezimmer

- Nehmen Sie es als gegeben hin, dass ein kranker Mensch empfindlicher und gereizter reagiert als ein gesunder.
- Denken Sie daran, dass schlechte Raumluft, Enge, wenig Lesestoff und längere Wartezeiten zu einer negativen Aufladung des Klimas beitragen.
- Bleiben Sie ruhig und gelassen, wenn der verärgerte Patient unfaire und beleidigende Äußerungen macht.
- Vermeiden Sie Rechtfertigungsversuche, denn der verärgerte Patient ist Argumenten nicht zugänglich.
- Lassen Sie nicht zu, dass die gereizte Stimmung auf andere Patienten überspringt.
- Nicht diskutieren, handeln ... Bitten Sie den verärgerten Patienten in ein anderes Zimmer und verständigen Sie Ihren Chef.

Bild 2a.2 Vom Umgang mit gereizten Patienten

Durch die Behandlung schließt der Patient mit dem Zahnarzt einen Behandlungsvertrag. Daraus ergeben sich für den Zahnarzt und seine Mitarbeiter gegenüber dem Patienten viele Pflichten, beispielsweise:

Vertragszahnarzt: Zahnarzt mit Zulassung zur Versorgung gesetzlich versicherter Patienten

Sorgfaltspflicht. Der Zahnarzt hat dafür zu sorgen, dass alles getan wird, was dem Patienten helfen kann.

Aufklärungspflicht. Der Patient muss über Art und Umfang eines Eingriffes informiert werden, um über dessen Durchführung entscheiden zu können.

Dokumentationspflicht. Alle gemachten Feststellungen (Befunde, Diagnosen) und Behandlungsmaßnahmen müssen aufgezeichnet und für eine bestimmte Zeit aufbewahrt werden.

Schweigepflicht. Als Grundlage für das Vertrauensverhältnis zwischen Zahnarzt und Patient dürfen keine persönlichen Daten und Informationen an andere Personen weitergegeben werden. Die Schweigepflicht gilt für Zahnärzte und deren Mitarbeiter.

2a.2.2 Personalienaufnahme

Elektronische Gesundheitskarte. Mithilfe der elektronischen Gesundheitskarte (eGK) werden die persönlichen Daten bei gesetzlich versicherten Patienten elektronisch aufgenommen. Die eGK muss einmal im ▶Quartal eingelesen werden. Sie dient als Nachweis einer bestehenden Krankenversicherung.

Quartal ▶ S. 35

Die elektronische Gesundheitskarte muss folgende Angaben enthalten:
- Name der Krankenkasse und die Kassennummer
- Nachname und Vorname des Versicherten
- Geburtsdatum
- Geschlecht (männlich oder weiblich)
- Anschrift des Versicherten
- Versichertennummer
- Versichertenstatus (1 = Mitglied, 3 = Familienangehöriger, 5 = Rentner)
- Zuzahlungsstatus
- Beginn des Versicherungsschutzes
- bei befristeter Gültigkeit der Karte das Datum des Fristablaufs
- ein Lichtbild (Foto) ab dem 15. Geburtstag
- Unterschrift des Versicherten, bei unter 15-Jährigen unterschreiben die gesetzlichen Vertreter

Anamnese
von Anamnesis (gr.) = Erinnerung. Vorgeschichte einer Krankheit nach Angaben des Patienten

Diagnose
von Diagnosis (gr.) = Entscheidung. Erkennen und Benennen der Krankheit

Auf der Rückseite der elektronischen Gesundheitskarte befindet sich das Feld für die Unterschrift. Die eGK ist nur mit der eigenhändigen Unterschrift des Versicherten gültig (bzw. des gesetzlichen Vertreters bei Patienten vor Vollendung des 15. Lebensjahres). Außerdem ist auf der Rückseite die europäische Krankenversicherungskarte (EHIC) aufgedruckt.

Telematikinfrastruktur. Die Telematikinfrastruktur ist ein digitales Kommunikationsnetz. Es soll die Kommunikation und den Austausch von Daten zwischen Zahnärzten, Ärzten und Krankenhäusern erleichtern. Medizinische Informationen, die für die Behandlung von Patienten benötigt werden, sollen auf diesem Weg schneller und einfacher zur Verfügung stehen. Die elektronische Gesundheitskarte ist der Schlüssel zur Telematikinfrastruktur. Die erste konkrete Anwendung ist das Versicherten-Stammdaten-Management. Dafür wird die eGK in ein telematikfähiges Kartenlesegerät eingelesen. Es erfolgt online ein Abgleich der Daten auf der Karte mit den Daten, die bei der Krankenkasse gespeichert sind. In Zukunft sollen mit Zustimmung des Versicherten weitere Daten (z. B. Notfalldaten, Untersuchungsergebnisse, Arzneimittelverordnungen) aufgenommen werden.

2a.3 Anamnese

Vor der Behandlung eines neuen Patienten müssen eine umfangreiche Anamnese und eine Befunderhebung (Befundaufnahme) durchgeführt werden. Die dort gesammelten Informationen sind notwendige Voraussetzungen, um eine Diagnose stellen zu können.

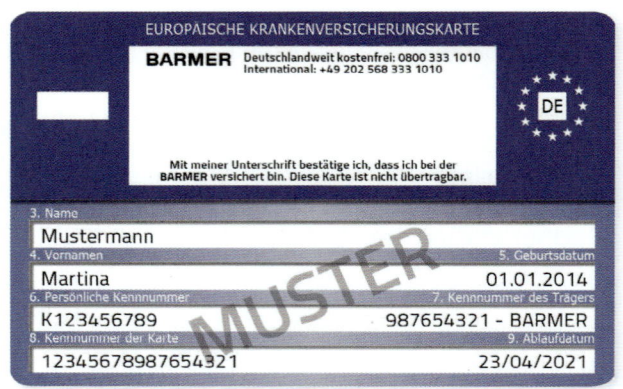

Bild 2a.3 Vorderseite der elektronischen Gesundheitskarte

Bild 2a.4 Rückseite der elektronischen Gesundheitskarte

Anamnese • **LF 2a**

Patientenfragebogen

| Name, Vorname | | Geburtsdatum | |
| Krankenkasse | | Patient in unserer Praxis seit | |

Herzerkrankung / Herzfehler / Herz-OP	ja	nein	Wenn ja, welche?
Blutdruck (zu hoch / zu niedrig)	ja	nein	
Ohnmachtsneigung	ja	nein	
Blut- oder Gefäßerkrankungen	ja	nein	Wenn ja, welche?
Wundheilungsstörungen	ja	nein	
Rheuma	ja	nein	
Diabetes	ja	nein	
Schilddrüsenerkrankung	ja	nein	
Osteoporose	ja	nein	
Magen- / Darmerkrankung	ja	nein	
Lebererkrankungen	ja	nein	
Nierenerkrankung	ja	nein	
Lungenerkrankung / Asthma	ja	nein	
Epilepsie	ja	nein	
Andere medikamentenpflichtige Erkrankungen	ja	nein	Wenn ja, welche?
Sind Sie schwanger?	ja	nein	
Infektionskrankheiten (Hepatitis / HIV / Aids)	ja	nein	Wenn ja, welche?
Allergien / Unverträglichkeiten (Penicillin)	ja	nein	Wenn ja, welche?
Sind Sie Raucher?	ja	nein	Wenn ja, wieviele?
Nehmen Sie regelmäßig Medikamente?	ja	nein	Wenn ja, welche?

Datum Unterschrift

Alle Angaben unterliegen der ärztlichen Schweigepflicht.

Vielen Dank für Ihre Angaben

Bild 2a.5 Ausschnitt aus einem Anamnesebogen

Man unterscheidet zwischen allgemeiner und spezieller Anamnese sowie der Familienanamnese.

Die allgemeine Anamnese (Bild 2a.5) umfasst Informationen über den Zustand von Herz und Kreislauf, Allergien, Zuckerkrankheit, Schilddrüsenerkrankungen. Gefährliche Infektionskrankheiten müssen bekannt sein, um Patienten und Praxisteam zu schützen und entsprechende Hygieneschutzmaßnahmen durchführen zu können.

LF 2a — Patienten empfangen und begleiten

Auch die Information über die Einnahme bestimmter Medikamente (z. B. gerinnungshemmende Mittel) ist notwendig für die zahnärztliche Behandlung. (Tabelle 2a.1)

Die allgemeine Anamnese wird mit einem Anamnesebogen erhoben. Der Patient füllt den Anamnesebogen aus (analog auf Papier oder digital auf dem Tablet), später muss er regelmäßig aktualisiert werden. Der Zahnarzt lernt so die medizinische Vorgeschichte des Patienten kennen. Er kann sich einen Überblick über die Krankheiten und Risikofaktoren des Patienten verschaffen.

TIPP Gehen Sie den Anamnesebogen nach dem Ausfüllen mit dem Patienten durch, damit es keine Missverständnisse gibt. Vermerken Sie wichtige Angaben auf der Karteikarte bzw. im Computer. Machen Sie sich mit dem Anamnesebogen vertraut, damit Sie Fragen des Patienten beantworten können.

Die spezielle Anamnese bezieht sich nur auf zahnmedizinische Fragen. Hier werden subjektive Beschwerden, Mundhygienegewohnheiten, Zahnfleischblutungen, die bisher erfolgten zahnärztlichen Behand-

---

Adrenalin = Hormon ▶ S. 155

Endokarditisprophylaxe ▶ S. 213

HIV, Hepatitis ▶ S. 68 ff.

Asthma bronchiale ▶ S. 195

Wonach wird gefragt? (Auswahl)	Warum sind die Angaben wichtig? (Beispiele)
Herzerkrankungen/ Kreislauferkrankungen	• Wichtig für die Auswahl des Betäubungsmittels, Anästhetika mit dem Inhaltsstoff ▶Adrenalin dürfen z. B. nicht bei Patienten mit hohem Blutdruck oder Erkrankungen der Herzkranzgefäße eingesetzt werden. • Bestimmte Herzerkrankungen erfordern vor einer Behandlung eine ▶Endokarditisprophylaxe.
Diabetes (Zuckerkrankheit)	• Wichtig für die Wahl des Betäubungsmittels, weil durch bestimmte Inhaltsstoffe der Blutzuckerspiegel ansteigen könnte. • Es gibt einen Zusammenhang zwischen Diabetes und Entzündungen des Zahnhalteapparates.
Infektionskrankheiten (z. B. ▶HIV, Hepatitis)	• Schutz des Patienten, zum Beispiel müssen Medikamente aufeinander abgestimmt werden.
▶Asthma bronchiale	• Bei einer professionellen Zahnreinigung darf nicht mit Airflow gearbeitet werden. Der Pulverstrahl kann Atembeschwerden hervorrufen.
Medikamente	• Vom Zahnarzt verschriebene oder verabreichte Medikamente müssen abgestimmt sein auf Medikamente, die der Patient schon einnimmt. Einige Medikamente können sich in ihrer Wirkung gegenseitig verstärken (Wechselwirkung) oder abschwächen und behandlungsrelevante Nebenwirkungen haben. • Medikamente, die die Blutgerinnung hemmen (z. B. Marcumar/ASS), könnten bei chirurgischen Eingriffen zu starken Blutungen führen. Hier ist eine Rücksprache mit dem Hausarzt erforderlich.
Schwangerschaft	• Schwangere Frauen sollten nach Möglichkeit nicht geröntgt werden. • Die Wahl des Betäubungsmittels ist eingeschränkt. • Viele Medikamente dürfen Schwangere nicht einnehmen, bestimmte Füllungsmaterialien dürfen nicht verwendet werden oder nur in Ausnahmefällen. • Schwangere werden besonders gelagert.
Allergien	• Zur Vermeidung von allergischen Reaktionen, Patienten können auf Betäubungsmittel, Medikamente (z. B. Penicillin) oder bestimmte Materialien (z. B. Latex) allergisch reagieren.
Komplikationen bei vorangegangenen zahnärztlichen Behandlungen	• Gibt eine allgemeine Übersicht über Risikofaktoren, die nicht auf dem Anamnesebogen aufgeführt sind.

Tabelle 2a.1 Begründungen für einige Fragen der allgemeinen Anamnese

lungen und die zahnmedizinisch bedeutsamen Lebensgewohnheiten (Stress, Rauchen usw.) des Patienten ermittelt.

Familienanamnese. Um erblich bedingte Besonderheiten erkennen zu können (z. B. Allergien, Tumorerkrankungen, Zahnunterzahl, Zahnüberzahl, echtes Diastema), wird eine Familienanamnese erhoben. Dadurch können Frühbehandlungen eingeleitet oder vorbeugende Maßnahmen ergriffen werden.

2a.4 Patientenlagerung

Die Behandlung eines Patienten soll für alle Beteiligten möglichst wenig belastend sein und entspannt durchgeführt werden können. Dabei muss auch berücksichtigt werden, wie der Patient auf dem Behandlungsstuhl gelagert wird. Zum einen soll die Lagerung auf den Patienten abgestimmt sein, damit er sich bei der Behandlung möglichst wohl und sicher fühlt. Zum anderen muss die Lagerung so erfolgen, dass der Zahnarzt und die assistierende ZFA eine gute Sicht auf den zu behandelnden Bereich haben und möglichst ergonomisch sitzen können.

Behandlung im Oberkiefer. Die Behandlung im Oberkiefer wird am liegenden Patienten durchgeführt. Der Behandlungsstuhl wird in eine waagerechte Position gebracht. Kopf und Knie des Patienten sind auf einer Höhe. Anschließend wird der Kopf des Patienten mit Hilfe der Kopfstütze in eine der Behandlung entsprechende Stellung gebracht (Bild 2a.6).

Behandlung im Unterkiefer. Auch die Behandlung am Unterkiefer kann am liegenden Patienten durchgeführt werden. Der Mund des Patienten zeigt dabei nach oben, dadurch ist eine gute Sicht in die Mundhöhle gewährleistet. Mit Hilfe der Kopfstütze wird der Kopf so positioniert, dass alle Bereiche gut zu sehen sind (Bild 2a.7).

Einige Zahnärzte bevorzugen eine andere Position des Patienten: Die Rückenlehne wird so weit nach hinten gekippt, dass der Patient in einer halbsitzenden Position ist (Bild 2a.8).

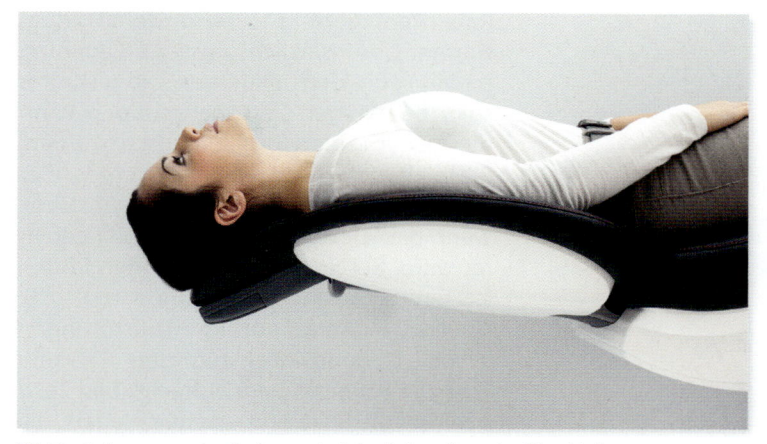

Bild 2a.6 Lagerung des Patienten bei der Behandlung im Oberkiefer (Prämolaren/Molaren)

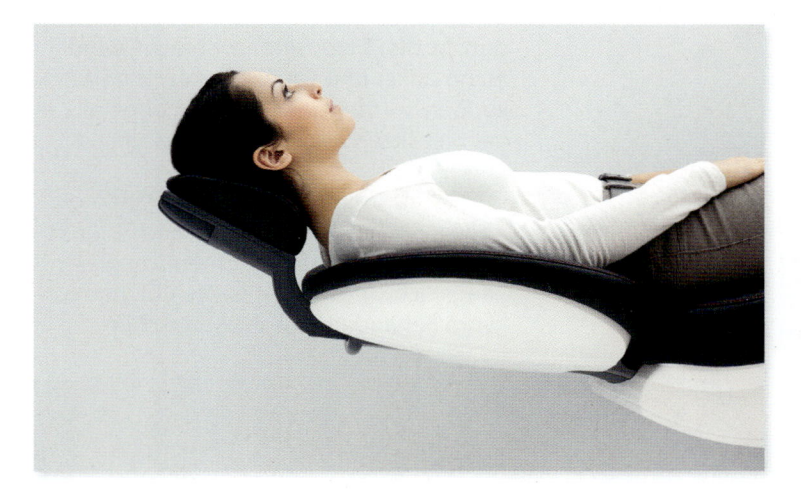

Bild 2a.7 Lagerung des Patienten bei der Behandlung im Unterkiefer

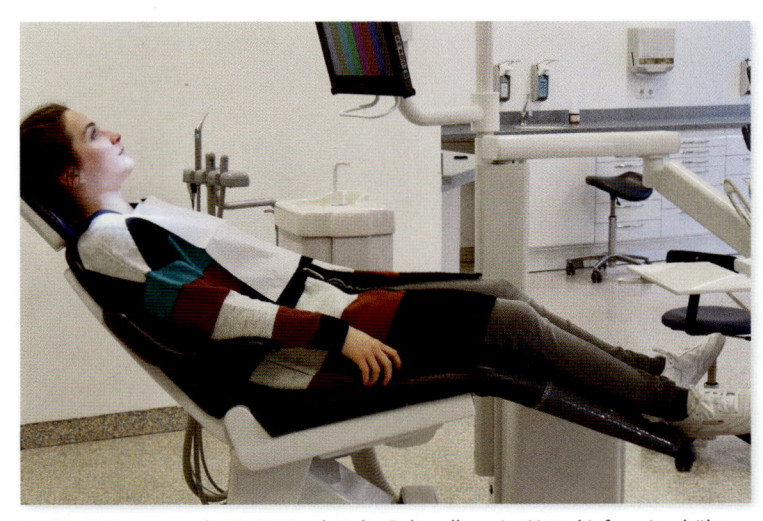

Bild 2a.8 Lagerung des Patienten bei der Behandlung im Unterkiefer mit erhöhter Rückenlehne

Patientenlagerung in besonderen Situationen. Grundsätzlich muss die Lagerung häufig auf den Patienten abgestimmt sein. Bei einigen Personengruppen kann die Liegeposition problematisch werden. Beispiele dafür sind: Ältere Patienten (Senioren) fühlen sich manchmal unsicher, wenn die Rückenlehne nach hinten gefahren wird. Bei Schwangeren können in den letzten Schwangerschaftsmonaten z. B. Übelkeit, Atemnot und Kreislaufstörungen in der Liegeposition auftreten. Deshalb wird die Patientin halb aufrecht (Bild 2a.9) bzw. auf die linke Körperseite gelagert, die rechte Hüfte ist mit einem Kissen etwas abgestützt. Beim Aufrichten muss darauf geachtet werden, dass die Patienten langsam in die Sitzposition gebracht werden. Asthmatiker und Patienten mit Herzerkrankungen werden in der Regel ebenfalls in der halbsitzenden Position behandelt.

TIPP Informieren Sie den Patienten, bevor sie die Rückenlehne nach hinten bewegen. Einige Patienten reagieren ängstlich, weil sie das Gefühl haben, vom Behandlungsstuhl zu rutschen.

Rückenprobleme sind bei zahnmedizinischen Fachangestellten verbreitet. Das Verdrehen des Rückens oder eine verkrampfte Haltung beim Assistieren können zu Verspannungen der Hals- und Rückenmuskulatur und Problemen mit der Wirbelsäule führen.

Tipp:
Beugen Sie rechtzeitig vor! Achten Sie auf eine ergonomische Sitzhaltung bei der Assistenz. Bewegen Sie sich zwischendurch. Stärken Sie Ihre Rückenmuskulatur durch entsprechende sportliche Aktivitäten. Weitere Tipps bekommen Sie auch bei der für Sie zuständigen Berufsgenossenschaft, der BGW.

2a.5 Befunderhebung

Bevor die Behandlung beginnt, untersucht der Zahnarzt seinen Patienten. In der Fachsprache heißt es: Es wird ein Befund erhoben bzw. es wird eine Befunderhebung durchgeführt. Das Ergebnis der Untersuchung ist der Befund.

Man unterscheidet den Allgemeinbefund und den speziellen Befund. Beim Allgemeinbefund wird das gesundheitliche Erscheinungsbild des Patienten festgestellt. Dabei werden z. B. der allgemeine Ernährungszustand des Patienten, der Zustand der Haut und ihre Durchblutung begutachtet.

2a.5.1 Spezieller Befund

Der spezielle Befund beim Zahnarzt wird extraoral und intraoral erhoben. Die Untersuchungstechniken sind die Inspektion, die Palpation, die Perkussion und die Auskultation (Tabelle 2a.2).

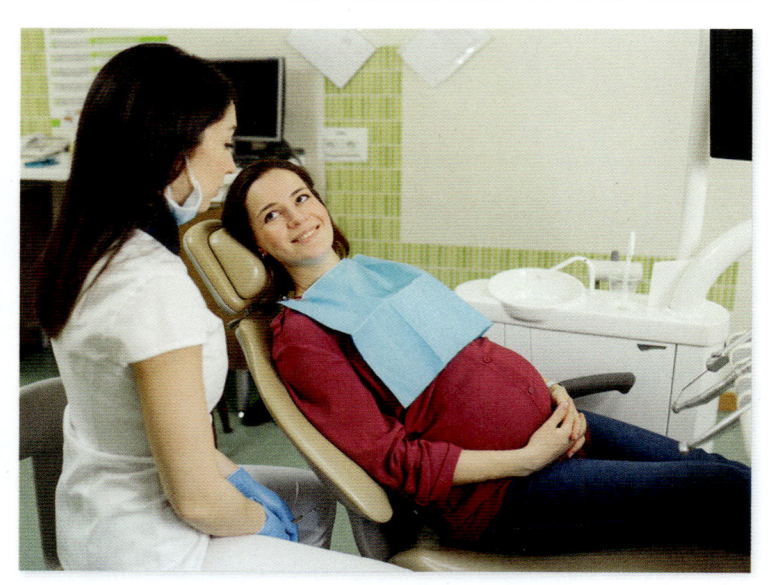

Bild 2a.9 Lagerung einer schwangeren Patientin

	Terminus	extraoral	intraoral
Betrachten	Inspektion	• Untersuchung des Kopf- und Halsbereiches, Hautfarbe, Hautveränderungen, Schwellungen, Lippenschluss, Symmetrie des Gesichts	Untersuchung der Mundhöhle
Tasten	Palpation	• Untersuchung der Lymphknoten, • Überprüfung der Kiefergelenksfunktion	Untersuchung der Zähne auf Veränderungen der Zahnhartsubstanzen, Untersuchung der Mundschleimhaut
Beklopfen	Perkussion		Untersuchung des Zahnbettes zur Diagnostizierung von Entzündungen
Abhören	Auskultation	kommt in der Zahnarztpraxis normalerweise nicht vor	

Tabelle 2a.2 Untersuchungstechniken

Extraorale Befunderhebung. Der Kopfbereich und Halsbereich werden von außen untersucht.

Intraorale Befunderhebung. Die ganze Mundhöhle wird von innen untersucht. Dazu gehören Mundvorhof, Lippen, Gaumen, Wangen, Zunge, Mundboden, Rachen und die Zähne. Das Untersuchungsergebnis der Zähne wird auch Zahnstatus genannt. Der Befund ist die Grundlage für den Behandlungsverlauf.

Nach der Untersuchung der Mundhöhle wird der Befund dokumentiert. Die Mindestangaben laut ▶BEMA sind:
- Zähne mit Karies werden mit einem „c" gekennzeichnet,
- zerstörte Zähne mit einem „z" und
- fehlende Zähne mit einem „f".
- Zahnstein, Mundkrankheit, Sonstiges (z. B. Fistel).

Der Befund wird im Computer in ein entsprechendes Schema eingegeben. Die Befunddokumentation in einer Karteikarte erfolgt mit Hilfe von eingedruckten Befundschemata, Stempeln oder Aufklebern. Zusätzlich werden z. B. die Ergebnisse einer Untersuchung des Zahnhalteapparates und prothetische Versorgungen dokumentiert.

Sensibilitätsprüfung. Ein vitaler (lebender) Zahn spürt Reize wie Wärme oder Kälte durch den Zahnschmelz hindurch. Bei der Sensibilitätsprüfung (Vitalitätsprüfung) werden einzelne Zähne Reizen ausgesetzt.

Es gibt drei unterschiedliche Möglichkeiten, die Sensibilität eines Zahnes zu überprüfen:
- Reaktion auf Temperatur (Kältereize, selten Reizung mit Wärme),
- elektrische Reizung durch schwachen Strom, der sogenannte „Elektrotest" (mit einem elektrischen Pulpaprüfer),
- Reaktion auf Anbohren (Probe-▶Trepanation, „Bohrprobe").

In den meisten Fällen wird die Kälteempfindlichkeit getestet, weil Kälte die ▶Pulpa im Gegensatz zu großer Wärme nicht schädigt und auch bei großen Füllungen oder Kronen noch zuverlässig funktioniert. Zum Testen der Empfindlichkeit wird ein Wattestäbchen mit Eisspray angesprüht (–30 °C) und von außen an den Zahn gehalten. Dieses Verfahren gilt heute als Standard, da es an allen Zähnen (auch an Kronen und bei großen Füllungen) durchgeführt werden kann. Allerdings ist eine graduelle (unterschiedlich stärkere oder schwächere) Reizung nicht möglich.

Röntgenbefunde geben zusätzliche Informationen für einen vollständigen Befund. Um den gesamten Kieferbereich übersichtlich darstellen zu können, werden für die kieferorthopädische, chirurgische oder prothetische Planung Übersichtsaufnahmen (Panoramaschichtaufnahmen) gemacht. Für die Kariesdiagnostik im approximalen Bereich werden ▶Bissflügelaufnahmen angefertigt.

---

extraoral
von extra (lat.) = außerhalb, äußerlich des Mundes

intraoral
von intra (lat.) = innerhalb, innerlich des Mundes;
oral = zum Mund

Trepanation ▶S. 159

Pulpa ▶S. 104

BEMA ▶S. 35

Röntgenaufnahmen ▶S. 285 ff.

	Spiegel	Sonden	Pinzetten
Abbildung		a) b) c)	
Benennung	Mundspiegel • plan: ohne Vergrößerung • gewölbt: Vergrößerung	a) Sondiersonde b) Häkchensonde c) Sichelsonde	Collegepinzette
Verwendung	• Abhalten von Wangen, Lippen und Zunge • Ermöglicht die Sicht in Bereiche der Mundhöhle, die man nicht direkt sehen kann • Dient als indirekte Lichtquelle (Reflektor)	Ertasten von z. B. kariösen Defekten, scharfen Kanten, Randschlüssen von Füllungen oder Kronenrändern	Greifen und Festhalten von z. B. Watterollen, Zahnteilen, Fremdkörpern etc.
Besonderes	zerkratzte Spiegel aussortieren	• stumpfe, verbogene Sonden aussortieren, • Verletzungsgefahr bedenken	• die Branchen der Collegepinzette sind sehr empfindlich; prüfen, ob die Branchen-Enden genau aufeinander treffen (Branchen: Bezeichnung für die Arme von schneidenden, fassenden oder feststellbaren Instrumenten)

Tabelle 2a.3 Das Grundbesteck

2a.5.2 Das Grundbesteck

Das zahnärztliche Grundbesteck wird auch zahnärztliches Trias oder Grundinstrumentarium genannt.

Zum zahnärztlichen Grundbesteck gehören Zahnsonde, Mundspiegel und Collegepinzette (Tabelle 2a.3). Für jede Behandlung eines Patienten muss das Grundbesteck vorbereitet und zurechtgelegt werden (Bild 2a.10). Manchmal wird noch eine Parodontal-Sonde dazugelegt.

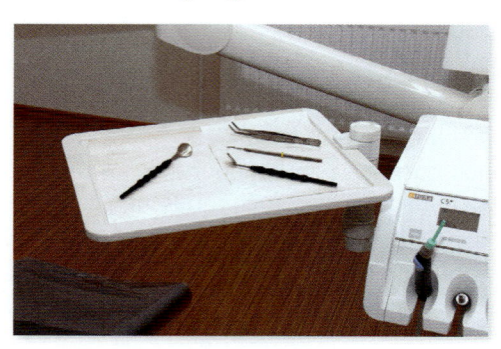

Bild 2a.10 Vorbereitetes Grundbesteck

2a.6 Abrechnungsgrundlagen

Kostenträger. Die Kosten für die zahnärztliche Behandlung übernehmen die Krankenkassen. Man nennt sie auch Kostenträger der Krankenversicherung. Es werden unterschieden:

- Kostenträger der gesetzlichen Krankenversicherung
  - Primärkassen, z. B. Allgemeine Ortskrankenkassen (AOK), Betriebskrankenkassen (BKK)
  - Ersatzkassen, z. B. Techniker Krankenkasse (TK), BARMER
- Kostenträger der privaten Krankenversicherung
  - private Krankenkassen

Je nach Kostenträger werden Kassenpatienten und Privatpatienten unterschieden.

Bestimmte Personen müssen keiner gesetzlichen Krankenkasse angehören. Für diese Personen übernehmen sonstige Kostenträger die Kosten der Behandlung. Sonstige Kostenträger sind z. B. die Bundeswehr und die Polizei.

Der einheitliche Bewertungsmaßstab (BEMA) ist die Grundlage für die Abrechnung von Behandlungen bei Patienten, die gesetzlich krankenversichert sind (Kassenpatienten). Im BEMA sind die Leistungen enthalten, deren Kosten von den Krankenkassen ganz oder teilweise übernommen werden. Auch sonstige Kostenträger nutzen den BEMA als Abrechnungsgrundlage. Der BEMA ist in fünf Teile gegliedert: (Tabelle 2a.4).

Jede Leistung im BEMA hat eine bestimmte Punktzahl. Die Punktzahl wird mit einem Punktwert multipliziert. Das Ergebnis dieser Berechnung ist das Honorar, das der Zahnarzt für die Behandlung erhält (Bild 2a.11). Der Punktwert wird in jährlichen Verhandlungen zwischen den kassenzahnärztlichen Vereinigungen (KZV) der Länder und den Landesverbänden der Krankenkassen verhandelt und veröffentlicht.

	Inhalt	Kürzel
Teil 1	Konservierende und chirurgische Leistungen und Röntgenleistungen	KCH
Teil 2	Behandlungen von Verletzungen des Gesichtsschädels (Kieferbruch), Kiefergelenkserkrankungen (Aufbissbehelfe)	KB
Teil 3	Kieferorthopädische Behandlung	KFO
Teil 4	Systematische Behandlung von Parodontopathien	PAR
Teil 5	Versorgung mit Zahnersatz und Zahnkronen	ZE

Tabelle 2a.4 Einteilung des BEMA

Formel:

Bewertungszahl (aus BEMA) · aktueller Punktwert der Kasse = Preis der Leistungen in Euro

Beispiel:

Sensibilitätsprüfung   Bewertungszahl: 6

Berechnung:

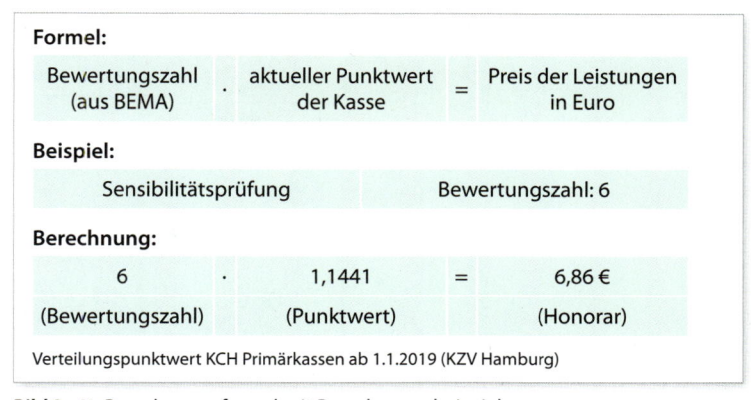

6 · 1,1441 = 6,86 €
(Bewertungszahl)   (Punktwert)   (Honorar)

Verteilungspunktwert KCH Primärkassen ab 1.1.2019 (KZV Hamburg)

Bild 2a.11 Berechnungsformel mit Berechnungsbeispiel

Leistungsabrechnung bei Kassenpatienten. Leistungen sind alle Maßnahmen für einen Patienten. Die kassenzahnärztliche Vereinigung (KZV) ist die zuständige Organisation für die Abrechnung der kassenzahnärztlichen Leistungen. Sie prüft und kontrolliert die Leistungsabrechnung der Zahnärzte, fordert das Honorar von den Kassen ein und überweist es an den Zahnarzt (Bild 2a.12, S. 36). Bei der Quartalsabrechnung werden die erbrachten Leistungen am Ende eines Quartals bei der KZV eingereicht. Die Abrechnung für Behandlungen aus Teil 2 (KBR), Teil 4 (PAR) und Teil 5 (ZE) des BEMA erfolgt monatlich. Die Abrechnungsdaten werden mit Hilfe elektronischer Datenübermittlung oder auf maschinell verwertbaren Datenträgern an die KZV geschickt.

Ein Quartal ist ein Vierteljahr = 3 Monate

1. Quartal: 01.01. bis 31.03. (Januar, Februar, März)

2. Quartal: 01.04. bis 30.06. (April, Mai, Juni)

3. Quartal: 01.07. bis 30.09. (Juli, August, September)

4. Quartal: 01.10. bis 31.12. (Oktober, November, Dezember)

Gebührenordnung für zahnärztliche Leistungen (GOZ). Für die Abrechnung von Privatleistungen gelten die Gebührenordnung für Zahnärzte (GOZ) und zum Teil die Gebührenordnung für Ärzte (GOÄ).

Privatpatienten sind in keiner gesetzlichen Krankenkasse oder über sonstige Kostenträger versichert. Sie bekommen eine Rechnung (Liquidation) und müssen den Betrag an den Zahnarzt zahlen.

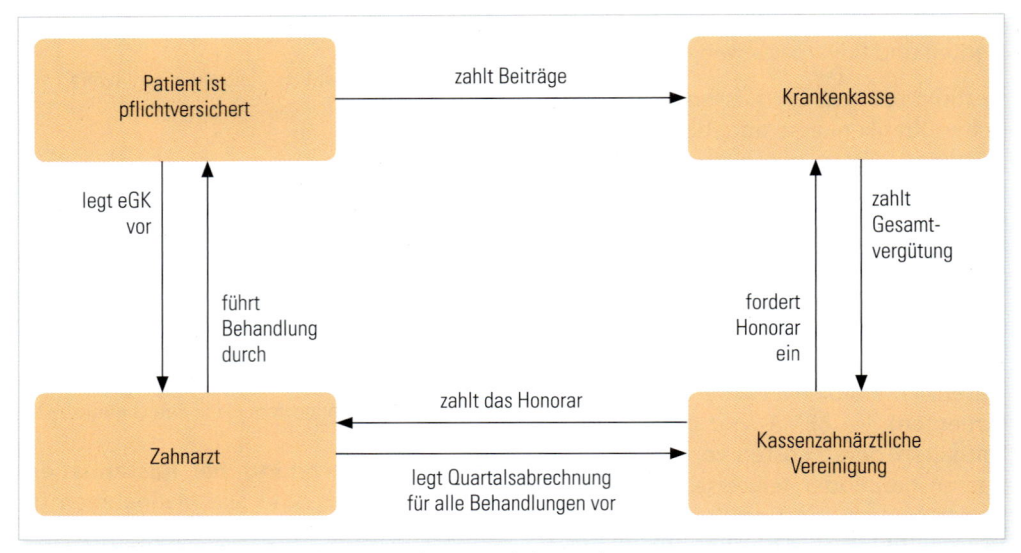

Bild 2a.12 Vorgang der Leistungsabrechnung bei gesetzlich Versicherten

Privatpatienten
- können bei einer privaten Krankenversicherung versichert sein.
- können die Kosten selbst übernehmen und auf eine Versicherung verzichten.
- erhalten – als Beamte – eine Beihilfe ihres Dienstherrn; das Restrisiko kann durch eine private Krankenversicherung abgedeckt werden.

Privatliquidation. Für die Abrechnung von Leistungen bei Privatpatienten gibt es keine vorgeschriebenen Formulare. Allerdings müssen Liquidationen laut GOZ folgende Angaben enthalten:
- das Datum, an dem die Leistung erbracht worden ist,
- die Gebührennummer und die Bezeichnung der einzelnen berechneten Leistungen,
- eine verständliche Bezeichnung des behandelten Zahnes,
- den jeweiligen Betrag und Steigerungssatz.

> **Liquidation** von liquide (lat./fr.) = flüssig: u. a. Kostenabrechnung freier Berufe

2a.7 Abrechnungspositionen nach BEMA

Eingehende Untersuchung (U). Die eingehende Untersuchung wird zur Feststellung von Zahn-, Mund- und Kieferkrankheiten einschließlich einer Beratung durchgeführt. Diese Untersuchung wird nach Position 01 einmal im Kalenderhalbjahr abgerechnet. Seit der letzten durchgeführten 01 müssen mindestens vier Monate vergangen sein.

Die Daten der durchgeführten eingehenden Untersuchungen werden ab dem 18. Lebensjahr des Patienten im Bonusheft eingetragen, um die Einhaltung der regelmäßigen Vorsorgeuntersuchungen zu dokumentieren (Bild 2a.13, S. 37). Die Eintragung im Bonusheft muss das Datum, die Unterschrift des Zahnarztes und den Zahnarztstempel enthalten. Patienten mit regelmäßig durchgeführten Vorsorgeuntersuchungen haben Anspruch auf einen höheren Krankenkassenzuschuss bei Zahnersatzbehandlungen.

Sensibilitätsprüfung (ViPr). Durch eine Sensibilitätsprüfung kann die Empfindlichkeit der Pulpa überprüft werden. Sensibilitätsprüfungen werden nach Position 8 einmal je Sitzung abgerechnet.

Datenschutz in der Zahnarztpraxis • **LF 2a**

Behandlung von Mundschleimhauterkrankungen (Mu). Mundbehandlungen mit einem Medikament (z. B. einer Salbe), das auf der Schleimhaut haftet und in der Praxis aufgetragen wird, sind nach Position 105 einmal je Sitzung abrechenbar. Das Behandeln von Prothesendruckstellen nach Position 105 kann nur abgerechnet werden, wenn die Prothese länger als drei Monate eingegliedert ist.

Entfernung harter Zahnbeläge (Zst). Harte Zahnbeläge sind eine Ursache für Zahnbetterkrankungen und müssen entfernt werden. Das Entfernen harter Zahnbeläge ist nach Position 107 einmal pro Kalenderjahr abrechnungsfähig.

Behandlung überempfindlicher Zähne (üZ). Bei ▸Erkrankungen des Parodontiums entwickeln sich häufig freiliegende Zahnhälse. Die Patienten verspüren dann z. B. bei Kontakt mit Heißem oder Kaltem starke Schmerzen. Die Behandlung erfolgt in der Regel durch das Auftragen von ▸Fluoridlacken. Die Behandlung von überempfindlichen Zahnhälsen wird nach Position 10 einmal je Sitzung abgerechnet.

Beseitigung scharfer Zahnkanten, störender Prothesenränder oder ähnliches (sK). Durch Absplitterungen von Zahnkanten oder Füllungen entstehen scharfe Kanten, die die Zunge verletzen können oder ein unangenehmes Gefühl verursachen. Die Kanten werden durch Beschleifen entfernt. Das Entfernen scharfer Zahnkanten kann nach Position 106 einmal je Sitzung abgerechnet werden. Das Entfernen von störenden Prothesenrändern kann nach Position 106 nur abgerechnet werden, wenn die Prothese länger als drei Monate eingegliedert ist.

Röntgenaufnahmen (Rö). Manchmal ist für die Diagnosestellung die Anfertigung von Röntgenaufnahmen notwendig.

Für Panoramaaufnahmen wird die Ä 935d abgerechnet. Die Abrechnung von Einzelaufnahmen (laterale Aufnahmen) richtet sich danach, wie viele Aufnahmen in einer Sitzung erstellt wurden:

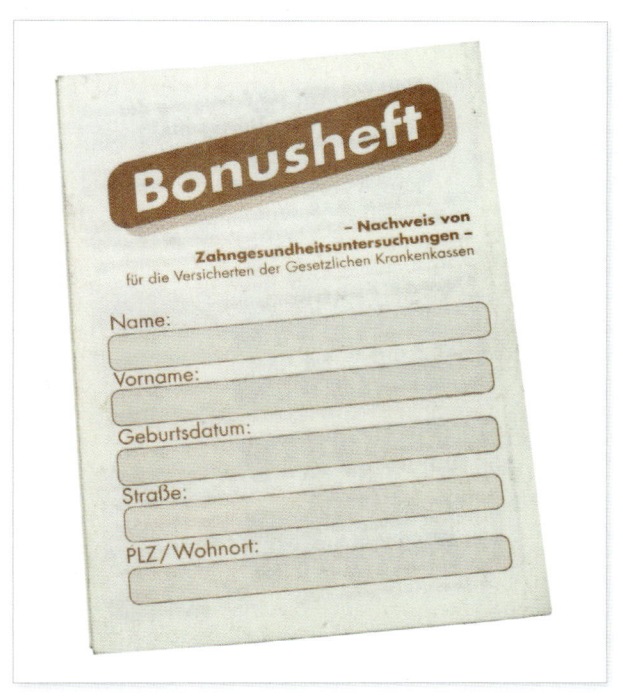

Bild 2a.13 Bonusheft

- 1–2 Aufnahmen: Ä 925a
- 3–5 Aufnahmen: Ä 925b
- 6–8 Aufnahmen: Ä 925c
- über 8 Aufnahmen: Ä 925d

Erkrankungen des Parodontiums ▸S. 202 ff.

Fluoridlack ▸S. 311

2a.8 Datenschutz in der Zahnarztpraxis

In Zahnarztpraxen werden regelmäßig persönliche Daten von Patienten bearbeitet, gespeichert und weitergeleitet. Dazu gehören auch sensible Daten wie z. B. Diagnosen, Befunde und Therapien. Seit dem 25.05.2018 muss die EU- Datenschutzgrundverordnung (EU-DSGVO) auch in Zahnarztpraxen angewendet werden. Mit der EU-DSGVO ist der Umgang mit personenbezogenen Daten durch private Unternehmen und öffentliche Stellen in der Europäischen Union vereinheitlicht. Außerdem wurde das Bundesdatenschutzgesetz (BDSG) dem EU-DSGVO angepasst. Beide Gesetze sollen dafür sorgen, persönliche Daten besonders zu schützen, Persönlichkeitsrechte zu stärken und bei Verstößen die Verantwortlichen zu bestrafen.

LF 2a — Patienten empfangen und begleiten

Einige wichtige Bestimmungen und Regeln zum Datenschutz

- Personenbezogene Daten (z. B. Name, Geburtsdatum) können bestimmten Personen zugeordnet werden. Deshalb müssen sie besonders geschützt werden. Wenn ein Zahnarzt zum Beispiel Patientendaten an eine andere Praxis weitergeben bzw. anfordern möchte oder die Abrechnung durch private Abrechnungsstellen durchgeführt wird, dann darf das nur mit Zustimmung des Patienten geschehen. Diese Einwilligung sollte immer schriftlich sein und dokumentiert werden. Vorher müssen die Patienten ausführlich über die Verarbeitung ihrer Daten informiert werden.
- Alle Vorgänge, bei denen Daten in der Praxis verarbeitet werden, müssen aufgelistet werden. Es muss beschrieben sein, was zum Schutz der Daten unter Anwendung der entsprechenden Gesetzesvorschriften getan wird.
- Sensible Daten (z. B. Röntgenbilder, Befundberichte) dürfen nur verschlüsselt per E-Mail gesendet werden.
- Es muss ein Datenschutzbeauftragter benannt werden, wenn mindestens 10 Personen ständig mit der elektronischen Verarbeitung personenbezogener Daten beschäftigt sind.
- Daten müssen regelmäßig gesichert werden. Dafür sollten immer mehrere Speichermedien (z. B. USB-Sticks) wechselweise benutzt werden. Bei einer täglichen Sicherung (Montag bis Freitag) kommen fünf Speichermedien zum Einsatz, für Montag, für Dienstag usw. Auch die Speichermedien müssen geschützt werden zum Beispiel durch ein Kennwort.
- Die Speichermedien müssen an einem sicheren Ort aufbewahrt werden. Das kann zum Beispiel ein Datentresor außerhalb der Praxisräume sein.
- Alle Geräte, mit denen Daten sichtbar oder verarbeitet werden (z. B. Monitore), müssen so aufgestellt sein, dass Unbefugte nicht herankommen oder sie einsehen können.
- Beim Verlassen des PC-Arbeitsplatzes muss der Bildschirm gesperrt werden. Der Zugang darf nur mit Anmeldung und Kennwort möglich sein. Wenn der Arbeitsplatz verlassen wird, muss sofort eine Sperre (manuell oder Bildschirmschoner) eingesetzt werden. Das gilt besonders für Computer/Monitore in Behandlungsräumen.
- Achten Sie bei Gesprächen mit Patienten darauf, dass andere unbefugte Personen sie nicht mithören können.
- Bei Telefonaten mit einem Patienten sollten Sie seine Daten zur eindeutigen Identifikation bei dem Anrufer abfragen.
- Dokumente dürfen nicht im Hausmüll entsorgt werden, sondern mit Hilfe von zertifizierten Aktenvernichtern bzw. mit Hilfe von speziellen Aktenvernichtungsfirmen.
- Lassen Sie keine Dokumente offen herumliegen.

ZUSAMMENFASSUNG

- Die zahnmedizinische Fachangestellte repräsentiert die Praxis. Sie vermittelt in der Regel den ersten Eindruck.
- Verschiedene Patiententypen und Situationen erfordern ein professionelles Verhalten, mit dem auf die individuellen Bedürfnisse der Patienten eingegangen wird.
- Zahnärzte haben im Rahmen ihrer Tätigkeit vielfältige Pflichten, dazu gehört auch die Behandlungspflicht. Aus dem Behandlungsvertrag ergeben sich die Sorgfaltspflicht, Aufklärungspflicht, Dokumentationspflicht und die Schweigepflicht.
- Die elektronische Gesundheitskarte (eGK) ist der Nachweis einer bestehenden Krankenversicherung. Mit Hilfe der eGK werden die persönlichen Daten von gesetzlich krankenversicherten Personen aufgenommen. Sie muss einmal im Quartal eingelesen werden.
- Vor der Behandlung eines neuen Patienten wird die Anamnese durchgeführt. Man unterscheidet die allgemeine, die spezielle Anamnese und die Familienanamnese. Der Anamnesebogen muss regelmäßig aktualisiert werden.
- Die Lagerung des Patienten bei der Behandlung ist abhängig davon, ob eine Behandlung im Oberkiefer oder Unterkiefer stattfindet. In besonderen Situationen muss die Lagerung auf den Patienten abgestimmt sein, z. B. bei herzkranken Patienten und schwangeren Patientinnen in den letzten Schwangerschaftsmonaten.

Aufgaben • **LF 2a**

- Vor der Behandlung wird eine Befunderhebung durchgeführt. Man unterscheidet den Allgemeinbefund (gesundheitliches Erscheinungsbild) und den speziellen Befund. Der spezielle Befund wird extraoral (Kopfbereich und Halsbereich) und intraoral (Zähne, Zahnhalteapparat, Mundschleimhaut) erhoben. Untersuchungstechniken sind die Palpation, Perkussion und Inspektion.
- Die Sensibilitätsprüfung gibt Aufschluss darüber, ob ein Zahn auf Reize reagiert. Es gibt verschiedene Methoden, am häufigsten wird die Sensibilitätsprüfung mit Kältespray durchgeführt.
- Röntgenaufnahmen (z. B. Panoramaaufnahmen, Bissflügelaufnahmen) geben zusätzliche Informationen für einen vollständigen Befund.
- Für die Befundaufnahme und bei jeder Behandlung wird das Grundbesteck bereitgelegt. Es besteht aus Spiegel, Sonde und College-Pinzette. Manchmal wird noch eine Parodontalsonde dazu gelegt.
- Die gesetzlichen Krankenkassen sind die Träger der gesetzlichen Krankenversicherung. Gesetzliche Krankenkassen werden eingeteilt in Primärkassen und Ersatzkassen. Private Krankenkassen sind Träger der privaten Krankenversicherung. Sonstige Kostenträger sind z. B. Bundeswehr und die Bundespolizei.
- Der BEMA (einheitlicher Bewertungsmaßstab) ist die Abrechnungsgrundlage für Behandlungen bei Kassenpatienten. Für die Abrechnung von Privatleistungen gelten die GOZ (Gebührenordnung für Zahnärzte) und die GOÄ (Gebührenordnung für Ärzte).
- Die KZV (Kassenzahnärztliche Vereinigung) prüft die Leistungsabrechnung bei Kassenpatienten, fordert das Honorar von den Kassen ein und überweist es an die Zahnärzte. Privatpatienten erhalten eine Privatliquidation (Privatrechnung).
- Persönliche Daten müssen auch in Zahnarztpraxen besonders geschützt werden. Der Datenschutz wird durch die EU-Datenschutzgrundverordnung (EU-DSGVO) und das Bundesdatenschutzgesetz (BDSG) geregelt.

ZUR WIEDERHOLUNG

1. Warum sollten Sie einen neuen Patienten ins Wartezimmer und ins Behandlungszimmer begleiten?
2. Worauf kommt es beim Umgang mit Schmerzpatienten an?
3. Worauf achten Sie beim Umgang mit gereizten Patienten?
4. Welche Besonderheiten müssen Sie beim Umgang mit bewegungseingeschränkten Patienten beachten?
5. Wie kommt ein Behandlungsvertrag zustande?
6. Welche Pflichten ergeben sich für das zahnmedizinische Personal aus dem Behandlungsvertrag?
7. Wie werden die Daten von gesetzlich versicherten Patienten aufgenommen?
8. a) Welche Daten sind auf der elektronischen Gesundheitskarte gespeichert?
   b) Woran können Sie die Gültigkeit der elektronischen Gesundheitskarte erkennen?
9. Warum müssen bei neuen Patienten eine umfangreiche Anamnese und Befunderhebung durchgeführt werden?
10. Was ist die spezielle Anamnese?
11. Wozu dient die Befunderhebung?
12. Was ist und wozu dient der Anamnesebogen?
13. Nennen Sie die allgemeinen Untersuchungstechniken in der Zahnmedizin.
14. Welche Mindestangaben müssen für den Befund in der Karteikarte eingetragen werden?
15. Welche Möglichkeiten gibt es prinzipiell zur Überprüfung der Vitalität eines Zahnes?

LF 2a — Patienten empfangen und begleiten

16. Welche Instrumente gehören zum Grundbesteck und was müssen Sie bei dem jeweiligen Instrument beachten?
17. Wie nennt man die Gruppe von Krankenkassen, zu der z. B. Orts- und Betriebskrankenkassen gehören?
18. Nach welcher Gebührenordnung werden zahnärztliche Leistungen bei
    a) Versicherten der gesetzlichen Krankenkassen,
    b) Privatpatienten abgerechnet?
19. Welche Leistungen beinhaltet Teil 1 des BEMA?
20. Welche Aufgaben hat die KZV im Rahmen der Abrechnung?
21. Welche rechtlichen Folgen hat es, wenn die Privatliquidation nicht den Vorschriften der GOZ entspricht?
22. a) Wie oft können Sie eine Sensibilitätsprüfung bei einem Patienten abrechnen?
    b) Nach welcher Position und wie oft können Sie die Zahnsteinentfernung abrechnen?
23. Was sind die Ziele des Bundesdatenschutzgesetzes und der EU-Datenschutzgrundverordnung?

ZUR VERTIEFUNG

1. Machen Sie aus den allgemeinen Verhaltensregeln für den Umgang mit Patienten eine eigene Kompetenzliste. Prüfen Sie als erstes, welche Verhaltensweisen Sie bereits berücksichtigen und umsetzen. Schauen Sie sich danach die Verhaltensweisen an, die Sie noch nicht vollständig umsetzen. Überlegen Sie sich, wie Sie diese erlernen und trainieren können. Notieren Sie sich in Form eines Planes, wie und wann Sie mit wessen Hilfe welche Verhaltensweisen trainieren bzw. umsetzen wollen.

2. Frau Pirina, eine langjährige Patientin, ruft in der Praxis an. Sie erklärt Ihnen, dass sie Besuch von ihrem Bruder aus Italien hat und dieser seit zwei Tagen unter heftigen Zahnschmerzen leidet. Da ihr Bruder erst in zwei Wochen wieder nach Hause fährt, fragt Frau Pirina, was sie tun soll.
   a) Was antworten Sie Frau Pirina?
   b) Welchen Behandlungsausweis muss der Besuch von Frau Pirina vorlegen, damit Sie die Behandlung durchführen können?
   c) Wie rechnen Sie die erbrachten Leistungen ab?

3. Herr Lang ist neuer Patient in der Praxis und hat telefonisch für heute einen Termin zur Kontrolle vereinbart. Er ist in der AOK versichert.
   a) Welche Verwaltungsaufgaben fallen bei der Neuaufnahme von Herrn Lang an?
   b) Wie empfangen Sie Herrn Lang? Was müssen Sie beachten?
   c) Wie bereiten Sie das Behandlungszimmer vor; welche Instrumente sind notwendig?
   d) Außer der gründlichen Untersuchung wurde noch Zahnstein entfernt. Was können Sie abrechnen?

4. Auch in Zahnarztpraxen ist die Einhaltung von Bestimmungen zum Datenschutz besonders wichtig.
   a) Was muss bei der Neuaufnahme eines Patienten erfolgen, damit seine Daten verarbeitet und weitergeleitet werden dürfen?
   b) Was muss bei der Versendung von Patientendaten beachtet werden?
   c) Was muss bei der regelmäßigen Datensicherung beachtet werden?
   d) Wie muss der PC-Arbeitsplatz/Monitor geschützt sein?
   e) Was müssen Sie bei Gesprächen mit Patienten beachten?

Lernfeld 2b

Anatomische Grundlagen kennenlernen

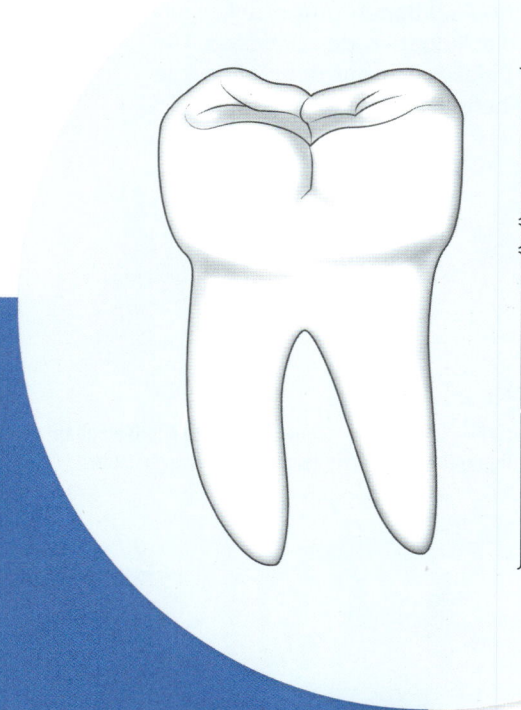

Zahnkrone (Corona dentis)

Zahnhals (Cervix dentis)

Zahnwurzel (Radix dentis)

Wurzelspitze (Apex dentis)

Zell- und Gewebelehre

Mundhöhle

Zähne

2b Anatomische Grundlagen kennenlernen

2b.1 Zell- und Gewebelehre

Zytologie: Wissenschaft von den Zellen

Histologie: Wissenschaft von biologischen Geweben

Der menschliche Körper besteht aus vielen verschiedenen Zellarten und Gewebearten. Die Zellen eines Gewebes besitzen ähnliche oder gleiche Funktionen und erfüllen gemeinsam die Aufgaben des Gewebes. Die Zytologie befasst sich mit den Zellen, die Histologie befasst sich mit dem Gewebe.

Die Zelle ist die kleinste selbstständige Funktionseinheit eines Organismus. Sie kann sehr unterschiedlich aussehen (Bild 2b.1), je nachdem
- wie sie spezialisiert ist,
- wo sie sich im Körper befindet und
- welche Aufgabe sie hat.

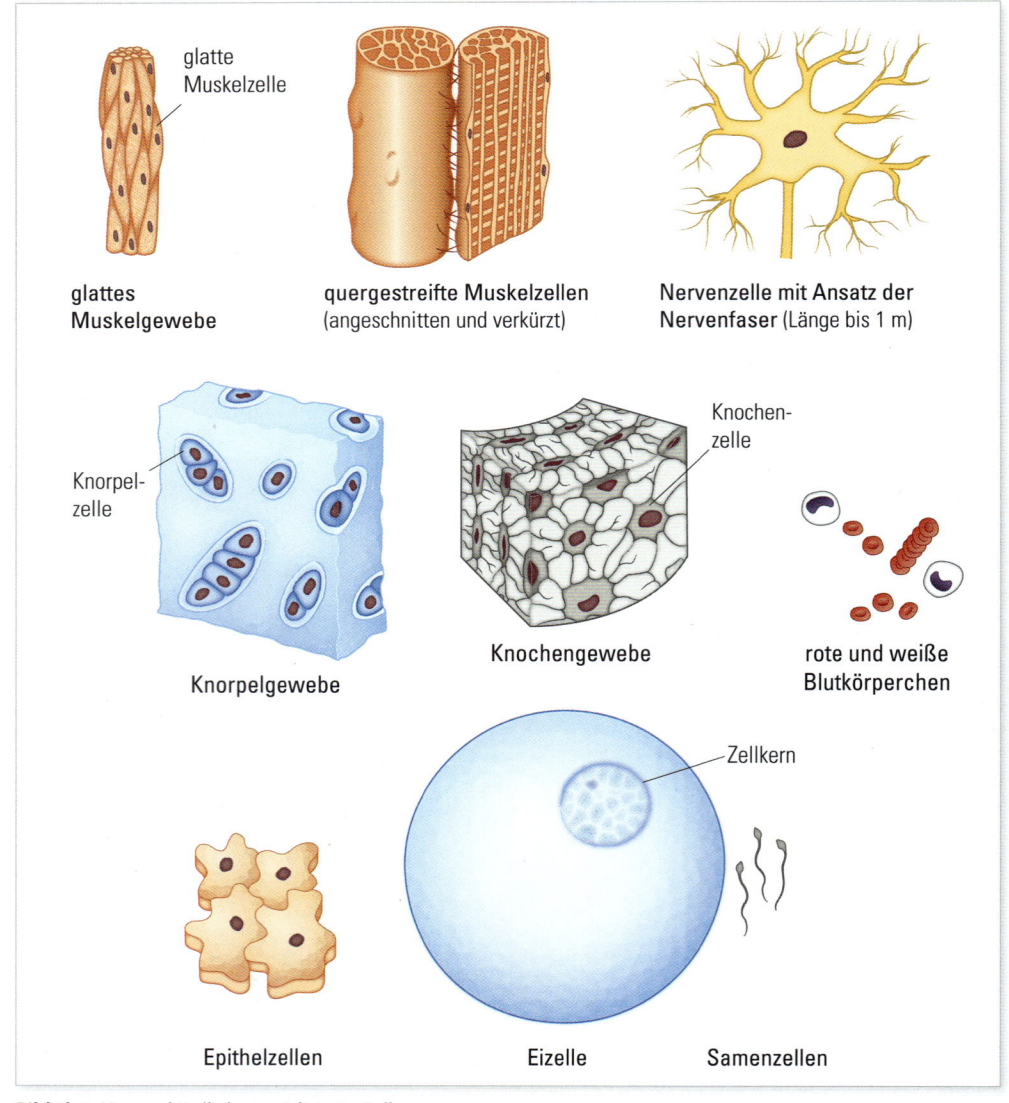

Bild 2b.1 Unterschiedlich spezialisierte Zellen

Zell- und Gewebelehre • **LF 2b**

Gewebe ist eine Ansammlung gleicher Zellen mit gleicher Funktion.

Vier Grundgewebearten werden unterschieden (Tabelle 2b.1):
- Epithelgewebe (Deckgewebe),
- Binde- und Stützgewebe,
- Muskelgewebe,
- Nervengewebe.

Ein Organ ist ein spezialisierter Teil des Körpers, der aus unterschiedlichen Zellen und Gewebearten besteht. Es hat spezielle Aufgaben im Organismus. Organe sind z. B.
- die Leber,
- das Herz,
- die Lunge oder
- die Haut.

Organsystem. Ein Organsystem ist eine Gruppe von Organen, die bestimmte Aufgaben haben und zusammenarbeiten. Zum Verdauungssystem gehören z. B. alle Organe, die Nahrung aufnehmen (Lippen, Mundhöhle), zerkleinern (Zähne), transportieren (Speiseröhre), enzymatisch spalten und resorbieren (Magen-Darm-Trakt, Leber, Bauchspeicheldrüse) sowie die unverdaulichen Reste ausscheiden (Rektum, Mastdarm).

Zwischen den einzelnen Organsystemen gibt es Überschneidungen und Wechselwirkungen. So wird z. B. das Verdauungssystem mit Blut versorgt (Herz-Kreislauf-System), durch Nerven gesteuert (Nervensystem) und die Stuhlabgabe durch die Bauchmuskulatur (Bewegungsapparat) unterstützt.

Organsysteme sind z. B.
- Verdauungssystem,
- Herz-Kreislauf-System,
- Atmungssystem,
- Nervensystem.

Ein Organismus ist ein Lebewesen, das alle Kennzeichen des Lebens besitzt:
- Es hat einen eigenen Stoffwechsel, d. h. es kann Stoffe aufnehmen und verarbeiten.
- Es kann wachsen.
- Es kann sich fortpflanzen (vermehren).
- Es reagiert auf Reize.
- Es kann sich bewegen.

Resorbieren: aufnehmen von Stoffen über Haut oder Schleimhaut

Grundgewebeart	Zugehöriges Gewebe	Charakteristik	Aufgaben
Epithelgewebe (Deckgewebe)	Oberflächenepithel, Drüsenepithel, Sinnesepithel	Die Zellen liegen dicht aneinander.	Bedecken und schützen innere und äußere Oberflächen oder kleiden Hohlräume aus. Alle Nahrungsstoffe, die in den Organismus gelangen, müssen über diese Oberflächen aufgenommen werden. Manche Epithelgewebe können zusätzlich Sekrete (Drüsensäfte) absondern oder (Sinnes-)Reize aufnehmen.
Binde- und Stützgewebe	Bindegewebe, Fettgewebe (Stützgewebe), Knorpelgewebe (Stützgewebe), Knochengewebe (Stützgewebe)	Die Zellen liegen weit voneinander entfernt.	Bindegewebe besteht aus Zellen, die wie ein Netz locker in eine Grundsubstanz eingebettet sind. Bindegewebe füllen Organzwischenräume aus. Sie sind ein Haltegerüst für Blutgefäße und Nerven und enthalten Abwehrzellen. Stützgewebezellen haben ähnliche Eigenschaften wie Bindegewebezellen.
Muskelgewebe	Skelettmuskelgewebe, Eingeweidemuskelgewebe, Herzmuskelgewebe		Bestehen aus Zellen, die sich auf einen elektrischen Reiz hin kontrahieren (zusammenziehen) können.
Nervengewebe	besteht aus Nervenzellen und besonderen bindegewebsartigen Zellen, den Gliazellen		Nervengewebe enthält Nervenzellen, die Informationen aufnehmen, verarbeiten, speichern und weiterleiten können. Die Gliazellen haben Ernährungs- und Stützfunktion.

Tabelle 2b.1 Die vier Grundgewebearten

2b.2 Die Mundhöhle

Wenn der Patient den Mund öffnet, schaut man in die Mundhöhle. Sie hat viele Aufgaben. In der Mundhöhle beginnt zum Beispiel die Verdauung. Außerdem werden Krankheitserreger abgewehrt. Teile der Mundhöhle helfen dabei, Buchstaben und Laute zu sprechen (Sprachbildung).

Die gesamte Mundhöhle ist mit Schleimhaut bedeckt. Die Mundschleimhaut enthält Rezeptoren für das Temperaturempfinden, das Tastempfinden und den Geschmackssinn. Außerdem befinden sich ▸Speicheldrüsen in der Schleimhaut. Der von ihnen produzierte Speichel hat eine besondere Funktion: er bedeckt die Mundschleimhaut mit einem Flüssigkeitsfilm und schützt sie dadurch vor schädigenden Einflüssen.

Die Mundhöhle ist mit der Außenwelt verbunden und deshalb nicht keimfrei. Durch ihre gleichbleibende Temperatur, die hohe Feuchtigkeit und die vielen Nischen bietet sie hervorragende Lebensbedingungen für Mikroorganismen. Diese stehen miteinander in einem Gleichgewicht, das wichtig für die Mundgesundheit ist.

2b.2.1 Aufbau der Mundhöhle

Cavum (lat.) = Höhle, Hohlraum

Rezeptoren: nehmen Reize auf und leiten sie weiter

Speicheldrüsen ▸S. 45

Diastema ▸S. 224

Diastema (gr.) = Zwischenraum

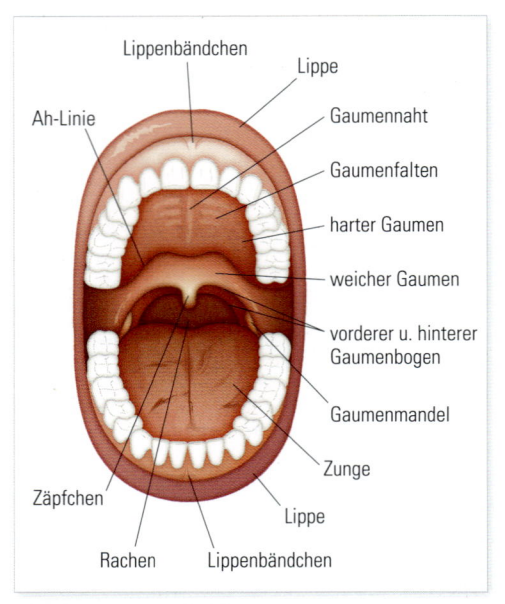

Der Mund ist durch die Zahnreihen in den Mundvorhof und die eigentliche Mundhöhle (Bild 2b.2) unterteilt.

Der Mundvorhof liegt zwischen den Zahnreihen und den Lippen bzw. Wangen. Im Mundvorhof befindet sich die Umschlagfalte, der Übergang von der beweglichen Mundschleimhaut zum Zahnfleisch.

Die eigentliche Mundhöhle (Cavum oris) beginnt hinter den Zahnreihen. Sie ist folgendermaßen begrenzt: vorne und seitlich durch die bogenförmigen Zahnreihen, oben vom Gaumen, unten vom Mundboden und nach hinten vom Rachen (Pharynx). Im hinteren Teil der Mundhöhle befinden sich der hintere und der vordere Gaumenbogen. Zwischen beiden Gaumenbögen liegen die Gaumenmandeln (Tonsilla palatina, Tonsillae palatinae).

Die Lippen (Labium oris, Labia oris) dichten die Mundhöhle nach außen ab. Sie haben eigene Muskeln, damit sie beweglich sind. An der Außenseite sind die Lippen mit Haut, an der Innenseite mit Schleimhaut bedeckt.

Die Lippenbändchen (Frenulum labii) sind Schleimhautfalten, die von der Schleimhaut der Oberlippe und Unterlippe zur Schleimhaut des Kieferknochens ziehen. Sie enden in Höhe der Schneidezähne. Die Lippenbändchen befestigen die Lippen zusätzlich. Ein zu tief ansetzendes Lippenbändchen führt zu einem ▸Diastema zwischen den mittleren Schneidezähnen.

Die Wangen (Bucca, Buccae) begrenzen die Mundhöhle seitlich. Von der Wangenschleimhaut ziehen vereinzelte Wangenbänder zum Kieferknochen. Eine Schwellung im Wangenbereich („dicke Backe") wird als Parulis bezeichnet.

Der Gaumen (Palatum) bildet das Dach der Mundhöhle und den Boden der Nasenhöhle. Er wird in den harten und den weichen Gaumen unterteilt. Im vorderen Teil des Gaumendaches liegt die Schleimhaut auf einer harten Knochenplatte. Dies ist der harte Gaumen (Palatum durum). An der Oberfläche befinden sich Gaumenquerfalten und die Gaumenlängsfalte. Der hintere

Bild 2b.2 Die Mundhöhle

Die Mundhöhle • LF 2b

Teil des Gaumendaches ist weich und beweglich. Dies ist der weiche Gaumen (Palatum molle), auch Gaumensegel genannt. Er hat die Aufgabe, die Mundhöhle beim Schlucken zur Nasenhöhle hin abzudichten. Das Ende des weichen Gaumens bildet das Zäpfchen (Uvula).

Den Übergang vom harten zum weichen Gaumen bezeichnet man als „Ah-Linie". Diese Linie bestimmt in der Prothetik, wo der ▸distale Rand einer ▸Prothese liegen darf.

TIPP Achten Sie beim Absaugen darauf, dass Sie den weichen Gaumen nicht berühren. Manche Patienten reagieren bei der Berührung empfindlich und bekommen einen Würgereiz.

Der Mundboden (Bild 2b.3) wird beim Anheben der Zunge sichtbar. Die Grundlage des Mundbodens ist die ▸Mundbodenmuskulatur.

Die Zunge (lat. = Lingua, gr. = Glossa) ist ein mit Schleimhaut überzogenes Muskelorgan. Sie ist durch das Zungenbändchen mit dem Mundboden beweglich verwachsen. Die Zunge erfüllt verschiedene Aufgaben. Sie dient
- dem Kauen,
- dem Schlucken,
- der Sprachbildung und
- der Tast- und Geschmacksempfindung.

Die Zunge gliedert sich in die Zungenspitze, den Zungenkörper und die Zungenwurzel (Bild 2b.4). Die Zungenoberfläche im Bereich der Zungenspitze und des Zungenkörpers wird Zungenrücken genannt. Die Schleimhaut des Zungenrückens trägt Zungenpapillen, die für die Geschmacksreize und Tastreize wichtig sind.

Mit den Rezeptoren der Geschmacksknospen kann der Mensch verschiedene Geschmacksqualitäten (Geschmacksarten) wahrnehmen: süß, salzig, sauer und bitter. Als fünfte Geschmacksrichtung ist Umami anerkannt, was so viel wie „fleischig-würzig-wohlschmeckend" bedeutet. Alle anderen Geschmacksqualitäten sind Kombinationen aus Geschmack und Geruch.

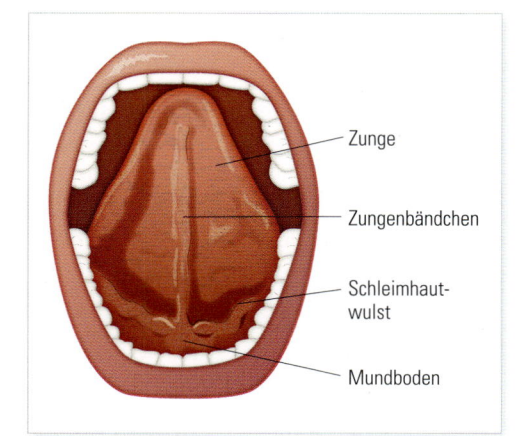

Bild 2b.3 Der Mundboden

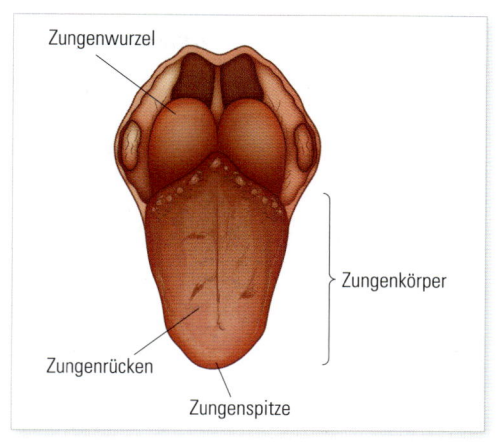

Bild 2b.4 Die Zunge

2b.2.2 Speicheldrüsen

Bei der Nahrungsaufnahme oder auch schon beim Anblick oder Geruch von Nahrung beginnt der Speichel zu fließen. Man sagt auch: Der Speichelfluss wird ausgelöst.

Die Speicheldrüsen (Glandula oris, Glandulae oris) produzieren täglich ungefähr 1 bis 1,5 Liter Speichel. Es gibt kleine und große Mundspeicheldrüsen. Die kleinen liegen in der Mundschleimhaut. Die drei großen, paarig angelegten Speicheldrüsen (Bild 2b.5, S. 46) heißen
- Ohrspeicheldrüse,
- Unterkieferspeicheldrüse,
- Unterzungenspeicheldrüse (Tabelle 2b.2, S. 46).

Der Fachbegriff für eine Entzündung der Ohrspeicheldrüse lautet Parotitis.

Ah-Linie: wenn man bei geöffnetem Mund „Ah" sagt, hebt sich der weiche Gaumen und eine Linie zwischen hartem und weichem Gaumen wird sichtbar.

distal ▸ S. 52

Prothese ▸ S. 372 ff.

Mundbodenmuskulatur ▸ S. 271

Die Wortendung **-itis** deutet auf eine Entzündung hin

LF 2b — Anatomische Grundlagen kennenlernen

	Ohrspeicheldrüse	Unterkieferspeicheldrüse	Unterzungenspeicheldrüse
Terminus (Fachbegriff)	Glandula parotis	Glandula submandibularis	Glandula sublingualis
Lage	vor und unter dem Ohr	unterhalb der Mundbodenmuskulatur an der Innenseite des Unterkiefers	liegt auf der Mundbodenmuskulatur, unter der Schleimhaut
Mündung des Ausführungsganges	gegenüber dem zweiten Molaren im Oberkiefer in der Wange	endet unter der Zunge auf einer kleinen Erhöhung rechts und links neben dem Zungenbändchen	mehrere Ausführungsgänge münden im Mundboden entlang der Zahnreihen
Sekret (Sekretion: Absonderung, Ausscheidung)	produziert dünnflüssigen Speichel, enthält das stärkespaltende Enzym α-Amylase	produziert dünnflüssigen und zähfließenden Speichel	produziert dünnflüssigen und zähfließenden Speichel

Tabelle 2b.2 Die Speicheldrüsen

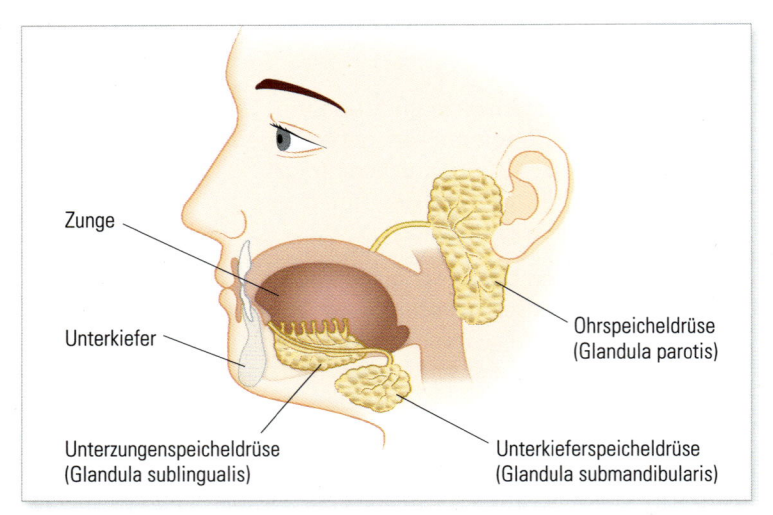

Bild 2b.5 Die drei großen Speicheldrüsen

Speichelbestandteile	Funktion
gesamte Flüssigkeit	Spülung
Bikarbonate, Phosphate, Proteine	Pufferung von Säuren
Glykoproteine, Muzin	• Schutzschicht über den Zahnflächen und der Mundschleimhaut, • Viskosität (Zähflüssigkeit), • Bestandteil des Schmelzoberhäutchens
Fluoride, Phosphate, Calcium, Statherin	(Re-)Mineralisierung der Zahnhartsubstanz
Amylase, Proteasen	Beginn der Verdauung durch Spaltung von Kohlehydraten
Immunglobulin A (IgA), Lysozym, Laktoferrin, Laktoperoxidase	Immunabwehr

Tabelle 2b.3 Speichelbestandteile und deren Funktion

Speichel (Saliva) besteht zu 99 % aus Wasser und zu 1 % aus gelösten Anteilen. Er reinigt die Mundhöhle und sorgt durch seine ständige Spülung dafür, dass die Anzahl der Mikroorganismen in der Mundhöhle im Gleichgewicht gehalten wird. Durch die Produktion des stärkespaltenden Enzyms α-Amylase findet in der Mundhöhle der erste Schritt der Verdauung statt.

Im Speichel befinden sich Salze. Es sind vor allem Kalksalze, die normalerweise gelöst sind. Manchmal werden sie in feste Salzkristalle umgewandelt, z. B. bei der Zahnsteinbildung. Tabelle 2b.3 zeigt die Speichelbestandteile und deren Funktionen.

pH-Wert = 7: neutral;
pH-Wert < 7: sauer;
pH-Wert > 7: basisch

Der pH-Wert des Speichels liegt bei Ruhesekretion zwischen 5,5 und 6. Wenn der Speichelfluss angeregt wird (z. B. beim Essen) steigt er auf etwa 7,6 bis 7,8 an.

Es gibt dünnflüssigen (serösen) Spülspeichel und schleimigen (mukösen) Speichel.

TIPP Vereinbaren Sie bei einem Patienten mit besonders starkem Speichelfluss ein Handzeichen, damit er während der Behandlung die Möglichkeit zum Schlucken erhält.

Achten Sie darauf, dass Patienten bei der Behandlung durch die Nase atmen, um dem Schluckreflex vorzubeugen.

2b.3 Die Zähne

Zähne dienen zum Abbeißen und Zerkleinern der Nahrung. Außerdem sind sie an der Sprachbildung beteiligt.

2b.3.1 Aufbau des Gebisses

Im Laufe seines Lebens wächst dem Menschen zweimal ein Gebiss: das Milchgebiss und das bleibende Gebiss (erste und zweite ▸Dentition).

Das Milchgebiss (temporäres Gebiss, Bild 2b.6) besteht aus 20 Milchzähnen:
- 8 Schneidezähnen,
- 4 Eckzähnen,
- 8 Mahlzähnen (Tabelle 2b.4).

Milchzähne haben eine hellere Farbe als bleibende Zähne. Der ▸Schmelz ist nur ungefähr halb so dick und enthält weniger Mineralstoffe. Wegen dieser Unterschiede schreitet die Zerstörung der Milchzähne durch Karies schneller voran als bei bleibenden Zähnen. Die Wurzeln der Milchmahlzähne (Tabelle 2b.5) sind stärker gespreizt als die der bleibenden Mahlzähne, da sich zwischen ihnen die Zahnkeime der bleibenden Zähne befinden.

Eine wichtige Aufgabe des Milchzahngebisses ist die Platzhalterfunktion für die bleibenden Zähne. Bei einem vorzeitigen Milchzahnverlust können die Nachbarzähne in die Lücken kippen und den Durchbruch der bleibenden Zähne erschweren. Außerdem kann der Kiefer unter diesen Umständen nicht ausreichend wachsen und die bleibenden Zähne haben nicht genügend Platz im Kiefer.

TIPP Viele Eltern halten die Mundhygiene im Milchzahngebiss für nicht so wichtig, da die Milchzähne sowieso irgendwann herausfallen und ersetzt werden. Weisen Sie Eltern auf die wichtige Platzhalterfunktion der Milchzähne hin.

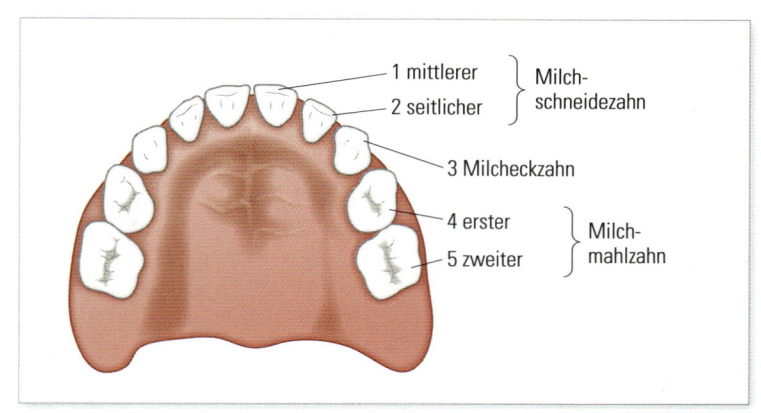

Bild 2b.6 Zähne im Milchgebiss
- 1 mittlerer ⎫ Milch-
- 2 seitlicher ⎭ schneidezahn
- 3 Milcheckzahn
- 4 erster ⎫ Milch-
- 5 zweiter ⎭ mahlzahn

Das Milchzahngebiss besteht in jedem Quadranten (Bild 2b.8, S. 48) aus:

Anzahl	Bezeichnung	Terminus (Einzahl)	Terminus (Mehrzahl)
2	Schneidezähne	Dens incisivus	Dentes incisivi
1	Eckzahn	Dens caninus	Dentes canini
2	Mahlzähne	Dens molaris	Dentes molares

Tabelle 2b.4 Anzahl und Bezeichnung der Milchzähne

	Anzahl der Wurzeln im OK	Anzahl der Wurzeln im UK
Schneidezähne	1	1
Eckzähne	1	1
Milchmahlzähne	3	2

Tabelle 2b.5 Anzahl der Wurzeln im Milchgebiss

Dentition ▸ S. 53

Temporär: zeitlich begrenzt

Schmelz ▸ S. 102

Dens (lat.) = Zahn;
Dentes (lat.) = Zähne

LF 2b • Anatomische Grundlagen kennenlernen

permanent (lat.) = (an)dauernd

Das bleibende Gebiss (permanentes Gebiss, Bild 2b.7) besteht aus 32 bleibenden Zähnen (Tabelle 2b.6).

Die Schneidezähne und Eckzähne werden als Frontzähne, die Vormahlzähne und Mahlzähne als Seitenzähne bezeichnet.

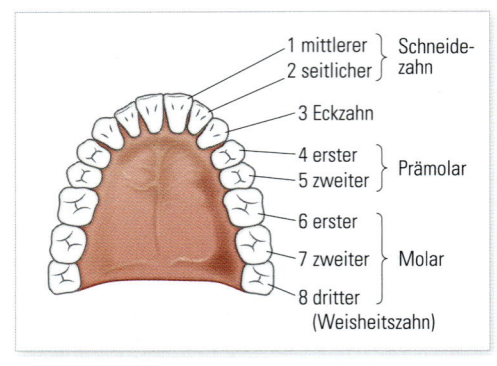

Bild 2b.7 Zähne im bleibenden Gebiss

Das bleibende Gebiss besteht in jedem Quadranten aus:			
Anzahl	Bezeichnung	Terminus (Einzahl)	Terminus (Mehrzahl)
2	Schneidezähne	Dens incisivus	Dentes incisivi
1	Eckzahn	Dens caninus	Dentes canini
2	Vormahlzähne	Dens praemolaris	Dentes praemolares
3	Mahlzähne	Dens molaris	Dentes molares

Tabelle 2b.6 Anzahl und Bezeichnung der bleibenden Zähne

2b.3.2 Das FDI-Zahnschema

FDI: Fédération Dentaire Internationale (franz.) = Internationaler Fachverband der Zahnärzte

Um die einzelnen Zähne einheitlich und eindeutig benennen zu können, wird ein Zahnschema verwendet. International hat man sich auf das FDI-Zahnschema geeinigt. Dabei wird das Gebiss in 4 Quadranten unterteilt, die jeweils einer Kieferhälfte entsprechen. Die Quadranten werden im Uhrzeigersinn mit Quadranten-Nummern/Kennziffern nummeriert. Die Kennziffern lauten:
- im bleibenden Gebiss 1, 2, 3, 4
- im Milchgebiss 5, 6, 7, 8

TIPP Denken Sie daran, dass rechts bzw. links immer vom Patienten aus gesehen wird.

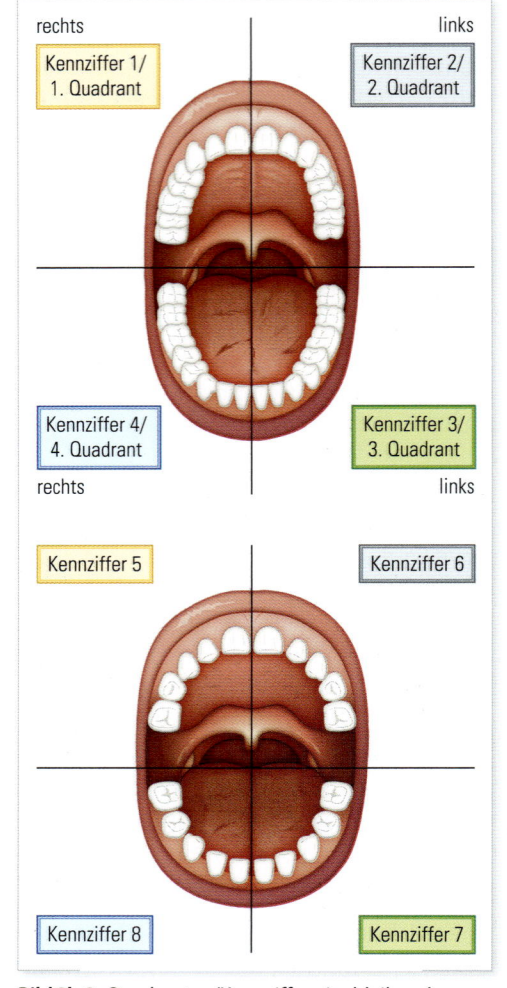

Bild 2b.8 Quadranten/Kennziffern im bleibenden Gebiss und im Milchgebiss

Bleibende Zähne

Oberkiefer rechts Kennziffer 1	Oberkiefer links Kennziffer 2
18 17 16 15 14 13 12 11	21 22 23 24 25 26 27 28
48 47 46 45 44 43 42 41	31 32 33 34 35 36 37 38
Kennziffer 4 Unterkiefer rechts	Kennziffer 3 Unterkiefer links

Milchzähne

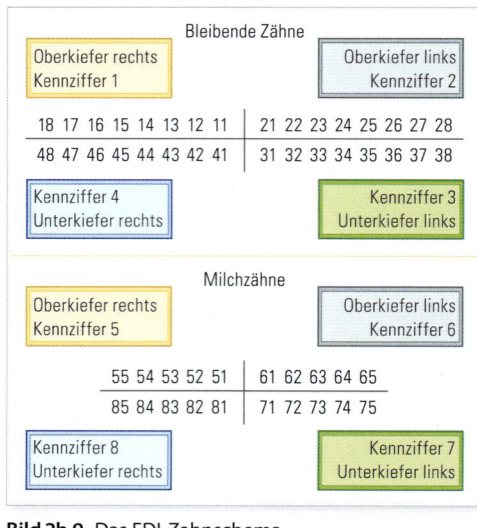

Oberkiefer rechts Kennziffer 5	Oberkiefer links Kennziffer 6
55 54 53 52 51	61 62 63 64 65
85 84 83 82 81	71 72 73 74 75
Kennziffer 8 Unterkiefer rechts	Kennziffer 7 Unterkiefer links

Bild 2b.9 Das FDI-Zahnschema

Hinter die Kennziffer des Quadranten wird die Ziffer für die Zähne gestellt. Auch die Zähne sind durchnummeriert. Es beginnt bei den mittleren Schneidezähnen mit der 1 und wird nach hinten fortgeführt.

Beispiele:
Der erste Molar im Oberkiefer rechts (1. Quadrant) heißt: 16 (ausgesprochen: eins-sechs).
Der mittlere Schneidezahn im Unterkiefer links (3. Quadrant) heißt: 31 (ausgesprochen: drei-eins).
Der erste Milchmolar im Oberkiefer rechts heißt: 54 (ausgesprochen: fünf-vier)

2b.3.3 Äußerer Zahnaufbau

Jeder Zahn hat eine Zahnkrone (Corona dentis) und eine oder mehrere Zahnwurzeln (Radix dentis). Die Übergangsstelle von der Zahnkrone zur Zahnwurzel nennt man Zahnhals (Cervix dentis) (Bild 2b.10).

Die Zahnkrone ist der Teil des Zahnes, der in die Mundhöhle ragt. Ihre Form hängt von der Funktion des einzelnen Zahnes ab.

Der Zahnhals ist der Übergangsbereich von der Zahnkrone zur Zahnwurzel. Normalerweise ist er vom Zahnfleisch bedeckt. Freiliegende Zahnhälse reagieren empfindlich auf Wärme und Kälte.

Die Zahnwurzeln verankern die Zähne im Kiefer. Anzahl, Stärke und Form der Wurzeln sind funktionell auf die Zahnkrone abgestimmt (z. B. sind bei starker Belastung der Zähne die Wurzeln dicker). Es gibt einwurzelige, zweiwurzelige und dreiwurzelige Zähne. Das Ende der Zahnwurzel heißt Wurzelspitze (Apex dentis). Hier befindet sich auch das Wurzelspitzenloch (▶Foramen apicale).

2b.3.4 Zahnarten

Die Zahnform hängt von der Funktion und der Lage der Zähne im Mund ab.

Schneidezähne dienen zum Abbeißen der Nahrung. Sie sind schaufelförmig und haben eine scharfe Schneidekante. Die palatinale Seite (Rückseite) der Zahnkrone ist ausgekehlt (= wie eine Mulde geformt). Dort befindet sich am Zahnhals ein Zahnhöckerchen (Tuberkulum). Die unteren Schneidezähne sind deutlich kleiner als die Oberkieferschneidezähne (Bild 2b.11). Der obere mittlere Schneidezahn ist der größte und der mittlere untere Schneidezahn der kleinste. Schneidezähne haben eine Wurzel.

Foramen ▶ S. 150 f.

innerer Zahnaufbau ▶ S. 102 ff.

corona (lat.) = Krone
radix (lat.) = Wurzel
cervix (lat.) = Hals

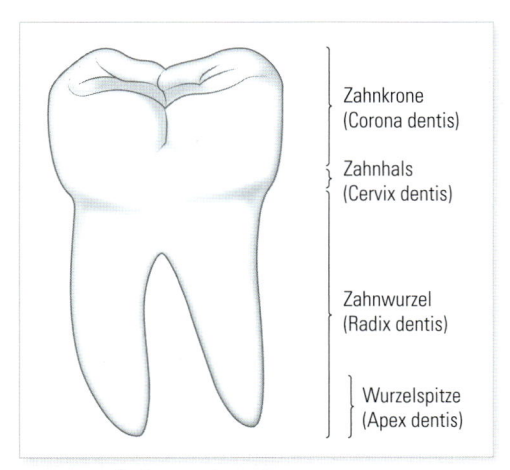

Bild 2b.10 Äußerer Zahnaufbau
(Zahnkrone (Corona dentis), Zahnhals (Cervix dentis), Zahnwurzel (Radix dentis), Wurzelspitze (Apex dentis))

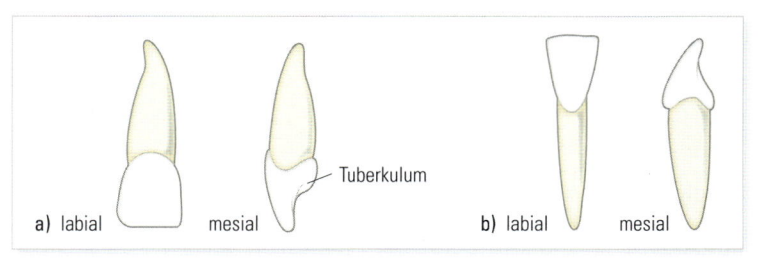

Bild 2b.11 Mittlerer Schneidezahn a) im Oberkiefer rechts; b) im Unterkiefer rechts

Eckzähne halten die Nahrung. Die Eckzähne des Unterkiefers sind kleiner als die des Oberkiefers (Bild 2b.12). Man erkennt den Eckzahn gut an seiner Eckzahnspitze. Diese Spitze ist etwas nach mesial versetzt, d. h. die mesiale Schneidekante ist kürzer

Lage- und Richtungsbezeichnungen ▶ S. 52

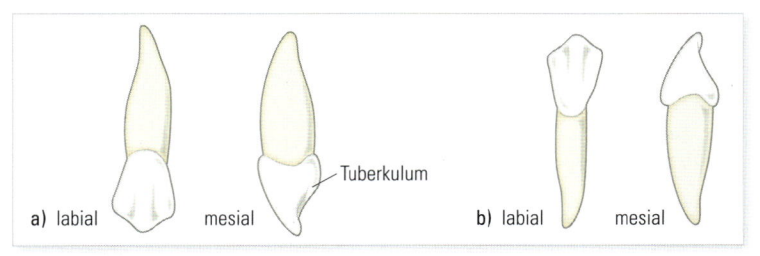

Bild 2b.12 Eckzahn a) im Oberkiefer rechts; b) im Unterkiefer rechts

LF 2b • Anatomische Grundlagen kennenlernen

Fissur (Sg.)/Fissuren (Pl.) (lat.) = Spalte Furche, Einschnitt; Fissuren (Plural)

Birfurkation (lat.) = Zweigabelung

Trifurkation (lat.) = Dreigabelung

und verläuft flacher als die distale. Die Eckzähne haben eine Wurzel. Die oberen Eckzähne haben die längsten Wurzeln im permanenten Gebiss.

Vormahlzähne (Prämolaren) zerkleinern die Nahrung. Sie haben zwei Höcker, einen größeren vestibulären und einen kleineren lingualen bzw. palatinalen. Die Höcker sind durch eine Fissur voneinander getrennt. Diese Fissur verläuft von mesial nach distal (Bild 2b.13). Der erste Prämolar im Oberkiefer hat zwei Wurzeln, eine vestibulär und eine palatinal. Die Stelle, an der sich die Wurzel aufgabelt, nennt man Bifurkation. Die Wurzeln können auch zu einer Wurzel verschmolzen sein. Alle anderen Prämolaren besitzen eine Wurzel.

Mahlzähne (Molaren) zermahlen und zerquetschen die Nahrung. Die Molaren des Oberkiefers haben eine vierhöckerige Zahnkrone. Die Fissuren bilden ein schräg liegendes „H" (Bild 2b.14).

Der erste Molar des Unterkiefers hat fünf Höcker, der zweite Molar vier Höcker. Die Fissuren bilden ein Kreuz.

Die Molaren im Oberkiefer haben drei Wurzeln, zwei vestibulär und eine kräftigere palatinal. Die Stelle der Wurzelverzweigung wird Trifurkation genannt.

Die Molaren des Unterkiefers haben zwei Wurzeln, eine mesial und eine distal.

Die 3. Molaren nennt man auch Weisheitszähne. Die Form ihrer Zahnkrone und Anzahl und Form ihrer Wurzeln kann sehr unterschiedlich sein.

2b.3.5 Allgemeine Erkennungsmerkmale

Merkmale von Zähnen ermöglichen die Bestimmung, ob ein Zahn im Oberkiefer, im Unterkiefer, in der rechten oder linken Kieferhälfte steht.

Diese Merkmale sind:
- das Winkelmerkmal,
- das Krümmungsmerkmal,
- das Wurzelmerkmal,
- die Kronenflucht.

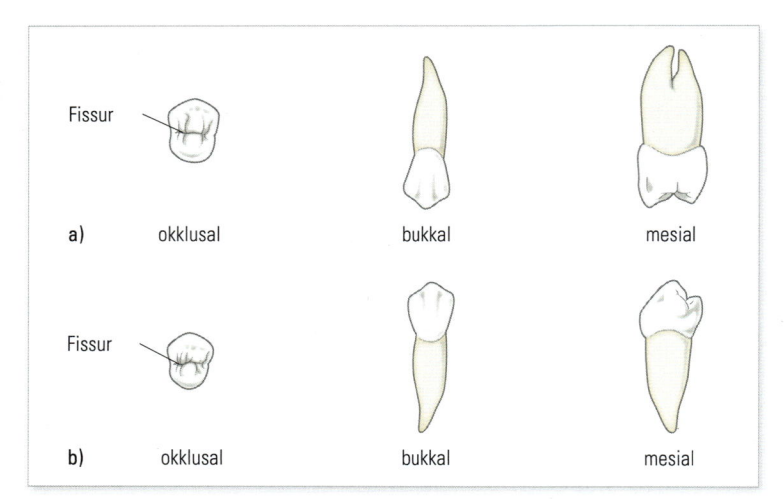

Bild 2b.13 Erster Prämolar a) im Oberkiefer rechts; b) im Unterkiefer rechts

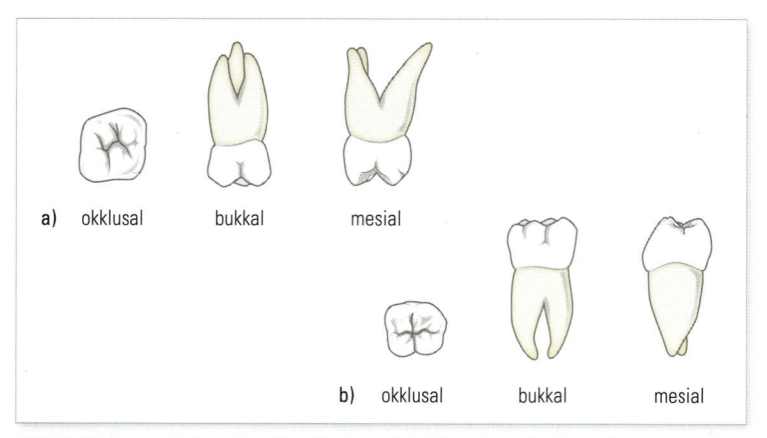

Bild 2b.14 Erster Molar a) im Oberkiefer rechts; b) im Unterkiefer rechts

Allgemeine Erkennungsmale	Beschreibung	Abbildung
Winkelmerkmal	Der Winkel zwischen der mesialen Fläche und der Schneidekante ist kleiner (spitzer) als der zwischen der Schneidekante und der distalen Fläche des Zahnes (abgerundete Ecke). Dies kann man an den oberen Schneidezähnen am deutlichsten erkennen.	
Krümmungs-merkmal	Die mesiale Kronenhälfte ist vestibulär stärker gekrümmt als die distale. Dies sieht man am deutlichsten bei Frontzähnen und Prämolaren.	
Wurzelmerkmal	Betrachtet man einen Zahn von vestibulär, ist zu erkennen, dass die Wurzelachse im Vergleich zur Zahnachse nach distal abweicht. Dieses Merkmal gilt für alle Zähne, es kann verschieden stark ausgeprägt sein.	
Kronenflucht	Die Achse der Zahnkrone ist gegenüber der Achse der Zahnwurzel nach lingual geneigt. Dieses Merkmal gibt es nur bei den Seitenzähnen im Unterkiefer.	

Tabelle 2b.7 Allgemeine Erkennungsmerkmale der Zähne

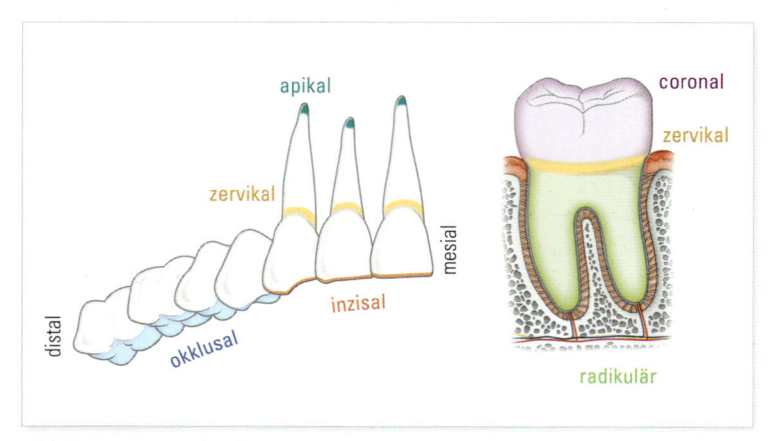

2b.3.6 Lage- und Richtungsbezeichnungen in der Mundhöhle

lat.: Abkürzung für lateinisch

Zur Orientierung in der Mundhöhle und um einen Befund exakt aufnehmen und dokumentieren zu können, gibt es Lage- und Richtungsbezeichnungen in der Mundhöhle (Tabelle 2b.8 und Bild 2b.15).

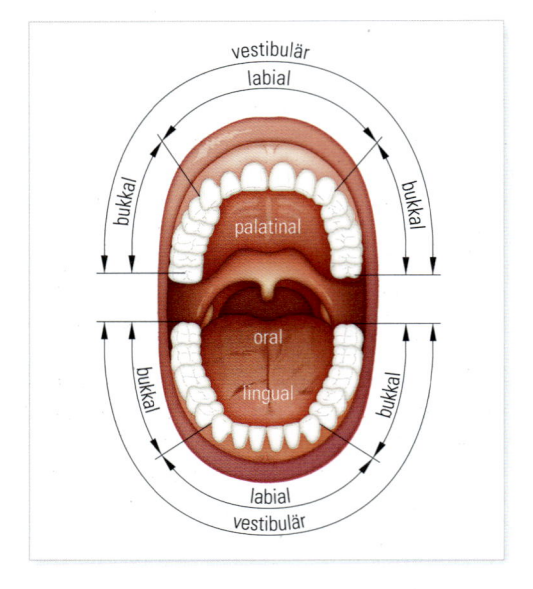

Bild 2b.15 Lage- und Richtungsbezeichnungen in der Mundhöhle

Bezeichnung	Herkunft/abgeleitet von
vestibulär – zum Mundvorhof	lat. vestibulum – Vorhof
labial – zur Lippe	lat. labium – Lippe
bukkal – zur Wange	lat. bucca – Wange/Backe
palatinal – zum Gaumen	lat. palatum – Gaumen
lingual – zur Zunge	lat. lingua – Zunge
oral – zur Mundhöhle	lat. os – Mund
approximal – zum Nachbarzahn	lat. approximare – annähern
interdental – zwischen den Zähnen	lat. inter = zwischen, dental = die Zähne betreffend

Tabelle 2b.8 Lage- und Richtungsbezeichnungen in der Mundhöhle

2b.3.7 Lage- und Richtungsbezeichnungen an den Zähnen

gr.: Abkürzung für griechisch

Um z. B. die genaue Lage einer kariösen Stelle oder einer Füllung beschreiben zu können, benötigt man eindeutige Fachbegriffe für die Lage- und Richtungsbezeichnungen an den Zähnen (Tabelle 2b.9 und Bild 2b.16).

Bezeichnung	Herkunft/abgeleitet von
mesial – zur Mitte des Zahnbogens hin	gr. mesos – Mitte
distal – von der Mitte des Zahnbogens weg	lat. distare – entfernt sein
inzisal – an der Schneidekante	lat. incidere – einschneiden
okklusal – auf der Kaufläche	lat. occludere – verschließen
zervikal – am Zahnhals	lat. cervix – Hals
coronal – an der Zahnkrone	lat. corona – Krone
radikulär – an der Wurzel	lat. radix – Wurzel
apikal – an der Wurzelspitze	lat. apex – Spitze

Tabelle 2b.9 Lage- und Richtungsbezeichnungen an den Zähnen

Bild 2b.16 Lage- und Richtungsbezeichnungen an den Zähnen

2b.3.8 Dentition

Der Fachausdruck für den Durchbruch der Zähne ist Dentition. Man unterscheidet die erste und die zweite Dentition.

Die erste Dentition ist das Durchbrechen der Milchzähne. Sie beginnt in der Regel mit dem sechsten Lebensmonat (1/2 Jahr) und endet mit dem dreißigsten Lebensmonat (2 1/2 Jahre). (Tabelle 2b.10)

Wechselgebiss. Der Übergang zwischen Milchzahngebiss und bleibendem Gebiss wird als Wechselgebiss-Periode bezeichnet (Bild 2b.17). Diese Phase beginnt, wenn die Milchzahnwurzeln ▶resorbiert (aufgelöst) werden und die Milchzähne ausfallen. Sie endet mit dem Durchbruch des zweiten permanenten Molaren.

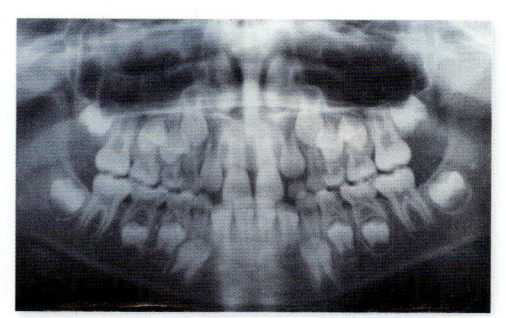

Bild 2b.17 ▶Panoramaschichtaufnahme eines Wechselgebisses

Das Wechselgebiss ist besonders kariesanfällig, weil
- die durchbrechenden Zahnkronen die Kauebene noch nicht erreicht haben. Deshalb ist die natürliche Selbstreinigung durch die Kaubelastung vermindert
- die Kariesbakterien sich in kariösen Milchzähnen besonders gut vermehren können. Dadurch sind die noch nicht ausgereiften, bleibenden Zahnkronen gefährdet.

Ersatzzähne sind die bleibenden Zähne 1 bis 5, welche die Milchzähne ersetzen.

Zuwachszähne sind die Zähne 6 bis 8, weil diese im Milchgebiss nicht vorhanden sind.

Die zweite Dentition. Die ersten Molaren sind die ersten bleibenden Zähne. Sie brechen mit dem sechsten Lebensjahr durch.

1. Mittlerer Schneidezahn	6. – 8. Monat
2. Seitlicher Schneidezahn	8. – 12. Monat
3. Erster Mahlzahn	12. – 16. Monat
4. Eckzahn	16. – 20. Monat
5. Zweiter Mahlzahn	20. – 30. Monat

Tabelle 2b.10 Durchschnittliche Durchbruchszeiten der Milchzähne

Deshalb werden sie als Sechsjahresmolaren bezeichnet (Tabelle 2b.11). Die zweite Dentition endet mit dem Durchbrechen der zweiten Molaren im Alter von 14 Jahren. Eine Ausnahme bilden die dritten Molaren (Weisheitszähne), die erst im Erwachsenenalter (bzw. im Alter von 16 – 40 Jahren) durchbrechen, wenn sie überhaupt vorhanden sind.

TIPP Viele Eltern glauben, dass der erste bleibende Molar ein Milchzahn ist. Weisen Sie Eltern darauf hin, dass der Sechsjahresmolar ein bleibender Zahn und seine Reinigung deshalb besonders wichtig ist.

1. Erster Mahlzahn	5. – 7. Jahr
2. Mittlerer Schneidezahn	6. – 8. Jahr
3. Seitlicher Schneidezahn	7. – 9. Jahr
4. Erster Vormahlzahn	9. – 12. Jahr
5. Eckzahn	9. – 12. Jahr
6. Zweiter Vormahlzahn	9. – 12. Jahr
7. Zweiter Mahlzahn	11. – 14. Jahr
8. Dritter Mahlzahn	Ab dem 16. Jahr

Tabelle 2b.11 Durchschnittliche Durchbruchszeiten der bleibenden Zähne (übliche Reihenfolge)

Dentitionsstörungen. Im Verlauf einer Dentition kann es zu Störungen kommen. Dabei wird unterschieden in:
- erschwerten Zahndurchbruch (▶Dentitio difficilis),
- vorzeitigen Zahndurchbruch (Dentitio praecox),
- verzögerten Zahndurchbruch (Dentitio tarda).

Dentition nach: dens / dentes = Zahn / Zähne

Resorbieren ▶ S. 43

Panoramaschichtaufnahmen ▶ S. 289

Dentitio difficilis ▶ S. 223

LF 2b — Anatomische Grundlagen kennenlernen

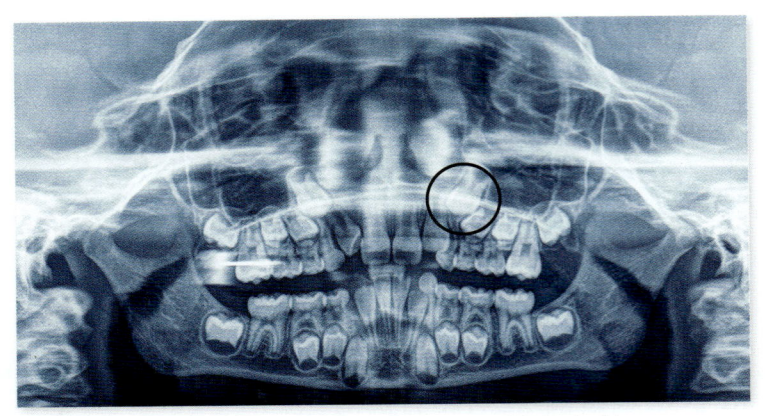

Bild 2b.18 Retinierter Eckzahn im Oberkiefer bei einem Wechselgebiss

Okklusion (lat.) = Verschluss

antagonistes (gr.) = Gegner

retiniert von retentio (lat.) = zurückhalten; hier nicht durchgebrochener Zahn

articulus (lat.) = Gelenk

gnathos (gr.) = der Kiefer

Anomalie (gr.) = Unregelmäßigkeit, Entwicklungsstörung

eu- (gr. Vorsilbe) = wohl-, gut-

dys- (gr. Vorsilbe) = bedeutet die Störung eines Zustandes

Eine weitere Form der Dentitionsstörung sind retinierte oder verlagerte Zähne.

Retinierte Zähne sind nicht durchgebrochen, sie sind nur auf dem Röntgenbild sichtbar (Bild 2b.18). Von teilretinierten Zähnen spricht man, wenn zumindest ein Teil der Zahnkrone in der Mundhöhle sichtbar ist.

Verlagerte Zähne befinden sich an der falschen Stelle und/oder in der falschen Lage im Kiefer. Die meisten verlagerten Zähne sind retiniert.

Zahnanomalien können die Anzahl der Zähne, die Zahnform oder -größe betreffen. Es wird unterschieden in:
- Hypodontie (das angeborene Fehlen einzelner Zähne),
- Oligodontie (das angeborene Fehlen mehrerer Zähne),
- Anodontie (angeborene Zahnlosigkeit),
- Hyperdontie (Zahnüberzahl),
- Makrodontie (übergroße Zähne),
- Mikrodontie (zu kleine Zähne),
- Doppel- und Mehrfachbildungen von Zähnen.

Eine Zahnanomalie des Milchzahngebisses tritt nicht automatisch auch im bleibenden Gebiss auf.

2b.3.9 Okklusion und Artikulation

Okklusion nennt man den Kontakt zwischen den Oberkieferzähnen und den Unterkieferzähnen. Die aufeinander beißenden Zähne heißen Antagonisten; man unterscheidet in Haupt-Antagonist und Neben-Antagonist (der zweite Zahn, der Kontakt hat).

Beispiele: Von Zahn 35 ist der Hauptantagonist der Zahn 25, der Nebenantagonist ist Zahn 24. Vom Zahn 16 ist der Hauptantagonist der Zahn 46, der Nebenantagonist ist der Zahn 47.

Die mittleren Unterkieferschneidezähne und die Weisheitszähne im Oberkiefer haben nur einen Antagonisten.

Artikulation ist die Gleitbewegung der Zahnreihen aufeinander beim Kauen. Diese Gleitbewegungen sind abhängig von der Zahnstellung, der Höckerform und der Gelenkbahn des Kiefergelenks.

Eugnathie (Neutralbiss). Darunter versteht man ein in Form und Funktion optimal gewachsenes Gebiss. Ein eugnathes Gebiss hat keine Entwicklungsstörungen bzw. Anomalien (Bild 2b.19). Jeder Zahn steht in einem ganz bestimmten Kontakt zu seinem Gegenzahn. So werden die Zähne senkrecht belastet und die Kaukraft wird gleichmäßig auf den Kiefer verteilt. Zwischen einer Eugnathie und einer Dysgnathie, der abweichenden Entwicklung der Kiefer, bestehen fließende Übergänge.

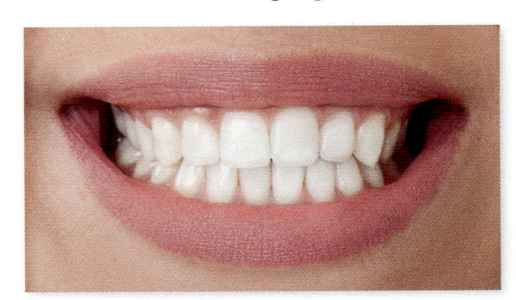

Bild 2b.19 Eugnathes Gebiss

ZUSAMMENFASSUNG

- Die Zelle ist die kleinste lebende Einheit des menschlichen Körpers. Es gibt je nach Funktion verschiedene Zellarten. Ein Gewebe besteht aus Zellen mit der gleichen Funktion (z. B. das Muskelgewebe). Verschiedene Gewebe bilden ein Organ. In einem Organsystem arbeitet eine Gruppe von Organen zusammen (z. B. im Verdauungssystem). Ein Organismus besitzt alle Kennzeichen des Lebens.
- Der Mundvorhof (vestibulum oris) liegt zwischen den Zahnreihen und den Lippen bzw. Wangen. Die eigentliche Mundhöhle (cavum oris) beginnt hinter den Zahnreihen. Nach vorn und seitlich ist sie von den Zahnreihen begrenzt, nach oben vom Gaumen, nach unten vom Mundboden, nach hinten vom Rachen.
- Die Zunge ist ein mit Schleimhaut überzogenes Muskelorgan. Sie dient dem Kauen, dem Schlucken, der Sprachbildung, der Tastempfindung und der Geschmacksempfindung.
- Der Speichel wird von Speicheldrüsen produziert. Die drei großen Speicheldrüsen sind paarig angelegt, sie heißen:
  - Ohrspeicheldrüse (glandula parotis)
  - Unterzungenspeicheldrüse (glandula sublingualis)
  - Unterkieferspeicheldrüse (glandula submandibularis)
- Speichel besteht zu 99 % aus Wasser und zu 1 % aus gelösten Anteilen.
- Das Milchgebiss (temporäres Gebiss) hat 20 Zähne: 8 Schneidezähne, 4 Eckzähne, 8 Mahlzähne. In ihrer Größe und in der Zusammensetzung der Hartsubstanzen unterscheiden sich die Milchzähne von den bleibenden Zähnen. Die Milchzähne haben eine Platzhalterfunktion und sollten bis zu ihrem natürlichen Ausfallen erhalten bleiben.
- Das bleibende Gebiss (permanentes Gebiss) hat 32 Zähne: 8 Schneidezähne (dentes incisivi), 4 Eckzähne (dentes canini), 8 Vormahlzähne (dentes praemolares) und 12 Mahlzähne (dentes molares). Schneidezähne und Eckzähne bilden den Frontzahnbereich, Prämolaren und Molaren den Seitenzahnbereich.
- Mit dem FDI-Zahnschema können Zähne eindeutig benannt werden. Das Gebiss wird dabei in vier Quadranten unterteilt, jeder Quadrant hat eine Kennziffer. Hinter der Kennziffer steht die Ziffer für die Zähne. Zum Beispiel Zahn 14: permanentes Gebiss, Oberkiefer rechts, 2. Prämolar.
- Jeder Zahn hat eine Zahnkrone und eine oder mehrere Zahnwurzeln. Der Bereich zwischen Zahnkrone und der Wurzel heißt Zahnhals. Das Ende der Wurzeln ist die Wurzelspitze. Die Form der einzelnen Zahnkronen und die Anzahl der Wurzeln sind der Funktion der Zähne angepasst.
- Die allgemeinen Erkennungsmerkmale der Zähne ermöglichen z. B. die Bestimmung, in welchem Kiefer bzw. welcher Kieferhälfte ein Zahn steht.
- Lage- und Richtungsbezeichnungen ermöglichen die Orientierung in der Mundhöhle und an den Zähnen. Sie leiten sich zum Teil von den Fachbegriffen für die Bestandteile der Mundhöhle ab. Zum Beispiel palatinal = zum Gaumen hin ist abgeleitet von palatum = Gaumen.
- Die erste Dentition ist das Durchbrechen der Milchzähne. Sie beginnt ca. mit einem halben Jahr und endet mit ca. 2 1/2 Jahren. Die Reihenfolge ist: mittlerer Schneidezahn, seitlicher Schneidezahn, 1. Milchmolar, Eckzahn, 2. Milchmolar.
- Die zweite Dentition ist das Durchbrechen der bleibenden Zähne. Sie beginnt ca. mit 6 Jahren und endet ca. mit 14 Jahren, evtl. auch später, wenn die Weisheitszähne angelegt sind. Die Reihenfolge ist: 1. Molar, mittlerer Schneidezahn, seitlicher Schneidezahn, 1. Prämolar, Eckzahn, 2. Prämolar, 2. Molar, 3. Molar (Weisheitszahn).
- Dentitionsstörungen sind Abweichungen vom normalen Zahndurchbruch. Dazu gehören dentitio difficilis (erschwerter Zahndurchbruch, meistens bei einem Weisheitszahn), frühzeitiger und verzögerter Zahndurchbruch, retinierte und verlagerte Zähne.
- Okklusion ist der Kontakt zwischen den Oberkieferzähnen und den Unterkieferzähnen. Die aufeinander beißenden Zähne heißen Antagonisten.
- Artikulation ist die Gleitbewegung der Zahnreihen aufeinander beim Kauen.
- Ein eugnathes Gebiss (Neutralbiss) hat keine Entwicklungsstörungen oder Anomalien.

LF 2b — Anatomische Grundlagen kennenlernen

ZUR WIEDERHOLUNG

1. Was ist eine Zelle und was versteht man unter einem Gewebe?
2. Nennen Sie die vier Grundgewebearten.
3. Nennen Sie die 5 Kennzeichen des Lebens.
4. Wie ist die Mundhöhle anatomisch aufgebaut?
5. Welche Aufgaben hat die Zunge?
6. Welche Aufgaben hat der Speichel?
7. Nennen Sie die drei großen Mundspeicheldrüsen.
8. Worin unterscheiden sich Milchzähne von bleibenden Zähnen?
9. Wie viele Zähne hat das Milchgebiss? Welche Zahnarten gibt es im Milchgebiss?
10. Wie viele und welche Zähne hat das bleibende Gebiss?
11. Warum müssen Eltern über die Aufgabe des Milchgebisses Bescheid wissen?
12. Benennen Sie folgende Zähne:
    a) 22, b) 45, c) 37, d) 63, e) 14.
13. Zeichnen Sie einen Zahn und beschriften Sie den äußeren Aufbau.
14. Erstellen Sie eine Tabelle, in der Sie die Zahnarten gegenüberstellen: Welche Zahnarten gibt es? Welche Funktionen haben sie? Worin unterscheiden sie sich? Wie viele Wurzeln haben die jeweiligen Zähne?
15. Erläutern Sie den Begriff „Bifurkation".
16. Nach welchen Merkmalen kann man einen Zahn einer Kieferhälfte zuordnen?
17. Welche Lage- und Richtungsbezeichnungen gibt es in der Mundhöhle und an den Zähnen?
18. Was versteht man unter einem Wechselgebiss?
19. Erklären Sie den Unterschied zwischen Ersatzzähnen und Zuwachszähnen.
20. Wann und mit welchem Zahn beginnt
    a) die erste Dentition;
    b) die zweite Dentition?
21. Erklären Sie den Unterschied zwischen retinierten und verlagerten Zähnen.
22. Nennen Sie vier Zahnanomalien.
23. Erklären Sie den Unterschied zwischen Okklusion und Artikulation.
24. Was wird als Eugnathie bezeichnet?

ZUR VERTIEFUNG

1. Ermitteln Sie den pH-Wert von Blut, Kaffee, Zitronensaft, Phosphorsäure, H_2O_2, Seife, Desinfektionsmittel und Speichel. Zeichnen Sie eine pH-Skala und tragen Sie alle Werte ein.
   a) Welche Aussagen können Sie treffen?
   b) Warum ist es notwendig nach dem Waschen mit Seife die Hände einzucremen?
2. Wodurch kann man anhand der Zähne und des Zahnfleisches die Erkrankung Bulimie erkennen?
3. Stellen Sie ein Gipsmodell eines Kiefers mit Zähnen her und malen Sie alle Zahnflächen farbig an. Verwenden Sie folgende Farben: mesial gelb, distal rot, okklusal blau, labial grün, buccal grau, lingual schwarz, palatinal braun. Was fällt Ihnen auf?
4. Sie haben Schnupfen und egal was Sie essen, alles schmeckt gleich.
   a) Warum können Sie keine unterschiedlichen Geschmacksqualitäten wahrnehmen?
   b) Was müssten Sie tun, um wieder schmecken zu können?
5. Rollenspiele mit jeweils zwei Partnern:
   a) Eine ZFA erläutert der unwissenden Mutter eines 5-jährigen Kindes die Wichtigkeit der gründlichen Zahnpflege.
   b) Eine Freundin hat ein Zungenpiercing. Diskutieren Sie mögliche Schäden.
   c) Ihre Freundin Mia hat einen Bürojob. Nach einem Zahnarztbesuch will sie von Ihnen wissen, nach welchen Regeln der ZA und die ZFA einen Befund eintragen.
   d) Sie sollen zu zweit in einer Grundschulklasse einen 5-minütigen Vortrag halten über den Aufbau der Mundhöhle und des Gebisses.

Lernfeld 3
Praxishygiene organisieren

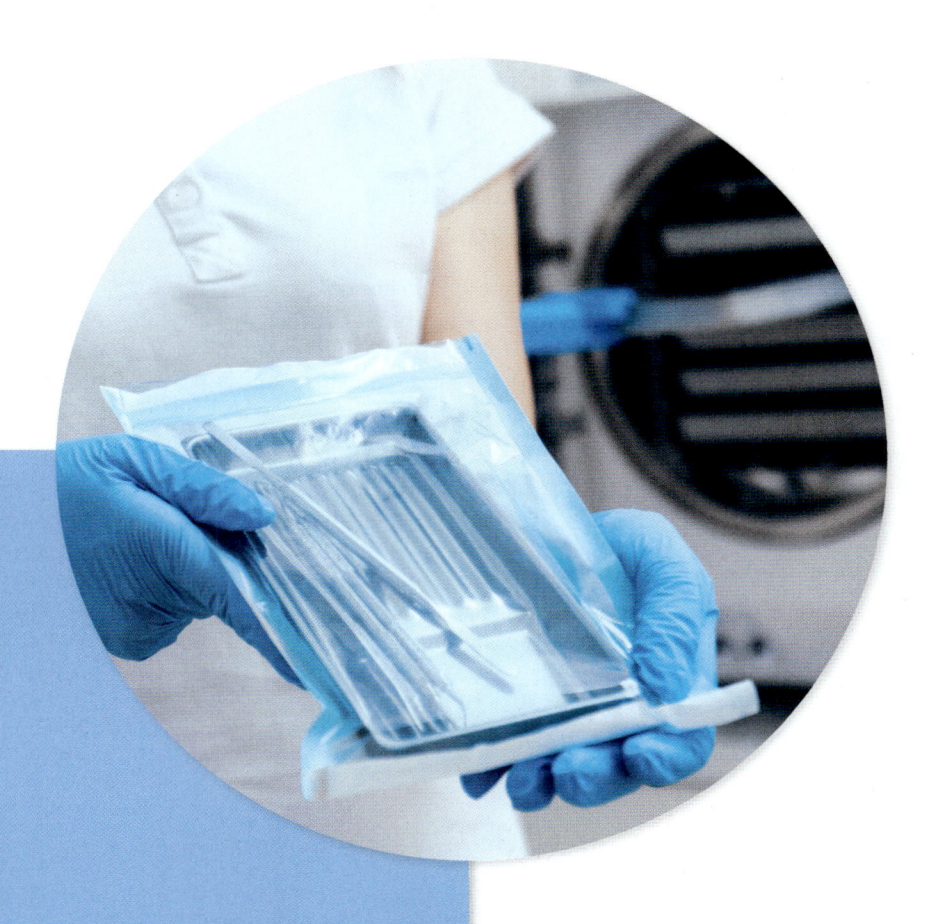

Hygiene

Krankheitserreger

Infektionskrankheiten

Infektionsschutz

Praxishygiene

3 Praxishygiene organisieren

Infektion (lat.) = Ansteckung durch Krankheitserreger

Pathologie: Lehre von den Krankheiten und den daraus entstandenen Veränderungen im Körper

In der Zahnarztpraxis dienen Hygienemaßnahmen vor allem dem Schutz vor Infektionen von Praxisteam und Patienten, aber auch dem Schutz der Allgemeinheit vor gesundheits- und umweltschädigenden Stoffen (z. B. durch Amalgamreste, verfallene Arzneimittel usw.).

3.1 Grundbegriffe der Hygiene

Aus wissenschaftlicher Sicht ist Hygiene die Lehre von der Erhaltung und Förderung der Gesundheit. Umgangssprachlich versteht man unter Hygiene jedoch Sauberkeit und Reinlichkeit.

WHO = Abkürzung für World Health Organisation (engl.) = Weltgesundheitsorganisation

Gesundheit ist laut Definition der WHO mehr als das Fehlen einer Krankheit, nämlich der „Zustand völligen körperlichen, geistigen, seelischen und sozialen Wohlbefindens". Dies ist unbestreitbar ein theoretischer Zustand.

Prävention (lat.)/ **Prophylaxe** (gr.) = Vorbeugung

Deutlicher wird der Begriff „Gesundheit", wenn man ihn als die Fähigkeit des Menschen beschreibt, sich an krankheitsauslösende und belastende Situationen anzupassen.

Krankheit. Von Krankheit spricht man, wenn Organe und Organsysteme durch einen pathogenen (krankmachenden) Reiz gestört werden. Diese Störung vermindert die Leistungsfähigkeit und ist an bestimmten Symptomen zu erkennen.

Hygiene. Durch die Erläuterung der genannten Begriffe wird deutlich, dass die Hygiene weit mehr sein muss als Sauberkeit und Reinlichkeit. Aus diesem Grund unterscheidet man verschiedene Teilgebiete der Hygiene (Tabelle 3.1).

Prävention. Unter Prävention versteht man vorbeugende Maßnahmen, die verhindern sollen, dass sich der Gesundheitszustand eines Menschen verschlechtert.

Prophylaxe. Die Begriffe Prophylaxe und Prävention werden oft in einem ähnlichen Zusammenhang genutzt. Prophylaktische Maßnahmen richten sich jedoch gegen ganz bestimmte Erkrankungen (z. B. Hepatitisprophylaxe, Kariesprophylaxe), während präventive Maßnahmen allgemeiner Natur sind (z. B. Suchtprävention, Gewaltprävention).

Im medizinischen Bereich werden drei Formen der Prävention unterschieden (Tabelle 3.2).

Teilgebiet	Aufgabenschwerpunkt	Beispielhafte Fragestellung
Individualhygiene (Individuum = Einzelwesen)	befasst sich mit der Art und Weise des Umgangs mit dem eigenen Körper	Wie kann ich meine Zähne möglichst lange gesund erhalten?
Umwelthygiene (Umwelt = Lebensraum)	befasst sich mit den Einflüssen des Lebensraums auf die Gesundheit der Menschen	Welche gesundheitlichen Beeinträchtigungen sind durch eine Belastung der Gewässer mit Quecksilber zu erwarten?
Sozialhygiene (sozial = die Gemeinschaft betreffend)	befasst sich mit den Einflüssen sozialer Besonderheiten auf die Gesundheit der Menschen	Welchen Einfluss hat die Anzahl der Kinder einer Familie auf die Gesundheit der Kinder?
Psychohygiene (psycho = die Seele betreffend)	befasst sich mit den Auswirkungen seelischer Befindlichkeiten auf die Gesundheit	Bringt eine Trennung vom Partner gesundheitliche Nachteile mit sich?

Tabelle 3.1 Teilgebiete der Hygiene

Krankheitserreger • LF 3

Präventionsart	Maßnahmen	Gesundheitszustand	allgemeines Beispiel	zahnmedizinisches Beispiel
primäre Prävention	alle Maßnahmen zur Erhaltung der Gesundheit	gesund	Nikotinverzicht	systematische häusliche Mundhygiene
sekundäre Prävention	frühestmögliche Behandlung einer beginnenden Krankheit	Frühstadium einer Krankheit	Herzkatheteruntersuchung, um die Herzkranzgefäße darzustellen und bei einer Verengung aufzudehnen	kieferorthopädische Frühbehandlung
tertiäre Prävention	• Behandlung einer Krankheit • Rehabilitation	krank	• Bypass-Operation, wenn die verengten Herzkranzgefäße nicht aufgedehnt werden können • berufliche Wiedereingliederung nach einem Herzinfarkt	offene Kürettage bei bestehender Parodontalerkrankung

Tabelle 3.2 Formen der Prävention

3.2 Krankheitserreger

Die Mikrobiologie ist die Lehre von den Kleinstlebewesen (Mikroorganismen). Die Bezeichnung klein ist jedoch keine hinreichende Größendefinition, da die Krankheitserreger sehr unterschiedlich klein sind (Bild 3.1).

Man unterscheidet
- Bakterien,
- Viren,
- Pilze,
- Parasiten (Protozoen) und
- Prionen als Sonderform.

In der zahnärztlichen Praxis spielen vor allen Dingen Bakterien und Viren eine Rolle. Pilzerkrankungen sind seltener zu beobachten. Parasiten und Prionen kommen kaum vor.

Mikroorganismen. Die meisten Mikroorganismen sind apathogen, d. h., dass sie sich nicht ungünstig auf die Gesundheit auswirken. Viele Mikroorganismen sind für die Gesunderhaltung sogar von besonderer Bedeutung. So sind z. B. in einer gesunden Mundhöhle eine Vielzahl apathogener Keime zu finden, die in einem Gleichgewicht zueinander stehen. Sie kontrollieren sich gegenseitig hinsichtlich ihrer Vermehrung und verhindern, dass „fremde", also nicht zur natürlichen Besiedelung gehörende Mikroorganismen, sich ansiedeln können.

Pathogene Mikroorganismen sind für die Entstehung von Infektionskrankheiten verantwortlich. Außer dem Ausdruck Pathogenität gibt es in der Mikrobiologie noch den Begriff Virulenz. Damit bezeichnet man den unterschiedlichen Grad der krankmachenden Wirkung eines Erregers und gibt so Auskunft über seine Gefährlichkeit.

mikros (gr.) = klein
bios (gr.) = Leben

pathogen von pathos (gr.) = Leiden: krank machend

apathogen = nicht krank machend

Virulenz von virulentus (lat.) = voller Gift

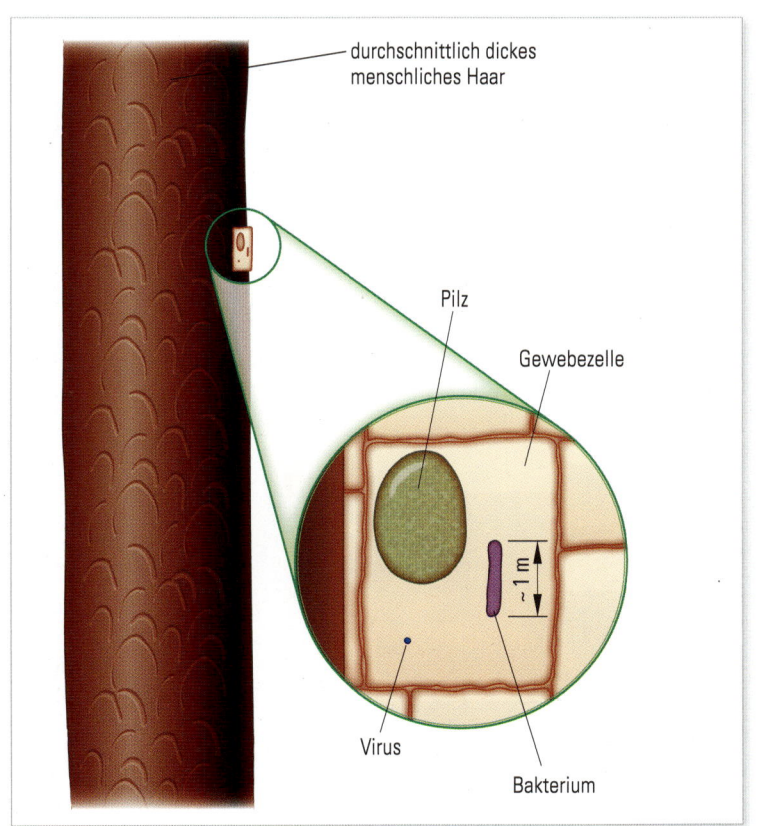

Bild 3.1 Größenvergleich Zelle, Pilz, Bakterium, Virus

3.2.1 Bakterien

Im Vergleich zu Menschen, Tieren und Pflanzen sind Bakterien einfachste Lebewesen, die aus nur einer Zelle bestehen, jedoch alle ▸Kennzeichen des Lebens zeigen.

Apathogene Bakterien und Menschen brauchen einander. So könnte z. B. ohne Darmbakterien keine geregelte Verdauung stattfinden.

Die pathogenen Bakterien können auf unterschiedliche Weise Schaden im Körper anrichten. Einige Bakterien verursachen unkomplizierte Erkrankungen, die relativ leicht behandelbar sind (z. B. Karies). Wesentlich gefährlicher sind Bakterien, die Toxine bilden, z. B. der Tetanuserreger. Die Wirkung der Toxine kann tödlich sein.

Einteilung. Es gibt verschiedene Möglichkeiten der Einteilung. Man unterscheidet Bakterien hinsichtlich
- der Morphologie (Gestalt, Form),
- des Anfärbeverhaltens (Gramfärbung),
- des Sauerstoffbedarfs und
- ihrer Fähigkeit zur Sporenbildung.

Eine Bakterienzelle ist in der Regel 1–10 µm groß und damit nur unter dem Lichtmikroskop sichtbar.

Ein Bakterium hat keinen Zellkern, das Erbgut (die Chromosomen) liegt frei im Zytoplasma bzw. der Zellflüssigkeit (Bild 3.2).

Die Bakterienzelle ist von einer Zellwand umgeben, die sehr unterschiedlich beschaffen sein kann. Dies hat Auswirkungen auf die Krankheitssymptome, die Antibiotikabehandlung und auf die Möglichkeiten der Anfärbung.

Einige Bakterien besitzen an ihrer Oberfläche dünne fadenartige Gebilde (Geißeln), mit deren Hilfe sie sich fortbewegen können.

Morphologie. Nach der Zellform (Bild 3.3) unterscheidet man zwischen
- Kokken (kugelförmige Bakterien):
  - Diplokokken (Doppelkokken),
  - Streptokokken (kettenartige Kokken),
  - Staphylokokken (traubenartige Kokken),
- Stäbchen (längliche Bakterien) und
- Spirochaeten (schraubenförmige Bakterien).

Anfärbeverhalten. Damit Bakterien im Mikroskop sichtbar sind, werden sie mit einem bestimmten Färbemittel angefärbt. Aus der unterschiedlichen Reaktion auf das Färbemittel kann man Rückschlüsse auf die Dicke und Struktur der Zellwand ziehen. Dieses Diagnostikverfahren wird nach dem dänischen Arzt Hans Christian Gram Gramfärbung genannt.

Kennzeichen des Lebens ▸S. 43

Toxine: von Lebewesen ausgeschiedene Schadstoffe oder Gifte

Hinweis:
1 µm = 0,001 mm oder 1/1000 mm

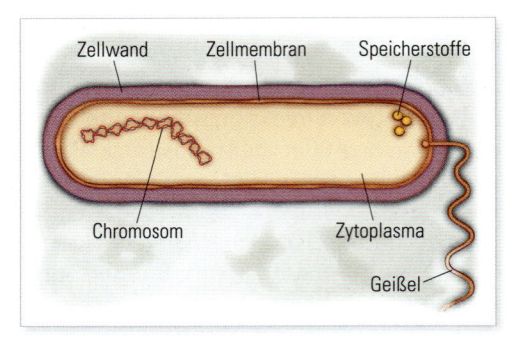

Bild 3.2 Aufbau einer Bakterienzelle

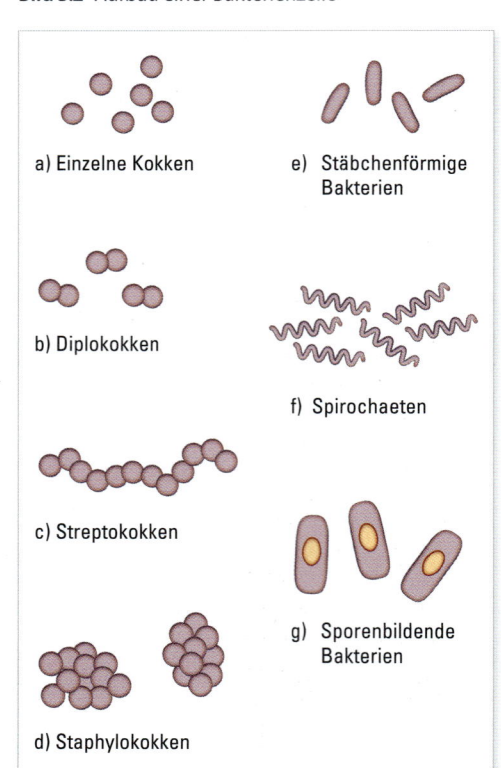

Bild 3.3 Verschiedene Bakterienformen
a) Einzelne Kokken
b) Diplokokken
c) Streptokokken
d) Staphylokokken
e) Stäbchenförmige Bakterien
f) Spirochaeten
g) Sporenbildende Bakterien

grampositiv: nach der Färbung erscheinen die Bakterien violett

gramnegativ: nach der Färbung erscheinen die Bakterien rot

Krankheitserreger • **LF 3**

Sauerstoffbedarf. Viele Bakterien brauchen zum Überleben Sauerstoff. Man nennt sie obligat aerob. Im Gegensatz dazu gibt es auch eine Gruppe von obligat anaeroben Bakterien. Diese Bakterien können nur unter Luftabschluss überleben. Außerdem gibt es Bakterien, die sowohl mit als auch ohne Sauerstoff leben können: die fakultativ anaeroben Bakterien.

Sporenbildung. Bestimmte Bakterienarten sind sogenannte Sporenbildner (Bild 3.3 g). Sind die Lebensbedingungen für diese Bakterien ungünstig (z. B. Hitze, Kälte, Trockenheit), bildet jede Bakterienzelle eine Spore als besonders widerstandsfähige Dauerform der Bakterienzelle. Diese Spore kann so lange überleben, bis die Lebensbedingungen wieder besser werden. Bakteriensporen haben nichts mit Pilzsporen zu tun.

Vermehrung. Bakterien vermehren sich ungeschlechtlich durch Zellteilung. Die Zeit zwischen zwei Teilungen ist häufig sehr kurz: Viele Bakterien verdoppeln sich bei günstigen Wachstumsbedingungen in 15 bis 30 Minuten (Bild 3.4). Dabei gilt: Je besser die Lebensbedingungen für die Bakterien sind, desto höher ist die Zellteilungsrate.

> **INFO** Eine beträchtliche Zellteilungsrate findet z. B. auf einem Küchenlappen statt, da die Bakterien hier ideale Bedingungen vorfinden: Es ist feucht und warm und es gibt ausreichend Nährstoffe. Deswegen riechen Küchenlappen so schnell unappetitlich und sollten möglichst häufig ausgetauscht werden.

Behandlungsmöglichkeiten. Bakterielle Erkrankungen werden häufig mit Antibiotika behandelt. Ein Antibiotikum hemmt den Stoffwechsel der Bakterien, sodass diese sich nicht mehr vermehren können oder sogar absterben.

Einige häufige bakterielle Erkrankungen sind z. B.:
- Salmonellose,
- Tetanus,
- Scharlach,
- Bindehautentzündung des Auges,
- Harnwegsinfektion.

obligat (lat.) = unerlässlich, notwendig

aerob = mit Sauerstoff lebend (von aer [lat.] = Luft); Gegenteil: **anaerob**

fakultativ (lat.) = wahlweise, nicht zwingend erforderlich

Antibiotikum von anti (lat.) = gegen und bios (lat.) = Leben: Arzneimittel biologischen oder synthetischen Ursprungs zur Behandlung bakterieller Infektionskrankheiten

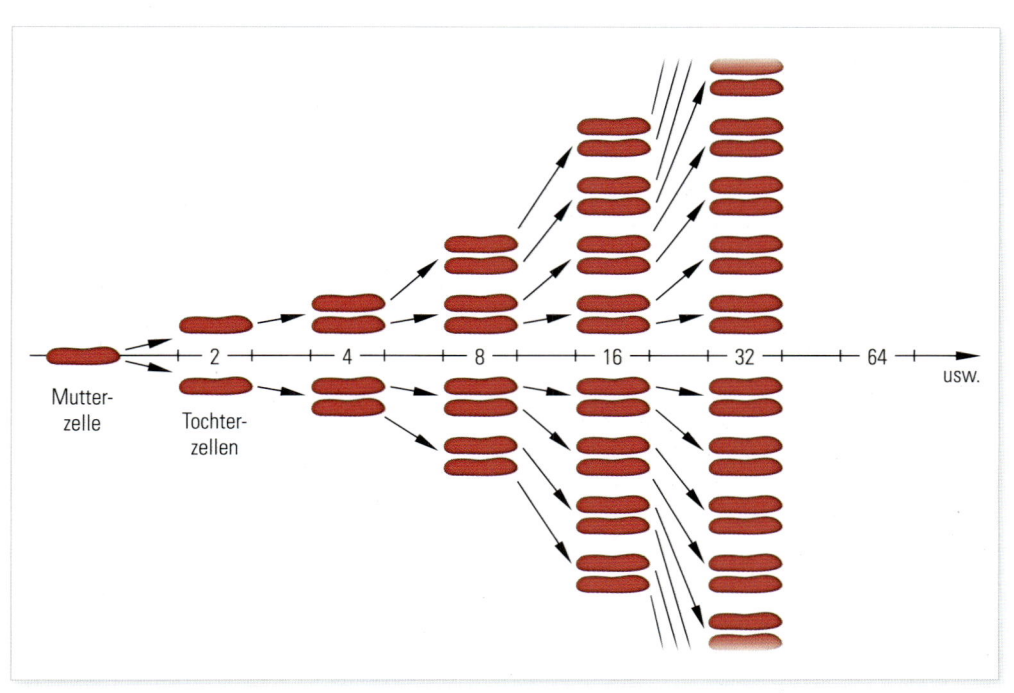

Bild 3.4 Vermehrung einer Bakterienmutterzelle

3.2.2 Viren

Viren sind die am häufigsten vorkommenden Krankheitserreger. Virusinfektionen stellen für ZFA eine wesentliche Gesundheitsgefährdung dar.

Morphologie. Viren sind viel kleiner als Bakterien, sie haben eine Größe von bis zu 0,03 µm und sind daher nur im Elektronenmikroskop sichtbar. Viren sind keine Zellen, sie können nicht wachsen, sich nicht selbstständig fortpflanzen und sie haben keinen eigenen Stoffwechsel. Sie sind somit auf sogenannte Wirtszellen angewiesen. Viren bestehen nur aus Nukleinsäuren (DNA oder RNA), die von einer Eiweißhülle umgeben sind (Bild 3.5).

Vermehrung. Um sich zu vermehren brauchen Viren lebende Zellen, die sie wie eine Fabrik zur Herstellung neuer Viren nutzen. Beim Eindringen in die Wirtszelle setzt das Virus sein Erbmaterial frei. Dadurch wird das Erbmaterial der Wirtszelle so umgewandelt, dass nur noch neue Viren gebildet werden und die Zelle zugrunde geht. Die neu gebildeten Viren wiederum befallen weitere Zellen und die Infektion breitet sich aus (Bild 3.6). Die Pathogenität der Viren entsteht hauptsächlich durch die direkte Schädigung der infizierten Zelle.

DNA = Desoxyribonukleinsäure;
RNA = Ribonukleinsäure; beide sind Träger der Erbinformationen

AIDS ▶S. 70 f.

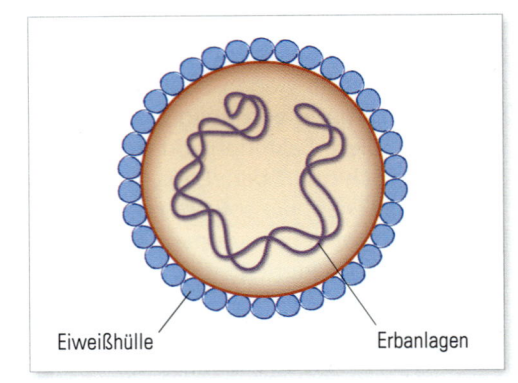

Bild 3.5 Aussehen und Aufbau eines Virus

Einige Viruserkrankungen sind z. B.:
- Masern,
- Grippe,
- Tollwut,
- ▶AIDS.

3.2.3 Pilze

Pilze (lat. Fungi) besitzen einen Zellkern und eine feste Zellwand. Sie ernähren sich von organischen Substanzen, die entweder von lebenden oder toten Organismen stammen. Die Vermehrung und Ausbreitung erfolgt durch Zellteilung (Bild 3.7) oder durch Sporen (Bild 3.8; nicht zu verwechseln mit den Bakteriensporen).

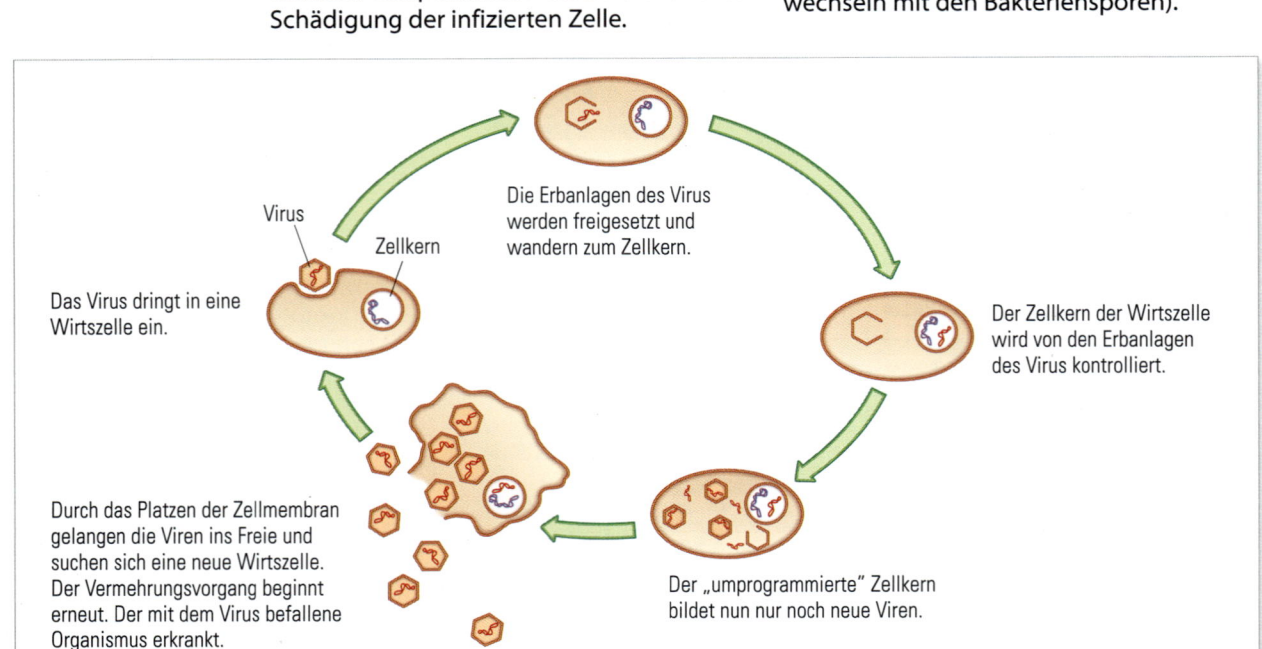

Bild 3.6 Vermehrung von Viren im menschlichen Körper

- Das Virus dringt in eine Wirtszelle ein.
- Die Erbanlagen des Virus werden freigesetzt und wandern zum Zellkern.
- Der Zellkern der Wirtszelle wird von den Erbanlagen des Virus kontrolliert.
- Der „umprogrammierte" Zellkern bildet nun nur noch neue Viren.
- Durch das Platzen der Zellmembran gelangen die Viren ins Freie und suchen sich eine neue Wirtszelle. Der Vermehrungsvorgang beginnt erneut. Der mit dem Virus befallene Organismus erkrankt.

Pilze sind relativ große Krankheitserreger. Mit einer Größe von 10 bis 100 μm sind sie etwa 10-mal größer als Bakterien.

Einige häufige Pilzerkrankungen sind z. B.:
- Fußpilz,
- Nagelpilz,
- Mundpilz/▶Soor.

3.2.4 Protozoen

Protozoen sind Einzeller. Anders als Bakterien haben sie einen echten Zellkern, in dem das Erbgut von einer Membran umhüllt ist. Sie verfügen über einen eigenen Stoffwechsel und vermehren sich je nach Art durch Teilung oder sexuelle Fortpflanzung.

Manche Protozoen leben parasitär und lassen sich von ihrem Wirtsorganismus „durchfüttern".

Protozoen lösen unter anderem
- Toxoplasmose,
- Trichomonadeninfektion (Geschlechtskrankheit) und
- die als Reisekrankheit eingeschleppte Malaria aus.

Toxoplasmose ist eine häufig auftretende Infektionskrankheit beim Menschen, die durch den Kontakt mit Katzen und den Verzehr von rohem Fleisch übertragen wird. Eine Toxoplasmose verläuft häufig symptomlos und ist für Menschen mit intaktem Immunsystem unproblematisch. Eine erstmalige Erkrankung während einer Schwangerschaft kann allerdings zu erheblichen Schädigungen des ungeborenen Kindes führen.

3.2.5 Prionen

Prionen sind mit etwa 0,005 μm die kleinsten bisher bekannten Krankheitserreger. Prionen sind infektiöse Proteine. Prionen können sowohl beim Menschen als auch bei Tieren Erkrankungen hervorrufen.

Da es sich nicht um Mikroorganismen handelt, sind Prionen mit herkömmlichen Des-

infektions- und Sterilisationsmethoden nicht unschädlich zu machen und stellen deshalb ein Gesundheitsrisiko dar.

Prionenerkrankungen sind z. B.:
- BSE (Rinderwahnsinn),
- Creutzfeldt-Jakob-Krankheit.

Soor ▶ S. 71 f.

Parasiten: kleine Lebewesen, die sich von einem größeren Lebewesen ernähren. Das große Lebewesen (Mensch, Tier oder Pflanze) nennt man „Wirt".

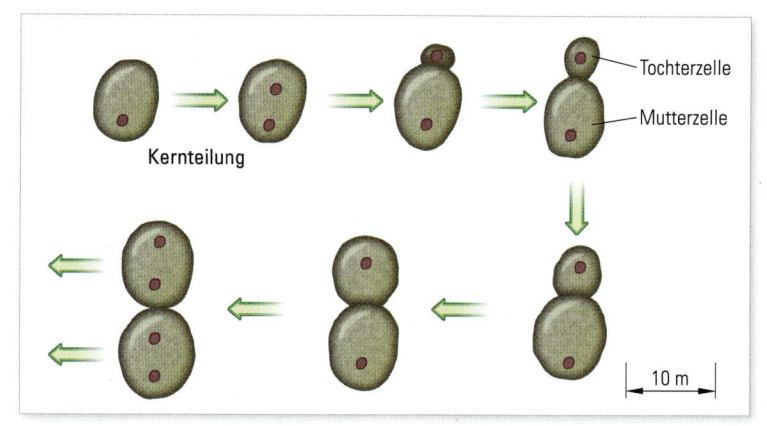

Bild 3.7 Vermehrungsstadien eines Sprosspilzes/Hefepilzes

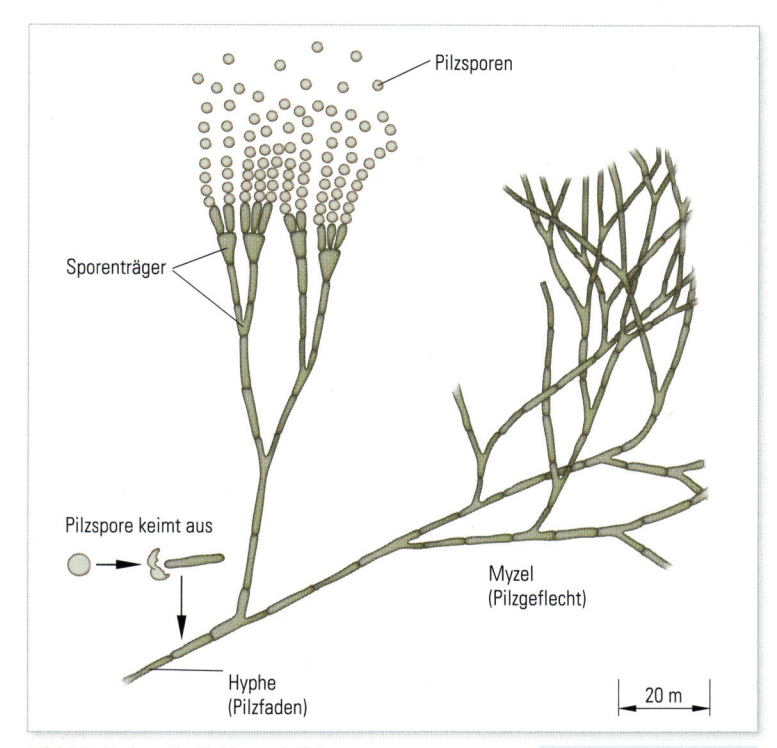

Bild 3.8 Fadenpilz (Schimmelpilz)

Protein: Eiweißmolekül

3.3 Von der Infektion zur Krankheit

3.3.1 Übertragung von Infektionskrankheiten

Infektionskrankheiten werden über eine Infektionskette übertragen, die aus Infektionsquelle, Überträger (Infektionsweg) und einer Eintrittspforte für die Erreger beim Empfänger besteht (Bild 3.9).

Infektionsquellen. Die wichtigste Infektionsquelle ist der Mensch. Jeder, der die Praxis betritt, kann Träger von Krankheitskeimen und damit Überträger von Infektionskrankheiten sein (Tabelle 3.3).

Infektionswege. Krankheitserreger können auf unterschiedlichen Wegen in den menschlichen Körper gelangen, wobei zwischen einem direkten und einem indirekten Infektionsweg unterschieden wird (Tabelle 3.4).

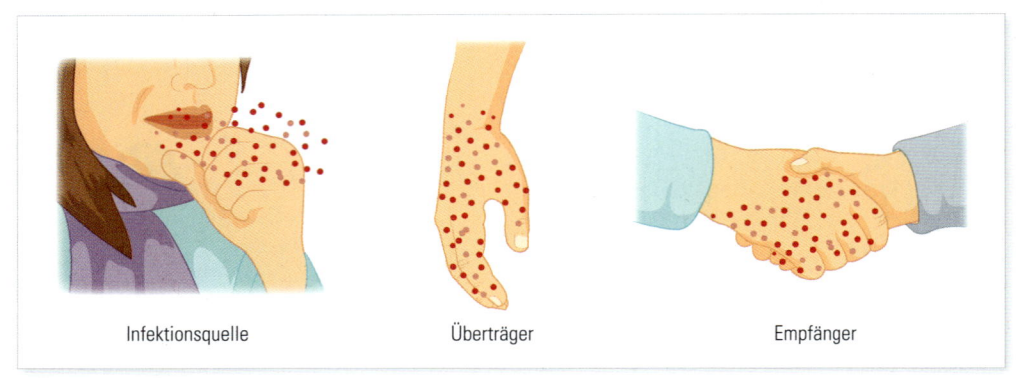

Bild 3.9 Infektionskette

Infektionsquelle	gefährdete Personen
Praxisteam • Hände • Kleidung • Atemluft	• Praxisteam • Patienten
Patienten • Atemluft und Speichel • Blut und Eiter • Prothesen	Praxisteam
Sprühnebel (Aerosol) (entsteht beim hochtourigen Bohren und Schleifen)	Behandlungsteam
Fußböden, Wände, Mobiliar • bestimmte, schwer zu reinigende Bereiche (Ecken, Ritzen) • Fußbodenverunreinigungen durch Straßenschuhe	• Praxisteam • Patienten • Reinigungspersonal
Geräte, Instrumente (kommen mit Infektionsträgern in Kontakt, besonders mit Blut und Eiter)	• Praxisteam • Patienten
Toiletten (Keimübertragung durch Berühren der Sanitärausrüstung oder durch Handtücher)	• Praxisteam • Patienten • Reinigungspersonal
Abfälle • Behandlungsräume • Labor • Pausenräume	• Praxisteam • Patienten • Reinigungspersonal

Tabelle 3.3 Infektionsquellen

Von der Infektion zur Krankheit — LF 3

	Infektionsweg	Beschreibung	Beispiel	Beispiele für Krankheiten
direkte Infektion: Erregerübertragung von Mensch zu Mensch ohne Zwischenschritte	Kontaktinfektion	Die Aufnahme des infektiösen Materials erfolgt durch Kontakt mit einem Erkrankten.	Kuss eines Menschen, der ein Herpesbläschen an der Lippe hat.	• Herpes labialis • Hepatitis B und C • HIV • Warzen • Geschlechtskrankheiten • Läuse • Pilzerkrankungen
	Tröpfcheninfektion	Infektion durch kleine, erregerhaltige Tröpfchen, die von infizierten Personen beim Husten oder Niesen ausgestoßen werden.	Ein erkälteter Patient kommt in die Praxis, er muss heftig niesen, die infektiösen Tröpfchen werden von den Anwesenden eingeatmet.	• grippaler Infekt • Influenza (Grippe) • die meisten Kinderkrankheiten • TBC • Scharlach
	diaplazentare Infektion (diaplazentar = durch den Mutterkuchen, die Plazenta)	Das ungeborene Kind wird durch die infizierte Mutter angesteckt.	Eine Schwangere erkrankt während der ersten sechs Wochen der Schwangerschaft an Röteln. Es besteht das Risiko, dass das Kind mit einer Behinderung zur Welt kommt.	• Röteln • Hepatitis B und C • Toxoplasmose
indirekte Infektion: Übertragung einer Krankheit mittels verschiedener Überträger (z. B. Gegenstände, Wasser, Nahrung, Insekten)	Wasser- und Nahrungsmittelinfektion	Lebensmittel sind mit Erregern kontaminiert (verunreinigt).	Ein Ei enthält Salmonellen, wird roh zu Mayonnaise verarbeitet und dann verzehrt.	• Salmonellose durch rohe Eier • Toxoplasmose durch rohes Fleisch • Creutzfeldt-Jakob-Krankheit durch z. B. Rinderhirn
	Schmierinfektion	Die Infektion erfolgt durch Berühren eines Gegenstandes, der mit infektiösen Körpersekreten, wie Speichel, Urin oder Stuhl, kontaminiert (verunreinigt) ist.	Bei einem Patienten wird ein Abszess eröffnet. Das kontaminierte Skalpell wird berührt, Erreger dringen in eine winzige Verletzung des Nagelbettes ein.	• Abszess • Herpes labialis • Kinderlähmung • Bindehautentzündung • Pilzerkrankungen
	perkutane Infektion (perkutan = durch die Haut)	Übertragung von Krankheitserregern durch Hautverletzungen.	Verletzung mit einem kontaminierten (verunreinigten) Skalpell; der Patient hat eine Hepatitis-C-Erkrankung.	• Hepatitis B und C • HIV • Krankheiten, die durch Insektenstiche oder -bisse übertragen werden
	Wasser- und Nahrungsmittelinfektion (fäkal-orale Übertragung)	Übertragung von Krankheitserregern durch unsauber zubereitete Nahrungsmittel.	Erkrankter Mensch berührt mit kontaminierten (verunreinigten) Händen Lebensmittel.	• Salmonellose • Hepatitis A • zahlreiche Durchfallerkrankungen

Tabelle 3.4 Infektionswege

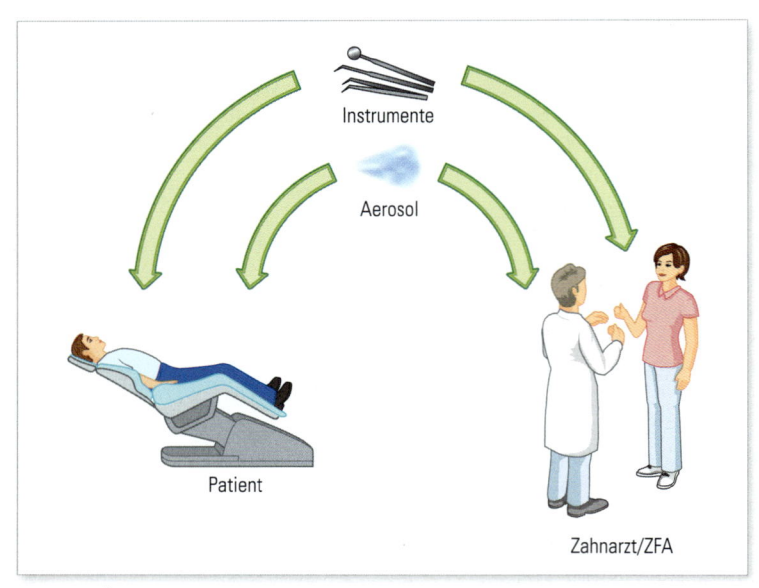

Bild 3.10 Übertragungswege von Infektionen in der Zahnarztpraxis

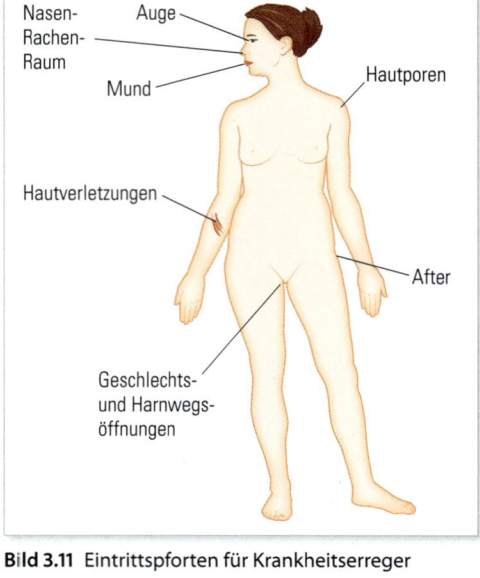

Bild 3.11 Eintrittspforten für Krankheitserreger

Mehrere Infektionswege können für ein und dieselbe Krankheit infrage kommen. In der Zahnheilkunde sind insbesondere die in Bild 3.10 dargestellten Übertragungswege von Bedeutung.

Eintrittspforten für Krankheitserreger können alle natürlichen Körperöffnungen, aber auch Haut und Schleimhaut sein (Bild 3.11).

3.3.2 Allgemeiner Verlauf einer Infektionskrankheit

Bei einer Infektion dringen Krankheitserreger in einen Organismus ein und vermehren sich dort. Die meisten Infektionen verlaufen symptomlos. Von einer Infektionskrankheit spricht man erst dann, wenn die Infektion sichtbare Krankheitszeichen nach sich zieht.

Antibiotika ▶ S. 235

Ob eine Infektion zu einer Erkrankung führt, hängt von verschiedenen Faktoren ab:
- von der Pathogenität und Virulenz der Erreger,
- von der Menge der Erreger,
- von der Lokalisation der Erreger (z. B. Mikroorganismen, die im Darm nützlich sind, können in der Harnblase sehr schädlich sein),
- von der Abwehrfähigkeit des Körpers.

Bricht die Erkrankung aus, verläuft sie in aller Regel nach dem in Bild 3.12 dargestellten Muster.

3.4 Ausgewählte berufsrelevante Infektionskrankheiten

3.4.1 Ausgewählte berufsrelevante bakterielle Erkrankungen

Die Behandlung bakterieller Infektionen erfolgt häufig durch die gezielte Gabe von ▶Antibiotika. Zahnmedizinisch bedeutsame bakterielle Erkrankungen listet Tabelle 3.5 auf S. 68 auf.

Tuberkulose (TBC) wird durch das Tuberkelbakterium (Mycobacterium tuberculosis) verursacht. Bei dieser Infektionskrankheit ist vor allen Dingen die Lunge betroffen. Die Übertragung erfolgt meistens durch eine Tröpfcheninfektion (Anhusten) von erkrankten Menschen. Sind Keime im Schleim (Auswurf) nachweisbar, spricht man von „offener" Tuberkulose. Sind die Krankheitsherde in der Lunge abgekapselt (geschlossene Tuberkulose), besteht keine Ansteckungsgefahr.

Ausgewählte berufsrelevante Infektionskrankheiten • LF 3

Voraussetzung: Die Bedingungen sind so, dass eine Infektionskrankheit unabwendbar ist.

Infektion → Eindringen der Krankheitserreger

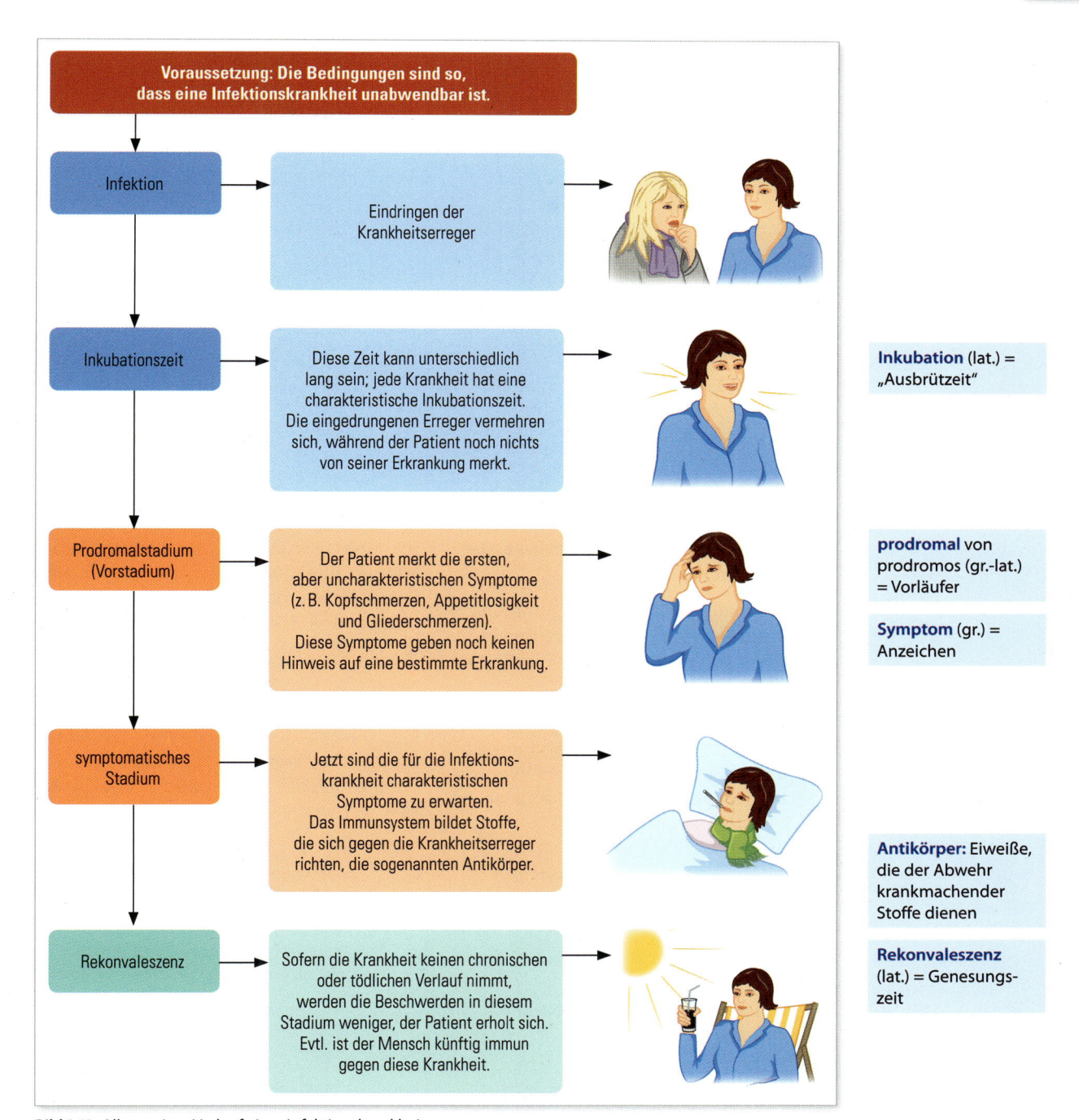

Inkubationszeit → Diese Zeit kann unterschiedlich lang sein; jede Krankheit hat eine charakteristische Inkubationszeit. Die eingedrungenen Erreger vermehren sich, während der Patient noch nichts von seiner Erkrankung merkt.

Inkubation (lat.) = „Ausbrützeit"

Prodromalstadium (Vorstadium) → Der Patient merkt die ersten, aber uncharakteristischen Symptome (z. B. Kopfschmerzen, Appetitlosigkeit und Gliederschmerzen). Diese Symptome geben noch keinen Hinweis auf eine bestimmte Erkrankung.

prodromal von prodromos (gr.-lat.) = Vorläufer

Symptom (gr.) = Anzeichen

symptomatisches Stadium → Jetzt sind die für die Infektionskrankheit charakteristischen Symptome zu erwarten. Das Immunsystem bildet Stoffe, die sich gegen die Krankheitserreger richten, die sogenannten Antikörper.

Antikörper: Eiweiße, die der Abwehr krankmachender Stoffe dienen

Rekonvaleszenz → Sofern die Krankheit keinen chronischen oder tödlichen Verlauf nimmt, werden die Beschwerden in diesem Stadium weniger, der Patient erholt sich. Evtl. ist der Mensch künftig immun gegen diese Krankheit.

Rekonvaleszenz (lat.) = Genesungszeit

Bild 3.12 Allgemeiner Verlauf einer Infektionskrankheit

Lange Zeit gab es in Deutschland nur vereinzelte Fälle von Tuberkulose, jedoch gewinnt die Erkrankung durch zunehmende Reise- und Einwanderungsbewegungen auch hierzulande wieder an Bedeutung. Für die Therapie stehen verschiedene speziell gegen die Erreger wirksame Antibiotika zur Verfügung.

Beispiele für Erkrankungen	Bakterienart	Vorkommen	Übertragungswege
Karies	Streptococcus mutans	im menschlichen Speichel	durch infizierte Bezugspersonen mittels Besteck, Schnuller oder Kuss
meist lokal begrenzte eitrige Entzündungen (z. B. Abszesse, Furunkel)	Staphylococcus aureus	Haut und Schleimhaut	Haut- und Schleimhautkontakte
• Wundinfektion • Nebenhöhlenentzündung • Bronchitis • Lungenentzündung	Streptokokken	Nasen-Rachen-Raum	Tröpfcheninfektion
Tuberkulose	Tuberkelbakterien (Stäbchenbakterien)	überwiegend in der Lunge	Tröpfcheninfektion
Legionellose	Legionellen (Stäbchenbakterien)	• in stehendem Wasser bei mäßiger Temperatur • Luftbefeuchter • Klimaanlagen	Einatmen erregerhaltiger Aerosole (Gemische aus festen oder flüssigen Schwebeteilchen und Luft)

Tabelle 3.5 Ausgewählte berufsrelevante bakterielle Erkrankungen

3.4.2 Ausgewählte berufsrelevante Viruserkrankungen

Viruserkrankungen, die in der Zahnmedizin von Bedeutung sein können, werden in Tabelle 3.6 und in den folgenden Abschnitten dargestellt.

Hepatitis (Sg.)/ Hepatitiden (Pl.) von Hepar (gr.) = Leber

Hepatitis meint alle Erkrankungen, die mit einer Entzündung der Leber einhergehen. Bei mehr als 90 % der Fälle sind Viren die Ursache der Erkrankung. Andere Ursachen für eine Entzündung des Lebergewebes können Infektionen durch Bakterien und Parasiten sein oder giftige Substanzen wie Arzneimittel, Alkohol oder Lösungsmittel.

Zurzeit unterscheidet man die Hepatitisformen A, B, C, D und E. Sie sind medizinisch gut erforscht. Über weitere mögliche Formen der Virushepatitis weiß man bis jetzt nur wenig. Laut Schätzungen der Weltgesundheitsorganisation (WHO) leben weltweit ca. 325 Millionen Menschen

Beispiele für Erkrankungen	Virusart	Vorkommen	Übertragungswege
Hepatitis B	Hepatitis-B-Virus (HBV)	hauptsächlich im Blut	• überwiegend durch Kontakt mit Blut und Blutprodukten • durch das Eindringen von Viren über Mund, Augen oder Geschlechtsorgane
Hepatitis C	Hepatitis-C-Virus (HCV)	hauptsächlich im Blut	• wie bei Hepatitis-B-Virus • zusätzlich unbekannte Übertragungswege
Lippenherpes	Herpes-simplex-Viren	in den Bläschen an Lippen und im Gesicht	Kontakt mit Wundstellen
AIDS	HI-Virus (HIV)	hauptsächlich im Blut, aber auch in allen anderen Körperflüssigkeiten	• Kontakt mit Blut und Blutprodukten • Sexualkontakt • von der Mutter auf das Kind, vor allem während der Geburt
Infektionen der oberen Atemwege	• Influenzaviren • Adenoviren • Rhinoviren	Nasen-Rachen-Raum	Tröpfcheninfektion

Tabelle 3.6 Ausgewählte berufsrelevante Viruserkrankungen

Ausgewählte berufsrelevante Infektionskrankheiten — LF 3

mit chronischer Hepatitis B oder C (Stand 2018). Etwa 90 % der Betroffenen ahnen nichts von ihrer Infektion.

Für die Beschäftigten im Bereich der Zahnheilkunde besteht insbesondere die Gefahr einer Hepatitis-B- und Hepatitis-C-Infektion.

Hepatitis B gilt als Berufskrankheit der Beschäftigten im Gesundheitsdienst. In der Zahnarztpraxis wird das Virus hauptsächlich übertragen durch
- Stichverletzungen mit Injektionsnadeln,
- Schnittverletzungen mit Skalpellen,
- das Eindringen von Viren über Mund und Augen.

Das Hepatitis-B-Virus ist so infektiös, dass lediglich 0,00004 ml Blut für eine Infektion ausreichen. Über kleinste Verletzungen, die bei jedem Menschen auf Haut oder Schleimhaut vorkommen, gelangen die Erreger in den Körper.

Nach dem Verlauf unterscheidet man
- die akute Hepatitis B und
- die chronische Hepatitis B.

Nur etwa ein Drittel der Infizierten zeigt nach einer Inkubationszeit von ein bis sechs Monaten die klassischen Hepatitiszeichen wie Ikterus (Bild 3.13), dunklen Urin, Gliederschmerzen, Schmerzen im Oberbauch, Übelkeit, Erbrechen und Durchfall. Bei den häufigen asymptomatischen Verläufen verspüren die Betroffenen nur eine leichte Abgeschlagenheit.

In 5–10 % der Fälle sind nach sechs Monaten noch Hepatitis-Viren im Blut nachweisbar. Man spricht dann von einer chronischen Hepatitis. Der chronische Verlauf kann sich bei geringer Symptomatik über Jahre hinziehen. Eine chronische Hepatitis heilt möglicherweise noch nach Jahren aus. Bei einer ungünstigen Entwicklung kann es zu einer Leberzirrhose (Lebergewebe wird durch nicht funktionsfähiges Narbengewebe ersetzt) oder einem Leberkarzinom (Leberkrebs) kommen.

Die Hepatitis-B-Prophylaxe besteht in der Praxis vor allen Dingen
- aus der allen ZFA empfohlenen Impfung,
- aus sorgfältiger Praxishygiene,
- in der konsequenten Berücksichtigung der ▶UVV,
- im Tragen von ▶Schutzkleidung und Schutzausrüstung (bei Bedarf).

Für die Entsorgung kontaminierter Kanülen sind nach den TRBA (Technische Regeln für Biologische Arbeitsstoffe) „No-Touch"-Systeme zu bevorzugen (Bild 3.14).

UVV ▶ S. 18

Schutzkleidung und Schutzausrüstung ▶ S. 81 f.

no touch (engl.) = ohne Berührung

asymptomatisch: ohne Symptome / Krankheitszeichen

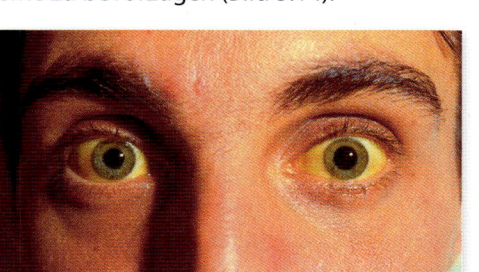

Bild 3.13 Ikterus (Gelbsucht)

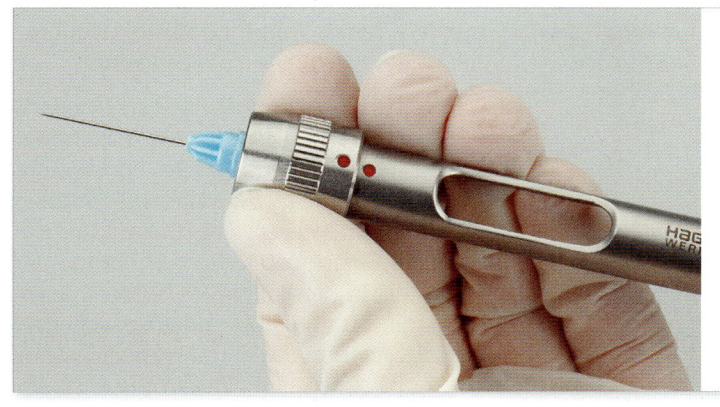

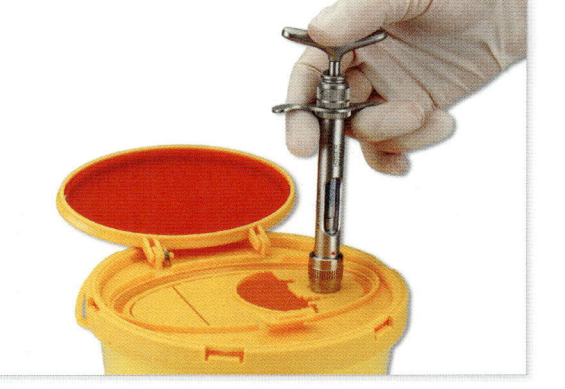

Bild 3.14 „No-Touch"-System

LF 3 • Praxishygiene organisieren

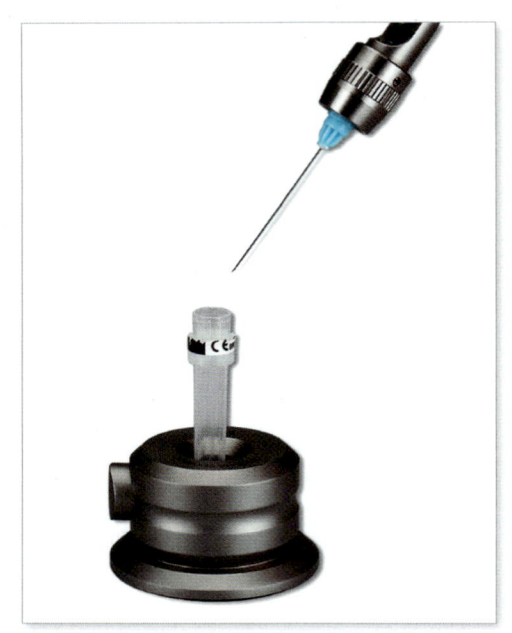

Bild 3.15 Einhändiges Recapping mit Hilfsmittel

HIV = Abkürzung für **h**uman **i**mmunodeficiency **v**irus (engl.) = menschliches Immunschwäche-Virus

AIDS = Abkürzung für **a**cquired **i**mmune **d**eficiency **s**yndrome (engl.) = erworbenes Abwehrschwächesyndrom

Diskonnektierung von to disconnect (engl.) = trennen, abziehen

recapping (engl.) = wieder bedecken

Sekundärinfektion: zusätzliche Infektion mit einem anderen Erreger

Bei No-Touch-Entsorgungssystemen befinden sich am Deckel eines Abwurfbehälters sogenannte Diskonnektierungshilfen, die das Abtrennen der Injektionskanülen vom Injektionssystem direkt in den Abwurfbehälter ermöglichen und dadurch ein Recapping überflüssig machen.

Einhändiges Recapping sollte nur mit geeigneten Hilfsmitteln, z. B. einem sicheren Ständer für die Schutzhüllen, durchgeführt werden (Bild 3.15). Das „zweihändige Recapping" ist grundsätzlich verboten.

INFO Gemäß den Bestimmungen des Arbeitsschutzes ist der Praxisinhaber verpflichtet, die (infektionsgefährdeten) Mitarbeiter über die Hepatitis-B-Schutzimpfung zu informieren und ggf. die Kosten für die Impfung zu übernehmen.

Hepatitis C ist weltweit verbreitet. Medizinisches Personal erkrankt etwa doppelt so häufig an Hepatitis C wie der Rest der Bevölkerung. Die Übertragungswege sind mit denen der Hepatitis B vergleichbar, dennoch sind bei etwa 40 % der Erkrankten die genauen Infektionsquellen und Infektionswege unklar.

Die Inkubationszeit dauert zwei Wochen bis sechs Monate. In der Regel werden Antikörper sieben bis acht Wochen nach der Infektion messbar.

Eine Hepatitis C verläuft in 50 – 80 % der Fälle chronisch. Der Krankheitsverlauf ähnelt dem der Hepatitis B, allerdings sind die Symptome meist nur mäßig ausgeprägt, was dazu führt, dass viele Betroffene nichts von ihrer Erkrankung wissen.

Vor dem Hepatitis-C-Virus kann man sich nicht durch eine Impfung schützen. Bei etwa 25 % der Betroffenen ist mit einer deutlichen Verkürzung der Lebenserwartung durch die Erkrankung zu rechnen.

HIV-Infektion und AIDS. AIDS ist seit 1981 als eigenständiges Krankheitsbild bekannt und ist weltweit verbreitet (Bild 3.16). Es bezeichnet eine Kombination von Symptomen, die beim Menschen durch die Infektion mit dem HI-Virus auftreten. Die HI-Viren verändern und zerstören vor allen Dingen die Zellen des Immunsystems, die dafür zuständig sind, Krankheitskeime und mutierte (genetisch veränderte, entartete) Zellen unschädlich zu machen. Die Symptome bei voll ausgebrochener Erkrankung sind Sekundärinfektionen und bestimmte Krebsarten.

Die Übertragung der HI-Viren erfolgt durch Eindringen infizierter Körperflüssigkeiten (Blut, Samenflüssigkeit, Scheidensekret) in Haut- oder Schleimhautverletzungen. Die Inkubationszeit beträgt sechs Monate bis mehrere Jahre. Während der Inkubationszeit ist der Betroffene bereits infektiös.

Der Verlauf der Erkrankung wird in unterschiedliche Stadien eingeteilt, die immer wieder durch symptomfreie Phasen unterbrochen werden. Während aller Stadien gilt der Betroffene als infektiös und es besteht die Gefahr der Weiterverbreitung der Krankheit. In der letzten Phase der Erkrankung, die bis zum Tod andauert, schreitet die Schwächung des Immunsystems voran. Infektionskrankheiten, die ein gesunder Organismus gefahrlos übersteht, können für einen AIDS-Kranken in dieser Phase lebensbedrohlich sein.

Ausgewählte berufsrelevante Infektionskrankheiten   LF 3

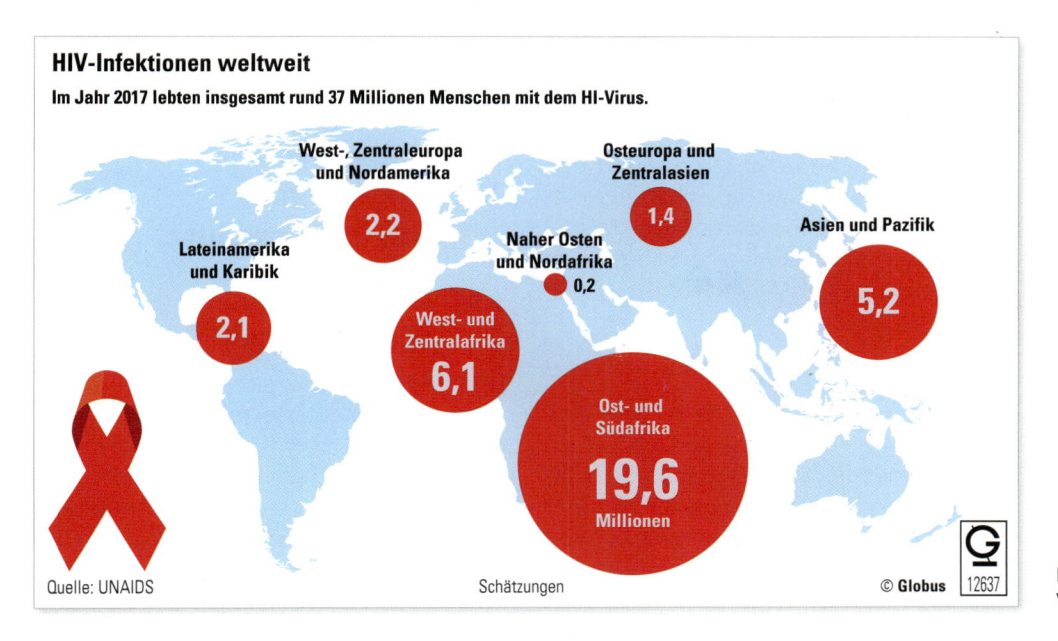

HIV-Infektionen weltweit
Im Jahr 2017 lebten insgesamt rund 37 Millionen Menschen mit dem HI-Virus.

- West-, Zentraleuropa und Nordamerika: 2,2
- Osteuropa und Zentralasien: 1,4
- Asien und Pazifik: 5,2
- Lateinamerika und Karibik: 2,1
- Naher Osten und Nordafrika: 0,2
- West- und Zentralafrika: 6,1
- Ost- und Südafrika: 19,6 Millionen

Quelle: UNAIDS   Schätzungen   © Globus 12637

Bild 3.16
Verbreitung von HIV

Eine HIV-Infektion ist unheilbar, eine Impfung gibt es nicht. Dank der Behandlung mit entsprechenden Medikamenten kann die Vermehrung der HI-Viren im Körper jedoch verhindert werden und die Betroffenen können sehr lange mit dem Virus leben. Man geht von einer fast normalen Lebenserwartung aus.

INFO Das Ansteckungsrisiko bei Hepatitis B ist etwa 100-mal größer als das von HIV und 10-mal größer als das von Hepatitis C.

Influenza-Viren. Durch das Arbeiten in der Mundhöhle von Patienten können auch solche Viren übertragen werden, die sich bevorzugt im Bereich der oberen Atemwege aufhalten, z. B. Influenza-Viren, die eine Grippe verursachen können. Grippe ist eine schwere Infektionskrankheit, die nichts mit dem harmlosen grippalen Infekt zu tun hat. Hauptübertragungsweg ist eine Tröpfcheninfektion. Da Grippeviren außerhalb des menschlichen Körpers mehrere Stunden überleben können, kann es auch zu einer Übertragung durch Schmierinfektion kommen.

Die wichtigsten Grippesymptome sind ausgeprägtes Krankheitsgefühl, hohes Fieber mit Schüttelfrost, Husten und Schnupfen.

Es gibt Impfstoffe gegen die Grippe. Da sich das Virus von Grippewelle zu Grippewelle verändert, sollte die Schutzimpfung jedes Jahr wiederholt werden.

3.4.3 Berufsrelevante Mykosen

Unter den etwa 120 000 verschiedenen Pilzarten sind nur etwa 180 Arten für den Menschen gefährlich, insbesondere dann, wenn eine Vorerkrankung oder ein geschwächtes Abwehrsystem vorliegt. Zahnmedizinisch relevant ist ▶ Mundsoor (Bild 3.17). Der Erreger dieser Pilzinfektion ist Candida albicans. Der Pilz ist fast überall nachweisbar und bei intaktem Immunsystem harmlos.

Mykose (gr.) = Pilzerkrankung

Soor ▶ S. 267

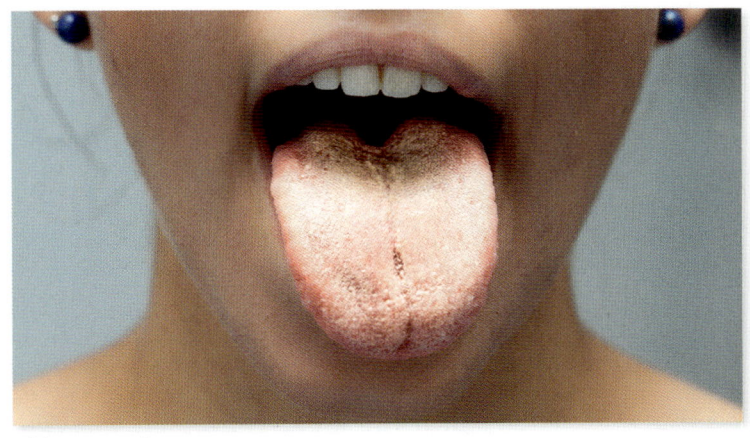

Bild 3.17 Mundsoor

handwerk-technik.de

LF 3 • Praxishygiene organisieren

Mundsoor zeigt sich durch einen weißen Belag im Mund- und Rachenraum. Wird dieser z. B. mit einem Holzspatel abgestreift, finden sich darunter rote entzündete, oft auch leicht blutende Stellen. Bei Erkrankten verschwinden die schmerzhaften weißlichen Beläge der Zunge und der Mundschleimhaut innerhalb weniger Tage nach der Behandlung mit ▶Antimykotika.

Antimykotika ▶ S. 235

BSE = Abkürzung für Bovine spongiforme Enzephalopathie (Rinderwahn)

Antigene: körperfremde Stoffe, gegen die das Immunsystem Antikörper bildet

Pulpa ▶ S. 104 f.

3.4.4 Prionenerkrankungen

Es gilt inzwischen als gesichert, dass eine von mehreren Formen der tödlich verlaufenden Creutzfeldt-Jakob-Krankheit (CJK) die menschliche Version von BSE ist. Der Erreger dieser Erkrankung kommt vorwiegend im Nervengewebe vor, somit könnte der Erreger theoretisch in der ▶Pulpa existieren. Eine Übertragung im Rahmen einer zahnärztlichen Behandlung ist bis jetzt nicht bekannt.

3.5 Allgemeiner Infektionsschutz

3.5.1 Infektionsschutz durch Impfungen

Während der Körper sich mit Krankheitserregern auseinandersetzt, werden Antikörper produziert, die die Erreger (Antigene) unschädlich machen sollen. Die durch die Bildung der entsprechenden Antikörper entstandene Unempfindlichkeit gegen bestimmte Antigene wird als Immunität bezeichnet.

Dem Gesunden/nicht infizierten Menschen werden abgeschwächte oder abgetötete Krankheitserreger bzw. deren Toxine gespritzt.

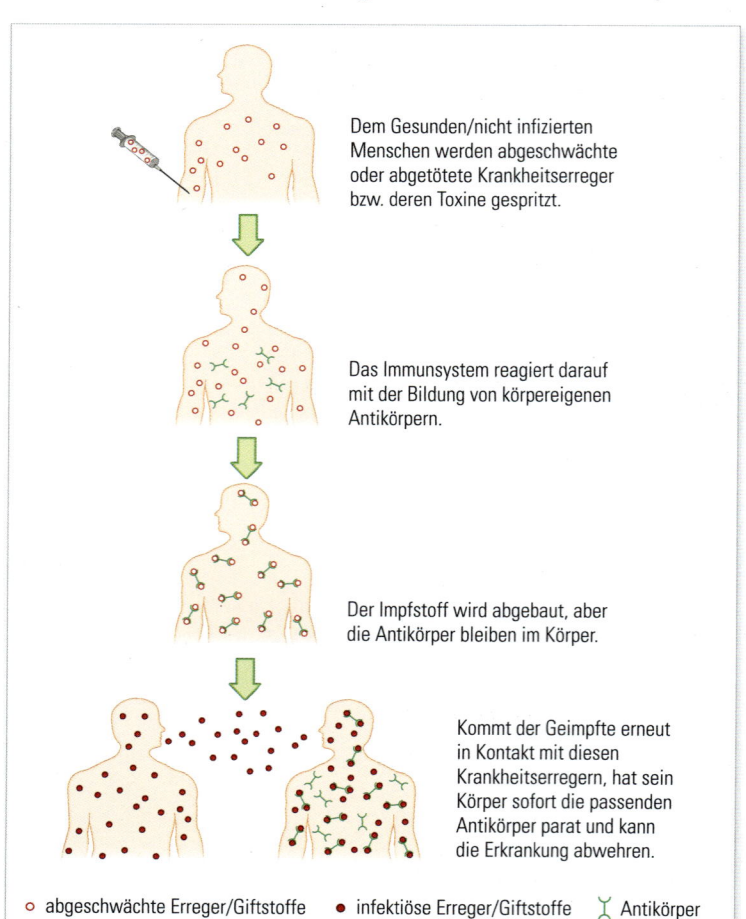

Das Immunsystem reagiert darauf mit der Bildung von körpereigenen Antikörpern.

Der Impfstoff wird abgebaut, aber die Antikörper bleiben im Körper.

Kommt der Geimpfte erneut in Kontakt mit diesen Krankheitserregern, hat sein Körper sofort die passenden Antikörper parat und kann die Erkrankung abwehren.

○ abgeschwächte Erreger/Giftstoffe • infektiöse Erreger/Giftstoffe ⊥ Antikörper

Bild 3.18 Aktive Schutzimpfung

Der (möglicherweise) infizierte Mensch bekommt im Labor hergestellte Antikörper gespritzt.

Die Antikörper machen die Krankheitserreger sofort unschädlich. Die Krankheit bricht bei dem infizierten und passiv geimpften Menschen nicht aus.

• Erreger
⊥ Antikörper

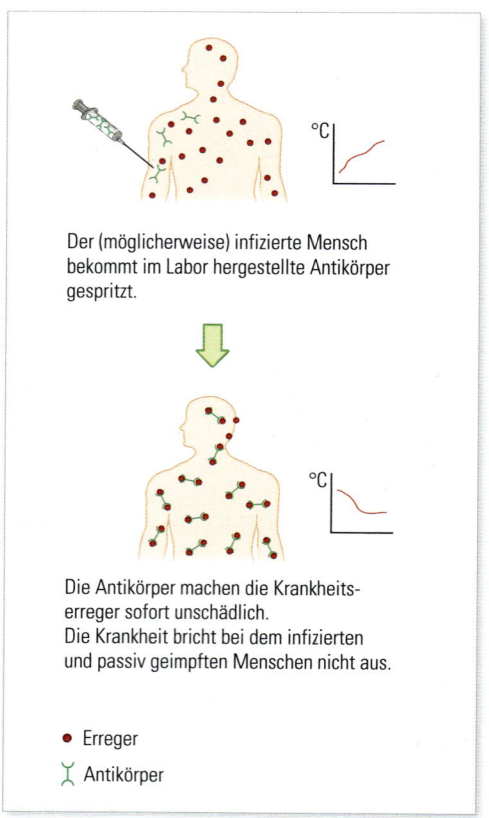

Bild 3.19 Passive Schutzimpfung

Allgemeiner Infektionsschutz • **LF 3**

Die das Immunsystem schützenden Eigenschaften der Antikörper werden bei Impfungen (Immunisierungen) eingesetzt. Man unterscheidet aktive und passive Immunisierung.

Aktive Immunisierung bedeutet, dass der Impfstoff in Form abgeschwächter oder abgetöteter Krankheitserreger oder deren Toxine (Gifte) in den Körper eingebracht wird. Das Immunsystem des Geimpften wird dadurch angeregt, körpereigene Antikörper zu bilden. Diese sollen zukünftig verhindern, dass der Geimpfte an dieser speziellen Infektionskrankheit erkrankt (Bild 3.18). Die aktive Immunisierung bietet einen lang anhaltenden Schutz, der allerdings erst nach einiger Zeit einsetzt.

Passive Immunisierung bedeutet, dass der Körper des Geimpften nicht selbst Antikörper bilden muss. Stattdessen wird dem Körper ein Impfstoff zugeführt, der fertige, körperfremde Antikörper enthält (Bild 3.19).

Es entsteht ein sofortiger Impfschutz, der allerdings nur bis zu drei Monate andauert. Der Körper erkennt die Antikörper als fremd und baut sie kontinuierlich ab.

Diese Art der Immunisierung wird eingesetzt, wenn zu befürchten ist, dass sich ein Mensch bereits infiziert hat. Im Idealfall kann der Ausbruch der Krankheit damit verhindert werden.

Simultanimpfung. Die Kombination von aktiver und passiver Impfung wird Simultanimpfung genannt. Dabei macht man sich die Vorteile beider Impfformen zunutze:
- sofortiger und
- lang anhaltender Impfschutz.

Das kann nützlich sein, wenn die Inkubationszeit einer Infektionskrankheit länger dauert als die maximale Schutzwirkung durch die passive Impfung anhält. Ganz vereinfacht könnte man sich die Simultanimpfung für z. B. Hepatitis B so vorstellen, wie in Bild 3.20 dargestellt.

Eine Simultanimpfung wird empfohlen, wenn eine mögliche Infizierung vorliegt und der Betroffene nicht geimpft ist oder sein Impfstatus unklar ist (z. B. bei der Tetanusimpfung).

Tabelle 3.7 gibt eine Übersicht über die verschiedenen Impfformen.

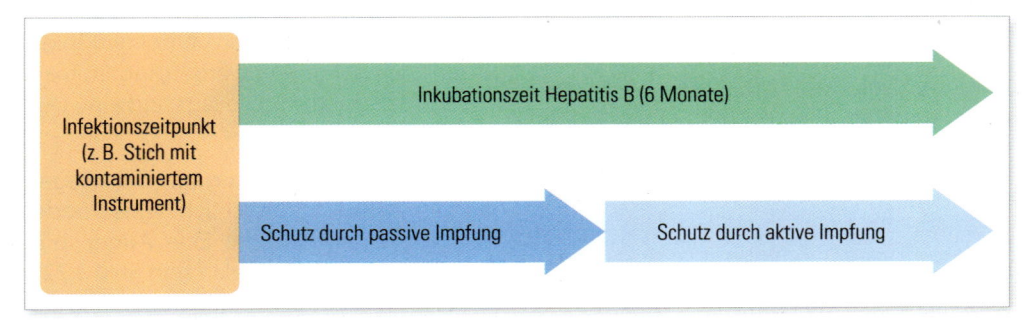

Bild 3.20 Schematische Darstellung des Impfschutzes bei der Simultanimpfung

	aktive Impfung	passive Impfung	Simultanimpfung
Impfstoff	Antigene	Antikörper	Antigene + Antikörper
Beginn des Schutzes	langsam einsetzend (erst nach Wochen)	sofort	sofort
Dauer der Wirkung	lang andauernd, z.T. lebenslänglich	meist nur wenige Wochen	lang andauernd

Tabelle 3.7 Verschiedene Impfformen im Vergleich

handwerk-technik.de

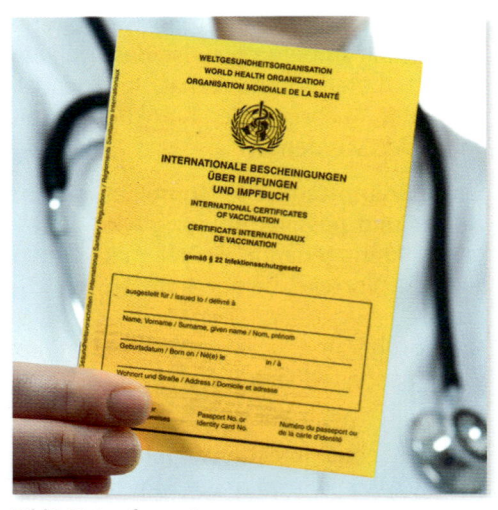

Bild 3.21 Impfausweis

Alle Impfungen sollten in einem Impfausweis dokumentiert werden (Bild 3.21). Dieses Dokument gibt Auskunft, gegen welche Krankheiten der Inhaber des Ausweises geimpft wurde und wann ggf. erforderliche Auffrischungsimpfungen notwendig werden.

3.5.2 Postexpositionsprophylaxe

Die Postexpositionsprophylaxe (PEP) wird erforderlich, wenn ein riskanter Kontakt mit möglicherweise infektiösem Material stattgefunden hat. Dabei gilt, dass man bei keinem Patienten ausschließen kann, dass er Krankheitserreger in sich trägt.

Stich- oder Schnittverletzungen. Als Sofortmaßnahme gilt:
- Wunde unter fließendes Wasser halten und gut bluten lassen, dabei aber nicht quetschen oder ausdrücken,
- Wunde mit einem Desinfektionsmittel benetzen und feucht halten (evtl. mit einer Kompresse als Depot),
- Inspektion der Verletzung und des Instruments (wichtig für den weiterbehandelnden Arzt und für den Unfallbericht).

Die Weiterbehandlung sollte ein Durchgangsarzt (D-Arzt) übernehmen. Ausnahme: Unfallverletzte, die einen Facharzt benötigen (z. B. bei Augenverletzungen, Hals-/Nasen-/Ohrenverletzungen oder Zahnverletzungen). Die Betroffenen können sich direkt bei einem entsprechenden Facharzt vorstellen. Dieser muss darüber informiert werden, dass es sich um einen Arbeitsunfall handelt.

Ein D-Arzt ist ein Facharzt aus den Gebieten Chirurgie oder Orthopädie, der von den Berufsgenossenschaften eine besondere Zulassung erhalten hat. Wenn das Risiko einer HIV-Infektion vorliegt, sollte der D-Arzt innerhalb von zwei Stunden aufgesucht werden. Es sollte eine sofortige Blutentnahme erfolgen, bei der auf Antikörper untersucht wird. Sie kann später als Beleg dafür dienen, dass eine eventuelle Infektion die Folge eines Arbeitsunfalls ist.

TIPP Kommen zu Ihnen Unfallverletzte in die Praxis, erkundigen Sie sich immer, ob es sich um einen Arbeits-, Schul- oder Kitaunfall handelt.

Kontamination unverletzter Haut. Nach direktem Kontakt mit erregerhaltigem Material (z. B. Eiter oder Blut) muss die betroffene Hautstelle
- gründlich mit Wasser abgespült und anschließend mit einem Einmaltuch getrocknet werden,
- für mindestens 30 Sekunden mit einem mit Händedesinfektionsmittel getränkten Tuch behandelt werden, indem man das Tuch auf die Stelle legt und einwirken lässt.

Kontamination der Augen. Die Augen werden sofort mit reichlich Wasser oder Kochsalzlösung gespült. Eine Augenspülflasche kann dabei hilfreich sein (Bild 3.22).

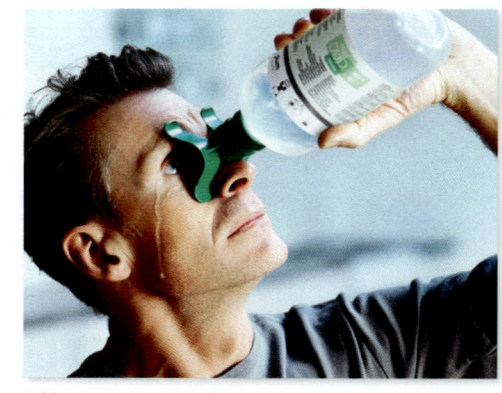

Bild 3.22 Ausspülen der Augen mit Augenspülflasche

Postexpositionsprophylaxe von post (lat.) = nach; Exposition (lat.) = Aussetzung; Prophylaxe (gr.) = Vorbeugung

Kontamination von contaminare (lat.) = beflecken, beschmutzen: unerwünschte Verunreinigung durch Mikroorganismen oder andere schädliche Stoffe

Kontamination der Mundhöhle. Das in den Mund gelangte, möglicherweise infektiöse Material muss vollständig ausgespuckt werden. Anschließend sollte mehrfach (ca. vier bis fünf Mal) mit Wasser gespült werden. Das gleiche Vorgehen wird mit einem Desinfektionsmittel für die Mundhöhle (z. B. Chlorhexidin, Octenidin) wiederholt.

Dokumentation des Unfallgeschehens. Auch wenn die Verletzung unbedeutend erscheint, muss das Ereignis im Verbandbuch, das jede Praxis führen muss, dokumentiert werden. Zur Wahrung des Datenschutzes können die Dokumentationsbögen des Verbandbuches entweder aus dem Meldeblock entnommen und an einem sicheren Ort abgeheftet werden (Bild 3.23) oder in Form eines PDFs ausgefüllt und digital gespeichert werden.

Zu dokumentieren sind:
- Name, Arbeitsbereich und Berufsgruppe des Verletzten bzw. Erkrankten,
- Ort, Datum und Uhrzeit des Zwischenfalls,
- Benennung von Zeugen,
- Unfallgeschehen (Tätigkeit, die zur Kontamination bzw. Verletzung führte),
- Art und Umfang der Kontamination bzw. Verletzung,
- Anamnese des behandelten Patienten,
- Anamnese des Verletzten (Frage nach Impfungen),
- Auflistung aller durchgeführten Maßnahmen,
- Name des Erste-Hilfe-Leistenden/ Behandelnden.

Besteht der Verdacht, dass eine Infektion mit Hepatitis-B-Viren oder HI-Viren vorliegen könnte, sollte sofort gehandelt werden. Bei einer Hepatitis-B-Infektion ist eine nachträgliche Immunprophylaxe möglich. Bei einer HIV-Infektion kann eine medikamentöse Postexpositionsprophylaxe durchgeführt werden. Bei einer Hepatitis-C-Infektion ist eine wirksame Postexpositionsprophylaxe hingegen nicht bekannt.

Damit im Ernstfall keine Zeit verloren geht, empfiehlt es sich, Notfalladressen in der Praxis bereitzuhalten.

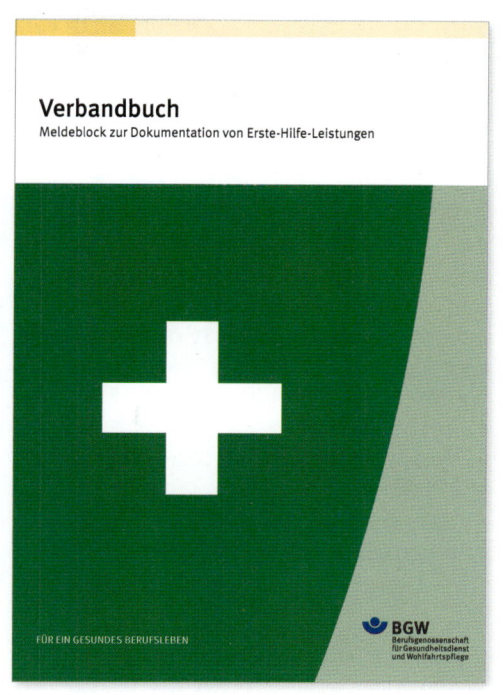

Bild 3.23 Verbandbuch der BGW (Meldeblock)

Die BGW ist zu informieren, wenn die/der Betroffene durch den Zwischenfall mehr als drei Tage arbeitsunfähig ist.

3.5.3 Infektionsschutzgesetz

Das Infektionsschutzgesetz (IfSG) regelt die Verhütung und Bekämpfung von Infektionskrankheiten beim Menschen mit dem Ziel, Infektionen frühzeitig zu erkennen und ihre Weiterverbreitung zu verhindern. Zu den vom Gesetz vorgesehenen Maßnahmen gehören u. a.:
- die Pflicht zur Ermittlung des Ursprungs einer Infektionskrankheit,
- Entseuchungsmaßnahmen (Desinfektion oder Vernichtung kontaminierter Gegenstände),
- eine Untersuchungs- und Behandlungspflicht für Betroffene,
- die Untersuchung der Kontaktpersonen,
- Bestimmungen für den Schulbesuch, die Arbeit usw.

Weigert sich ein Betroffener, die notwendigen Maßnahmen zu dulden, kann er ggf. zwangsweise behandelt oder untersucht werden.

Hinweis: Das Infektionsschutzgesetz ist z. B. unter www.gesetze-im-internet.de abrufbar

Anamnese ▶ S. 28 ff.

Nach § 6 des IfSG sind auch Zahnärzte verpflichtet, bestimmte ansteckende (meldepflichtige) Krankheiten dem Gesundheitsamt zu melden. Ist der Zahnarzt dazu nicht in der Lage, muss es ersatzweise eine ZFA tun. Zu den meldepflichtigen Krankheiten gehören Krankheiten mit großer Ansteckungsgefahr und sehr schwere Erkrankungen. Bei etlichen Erkrankungen ist bereits der Verdacht auf die entsprechende Krankheit meldepflichtig. Auch der Tod durch eine solche Erkrankung muss gemeldet werden. Zu den meldepflichtigen Krankheiten gehören z. B.:

Maßnahmen bei chirurgischen Eingriffen ▶ S. 213 f.

- Virushepatitiden,
- Tuberkulose,
- Salmonellose und
- diverse Kinderkrankheiten.

Ohne Namensnennung der Erkrankten gemeldet werden müssen z. B. Fälle von:
- Syphilis,
- HIV/AIDS oder
- Toxoplasmose.

3.6 Praxishygiene

3.6.1 Arbeitsorganisatorische Hygienemaßnahmen

Ignaz Semmelweis, der Begründer der medizinischen Händedesinfektion, schrieb bereits 1861: „Es ist sicherer, den Finger nicht zu verunreinigen, als den verunreinigten Finger wieder zu reinigen."

Nichtkontamination. Die wichtigste Hygieneregel ist es, Kontaminationen (Verunreinigungen) von vornherein zu vermeiden. Dies erreicht man am ehesten durch die Optimierung von Arbeitsabläufen, z. B. durch:

perforieren (lat.) = durchstoßen, durchlöchern

- einen vollständig vorbereiteten Arbeitsplatz, damit z. B. während der Behandlung nicht mit kontaminierten Fingern in Schubladen gegriffen werden muss,
- das Abhalten von Lippe, Wange, Zunge mit geeigneten Instrumenten,
- eine wirkungsvolle Absaugtechnik,
- eine überlegte Instrumentenablage,
- die unfallsichere Entsorgung von kontaminiertem Material.

Anamnese. Im Rahmen der ▶Anamnese muss ein Patient auch nach Infektionskrankheiten befragt und die Befragung regelmäßig aktualisiert werden. Anschließend entscheidet man, ob das Risiko durchschnittlich ist, ob besondere Schutzmaßnahmen erforderlich sind oder ob es eventuell sinnvoll ist, eine aufschiebbare Behandlung zu einem späteren Zeitpunkt durchzuführen.

Haut- und Schleimhautdesinfektionen sind nur im Rahmen von ▶chirurgischen Eingriffen erforderlich. In der Mundschleimhaut apathogene Keime können in der Blutbahn durchaus pathogen wirken. Durch eine Schleimhautdesinfektion (z. B. mit Jodlösung oder Chlorhexidin) soll eine Selbstinfektion des Patienten vermieden werden.

Eine Übertragung ansteckender Krankheiten von medizinischem Personal auf Patienten ist ebenfalls möglich. Grundsätzlich gilt, dass Zahnärzte und ZFA, die akut erkrankt sind, nicht behandeln dürfen. Ob medizinisches Personal mit chronischen Verläufen von Infektionskrankheiten arbeiten darf, muss im Einzelfall entschieden werden.

3.6.2 Hygienemaßnahmen für das Behandlungsteam

Persönliche Hygiene ist allein wegen der Außenwirkung unerlässlich, sie stellt aber auch einen wichtigen Beitrag zum Infektionsschutz dar. Handschmuck darf nicht getragen werden, weil die korrekte Händedesinfektion dadurch behindert wird. Die Fingernägel sollten kurz sein, denn lange Fingernägel können nicht ausreichend gereinigt und desinfiziert werden. Darüber hinaus können sie die dünnwandigen Handschuhe perforieren. Lange Haare müssen zusammengebunden werden.

> **TIPP** Verzichten Sie bei der Arbeit ganz auf künstliche Fingernägel und Nagellack. Diese künstlichen Materialien weisen innerhalb kürzester Zeit Mikroperforationen auf, in denen sich Keime ansiedeln können und die nicht ausreichend desinfiziert werden können.

Praxishygiene • LF 3

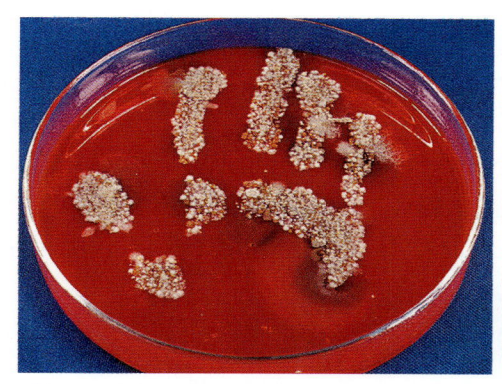

Bild 3.24 Abklatschpräparat einer nicht desinfizierten Hand

Händewaschen dient der Entfernung von sichtbarem Schmutz und reduziert die Anzahl der Mikroorganismen auf der Haut (Hautflora; Bild 3.24). Diese Keimreduktion ist allerdings für den zahnärztlichen Tätigkeitsbereich nicht ausreichend.

Händewaschen ist notwendig
- bei sichtbarer Verschmutzung,
- nach der Toilettenbenutzung oder
- nach dem Naseputzen.

Befinden sich grobe Verunreinigungen auf den Händen, werden diese vor dem Händewaschen mit Einmaltüchern entfernt. Die flüssige Seife wird aus einem Direktspender so entnommen, dass die beschmutzte Hand den Spender nicht berührt (Bild 3.25). Das Wasser sollte nicht heiß sein, um die Haut zu schonen. Zum Abtrocknen der gewaschenen Hände wird ein Einmaltuch benutzt. Zu häufiges und überflüssiges Waschen schädigt die Haut und stellt dadurch ein Infektionsrisiko dar.

Für eine wirksame Händehygiene muss der Waschplatz wie folgt beschaffen sein:
- alle Oberflächen sollten glatt und leicht zu reinigen sein,
- alle Bedien- und Spenderhebel müssen mit dem Fuß oder mit dem Ellenbogen zu bedienen sein,
- in der Nähe des Waschplatzes befindet sich ein Behälter für verwendete Handtücher,
- zur Grundausstattung gehören Flüssigseife, Einmalhandtücher, Händedesinfektionsmittel und Handpflegemittel.

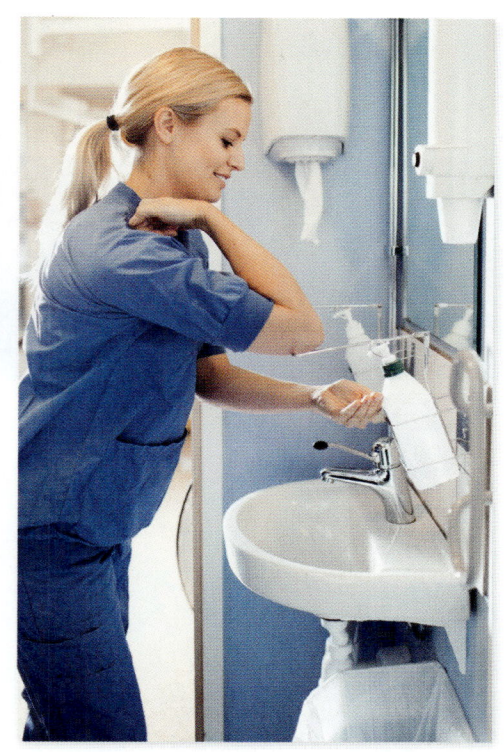

Bild 3.25 Hygienische Bedienung der Direktspender am Waschplatz

Hautflora: Gesamtheit aller Mikroorganismen (v. a. Bakterien), die die Hautoberfläche eines bestimmten Körpergebiets besiedeln

Hygienische Händedesinfektion hat zum Ziel, hautfremde Keime unschädlich zu machen. Häufig werden jedoch bei der Desinfektion der Hände bestimmte Handpartien unbewusst ausgespart, etwa der Daumen und die Fingerkuppen. Um solche Benetzungslücken auszuschließen, sollte die hygienische Händedesinfektion nach einer der im Folgenden erläuterten Einreibemethoden durchgeführt werden.

Standard-Einreibemethode bei hygienischer Händedesinfektion gemäß DIN EN 1500. Das alkoholische Desinfektionsmittel wird ohne Berührung mit der Hand aus einem Direktspender entnommen (3 ml, entspricht 2–3 Hüben des Spenders). Anschließend wird das Desinfektionsmittel, wie in der Norm DIN EN 1500 beschrieben (Bild 3.26, S. 78), über die sauberen und trockenen Hände, die Handgelenke sowie zwischen den Fingern verteilt und gründlich eingerieben, bis es vollständig getrocknet ist, mindestens aber 30 Sekunden.

LF 3 • Praxishygiene organisieren

schülke

Hygienische Händedesinfektion

Standard-Einreibemethode für die hygienische Händedesinfektion gem. EN 1500

Einwirkzeit 30 Sekunden

- Handfläche auf Handfläche, zusätzlich gegebenenfalls die Handgelenke
- Kreisendes Reiben mit geschlossenen Fingerkuppen der rechten Hand in der linken Handfläche – und umgekehrt
- Rechte Handfläche über linkem Handrücken – und umgekehrt
- Handfläche auf Handfläche mit verschränkten, gespreizten Fingern
- Außenseite der verschränkten Finger auf gegenüberliegende Handflächen
- Kreisendes Reiben des rechten Daumens in der geschlossenen linken Handfläche – und umgekehrt

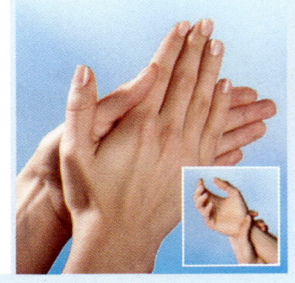

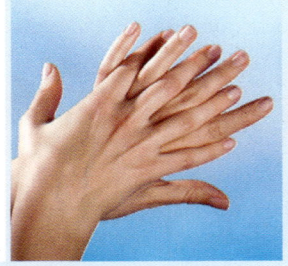

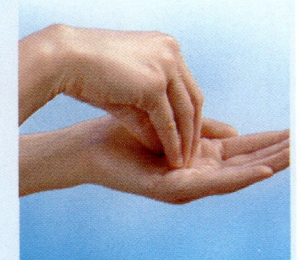

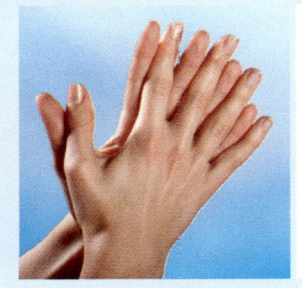

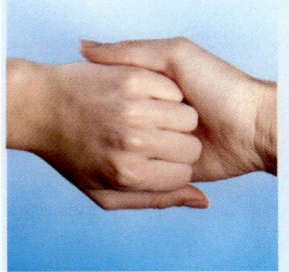

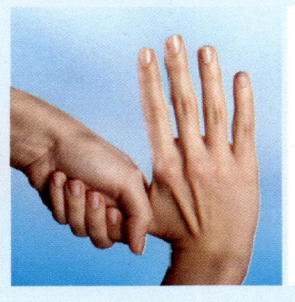

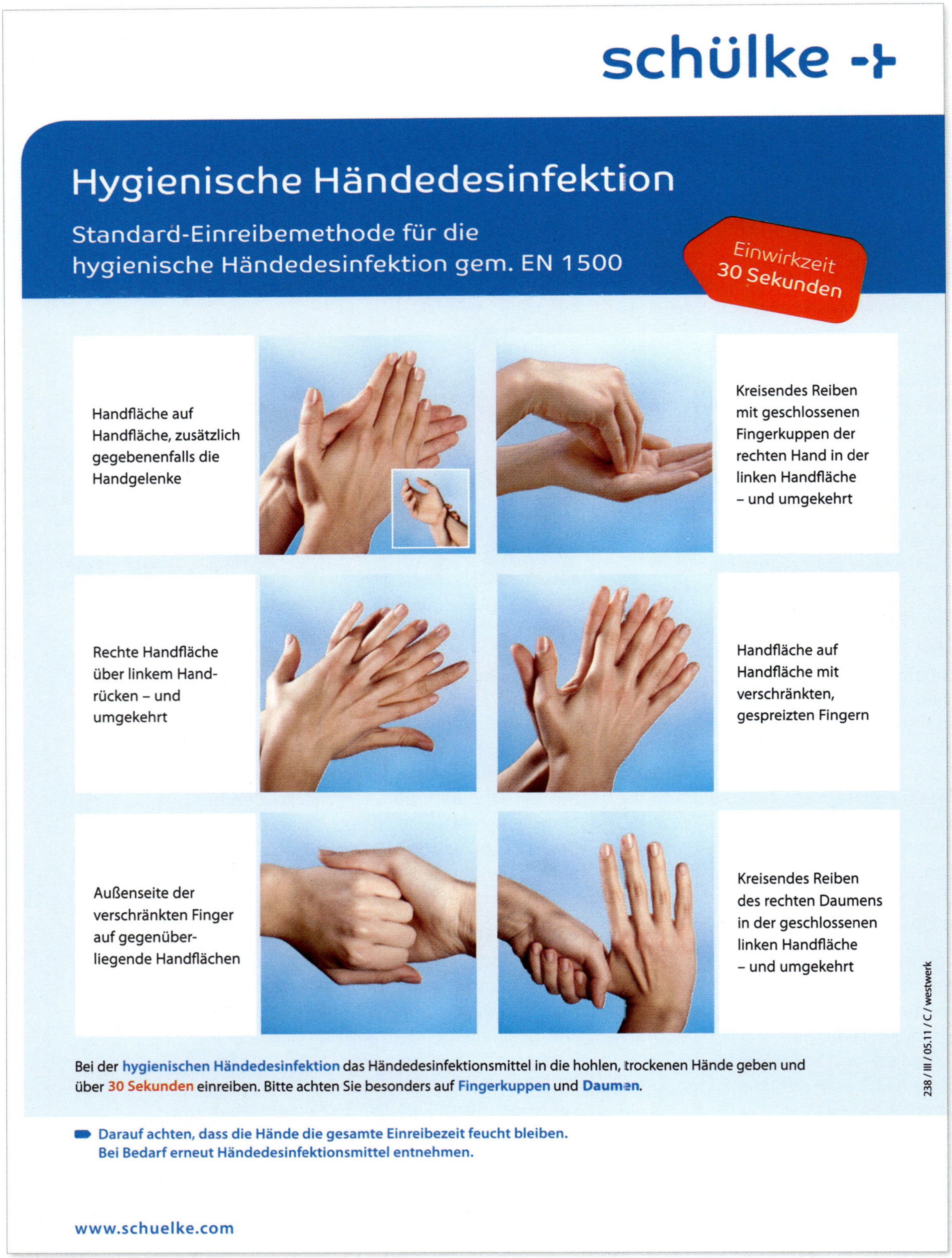

Bei der **hygienischen Händedesinfektion** das Händedesinfektionsmittel in die hohlen, trockenen Hände geben und über **30 Sekunden** einreiben. Bitte achten Sie besonders auf **Fingerkuppen** und **Daumen**.

▶ Darauf achten, dass die Hände die gesamte Einreibezeit feucht bleiben. Bei Bedarf erneut Händedesinfektionsmittel entnehmen.

www.schuelke.com

Bild 3.26 Standard-Einreibemethode für die hygienische Händedesinfektion

Eigenverantwortliche Einreibemethode zur hygienischen Händedesinfektion. Allerdings hat man inzwischen festgestellt, dass sich mit der sogenannten „eigenverantwortlichen Einreibemethode" zum Teil bessere Ergebnisse erzielen lassen als mit der Standard-Einreibemethode nach DIN EN 1500. Bei dieser Methode desinfiziert der Anwender die Hände 30 Sekunden intuitiv und nicht in einer bestimmten Reihenfolge und achtet dabei selbst auf eine vollständige Benetzung.

Wann eine hygienische Händedesinfektion durchgeführt werden muss, soll Tabelle 3.8 verdeutlichen.

Die chirurgische Händedesinfektion ist erforderlich
- vor umfangreichen chirurgischen Eingriffen mit anschließendem speicheldichten Wundverschluss (z. B. bei Implantationen, Transplantationen von Knochen oder Bindegewebe, Sinus-Lift-Operationen, Wurzelspitzenresektionen) und
- bei Patienten mit erhöhtem Infektionsrisiko.

Durchführung der chirurgischen Händedesinfektion:
- Die Hände können, müssen aber nicht, gewaschen werden. Wenn die Hände gewaschen werden, erfolgt dies unter fließendem Wasser. Die Ellenbogen liegen dabei tiefer als die Fingerspitzen, damit die Fingerspitzen nicht wieder kontaminiert werden. Beim Waschen darf keine Bürste verwendet werden.
- Die Hände werden mit einem Einmalhandtuch abgetrocknet.
- Die sauberen und trockenen Hände und Unterarme werden bis zum Ellenbogen desinfiziert. Bei der Einwirkzeit sollte man sich an die Herstellerangaben halten, in der Regel dauert es etwa drei Minuten.
- Ist das Mittel verdunstet und die Hände vollständig trocken, werden sterile Handschuhe angezogen (Bild 3.27, S. 80).
- Nach der Behandlung: Ablegen der Handschuhe und Durchführung der hygienischen Händedesinfektion (wie zuvor beschrieben).

intuitiv: unterbewusst, auf einer Vermutung beruhend

aseptisch: keimfrei bzw. ohne die Beteiligung von Erregern

Wann?	Warum?	Beispiel aus der Zahnarztpraxis
vor Kontakt mit Patienten (auch bei kurzer Behandlungsunterbrechung)	Damit keine fremden Keime auf Patienten übertragen werden können.	Die ZFA desinfiziert sich die Hände, bevor sie der Patientin die Serviette umlegt und die Brille abnimmt.
vor aseptischen Tätigkeiten	Damit fremde oder körpereigene Keime nicht in sterile Bereiche und/oder das Körperinnere von Patienten gelangen können.	Die ZFA desinfiziert sich die Hände, bevor sie die sterilen Handschuhe anzieht.
nach Kontakt mit potenziell infektiösen Materialien	Zum Schutz des Personals und der Patienten vor krankmachenden Erregern.	Die ZFA desinfiziert sich die Hände, nachdem sie die benutzten Instrumente vom Tray geräumt und die Behandlungsabfälle entsorgt hat.
nach Kontakt mit Patienten (auch bei kurzer Behandlungsunterbrechung)	Zum Schutz des Personals und der Patienten vor krankmachenden Erregern.	Die ZFA desinfiziert sich die Hände, nachdem sie der Patientin aus dem Behandlungsstuhl geholfen hat.
nach Kontakt mit Oberflächen in der direkten Umgebung von Patienten	Zum Schutz des Personals und der Patienten vor krankmachenden Erregern.	Die ZFA desinfiziert sich die Hände, nachdem sie das Dentalröntgengerät per Wischdesinfektion aufbereitet hat.

Tabelle 3.8 Die 5 Indikationen der hygienischen Händedesinfektion

Vorgehen beim Anziehen steriler Handschuhe:

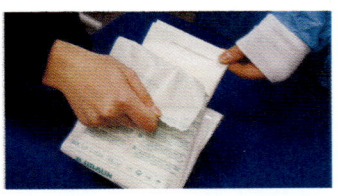

a) Die äußere Verpackung von der Assistenz öffnen lassen und die innere Papierverpackung mit den gewaschenen und desinfizierten Händen entnehmen.

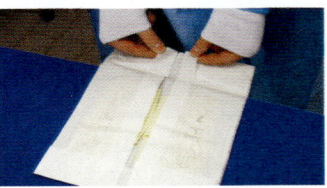

b) Die innere Papierverpackung einmal aufgeschlagen an den Tischrand legen (damit das Papier während des Anziehens nicht zusammenklappt und die Handschuhe kontaminiert) und dann auseinanderziehen, sodass die Handschuhe offen daliegen und dabei nicht berührt werden.

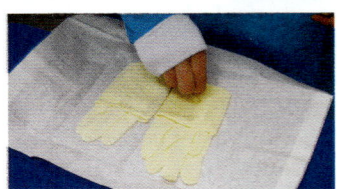

c) Mit den Fingern das umgestülpte Ende des ersten Handschuhs fassen und den Handschuh von der Papierverpackung hochheben.

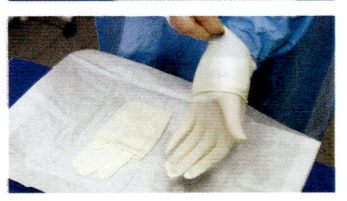

d) Mit der anderen Hand hineingleiten (Handfläche nach oben) und den Handschuh möglichst weit nach oben über den Kittel ziehen – die Krempe bleibt noch umgeklappt. Wenn der eine oder andere Finger dabei nicht gleich richtig sitzt, dies vorerst nicht korrigieren.

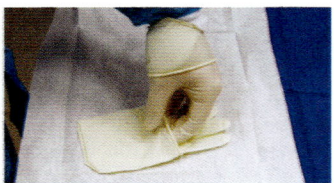

e) Mit den behandschuhten Fingern von oben unter die Stulpe des zweiten Handschuhs greifen und diesen von der Papierverpackung hochheben.

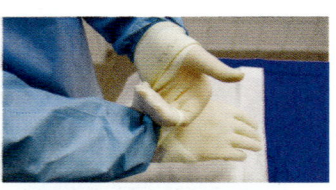

f) Mit der freien Hand in den zweiten Handschuh gleiten und diesen weit nach oben über den Kittel ziehen.

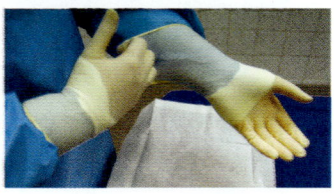

g) Mit den Fingern unter die Stulpe des zuerst angezogenen Handschuhs greifen und die noch umgeschlagene Krempe hochziehen.

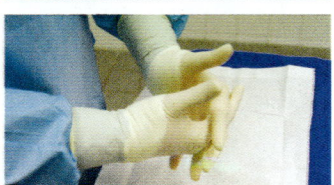

h) Abschließend können Korrekturen vorgenommen werden, indem man an den Handschuhfingern zieht, bis die Handschuhe richtig sitzen.

Bild 3.27 Anziehen steriler Handschuhe

Praxishygiene • LF 3

TIPP Ziehen Sie sterile Handschuhe immer so an, dass keine Kontamination stattfindet.

Handpflege ist nicht nur eine kosmetische Frage, sondern auch ein wichtiger Beitrag zur Hygiene, denn je glatter und unverletzter die Haut ist, desto weniger Keime können haften bleiben. Handpflegemittel für das Team dürfen aus hygienischen Gründen nur aus Spendern entnommen werden.

Berufskleidung (z. B. Kittel, Hose, Kasack, T-Shirt) wird während der Routinearbeit getragen. Diese Kleidung hat jedoch nur eine eingeschränkte Schutzfunktion. Am besten eignet sich Kleidung in hellen Farben, weil Kontaminationen darauf besser erkennbar sind. Berufskleidung sollte geschlossen sein, kurze Ärmel haben (Bild 3.28) und bei mindestens 60 °C waschbar sein. Wenn dies nicht möglich ist, muss ein desinfizierendes Waschmittel eingesetzt werden.

Berufskleidung darf nur in der Praxis getragen werden und muss getrennt von der Privatkleidung aufbewahrt werden. Die ZFA sollte mindestens zweimal wöchentlich die Berufskleidung wechseln. Laut Hygienerichtlinie des Robert-Koch-Instituts (RKI) bestehen aus hygienischer Sicht jedoch keine Bedenken, wenn die Berufskleidung im privaten Haushalt gewaschen wird.

Bei Kontamination (z. B. Blut) wird die Berufskleidung wie Schutzkleidung behandelt und aufbereitet. Das heißt, dass sich die ZFA nach Beendigung der Behandlung des Patienten umziehen muss. Diese Kleidung darf nicht zu Hause gewaschen werden. Sie muss desinfiziert und professionell gereinigt werden. Bei minimaler Kontamination kann das Kleidungsstück an den betroffenen Stellen mit Flächendesinfektionsmittel behandelt werden und anschließend wie Berufskleidung gewaschen werden.

Schutzkleidung (z. B. langärmeliger Schutzkittel, flüssigkeitsdichte Schürze) soll verhindern, dass Mitarbeiter oder ihre Berufskleidung kontaminiert werden. Sie muss vom Zahnarzt gestellt werden.

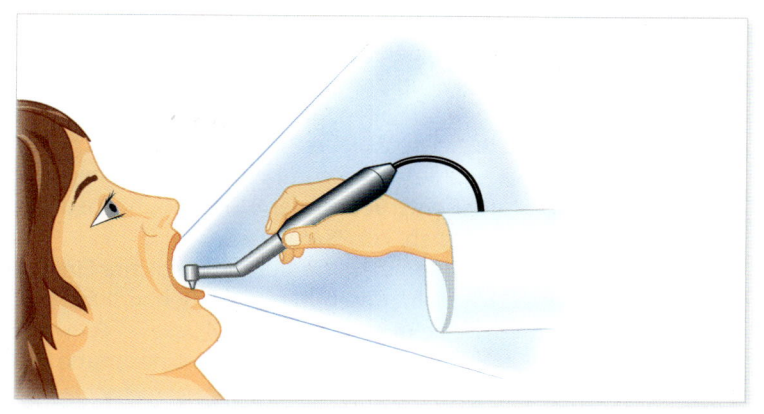

Bild 3.28 Kontamination langärmeliger Berufskleidung durch Aerosol

Da die hygienische Aufbereitung der Schutzkleidung aufwändig ist, greifen die meisten Praxen auf Einmalartikel zurück.

Die Entscheidung, in welchem Arbeitsbereich bzw. bei welcher Tätigkeit Schutzkleidung erforderlich ist, unterliegt einer ▸Gefährdungsbeurteilung durch den Arbeitgeber. Dies kann z. B. auf die Behandlung von Patienten zutreffen, die Träger multiresistenter Erreger sind.

Die ▸Unfallverhütungsvorschriften der Berufsgenossenschaften verpflichten den Zahnarzt, den Mitarbeitern geeignete Schutzkleidung und Schutzausrüstung in ausreichender Zahl bereitzustellen und diese instand zu halten. Die Schutzkleidung sollte bei 90 °C waschbar sein und muss die Berufskleidung vollständig bedecken. Der Kittel sollte langärmelig und mit Bündchen sein.

Die Schutzkleidung sollte täglich gewechselt werden, mindestens jedoch zweimal wöchentlich. Bei sichtbarer Kontamination oder nach Behandlung eines Patienten mit Infektionsrisiko (z. B. Hepatitis-B-, Hepatitis-C- oder HIV-Infektion) muss die Schutzkleidung sofort gewechselt werden.

In vielen Zahnarztpraxen gibt es keine klare Trennung zwischen Berufs- und Schutzkleidung. Oft wird lediglich die Berufskleidung bei der Behandlung am Patienten getragen. Somit wird die Berufskleidung zur Schutzkleidung und muss nach den Kriterien der Schutzkleidung aufbereitet und gewechselt werden.

Gefährdungsbeurteilung ▸S. 15

multiresistente Erreger: Bakterien, die gegen die meisten Antibiotika resistent sind und deshalb schwer bis gar nicht behandelbar sind

Unfallverhütungsvorschriften ▸S. 18

handwerk-technik.de

Gefährdungs-beurteilung ▶ S. 15

Aufbereitung von Medizinprodukten ▶ S. 91 ff.

Antisepsis
(gr. wörtlich = gegen Fäulnis): Maßnahmen zur Verminderung infektiöser Keime

Sterilisation ▶ S. 85 ff.

Bild 3.29
Handschuhe, die für Reinigungsarbeiten geeignet sind

Persönliche Schutzausrüstung (PSA) wird durch den Zahnarzt bereitgestellt und muss bei allen potenziell gesundheitsgefährdenden Arbeiten und Tätigkeiten verwendet werden. Welche PSA notwendig ist, hängt von den durchzuführenden Tätigkeiten und der entsprechenden ▶Gefährdungsbeurteilung ab. Zur PSA gehören:

- dünnwandige, flüssigkeitsdichte Einmalhandschuhe für die Behandlung (siehe auch Tabelle 3.9),
- feste, flüssigkeitsdichte Handschuhe mit langem Schaft, der sich umschlagen lässt (Flüssigkeiten können in die Umschlagfalte laufen, wenn die Hände angehoben werden; Bild 3.29), z. B. für die hygienische ▶Aufbereitung von Medizinprodukten,
- Mund-Nasen-Schutz aus virendichtem Material (muss bei Durchfeuchtung ausgetauscht werden),
- Augen- und ggf. Gesichtsschutz (verhindert Kontaminationen und schützt vor umherfliegenden Zahn- oder Füllungsteilchen);
- ggf. Haar-, Gehör- oder Atemschutz.

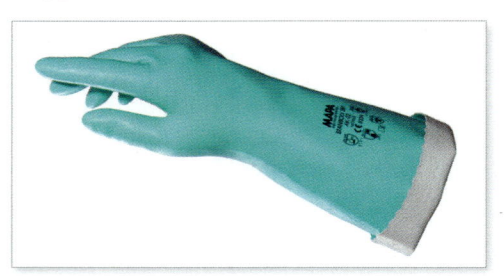

> **TIPP**
> - Nach der Hygienerichtlinie des RKI müssen Sie die Handschuhe zwischen den Behandlungen verschiedener Patienten wechseln.
> - Sie dürfen Handschuhe nur weiterverwenden, wenn das Material wasch- und desinfizierbar ist (das ist erfahrungsgemäß bei preiswerten Handschuhen nicht möglich).
> - Bei Kontakt mit Blut müssen Sie die Handschuhe nach der Behandlung auf jeden Fall wechseln.
> - Wegen der Gefahr von Hautirritationen sollten Sie nur ungepuderte Handschuhe benutzen.

Arbeitsschuhe sollten bequem, rutschfest, vorne geschlossen, von heller Farbe und desinfizierbar sein. Die während der Arbeit getragenen Schuhe sind ausschließlich in der Praxis zu verwenden.

3.6.3 Desinfektionsverfahren

Ziel der Desinfektion ist die Keimreduktion (Antisepsis). Keimfrei (steril) werden Gegenstände nur durch die ▶Sterilisation.

Bei der Desinfektion unterscheidet man:
- chemische Desinfektionsverfahren und
- physikalische Desinfektionsverfahren.

Einmalhandschuh (Material)	Vorteile	Nachteile
Latex	- besonders dehnbar - etwas dicker als andere Materialien - sehr strapazierfähig - hoher Tragekomfort	sehr allergenes Material (führt ggf. zu Problemen bei Mitarbeitern und Patienten)
Nitril	- deutlich weniger allergen wirkend als Latex - sehr widerstandsfähig (auch gegenüber Desinfektionsmitteln) - gutes Tastempfinden - besonders reißfest	nicht gut dehnbar
Vinyl	- sehr preiswert - sehr weich und angenehm zu tragen	- wenig dehnbar - wenig reißfest - enthält Weichmacher

Tabelle 3.9 Einmalhandschuhe aus unterschiedlichen Materialien im Vergleich

Praxishygiene — LF 3

Chemische Desinfektionsverfahren. Es werden Desinfektionsmittel eingesetzt, die größtenteils in konzentrierter Form angeboten werden und für den Einsatz in der Instrumenten- bzw. Tauchwanne angemischt werden müssen (Bild 3.30). Die Desinfektion erfolgt ohne technische Hilfsmittel und wird deshalb auch manuelle Aufbereitung genannt.

Bislang gibt es noch kein ideales Desinfektionsmittel, das lückenlos alle Erreger abtöten oder inaktivieren kann. Welches Mittel am ehesten geeignet ist hängt davon ab, was desinfiziert werden soll und welche Krankheitserreger vermutlich inaktiviert werden sollen (Tabelle 3.10).

Die Wirkung eines Desinfektionsmittels wird beschrieben mit der Endung
- **-zid,** wenn Keime abgetötet werden:
  – bakterizid = Abtötung von Bakterien,
  – sporizid = Abtötung von Bakteriensporen,
  – viruzid = „Abtötung" von Viren,
  – fungizid = Abtötung von Pilzen.

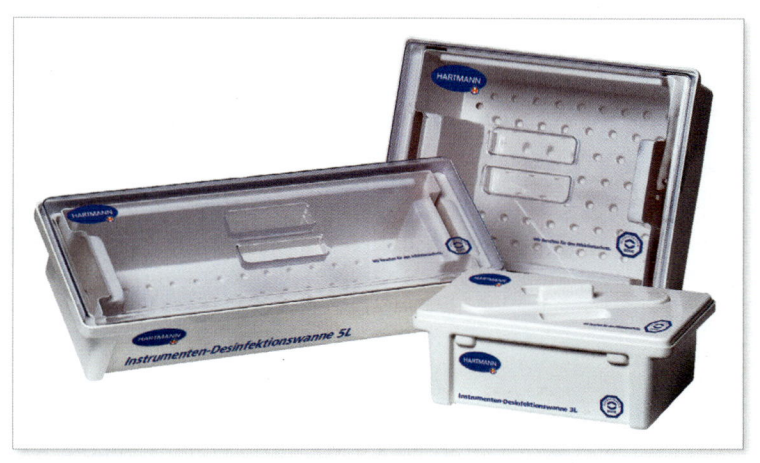

Bild 3.30 Instrumentenwannen mit Siebeinsatz

- **-statisch,** wenn Keime inaktiviert werden (d. h., dass sie weder wachsen, noch sich teilen oder krank machen können):
  – bakteriostatisch = Inaktivierung von Bakterien,
  – virostatisch = Inaktivierung von Viren,
  – fungistatisch = Inaktivierung von Pilzen.

manuell von manus (lat.) = Hand: mit der Hand, von Hand

Desinfektionsmittel	Bakterien	Sporen	Pilze	Viren	Anwendung
Oxidationsmittel	++	++	++	++	• Haut • Schleimhaut • Oberflächen • Instrumente
Halogene (Chlor, Jod)	++	++	++	++	• Chlor: Oberflächen, Wasser • Jod: Haut, Schleimhaut
Alkohole	++	–	++	++	• Haut • Schleimhaut • Oberflächen • Instrumente
Aldehyde	++	++	++	++	• Oberflächen • Instrumente
Phenole	++	–	++	++	• Haut • Schleimhaut • Oberflächen • Instrumente
Chlorhexidin	++	–	+	+	• Haut • Schleimhaut

+ -statisch (hemmt Wachstum und Vermehrung)
++ -zid (tötet ab)
– wirkungslos

Tabelle 3.10 Desinfizierende Wirkstoffe und ihre Anwendungsbereiche

LF 3 • Praxishygiene organisieren

Medizinprodukt: Gegenstand, der für medizinische Zwecke verwendet wird (z. B. Instrument, Apparat, Vorrichtung)

Ultraschall: Schallwellen mit so hohen Schwingungen (hochfrequent), dass sie für Menschen nicht hörbar sind

Validierung: wiederholbarer Beweis dafür, dass ein Verfahren funktioniert

semikritische Medizinprodukte ▶S. 91

Grundregeln der chemischen Desinfektion:
- erforderliche Schutzmaßnahmen beachten (z. B. dickwandige, flüssigkeitsdichte Handschuhe, Mund-Nasen-Schutz, Augenschutz),
- für ausreichende Raumlüftung sorgen,
- Desinfektionsmittel entsprechend dem Anwendungsbereich auswählen,
- Desinfektionslösung in der vom Hersteller angegebenen Konzentration herstellen,
- Mindesteinwirkzeit beachten,
- Haltbarkeit der angesetzten Lösung beachten (bei sichtbarer Verschmutzung muss die Lösung sofort erneuert werden).

Werden die Regeln nicht beachtet, sind eine ungenügende Desinfektion oder Gesundheits- bzw. Materialschäden nicht auszuschließen.

Arbeitsablauf:
- Grobe Verschmutzungen mit Zellstoff entfernen.
- Zerlegbare Medizinprodukte auseinandernehmen.
- Medizinprodukte sofort vollständig und blasenfrei in eine reinigende Desinfektionslösung legen (so wird ein Antrocknen vermieden).
- Nach der Einwirkzeit werden die Medizinprodukte im Siebeinsatz unter fließendem Wasser abgespült und ggf. nachgereinigt (evtl. Einsatz von Ultraschall).
- Falls nachgereinigt wurde, ist eine erneute chemische Desinfektion erforderlich.
- Medizinprodukte trocknen und auf Sauberkeit und Unversehrtheit prüfen, abgenutzte oder beschädigte Medizinprodukte aussortieren (Instrumentenpflege).
- Danach erfolgt die Freigabe zur staubsicheren Lagerung oder Sterilisation mit oder ohne Verpackung.

Prüfkriterien vor der Freigabe sind:
- Entsprach die Konzentration des Desinfektionsmittels den Vorgaben?
- Wurde das Verfallsdatum der Lösung beachtet?
- Sind starke Verunreinigungen in der Lösung erkennbar?
- War die Einwirkzeit ausreichend?
- Konnte die Lösung überall einwirken (z. B. auch in Hohlräumen und Gelenken)?
- Sind die Medizinprodukte sauber und unversehrt?

Physikalische Desinfektionsverfahren. In der Zahnarztpraxis ist von den physikalischen Verfahren nur die thermische Desinfektion von Bedeutung.

Die Thermodesinfektion geschieht in Reinigungs- und Desinfektionsgeräten (RDG; Bild 3.31), die ähnlich wie Geschirrspülmaschinen funktionieren. Bei Temperaturen von etwa 93 °C wird das Material in ca. 20 Minuten gereinigt, desinfiziert, gespült und getrocknet.

Bei der Desinfektion im RDG ist zwischen einem validierten und einem nicht validierten Verfahren zu unterscheiden.

Das validierte Verfahren hat den Vorteil, dass ▶semikritische Medizinprodukte nach der Aufbereitung im RDG direkt wieder beim Patienten eingesetzt werden können.

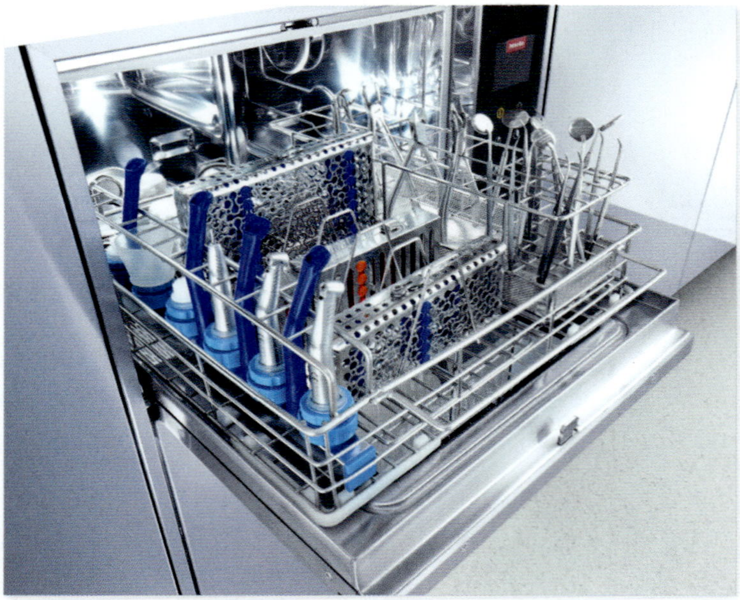

Bild 3.31 Thermodesinfektor (RDG)

Bei einem validierten Verfahren lässt sich belegen, dass beim RDG-Durchlauf folgende Punkte korrekt eingehalten wurden:
- Arbeitsschritte (Reinigung, Desinfektion, Spülung und Trocknung),
- Temperatur,
- Wassermenge,
- Zeit.

Die entsprechenden Daten des RDG-Durchlaufs können entweder über einen Protokolldrucker ausgedruckt, über ein Speichermedium gesichert oder bei netzwerkfähigen Geräten über eine Schnittstelle direkt in den PC eingelesen werden.

Grundregeln für die Thermodesinfektion
(unabhängig davon, ob das Gerät validiert oder nicht validiert ist):
- beim Befüllen des Reinigungsautomaten feste Schutzhandschuhe tragen,
- kontaminierte Medizinprodukte sofort in das Gerät geben,
- Herstellerangaben beachten (nicht alles darf maschinell desinfiziert werden),
- Medizinprodukte möglichst in Containern in das Gerät geben,
- darauf achten, dass das Gerät ausreichend mit den notwendigen Chemikalien befüllt ist (z. B. Reiniger, Salz, Nachspülmittel).

Arbeitsablauf:
- Medizinprodukte werden sofort in den Automaten einsortiert (sie dürfen bis zu sechs Stunden im Gerät trocken gelagert werden).
- Zerlegbare Medizinprodukte werden auseinandergenommen.
- Medizinprodukte müssen gut umspült werden können.
- Gefäße müssen mit der Öffnung nach unten eingestellt werden.
- Medizinprodukte mit Hohlkörpern müssen auf die dafür vorgesehenen Düsen oder Adapter gesteckt werden. Die Adapter haben Filter, die regelmäßig ausgetauscht werden müssen.
- Spülarme müssen sich frei drehen können.
- Nach der Beendigung des Programms werden die Medizinprodukte geprüft. Dabei ist auf Verschmutzungen und Rückstände zu achten, was besonders bei Medizinprodukten mit Hohlräumen, Gelenken, Maulteilen, angerauten Griffen etc. der Fall sein kann.
- Anschließend werden die Medizinprodukte ggf. gekennzeichnet (wenn sie nicht beliebig oft wiederaufbereitet werden können, z. B. Wurzelkanalinstrumente), gepflegt und evtl. aussortiert (Entsorgung oder Reparatur).
- Es folgt die dokumentierte Freigabe zur staubsicheren Lagerung oder Sterilisation mit oder ohne Verpackung.

Prüfkriterien vor der Freigabe sind:
- Sind die Medizinprodukte sauber und unversehrt?
- Sind die Medizinprodukte trocken?
- Sind die Medizinprodukte frei von Rückständen von Pflege- oder Ölprodukten?
- Gab es Fehlermeldungen des Gerätes?
- Wurden die Prozessparameter dokumentiert oder elektronisch gespeichert?

Die Desinfektion im RDG ist wesentlich zuverlässiger als manuelle Desinfektionsverfahren, da Fehlerquellen weitestgehend ausgeschaltet werden. Außerdem ist das Kontaminations- und Verletzungsrisiko geringer.

3.6.4 Sterilisation

Sterilisation (auch: Sterilisierung) bezeichnet das Verfahren, mit dessen Hilfe Gegenstände komplett von Mikroorganismen befreit werden. Ziel der Sterilisation ist die Keimfreiheit (Asepsis).

Es gibt vier unterschiedliche Sterilisationsverfahren:
- Dampfsterilisation,
- Gassterilisation,
- Strahlensterilisation,
- Heißluftsterilisation.

Gassterilisation und Strahlensterilisation werden vor allem im industriellen Bereich zur Sterilisation von medizinischen Einwegartikeln eingesetzt. Die Heißluftsterilisation gilt nach heutigem Stand der Technik als nicht zuverlässig für die Aufbereitung von Medizinprodukten und ist daher für Zahnarztpraxen nicht mehr zugelassen.

Autoklav (gr./lat. = selbstverschließend): ein gasdicht verschließbarer Druckbehälter

Parameter (in diesem Zusammenhang) = Werte

Stattdessen hat sich die Dampfsterilisation durchgesetzt, die im Folgenden näher beschrieben wird.

Die Dampfsterilisation wird im sogenannten Autoklaven durchgeführt. Das Gerät funktioniert im Prinzip wie ein Dampfdrucktopf in der Küche. Während des Sterilisationsvorgangs wird Wasser zum Kochen gebracht und der entstehende Dampf umgibt die zu sterilisierenden Gegenstände. Der Dampf kann nicht entweichen, weil das Gerät fest verschlossen ist und es entsteht ein Überdruck (Bild 3.32).

Dabei gilt: je höher der Druck, desto höher ist die Siedetemperatur des Wassers. Dieses physikalische Prinzip macht man sich zunutze, weil die normale Siedetemperatur des Wassers von 100 °C zur Abtötung bestimmter Krankheitserreger nicht ausreicht. Wird dagegen die Temperatur unter Verdoppelung oder Verdreifachung des Drucks auf 121 °C bzw. auf 134 °C erhöht, ist die keimabtötende Wirkung wesentlich besser (Tabelle 3.11).

Es gibt
- N-Autoklaven,
- B-Autoklaven und
- S-Autoklaven.

Für die Zahnarztpraxis eignet sich am besten der B-Autoklav (Bild 3.33), weil dieser alle in der Zahnarztpraxis vorkommenden Medizinprodukte (einschließlich Textilien und Medizinprodukte mit Hohlräumen) sterilisieren kann.

Es ist für das Sterilisationsergebnis sehr wichtig, dass der Autoklav richtig beladen wird, deshalb müssen die Herstellerangaben (Beladungsmuster) unbedingt beachtet werden.

Für die Dokumentation und Freigabe ist es am einfachsten, wenn der Autoklav die Prozessparameter gleich ausdruckt oder sie auf einem Speichermedium bzw. einer Schnittstelle am PC abspeichert.

Grundregeln für alle Autoklaven:
- Folienverpackungen müssen flach, mit dem Papier nach unten, auf ein perforiertes Tablett gelegt werden, da sonst der Dampf nicht eindringen kann,
- auf keinen Fall dürfen Medizinprodukte übereinandergestapelt werden,
- wenn mehrere Container gleichzeitig sterilisiert werden sollen, muss immer gewährleistet sein, dass die Perforationen frei bleiben.

Grundregeln für Mischchargen:
- Container kommen in den unteren Bereich,
- Folienverpackungen in die Mitte,
- Textilien nach oben.

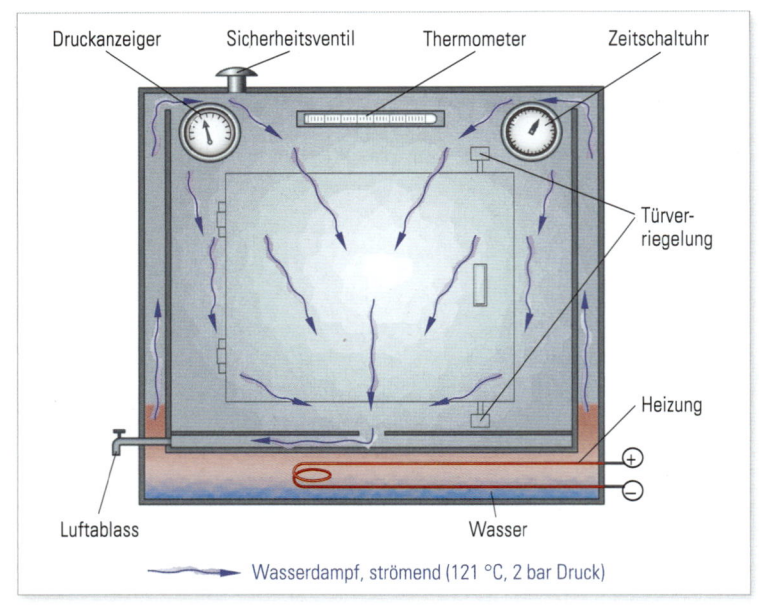

Bild 3.32 Aufbau eines Autoklaven

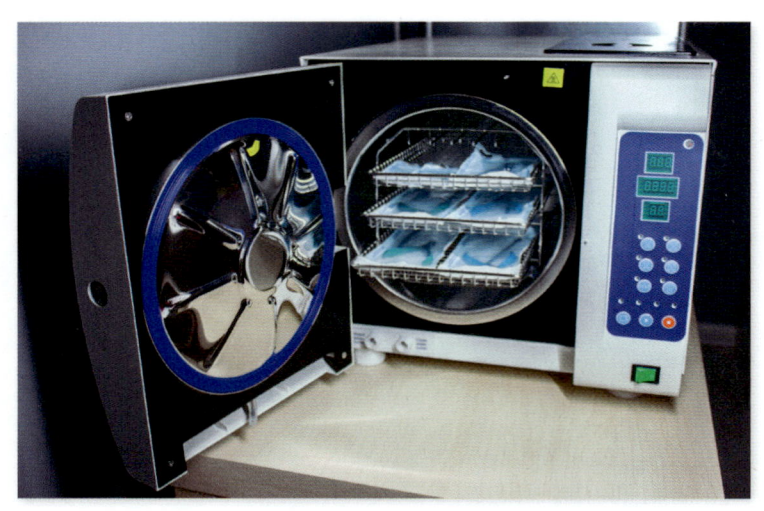

Bild 3.33 B-Autoklav

Praxishygiene • LF 3

	Luftdruck in Bar (veraltete, aber gängige Einheit)	Luftdruck in Hektopascal (hPa)	Siedepunkt des Wassers	Sterilisationsdauer
Luftdruck auf Meereshöhe	1	1 013	100 °C	keine ausreichende Sterilisation
doppelter Luftdruck	2	2 026	121 °C	20 Minuten
dreifacher Luftdruck	3	3 039	134 °C	5 Minuten

Tabelle 3.11 Zusammenhang zwischen Druck, Temperatur und Sterilisationsdauer

Prüfkriterien beim Einsatz eines Autoklaven sind:
- Wurde das Gerät ordnungsgemäß gewartet und überprüft?
- Ist das Gerät mit ausreichend destilliertem Wasser befüllt?
- Sind die Medizinprodukte in Einzelteile zerlegt?
- Befinden sich in dem Gerät nur Medizinprodukte, die autoklaviert werden dürfen (Herstellerangaben beachten)?
- Sind die Medizinprodukte ordnungsgemäß verpackt?
- Sind die Deckel von verschließbaren Kassetten ohne Filter geöffnet?
- Vor dem Öffnen des Geräts: Ist der Überdruck entwichen, ist das Material ausreichend abgekühlt (maximal 50 °C)?

Sterilgutverpackungen sollen die sterilisierten Materialien vor Kontaminationen schützen. Medizinprodukte der Risikogruppe ▸kritisch A/B müssen verpackt sterilisiert werden.

In der Zahnarztpraxis kommen folgende Verpackungen zum Einsatz:
- heiß- oder selbstsiegelfähige Klarsichtbeutel und -schläuche aus Papier und Kunststofffolie (Klarsichtsterilisierverpackung; Bild 3.34),
- wiederverwendbare Sterilisierbehälter („Container") mit Filtern oder Ventilen, die sicherstellen, dass der Dampf in den Container gelangt (Bild 3.35),
- verpackte Normtrays (Dentalkassetten), die ebenfalls dampfdurchgängig sein müssen (Bild 3.36). Da Normtrays nicht fest verschließbar sind, müssen sie in einer Sterilgutverpackung verpackt werden.

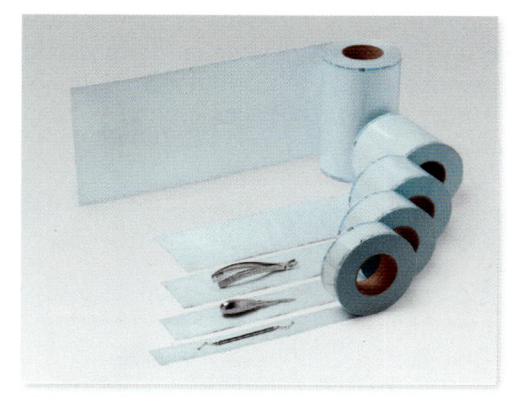

Bild 3.34 Klarsichtsterilisierverpackungen in verschiedenen Größen

kritisch A/B ▸ S. 91

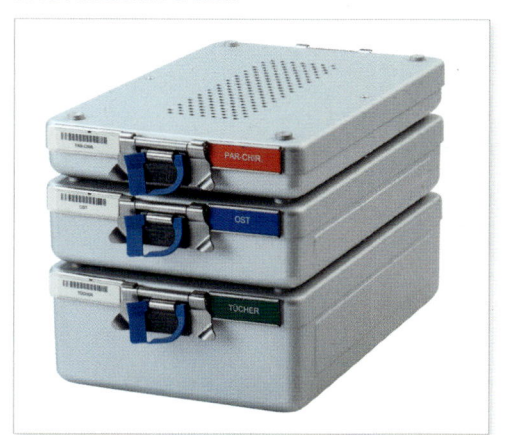

Bild 3.35 Sterilgutcontainer mit Beschriftung und Plombe

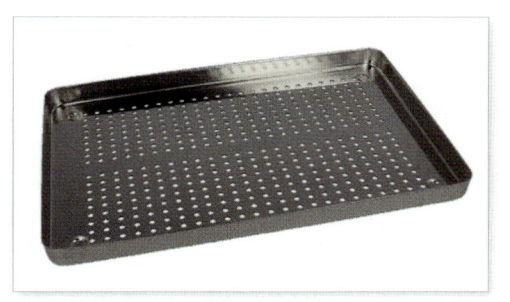

Bild 3.36 Perforiertes (dampfdurchlässiges) Normtray

handwerk-technik.de

Charge: Serie aus dem gleichen Produktionsgang; hier: Sterilgut desselben Sterilisationsvorgangs

Prozessindikator ▶S. 89

peel (engl.) in diesem Zusammenhang = ablösen, abziehen; **Peelrichtung** = Öffnungsrichtung

Klarsichtsterilisierverpackungen sind Einmalverpackungen aus einer Papier-Folien-Kombination in Schlauch- oder Beutelform. Sie eignen sich besonders für Einzelinstrumente und kleinere Instrumentensätze. Sie haben den Vorteil, dass die Medizinprodukte gut durch die Folie sichtbar sind.

Das Verschließen der Verpackung erfolgt mit speziellen Foliensiegelgeräten (Bild 3.37). Die Verpackungseinheiten sollten möglichst klein sein, weil die Medizinprodukte einer geöffneten Verpackung immer als unsteril anzusehen sind, unabhängig davon, ob sie eingesetzt wurden oder nicht.

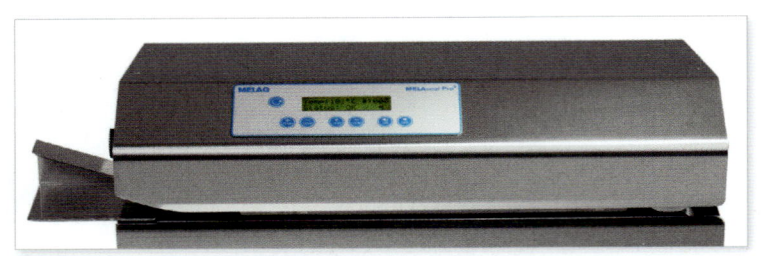

Bild 3.37 Durchlaufsiegelgerät

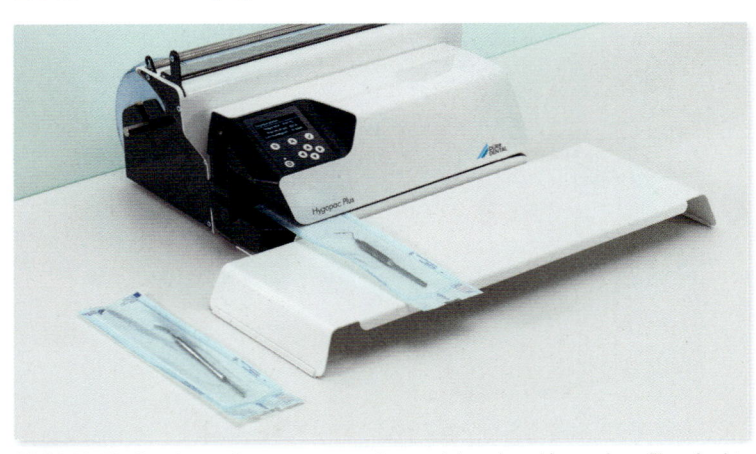

Bild 3.38 Einsiegeln von Instrumenten mit ausreichendem Abstand zur Siegelnaht

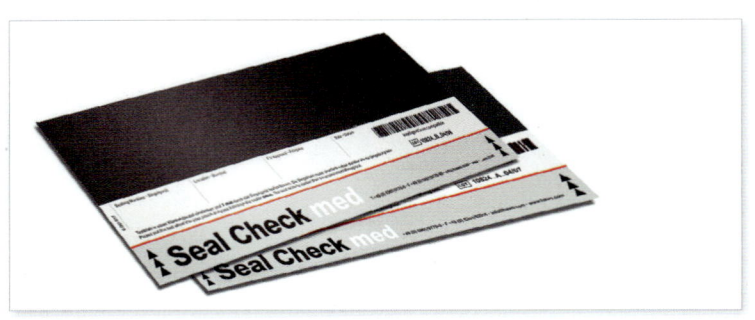

Bild 3.39 Teststreifen für Siegelgeräte

Sterilisierverpackungen müssen folgende Angaben enthalten:
- Name/Kürzel der packenden Person,
- Chargenkennzeichnung/Chargennummer,
- Sterilisationsdatum/Verfallsdatum,
- Kennzeichnung „STERIL" (über die Verfärbung des ▶Prozessindikators),
- ggf. Inhalt (da er bei Containern nicht offensichtlich erkennbar ist).

Beim Einsiegeln der Medizinprodukte ist auf Folgendes zu achten:
- unversehrte Folien (keine Durchstiche oder Risse, keine Materialablösungen),
- fehlerfreie Siegelung (keine Kanalbildung, keine Falten),
- Breite der Siegelnähte mindestens 6 mm,
- unterhalb des Siegelrandes müssen mindestens 30 mm zwischen dem Sterilisiergut und der zu versiegelnden Naht frei bleiben (maximale Befüllung 75 %; Bild 3.38),
- auf die Peelrichtung achten und die Einschubrichtung anpassen (Bild 3.41),
- wenn nicht maschinell oder digital gekennzeichnet werden kann, wird die Verpackung mit einem Permanentfilzstift unterhalb der Siegelnaht beschriftet.

Prüfung der Siegelnähte. Bei Klarsichtsterilisierverpackungen muss die Dichtigkeit der Siegelnähte regelmäßig überprüft werden. Hierfür können Siegelgerät-Teststreifen verwendet werden (Bild 3.39).

Alternativ kann die Unversehrtheit selbst erzeugter Siegelnähte auch mithilfe eines Tintentests überprüft werden. Beim Tintentest unterscheidet man die 1-Seiten-Prüfung und die 4-Seiten-Prüfung (Bild 3.40). Eventuell vorhandene Kanäle oder Fehlstellen an Siegelnähten werden mithilfe der dunklen Prüftinte sichtbar gemacht. Diese wird entweder mit einer Pipette in die Testverpackung eingefüllt oder aus einem Einwegtintenbeutel herausgedrückt.

Die Haltbarkeit von Sterilgut hängt von den Lagerbedingungen ab:
- Sterilgut mit beschädigter Verpackung gilt generell als unsteril,

Praxishygiene — LF 3

- bei ungeschützter Lagerung sollte das Sterilgut unmittelbar verbraucht werden,
- unter normalen Bedingungen gilt eine Haltbarkeit von sechs Monaten,
- industrielle Sterilgutlagerverpackungen haben eine Haltbarkeit bis zu maximal fünf Jahren.

3.6.5 Sterilisationskontrollen

Der Gesetzgeber schreibt vor, dass regelmäßig Sterilisationskontrollen durchgeführt werden müssen. Vor der Beladung sollte der Autoklav routinemäßig in Augenschein genommen werden. Dabei wird z. B. der Zustand der Dichtungen überprüft und der Wasserstand kontrolliert. Die wichtigsten Überprüfungen finden jedoch nach Programmende statt. Zunächst wird das Geräte-Display auf Besonderheiten hin überprüft. Die Prozessdaten (Druck, Temperatur und Haltezeit = eigentliche Sterilisationsphase bei 121 oder 134 °C) werden entweder ausgedruckt, auf einem externen Speichermedium gesichert oder über eine Schnittstelle direkt elektronisch gespeichert. Nach dem Öffnen des Gerätes finden weitere Kontrollen statt.

Prüfkriterien vor der Freigabe sind:
- Hat das Gerät Fehlermeldungen angezeigt?
- Sind die Prozessparameter dokumentiert bzw. gespeichert?
- Sind die Medizinprodukte unversehrt?
- Sind die Verpackungen unversehrt?
- Sind die Medizinprodukte trocken?
- Sind die Medizinprodukte frei von Rückständen von Pflege- oder Ölprodukten?
- Zeigen die Indikatoren einen ordnungsgemäßen Farbumschlag?

Zu unterscheiden sind folgende Indikatoren:
- **Behandlungsindikator:** Dieser „Chemoindikator Tpy 1" dient lediglich dazu, dass man unterscheiden kann, ob eine Sterilisation stattgefunden hat oder nicht (die Qualität des Prozesses wird dabei nicht berücksichtigt). Der Farbumschlag findet bereits dann statt, wenn der Indikator einmal heiß geworden ist. Diese Indikatoren sind häufig an der Seite der Sterilisierverpackungen aufgebracht (Bild 3.41).
- **Prozessindikator:** Dieser „Chemoindikator Typ 5" berücksichtigt die Qualität des Sterilisationsprozesses. Es findet erst dann ein Farbumschlag statt, wenn Temperatur, Druck und Haltezeit eine ausreichende Sterilisation garantieren (Bild 3.42).

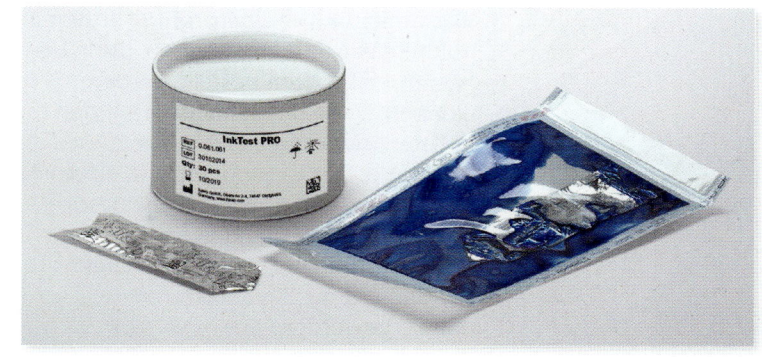

Bild 3.40 Tintentest (4-Seiten-Prüfung)

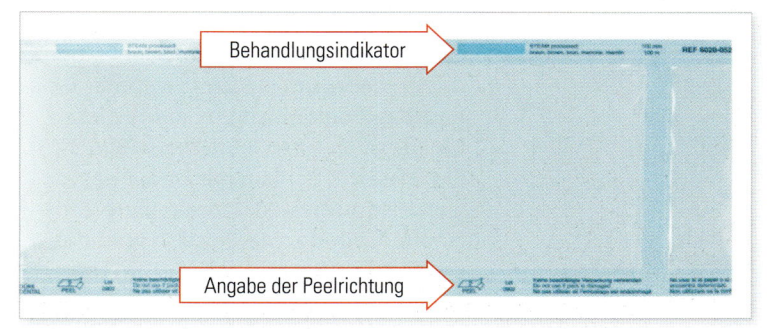

Bild 3.41 Klarsichtsterilisierverpackung mit Behandlungsindikator und Angabe der Peelrichtung

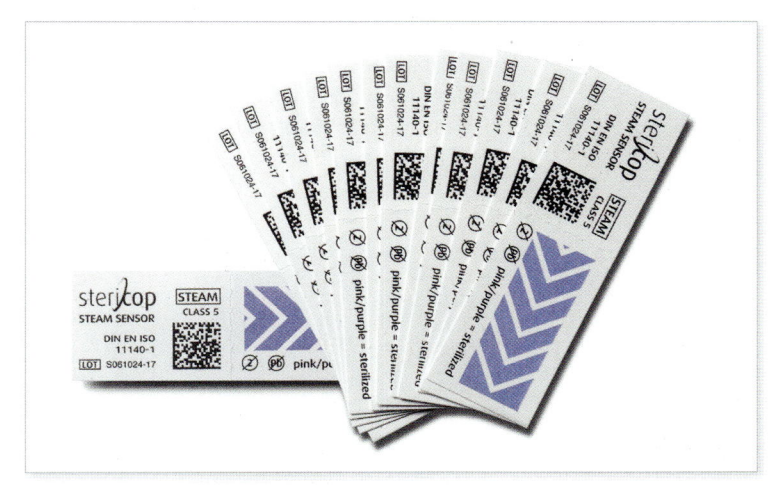

Bild 3.42 Prozessindikator für die Dampfsterilisation

Indikator
von indicare (lat.) = anzeigen

- **Bioindikator:** Die Überprüfung erfolgt mithilfe von Sporenpäckchen, die in bestimmten Laboren bestellt werden können. Diese Bioindikatoren werden mitsterilisiert und in das Labor zurückgeschickt. Das Labor überprüft, ob der Sterilisator in der Lage war, die besonders widerstandsfähigen Sporen abzutöten. Im Zeitalter der validierbaren Geräte sind die Bioindikatoren überflüssig geworden.

Helix (gr.) = gekrümmt, gebogen

- **Prüfkörper:** Mit dem Helixprüfkörper soll die Sterilisation eines hohlen Medizinproduktes simuliert werden. Bei einem sehr verbreiteten Modell handelt es sich dabei um ein verschraubtes Gehäuse mit einem langen, aufgewickelten (deshalb „Helix") Schlauch (Bild 3.43). Ein Ende des Schlauches ist auf das Gehäuse aufgesteckt, das andere Ende ist offen. Vor der Sterilisation wird das Gehäuse aufgeschraubt und ein Prozessindikator hineingesteckt; anschließend wird das Gehäuse wieder fest verschraubt. Damit sich der Prozessindikator im Gehäuse verfärben kann, muss der Dampf vom anderen Ende des Schlauches bis in das Gehäuse gewandert sein. Das ist dann der Beleg dafür, dass auch in Hohlräumen eine ausreichende Sterilisation stattgefunden hat.

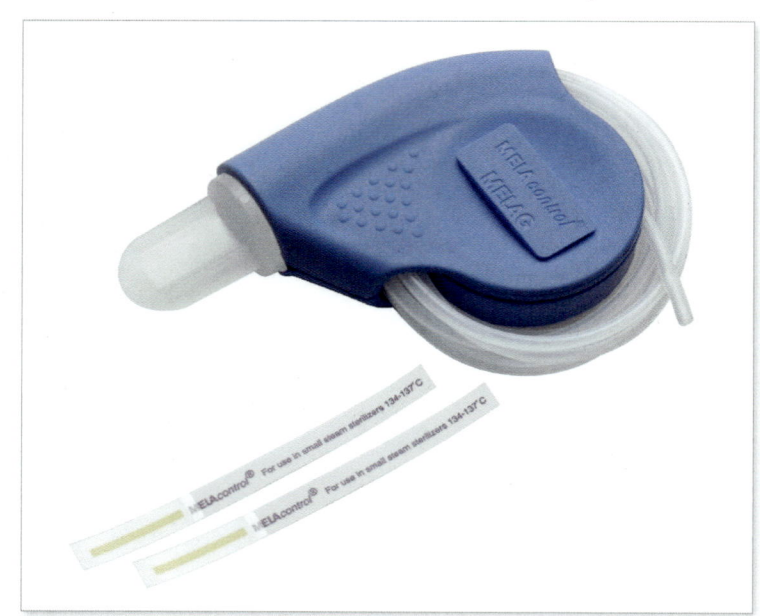

Bild 3.43 Helixprüfkörper mit Prozessindikatoren

3.6.6 Freigabe der Medizinprodukte

Nach dem Sterilisationsvorgang muss jede Sterilisiercharge durch eine schriftlich beauftragte Person, die die entsprechende Fachkunde besitzt (keine Auszubildende), freigegeben werden. Diese Person übernimmt die Verantwortung dafür, dass das Sterilgut tatsächlich steril ist.

Der Vorgang der „Freigabe" nach der Sterilisation erstreckt sich auf drei Bereiche:
- Freigabe des Verfahrens (Überprüfung des Gerätes),
- Chargen-Freigabe (Überprüfung des Prozesses und der Indikatoren),
- Freigabe des Sterilgutes (Überprüfung der einzelnen Verpackungen auf Beschädigung und auf Restfeuchtigkeit).

Dokumentation. Prüfergebnis, Chargennummer sowie Freigabe sind zu dokumentieren und mit dem Namenskürzel der verantwortlichen Person zu versehen. Die abschließende Sterilgutfreigabe ist in einem Kontrollbuch oder digital zu dokumentieren.

Auf der Verpackung kann die Freigabeentscheidung mittels Etikettendrucker oder handschriftlich außerhalb der Siegelnaht durchgeführt werden.

Wenn es während der Aufbereitung der Medizinprodukte zu Fehlern oder Störungen gekommen ist, muss in einem „Fehlerprotokoll" (Negativliste) Folgendes dokumentiert werden:
- Datum,
- Art des Vorkommnisses,
- Umgang mit der Störung bzw. Art der Fehlerbehebung,
- Name der Person, die den Fehler behoben hat.

Nach der Dokumentation der Abweichung und der Behebung des Fehlers muss der fehlgeschlagene Aufbereitungsprozess wiederholt werden.

Alle Aufzeichnungen müssen fünf Jahre aufbewahrt werden.

3.6.7 Hygieneplan

Unter Berücksichtigung des Medizinproduktegesetzes (MPG) hat die Bundeszahnärztekammer einen Rahmenhygieneplan herausgegeben. Demzufolge sind die Medizinproduktgruppen als unkritisch, semikritisch A/B und kritisch A/B aufzubereiten (Tabelle 3.12). Für jede Produktgruppe sind die zugelassenen Aufbereitungsverfahren in Einzelschritten dargestellt.

TIPP
- Gelenkinstrumente (z. B. Nadelhalter, Extraktionszangen) können als „A" eingestuft werden, obwohl sie nicht ganz einfach zu reinigen sind. Es wird dann jedoch eine Vorreinigung im Ultraschallbad empfohlen.
- Sehr schwer aufzubereitende Medizinprodukte (z. B. Polierbürsten und -kelche) sollten nur als Einmalprodukte angewendet werden.

Der Zahnarzt ist verpflichtet, in Anlehnung an den Rahmenhygieneplan, einen individuell an die Bedingungen in seiner Praxis angepassten verbindlichen Hygieneplan festzulegen. Diesen muss er seinen Mitarbeiterinnen erläutern und auf jede Erneuerung und Veränderung hinweisen. Die Unterweisungen sind in regelmäßigen Abständen zu wiederholen und zu dokumentieren.

Hinweis: Das MPG ist z. B. unter www.gesetze-im-internet.de abrufbar

3.6.8 Aufbereitung von Medizinprodukten

Die Anforderungen an die Aufbereitung von Medizinprodukten sind geregelt
- im Medizinproduktegesetz (MPG),
- in der Medizinprodukte-Betreiberverordnung (MPBetreibV),
- durch die Empfehlungen des Robert-Koch-Instituts (RKI).

Grundsätzlich ist bei der Aufbereitung von Medizinprodukten zu berücksichtigen, dass mit ihrer Instandhaltung nur Personen beauftragt werden dürfen, die dazu ausgebildet und entsprechend unterwiesen wurden.

Hinweis: Empfehlungen des RKI sind rechtsverbindlich

KFO = Abkürzung für Kieferorthopädie

ZEG = Abkürzung für Zahnsteinentfernungsgerät

PA = Abkürzung für Parodontaltherapie

Bezeichnung	unkritisch	semikritisch A	semikritisch B	kritisch A	kritisch B
Hinweis zur Aufbereitung		Ohne besondere Anforderungen an die Aufbereitung.	Mit erhöhten Anforderungen an die Aufbereitung.	Ohne besondere Anforderungen an die Aufbereitung.	Mit erhöhten Anforderungen an die Aufbereitung.
Hinweis zum bestimmungsgemäßen Gebrauch	Medizinprodukte, die lediglich mit intakter Haut in Berührung kommen.	Medizinprodukte, die mit Schleimhaut oder krankhaft veränderter Haut in Berührung kommen.		Medizinprodukte, die die Haut oder Schleimhaut durchdringen und in Kontakt mit Blut bzw. inneren Geweben oder Organen kommen.	
Einsatzgebiete	Medizinprodukte, die außerhalb der Mundhöhle zum Einsatz kommen.	Medizinprodukte für konservierende, prothetische und kieferorthopädische Behandlungen.		Medizinprodukte für chirurgische, parodontologische oder endodontische Eingriffe.	
Beispiele	• extraorale Teile des Gesichtsbogens • Nierenschale • Glasplatte zum Anmischen	• Mundspiegel • Pinzetten • Sonden • Heidemannspatel • Füllungsinstrumente • Prothetik- und KFO-Zangen • Abformlöffel • Wangenabhalter	• ZEG-Ansätze • Hand- und Winkelstücke • Turbinen • Airflow-Ansatz • Ansätze Wasser-/Luftspritze • rotierende/ oszillierende Instrumente • Absaugkanülen	• PA-Instrumente • scharfe Löffel • Skalpelle • Tamponadestopfer • Wundhaken • Raspatorien • Wurzelheber und Hebel • Nadelhalter • Extraktionszangen	• ZEG-Ansätze (PA) • Hand- und Winkelstücke (chirurgisch) • chirurgische Absaugkanülen • chirurgische Nadeln • chirurgische Bohrer • Wurzelkanalinstrumente • Knochenfräsen

Tabelle 3.12 Risikobewertung von Medizinprodukten (Beispiele für die Einstufung)

Die Wiederverwendung von Medizinprodukten setzt voraus, dass der Hersteller Angaben zu ihrer Aufbereitung zur Verfügung stellt (z. B. Gebrauchsanweisungen), die in der Praxis aufbewahrt werden müssen. Anhand dieser Herstellerangaben sowie anhand der Risikobewertung und Einstufung legt der Zahnarzt fest, wie die einzelnen Medizinprodukte aufbereitet werden sollen (Bild 3.44).

rotierende und oszillierende Instrumente ▶ S. 113 ff.

endodontische Instrumente ▶ S. 156 ff.

▶**Rotierende, oszillierende und** ▶**endodontische Instrumente** (Bohrer, Polierer, Aufsätze für das Ultraschallgerät, Endodontieinstrumente usw.) müssen zunächst hinsichtlich ihrer Verträglichkeit für das RDG überprüft werden. Sind sie geeignet, sollten sie dem RDG in einem speziellen Siebkorb zugeführt werden. Sind sie nicht für ein RDG geeignet, können sie in das Bohrerbad im Fräsator (Bild 3.45) oder unter Zugabe eines geeigneten Desinfektionsmittels in ein Ultraschallgerät gegeben werden. Das Bohrerbad bietet den Vorteil, dass die spezielle Desinfektionslösung einen Korrosionsschutz enthält.

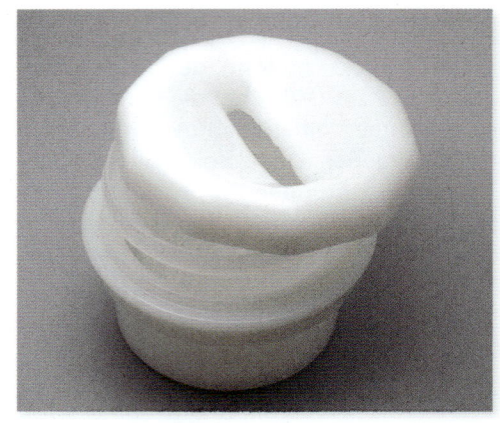

Bild 3.45 Fräsator für die Desinfektion im Bohrerbad

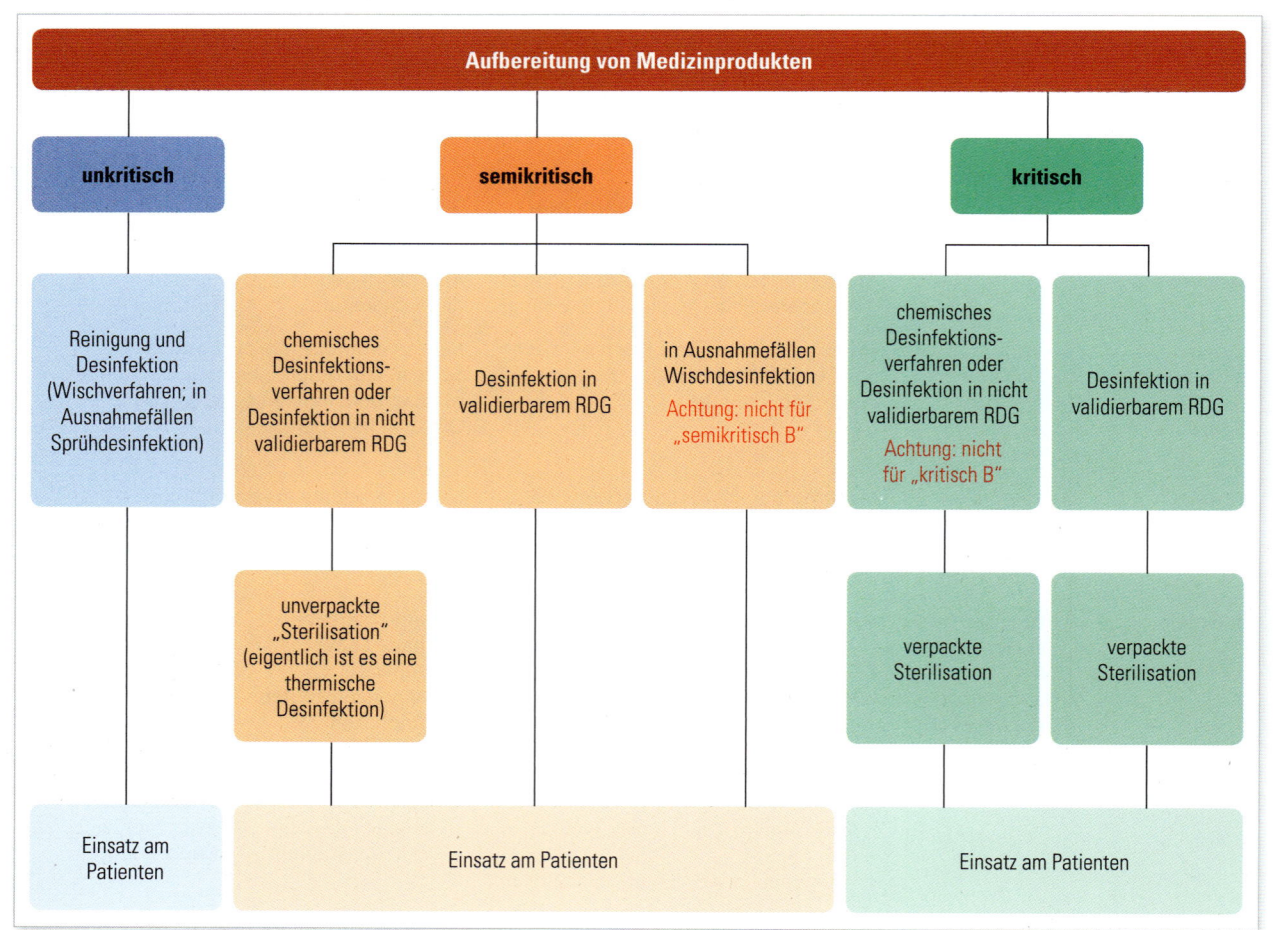

Bild 3.44 Aufbereitung von Medizinprodukten nach Risikoeinstufung

Aufbereitung von Medizinprodukten

unkritisch
- Reinigung und Desinfektion (Wischverfahren; in Ausnahmefällen Sprühdesinfektion)
- Einsatz am Patienten

semikritisch
- chemisches Desinfektionsverfahren oder Desinfektion in nicht validierbarem RDG
- Desinfektion in validierbarem RDG
- in Ausnahmefällen Wischdesinfektion — Achtung: nicht für „semikritisch B"
- unverpackte „Sterilisation" (eigentlich ist es eine thermische Desinfektion)
- Einsatz am Patienten

kritisch
- chemisches Desinfektionsverfahren oder Desinfektion in nicht validierbarem RDG — Achtung: nicht für „kritisch B"
- Desinfektion in validierbarem RDG
- verpackte Sterilisation
- verpackte Sterilisation
- Einsatz am Patienten

Praxishygiene • LF 3

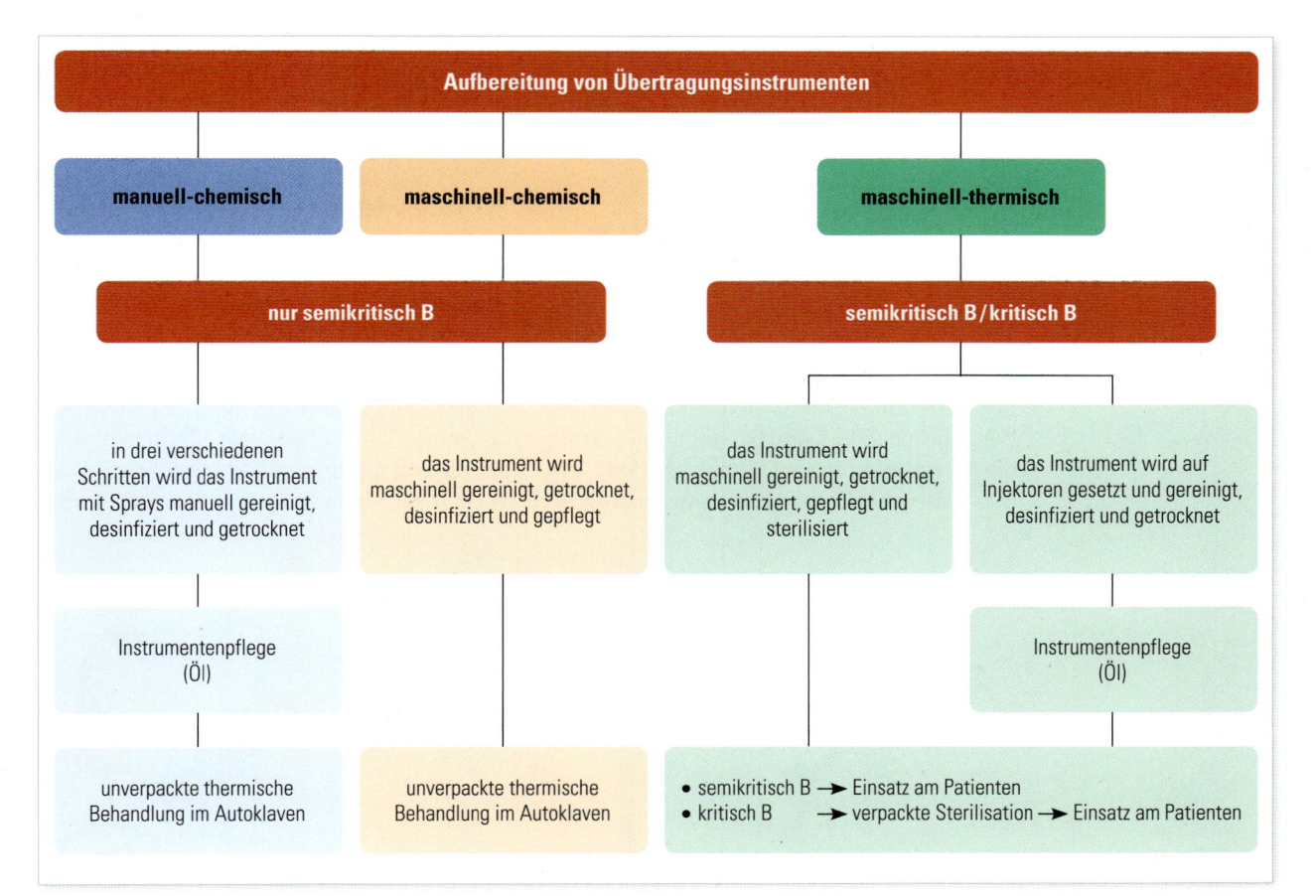

Aufbereitung von ▸Übertragungsinstrumenten (Turbinen, Hand- und Winkelstücke). Benutzte Übertragungsinstrumente sind außen und wegen des Reflux' auch innen kontaminiert. Zur Aufbereitung sind vier Maßnahmen erforderlich:
- Durchspülung (unmittelbar nach der Patientenbehandlung für 20 Sekunden mit Wasser),
- Reinigung außen und innen,
- technische Wartung (Pflege, ölen),
- Desinfektion bzw. Sterilisation.

Zahnärztliche Übertragungsinstrumente können wie in Bild 3.46 gezeigt aufbereitet werden.

Am einfachsten ist die Aufbereitung in einem RDG mit Injektorsystem oder in einem speziellen Aufbereitungsgerät (Bild 3.47). Das System erlaubt es, Hohlkörper so zu reinigen und zu desinfizieren, dass sie ohne Sterilisation für den nichtchirurgischen Einsatz aufbereitet sind.

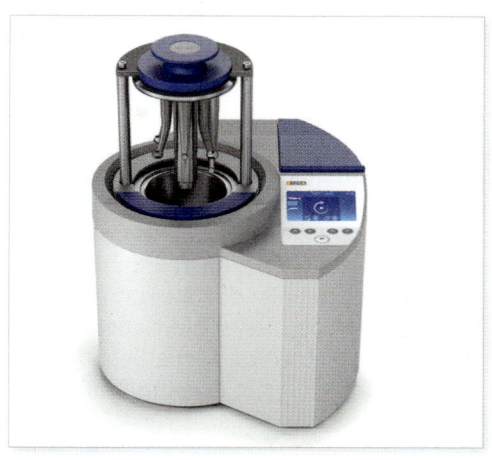

Bild 3.47 Gerät zur Desinfektion von Übertragungsinstrumenten

Übertragungsinstrumente ▸ S. 112 f.

Reflux: Rückfluss, Rücksog

Injektor: Einspritzdüse für gründliche Hohlkörperreinigung

Aufbereitung von Übertragungsinstrumenten

manuell-chemisch → nur semikritisch B
- in drei verschiedenen Schritten wird das Instrument mit Sprays manuell gereinigt, desinfiziert und getrocknet
- Instrumentenpflege (Öl)
- unverpackte thermische Behandlung im Autoklaven

maschinell-chemisch
- das Instrument wird maschinell gereinigt, getrocknet, desinfiziert und gepflegt
- unverpackte thermische Behandlung im Autoklaven

maschinell-thermisch → semikritisch B / kritisch B
- das Instrument wird maschinell gereinigt, getrocknet, desinfiziert, gepflegt und sterilisiert
- das Instrument wird auf Injektoren gesetzt und gereinigt, desinfiziert und getrocknet
- Instrumentenpflege (Öl)
- semikritisch B → Einsatz am Patienten
- kritisch B → verpackte Sterilisation → Einsatz am Patienten

Bild 3.46 Aufbereitung von Übertragungsinstrumenten

Ist eine maschinelle Aufbereitung nicht möglich, wird die Außenfläche des Instrumentes mit einem Desinfektionsmittel abgerieben. Die Innenreinigung und Pflege geschieht mit einem vom Hersteller angegebenen Spray oder Spraygerät.

Für die weitere hygienische Wartung ist entscheidend, ob das Instrument steril eingesetzt werden soll: dann muss es verpackt und sterilisiert werden. Ist dies nicht der Fall, wird das manuell desinfizierte Instrument unverpackt sterilisiert. Nach Entnahme aus dem Sterilisator gilt das Instrument zwar nicht als steril, aber es ist hinreichend keimarm für die nichtchirurgische Behandlung. Die Lagerung erfolgt in einer trockenen und staubdichten Schublade.

Eine Handlungsanweisung für die systematische Aufbereitung von Medizinprodukten gibt die Übersicht in Bild 3.49.

3.6.9 Desinfektion von Abformungen/Werkstücken/Prothesen/KFO-Geräten

▶Abformungen, ▶Prothesen und KFO-Geräte sind, wenn sie aus dem Mund des Patienten kommen, mit zahlreichen Keimen übersät. Die kontaminierten Materialien, Werkstücke und Hilfsmittel dürfen erst nach Reinigung und Desinfektion aus dem zahnärztlichen Bereich in das zahntechnische Labor gegeben werden. Gleiches gilt für den Weg zurück (Bild 3.48). Bei der Desinfektion dieser empfindlichen Materialien sind immer die Herstellerangaben einzuhalten.

3.6.10 Reinigung und Desinfektion von Oberflächen und Zusatzgeräten

Flächendesinfektionen sind immer dann erforderlich, wenn Flächen durch (Hand-)Kontakt oder Aerosol kontaminiert sind. Sie müssen nach der Behandlung mit geeigneten Desinfektionsmitteln gereinigt und desinfiziert werden. Alle Desinfektionsmaßnahmen sind als Wischdesinfektion durchzuführen. Bei einer Sprühdesinfektion kann nicht sichergestellt werden, dass alle Flächen erreicht wurden, darüber hinaus können Sprühdesinfektionsmittel beim Einatmen gesundheitsschädlich wirken. Erlaubt ist die Sprühdesinfektion an schwer erreichbaren Stellen.

PC-Tastaturen im Behandlungszimmer sollten entweder desinfizierbar sein (z. B. Glastastaturen, Silikon) oder mit einer auswechselbaren Folie abgedeckt werden. Kontaminierte Teile der Röntgeneinrichtung sind nach jedem Patienten zu desinfizieren, ebenso intraorale ▶Röntgenfilme nach Entnahme aus dem Mund.

Für Fußböden ist am Ende des Arbeitstages eine Feuchtreinigung ohne Zusatz von Desinfektionsmittel ausreichend, sofern es nicht zu einer sichtbaren Kontamination mit Blut, Eiter usw. gekommen ist.

Wasserführende Systeme werden z. B. für Übertragungsinstrumente, Mehrfunktionsspritzen, Ultraschall zur Zahnreinigung und Mundspülungen benötigt. Sobald das Wasser für einen längeren Zeitraum in der

---

Röntgenfilme
▶S. 283 f.

Abformungen
▶S. 353 ff.

Prothesen ▶S. 372 ff.

KFO = Abkürzung für Kieferorthopädie

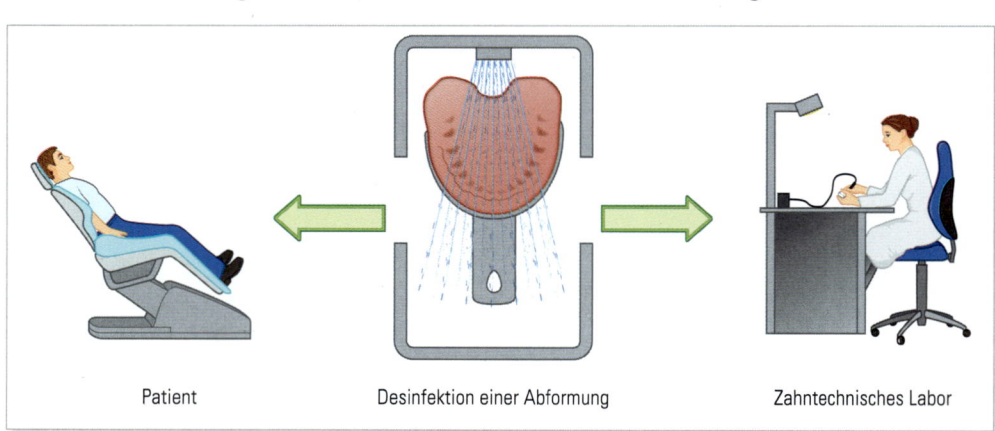

Bild 3.48 Desinfektion von Abformungen, Prothesen und KFO-Geräten

Patient — Desinfektion einer Abformung — Zahntechnisches Labor

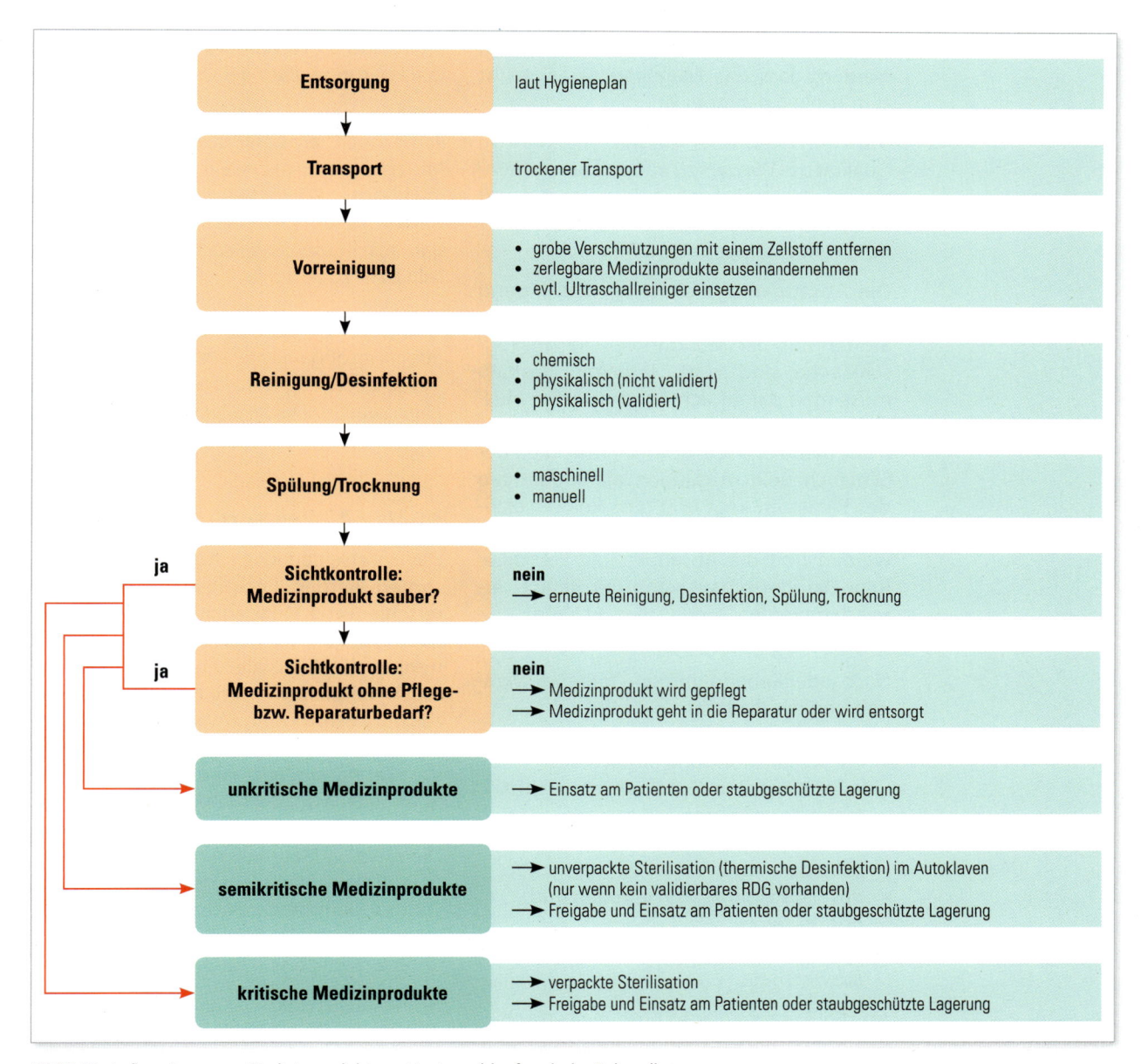

Entsorgung	laut Hygieneplan
↓	
Transport	trockener Transport
↓	
Vorreinigung	• grobe Verschmutzungen mit einem Zellstoff entfernen • zerlegbare Medizinprodukte auseinandernehmen • evtl. Ultraschallreiniger einsetzen
↓	
Reinigung/Desinfektion	• chemisch • physikalisch (nicht validiert) • physikalisch (validiert)
↓	
Spülung/Trocknung	• maschinell • manuell
↓	
Sichtkontrolle: Medizinprodukt sauber? (ja ↓)	**nein** → erneute Reinigung, Desinfektion, Spülung, Trocknung
↓	
Sichtkontrolle: Medizinprodukt ohne Pflege- bzw. Reparaturbedarf? (ja ↓)	**nein** → Medizinprodukt wird gepflegt → Medizinprodukt geht in die Reparatur oder wird entsorgt
unkritische Medizinprodukte	→ Einsatz am Patienten oder staubgeschützte Lagerung
semikritische Medizinprodukte	→ unverpackte Sterilisation (thermische Desinfektion) im Autoklaven (nur wenn kein validierbares RDG vorhanden) → Freigabe und Einsatz am Patienten oder staubgeschützte Lagerung
kritische Medizinprodukte	→ verpackte Sterilisation → Freigabe und Einsatz am Patienten oder staubgeschützte Lagerung

Bild 3.49 Aufbereitung von Medizinprodukten – Hygieneablauf nach der Behandlung

Leitung steht, kann es zu einer Ansiedlung und Vermehrung von Mikroorganismen kommen. Wasserführende Systeme müssen deshalb zu Beginn des Arbeitstages ohne aufgesetzte Übertragungsinstrumente für etwa zwei Minuten durchgespült werden. Gleiches gilt für den Mundspülbecher-Füller. Dadurch kann die während des Wasserstillstands entstandene Verunreinigung erheblich reduziert werden.

Nach jeder Behandlung müssen alle benutzten Wasser-Entnahmestellen für ca. 20 Sekunden durchgespült werden. So werden Patienten vor einer mikrobiellen Gefährdung durch vorhergehende Patienten geschützt.

Einige Behandlungseinheiten verfügen über eine eingebaute Desinfektionsanlage. Damit kann die mikrobielle Kontamination des Wassers reduziert werden.

Patienten sollten darauf hingewiesen werden, dass das Mundspülwasser nicht zum Trinken geeignet ist.

Um Gewissheit über die mikrobiologische Qualität des Wassers zu haben, kann die Praxis die Behandlungseinheit entsprechend überprüfen lassen. Dabei wird das Wasser durch ein externes Labor untersucht.

Die Absauganlage dient der Beseitigung von Aerosolen, Flüssigkeiten und festen Stoffen aus der Mundhöhle. Die Absaugschläuche sind stark verkeimt, deshalb muss man darauf achten, dass keine Flüssigkeit in den Mund des Patienten zurückfließt (Reflux). Dazu ist es wichtig, dass der Schlauch beim Absaugen nicht oberhalb des Patienten liegt und dass keine Weichteile wie Wange oder die Zunge angesaugt werden und die Absaugkanüle verschließen. Darüber hinaus kann der Reflux vermieden werden, indem man Absaugkanülen mit Nebenlufteinlässen verwendet.

Nach jeder Behandlung sind folgende Maßnahmen durchzuführen:
- ausreichend kaltes Wasser durchsaugen,
- die Schlauchöffnung am Absaugschlauch außen und (soweit erreichbar) innen desinfizieren,
- den Absaugschlauch im Greifbereich desinfizieren,
- das Mundspülbecken reinigen und desinfizieren,
- die Absaugkanülen und Speichelsauger auswechseln.

sharps von sharp (engl.) = spitz, scharf: spitze, scharfe Gegenstände

An die Absauganlage muss eine Abscheideeinrichtung für ▶Amalgam angeschlossen sein, welche die Amalgamreste herausfiltert und so verhindert, dass Quecksilber in das Grundwasser gelangt.

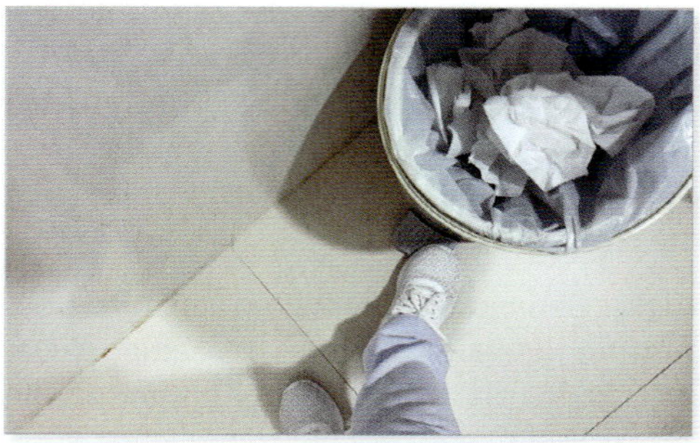

Abends nach Behandlungsende und möglichst auch zwischendurch (z.B. vor der Mittagspause), muss ein geeignetes Desinfektions- und Reinigungsmittel durch die Anlage gesaugt werden. Filter und Amalgamabscheider sind wöchentlich zu wechseln bzw. zu reinigen.

TIPP Legen Sie sich vor der Wartung der Absauganlage alle nach der Betriebsanleitung erforderlichen Materialien zurecht. Denken Sie an Handschuhe und Mundschutz.

3.6.11 Abfallentsorgung

Die unterschiedlichen Abfallarten müssen sortiert werden. Entsprechend stehen unterschiedliche Müllbehälter zur Verfügung, über die sich der Müll der Praxis sinnvoll trennen lässt. Abfälle aus dem medizinischen Bereich werden gemäß Abfallverzeichnis-Verordnung (AVV) in Abfallschlüssel kategorisiert. Diese spielen jedoch in der Zahnarztpraxis eine untergeordnete Rolle, weil von den Praxisabfällen in der Regel keine wesentliche Gefahr ausgeht. Die meisten Materialien müssen bei geringem Aufkommen nicht gesondert entsorgt werden. Allerdings sind die kommunalen Entsorgungsregeln zu beachten, die sehr unterschiedlich sein können.

Grundsätzlich gilt:
- Abfälle aus den Behandlungsräumen sind in festen Müllbeuteln zu sammeln und zu verschließen (Bild 3.50). So dürfen sie in den normalen Hausmüll gegeben werden.
- Sharps sind in verschlossenen stich- und bruchfesten Einwegbehältnissen zu entsorgen (Bild 3.51).
- Benutzte Desinfektionsmittellösungen können der Kanalisation zugeführt werden.
- Extrahierte Zähne ohne Amalgamfüllungen können über den Hausmüll entsorgt werden.

Bild 3.50 Kontaminationsloser Abwurf von Abfällen in feste Müllbeutel

Für bestimmte Abfälle gibt es behördliche Auflagen, die zu beachten sind:
- Röntgenchemikalien müssen in geeigneten Behältern gesammelt und einem Entsorgungsunternehmen übergeben werden. Die Nachweisdokumente müssen abgeheftet und aufbewahrt werden.
- Amalgamreste aus Amalgamabscheidern sind in fest verschlossenen Behältern einem Entsorgungsunternehmen zu übergeben. Die Nachweisdokumente müssen abgeheftet und aufbewahrt werden.
- Sonstige Amalgamreste, auch extrahierte Zähne mit Amalgamfüllungen, müssen in dicht verschließbaren Glas- oder Kunststoffbehältern gesammelt und einem Entsorgungsunternehmen übergeben werden. Die Nachweisdokumente müssen abgeheftet und aufbewahrt werden.
- Abgelaufene, überalterte Desinfektionsmittel (Konzentrate) sollten dem Sondermüll zugeführt werden.

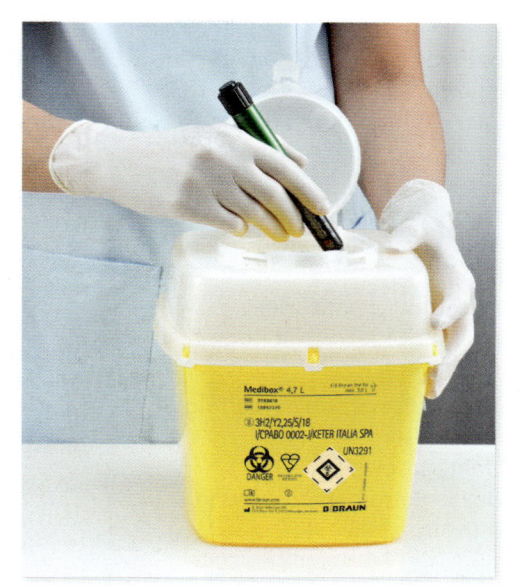

Bild 3.51 Entsorgung von spitzen oder scharfen Praxisabfällen

ZUSAMMENFASSUNG

- Alle hygienischen Maßnahmen in der Praxis dienen dem Gesundheitsschutz von Patienten, Mitarbeitern und der Allgemeinheit.
- Pathogene Mikroorganismen (Bakterien, Viren, Pilze, Protozoen) können Infektionskrankheiten verursachen.
- Apathogene Mikroorganismen erzeugen keine Krankheiten, viele von ihnen sind sogar lebenswichtig (z. B. Darmbakterien).
- Die Übertragung von Infektionskrankheiten erfolgt direkt von Mensch zu Mensch (z. B. durch einen Kuss oder durch Anniesen) oder indirekt über eine Infektionskette:
  - Infektionsquelle (z. B. Hand eines erkrankten Menschen),
  - Überträger (z. B. Türklinke, die berührt wird),
  - Empfänger (z. B. gesunder Mensch berührt mit kontaminierter Hand seinen Mund).

- Infektionskrankheiten verlaufen immer in verschiedenen Stadien, die unterschiedlich lange dauern können und unterschiedlich stark ausgeprägt sein können:
  Infektion → Inkubationszeit → Vorstadium → symptomatisches Stadium → Rekonvaleszenz (sofern die Krankheit nicht chronisch oder tödlich verläuft)
- Die im zahnmedizinischen Bereich am meisten gefürchtete Infektionskrankheit ist Hepatitis B, eine Impfung dagegen ist möglich und wird dringend empfohlen.
- Die wichtigsten Hygieneregeln für das Behandlungsteam einer Zahnarztpraxis sind:
  - Kontaminationen vermeiden,
  - Schutzkleidung und persönliche Schutzausrüstung (PSA) tragen,
  - Händehygiene.

LF 3 — Praxishygiene organisieren

- Im Rahmen der Praxishygiene unterscheidet man:
  - Sanitation (Reinigung)
    → Ergebnis: Sauberkeit (erfolgt mit handelsüblichen Reinigungs- und Putzmitteln),
  - Desinfektion (Keimreduktion)
    → Ergebnis: Antisepsis (erfolgt manuell mit Chemikalien oder maschinell mit Hitze = Thermodesinfektion),
  - Sterilisation (Vernichtung aller Keime)
    → Ergebnis: Asepsis (erfolgt z. B. mit Dampf und Druck im Autoklaven).
- Die Aufbereitung von Medizinprodukten erfolgt nach den Vorgaben
  - des Medizinproduktegesetzes,
  - der Medizinprodukte-Betreiberverordnung,
  - des Robert-Koch-Instituts.
- Damit die richtige Methode zur Aufbereitung angewendet wird, werden die Medizinprodukte in unterschiedliche Risikoklassen (unkritisch, semikritisch A/B, kritisch A/B) eingeteilt.
- Aufbereitete Medizinprodukte müssen zur weiteren Verwendung von einer befugten Person freigegeben werden. Die Freigabe erfolgt erst nach einer gründlichen Überprüfung.
- Für die hygienische Wartung von Absauganlagen und wasserführenden Systemen sind spezielle Maßnahmen vorgesehen, die regelmäßig durchgeführt werden müssen (ggf. unter Einsatz entsprechender Desinfektionsmittel).
- Sofern keine besondere Gefährdung von Praxisabfällen ausgeht, können sie in festen und verschlossenen Müllbeuteln im Hausmüll entsorgt werden.

ZUR WIEDERHOLUNG

1. Welche Ziele werden durch Maßnahmen der Hygiene in der Zahnarztpraxis verfolgt?
2. a) Was versteht man unter „Krankheit"?
   b) Wie heißt die Lehre von den Krankheiten?
3. Fallbeispiel: Die Oma von ZFA Julia hatte vor einiger Zeit einen Schlaganfall. Aktuell werden bei ihr auf ärztliche Anordnung folgende Maßnahmen durchgeführt:
   - regelmäßige Blutdruckkontrolle,
   - Gabe von blutgerinnungshemmenden Medikamenten („Blutverdünner"),
   - Physiotherapie.
   Welche dieser Behandlungen gehört zur tertiären Prävention? Begründen Sie Ihre Antwort.
4. Welche Arten von Krankheitserregern kennen Sie?
   a) Erstellen Sie eine Rangfolge, indem Sie die für eine Zahnarztpraxis bedeutsamsten Erreger zuerst nennen, die unbedeutsamsten zuletzt.
   b) Begründen Sie Ihre Reihenfolge.
5. Erläutern Sie die Begriffe pathogen und apathogen.
6. Was versteht man unter Virulenz?
7. Was ist ein Toxin?
8. Die Ursache von Mundgeruch sind häufig Bakterien, die sich in Zahnfleischtaschen oder in tieferen Ritzen der Zunge befinden. Handelt es sich dabei um aerobe oder anaerobe Bakterien? Begründen Sie Ihre Antwort.
9. Woran erkennt man ein Lebewesen und warum ist ein Virus kein Lebewesen?
10. Beschreiben Sie mit eigenen Worten, wie sich die Vermehrung von Viren vollzieht.
11. Nennen Sie den Fachbegriff für eine Pilzerkrankung.
12. Was ist Toxoplasmose und welche Bedeutung hat diese Erkrankung für den Menschen?
13. Was versteht man unter einer Infektionskette und woraus besteht diese?
14. Wovon hängt es ab, ob man nach einer Infektion erkrankt oder nicht?
15. Welche Hepatitisformen stellen für medizinisches Personal ein besonders hohes Risiko dar und wie kann man sich schützen?
16. Was versteht man unter Recapping und wie sollte es durchgeführt werden?
17. Nennen Sie Übertragungswege für HIV.

Aufgaben — LF 3

18. Grenzen Sie Grippe und einen grippalen Infekt voneinander ab.

19. Erklären Sie folgende Fachbegriffe:
    a) Antikörper
    b) Antigene
    c) Immunität

20. Worin besteht der Unterschied zwischen einer aktiven, einer passiven und einer Simultanimpfung?

21. Was versteht man unter einer Postexpositionsprophylaxe?

22. Was wird durch das Infektionsschutzgesetz geregelt?

23. Erläutern Sie den Grundsatz der Nichtkontamination.

24. Welche Bedeutung hat eine aktuelle Patientenanamnese für den Infektionsschutz?

25. Warum gilt beim Händewaschen nicht der Grundsatz: „Mehr hilft mehr"?

26. Erläutern Sie, warum der Einsatz von Handcreme Teil der Händehygiene ist.

27. Wann ist eine hygienische Händedesinfektion nicht mehr ausreichend?

28. Was unterscheidet die chirurgische Händedesinfektion grundsätzlich von der hygienischen Händedesinfektion?

29. a) Unterscheiden Sie Berufskleidung und Schutzkleidung.
    b) Was gehört darüber hinaus noch zur persönlichen Schutzausrüstung einer ZFA?

30. Nennen Sie das Desinfektionsverfahren, das am besten für Ihre Zahnarztpraxis geeignet ist. Begründen Sie Ihre Entscheidung.

31. Wozu wird der Ultraschallreiniger bei der Aufbereitung von Medizinprodukten eingesetzt?

32. Wie heißt das Gerät, mit dem eine Dampfsterilisation durchgeführt wird?

33. Nennen Sie verschiedene Möglichkeiten der Sterilgutverpackung.

34. Worüber gibt die Chargennummer Auskunft?

35. Wie lange kann Sterilgut gelagert werden?

36. Welche Sterilisationskontrollen kennen Sie? Erläutern Sie diese mit eigenen Worten.

37. a) Was versteht man unter der Freigabe von Sterilgut?
    b) Wer kann Sterilgut freigeben?
    c) Worauf ist bei der Freigabe von Sterilgut zu achten?

38. Welche Medizinproduktegruppen werden im Rahmenhygieneplan unterschieden?

39. Erklären Sie die Abkürzung MPG und erläutern Sie, was in dieser Richtlinie geregelt ist.

40. Wie werden
    a) rotierende Instrumente aufbereitet?
    b) Übertragungsinstrumente aufbereitet?
    c) Abformungen desinfiziert?
    d) Schleimhäute desinfiziert?
    e) Flächendesinfektionen durchgeführt?
    f) wasserführende Systeme desinfiziert?
    g) Absauganlagen gewartet?

ZUR VERTIEFUNG

1. Bereiten Sie in Gruppenarbeit jeweils einen Kurzvortrag (ca. fünf Minuten Dauer) über die nachfolgend genannten Persönlichkeiten und ihre wichtigsten Entdeckungen vor. Nutzen Sie für Ihre Recherche ein medizinisches Lexikon oder das Internet.
    a) Louis Pasteur. Finden Sie zusätzlich heraus, in welchem alltäglichen Begriff sich sein Name wiederfindet.
    b) Robert Koch. Finden Sie zusätzlich heraus, welches Bundesinstitut nach ihm benannt ist und nennen Sie dessen wichtigste Aufgaben.
    c) Alexander Fleming.
    d) Paul Ehrlich. Finden Sie zusätzlich heraus, welches Bundesinstitut nach ihm benannt ist und nennen Sie dessen wichtigste Aufgaben.
    e) Ignaz Semmelweis.
    f) Edward Jenner.

LF 3 • Praxishygiene organisieren

2. Erstellen Sie eine Tabelle mit günstigen und ungünstigen Einflüssen auf Ihr Immunsystem. Nutzen Sie bei Bedarf Fachliteratur und / oder das Internet.

stärkende Faktoren	schwächende Faktoren
• ausreichender Schlaf • …	• Schlafmangel • …

3. Früher benutzte man als Nachweis für die Funktionsfähigkeit eines Sterilisationsgerätes sogenannte „Sporenpäckchen". Diese mit Bakteriensporen kontaminierten Päckchen wurden mitsterilisiert und anschließend im Labor untersucht. Erklären Sie, warum man ausgerechnet Sporen für dieses Testverfahren benutzt hat.

4. Will man die Gefahr einer Infektion verhindern, kann man an verschiedenen Stellen ansetzen. Man kann
   a) die Infektionsquelle beseitigen oder
   b) den Übertragungsweg unterbrechen.
   Nennen Sie für jede dieser Stellschrauben jeweils zwei Beispiele.

5. Beschreiben Sie den Verlauf einer Infektionskrankheit, die Sie selbst schon einmal durchgemacht haben. Benutzen Sie dabei die folgenden Begriffe korrekt und in der richtigen Reihenfolge:
   - Prodromalstadium
   - Infektionsweg
   - ggf. uncharakteristische Symptome
   - ggf. Komplikationen
   - Rekonvaleszenz
   - Immunität
   - charakteristische Symptome
   - Infektion
   - symptomatisches Stadium
   - Inkubationszeit

6. a) Erstellen Sie ein Ranking, das Auskunft darüber gibt, welche fünf Infektionskrankheiten im Vorjahr die meisten Todesfälle in Europa nach sich gezogen haben. Recherchieren Sie dabei auch die jeweilige Erregerart, mögliche Übertragungswege und besonders gefährdete Personengruppen.
   b) An welchen beiden Infektionskrankheiten sterben jährlich die meisten Menschen weltweit?

7. Beschreiben Sie den Ablauf einer Grundimmunisierung gegen Hepatitis B.
   a) In welchen Zeitabständen muss geimpft werden?
   b) Wann sollte die Grundimmunisierung aufgefrischt werden?

8. Hausärzte werden häufig um die Verschreibung eines Antibiotikums gebeten, wenn Patienten ihren grippalen Infekt schnell wieder loswerden wollen. Nehmen Sie dazu Stellung.

9. Nehmen Sie an, es gelänge in der Zukunft alle Mikroorganismen zu vernichten. Denken Sie diese Idee zu Ende: Welche Auswirkungen hätte das?

10. Erstellen Sie eine Collage mit Bildern und Texten über Bakterien, die alltäglich vorkommen und / oder die sich der Mensch zunutze gemacht hat.

11. Nennen Sie den Unterschied zwischen HIV und AIDS.

12. Welchen Wirkstoff finden Sie in fast allen Händedesinfektionsmitteln?

13. Auf Seite 87 ist der Zusammenhang zwischen Luftdruck und Temperatur erläutert. Stellen Sie sich vor, dass Sie sich auf einer Expedition im Hochgebirge auf 7000 m über dem Meeresspiegel befinden. Sie wollen Tee kochen. Welche interessante Entdeckung können Sie machen?

14. Hygieneexperten, die Bundeszahnärztekammer und das RKI betonen, dass die maschinelle Aufbereitung von Medizinprodukten im RDG besser ist als die chemische Desinfektion.
    a) Finden Sie Argumente, die diese Behauptung unterstützen.
    b) Warum werden Ihrer Meinung nach die chemischen Desinfektionsverfahren weiterhin in einigen Praxen eingesetzt?

Lernfeld 4

Kariestherapie begleiten

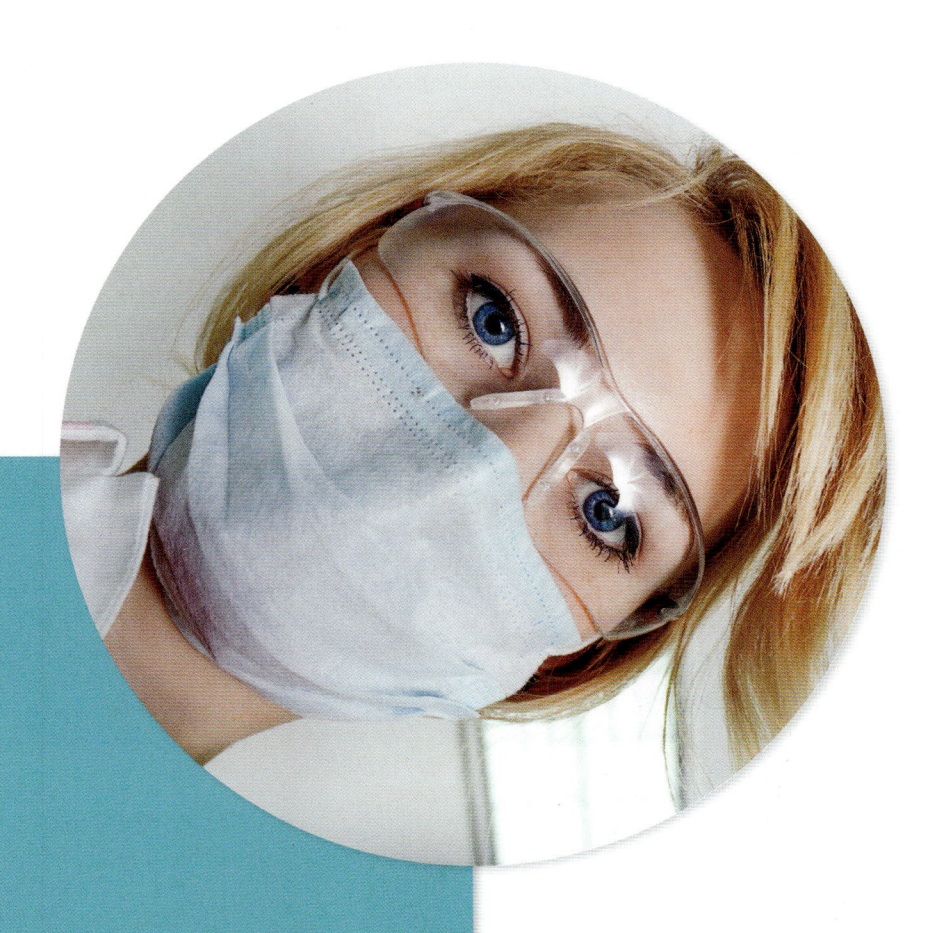

Zahnaufbau

Kariesentstehung

Befunde und Diagnostik

Kariesentfernung

Füllungstherapie

4 Kariestherapie begleiten

Die häufigste Erkrankung der Zahnhartgewebe ist die Karies. Karies ist nicht heilbar, die geschädigten Zahnhartgewebe müssen durch Füllungen künstlich ersetzt werden. Dabei soll die gesunde Zahnsubstanz größtmöglich erhalten bleiben.

4.1 Zahnaufbau

Der histologische Aufbau zeigt vier Zahngewebe (Bild 4.1):
- Zahnschmelz (Enamelum oder substantia adamantina),
- Zahnbein (Dentinum),
- Wurzelzement (Cementum),
- Zahnmark (Pulpa).

Zahnschmelz, Zahnbein und Wurzelzement sind die Zahnhartgewebe. Je höher der Anteil an Mineralien und Kristallen ist, desto härter ist das jeweilige Hartgewebe. Mineralien sind anorganische Substanzen.

Im Gegensatz dazu befindet sich im Inneren des Zahnes ein organisches Weichgewebe, die Pulpa.

4.1.1 Zahnschmelz

Der Schmelz bedeckt die sichtbare Zahnkrone, er ist beim Zahndurchbruch voll ausgebildet. Die Ameloblasten (schmelzbildenden Zellen) sterben nach der Herstellung des Schmelzes ab. Verletzter oder zerstörter Zahnschmelz kann deshalb nicht neu gebildet werden. Schmelzdefekte müssen also stets mit Füllungsmaterial versorgt werden.

Chemische Struktur / Zusammensetzung. Der Zahnschmelz besteht zu 96 % aus anorganischen Verbindungen. Es sind vor allem Calcium-, Phosphor- und Fluorverbindungen: Calciumhydroxylapatit und Fluorapatit. Den Rest bilden organische Verbindungen (2 %) und Wasser (2 %). Dem Zahnschmelz fehlen Blutgefäße, Nervenfasern und Zellen, er ist ein „totes Gewebe".

Aufbau. Das Calciumhydroxylapatit liegt in Form von sechseckigen Kristallen vor (Bild 4.2). Etwa 100 Kristalle bilden zusammen eine Säule (Prisma). Die Prismen sind im Schmelz dicht aneinander gepackt. Sie verlaufen von der Schmelz-Dentingrenze senkrecht bis fast zur Schmelzoberfläche.

Aufgabe / Funktion. Zahnschmelz schützt den Zahn vor mechanischen, chemischen und thermischen Einflüssen. Um den hohen Kaukräften standzuhalten, muss der Schmelz sehr hart sein. Dies wird durch den hohen Anteil anorganischer Verbindungen und die spezielle Anordnung der Schmelzprismen erreicht. Der Schmelz ist härter als Stahl.

Caries (lat.) = Fäulnis

Ameloblasten oder **Adamantoblasten**: schmelzbildende Zellen

Enamelum von Enamel (engl.) = Emaille

substantia adamantina von adamantinos (gr.) = sehr hart; harte Substanz

Cementum (lat.) = Bruchstein, Baustein

Pulpa (lat.) = Fleisch

organisch: zur belebten Natur gehörend;
anorganisch: heißt nicht-organisch, zur unbelebten Natur gehörend

Kristall: Körper, dessen Atome oder Moleküle regelmäßig angeordnet sind (Kristallgitter)

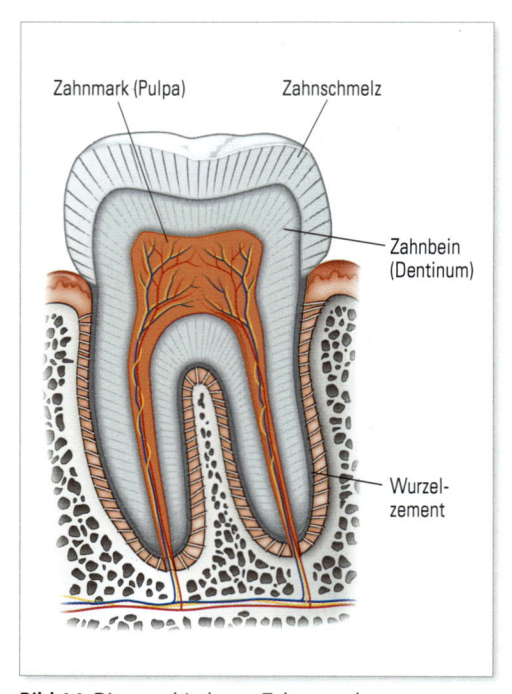

Bild 4.1 Die verschiedenen Zahngewebe

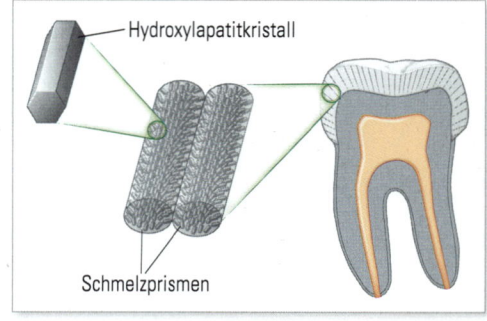

Bild 4.2 Hydroxylapatitkristalle und Schmelzprismen

Zahnschmelz ist das härteste Gewebe des menschlichen Körpers. Leider ist er dabei aber spröde und neigt zum Zerspringen, sobald die Prismen nicht senkrecht belastet werden. Ein kleines Experiment verdeutlicht dies (Bild 4.3).

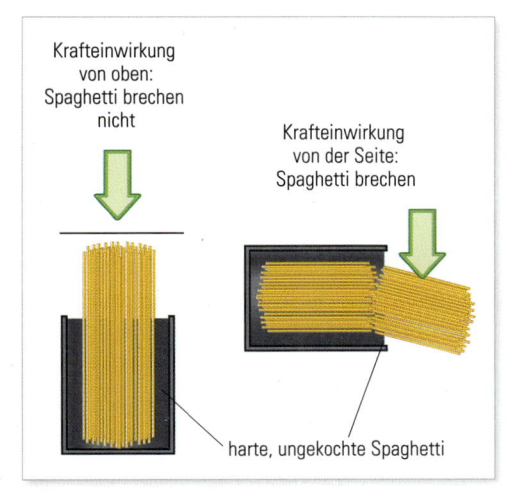

Bild 4.3 Das Spaghetti-Experiment

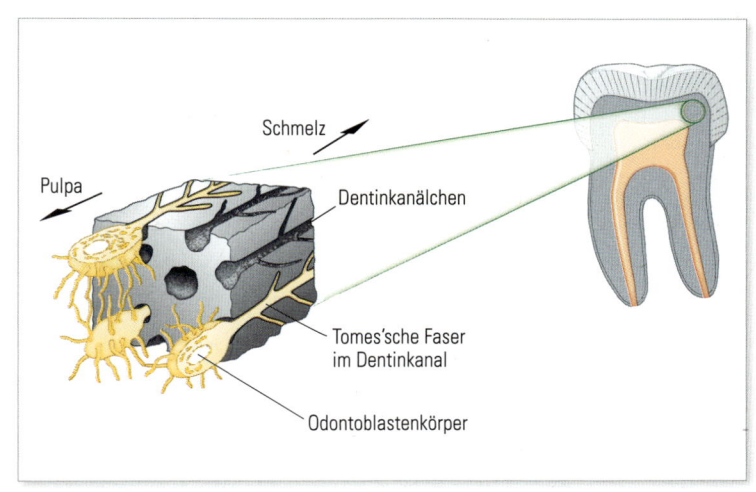

Bild 4.4 Dentingewebe

Der Schmelz ist gegenüber äußeren Reizen schmerzunempfindlich, da er nicht von Nerven durchzogen ist.

TIPP Je mehr Fluorapatit der Schmelz enthält, desto widerstandsfähiger ist er gegen Entkalkung. Fluorid kann auch noch nach abgeschlossener Schmelzbildung im Schmelz angereichert werden. Deswegen tragen Sie in der Zahnarztpraxis auf die Zähne konzentrierte fluoridhaltige Lacke und Gele auf. Empfehlen Sie den Patienten eine Zahnpasta mit ausreichendem Fluoridanteil.

4.1.2 Zahnbein (Dentin)

Der größte Teil des Zahnes besteht aus Dentin; es umhüllt das gesamte Zahnmark. An der Krone ist das Dentin mit dem Zahnschmelz, an der Wurzel mit Wurzelzement bedeckt.

Chemische Struktur / Zusammensetzung. Dentin ist im Vergleich zum Schmelz ein weniger stark mineralisiertes Gewebe. Ca. 70 % bestehen aus anorganischen Verbindungen; wie beim Schmelz sind dies überwiegend Phosphat und Calcium. Mit ca. 20 % organischen Bestandteilen und 10 % Wasser ist das Dentin ein lebendes Gewebe. Seine Verletzung stellt eine Wunde dar und muss mit einem Wundverschluss (▸Unterfüllung) versorgt werden.

Unterfüllung ▸ S. 125 f.

Aufbau. Unter dem Mikroskop erkennt man viele Kanälchen, die das gesamte Dentin von der ▸Pulpa bis zur Schmelz-Dentin-Grenze durchziehen (Bild 4.4). In den Kanälchen verlaufen in einer Gewebeflüssigkeit die Tomes'schen Fasern, dies sind die dünnen Fortsätze der dentinbildenden Zellen (Odontoblasten).

Pulpa ▸ S. 104

Nur diese Fortsätze durchziehen das Dentin, die Zellkörper der Odontoblasten befinden sich im äußersten Rand der Pulpa. Dentin ist gelb gefärbt und elastisch. Es ist die zweithärteste Substanz des menschlichen Körpers und entspricht in etwa der Härte von menschlichen Knochen.

Die Odontoblasten sind mit feinen Nervenendigungen in Kontakt. Äußere Reize wie Säureeinwirkung, Kälte u. a. werden so weitergeleitet. Die Odontoblasten können ein Leben lang Dentin bilden. Man unterscheidet:

Odont-: Wortteil mit der Bedeutung Zahn
Blasten: Zellen, die Gewebe produzieren

- Primärdentin (bis zum Zahndurchbruch gebildetes Dentin),
- Sekundärdentin (nach dem Zahndurchbruch gebildetes Dentin),
- Tertiärdentin (z. B. durch medikamentöse Anregung gebildetes Dentin).

Sekundärdentin führt mit der Zeit zu einer Verkleinerung der Pulpahöhle, weil es nach innen gebildet wird. Die verkleinerte Pulpahöhle ist auf Zahn-Röntgenaufnahmen älterer Patienten häufig zu erkennen. Das auf äußere Reize hin gebildete Dentin ist das Reizdentin (Tertiärdentin). So regt das Auftragen eines calciumhydroxydhaltigen Medikamentes die Tertiärdentinbildung an.

Aufgabe/Funktion. Dentin gibt dem Zahn seine Form und schützt die Pulpa.

> **TIPP** Zum Bearbeiten des Dentins wird ein ▶ Rosenbohrer verwendet. Seine Stahlschneiden sind hart genug. Der sehr harte Zahnschmelz muss mit einem härteren Material beschliffen werden. Hierfür werden Diamantbohrer verwendet.

Bohrer ▶ S. 115 ff.

Zahngewebe Bestandteile	Schmelz	Dentin	Zement
anorganisch	96 %	70 %	65 %
organisch	2 %	20 %	23 %
Wasser	2 %	10 %	12 %

Tabelle 4.1 Zusammensetzung der Zahnhartgewebe (Prozentangaben sind ungefähre Richtwerte)

4.1.3 Wurzelzement

Wurzelzement bedeckt die gesamte Wurzeloberfläche. Meist reicht das Zement bis an den Schmelz der Zahnkrone. Bei ca. 10 % der Menschen bleibt allerdings ein kleiner Dentinbereich am Zahnhals frei.

Chemische Struktur/Zusammensetzung. Wurzelzement ist mit einem anorganischen Anteil von ca. 65 % die am wenigsten mineralisierte Zahnhartsubstanz (Tabelle 4.1). Auch Wurzelzement besteht hauptsächlich aus Calcium und Phosphat in Form von Apatitkristallen. Die organische Substanz (ca. 23 %) enthält vor allem Kollagenfasern (zugfestes und wenig dehnbares Bindegewebe).

Aufbau. Die Kollagenfasern durchziehen mehr oder weniger stark das Zement (im apikalen Bereich stärker).

Die zementbildenden Zellen heißen Zementoblasten. Zement wird entsprechend seiner Beanspruchung ein Leben lang nachgebildet.

Aufgabe/Funktion. Das Zement schützt das Dentin vom Zahnhals bis zur Wurzelspitze. Seine Hauptfunktion ist allerdings die Verankerung der Zähne. Haltefasern ziehen sich vom Knochen zur Zahnwurzel und werden im Zement befestigt. Das Zement ist Bestandteil des ▶ Zahnhalteapparates.

apikales Delta ▶ S. 160

Delta: gr. Buchstabe in Dreiecksform (Δ)

Zahnhalteapparat ▶ S. 202 f.

4.1.4 Zahnmark (Pulpa)

Die Zahnhöhle in der Zahnkrone und die Wurzelkanäle sind vollständig mit dem Zahnmark ausgefüllt. Die Pulpa ist ein Weichgewebe mit gelartiger Festigkeit.

Ihre Form entspricht in etwa dem jeweiligen Zahnumriss (Bild 4.5). Man unterscheidet die Kronen- von der Wurzelpulpa. Die Ausweitungen der Kronenpulpa unterhalb der Zahnhöcker werden Pulpahörner genannt. Im Bereich der Wurzelspitze verzweigt sich der Wurzelkanal häufig. Diese Verzweigungen nennt man ▶ apikales Delta.

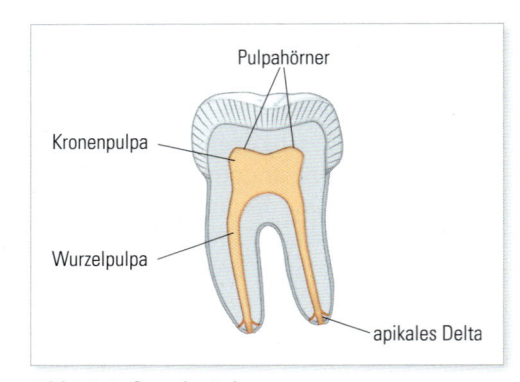

Bild 4.5 Aufbau der Pulpa

Zusammensetzung. Die Pulpa besteht aus unterschiedlichen Geweben. Die Grundsubstanz ist ein mit Fasern durchzogenes Bindegewebe mit Blutgefäßen und Nervenfasern. Odontoblasten befinden sich an der Grenzschicht zum Dentin, wo sie das Dentin bilden. Fibroblasten bilden das Bindegewebe, sie sind in der gesamten Pulpa verteilt. Die Blutgefäße und Nervenfasern treten über das Wurzelspitzenloch (Foramen apikale) in den Zahn ein.

Häufig verwenden Patienten den Begriff „Zahnnerv". Weil das Zahnmark aber aus weiteren Geweben besteht, ist diese Bezeichnung nicht richtig. In der Zahnmedizin wird daher immer die Bezeichnung „Pulpa" verwendet.

Aufgabe/Funktion. Die Pulpa ist für die Vitalität (das Leben) des Zahnes verantwortlich. Sie erfüllt mehrere Aufgaben:
- Ernährung des Zahnes,
- Versorgung des Zahnes mit Nerven,
- Abwehr von Infektionen,
- Dentinbildung.

Über die zahlreichen kleinen Blutgefäße wird die Ernährung des Zahnes sichergestellt. Die Empfindung von Zahnschmerzen liegt an den Nervenfasern der Pulpa. Weil einzelne Nervenfaserenden der Pulpa bis in das Dentin hineinreichen, kann das Bohren im Dentin Schmerzen auslösen.

4.2 Kariesentstehung

Karies ist eine lokale (örtliche) Infektionskrankheit. Die Ernährung spielt eine große Rolle bei der Entstehung. Zahlreiche Bakterien in den Zahnbelägen scheiden Milchsäure als Stoffwechselendprodukt aus. Diese Säure zerstört die Kristalle der Zahnhartsubstanzen (Bild 4.6).

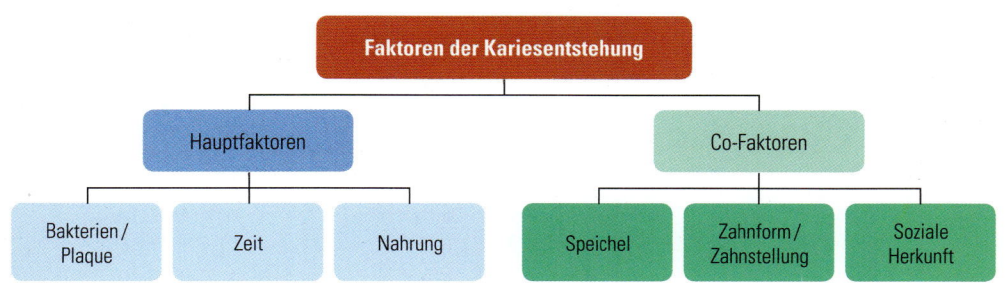

4.2.1 Faktoren der Kariesentstehung

Karies ist eine Erkrankung mit unterschiedlichen Ursachen. Viele Faktoren spielen bei der Kariesentstehung eine Rolle. Man unterscheidet Hauptfaktoren und Co-Faktoren.

Wenn Bakterien längere Zeit auf der Zahnoberfläche mit genügend Nahrung (Kohlenhydraten, besonders Zucker) versorgt werden, kann Karies entstehen (Bild 4.7). Sobald ein Hauptfaktor fehlt, ist nicht zu erwarten, dass es zur Karies kommt. Die anderen Faktoren wirken begünstigend.

Bakterien befinden sich überall in der Mundhöhle in einem natürlichen Gleichgewicht. Eine für die Kariesentstehung hauptsächlich verantwortliche Bakterienart jedoch gehört nicht zur natürlichen Mundflora: Es ist das Kugelbakterium Streptococcus mutans. Es wird meist schon früh von den Eltern auf das Kleinkind übertragen.

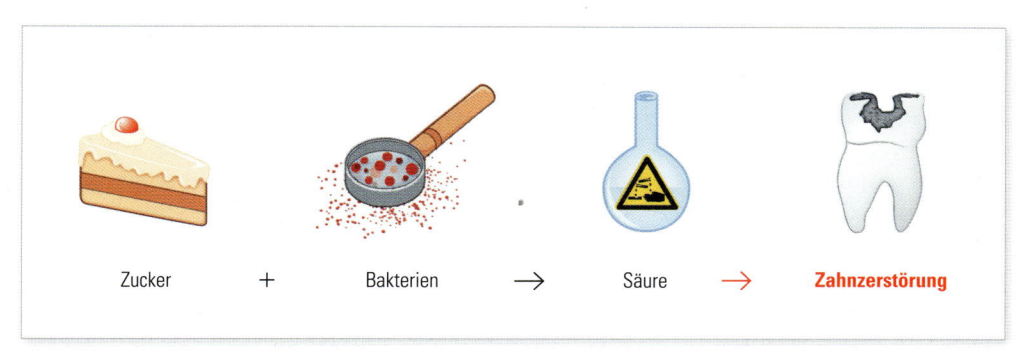

Zucker + Bakterien → Säure → **Zahnzerstörung**

Bild 4.6 Zahnzerstörung durch Milchsäure

Faktoren der Kariesentstehung
- Hauptfaktoren
  - Bakterien/Plaque
  - Zeit
  - Nahrung
- Co-Faktoren
  - Speichel
  - Zahnform/Zahnstellung
  - Soziale Herkunft

Bild 4.7 Faktoren der Kariesentstehung

Kariestherapie begleiten

Hierzu reicht z. B. das Ablecken des Schnullers durch die Mutter. Ohne eine solche Ansteckung (Infektion) gibt es keine Karies; insofern ist Karies eine Infektionskrankheit.

Streptococcus mutans ist hervorragend an die Situation auf der Zahnoberfläche angepasst:

- Es bildet selber Zucker, mit dessen Hilfe es sich gut an den Zahn anheften (kleben) kann. Selbst gebildete Zucker dienen als Nahrungsreserve.
- Streptococcus mutans kann in einer sauren Umgebung überleben (üblicherweise werden Bakterien durch Säure abgetötet).

Zucker ▶ S. 313

Ein weiteres für die Kariesentstehung bedeutsames Bakterium ist der Lactobacillus, das Milchsäurebakterium.

Plaque (frz.) = Platte, Fleck

Speichelzusammensetzung ▶ S. 46

Plaque/Zeit. Auf gereinigten Zahnoberflächen bildet sich schnell eine dünne Schicht aus den Eiweißen des Speichels, das Schmelzoberhäutchen (Pellikel). Innerhalb weniger Stunden sammeln sich mehr und mehr Bakterien, Speichelbestandteile, Stoffwechselprodukte der Bakterien und von den Bakterien gebildete Zucker an. Es entsteht ein zäher und fest sitzender Belag, den man Plaque nennt. Dieser Belag ist strukturiert aufgebaut. Weil er zu ca. 20 % aus Bakterien besteht, spricht man auch von einem Biofilm. Plaque besteht also nicht aus Nahrungsresten, wie viele Patienten glauben. Plaque haftet so fest an den Zähnen, dass sie sich nicht mit Wasser abspülen lässt.

> **TIPP** Auf einem sorgfältig gereinigten Zahn beginnt sofort die Entstehung einer Plaque. Bereits nach zwei Tagen kann infolge dieser Plaque Karies entstehen (Bild 4.8).

Nahrung. Streptococcus mutans ernährt sich von Kohlenhydraten. Diese gelangen über die menschliche Nahrung an die Zähne. Vor allem die Zweifach- und ▶Einfachzucker gelangen schnell in die Plaque und können dort von den Bakterien verstoffwechselt werden. Daher spielt der Zuckerkonsum eine entscheidende Rolle für die Kariesentstehung: Menschen mit hohem Zuckerkonsum haben mehr Karies als Menschen mit geringerem Zuckerkonsum.

Speichel ist ein Co-Faktor für die Kariesentstehung. Durch seine Zusammensetzung und Menge hat ▶Speichel Einfluss auf die Kariesentstehung. Speichel hat vier Schutzfunktionen:

- Spülung der Mundhöhle und der Zahnoberflächen,
- Pufferung (Neutralisation von Säuren),
- Remineralisation,
- antibakterielle Wirkung.

Durch das Umspülen des Zahnes mit Speichel werden Nahrungsreste entfernt und Säuren verdünnt. Ausreichender Speichelfluss schützt also vor Karies. Wenig Speichel, z. B. durch Mundatmung, erhöht das Kariesrisiko. Die Speichelmenge ist von Mensch zu Mensch unterschiedlich. Bei einigen Patienten muss die ZFA sehr viel absaugen, bei anderen ist die Mundhöhle eher trocken. Zur Kariesrisikobestimmung kann die Menge des Speichels bzw. dessen Fließrate bestimmt werden.

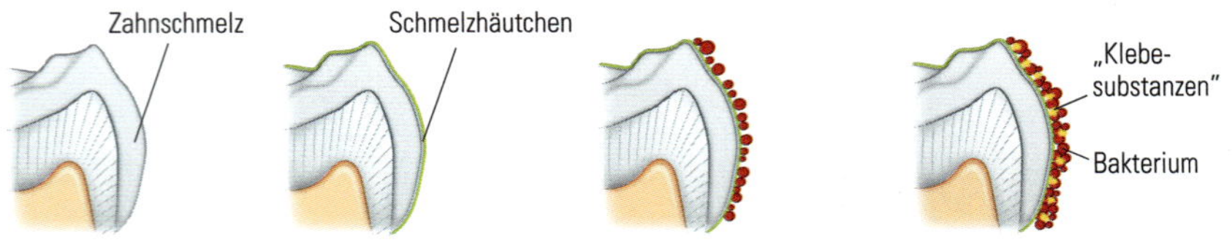

Vorgang:	gründlich gereinigte Zahnoberfläche	Bildung eines Schmelzoberhäutchens (Pellikel) aus Speichelproteinen	Anlagerung von Bakterien an das Pellikel	Vermehrung von Bakterien und Bildung von „Klebesubstanzen"
Zeit:		innerhalb 30 min	weniger als 1 Stunde	ca. 2 Tage

Bild 4.8 Entwicklung der Zahnplaque

Pufferung ist die Fähigkeit des Speichels, mithilfe bestimmter Salze Säuren zu neutralisieren. Der Anteil dieser Salze ist von Mensch zu Mensch unterschiedlich. Auch die Pufferfähigkeit oder Pufferkapazität kann in der Zahnarztpraxis über den pH-Wert des Speichels gemessen werden. Sinkt der pH-Wert im Speichel auf 5,5, so ist dies für den Schmelz kritisch. Das Dentin ist schon bei einem pH-Wert ab 6,5 gefährdet.

Als Remineralisation bezeichnet man das Einbauen von Kalksalzen in das Zahnhartgewebe. Der Speichel enthält Calcium und Fluoride, die in kleinen Mengen in den Schmelz eingebaut werden können und so das Zahnhartgewebe stabilisieren.

Speichel hat außerdem antibakterielle Eigenschaften und kann so regulierend auf die Bakterien der Mundhöhle einwirken.

Zahnform und Zahnstellung. Plaque bildet sich bevorzugt an allen Stellen, die schlecht zu säubern sind (Prädilektionsstellen, Bild 4.9). Dies bezieht sich sowohl auf die Selbstreinigung durch Speichel, Wangen und Zunge, als auch auf die Zahnpflege mittels Zahnbürste. Durch entsprechende ▶Zahnputztechniken lässt sich das Kariesrisiko stark einschränken. Dies gilt nicht für Fissuren und Grübchen; deren Form und Größe kann so ungünstig sein, dass selbst bei sorgfältiger Mundhygiene eine ausreichende Reinigung unmöglich ist. Auch Füllungsränder sind Prädilektionsstellen, an denen sich eine Sekundärkaries bilden kann.

Die soziale Herkunft hat Einfluss auf die Zahngesundheit. Insbesondere in Bevölkerungsschichten mit geringerer Bildung und geringerem Einkommen ist die Kariesrate höher, weil der Zuckerkonsum höher und die Zahnpflege schlechter sind. Im Jahr 2016 waren deutschlandweit 79 % der 12-jährigen Kinder kariesfrei. Die übrigen 21 % hatten mit 12 bereits Karies und es ist zu erwarten, dass bei dieser Gruppe die Krankheit mit der Zeit voranschreitet.

4.2.2 Der Zerstörungsprozess der Zahnhartsubstanzen

Schmelz und Dentin bestehen zu einem hohen Anteil aus kalkhaltigen Mineralien. Da Säuren diese Mineralien auflösen können, wird das Zahnhartgewebe immer weniger stabil, bis es schließlich Löcher aufweist und faulig zerfällt. Karies ist also eine säurebedingte Zerstörung der Zahnhartgewebe.

Obwohl die in der bakteriellen Plaque innerhalb von 24 Stunden gebildete Säuremenge nur ca. einem Tropfen Zitronensaft entspricht, ist der angerichtete Schaden enorm. Ein dichter Plaquefilm verhindert, dass der Speichel an die von den Mikroorganismen direkt am Zahn gebildete Säure gelangen kann. Der Speichel kann deswegen die Säure nicht verdünnen, sie wirkt konzentriert.

TIPP An der Zahnoberfläche gibt es einen ständigen Wechsel von Demineralisation und Remineralisation. Wenn die Demineralisation überwiegt, kommt es zur Karies (Bild 4.10).

Prädilektionsstelle: bevorzugte Stelle für das Auftreten einer Krankheit

Zahnputztechniken ▶ S. 306 f.

sekundär (lat.) = zweitrangig, nachträglich hinzukommend

Vorsilben:
De- = ent
Re- = wieder

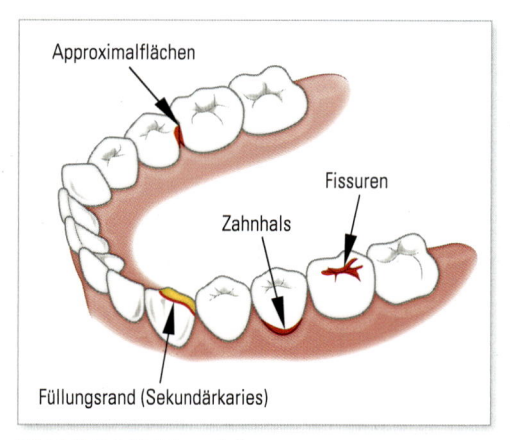

Bild 4.9 Prädilektionsstellen

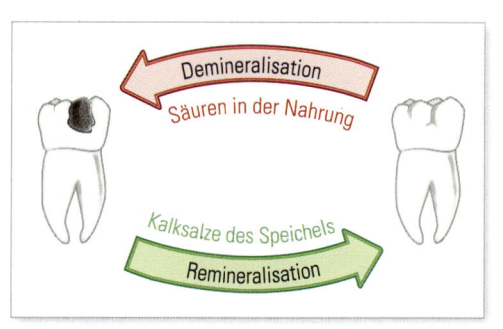

Bild 4.10 De- und Remineralisierung an der Zahnoberfläche

4.2.3 Kariesverlauf

Meist beginnt eine Karies im Schmelz und breitet sich dann weiter aus (Bild 4.11).

Initialkaries. Die beginnende Entkalkung betrifft zunächst die äußere Schicht des Zahnschmelzes. Es sind kreidige, weiße Flecken, sogenannte white spots, zu erkennen.

Die Schmelzoberfläche ist noch nicht verletzt. Durch intensive Fluoridierung ist es möglich, die im Schmelz entstandene Entkalkung rückgängig zu machen. Oft verschwinden die white spots vollständig (reversible Karies).

white spot (engl.): weiße Stelle, weißer Fleck

reversibel (lat.) = umkehrbar

Läsion (lat.) = Verletzung eines Organs

TIPP Erklären Sie Ihrem Patienten, dass eine Initialkaries bei rechtzeitigem Handeln heilbar ist, dann wird er gerne an einem 6-monatlichen Recall teilnehmen.

Schmelzkaries (Caries superficialis). Schreitet die Karies weiter fort, kommt es zu einem Einbruch der Schmelzoberfläche. Der Zahn hat jetzt eine kariöse Läsion. Weil die Zerstörung in einem „toten" Gewebe stattfindet, verursacht sie keine Schmerzen. Die Läsion ist eventuell zu sehen und mit der Zunge zu fühlen. Eine Heilung ist nicht möglich, die Karies muss behandelt und die Läsion gefüllt werden.

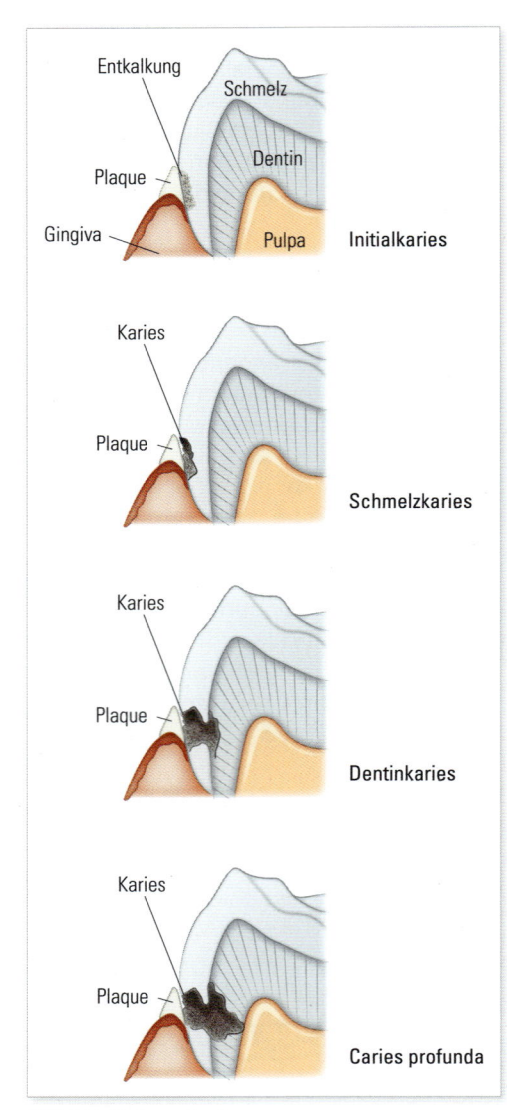

Bild 4.11 Kariesverlauf

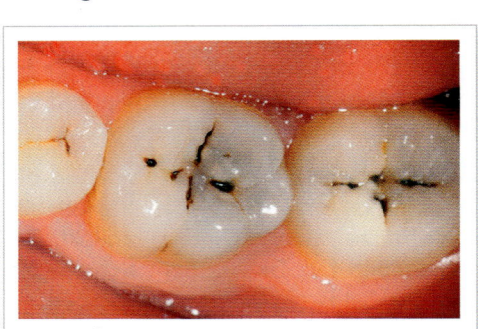

Fissurenkaries

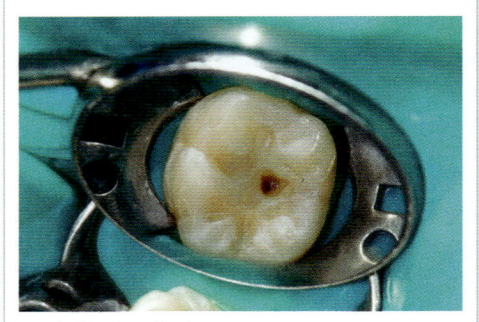

punktförmige Karies

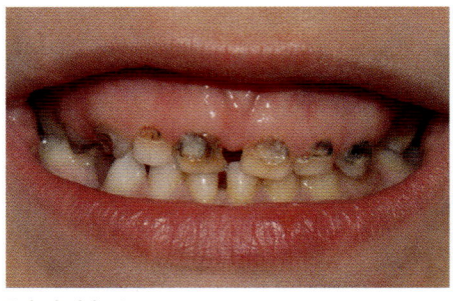

Zahnhalskaries

Bild 4.12 Kariöse Zähne

Dentinkaries (Caries media). Wird die Schmelzkaries nicht behandelt, schreitet sie weiter fort. Mit Erreichen des Dentins beginnt eine unterminierende Ausbreitung, da das Dentin weicher ist als Schmelz. Es entsteht ein Hohlraum, in den massenhaft Bakterien eindringen und sich vermehren.

Wegen der untergrabenden Ausbreitung kann ein äußerlich kleiner Schmelzdefekt eine große Karies im Dentin bedeuten.

Die Karies breitet sich vor allem entlang der Dentinkanälchen in Richtung Pulpa aus.

Insbesondere die Reize „heiß", „kalt" und „süß" können jetzt über die mit Flüssigkeit gefüllten Dentinkanälchen an die Pulpa weitergeleitet werden und entsprechend Beschwerden auslösen.

Caries profunda. Erreicht die Karies die Nähe der Pulpa, wird sie „tiefe Karies" oder caries profunda (cp) genannt. Dentin und Pulpa reagieren mit Abwehrmaßnahmen: Die Odontoblasten ziehen sich zurück und es wird Reizdentin gebildet.

Eine deutliche Schmerzempfindlichkeit weist auf eine fortgeschrittene Karies hin. Unbehandelt wird sie in die Pulpa eindringen und diese zerstören.

Von einem Kariesrezidiv spricht man, wenn die Karies unter einer Füllung nicht komplett entfernt wurde und sie sich dort erneut ausbreitet.

4.3 Befunderhebung und Kariesdiagnostik

In der (Zahn-)Medizin steht vor der Behandlung die Diagnose, welche aufgrund der unterschiedlichen Befunde durch den Arzt gestellt wird.

Die Befunde ergeben sich aus den medizinischen Untersuchungen und werden durch die Anamnese ergänzt. Die Diagnose Karies beruht nicht nur auf der Feststellung eines Loches im Zahn, sondern auch auf der Aktivität der Karies. Im Kariesverlauf gibt es Phasen mit hoher Kariesaktivität und solche mit Stillstand, in denen kein Karieswachstum stattfindet. Nur unter Berücksichtigung auch dieses Befundes kann der Zahnarzt eine sinnvolle, möglichst viel Zahnsubstanz erhaltende Behandlung planen. Die frühzeitige Kariesdiagnose ist eine schwierige Aufgabe des Zahnarztes.

4.3.1 Die Anamnese bei Karies

Aus der allgemeinen Anamnese ist z. B. zu überprüfen, ob spezielle Behandlungsrisiken durch Herz-Kreislauferkrankungen vorliegen. Dies hätte Auswirkungen auf eine eventuell notwendige ▶Anästhesie. Auch ein eventuell verminderter Speichelfluss ist festzustellen, der durch Mundatmung oder die Einnahme bestimmter Medikamente verursacht sein kann.

Die spezielle Anamnese ergibt Informationen über bisherige Zahnbehandlungen (an alten Füllungen kann sich Sekundärkaries bilden), die Ernährungsgewohnheiten und die Mundhygiene. Weiterhin wichtig sind Angaben über Schmerzen. Ort und Art der Schmerzen können Hinweise auf kariöse Zähne geben.

4.3.2 Inspektion und Sondierung

Inspektion. Jeder Zahn wird von allen Seiten mithilfe eines Mundspiegels betrachtet, ggf. noch mit einer Lupenbrille. Die Zähne müssen zuvor von allen Verunreinigungen befreit sein.

> **TIPP** Sie müssen während der Inspektion für eine sehr gute Ausleuchtung der Mundhöhle sorgen.

Kreideweiße Farbveränderungen sind ein Hinweis auf eine initiale Karies (Bild 4.12). Der white spot entspricht dabei der Fläche, die eine längere Zeit mit Plaque bedeckt

---

unterminieren = untergraben

Anästhesie ▶ S. 151 ff.

Cp: caries profunda von profundus (lat.) = tief, tief liegend

Rezidiv (lat.) = Rückfall; Wiederauftreten einer Krankheit

LF 4 • Kariestherapie begleiten

war. Ist die Stelle matt und rau, handelt es sich um eine aktive Initialkaries, die umgehend mit Fluoridierungsmaßnahmen behandelt werden muss. Eine inaktive Initialkaries erscheint glänzend und glatt, manchmal bräunlich verfärbt (Tabelle 4.2). Diese muss durch den Patienten gut gepflegt und in der zahnärztlichen Praxis regelmäßig beobachtet werden.

Zahnhartsubstanzdefekte mit hellbrauner Verfärbung deuten auf eine aktive Karies und erfordern eine umgehende Füllungstherapie. Dunkelbraune Verfärbungen in der Kavität lassen einen z. Z. inaktiven Prozess vermuten, der weiter beobachtet werden muss. Eine Sondierung ergibt genauere Befunde.

Sondierung. Alle erreichbaren Zahnflächen werden mit einer zahnärztlichen Sonde abgetastet. Bei Verdacht auf eine Initialkaries ist besondere Vorsicht geboten. Der Schmelz unter der Oberfläche ist demineralisiert und bei zu kräftigem Sondieren kann die intakte Schmelzoberfläche durchbrochen werden. In zerstörtem Zahngewebe bleibt die Sonde „hängen". Weiches kariöses Gewebe deutet auf eine aktive Karies, harte Defekte sind wahrscheinlich inaktiv (Tabelle 4.2). Die Sondierung liefert oft keine besseren Ergebnisse als die gründliche Inspektion. Sie kann aber zu Einbrüchen demineralisierter Oberflächen führen. Daher wird inzwischen öfter auf die Sondierung verzichtet.

Bissflügelaufnahmen ▶ S. 288

Fluoreszens: Eigenschaft bestimmter Stoffe, bei Bestrahlung z. B. mit Licht selbst zu leuchten

Laser (engl.) = **L**ight **A**mplification by **S**timulated **E**mission of **R**adiation. Lichtverstärkung durch stimulierte Emission von Strahlung; stark gebündelter, energiereicher Lichtstrahl

Abrechnung. Die gesamte Befunderhebung mittels Inspektion und Sondierung ist mit der BEMA-Gebührennummer 01 (U) abgegolten.

	Aktive Karies	Inaktive Karies
Inspektion	• weiß (Initialkaries) • matt • hellbraun (im Defekt)	• glänzend • dunkelbraun (im Defekt)
Sondierung	• weich • rau	• hart • glatt

Tabelle 4.2 Befunde bei aktiver und inaktiver Karies

4.3.3 Röntgenologische Befunde

Approximale Flächen sind durch Inspektion und Sondierung nicht immer sicher zu befunden. ▶Bissflügelaufnahmen ermöglichen die Diagnostik einer Approximalkaries. Auch Einzelaufnahmen können Informationen über das Ausmaß der inneren Zerstörung geben. Eine kariöse Entkalkung führt auf dem Röntgenbild zu einer sogenannten Aufhellung (dunkler Bereich im Zahn) (Bild 4.13). Grundsätzlich erscheint die Ausdehnung im Röntgenbild jedoch kleiner als sie tatsächlich ist.

4.3.4 Weitere Diagnosemethoden

Kariesmeter und Laser-Fluoreszenz-System eignen sich insbesondere für die Befundung der Fissuren.

Das Kariesmeter misst den elektrischen Widerstand der Zähne. Kariöse Zahnsubstanz hat einen geringeren elektrischen Widerstand als gesundes Gewebe.

Das Laser-Fluoreszenz-System arbeitet mit Laser-Licht, welches von kariösem Gewebe anders zurückgestrahlt wird als von gesunder Zahnhartsubstanz (Bild 4.14).

Beide Verfahren geben dem Zahnarzt einen Befund in Form eines Messwertes an. Durch regelmäßig wiederholte Messungen lassen sich eine Veränderung und damit die Aktivität der Karies feststellen. Eine Beurteilung wird durch diese Systeme deutlich erleichtert.

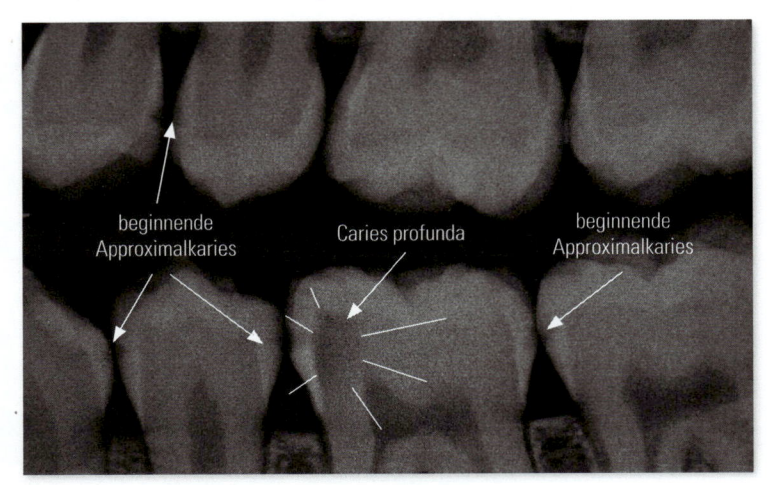

Bild 4.13 Bissflügelaufnahme mit Approximalkaries

Kariesentfernung und Präparation • LF 4

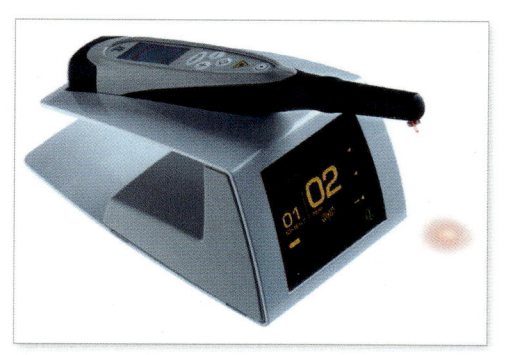

Bild 4.14 Laser-Fluoreszenz-System

Die **Faseroptische Transillumination (FOTI)** wird für die Diagnostik der Dentinkaries eingesetzt. Mit einem sehr starken Licht werden die Zahnhartsubstanzen durchleuchtet. Eine Karies im Dentin wird als Schatten erkennbar.

Kariesdetektoren sind Farbstoffe, die in kariöses Zahnhartgewebe eindringen. Sie sind ein zuverlässiges Diagnosehilfsmittel (Bild 4.15).

Der Farbstoff wird mit einem Schaumstoffpellet auf den gereinigten Zahn aufgetragen und nach kurzer Einwirkzeit abgespült. Verbliebene rot gefärbte Stellen sind kariös. Mit Kariesdetektoren werden bis zu 75 % der bei Sondierung übersehenen okklusalen kariösen Läsionen entdeckt.

Mit Kariesdetektoren kann auch überprüft werden, ob die Entfernung der Karies vollständig gelungen ist.

4.4 Kariesentfernung und Präparation

Mit Ausnahme der Behandlung von Initialkaries besteht die Therapie der Karies aus folgenden Schritten:
- vollständige Entfernung des kariösen Gewebes,
- Bildung einer für die Füllung geeigneten Kavität,
- Füllen der Kavität.

Vor allem bei Kindern kann der Versuch gemacht werden, kariöses Dentin dicht an der Pulpa zu belassen und es mit einer die Pulpa beruhigenden Füllung vorübergehend abzudecken. Später wird dann das restliche infizierte Gewebe entfernt (schrittweise Kariesentfernung).

4.4.1 Kavitätenklassen

Die jeweiligen Füllungsmaterialien und Befestigungsarten erfordern unterschiedliche Kavitätenformen.

Der amerikanische Zahnarzt Greene Vardiman Black hat 1889 eine bis heute verwendete Einteilung der Kavitäten vorgenommen (Bild 4.16).

Black schlug vor, die Präparationsränder in die Zone der natürlichen Selbstreinigung zu legen (klassische Präparation). Dieses Prinzip der Ausdehnung zur Vorbeugung (engl.: Extension for Prevention) ist heute nur noch eingeschränkt gültig.

Präparatio (lat.) = Vorbereitung

Kavität: Hohlraum (von lat. Cavum = Höhle)

Detektor (lat.) = Gerät/Mittel, um etwas nachzuweisen

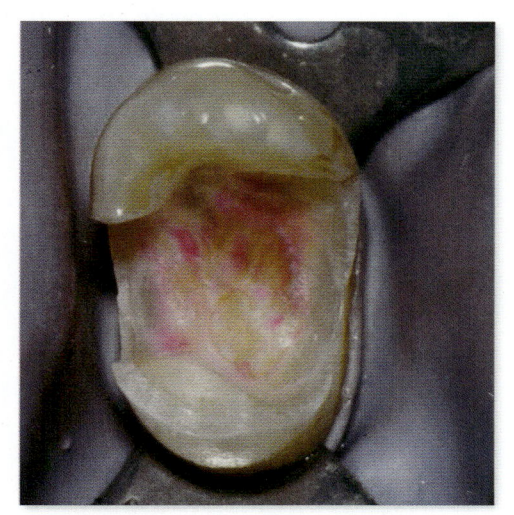

Bild 4.15 Diagnose mit einem Kariesdetektor

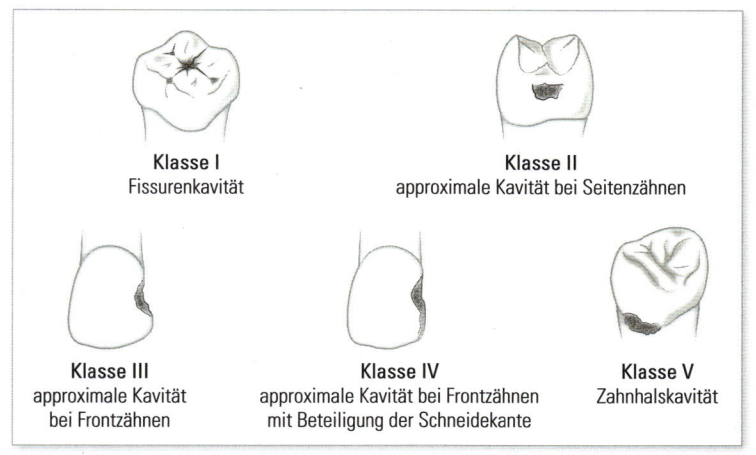

Klasse I Fissurenkavität

Klasse II approximale Kavität bei Seitenzähnen

Klasse III approximale Kavität bei Frontzähnen

Klasse IV approximale Kavität bei Frontzähnen mit Beteiligung der Schneidekante

Klasse V Zahnhalskavität

Bild 4.16 Kavitätsklassen nach Black

invasiv (lat.) = eindringen

Moderne Füllungsmaterialien ermöglichen eine minimal-invasive Füllungstherapie, damit so viel Zahnsubstanz wie möglich erhalten bleibt (Bild 4.17).

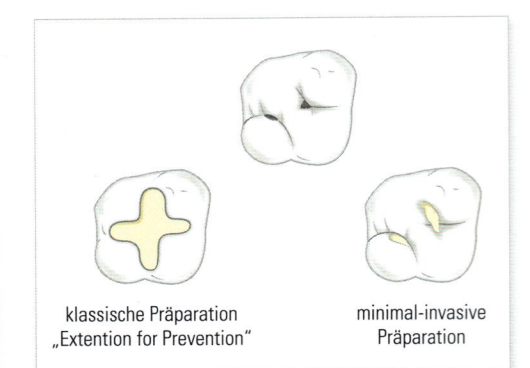

Frequenz: Anzahl von Vorgängen (hier: Umdrehungen) je Zeiteinheit (hier: Minute)

klassische Präparation „Extention for Prevention"

minimal-invasive Präparation

Bild 4.17 Klassische und minimal-invasive Präparation

Winkelstück

Handstück

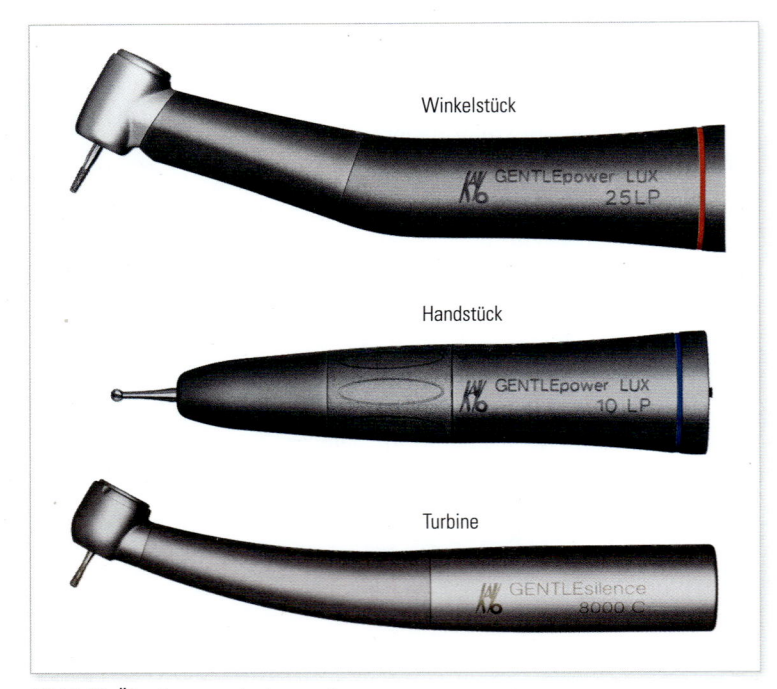

Turbine

Bild 4.18 Übertragungsinstrumente

Lichtleiter
Luftleiter   Wasserleiter

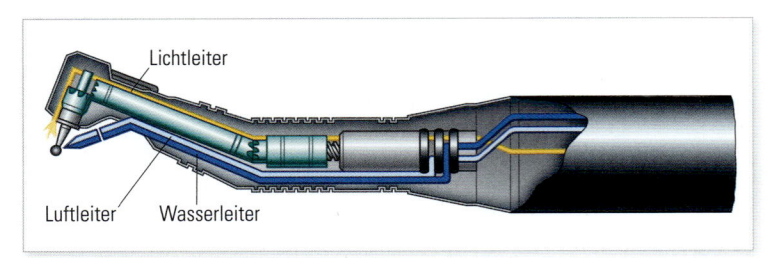

Bild 4.19 Mikromotor

4.4.2 Antriebe und Übertragungsinstrumente

Für eine zeitsparende und schonende Bearbeitung der Zahnhartgewebe mit Bohrern und Schleifern sind hohe Drehzahlen notwendig. Es gibt zwei Antriebssysteme; bei beiden werden die Instrumente nicht direkt auf den Antrieb gesetzt, sondern in ein spezielles Übertragungsinstrument eingespannt:

- Mikromotor (Antrieb) mit Hand- und Winkelstücken (Übertragungsinstrument),
- Druckluft (Antrieb) mit Turbinen (Übertragungsinstrument) (Bild 4.18).

Winkelstücke haben im Gegensatz zu den Handstücken einen abgewinkelten Arbeitskopf. Sie werden auf ein Schlauchsystem gesteckt, welches mit dem Mikromotor verbunden ist (Bild 4.19). In diesem Schlauchsystem befinden sich zusätzlich eine Licht-, eine Luft- und eine Wasserleitung. Der Kopf des Winkelstücks enthält Sprühdüsen, die das Wasser direkt auf das rotierende Instrument sprühen. Kleine Lichtfenster leuchten das Arbeitsfeld gut aus. Mikromotoren haben eine maximale Drehzahl von 40.000 Umdrehungen pro Minute (min^{-1}).

Je nach Aufgabe werden unterschiedliche Drehzahlen benötigt. Durch die Verwendung verschiedener Winkelstücke mit Über- oder Untersetzung wird die Drehzahl erhöht oder verkleinert. Dadurch kann in einem „kleineren oder größeren Gang" gearbeitet werden. Die Hand- und Winkelstücke sind entsprechend gekennzeichnet:

- Grün = Untersetzung bis 5 000 min^{-1},
- Blau = keine Übersetzung, also 40 000 min^{-1},
- Rot = Übersetzung bis 160 000 min^{-1},
- Rot/Rot = Übersetzung bis 200 000 min^{-1} (Schnelllaufwinkelstück).

Zusätzlich kann die Umdrehungsfrequenz elektronisch über ein Bedienfeld am Behandlungselement stufenlos eingestellt werden. Damit sind alle Drehzahlen von 500 min^{-1} bis 200 000 min^{-1} möglich. Beim Mikromotor ist ein Wechsel zwischen links-

Kariesentfernung und Präparation • LF 4

und rechtsdrehendem Lauf möglich. Während der Behandlung wird er meist über einen Fußschalter bedient.

Turbinen werden ebenfalls mit dem entsprechenden Schlauchsystem des Behandlungselementes verbunden. Druckluft wird durch einen Schlauch auf kleine Propeller in der Turbine geleitet. Die entstehenden Drehbewegungen werden auf das Instrument übertragen.

Turbinen liefern Drehzahlen um 400 000 min^{-1} im Leerlauf. Durch den Anpressdruck während des Schleifens werden diese reduziert auf die Arbeitsdrehzahl von 200 000 min^{-1}. Die hohe Drehzahl der Turbine verursacht den von Patienten häufig als unangenehm empfundenen Pfeifton. Weil Zahnärzte und ZFA in unmittelbarer Nähe der Lärmquelle arbeiten, kann dies über Jahre zu Hörschäden führen. Auch Turbinen sind mit Lichtleiter und Sprühdüsen zur Kühlung ausgestattet. Der durch die Turbine erzeugte Sprühnebel ist größer als der des Winkelstücks.

Kühlung. Durch das Beschleifen entstehen Temperaturen, die Dentin und Pulpa schädigen können. Insbesondere die Pulpa reagiert empfindlich auf Hitze.

> **MERKE** Eine ausreichende Kühlung mit 50 ml Wasser pro Minute ist bereits ab einer Drehzahl von 3 000 min^{-1} notwendig.
>
> Die feine Kühlwasserleitung kann leicht durch Kalkablagerungen verengen. Überprüfen Sie daher die Kühlleistung regelmäßig: Nehmen Sie einen Messbecher und halten Sie das Winkelstück bzw. die Turbine bei laufendem Betrieb hinein. Nach genau 60 Sekunden schalten Sie die Antriebe aus. Es müssen sich jetzt mindestens 50 ml Wasser im Becher befinden.

Pflege und Aufbereitung. Turbinen, Hand- und Winkelstücke sind nach der Benutzung entsprechend den Herstellerangaben aufzubereiten. Wegen des komplizierten inneren Aufbaus mit Hohlräumen für Wasser- und Luftleitung besteht die Gefahr der inneren Keimbesiedlung. Eine äußere und innere Desinfektion muss deshalb sichergestellt sein.

Nach der äußeren Desinfektion werden die Übertragungsinstrumente gereinigt und gepflegt. Dafür gibt es unterschiedliche Systeme, die alle auf einer Durchspülung der Übertragungsinstrumente mit einem Reinigungs- und Pflegeöl beruhen. Einige Systeme gewährleisten bei dem Durchspülen auch gleichzeitig die innere Desinfektion. Ist dies nicht der Fall, muss eine Sterilisation im Dampfsterilisator erfolgen (Empfehlungen der Hygienekommission des Robert Koch-Instituts).

4.4.3 Rotierende Instrumente

Die rotierenden Instrumente unterscheiden sich je nach geplantem Einsatz stark. Allen gemeinsam ist der grundsätzliche Aufbau in Schaft und Arbeitsteil (Bild 4.20).

Der Schaft dient der Befestigung, er wird in das Übertragungsinstrument gespannt. Übertragungsinstrumente benötigen individuell passende Schäfte. Für ein Winkelstück mit einer Befestigungsvorrichtung hat der Schaft eine Kerbe. In diese Kerbe greift eine Verriegelung, die oft über einen kleinen Hebel am Winkelstück bedient wird. Für FG-Winkelstücke und Turbinen benötigt der Schaft keine besondere technische Vorrichtung. Der Bohrer hält durch einfaches Einklemmen. Ansonsten unterscheiden sich die Schäfte in Länge und Dicke (Bild 4.21).

rotieren (lat.) = um die eigene Achse drehen

FG (engl.) = Friction grip: Halt durch Reibungskraft

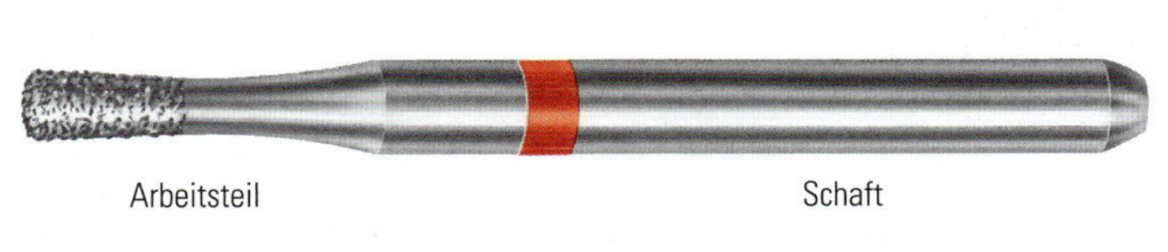

Arbeitsteil — Schaft

Bild 4.20 Rotierendes Instrument

LF 4 • Kariestherapie begleiten

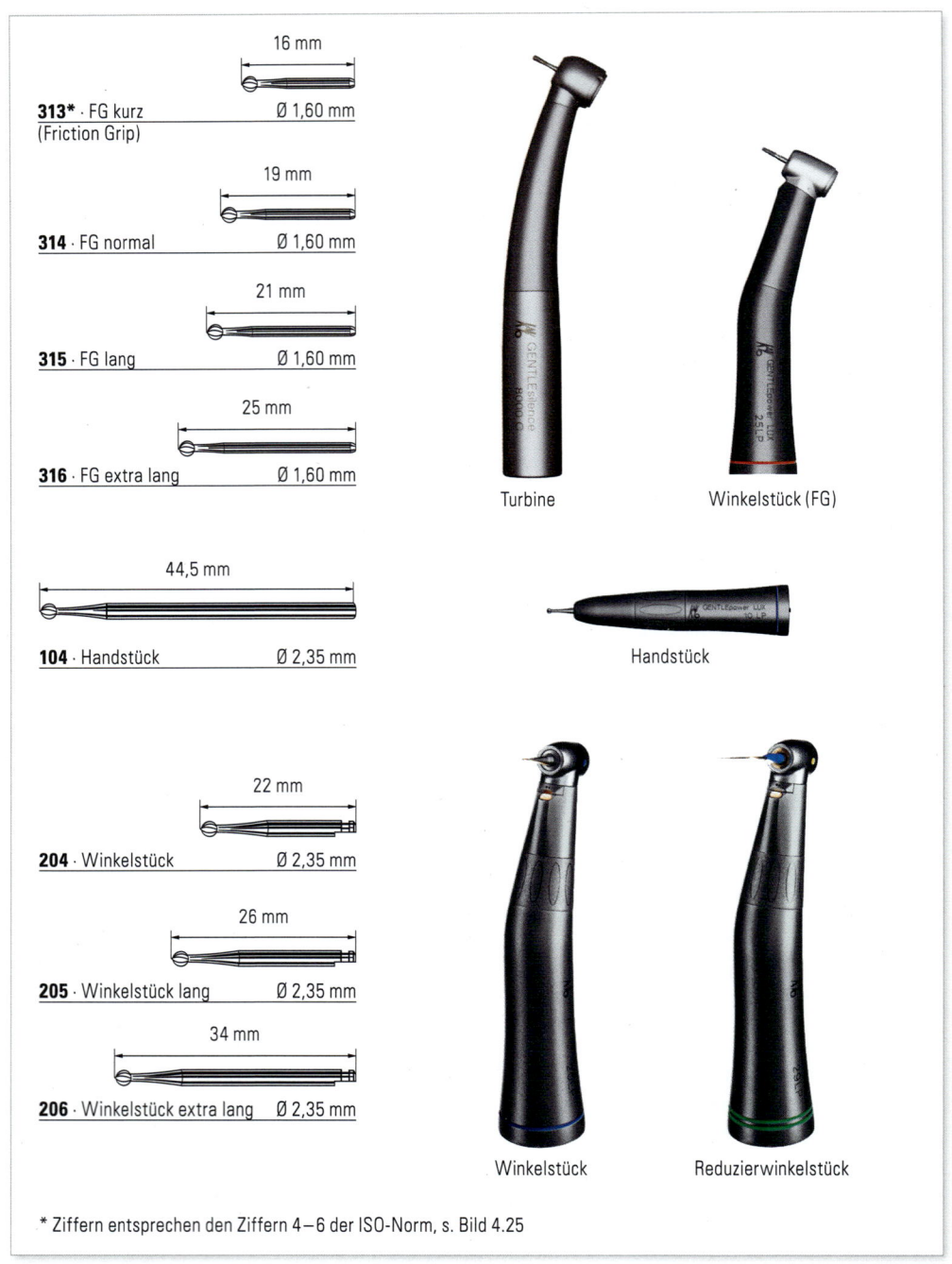

313* · FG kurz (Friction Grip)	16 mm, Ø 1,60 mm
314 · FG normal	19 mm, Ø 1,60 mm
315 · FG lang	21 mm, Ø 1,60 mm
316 · FG extra lang	25 mm, Ø 1,60 mm
104 · Handstück	44,5 mm, Ø 2,35 mm
204 · Winkelstück	22 mm, Ø 2,35 mm
205 · Winkelstück lang	26 mm, Ø 2,35 mm
206 · Winkelstück extra lang	34 mm, Ø 2,35 mm

Turbine — Winkelstück (FG) — Handstück — Winkelstück — Reduzierwinkelstück

* Ziffern entsprechen den Ziffern 4–6 der ISO-Norm, s. Bild 4.25

Bild 4.21 Schaftarten

TIPP Achten Sie immer darauf, dass Bohrer und Schleifer vollständig eingeschoben sind, sonst kann es während des Betriebes zu Schäden am Übertragungsinstrument kommen (Kugellagerschaden).

Größere Durchmesser führen zu einer höheren Arbeitsgeschwindigkeit und damit auch zu mehr Hitze. Deshalb benötigen FG-Instrumente mit einer Gesamtlänge über 22 mm oder einem Kopfdurchmesser über 2 mm eine zusätzliche Außenkühlung.

Kariesentfernung und Präparation • LF 4

Das Arbeitsende kann hier von den eingebauten Sprühdüsen nicht ausreichend mit Kühlwasser benetzt werden.

Arbeitsteil. Mit rotierenden Instrumenten wird immer (Zahn-)Substanz abgetragen. Dies geschieht auf zwei Arten, das Arbeitsteil ist entsprechend aufgebaut:
- spanartiges Abtragen mit Schneiden (es entstehen Späne),
- Schleifen mithilfe einer körnigen Oberfläche (es entsteht Schleifstaub).

Bohrer und Fräser sind Instrumente mit Schneiden. Die Schneiden bestehen aus Stahl oder Hartmetall. Statt Schneiden spricht man auch von einer Verzahnung, weil die Schneiden im Querschnitt wie Zähne eines Zahnrades aussehen. Die Schneiden können gerade, gewendelt oder über Kreuz verlaufen und Zacken aufweisen (Bild 4.22). Bohrer benutzt man zum Abtragen von Zahnsubstanz und zur Präparation. Fräser werden zum Entfernen von Amalgam- und Kunststofffüllungen und zur Bearbeitung von Kunststoffen und Metallen eingesetzt.

Finierer haben eine sehr viel feinere Verzahnung. Sie werden zum abschließenden Glätten der Präparationsflächen eingesetzt.

Schleifer sind Instrumente mit einer körnigen, rauen Oberfläche. Als Schleifkörper sind Diamantsplitter oder andere Schleifstoffe aufgebracht. Unterschiedliche Körnungen von grob bis fein ermöglichen sowohl eine grobe Präparation als auch Finieren.

Polierer sind entweder feinste Schleifer oder Instrumente, die mithilfe von Schleifpasten auf der Zahnoberfläche angewendet werden. Dazu gehören auch die Kelche und Bürsten. Mit Polierern wird eine Oberfläche abschließend geglättet und eingeebnet.

Formen von Arbeitsteilen. Abhängig von der gewünschten Präparationsaufgabe und -form am Zahn muss das Instrument unterschiedliche Formen aufweisen. Die Form des gewählten Instrumentes entspricht häufig der gewünschten Kontur am Zahn. Die gebräuchlichsten Formen zeigt Bild 4.23.

gewundene Kreuzverzahnung bei einem Rosenbohrer

gewundene Verzahnung bei einem birnenförmigen Bohrer

Verzahnung mit feinem Querhieb

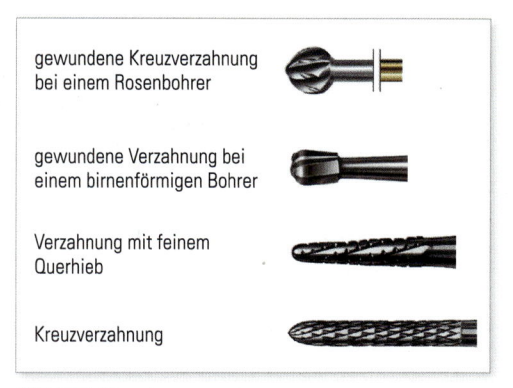

Kreuzverzahnung

Bild 4.22 Verzahnungsarten

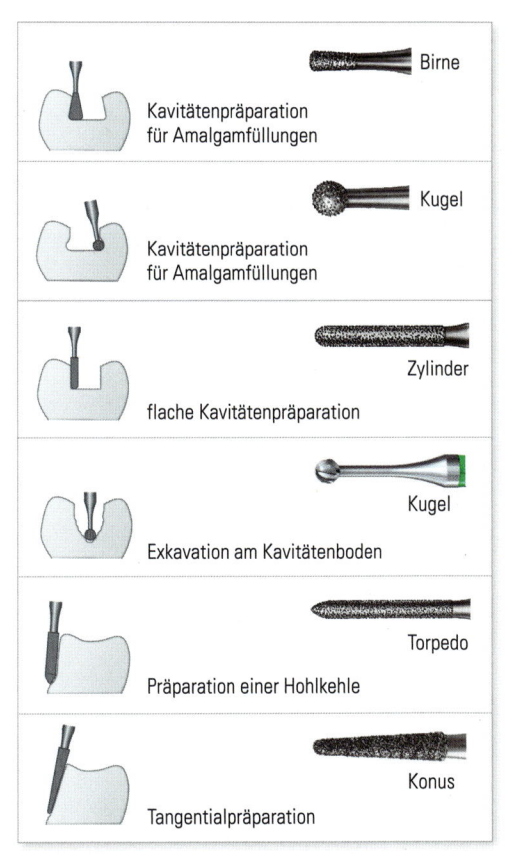

Birne
Kavitätenpräparation für Amalgamfüllungen

Kugel
Kavitätenpräparation für Amalgamfüllungen

Zylinder
flache Kavitätenpräparation

Kugel
Exkavation am Kavitätenboden

Torpedo
Präparation einer Hohlkehle

Konus
Tangentialpräparation

Bild 4.23 Instrumentenformen und Präparationsarten

Finierer von Finish (engl.) = letzter Arbeitsgang

Normierung der rotierenden Instrumente. Der Dentalmarkt bietet eine sehr große Vielfalt an rotierenden Instrumenten. Orientierung und Vergleichbarkeit werden durch verbindliche Normen erreicht. Dabei werden Schaftart/Schaftlänge, Form, Beschaffenheit und Größe des Arbeitsteils einer 15-stelligen Zahl zugeordnet (Bild 4.24 und 4.25).

LF 4 • Kariestherapie begleiten

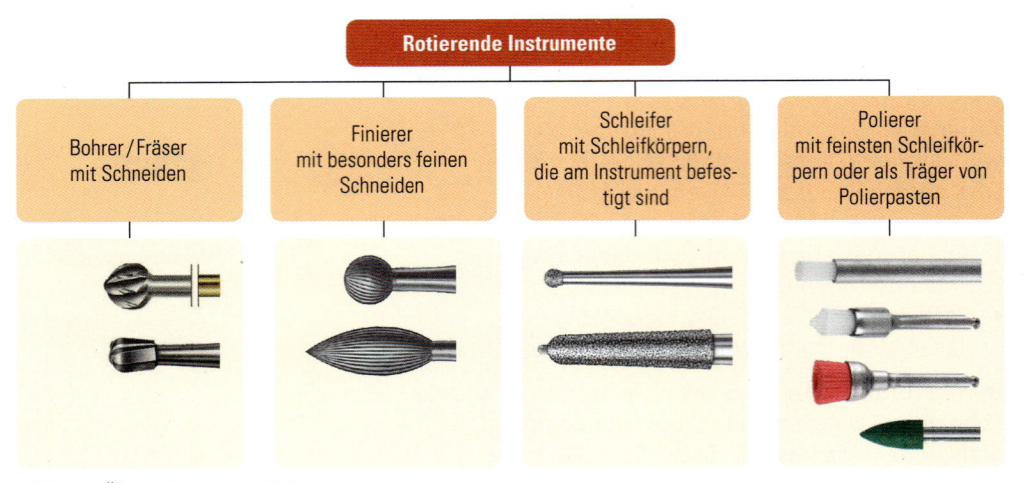

Bild 4.24 Übersicht rotierende Instrumente

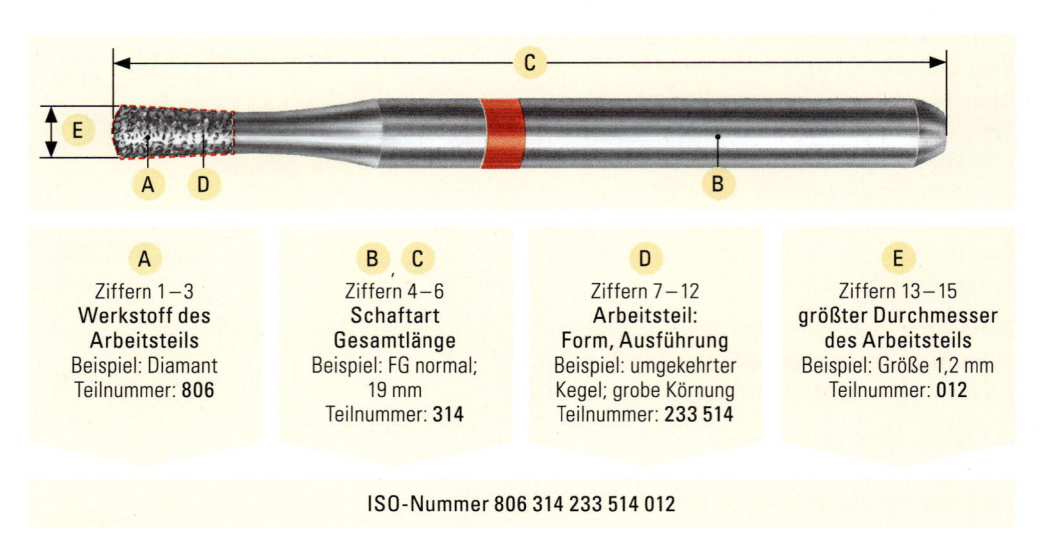

Rotierende Instrumente
- Bohrer/Fräser mit Schneiden
- Finierer mit besonders feinen Schneiden
- Schleifer mit Schleifkörpern, die am Instrument befestigt sind
- Polierer mit feinsten Schleifkörpern oder als Träger von Polierpasten

A – Ziffern 1–3, Werkstoff des Arbeitsteils, Beispiel: Diamant, Teilnummer: **806**

B, C – Ziffern 4–6, Schaftart Gesamtlänge, Beispiel: FG normal; 19 mm, Teilnummer: **314**

D – Ziffern 7–12, Arbeitsteil: Form, Ausführung, Beispiel: umgekehrter Kegel; grobe Körnung, Teilnummer: **233 514**

E – Ziffern 13–15, größter Durchmesser des Arbeitsteils, Beispiel: Größe 1,2 mm, Teilnummer: **012**

ISO-Nummer 806 314 233 514 012

Bild 4.25 ISO-Normen für rotierende Instrumente

> **TIPP** Sie können anhand der ISO-Nummern einfach und sicher neue Instrumente bestellen, auch bei einem Wechsel des Lieferanten.

Farbkodierung	Diamantkörnung
weiß	Ultrafein
gelb	Extrafein
rot	Fein
–	Mittel
grün	Grob
schwarz	Sehr grob

Tabelle 4.3 Farbkodierung der Diamantkörnungen

Fräsator ▶ S. 92

Die FG-Schäfte haben verschiedenfarbige Ringe. Diese zeigen die unterschiedlichen Körnungen an.

Aufbereitung rotierender Instrumente. Rotierende Instrumente sind aus unterschiedlichen Stählen hergestellt. Sie können sich verfärben, verflecken und anrosten. Die Instrumente sind nach Angaben des Herstellers aufzubereiten. Wichtige Voraussetzung für die ordnungsgemäße Desinfektion und evtl. notwendige Sterilisation ist die Reinigung und Pflege der Instrumente. Sie werden im Bohrerbad (▶Fräsator) desinfiziert, anschließend gereinigt und abschließend ggf. sterilisiert

Kariesentfernung und Präparation • LF 4

(für chirurgische Behandlungen). Die Bohrerbadlösungen sind meist kombinierte Desinfektions- und Reinigungslösungen mit einem Korrosionsschutz. Die Reinigung kann auch im Ultraschallbad erfolgen. Viele rotierende Instrumente sind für die Aufbereitung im RDG geeignet. Die Lagerung erfolgt in hygienisch gewarteten Ständern oder Schalen. Die fachgerechte Pflege und Aufbereitung ist Aufgabe der ZFA.

Korrosion: Zersetzung von Metallen (bei Eisen und Stahl: Rost)

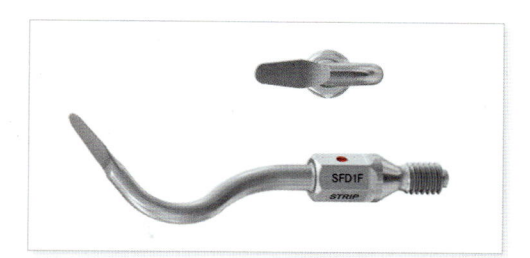

Bild 4.26 Oszillierende Instrumente

TIPP Weil einige Instrumente rosten können, dürfen Sie nur für rotierende Instrumente geeignete Desinfektionslösungen verwenden. Sortieren Sie Instrumente mit Rostansatz aus. Sogenannter Flugrost könnte andere Instrumente ebenfalls rosten lassen. Auch stumpfe Instrumente werden aussortiert. Für die Reinigung der Fräser und Finierer verwenden Sie eine Drahtbürste, für diamantierte Schleifer gibt es Reinigungssteine.

4.4.5 Handinstrumente

Neben den rotierenden Instrumenten werden bei der Kavitätenherstellung einige wenige Handinstrumente eingesetzt.

Exkavatoren stehen für das Entfernen kariös erweichten Dentins zur Verfügung. Diese löffelförmigen, scharfen Instrumente erlauben die Kariesentfernung ohne die vom Patienten oft als unangenehm empfundenen Vibrationen des (langsam) drehenden Rosenbohrers.

Schmelzmesser bzw. Gingivalrandschräger dienen der Glättung der Kavitätenränder anstelle eines Finierers. Diese Instrumente haben einen meißel- oder hauenförmigen Arbeitsteil. Sie sind insbesondere dort von Vorteil, wo die Gefahr besteht, dass rotierende Instrumente einen Nachbarzahn verletzen könnten (Bild 4.27).

oszillieren (lat.) = hin und her / auf und ab schwingen

4.4.4 Oszillierende Instrumente

Bei Arbeiten im Approximalbereich können rotierende Instrumente zu Problemen führen. Die Verletzung des (gesunden) Nachbarzahnes lässt sich nicht immer vermeiden. Hier werden oszillierende Instrumente eingesetzt, die lediglich auf und ab schwingen. Sie können daher auf einer Seite glatt und unbeschichtet sein (Bild 4.26). Ein Abtrag von Zahnhartgewebe findet nur auf der diamantierten Seite statt. Die glatte Seite ist dem Nachbarzahn zugewandt und kann ihn nicht verletzen.

Die notwendige Auf- und Abbewegung um 0,4 mm wird mit speziellen Winkelstücken, speziellen Instrumenten für den Turbinenanschluss oder mit einem Ultraschallantrieb erreicht. Für die approximale Füllungstherapie gibt es oszillierende Präparationsinstrumente, deren Formen genau auf vorgefertigte Keramikinserts abgestimmt sind. So ist eine minimale, zeitsparende Präparation möglich.

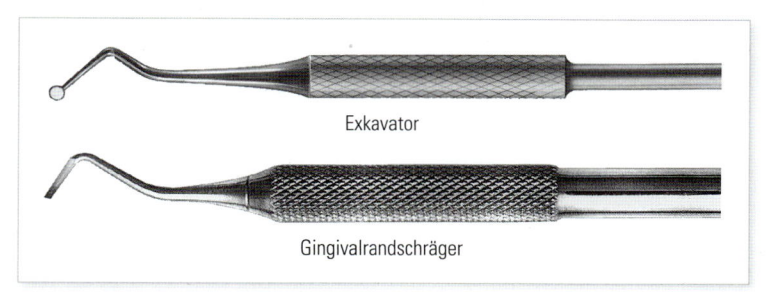

Bild 4.27 Exkavator und Gingivalrandschräger

4.4.6 Laser zur Kavitätenpräparation

Es gibt unterschiedliche Laserarten, wobei nur einige zum Abtragen von Zahngewebe geeignet sind. Das Abtragen mit Laser ist zeitaufwändig und bleibt deshalb auf das Herstellen kleiner Kavitäten beschränkt. Nach einer Laserabtragung ist die Oberfläche sehr rau, sodass eine Nachbehandlung

Insert: von insero (lat.) = einfügen

handwerk-technik.de

LF 4 • Kariestherapie begleiten

starre Füllungen
▶ S. 135

erforderlich wird. Während der Arbeit mit Laserlicht müssen Patient, ZFA und Zahnarzt spezielle Brillen zum Schutz der Augen tragen. Zurzeit kann der Laser den Bohrer nicht ersetzen.

4.4.7 Grundsätze der Schmelz- und Dentinpräparation

Die zu bildende Kavität muss grundsätzlich so gestaltet sein, dass sie die folgenden Aufgaben erfüllen kann:
- der Füllung Halt geben,
- das verbliebene Zahngewebe vor Bruch schützen,
- die Füllung selbst durch eine geeignete Form stabilisieren,
- eine erneute Kariesbildung verhindern.

Einerseits soll die Zahnhartsubstanz möglichst geschont werden, andererseits muss man die Füllung dauerhaft befestigen können. Diese beiden Ansprüche sind in Übereinstimmung zu bringen. Dabei ist manchmal die Entfernung gesunden Zahngewebes nicht zu vermeiden.

Füllungsbefestigung. Für Amalgamfüllungen wird die Kavität in der Tiefe breiter gestaltet (unter sich gehend). So wird die Füllung nach Aushärtung in der Kavität gehalten (Bild 4.28).

adhäsiv (lat.) = anhaftend, anklebend

Kompositfüllungen werden adhäsiv befestigt. Es entsteht eine feste Verbindung (ähnlich einer Klebeverbindung) zwischen Komposit und Schmelz/Dentin. Deshalb sind hier auch andere, substanzschonende Präparationsformen möglich.

plastisch:
(u. a.) formbar

Amalgam und Komposite gehören zu den plastischen Füllungsmaterialien.

Für ▶starre Füllungen (z. B. Inlays) muss die Kavität so geformt sein, dass das leichte Einsetzen der festen Füllung möglich ist. Die Kavität wird in der Tiefe schmaler gestaltet (Bild 4.28).

Kavitätenränder müssen so hergerichtet werden, dass der Schmelz vor Brüchen/Abplatzungen geschützt ist. Dies ist gewährleistet, wenn die Präparation weitestgehend dem Verlauf der Prismen folgt. Dadurch sind die Prismen gut abgestützt und der Schmelz kann bei Belastung nicht so leicht abplatzen. Das Prinzip der Präparation entlang des Prismenverlaufs steht oft im Widerspruch zur oben beschriebenen unter sich gehenden Präparation. Der Zahnarzt muss unter Berücksichtigung der gegebenen Verhältnisse im Einzelfall entscheiden.

Füllungsstabilität. Abhängig vom Füllungsmaterial und der Lage und Größe der Kavität muss diese so gestaltet sein, dass die Füllung auch unter Kaubelastung nicht bricht. Deswegen sind z. B. dünn auslaufende Füllungsränder zu vermeiden (Bild 4.29).

4.4.8 Chemische Exkavation und Ozonbehandlung

Fortlaufend wird in der Zahnmedizin an neuen Behandlungsmethoden geforscht. Vor allem das als unangenehm empfundene Bohren soll vermieden werden.

Chemisches Exkavieren ist das medikamentöse Auflösen kariösen Gewebes mit anschließendem Entfernen durch Handinstrumente (Bild 4.30). Auf die eröffnete Kavität werden zwei Gele aufgetragen (bestehend aus Aminosäuren, Antibiotikum und Desinfektionsmittel). Nach einer Einwirkzeit kann das erweichte infizierte Zahngewebe leicht entfernt werden. Gesundes Zahngewebe wird nicht angegriffen. Die Entfernung geschieht ohne Bohrgeräusche, ist schmerzfrei und pulpaschonend. Ob dieses Verfahren die herkömmliche Exkavation ersetzen kann, bleibt abzuwarten. Es fehlen noch Langzeitstudien.

unter sich gehende Kavität für plastische Füllungen

Kavität für starre Füllungen (z. B. Inlays)

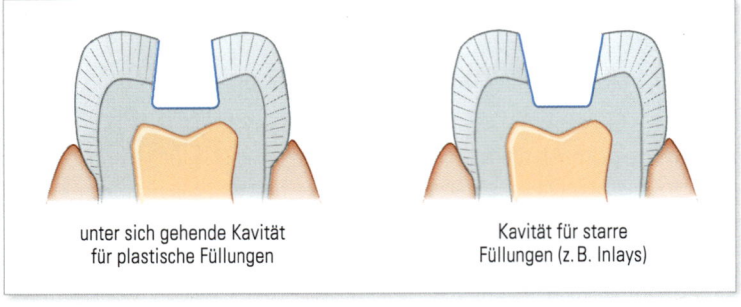

Bild 4.28 Kavitätsformen

Kariesentfernung und Präparation • LF 4

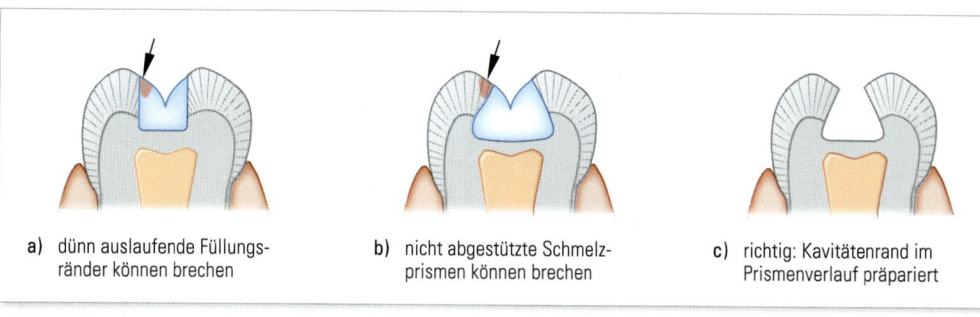

a) dünn auslaufende Füllungsränder können brechen
b) nicht abgestützte Schmelzprismen können brechen
c) richtig: Kavitätenrand im Prismenverlauf präpariert

Bild 4.29 Kavitäten- und Füllungsränder

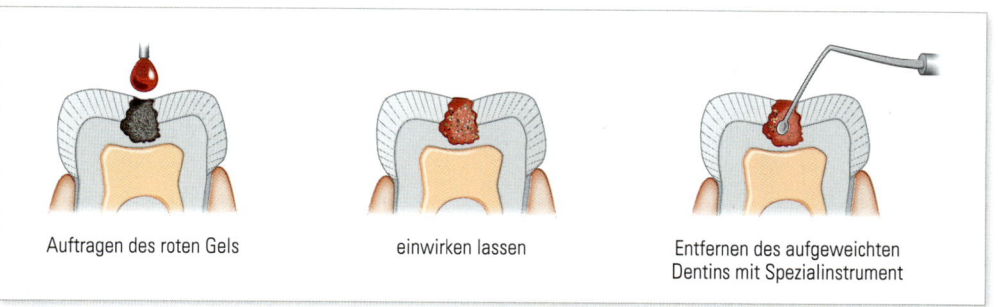

Auftragen des roten Gels — einwirken lassen — Entfernen des aufgeweichten Dentins mit Spezialinstrument

Bild 4.30 Chemische Exkavation

Ozon ist ein farbloses Gas. Wirkt das Gas für ca. 20 Sekunden auf den infizierten Zahn ein, sterben 99,9 % aller Bakterien ab. Hierzu wird das Gas über einen Schlauch auf den luftdicht abgedeckten Zahn gepumpt (Bild 4.31). Nach 10 bis 20 Sekunden wird das Gas wieder abgepumpt. Anschließend wird eine Remineralisierungslösung aufgetragen. Zurück bleibt das remineralisierte Zahngewebe. Im Gegensatz zur herkömmlichen Exkavation, bei der immer auch ein wenig gesundes Zahngewebe entfernt wird, bleibt bei der Behandlung mit Ozon das Zahngewebe unversehrt. Es findet keine Entfernung, sondern eine Inaktivierung der Karies statt.

Weil das Ozon die infizierten Stellen erreichen muss, bleibt die Ozontherapie auf Fissurenkaries, okklusale Karies (an der Grenze zum Dentin), Wurzelkaries und initiale Karies begrenzt. Eventuell wird eine kleine Zugangskavität präpariert. Eine regelmäßige Nachkontrolle mit dem ▸Laser-Fluoreszenz-System sichert den Erfolg ab. So kann häufig auf den Einsatz von Bohrern verzichtet bzw. minimal-invasiv therapiert werden. Damit ist die Anwendung von Ozon insbesondere für Kinder gut geeignet.

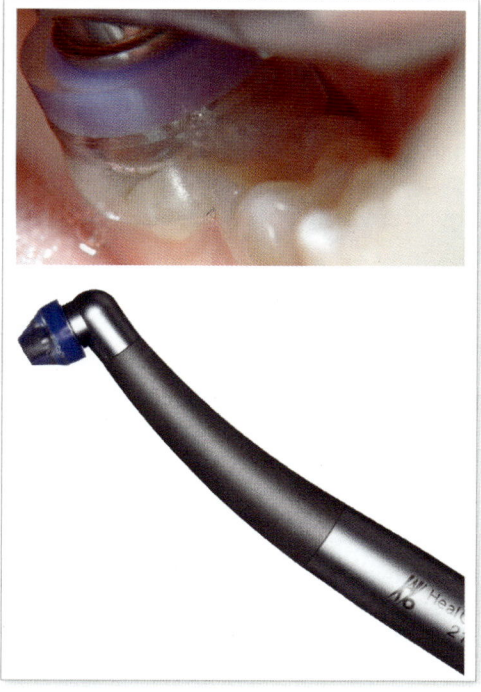

Bild 4.31 Ozontherapie

Bei oberflächlichen Läsionen kann auf eine anschließende Füllung verzichtet werden. Das verbleibende braune Zahngewebe ist zwar remineralisiert, ästhetisch aber unbefriedigend.

Laser-Fluoreszenz-System ▸ S. 110

handwerk-technik.de

LF 4 • Kariestherapie begleiten

Bild 4.32 Übersicht Füllungsmaterialien

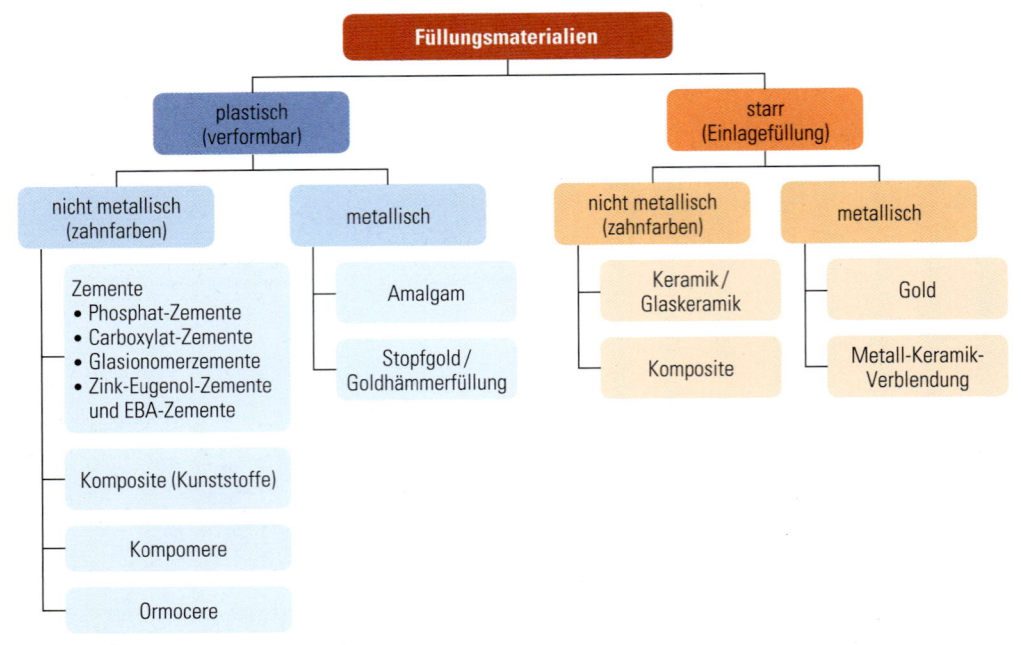

Füllungsmaterialien:
- plastisch (verformbar)
  - nicht metallisch (zahnfarben)
    - Zemente
      - Phosphat-Zemente
      - Carboxylat-Zemente
      - Glasionomerzemente
      - Zink-Eugenol-Zemente und EBA-Zemente
    - Komposite (Kunststoffe)
    - Kompomere
    - Ormocere
  - metallisch
    - Amalgam
    - Stopfgold / Goldhämmerfüllung
- starr (Einlagefüllung)
  - nicht metallisch (zahnfarben)
    - Keramik / Glaskeramik
    - Komposite
  - metallisch
    - Gold
    - Metall-Keramik-Verblendung

Verblendung: zahnfarbenes Material im Sichtbereich, aus optischen / ästhetischen Gründen

Sulkus ▶ S. 202

4.5 Füllungstherapie

Mit einer Füllung soll der Zahn in Form und Funktion wiederhergestellt werden. Für das Füllen stehen Materialien zur Verfügung, die sich in Aussehen, Haltbarkeit und Befestigung am Zahn unterscheiden.

4.5.1 Kavitätenreinigung und Trockenlegung

Bevor ein Füllungsmaterial eingebracht werden kann, sind grundlegende Vorbereitungen notwendig.

Kavitätenreinigung. Ist die Kavität fertig präpariert, muss sie vollständig von Präparationsrückständen, Speichel und ▶Sulkusflüssigkeit gereinigt werden. Die Keimzahl ist zu reduzieren. Nur auf einer gereinigten und desinfizierten Oberfläche ist eine ausreichende Haftung des Füllungsmaterials gewährleistet. Zur Desinfektion und Reinigung können Chlorhexidin-Lösungen (CHX), Wasserstoffperoxid-Lösungen (H_2O_2) oder Natriumhypochlorid-Lösungen (NaOCl) verwendet werden. Man bringt sie mit einem Wattepellet auf und trocknet die Kavität anschließend vorsichtig.

TIPP Achten Sie darauf, dass die Kavität jetzt nicht mehr befeuchtet oder berührt wird. Jegliche Verunreinigung wird die Befestigung und damit die Haltbarkeit der Füllung beeinträchtigen.

Trockenlegung. Für die Füllungstherapie ist die Trockenlegung des Arbeitsfeldes notwendig, da die meisten Füllungsmaterialien keine Feuchtigkeit vertragen. Darüber hinaus erreicht man mit der Trockenlegung auch eine Keimreduktion und ermöglicht ein übersichtlicheres Arbeiten. Es gibt zwei Arten der Trockenlegung:
- die relative Trockenlegung und die
- absolute Trockenlegung.

Relative Trockenlegung. Für die relative Trockenlegung werden Absaugkanüle, Speichelzieher und Watterollen verwendet. Watterollen werden bevorzugt vor den Ausführungsgängen der Speicheldrüsen

Füllungstherapie • LF 4

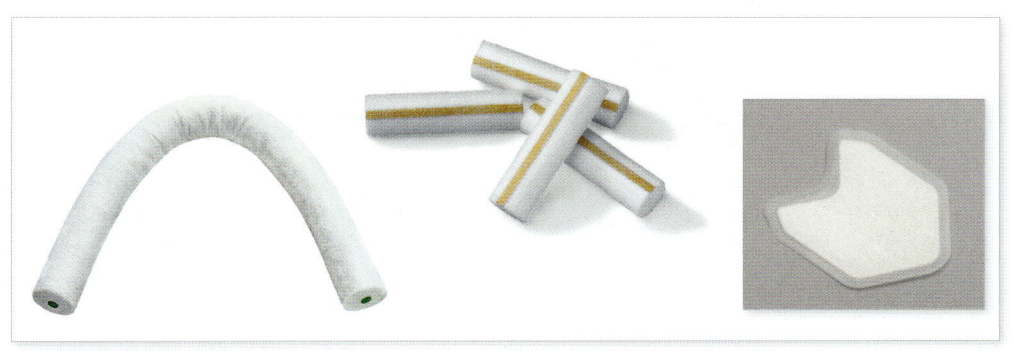

Bild 4.33 Parotisrolle, Watterollen und Parotispad

platziert. Die Parotisrollen (große Watterollen) können im Wangenbereich und lingual eingelegt werden. Sie fixieren sich aufgrund des integrierten Federstabes selbst Die Dentalhersteller bieten auch Parotispads an, die mit einem sehr saugfähigen Gel gefüllt sind (Bild 4.33).

Watterollen halten auch Zunge und Wange vom Arbeitsfeld ab. Sie können nur eine begrenzte Menge Speichel aufnehmen und müssen bei fortdauernder Behandlung ausgetauscht werden.

> **TIPP** Entfernen Sie niemals trockene Watterollen aus der Mundhöhle. Trockene Watterollen kleben an der Schleimhaut, sodass Verletzungen entstehen können. Befeuchten Sie daher vor dem Entfernen die Watterolle mit der Mehrfunktionsspritze.

Der Speichelzieher wird so platziert, dass er an der tiefsten Stelle Speichelansammlungen aufnehmen kann. Mit der Absaugkanüle wird der Aerosolnebel abgesaugt. Es darf allerdings nicht zu dicht am behandelten Zahn abgesaugt werden, damit das Kühlspray nicht schon vor dem Zahn abgesaugt wird (mangelnde Kühlung). Gleichzeitig dient die Absaugkanüle auch dem Abhalten von Wange und Zunge. Das Festsaugen von Schleimhaut und das Auslösen eines Würgereizes müssen unbedingt vermieden werden. Dieser wird durch Berührungen am weichen Gaumen und Zungengrund besonders leicht ausgelöst. Die Absaugtechnik muss mit der Arbeitsweise des Zahnarztes eng abgestimmt sein, damit dieser ausreichend Sicht und Zugang zum Arbeitsfeld hat (Bild 4.34, S. 122). Eine gewisse Restfeuchtigkeit ist für die Mundschleimhaut wichtig. Deshalb ist darauf zu achten, dass die Mundschleimhaut nicht vollständig austrocknet.

> **TIPP** Zu einer korrekten Absaugtechnik gehören eine richtige Sitzhaltung und das schonende Abstützen. Dies verhindert eine verkrampfte Muskulatur und schützt so Ihre Gesundheit.

Vielen Patienten bereiten die erheblichen Wasser- und Speichelmengen während der Behandlung Angst und es ist ihnen unangenehm. Häufig ist das Schlucken durch eine überstreckte Kopflagerung nur eingeschränkt möglich. Berührungen an der Schleimhaut können den Speichelfluss noch zusätzlich anregen. Eine verständnisvolle Betreuung und das Vermitteln von Sicherheit ist daher eine wichtige Aufgabe während der Füllungstherapie.

> **TIPP** Vereinbaren Sie mit dem Patienten ein Handzeichen für den Fall, dass eine kurze Pause in der Behandlung benötigt wird.

Patienten mit besonders starkem Speichelfluss kann man eine, den Speichelfluss reduzierende Mundspüllösung anbieten.

handwerk-technik.de

LF 4 — Kariestherapie begleiten

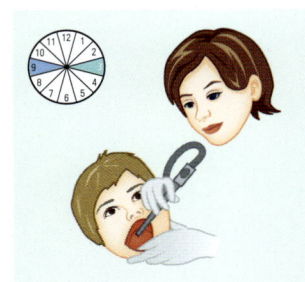

Behandlung unten rechts
- **ZA:** (9 Uhr) behandelt rechts unten
- **Pat:** dreht Kopf etwas zum Zahnarzt
- **ZFA:** (3 Uhr) hält mit linkem Zeigefinger Unterlippe und Wange ab; stützt Mittel- und Ringfinger am Kinn ab; hält mit Saugkanüle Zunge ab.

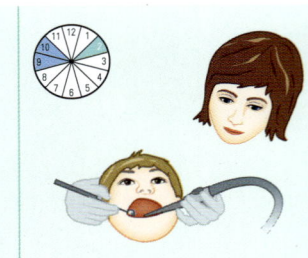

Behandlung oben rechts
- **ZA:** (9–10 Uhr) behandelt oben 4–8
- **Pat:** Kopf zurückgeneigt und zum ZA gedreht
- **ZFA:** (2 Uhr) hält Absaugkanüle mit linker Hand in den linken Mundwinkel; nicht mit Kanüle auf Zunge drücken (Verschluckgefahr); kleiner Finger am Kinn gestützt; hält mit Mundspiegel in der rechten Hand die Wange ab.

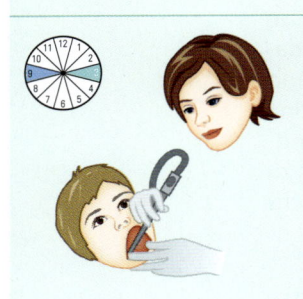

Behandlung unten Mitte
- **ZA:** (9 Uhr) behandelt unten 3–3
- **Pat:** dreht Kopf etwas zum Zahnarzt
- **ZFA:** (3 Uhr) hält mit linkem Mittelfinger Lippe und rechte Wange, mit Zeigefinger und Daumen linke Wange ab; Ringfinger unter dem Kinn; Saugkanüle hinter der Zahnreihe hält Zunge ab.

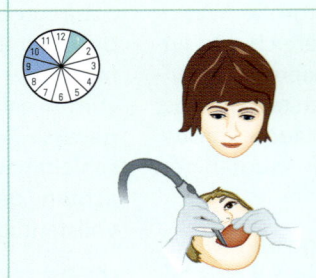

Behandlung oben Mitte
- **ZA:** (9–10 Uhr) behandelt oben 3–3
- **Pat:** Kopf zurückgeneigt
- **ZFA:** (1 Uhr) führt Absaugschlauch um den Kopf herum und hält Absaugkanüle mit rechter Hand in den rechten Mundwinkel; hält mit Daumen und Zeigefinger der linken Hand die Lippe ab.

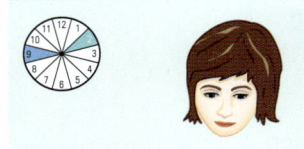

Behandlung unten links
- **ZA:** (9 Uhr) behandelt links unten 3–6
- **Pat:** dreht Kopf etwas zum Zahnarzt
- **ZFA:** (2 Uhr) führt Absaugschlauch rückwärts um den Patientenkopf; hält mit linkem Mittelfinger Lippe und mit Zeigefinger Wange ab; stützt Ring- und kleinen Finger am Kinn ab; Saugkanüle hält lingual an der Zahnreihe die Zunge ab.

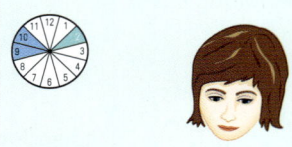

Behandlung oben links
- **ZA:** (9–10 Uhr) behandelt links oben 4–5
- **Pat:** Kopf zurückgeneigt und leicht zum ZA gedreht
- **ZFA:** (2 Uhr) führt Absaugschlauch um den Kopf herum und hält Absaugkanüle mit rechter Hand in den rechten Mundwinkel; zieht mit Zeige- und Mittelfinger die Wange ab, Ring- und kleiner Finger sind abgestützt.

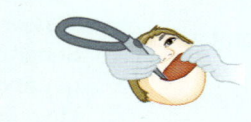

Behandlung unten links (Molaren)
- **ZA:** (9 Uhr) behandelt links unten 6–8
- **Pat:** dreht Kopf etwas zum Zahnarzt
- **ZFA:** (2 Uhr) führt Absaugschlauch rückwärts um den Patientenkopf und hält die Absaugkanüle von rechts; hält linke Wange mit Mundspiegel oder Wangenhalter ab.

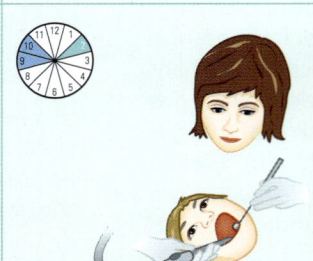

Behandlung oben links (Molaren)
- **ZA:** (9–10 Uhr) behandelt links oben 6–8
- **Pat:** Kopf zurückgeneigt und leicht zum ZA gedreht
- **ZFA:** (2 Uhr) führt Absaugschlauch um den Kopf herum und hält Absaugkanüle mit rechter Hand in den rechten Mundwinkel; die Kanüle hält die Zunge ab; ZFA hält linke Wange mit Mundspiegel ab.

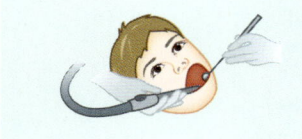

Bild 4.34 Absaugtechniken

Füllungstherapie • LF 4

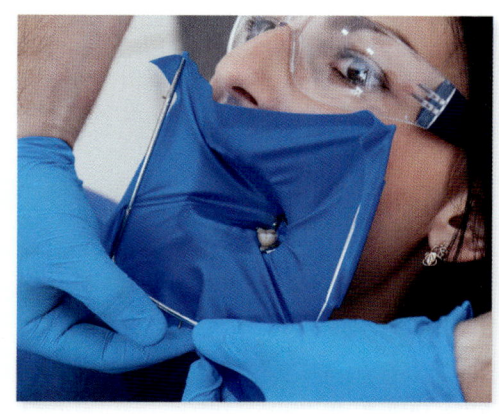

Bild 4.35 Patientin mit angelegtem Kofferdam

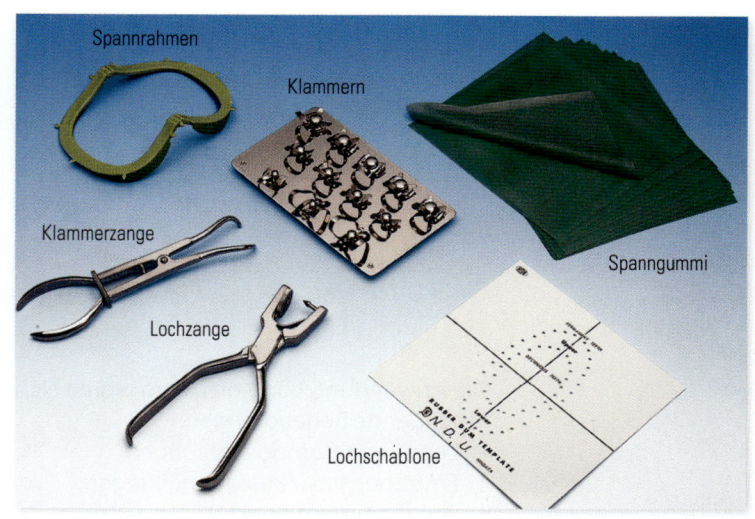

Bild 4.36 Kofferdam-Instrumentarium

Absolute Trockenlegung. Zur absoluten Trockenlegung wird die Mundhöhle mit einem Spanngummi (Kofferdamgummi) abgedeckt. Nur der zu behandelnde Zahn bzw. das Behandlungsfeld bleiben frei (Bild 4.35). Das Kofferdamgummi besteht meist aus Latex; für Allergiker gibt es auch latexfreie Spanngummis. Das Kofferdam-Instrumentarium besteht aus
- dem Kofferdam (Spanngummi),
- dem Kofferdamrahmen,
- einer Lochzange,
- verschiedenen Klammern und
- einer entsprechenden Zange (Bild 4.36).

Kofferdam wird in unterschiedlichen Dicken (das dickere Material ist dehnfähiger) und Farben angeboten. Zum Anlegen des Kofferdams gibt es verschiedene Techniken:
- Bei der direkten Methode wird das vorgelochte Gummi direkt über den Zahn gezogen und anschließend die Klammer befestigt.
- Bei der indirekten Methode wird zuerst die Klammer am Zahn befestigt und danach das Gummi über Zahn und Klammer gespannt.
- Bei der kombinierten Methode wird die Klammer mit ihren Fortsätzen mit dem gelochten Gummi verbunden. Klammer und Gummi werden dann gemeinsam über den Zahn gespannt.
- Kofferdam kann auch mit Zahnseide befestigt werden.

Die absolute Trockenlegung bietet gegenüber der relativen Trockenlegung viele Vorteile. Die Nachteile sind gering und rechtfertigen keine Ablehnung (Tabelle 4.4). Bei optimaler Aufklärung der Patienten wird der Kofferdam als angenehm empfunden, da die Patienten normal schlucken können.

Kofferdam wird unter anderem in der Füllungstherapie und in der Wurzelbehandlung zunehmend eingesetzt. Qualitätsrichtlinien und wissenschaftlichen Stellungnahmen empfehlen den Einsatz. Eine getrocknete Kavität kann nicht durch Speichel, Blut, und Feuchtigkeit der Atemluft kontaminiert werden.

Kofferdam: elastisches Gummituch

Vorteile	Nachteile
• keimarmes Arbeitsfeld • guter Zugang und gute Sicht • kein Abhalten von Zunge und Wange notwendig • Qualitätsverbesserung • Zeitersparnis • Schutz des Patienten (kein Verschlucken von Instrumenten, kein Kontakt mit chemischen Substanzen) • Schutz des Zahnfleisches • Infektionsschutz	• unangenehmes Gefühl durch Druckklammern • uneingeschränkte Nasenatmung muss möglich sein • Patient kann den Mund nicht schließen

Tabelle 4.4
Kofferdam –
Vor- und Nachteile

handwerk-technik.de

Eine qualitativ hochwertige Versorgung ist in einigen Situationen auch mit einer relativen Trockenlegung zu erreichen, allerdings ist es mit Kofferdam einfacher.

TIPP Sie können als ZFA erheblich zur wirtschaftlichen Nutzung beitragen, indem Sie eine systematische Arbeitstechnik zum Anlegen erlernen. Das professionelle Anlegen von Kofferdam dauert dann ein bis zwei Minuten.

Die Anwendung von Kofferdam eignet sich für folgende Behandlungen:
- Legen von Kompositfüllungen,
- Entfernen von Amalgamfüllungen,
- Goldhämmerfüllung,
- Wurzelkanalbehandlung,
- interne Bleichbehandlung,
- Behandlung infektiöser Patienten.

zirkulär = kreisförmig (von lat. Circulus = Kreis)

Die Akzeptanz durch die Patienten ist gut, Vorsicht ist bei Patienten mit Anfallsleiden (Epilepsie) und schweren Atemwegserkrankungen geboten.

Abrechnung. Für das Anlegen von Kofferdam kann die BEMA-Gebührennummer 12 (besondere Maßnahmen bei Füllungen, bMF) abgerechnet werden.

4.5.2 Matrizensysteme

Matrizen werden eingesetzt beim Neuaufbau einer zerstörten Zahnwand, insbesondere im Approximalbereich. Es handelt sich dabei um ein dünnes Metall- oder Kunststoffband, welches um bzw. an den Zahn gelegt wird und so die fehlende Zahnwand nachbildet.

Matrize (lat.) = Hohlform, Gussform

Meist wird die Matrize mit einem Matrizenhalter am Zahn befestigt. Eine bauchige Zahnform macht das zusätzliche Andrücken der Matrize im Zervikalbereich notwendig. Hierzu werden kleine Interdentalkeile aus Holz verwendet. Die Verkeilung dient auch der Separation (Trennung) des Kontaktes zum Nachbarzahn. Nur so kann der Kontaktpunkt korrekt geformt werden. Das Füllungsmaterial kann in die gebildete „Außenverschalung" eingebracht werden. Anschließend wird das Matrizenband entfernt.

Für Amalgamfüllungen werden Matrizen aus Metall verwendet. Die meisten Kompositfüllungen werden mit Licht ausgehärtet. Deshalb verwendet man hier hauptsächlich lichtdurchlässige Kunststoffstreifen und Kunststoffkeile, da sonst lediglich von okklusal mit Licht ausgehärtet werden kann. Keile gibt es in unterschiedlichen Größen. Matrizensysteme werden in zwei Gruppen eingeteilt:
- zirkuläre Matrizen und
- Teilmatrizen.

Zirkuläre Matrizen umfassen den Zahn ganz (Bild 4.37). Während sie zervikal gut anliegen (Keile), steht die Matrize okklusal ab und es entstehen leicht Füllungsüberschüsse. Amalgamüberschüsse lassen sich im halbfesten Zustand leicht entfernen. Kunststoffüberschüsse sind nur mit rotierenden Instrumenten entfernbar.

Gerade im Approximalraum führt dies leicht zu Verletzungen des Nachbarzahnes.

Teilmatrizen sind hier besser geeignet. Die Matrizen sind anatomisch geformt und werden mit approximalen Spannringen am Zahn befestigt. Zum Teil befinden sich an den Spannringen Haltefedern, die die Teilmatrize auch nach okklusal anatomisch korrekt an den Zahn drücken (Bild 4.38).

Abrechnung. Das Anlegen einer Matrize kann nicht abgerechnet werden (es ist in der Abrechnungsnummer für die Füllung enthalten). Werden Zähne separiert um den Kontaktpunkt aufzuheben, wird die BEMA-Gebührennummer 12 (bMF) abgerechnet.

Muss für die Füllung störendes Zahnfleisch verdrängt oder eine übermäßige Papillenblutung gestillt werden, rechnet man ebenfalls die BEMA-Gebührennummer 12 (bMF) ab.

Füllungstherapie • **LF 4**

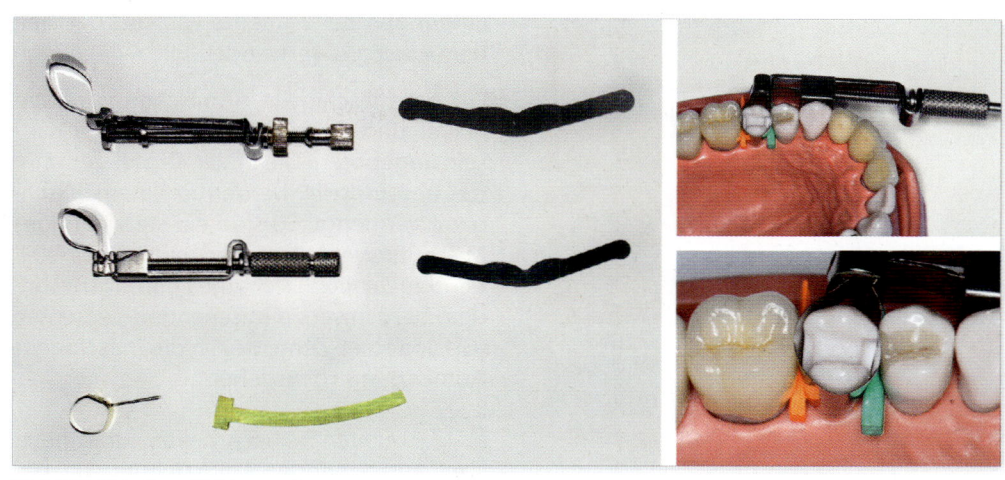

Bild 4.37 Zirkuläres Matrizensystem

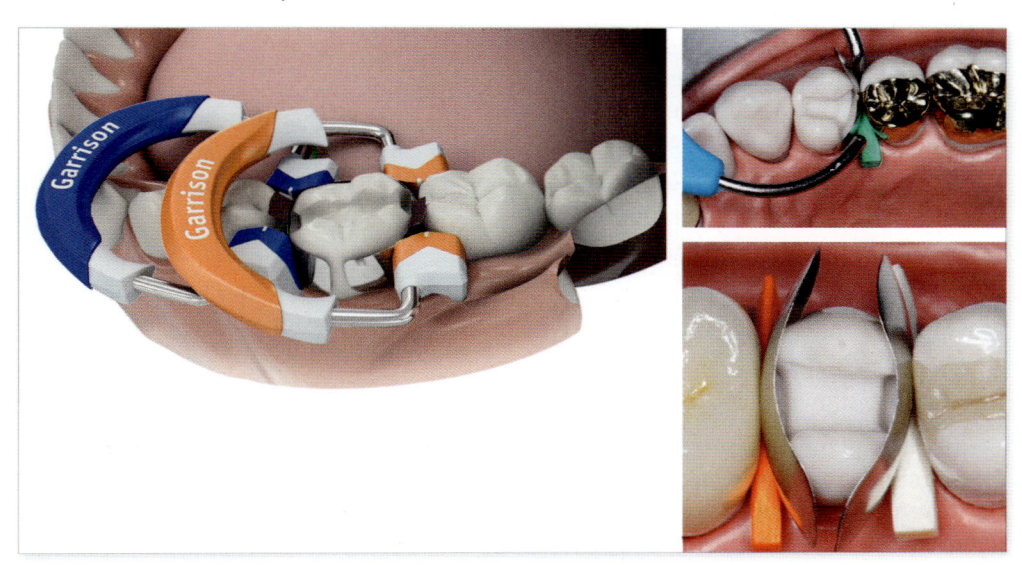

Bild 4.38 Teilmatrizensystem

4.5.3 Zemente als Unterfüllung

Eine Unterfüllung wird unter einer definitiven (endgültigen) Füllung in die Kavität eingebracht. Für eine Unterfüllung werden Zemente verwendet. Dies sind Stoffgemische, die in Pulverform vorliegen und mit einer Flüssigkeit zu einer Paste angerührt werden, welche anschließend aushärtet.

Folgende Zemente sind für eine Unterfüllung geeignet (Bild 4.39, S. 126):
- Zinkoxid-Phosphat-Zemente,
- Carboxylat-Zemente,
- Glasionomer-Zemente,
- Zinkoxid-Eugenol- und EBA-Zemente.

Aufgaben. Eine Unterfüllung leistet die notwendige Wundabdeckung des Dentins und schützt die Pulpa. Ohne Unterfüllung würden Substanzen der definitiven Füllung über die Dentinkanälchen schädigend auf die Pulpa einwirken. Eine Unterfüllung soll:
- einen mechanischen, chemischen und thermischen Schutz bieten,
- antibakteriell wirken,
- säurefest und unlöslich sein,
- selbst nicht pulpaschädigend sein,
- einen dichten Verschluss bieten.

EBA (engl.) = Ethoxy-Benzoic-Acid; Acid (engl.) = Säure

Eugenol: Hauptbestandteil des Nelkenöls, antibakterielle und lokal betäubende Wirkung

handwerk-technik.de 125

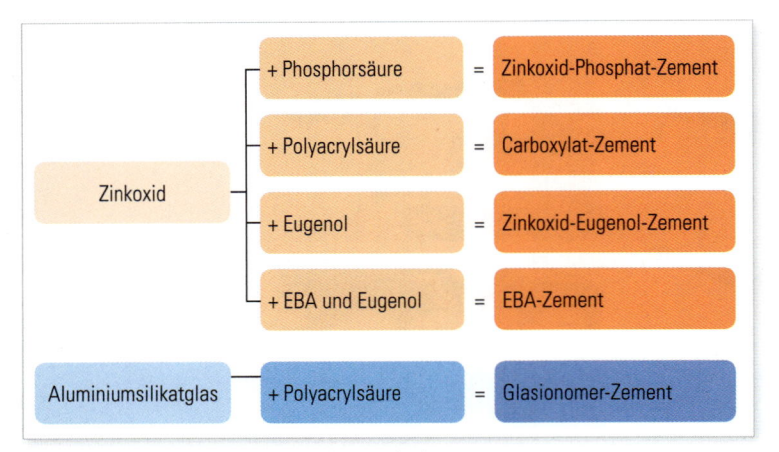

Bild 4.39 Zemente und ihre Hauptbestandteile

Zusätzlich kann eine Unterfüllung die Schichtdicke des definitiven Füllungsmaterials reduzieren oder es können unter-sich-gehende Stellen aufgefüllt werden und so eine starre Füllung ermöglichen.

Mit der Entwicklung von Dentinadhäsiven hat die Unterfüllung bei Kompositfüllungen an Bedeutung verloren. Zum Schutz können auf das gesamte Dentin Dentinadhäsive aufgebracht werden, diese weisen eine hohe Pulpaverträglichkeit auf. Dagegen ist bei pulpanaher Präparation eine Unterfüllung sinnvoll.

Verarbeitung. Zemente werden von Hand oder maschinell angemischt. Bei der Handanmischung wird das Pulver in kleinen Portionen in die Flüssigkeit gerührt. Unter ausstreichenden Spatelbewegungen wird so lange Pulver zugemischt, bis die benötigte Konsistenz erreicht ist. Die vom Hersteller angegebenen Mischungsverhältnisse sind genau einzuhalten. Meist werden zum Anmischen sogenannte Anmischspatel verwendet (Bild 4.40) Zum Einbringen der Zemente wird oft der Heidemannspatel verwendet (Bild 4.41).

Für die maschinelle Anmischung werden Pulver und Flüssigkeit vordosiert in Kapseln angeboten. Die in der Kapsel getrennten Bestandteile werden in einem Mischgerät vermengt. So sind ein stets richtiges Mischungsverhältnis und eine gleichbleibende Qualität sichergestellt. Insbesondere bei schwer zu mischenden Zementen (Glasionomer-Zemente) ist die maschinelle Anmischung vorzuziehen.

TIPP Achten Sie bei Arbeiten mit Säuren auf ausreichenden Selbstschutz (Handschuhe, Schutzbrille).

Verschließen Sie sowohl die Pulver-, als auch die Säurenbehälter nach der Entnahme sorgfältig. Die Pulver sind hygroskopisch; sie würden Luftfeuchtigkeit aufnehmen und dadurch verklumpen.

Zinkoxid-Phosphat-Zemente haben eine hohe Druckfestigkeit und sind in ausgehärtetem Zustand in der Mundhöhle nicht löslich. Die Flüssigkeit ist pulpaschädlich. Pulverreiche Anmischungen (feste Konsistenz und nicht glänzend) sind daher pulpaschonender. Nach dem Anmischen kann es dennoch durch freie Phosphorsäure zu einer vorübergehenden Pulpareizung kommen. Vorsicht ist bei sehr tiefen Kavitäten geboten, es muss zum Schutz zunächst ein Calciumhydroxid-Präparat eingebracht werden. Beim Anmischen entsteht durch die chemische Reaktion zwischen Pulver und Säure Wärme. Hohe Temperaturen führen zu einer schnelleren Aushärtung des Zementes.

hygroskopisch (gr.) = wasseranziehend

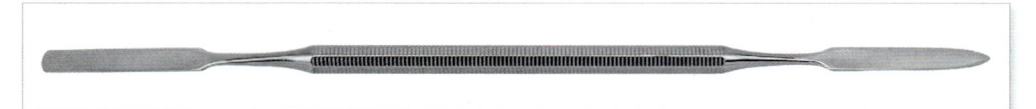

Bild 4.40 Anmischspatel

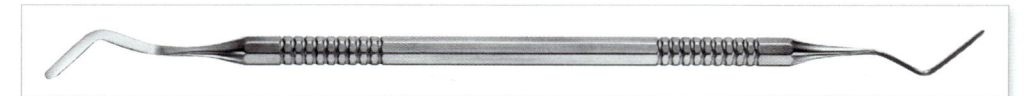

Bild 4.41 Heidemannspatel

Füllungstherapie • **LF 4**

TIPP Verwenden Sie zum Anmischen gekühlte Glasplatten und streichen Sie breitflächig aus. So bleibt der Zement länger verarbeitungsfähig.

Phosphat-Zemente werden auch zur Befestigung von Kronen verwendet, hierzu werden sie sämig angerührt.

Carboxylat-Zemente sind in der Pulverzusammensetzung den Phosphat-Zementen ähnlich. Die hier verwendete Polyacrylsäure ist dickflüssiger und kann daher die Pulpa nicht so leicht erreichen und schädigen. Allerdings ist dadurch auch das Anmischen schwieriger. Carboxylat-Zementreste lassen sich schwer entfernen. Die Druckfestigkeit ist geringer und Carboxylat-Zemente schrumpfen stärker als Phosphat-Zemente.

Glasionomer-Zemente (GIZ) werden aus feinsten Glaspartikeln und Polyacrylsäure gemischt. Die Haftung am Zahn und die Pulpaverträglichkeit sind gut. Sie sind als Unterfüllung für Amalgam- und Kompositfüllungen gut geeignet. Dem Glasionomer-Zement kann Fluorid beigemengt werden, das langsam aus der Füllung in das umgebende Zahnhartgewebe abgegeben wird. Damit sind GIZ hervorragend zur Sekundärkariesvorbeugung geeignet.

Das Anmischen muss sehr genau erfolgen. Ein Abweichen vom vorgeschriebenen Mischungsverhältnis verschlechtert die spätere Festigkeit deutlich. Während der ersten 10 Minuten sind GIZ sehr feuchtigkeitsempfindlich. Glasionomer-Zemente sind zahnfarben und werden auch als definitives Füllungsmaterial eingesetzt. Hochviskose GIZ und kunststoffmodifizierte GIZ (Hybridionomere) sind Weiterentwicklungen der konventionellen GIZ.

Zinkoxid-Eugenol-Zemente und EBA-Zemente dienen in erster Linie der provisorischen Füllung, werden allerdings auch als vorübergehende Unterfüllung eingesetzt (für die schrittweise Kariesentfernung). Das Eugenol soll eine beruhigende Wirkung auf die Pulpa ausüben, darf selber aber keinen Kontakt zur Pulpa haben. Beide Zemente härten auch unter Feuchtigkeit aus. EBA-Zement ist härter als der herkömmliche Zinkoxid-Eugenol-Zement. Eugenolhaltige Zemente dürfen nicht unter Kompositfüllungen verwendet werden, da Eugenol den Kunststoff aufweicht.

Calciumhydroxid-Zemente sind für Unterfüllungen im engeren Sinne nicht geeignet. In sehr tiefe Kavitäten werden sie dünn aufgetragen, um die Dentinbildung anzuregen. Es muss dann eine Überschichtung mit einem stabilen Zement (Zinkoxid-Phosphat- oder Glasionomer-Zement) erfolgen.

4.5.4 Stiftverankerung

Wurde bei der Exkavation so viel Zahnsubstanz entfernt, dass eine ausreichende Stabilität nicht mehr gegeben ist, weil z. B. ein Höcker unterminiert ist, muss der Zahn aufgebaut werden. Hierzu werden bei Amalgamfüllungen kleine Metallstifte parapulpär (neben der Pulpa) im Zahn verankert (Bild 4.42). Diese sind nicht zu verwechseln mit in den Wurzelkanal eingebrachten Wurzelstiften. Die parapulpären Stifte dienen dem Füllungsmaterial als Halt. Für den Stift wird ein Loch vorgebohrt. Anschließend wird der mit einem Gewinde versehene Stift hineingedreht. Bei Kompositfüllungen werden meist Glasfaserstifte mit Kunststoff eingeklebt.

viskos (lat.) = zähflüssig

modifiziert (lat.) = (ab)geändert

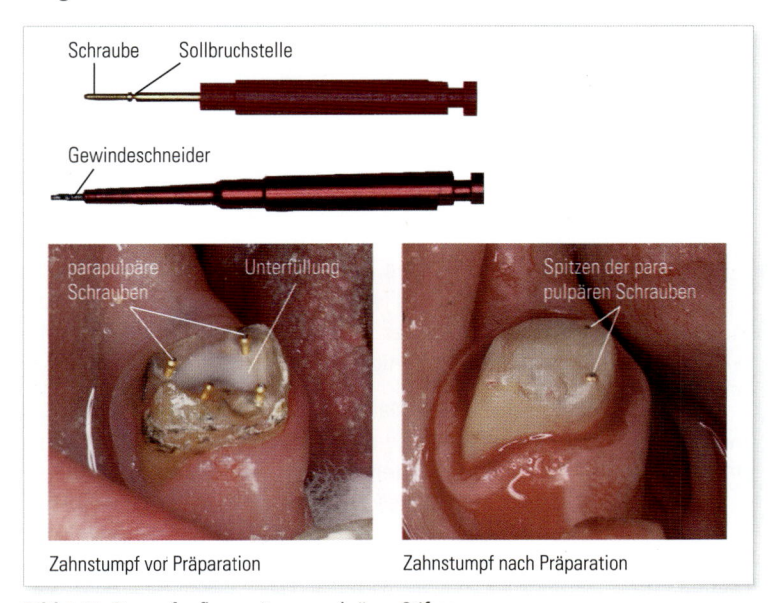

Bild 4.42 Stumpfaufbau mit parapulpären Stiften

handwerk-technik.de

Abrechnung. Für die Stiftverankerung einer Füllung wird die BEMA-Gebührennummer 16 (St) abgerechnet. Sie wird je Zahn abgerechnet, die Zahl der Stifte ist unerheblich. Die BEMA-Gebührennummer 16 (St) kann nur bei drei- und mehrflächigen Füllungen abgerechnet werden, also nur mit den Nummern 13c, 13d und 13g.

Werden Stifte bei ein- oder zweiflächigen Füllungen verwendet, können nur die Materialkosten pro Stift abgerechnet werden. Dies erfolgt unter der Ordnungsnummer 6001. Also: die 6001 nur mit den Nummern 13a, 13b, 13e und 13f abrechnen.

4.5.5 Kompositfüllungen

Der Wunsch nach zahnfarbenen Füllungen – nicht nur im Frontzahnbereich – hat die Komposite oder Kunststoffe zu einem häufig verwendeten Füllungswerkstoff gemacht. Die Entwicklung neuer Komposite verläuft rasant. Es gibt sehr viele Kompositmassen in unterschiedlichster Farbabstufung und Lichtdurchlässigkeit. Kompositfüllungen lassen sich dadurch nicht mehr von Zahnhartsubstanz unterscheiden und erfüllen höchste ästhetische Ansprüche. Komposite werden in einem aufwändigen Verfahren adhäsiv am Zahn befestigt. Sie sind zunehmend auch für den kaubelasteten Seitenzahnbereich geeignet.

Zusammensetzung. Komposite sind aus mehreren Komponenten zusammengesetzt („komponiert"). Die zwei Hauptbestandteile sind
- Kunststoff und
- Füllkörper (Glas, Quarz, Siliciumoxid).

Der Anteil der Füllkörper macht mit 70 bis 80 % die Hauptmasse der Komposite aus, von daher ist die Bezeichnung „Kunststofffüllung" nicht korrekt.

Es gibt Makro- und Mikrofüller, die sich in der Größe der verwendeten Füllkörper unterscheiden. Makrofüller-Komposite haben gute physikalische Eigenschaften, sind aber nicht polierbar; bei Mikrofüller-Komposite ist es umgekehrt. Die heute verwendeten Feinhybridkomposite enthalten sowohl Makro- als auch Mikrofüller. Sie haben gute mechanische Eigenschaften und sind gut polierbar.

Eine Weiterentwicklung sind die nano-optimierten Hybridkomposite. Bei ihnen werden zusätzlich noch kleinere Füllkörper im Nano-Bereich verwendet. Hierdurch kann der Kunststoffanteil im Füllungsmaterial noch weiter gesenkt werden. Dies reduziert das Schrumpfen der Füllung beim Aushärten. Komposite bestehen aus einer Vielzahl chemischer Substanzen. Einzelnen Inhaltsstoffen werden gesundheitliche Nachteile zugeschrieben. So ist z. B. eine Pulpairritation durch nicht vollständig ausgehärtete Kunststoffe und Adhäsive möglich. Allergien gegen einzelne Bestandteile sind, wenn auch selten, nachgewiesen. Alle anderen behaupteten Gesundheitsschäden sind nicht belegt. Wegen des Allergisierungspotenzials zählt das zahnärztliche Team zur Risikogruppe.

> **TIPP** Vermeiden Sie jeden Hautkontakt mit Kompositen und Dentinadhäsiven. Auch Handschuhe können von Inhaltsstoffen des ungehärteten Komposits durchdrungen werden.

Füllungseigenschaften. Komposite werden in allen Zahnfarben angeboten. Feinhybridkomposite weisen eine ausreichende Festigkeit und Abriebfestigkeit auf, sodass sie auch für kleine Kauflächendefekte eingesetzt werden. Die durchschnittliche Liegedauer beträgt bei Klasse-III-Füllungen bis zu 10 Jahre, bei Klasse-IV- und V-Kavitäten ca. 5 Jahre.

Das Komposit muss nach dem Einbringen in die Kavität härten (Polymerisation). Dabei bildet sich ein festes Gerüst, in dem die Füllkörper festgehalten werden. Die Polymerisation führt zu einer Schrumpfung. Der größte Nachteil einer Kompositfüllung ist die aus der Schrumpfung entstehende Randspaltbildung mit der Gefahr einer Sekundärkaries. Es wird daher fortlaufend an der Verbesserung der Schrumpfungseigenschaften geforscht. Moderne Nano-Hybrid-Komposite weisen eine Schrumpfung von ca. 2 % auf.

Nano (gr.) = Zwerg.
1 nm = 1 millardstel Meter

Polymerisation (gr.) = chemische Reaktion, bei der große, langkettige Moleküle entstehen (Polymere = „viele Teile")

makro (gr.) = groß;
mikro (gr.) = klein

hybrid (lat.) = gemischt

Füllungstherapie • LF 4

Indikation. Die Verwendung von Kompositen ist für alle Füllungen im Frontzahnbereich seit langem Standard. Heute können sie auch zur Füllung von Klasse I und II Kavitäten im okklusalen Seitenzahngebiet eingesetzt werden.

Verarbeitung. Man unterscheidet drei Varianten der Aushärtung:
- Lichtpolymerisation (Photopolymerisation),
- Autopolymerisation (Selbstpolymerisation) und
- dualhärtend (Photo- und Selbspolymerisation).

Die meisten Komposite sind lichthärtend (Lichtpolymerisation). Hierfür wird eine Polymerisationslampe verwendet (Bild 4.43). Die Polymerisationslampe muss am Lichtaustritt sauber sein und soll einmal wöchentlich mit einem Lichtmessgerät auf ausreichende Helligkeit überprüft werden. Das Licht der Polymerisationslampe kann die Netzhaut der Augen verletzen. Deshalb wird ein Schutzschild oder eine Schutzbrille verwendet.

> **TIPP** Schützen Sie das Komposit vor Licht. Decken Sie die Kompositmasse auf dem Tray mit einem dunklen Dappenglas ab. Achten Sie auf die Arbeitsfeldleuchte.

Selbstaushärtende Komposite (Autopolymerisation) bestehen aus zwei Komponenten, die vermischt werden und dann von selbst aushärten.

Dualhärtende Komposite werden eingesetzt, wenn ein Teil der Füllung nicht ausgeleuchtet werden kann.

Komposite lassen sich leicht verarbeiten, aber die Befestigung am Zahn ist sehr aufwändig. Weil das Komposit selber nicht am Zahngewebe hält, muss es in mehreren Schritten vorbereitet werden, damit eine mikromechanische Haftung erreicht wird. Diese Adhäsivtechnik wird auch Säure-Ätz-Technik genannt, weil das Zahnhartgewebe mit Säure angeätzt wird.

Behandlungsablauf bei lichtaushärtenden Kompositen. Nach der Exkavation der Karies muss die Farbe des Komposits bestimmt werden (vorherige Zahnreinigung). Der Zahn wird vorzugsweise mit Kofferdam trockengelegt. Ggf. werden entsprechende Matrizensysteme angelegt. Pulpanahes Dentin wird mit einer Unterfüllung abgedeckt. Die während der Präparation angeschrägten Schmelzränder werden für 30 bis 60 Sekunden mit einer Ätzlösung oder einem Ätzgel benetzt (Bild 4.44, S. 130). Das Anätzen des Schmelzes wird auch Schmelzkonditionierung genannt. Anschließend wird der Zahn gewaschen und getrocknet.

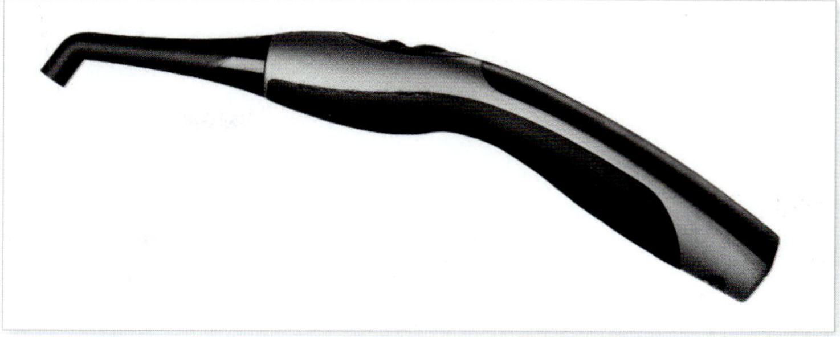

Bild 4.43 Polymerisationslampe

> **TIPP** Achten Sie bei relativer Trockenlegung beim Abspülen auf sorgfältiges Absaugen. Die Säure des Ätzmittels darf nicht auf andere Zähne oder das Zahnfleisch gelangen.

Durch das Ätzen ist der Schmelz aufgeraut und hat jetzt eine weißlich-trübe Farbe. In die aufgeraute Oberfläche dringt der anschließend aufgebrachte Haftvermittler (Bonding) ein. Hierbei handelt es sich um einen dünn fließenden Kunststoff. Der Haftvermittler wird mit Licht ausgehärtet.

Zuletzt wird das Komposit in einzelnen Schichten eingefüllt und jeweils mit Licht gehärtet. Eine große Portion Komposit würde bei der Polymerisation zu sehr schrumpfen. Zum vollständigen Aushärten muss ggf. die Matrize entfernt werden. Lichtkeile lenken das Licht auch in approximale Bereiche.

Bonding: Verbund- bzw. Klebemittel für Kompositefüllungen

> **TIPP** Halten Sie die Polymerisationslampe dicht an die Füllung. Unter Umständen muss von mehreren Seiten geleuchtet werden. Das vollständige Durchhärten der einzelnen Schichten ist für die Qualität der Füllung sehr wichtig.

LF 4 • Kariestherapie begleiten

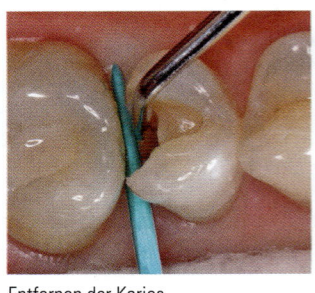

Entfernen der Karies	angelegte Teilmatrize	Anätzen des Schmelzes
Auftragen eines Haftvermittlers (Bonding)	Einbringen eines Komposits	fertige Füllung

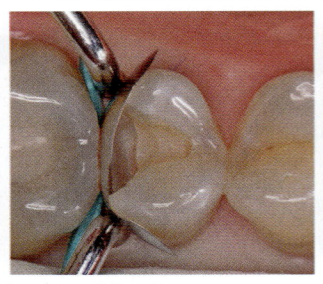

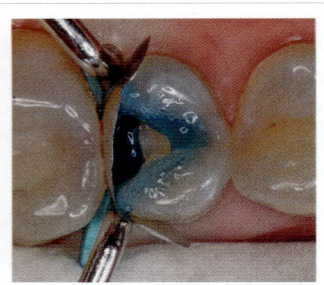

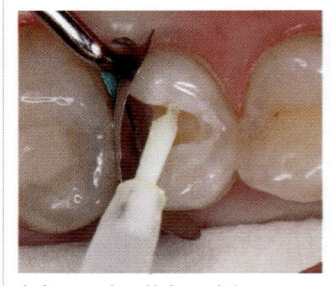

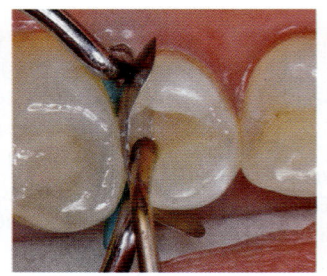

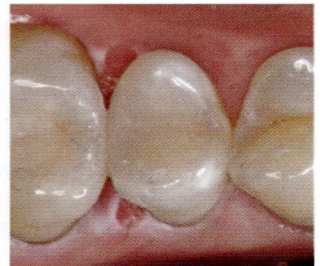

Bild 4.44 Legen einer Kompositfüllung

Die endgültige Ausgestaltung der Füllung wird am ausgehärteten Komposit mit rotierenden Instrumenten vorgenommen. Füllungsüberschüsse werden sorgfältig entfernt. Nach Okklusionskontrolle, Politur und Fluoridierung kann der Patient die Füllung sofort belasten.

Dentinadhäsivtechnik. Komposite lassen sich auch am Dentin befestigen. Hierzu ist ein zusätzlicher Schritt zwischen dem Ätzen und dem Auftragen des Haftvermittlers notwendig. Es wird ein Primer aufgetragen, der das feuchte Dentin mit den Dentinkanälchen überhaupt erst für den Haftvermittler aufnahmefähig macht. Der Haftvermittler würde sonst vom Dentin abgestoßen werden.

Primer: Grundierung, Haftgrundmittel

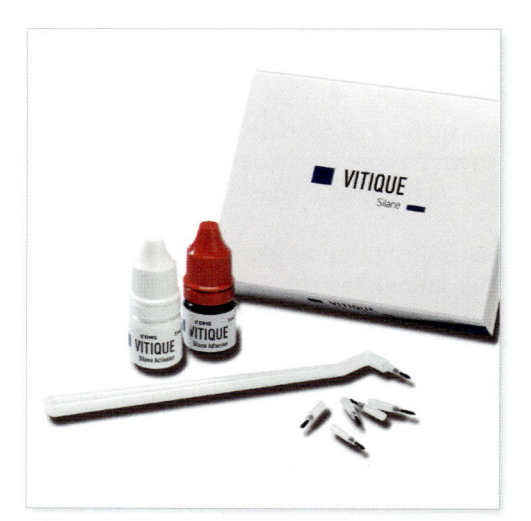

Bild 4.45 Pinselhater für Adhäsivkomponenten

TIPP Sie müssen beim Anreichen genau die Reihenfolge der Dentinadhäsiv-Komponenten einhalten. Jede Komponente wird mit einem eigenen Pinsel aufgetragen (Bild 4.45).

Von der Dentalindustrie werden zur Arbeitsvereinfachung „One-bottle-Systeme" angeboten. Dies sind selbstätzende Dentinadhäsive, die mehrere Arbeitsschritte umfassen.

Füllungstherapie • **LF 4**

Arbeitsschritt	womit?	weshalb?
Ätzung	Phosphorsäure als Flüssigkeit oder Gel mit Pinsel/Wattepellets	• Schmelzätzung (Bild 4.46a): • Aufrauen des Schmelzes • Dentinätzung (Bild 4.46b): • Freilegen des Kollagenfasernetzes und der Dentinkanälchen und Säubern des Dentins
Priming (nur auf Dentin)	Dentinprimer mit Pinsel	macht die Dentinoberfläche für den Haftvermittler benetzbar
Haftvermittlung	Bonding (flüssiger Kunststoff)	dringt in die vorbereiteten, rauen Oberflächen ein

Tabelle 4.5 Schmelz- und Dentinvorbereitung bei Kompositfüllung

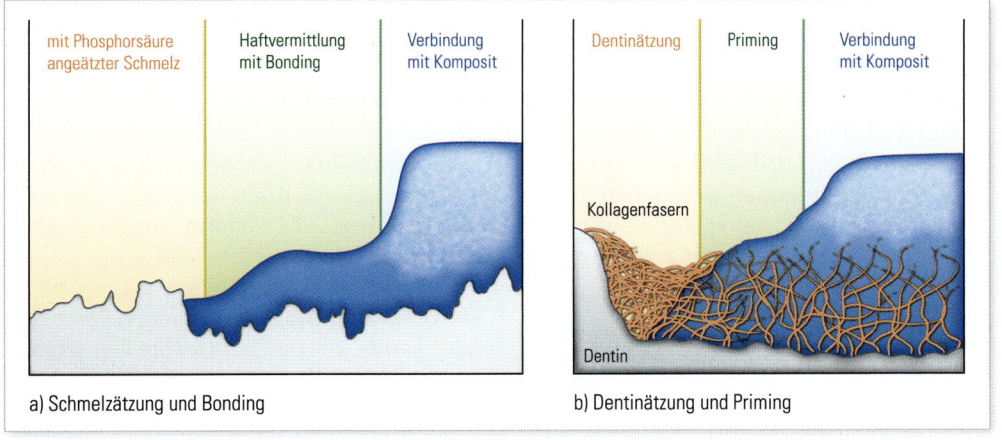

a) Schmelzätzung und Bonding

b) Dentinätzung und Priming

Bild 4.46 Schmelz- und Dentinvorbereitung

Ormocere. Eine Weiterentwicklung der Komposite sind die Ormocere. Sie sind wie die herkömmlichen Komposite aufgebaut. Allerdings ist der Kunststoff durch Ormocere (organically modified ceramics) ersetzt. Dieses Material schrumpft viel weniger und kann daher in größeren Schichten bis 4 mm in die Kavität eingebracht werden. Ormocere werden wie die üblichen Komposite mit der Adhäsivtechnik am Zahn befestigt.

4.5.6 Amalgamfüllungen

Nach wie vor wird Amalgam für Füllungen im Seitenzahnbereich verwendet, allerdings mit einer sinkenden Häufigkeit. Kassenrechtlich ist es das Füllungsmaterial der Regelversorgung im Seitenzahnbereich. Ausnahmen gelten bei Patienten mit Allergien und schwere Nierenerkrankungen. Wünscht der Patient im Seitenzahnbereich ein anderes Material, muss er die ggf. höheren Kosten selber übernehmen.

Die EU Quecksilber-Verordnung regelt seit dem Jahr 2018 den Einsatz von Quecksilber, einem Bestandteil des Amalgams. Seitdem darf es nicht mehr bei der zahnärztlichen Behandlung von Milchzähnen, von Kindern unter 15 Jahren und von Schwangeren oder Stillenden verwendet werden.

Zusammensetzung. Amalgame sind Verbindungen (Legierungen) aus Quecksilber und anderen Metallen. Quecksilber ist bei Raumtemperatur flüssig, und es entweichen Dämpfe. Die anderen Metalle liegen als Pulvergemisch vor. Das Pulver wird auch „Feilung" oder „Alloy" genannt.

Ormocer ist eine Marke der Fraunhofer Gesellschaft zur Förderung der angewandten Forschung

Amalgam: Verbindung von Metallen mit Quecksilber

Feilung: zu Pulver gefeiltes Metall

Alloy (engl.) = Legierung, Mischung

LF 4 — Kariestherapie begleiten

Indikation: Anzeige; Grund für eine Behandlung

Kontra: gegen

Trituration: Verreiben, Vermischen von Stoffen (med.)

Demenz: erworbene, auf organischen Hirnschädigungen beruhende geistige Behinderung

Die Feilung besteht je nach Produkt zu 40 bis 70 % aus Silber und zu 12 bis 30 % aus Kupfer, der Rest ist Zinn. Die Feilung wird etwa im Verhältnis eins zu eins mit Quecksilber vermischt.

Amalgamfüllungen werden wegen ihres Quecksilberanteils sehr kontrovers bewertet. Quecksilberdämpfe sind gesundheitsschädlich; insbesondere bei der Verarbeitung entstehen Gefahren für das Praxispersonal. Eine ausgehärtete und polierte Amalgamfüllung gibt nachweisbar nur eine sehr geringe Menge von Quecksilber an den Organismus ab. Amalgamfüllungen stehen im Verdacht durch diese Quecksilberabgaben gesundheitliche Schäden bis hin zu Demenzen zu fördern. Hierfür gibt es allerdings keine gesicherten wissenschaftlichen Beweise. Viele Patienten und Zahnarztpraxen lehnen daher den Einsatz von Amalgam ab. Seine Verwendung ist seit Jahren rückläufig, nicht zuletzt, weil es inzwischen gute Alternativen gibt.

Füllungseigenschaften. Amalgam lässt sich leicht verarbeiten und hat aufgrund seiner Stabilität und Randdichte eine ausgesprochen gute Haltbarkeit (im Durchschnitt 8 bis 10 Jahre). Amalgam ist ein guter Wärmeleiter, daher ist bei tieferen Kavitäten eine Unterfüllung notwendig. Amalgamfüllungen werden oft aus ästhetischen Gründen abgelehnt, weil sie nicht zahnfarben sind.

Indikation. Amalgamfüllungen werden hauptsächlich bei Klasse-I- und II-Kavitäten gelegt.

Kontraindikation. Amalgam darf bei Quecksilberallergie und Nierenfunktionsstörungen (Quecksilber reichert sich in der Niere an) nicht verwendet werden. Schwangere und Kinder dürfen nicht mit Amalgam behandelt werden.

Verarbeitung. Bei der Arbeit mit Amalgam gelten für das zahnärztliche Team besondere Vorsichtsmaßnahmen (Tabelle 4.6).

Für das Mischen (die Trituration) sind Einmal-Kapselsysteme vorgeschrieben. In den Kapseln befinden sich, vordosiert und durch eine dünne Folie voneinander getrennt, Quecksilber und Feilung. Die Kapseln werden in ein Kapselmischgerät eingespannt, beim Rütteln wird die Trennfolie zerstört und die Feilung wird mit dem Quecksilber vermischt (Bild 4.47). Dieses Mischverfahren vermindert die Quecksilberbelastung des zahnärztlichen Personals, weil kaum Quecksilberdämpfe frei werden und ein Kontakt vermieden wird.

Das Amalgam wird in ein kleines Gefäß (Amalgambrunnen) gegeben und mit einer Amalgampistole aufgenommen und angereicht (Bild 4.48).

Behandlungsablauf. Die präparierte Kavität wird trockengelegt und ggf. mit einem Unterfüllungsmaterial versehen. Bei

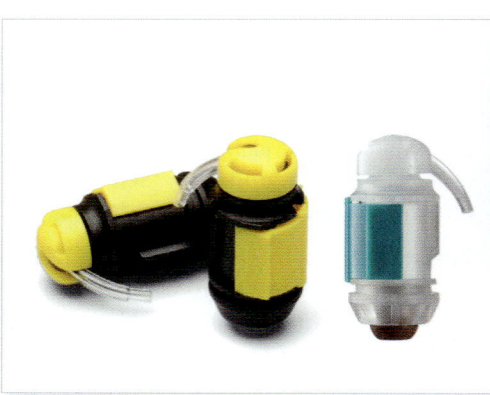

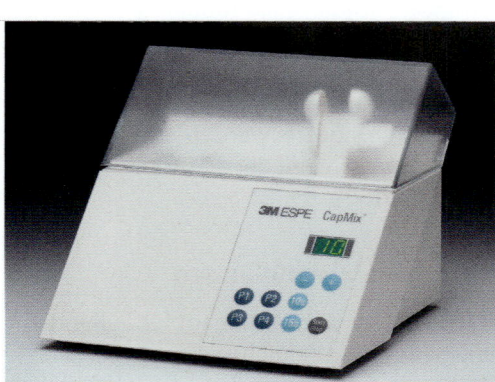

Bild 4.47 Kapsel und Mischgerät

Füllungstherapie • **LF 4**

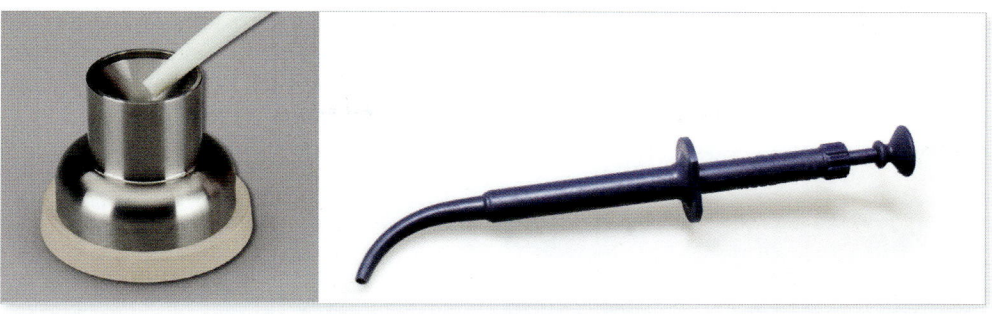

Bild 4.48 Amalgambrunnen und Amalgampistole

mehrflächigen Füllungen wird eine Matrize angelegt und verkeilt. Das angemischte Amalgam wird portionsweise mit der Amalgampistole in die Kavität gebracht. Danach wird mit Handinstrumenten oder maschinell gestopft (kondensiert; Bild 4.49). Diese Kondensation führt zu einem dichten Kontakt zur Kavitätenwand, einem geringeren Restquecksilbergehalt und zu einer hohen Endhärte.

Das Amalgam wird mit Überschuss in der Kavität kondensiert, die obere quecksilberreiche Schicht wird entfernt. Anschließend wird die Okklusalfläche mit entsprechenden Schnitzinstrumenten gestaltet (Bild 4.50).

Mit der Okklusionsfolie wird der Biss auf Störkontakte überprüft und ggf. werden Korrekturen vorgenommen. Der Patient darf für ca. zwei Stunden nichts essen, weil die Füllung erst vollständig aushärten muss.

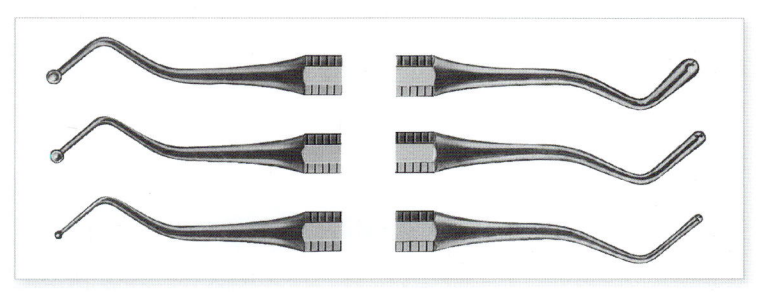

Bild 4.49 Stopfinstrumente

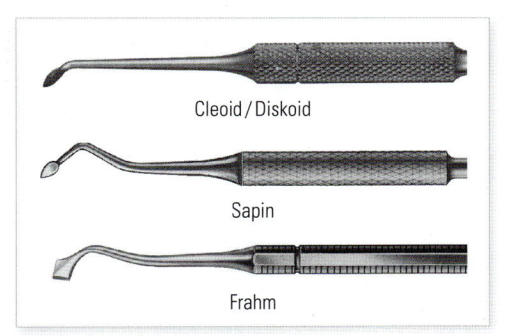

Kondensation: (hier) Verdichtung

Cleoid / Diskoid
Sapin
Frahm

Bild 4.50 Schnitzinstrumente

Arbeitstechnik	• Kein Kontakt – „no touch"-Techniken einsetzen (Handschuhe, Instrumente zum Anreichen). • Amalgamfüllungen unter Spraykühlung und Trockenabsaugung entfernen bzw. polieren (auch bei angelegtem Kofferdam). • Sichtbar mit Amalgam kontaminierte Patientenumhänge wechseln. • OP-Mundschutz tragen. • Verunreinigungen von Arbeitsflächen vermeiden bzw. sofort entfernen.
Aufbewahren von Quecksilberresten	• Quecksilber- bzw. Amalgamreste in gekennzeichneten dicht verschlossenen Behältern sammeln. • Leere Kapseln verschließen (enthalten fast immer Amalgamreste) und in spezielle Sammelbehälter geben. • Überschussamalgam unter Wasser in geschlossenen Behältern sammeln. • Amalgamschlämme (Inhalte von Auffangsieben, Filtern) in Behältern sammeln. • Auch alle anderen festen quecksilberhaltigen Abfälle (z. B. kontaminierte Einwegartikel, extrahierte Zähne) getrennt vom Hausmüll in verschlossenen Behältern sammeln. • Entsorgung aller Reste und Abfälle als Sondermüll durch spezielle Firmen (Belege aufbewahren!).
Praxisorganisation	• Behandlungsräume gut und häufig lüften. • Vor dem Essen, Trinken oder Rauchen Hände von möglichen Quecksilberverunreinigungen säubern. • Beschäftigte im Umgang mit Amalgam unterweisen.

Tabelle 4.6 Vorsichtsmaßnahmen beim Arbeiten mit Quecksilber

Die Politur erfolgt frühestens nach 24 Stunden. Zunächst wird mit einem Finierer vorgeglättet. Die abschließende Politur wird mit Kelchen oder Gummipolierern vorgenommen. Die Oberflächenglättung verringert eine spätere Korrosion, vermindert das Anhaften von Bakterien und verbessert den Füllungsrand. Einen kompletten Behandlungsablauf erkennen Sie hier:

Fraktur der lingualen Zahnwand

Ausbohren der Füllung

Angelegte Matrize

Einbringen der Amalgampistole

Kondensieren

Modellieren

Finieren

polierte Amalgamfüllung

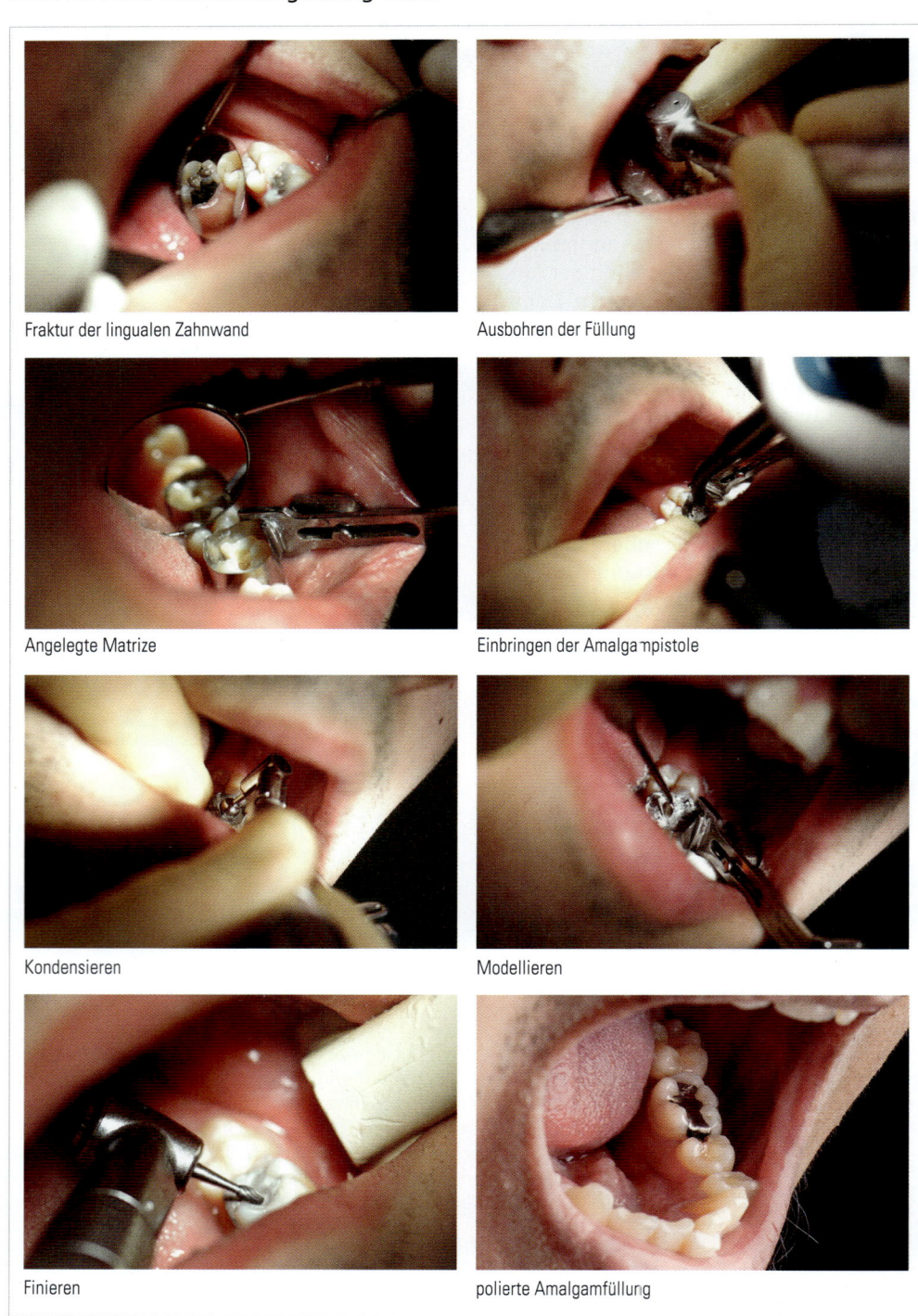

Bild 4.51 Herstellen einer Amalgamfüllung

4.5.7 Weitere plastische Füllungsmaterialien

Für die meisten Füllungen werden Komposit- und Amalgamfüllungen verwendet. Außerdem werden noch weitere Füllungsmaterialien eingesetzt (Tabelle 4.7).

Füllungsmaterial	Inhaltsstoffe	Einsatzgebiete	Eigenschaften
Glasionomer-Zemente (GIZ)	• Aluminium-silikatglas • Polyacrylsäure	• Unterfüllung • Milchmolaren • Zahnhalsfüllungen • Klasse-III-Füllungen	• gute Haftung • gute Pulpaverträglichkeit • können Fluoride abgeben • müssen sehr genau angemischt werden
Hybridionomere	• GIZ mit Kunststoff	siehe GIZ	• lichthärtend • Eigenschaften wie GIZ
Kompomere	• Kunststoff • Aluminium-silikatglas	in der Kinderzahnheilkunde	• abriebfester als GIZ • können Fluoride abgeben • lichthärtend, benötigen ein Adhäsiv
plastisches Gold	Pulvergold und Goldfolie (Bild 4.53)	Zahnhals- und Wurzelfüllungen	• sehr gute Liegedauer (Haltbarkeit) bei Zahnhalsfüllungen • aufwändig

Tabelle 4.7 Weitere plastische Füllungsmaterialien

4.5.8 Provisorische Füllungen

Ein provisorischer Verschluss ist ein zeitweiliger Verschluss, der wieder entfernt werden soll. Hauptgründe für einen provisorischen Verschluss sind:
- Überbrückung der Zeit für die Inlayherstellung,
- vorübergehende medikamentöse Einlage bei Wurzelbehandlungen und
- schrittweise Kariesentfernung.

Zemente. Für einen provisorischen Verschluss sind alle genannten Zemente geeignet.

Fertige Pasten werden als provisorisches Verschlussmaterial angeboten. Diese haben einen guten Randschluss und sind undurchlässig für Medikamente (wichtig bei Wurzelbehandlungen).

Guttapercha ist ein dem Kautschuk ähnliches Material. Bei ca. 50 °C wird es knetbar und kann dann in die Kavität eingebracht werden. Der Verschluss ist nicht sehr randdicht, lässt sich dafür aber leicht entfernen.

4.5.9 Starre Füllungen

Es gibt verschiedene starre Füllkörper, die mit einem Befestigungsmaterial in der Kavität gehalten werden. Sie werden meistens außerhalb des Mundes hergestellt. Man unterscheidet (Bild 4.53):
- Inlays,
- Onlays,
- Overlays,
- Inserts.

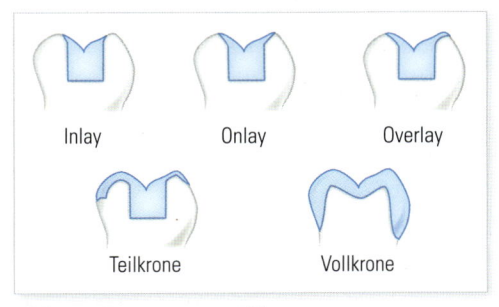

Bild 4.53 Formen starrer Füllungen

Inlays bedecken die Kaufläche nicht vollständig. Bei Onlays sind die Höckerspitzen mit einbezogen, die Overlays überdecken die Höcker komplett. Der Übergang zwischen Onlay, Overlay und Teilkrone ist fließend. Inserts sind kleine vorgefertigte keramische Füllungen.

LF 4 • Kariestherapie begleiten

Starre Füllungen bestehen aus
- Gold,
- Keramik oder
- Komposit.

Indikation. Inlays werden bei mittelgroßen und großen Klasse-I- und II-Kavitäten eingesetzt.

Eigenschaften. Weil starre Füllungen nicht schrumpfen, ist der Randschluss sehr gut. Die Liegedauer für Goldinlays beträgt 10 bis 15 Jahre, Keramik und Komposit sind nicht so lange haltbar. Keramik- und Kompositinlays sind zahnfarben und damit im sichtbaren Bereich beliebter (Bild 4.54). Bei den verblendeten Inlays ist immer ein dünner Metallrand zu sehen.

Behandlungsablauf. Nach der Präparation wird eine ▸Abformung genommen. Der Zahn wird provisorisch verschlossen. Das Inlay/Onlay wird im Labor angefertigt und in einer zweiten Sitzung einprobiert. Wenn es randdicht passt und die Okklusion stimmt, wird es definitiv befestigt. Goldinlays werden mit Zementen befestigt, Keramik- und Kompositinlays werden adhäsiv befestigt.

Chairside-Herstellung. Keramikinlays können auch in einer Sitzung angefertigt und eingesetzt werden. Die präparierte Kavität wird mit einer Spezialkamera fotografiert und die Daten werden an eine computergesteuerte Schleifmaschine gegeben. Dort wird aus einem Keramikblock in kurzer Zeit ein passendes Inlay gefräst (CAD/CAM-System; Bild 4.55).

Auch Kompositinlays können chairside hergestellt werden. Dies kann direkt am Zahn erfolgen. Das Komposit wird in die Kavität gebracht, wobei ein vorher aufgebrachtes Gel das Festkleben verhindert. Die Füllung wird geformt, entnommen und anschließend in einer Lichtbox ausgehärtet. Das ausgehärtete Inlay wird adhäsiv befestigt. Durch die präzise Abformung und vollständige Auspolymerisation ist die Klebefuge sehr schmal.

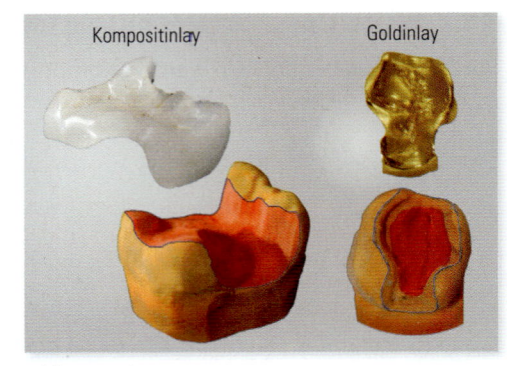

Bild 4.54 Inlays

CAD/CAM = computer-aided design/manufacturing (engl.): computerunterstützte Gestaltung/Herstellung

Abformung
▸ S. 353 ff.

Chairside (engl.) = an der Stuhlseite; hier: am Behandlungsstuhl

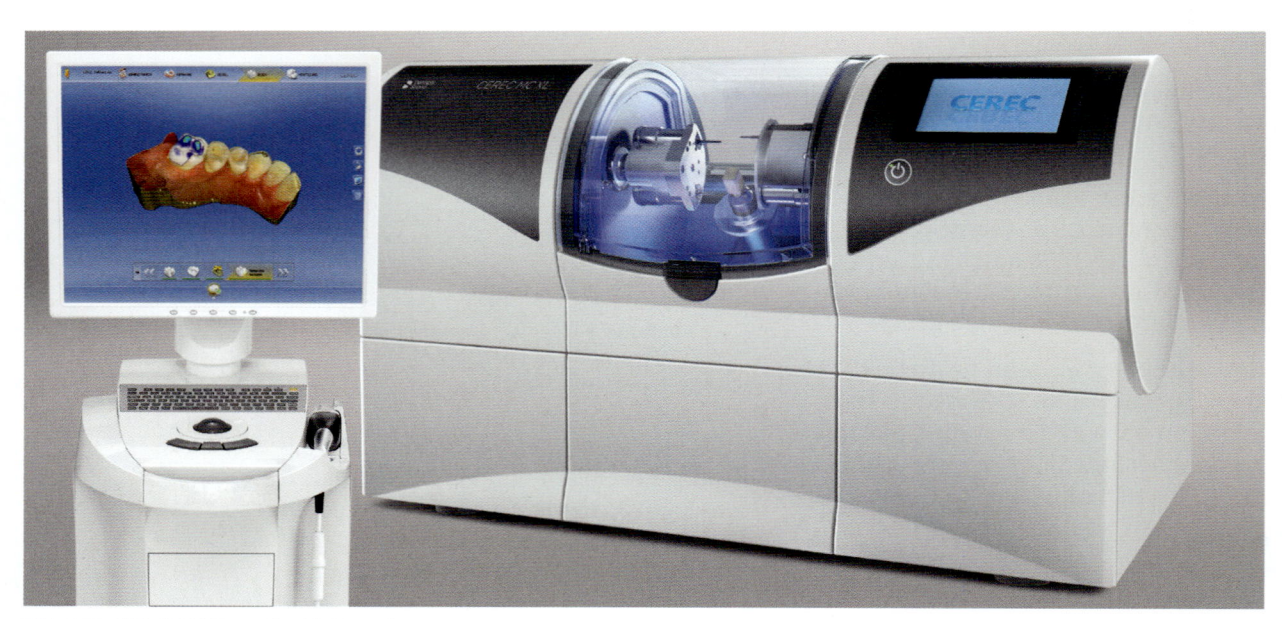

Bild 4.55 CAD-/CAM-Keramikschleifmaschine

1. Sitzung	• Präparation des Zahnes • Präparationsabformung • Bissnahme • Herstellung und Einsetzen des Provisoriums
Labor	Herstellung der Einlagefüllung
2. Sitzung	• Entfernen des Provisoriums • Einprobe • Eingliederung (in Adhäsivtechnik bei Keramik- und Kunststoff-Inlays, mit Zement bei Metallinlays) • Okklusions- und Artikulationskontrolle • Politur

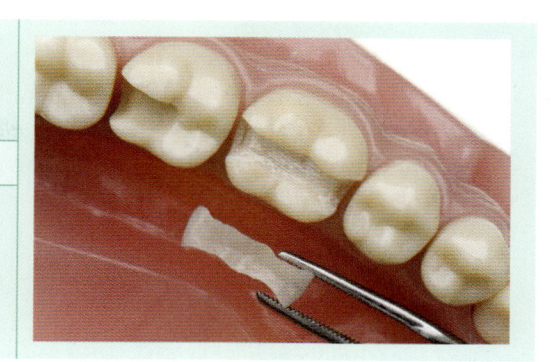

Tabelle 4.8 Herstellen und Einsetzen einer Einlagenfüllung (Inlay)

4.5.10 Abrechnungen

Für die Füllungstherapie sieht der BEMA die Abrechnungsnummern 13a bis 13h vor. Die Unterfüllung, das Anlegen einer Matrize, andere Hilfsmittel zur Formung einer Füllung und die Politur sind in der Nummer 13 enthalten. Die Nummern 13a bis 13d werden abgerechnet für Kompositfüllungen im Frontzahnbereich (Zähne 1 bis 3) und für Amalgamfüllungen im Seitenzahnbereich:

- 13a (F1) = einflächige Füllung,
- 13b (F2) = zweiflächige Füllung,
- 13c (F3) = dreiflächige Füllung,
- 13d (F4) = mehr als dreiflächig oder Eckenaufbau im Frontzahnbereich.

Kompositfüllungen im Seitenzahnbereich (bei Amalgamallergie oder schwerer Nierenschädigung, bei Kindern bis zur Vollendung des 15. Lebensjahre, bei Schwangeren und Stillenden):

- 13e = einflächige Füllung im Seitenzahnbereich,
- 13f = zweiflächige Füllung im Seitenzahnbereich,
- 13g = dreiflächige Füllung im Seitenzahnbereich,
- 13h = mehr als dreiflächige Füllung im Seitenzahnbereich.

Goldhämmerfüllungen und starre Füllungen sind Privatleistungen.

Provisorische Füllungen können nur abgerechnet werden, wenn die Füllung unvollendet geblieben ist oder wenn sicher ist, dass der Patient nicht wieder erscheint. Die BEMA-Nr. ist 11 (pV).

4.6 Kariesindex DMF-T

Der DMF-T-Index sagt aus, wie viele Zähne kariös, fehlend oder gefüllt sind. Er ermöglicht eine Einschätzung des individuellen Kariesrisikos.

Die Buchstaben bedeuten:
- D decayed (engl.) – kariös
- M missing (engl.) – fehlend
- F filled (engl.) – gefüllt
- T teeth (engl.) – Zähne

Ein DMF-T-Index von 11 bedeutet, dass von den 28 bleibenden Zähnen (die Weisheitszähne werden nicht berücksichtigt) 11 Zähne entweder kariös, gefüllt oder fehlend sind.

Für Milchzähne wird der Index in Kleinbuchstaben geschrieben: dmf-t-Index.

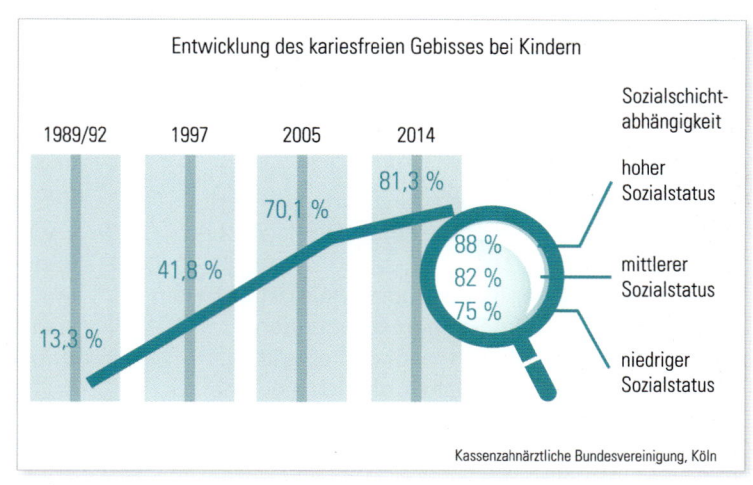

Bild 4.56 Zunahme kariesfreier Gebisse bei Kindern (12-Jährige)

LF 4 — Kariestherapie begleiten

ZUSAMMENFASSUNG

- Karies (Zahnfäule) ist die häufigste Erkrankung der Zahnhartsubstanzen
- Der Zahn besteht aus drei Zahnhartgeweben:
  - Zahnschmelz (Enamelum)
  - Zahnbein (Dentinum)
  - Wurzelzement (Zementum)

  Und einem Weichgewebe im Inneren des Zahnes:
  - Pulpa
- Der Zahnschmelz ist die härteste Substanz des Körpers und schützt den Zahn. Er besteht aus speziell angeordneten kalziumhaltigen Kristallen. Schmelz kann vom Körper nicht mehr nachgebildet werden.
- Das Dentin ist von Kanälchen durchzogen. In ihnen befindet sich Flüssigkeit und die dentinbildenden Zellen (Odontoblasten). Dentin kann ein Leben lang vom Körper nachgebildet werden.
- Das Wurzelzement ist für die Befestigung des Zahnes am Knochen notwendig. In ihm sind Haltefasern befestigt.
- Die Pulpa enthält Bindegewebe, Blutgefäße und Nervenfasern. Sie ist für die Lebendigkeit des Zahnes verantwortlich.
- Karies ist eine Infektionskrankheit. Zur Karies führen: 1. Spezielle Kariesbakterien (Streptokokkus mutans), 2. Kohlehydrate, vor allem Zucker und 3. Zeit.
- Bakterien ernähren sich von Zuckern und scheiden Milchsäure aus. Die Milchsäure zerstört die Zahnhartgewebe.
- Karies verläuft meist vom Schmelz über das Dentin bis in die Pulpa und führt dann zum Absterben des Zahnes. Folgende Kariesstadien können unterschieden werden:
  - Initialkaries zeigt sich durch einen kleinen weißen Fleck als Folge einer oberflächlichen Entkalkung.
  - Schmelzkaries (Caries superficialis) ist an einem kleinen Loch im Schmelz zu erkennen.
  - Dentinkaries (Caries media) ist eine in das Dentin reichende Karies, die sich hier innerlich ausbreitet. Dentinkaries verursacht bereits die ersten Symptome: Schmerzen auf die Reize „heiß", „kalt" und „süß".
  - Caries profunda (cp) ist eine tiefe Karies die bis an die Pulpa heranreicht. Der Patient hat deutliche Zahnschmerzen.
- Für die Diagnostik werden Anamnese, Inspektion, Sondierung und Röntgenaufnahmen genutzt:
  - Die Anamnese gibt Informationen über vorherige Krankheiten und über Beschwerden.
  - Bei der Inspektion werden die Zähne von allen Seiten genau betrachtet.
  - Bei der Sondierung werden die Zähne vorsichtig mit einer Sonde abgetastet um eventuelle Defekte zu erkennen.
  - Insbesondere die Flächen zwischen den Zähnen lassen sich nur durch Röntgenaufnahmen beurteilen.
- Das kariöse Gewebe im Zahn muss vollständig entfernt und anschließend mit Füllungsmaterialien versorgt werden.
- Dazu wird das Zahnloch (die Kavität) passend für das geplante Füllungsmaterial geformt (präpariert).
- Für die Präparation verwendet man rotierende Instrumente (z. B. Bohrer). Angetrieben werden sie durch eine Turbine und ein Winkelstück.
- Folgende rotierende Instrumente werden unterschieden:
  - Bohrer und Fräser zum Entfernen von Dentin,
  - Finnierer zum Glätten,
  - Schleifer zum Abschleifen z. B. von Schmelz und
  - Polierer zum Polieren von Füllungsoberflächen.
- Kariöses Dentin kann auch mit Handinstrumenten, den Exkavatoren, entfernt werden.
- Bevor der Zahn gefüllt werden kann, muss er gereinigt und getrocknet werden.
- Es gibt die relative Trockenlegung mit Watterollen und die absolute Trockenlegung mit einem Spanngummi, dem Kofferdamgummi.
- Vor allem bei dreiflächigen Füllungen werden dünne Kunststoff- oder Metallstreifen (Matrizen) um den Zahn gelegt. So kann eine neue Zahnwand gebildet werden ohne den Nachbarzahn zu berühren.
- Es stehen im wesentlichen folgende Füllungsmaterialien zur Verfügung:
  - Zemente für eine Unterfüllung,
  - Komposite und
  - Amalgam

Zusammenfassung und Aufgaben • LF 4

- Zemente werden aus einem Pulver und einer Flüssigkeit mit einem Spatel angerührt.
- Komposite werden in einer aufwändigen Technik schichtweise im Zahn befestigt (Adhäsiv-Technik).
- Amalgam wird im Zahn gestopft und muss aushärten. Es enthält Quecksilber.
- Kavitäten können auch mit starren Füllungen aus Keramik, Gold und Kunststoff gefüllt werden. Hierzu muss die Kavität abgeformt werden. Anschließend wird die starre Füllung meist als Inlay im Labor angefertigt und in einer zweiten Sitzung eingesetzt.
- Der DMFT-Kariesindex ermöglicht eine Einschätzung des individuellen Kariesrisikos.

ZUR WIEDERHOLUNG

1. Zeichnen Sie einen Zahn im Längsschnitt und beschriften Sie die Zahngewebe.
2. Das Beschleifen des Zahnschmelzes spürt der Patient nicht, dies ändert sich, sobald das Dentin eröffnet wird. Warum ist das so?
3. Was bedeuten die Begriffe organisch und anorganisch? Nennen Sie Beispiele.
4. Wie erklären Sie die hohe Stabilität des Zahnschmelzes?
5. Was bedeutet die Aussage: „Der Zahn ist devital"?
6. Erklären Sie die Entstehung der Karies. Berücksichtigen Sie dabei die drei Hauptfaktoren der Kariesentstehung.
7. Welche Eigenschaften des Streptococcus mutans erleichtert ihm das Überleben in der Mundhöhle?
8. Warum befindet sich nach einer gewissen Zeit auch auf einem vollständig gereinigten Zahn Plaque?
9. Speichel kann vor Karies schützen – erläutern Sie diese Schutzwirkung.
10. Was bedeuten die Begriffe „Demineralisation" und „Remineralisation" im Zusammenhang mit Karies?
11. Karies ist eine fortschreitende Erkrankung. Fertigen Sie ein Ablaufdiagramm mit den Stadien des Kariesverlaufs an.
12. Welche Untersuchungen sind geeignet, eine Karies zu diagnostizieren?
13. Warum ist eine möglichst frühzeitige Diagnose der Karies so wichtig?
14. Warum kann sogar eine bereits bis in das Dentin fortgeschrittene Karies übersehen werden?
15. Wann kann es sinnvoll sein, eine Karies zunächst zu beobachten und nicht gleich zu behandeln?
16. Wodurch unterscheiden sich die beiden Übertragungsinstrumente Winkelstück und Turbine?
17. Weshalb muss beim Schleifen immer auf ausreichende Kühlung geachtet werden?
18. Welche Besonderheiten sind bei der hygienischen Aufbereitung der rotierenden Instrumente zu beachten?
19. Ein Patient hat sehr große Angst vor dem Bohren. Welche Informationen über Alternativen können Sie ihm geben?
20. Welche Arten der Trockenlegung kennen Sie?
21. Manchmal werden unter der eigentlichen Füllung Unterfüllungen gelegt. Warum ist dies notwendig?
22. Weshalb werden beim Legen einer Füllung Matrizen verwendet?
23. Vergleichen Sie die Füllungsmaterialien Komposit, Amalgam und Gold, indem Sie jeweils die Vor- und Nachteile nennen.
24. Wodurch geht bei der Arbeit mit Amalgam für das Praxispersonal eine Gefahr aus? – Wie schützen Sie sich?
25. Was versteht man unter Adhäsivtechnik?

LF 4 — Kariestherapie begleiten

ZUR VERTIEFUNG

1. Ein Patient hat gehört, dass es vielleicht bald eine Impfung gegen Karies geben soll. Über diese Information ist er sehr überrascht. Er geht davon aus, dass Impfungen grundsätzlich immer nur Schutz vor einer ansteckenden Krankheit bieten können. – Was antworten Sie ihm?

2. Eine junge Mutter mit Karies erzählt Ihnen, dass in ihrer Familie sowieso alle Karies bekommen würden. Sie geht davon aus, dass auch ihre 2-jährige Tochter demnächst ihre ersten Löcher haben wird. – Was antworten Sie der Patientin?

3. Herr Solm berichtet nach seiner Kariesbehandlung, dass er nur gelegentlich Süßigkeiten isst. Sein Freund dagegen würde sich nur von Süßigkeiten ernähren und hat kein einziges Loch. Er fragt Sie, wie das sein kann. – Was antworten Sie ihm?

4. Welche rotierenden Instrumente werden in Ihrer Ausbildungspraxis häufig verwendet? – Listen Sie diese auf und halten Sie fest, wofür Ihr Chef/Ihre Chefin die jeweiligen Instrumente verwendet.

5. Informieren Sie sich in der Berufsschulklasse über Methoden des Absaugens. Vergleichen Sie die unterschiedlichen Absaugtechniken. Probieren Sie in Form kleiner Rollenspiele verschiedene Absaugtechniken aus. Was gefällt Ihnen, was empfinden Sie als störend?

6. Sammeln Sie die Beipackzettel der in Ihrer Ausbildungspraxis verwendeten Zemente. Ordnen Sie die gefundenen Zemente den Zementgruppen zu (siehe Bild 4.37).

7. Fertigen Sie eine tabellarische Übersicht über Zemente an. Der Tabellenkopf soll folgende Begriffe enthalten: Zementgruppe – Verarbeitungshinweise – Vorteile – Nachteile

8. Erstellen Sie eine Checkliste zur Vorbereitung einer Amalgamfüllung und einer Kompositfüllung. Die Instrumente und Materialien sollten in der Reihenfolge der Behandlung angeordnet sein.

9. Fallbeispiel:
   Peer Löbing ist beim Rollerskaten gestürzt und kommt in die Praxis. Bereits an der Anmeldung ist der abgebrochene 22 zu erkennen. Schmerzen hat der 12-jährige nicht. Eine Röntgenuntersuchung zeigt, dass außer dem verletzten 22 alles ohne Befund ist. Auch die Pulpa ist nicht eröffnet. Ein Eckenaufbau soll durchgeführt werden.
   a) Welche Verwaltungsschritte sind erforderlich?
   b) Beschreiben Sie den Behandlungsablauf. Nennen Sie alle notwendigen Instrumente und Materialien.
   c) Welche Aufbereitungsmaßnahmen fallen nach der Behandlung an?
   d) Was rechnen Sie ab?

Lernfeld 5
Endodontische Behandlungen begleiten

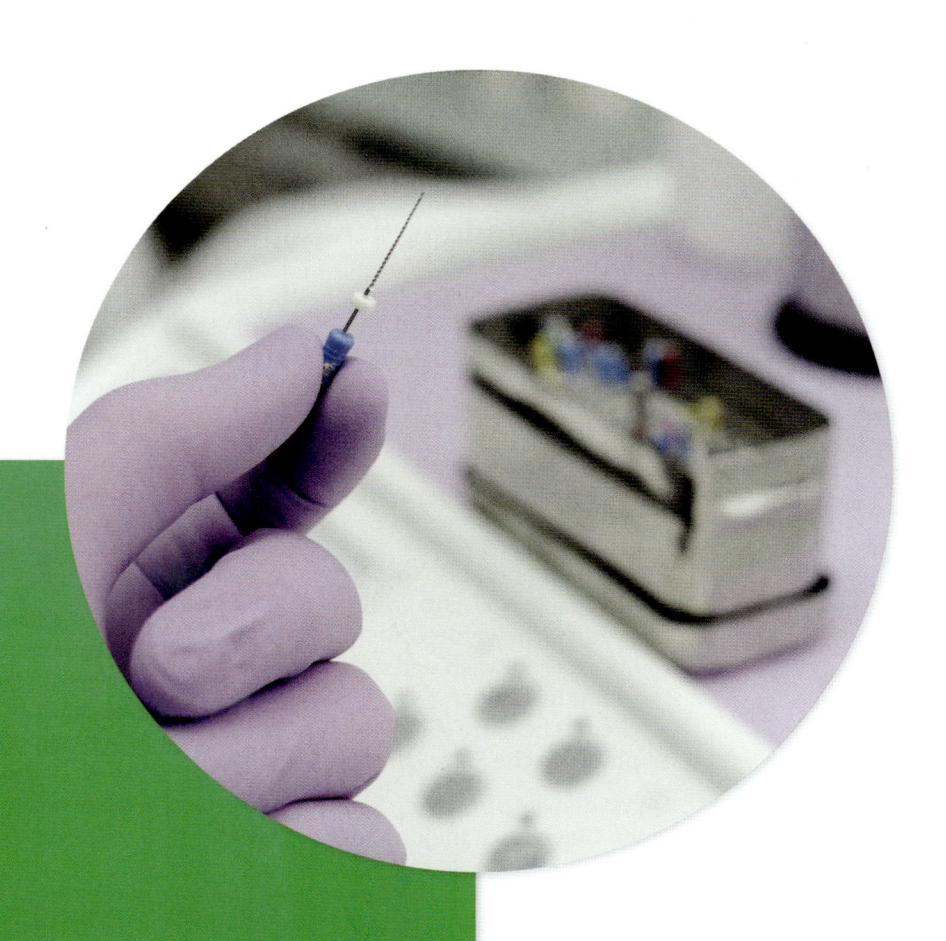

Pulpitis
Nervensystem
Schädelknochen
Anästhesie
Endodontische Behandlungen

5 Endodontische Behandlungen begleiten

Der Begriff „Endodont" leitet sich aus dem Griechischen ab und bedeutet so viel wie „das sich im Zahn befindende". Entsprechend befasst sich die Endodontie oder Endodontologie mit der Diagnose und der Therapie des erkrankten Zahninneren.

5.1 Entzündung der Pulpa

Die Entzündung der Pulpa wird als Pulpitis bezeichnet. Während die Karies meist schmerzarm verläuft, kann die Pulpitis die mehr oder weniger quälenden und gefürchteten Zahnschmerzen verursachen.

5.1.1 Entzündungsreaktion

Eine Entzündung ist eine örtlich begrenzte Abwehrreaktion des Körpers auf schädigende Faktoren. Entzündungen können z. B. verursacht werden durch
- Mikroorganismen und deren Stoffwechselprodukte oder
- chemische Reize (Gifte) und
- physikalische Reize (z. B. Hitze, Druck).

Durch den entzündlichen Reiz kommt es zu einer Gewebeschädigung, durch die Entzündungs- und Schmerzstoffe freigesetzt werden. Diese freigesetzten Stoffe lösen immer dieselben Reaktionen im Gewebe aus, die an fünf Hauptsymptomen erkennbar sind (Bild 5.1).

Rötung. Um die schädigenden Einflüsse möglichst schnell zu beseitigen und das geschädigte Gewebe durch eine gute Versorgung mit Sauerstoff und Nährstoffen zu stärken, wird die Durchblutung gesteigert. Dies ist als Rötung (lat. rubor) erkennbar.

Überwärmung. Da Blut auch ein Wärmetransporteur ist, kommt es zu einer örtlichen Überwärmung des Gewebes (lat. calor).

Schwellung. Weiterhin bewirken die Entzündungs- und Schmerzstoffe eine erhöhte Durchlässigkeit der Blutgefäßwände. ▶Blutplasma tritt in das umliegende Gewebe aus und dieses schwillt an. Die Schwellung (lat. tumor) ist für die Pulpa besonders problematisch. Durch die Enge der Pulpahöhle kommt es zu den typischen starken Schmerzen. Weiterhin drückt die Schwellung die Blutgefäße ab, wodurch die Pulpa sehr schnell bleibenden Schaden nimmt.

> **-itis** (gr.) = Endung zur Bezeichnung von Entzündungskrankheiten
> **-itiden** = Plural von -itis

> Blutplasma ▶ S. 171

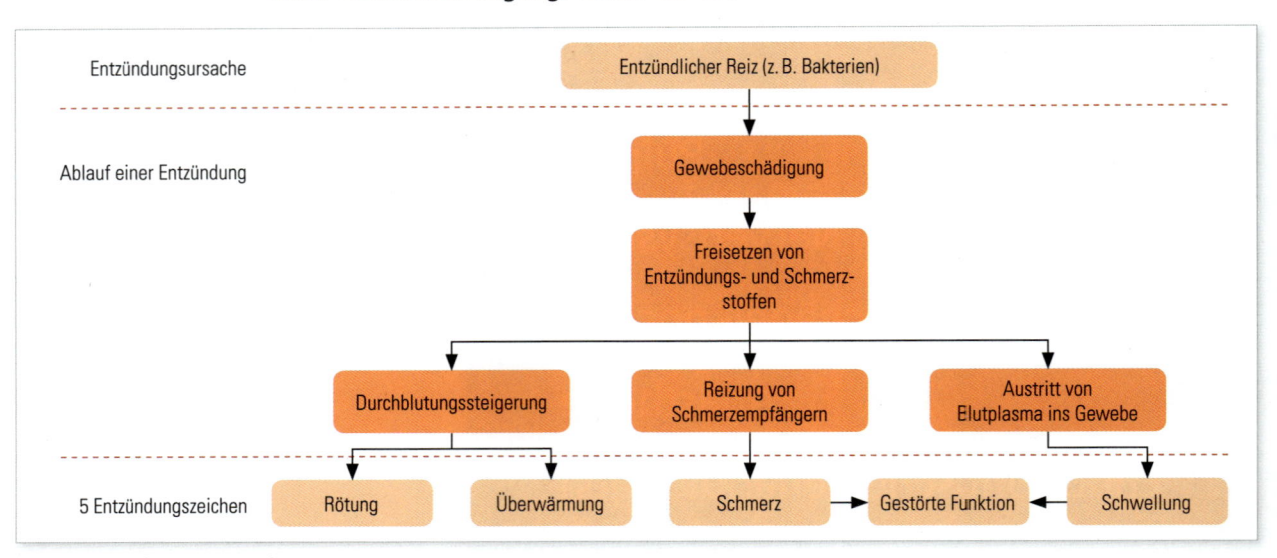

Bild 5.1 Ablauf einer Entzündung

Schmerz. Die freigesetzten Entzündungs- und Schmerzstoffe führen zu einer Reizung der Schmerzempfänger (Schmerzrezeptoren) in dem entzündeten Gewebe – der Patient empfindet Schmerzen (lat. dolor).

Gestörte Funktion. Schmerz und Schwellung führen zu einer gestörten Funktion des entzündeten Gewebes (lat. functio laesa).

Zu einer Eiterbildung kommt es nicht bei jeder Entzündung. Eiter entsteht, wenn bestimmte Bakterien an der Entzündung beteiligt sind.

5.1.2 Ursachen der Pulpitis

Infektiöse Pulpitis. Die häufigste Ursache für die Pulpitis ist die unbehandelte tiefe Karies (cp). Sobald die Karies das Dentin erreicht hat, gelangen die Stoffwechselprodukte der Bakterien durch die Dentinkanälchen in die Pulpa und rufen dort eine Entzündungsreaktion hervor. Im weiteren Verlauf können die Bakterien selbst Grund für die Entzündung sein.

Traumatische Pulpitis. Durch Gewalteinwirkungen z. B. durch einen Unfall können die Blutgefäße an der Wurzelspitze abgerissen werden oder die Zahnkrone bricht ab, sodass die Pulpa freiliegt.

Iatrogene Pulpitis. Insbesondere die Präparation des Zahnes kann die Pulpa durch Wärmeentwicklung schädigen. Aus diesem Grund muss während der Präparation ausreichend gekühlt werden. Vibrationen und Druck können ebenfalls eine Pulpitis auslösen.

Auch Bestandteile von Adhäsiven, Füllungsmaterialien oder Zementen wie z. B. die Phosphorsäure im Zinkphosphatzement können sich pulpaschädigend auswirken („Säureschock").

5.1.3 Erscheinungsformen der Pulpitis

Grundsätzlich werden die asymptomatische (symptomlose) und die symptomatische Pulpitis unterschieden.

Die asymptomatische Pulpitis ist die häufigste Form der Pulpitis. Als chronische Entzündung bleibt sie wegen der Symptomarmut häufig unerkannt. Sie kann jedoch bei einem erneuten schädigenden Reiz oder einer verschlechterten Abwehrlage des Körpers in eine akute Phase übertreten und Schmerzen bereiten.

Symptomatische Pulpitis. Bei dem akuten Geschehen der symptomatischen Pulpitis kommt es zu den typischen, nur schwer zu ertragenden pochenden oder ziehenden Zahnschmerzen.

Schweregrad. Man unterscheidet bezüglich des Schweregrades der Pulpitis die reversible (umkehrbare) und die irreversible (nicht umkehrbare) Form. Bei der reversiblen Pulpitis ist eine Vitalerhaltung der Pulpa möglich. Bei der irreversiblen Pulpitis hingegen besteht keine Möglichkeit mehr, die Pulpa zu retten und eine ▸Wurzelkanalbehandlung ist erforderlich. Bei der symptomatischen Pulpitis gibt es einige Symptome, die auf den Schweregrad der Pulpitis hinweisen (Tabelle 5.1).

Eine symptomatische Pulpitis kündigt sich in der Regel an. Als Warnsymptom tritt eine erhöhte Empfindlichkeit auf Kälte und / oder Wärme und süß oder sauer auf.

chronisch = langsam verlaufend

akut = plötzlich auftretend; schnell, heftig verlaufend

traumatisch = durch Verletzungen verursacht

iatrogen (gr.) = durch ärztliches Handeln verursacht

Wurzelkanalbehandlung ▸ S. 159

akute reversible Pulpitis	akute irreversible Pulpitis
Schmerzen werden durch Reize ausgelöst	Schmerzen treten auch spontan auf (z. B. in der Nacht)
Schmerzen klingen nach dem Reiz schnell ab	Schmerzen dauern deutlich länger als der Reiz
Schmerzen bleiben auf die Zahnregion begrenzt	Schmerzen strahlen aus, z. B. zur Schläfe oder zum Ohr
Zahn ist eher kälteempfindlich als wärmeempfindlich	Zahn ist eher wärmeempfindlich, Kälte wirkt lindernd
Zahn zeigt in der Regel keine Perkussionsempfindlichkeit	Zahn zeigt evtl. Perkussionsempfindlichkeit

Tabelle 5.1 Hinweisende Symptome auf eine reversible oder irreversible Pulpitis

5.1.4 Pulpanekrose

Wenn die Pulpa infolge der Entzündung abgestorben ist, spricht man von einer Pulpanekrose. Ging der Nekrose eine symptomatische Pulpitis voraus, tritt bei den Patienten häufig eine Linderung der Beschwerden ein. Ist die Pulpanekrose die Folge einer asymptomatischen Pulpitis, wird auch die Nekrose von den Patienten meist nicht bemerkt.

5.1.5 Apikale Parodontitis

Wenn devitale Zähne akut Schmerzen bereiten, ist das meist die Folge eines Pulpagangräns, d. h. die Pulpa ist abgestorben, bakteriell besiedelt und zerfällt faulig. Fäulnisgase entstehen, Stoffwechselprodukte der Bakterien dringen in das apikale Gewebe ein und rufen dort eine Entzündungsreaktion hervor. Der Schmerz geht also nicht vom Zahn, sondern vom apikalen Gewebe aus. Die Symptome der Patienten sind dabei abhängig von der Stärke der Entzündung:
- Aufbissempfindlichkeit,
- Gefühl verlängerter Zähne,
- klopfende Schmerzen,
- eventuell Weichteilschwellung.

5.1.6 Diagnostik

Es ist schwierig, eine genaue Diagnose über den Zustand der Pulpa zu treffen. Folgende Mittel stehen dem Zahnarzt zur Verfügung:
- die Schmerzanamnese: wann, wie lange und wie stark der Zahnschmerz auftritt, kann bereits erste Hinweise auf den Zustand der Pulpa geben;
- die Inspektion: wichtig ist der Zustand des Zahnes, ob er bereits Füllungen hat, ob das Zahnfleisch unauffällig erscheint usw.;
- die Sensibilitätsprobe: hierdurch kann der Zahnarzt erfahren, ob der Zahn noch sensibel auf Reize reagiert;
- der Perkussionstest: eine Klopfempfindlichkeit des Zahnes lässt vermuten, dass das apikale Gewebe entzündet und die Pulpa bereits nekrotisch ist;
- Röntgenaufnahmen: im fortgeschrittenen Stadium einer Pulpitis kann es zu einer im Röntgenbild erkennbaren ▶Erweiterung des Parodontalspalts oder einer ▶apikalen Aufhellung kommen.

Aufgrund der Befunde wählt der Zahnarzt eine sinnvolle Therapie.

5.2 Das Nervensystem

Gelangt man im Rahmen zahnärztlicher Behandlungen in die Nähe der Pulpa, kann dies für den Patienten sehr schmerzhaft werden, sodass eine Betäubung (Anästhesie) erforderlich wird. Um die Wirkungsweise der ▶Anästhesie zu verstehen, muss man Aufbau und Funktion des Nervensystems kennen.

Der Mensch nimmt seine Umwelt mit allen ihm zur Verfügung stehenden Sinnen wahr, verarbeitet all diese Informationen und reagiert entsprechend. Alle Organe des Körpers arbeiten harmonisch zusammen und der Körper passt sich veränderten Anforderungen an. All dies vollbringt das Nervensystem in Zusammenarbeit mit dem Hormonsystem.

5.2.1 Die Nervenzelle

Grundbaustein des Nervensystems ist die Nervenzelle (Neuron). Sie ist eine hochspezialisierte Körperzelle.

Aufbau. Die Nervenzelle ist wie folgt aufgebaut (Bild 5.2):
- Zellkörper mit Zellkern: er bildet die Hauptmasse der Nervenzelle. Die meisten Zellkörper liegen im Gehirn und im Rückenmark.
- Dendriten: diese kurzen Fortsätze am Zellkörper nehmen Meldungen (Reize) auf und leiten sie an den Zellkörper weiter.
- Neurit: dieser lange Fortsatz leitet Reize vom Zellkörper weg. Bündel von Neuriten werden als Nervenfasern bezeichnet. Da Neuriten über einen Meter lang sein können, werden sie von Zellen umhüllt, die die Neuriten schützen, stützen und isolieren (Schwann'sche Zellen).

Erweiterung des Parodontalspalts ▶ S. 204

apikale Aufhellung ▶ S. 219

Nekrose (gr.) = Absterben von Gewebe

apikale Parodontitis: Entzündung des Gewebes um die Wurzelspitze (Apex)

devital (lat.) = leblos, abgestorben
vital (lat.) = lebendig

Gangrän (gr.-lat.) = bakteriell besiedelte Nekrose mit fauligem Zerfall

Anästhesie ▶ S. 151 ff.

Das Nervensystem • **LF 5**

- Synapsen: sie sind die Kontaktstellen zwischen Nervenzellen und anderen Zellen wie Sinnes- oder Muskelzellen. An ihnen findet die Erregungsübertragung (Reizweiterleitung) von einer Zelle auf die andere statt.

Reizweiterleitung. Informationen werden von den Nervenzellen in Form von elektrischen Impulsen weitergeleitet. Der elektrische Impuls wandert durch den Neuriten bis zur Synapse. Dort werden durch diesen Impuls Überträgerstoffe (Transmitter) ausgeschüttet, die von der folgenden Nervenzelle bzw. dem entsprechendem Organ, z. B. einem Muskel, aufgenommen werden.

Viele Gifte wirken an den Synapsen. So bewirkt das Gift der „schwarzen Witwe", einer Spinnenart, eine schlagartige und irreparable Entleerung der Transmitter an den Synapsen, die an den Muskeln enden. Danach ist keine Informationsübertragung mehr möglich und man stirbt an einer Atemlähmung. Auch das Botulinumtoxin (kurz Botox), das vielfach im kosmetischen Bereich zur Faltenreduzierung eingesetzt wird, dringt in die Synapsen ein und verhindert eine Ausschüttung der Transmitter, sodass an dem Wirkort keine Muskelbewegung mehr möglich ist.

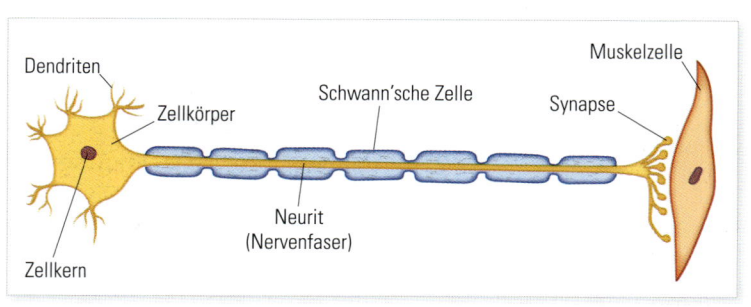

Bild 5.2 Nervenzelle mit Schwann'schen Zellen

Die in der Zahnarztpraxis gebräuchlichen Lokalanästhetika wirken nicht an der Synapse, sondern unterbrechen die Weiterleitung der Nervenimpulse an der Stelle, an der sie in Kontakt mit den Nervenfasern kommen.

Transmitter (engl.) = Umwandler, Überträger

5.2.2 Anatomischer Aufbau des Nervensystems

Anatomisch unterscheidet man zwischen dem zentralen Nervensystem (ZNS) und dem peripheren Nervensystem (Bild 5.3).

Das zentrale Nervensystem (ZNS) besteht aus dem Gehirn mit Großhirn, Kleinhirn, Zwischenhirn, Hirnstamm sowie dem Rückenmark.

peripher (gr.-lat.) = am Rande liegend

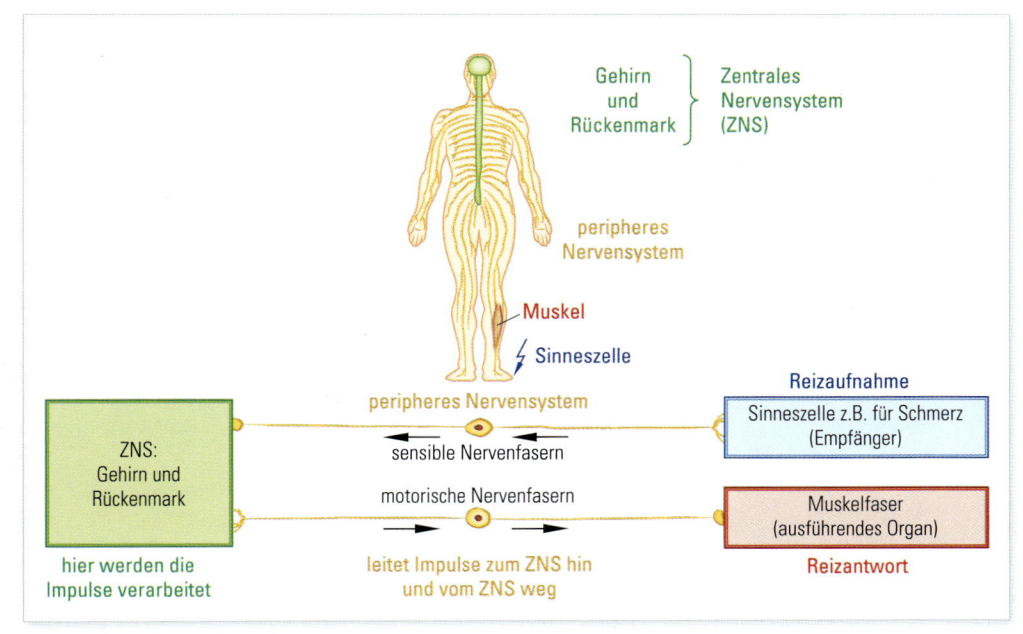

Bild 5.3 Zentrales und peripheres Nervensystem

Im Gehirn werden alle aufgenommenen Informationen aus dem Körper oder der Umwelt verarbeitet und entsprechend beantwortet.

Das Rückenmark leitet alle Impulse des Gehirns sehr schnell in die Peripherie des Körpers. Es ist aber auch ein Schaltzentrum, insbesondere wenn schnelle motorische Reaktionen ohne Nachdenken erforderlich sind. Diese werden in Form von Reflexen vom Rückenmark gesteuert, z. B. der Patellarsehnenreflex (Klopfen auf die Kniescheibensehne), das schmerzbedingte Zurückziehen von Gliedern oder die Abstützreaktion der Hände beim Fallen.

Das periphere Nervensystem besteht aus 12 Hirnnerven und 31 Rückenmarksnerven. Hirn- und Rückenmarksnerven sind paarig angelegt. Die Hirnnerven verlassen den Schädel durch Öffnungen in den Schädelknochen und versorgen hauptsächlich den Kopf- und Halsbereich. Sie laufen also nicht über das Rückenmark.

Man bezeichnet die Hirnnerven mit den römischen Zahlen I bis XII. Für den zahnmedizinischen Bereich sind der V. Hirnnerv (▶Nervus trigeminus) und der VII. Hirnnerv (▶Nervus facialis) von besonderer Bedeutung.

Die Rückenmarksnerven treten zwischen den einzelnen Wirbeln der Wirbelsäule aus dem Rückenmark aus und versorgen Rumpf, Arme und Beine.

Eine Nervenzelle funktioniert wie eine Einbahnstraße, die Nervenimpulse laufen immer nur in eine Richtung. Das periphere Nervensystem besteht deswegen aus Leitungsbahnen, die Informationen aus dem Körper oder der Umwelt zum ZNS hinleiten und aus Leitungsbahnen, die Befehle des ZNS zu den Organen senden (Bild 5.3, S. 145). Man unterscheidet also:
- hinführende Nerven, über die Meldungen zum Rückenmark oder Gehirn geleitet werden. Leiten sie Informationen von Sinneszellen oder Sinnesorganen, heißen sie auch sensible Nerven.
- wegführende Nerven, die Befehle vom Gehirn oder Rückenmark an die Muskeln oder Organe leiten. Versorgen diese wegführenden Nerven Muskeln, spricht man auch von motorischen Nerven.

5.2.3 Funktioneller Aufbau des Nervensystems

Funktionell unterscheidet man das willkürliche (animale) und das unwillkürliche (vegetative) Nervensystem (Bild 5.4).

Das willkürliche Nervensystem unterliegt größtenteils dem Willen. Informationen werden z. B. durch das Auge bewusst wahrgenommen und das Bewusstsein steuert die jeweilige Reaktion. Die Steuerung des Bewegungsapparates erfolgt durch das willkürliche Nervensystem.

---

funktionell (lat.) = auf die Aufgabe/Funktion bezogen

Nervus trigeminus
▶ S. 147

Nervus facialis
▶ S. 148

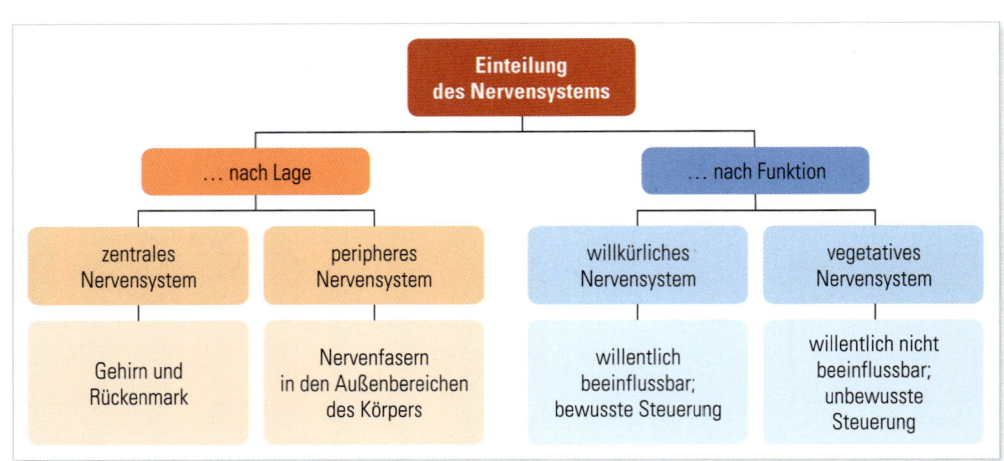

Bild 5.4 Einteilung des Nervensystems

- Einteilung des Nervensystems
  - … nach Lage
    - zentrales Nervensystem — Gehirn und Rückenmark
    - peripheres Nervensystem — Nervenfasern in den Außenbereichen des Körpers
  - … nach Funktion
    - willkürliches Nervensystem — willentlich beeinflussbar; bewusste Steuerung
    - vegetatives Nervensystem — willentlich nicht beeinflussbar; unbewusste Steuerung

Das Nervensystem • **LF 5**

Das vegetative Nervensystem unterliegt nicht dem Willen. Es arbeitet eng mit dem Hormonsystem zusammen und reguliert Körperfunktionen wie die Herztätigkeit, den Blutdruck, die Atmung, die Verdauung oder die Speichelproduktion. Hierauf kann der Mensch bewusst keinen Einfluss nehmen.

Das vegetative Nervensystem besteht aus zwei Teilsystemen: dem Sympathikus und dem Parasympathikus, die meist als Gegenspieler (Antagonisten) arbeiten (Bild 5.5). Der Sympathikus bewirkt eine Leistungssteigerung in Bezug auf energieverbrauchende Aktivitäten wie Anspannung, Stress, körperliche Arbeit. Das Herz schlägt schneller, die Atmung wird tiefer, die Sekretion der Verdauungssäfte und des Speichels wird vermindert. Viele Menschen kennen das Phänomen des trockenen Mundes in Anspannungs- oder Stressmomenten – ein Zeichen für eine erhöhte Aktivität des Sympathikus.

Der Parasympathikus verstärkt hingegen die energieliefernden Prozesse wie Essen und Verdauen. Die Sekretion der Verdauungssäfte und des Speichels wird ebenso gesteigert wie die Bewegungen des Magen-Darm-Traktes, die Herzfrequenz nimmt ein wenig ab.

Wenn einem beim Anblick köstlicher Speisen das Wasser im Mund zusammenläuft, ist dies ein Hinweis auf die Aktivität des Parasympathikus.

Das Gleichgewicht zwischen Sympathikus und Parasympathikus ermöglicht eine optimale Anpassung an die jeweiligen Bedürfnisse des Körpers und einen gesunden Wechsel zwischen Anspannung und Entspannung.

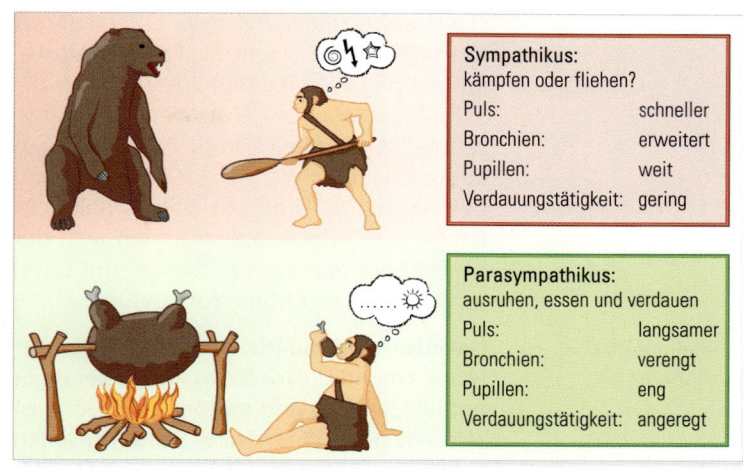

Sympathikus: kämpfen oder fliehen?	
Puls:	schneller
Bronchien:	erweitert
Pupillen:	weit
Verdauungstätigkeit:	gering

Parasympathikus: ausruhen, essen und verdauen	
Puls:	langsamer
Bronchien:	verengt
Pupillen:	eng
Verdauungstätigkeit:	angeregt

Bild 5.5 Die Funktionen von Sympathikus und Parasympathikus

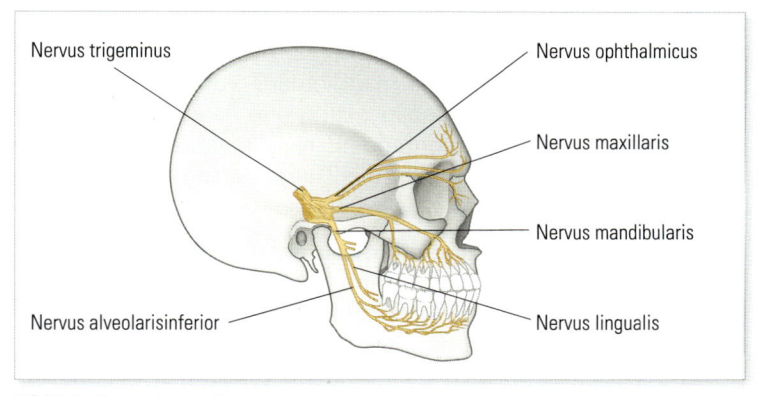

Bild 5.6 Nervus trigeminus

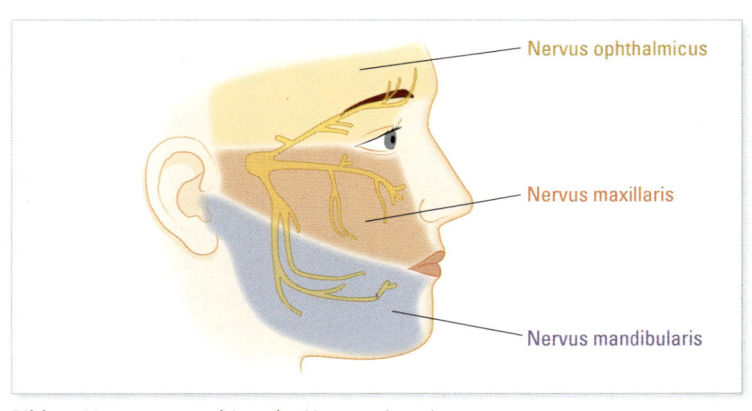

Bild 5.7 Versorgungsgebiete des Nervus trigeminus

5.2.4 Nervus trigeminus

Der Nervus trigeminus ist der V. Hirnnerv. Er besteht zum größten Teil aus sensiblen Fasern, d.h. er ist für die Empfindungen im Gesichtsbereich verantwortlich. Der Name Nervus trigeminus ergibt sich aus seiner Aufteilung in drei Hauptäste, die sich im weiteren Verlauf noch weiter verästeln (Bild 5.6).

Nervus ophthalmicus. Der erste Ast ist der Nervus ophthalmicus oder Augenast. Er führt ausschließlich sensible Fasern und versorgt vor allem den Stirn- und Augenbereich, die Schleimhäute der oberen Nasennebenhöhlen und der oberen Nasenhöhle (Bild 5.7).

trigeminus (lat.) = dreifach; **tri** = drei

ophthalmos (gr.) = Augapfel

Der Nervus maxillaris bzw. Oberkieferast führt ebenfalls nur sensible Fasern. Verästelungen dieses Nervs sind zuständig für die Schmerzempfindungen an den Oberkieferzähnen. Weiterhin leiten sie Empfindungen aus der Haut der Wange, der Oberlippe und des Nasenflügels an das Gehirn (Bild 5.7). Einige Äste führen vom Gaumen, von der Kieferhöhle und vom mittleren und unteren Teil der Nasenhöhle zum Gehirn.

mandibula (lat.) = Unterkiefer

Nervus mandibularis. Der dritte Ast ist der Nervus mandibularis bzw. Unterkieferast. Er enthält sensible und motorische Fasern, ist also ein gemischter Nerv. Seine sensiblen Fasern versorgen alle Zähne des Unterkiefers, die vorderen zwei Drittel der Zunge, die Haut und Schleimhaut im Unterkieferbereich sowie Teile des Ohres (Bild 5.7). Der Nervus mandibularis verzweigt sich sehr schnell in zwei große Äste: den die Zähne versorgenden Nervus alveolaris inferior und den die Zunge versorgenden Nervus lingualis.

Schlaganfall: Absterben einer Gehirnregion meist aufgrund einer Mangeldurchblutung

Neuralgie (gr.) = Nervenschmerz

Trigeminusneuralgie. Unter einer Neuralgie versteht man Schmerzen innerhalb des Versorgungsgebietes eines sensiblen Nervs. Bei der Trigeminusneuralgie haben die Patienten quälende, anfallsartige Schmerzen in einer Gesichtshälfte, meist im Versorgungsgebiet des Nervus maxillaris. Diese Schmerzen sind durch Schmerzmittel schwer zu beeinflussen.

5.2.5 Nervus facialis

peri (gr.) = um, herum

os (gr.) = Knochen

Der Nervus facialis (Gesichtsnerv nach lat. facies = Gesicht) führt zum überwiegenden Teil motorische Fasern, ist also für die mimische Muskulatur im Gesicht verantwortlich. Auf der Höhe der Ohrspeicheldrüse verzweigt sich der Nervus facialis in zahlreiche Äste, die über das ganze Gesicht ziehen.

compactus (lat.) = gedrungen, dicht

Da der Nervus facialis ein motorischer Nerv ist, kommt es bei einer Verletzung oder einem Ausfall dieses Nervs zu einer Lähmung in der entsprechenden Gesichtshälfte (Facialisparese). Auf der betroffenen Gesichtshälfte sind dann z.B. kein Stirnrunzeln, kein Anheben der Augenbrauen,

spongia (lat) = Schwamm

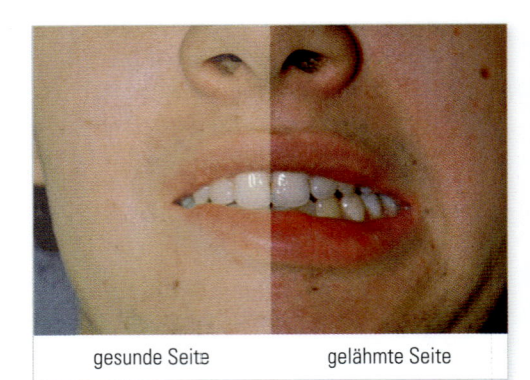

gesunde Seite | gelähmte Seite

Bild 5.8 Patient mit Gesichtslähmung

kein vollständiger Lidschluss und bei hängendem Mundwinkel manchmal sogar ein unvollständiger Mundschluss zu beobachten. Diese Gesichtslähmung tritt häufig bei Patienten mit einem Schlaganfall auf (Bild 5.8).

5.3 Der knöcherne Schädel

Die Wurzeln der Zähne sind von Knochengewebe umgeben.

5.3.1 Knochenaufbau

Knochengewebe ist das härteste lebende Gewebe des Menschen. (Schmelz ist zwar härter als Knochen, aber kein lebendes Gewebe.) Der ausgewachsene Knochen hat einen typischen Aufbau. Er ist außen von einer derben Knochenhaut, dem Periost, umgeben. Ausgehend vom Periost wird der Knochen mit Blutgefäßen versorgt. Die äußere Schicht des eigentlichen Knochens besteht aus besonders dichtem Knochengewebe und wird Knochenrinde oder Kompakta genannt. Sie wird von kleinen Kanälen durchzogen, in denen die Blutgefäße entlang laufen (Bild 5.9).

Bestünde der gesamte Knochen aus diesem dichten Knochengewebe, wäre der Körper viel zu schwer. Daher befindet sich im Inneren des Knochens ein leichtes, schwammartiges Knochengewebe, die Spongiosa. Das Knochengerüst der Spongiosa besteht aus Knochenbälkchen, die so angeordnet

Der knöcherne Schädel • **LF 5**

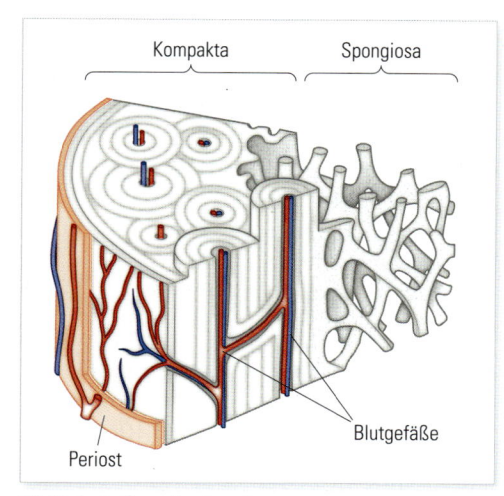

Bild 5.9 Aufbau des Knochens

sind, dass sie dem Knochen bei möglichst geringem Gewicht maximale Stabilität geben. In den Zwischenräumen befindet sich Knochenmark; hier wird das Blut gebildet (Bild 5.9).

Im Mittelteil der langen Knochen (z. B. dem Oberschenkelknochen) fehlt die Spongiosa meistens völlig. In diesem Hohlraum befindet sich ausschließlich Knochenmark; daher wird er Markhöhle genannt.

5.3.2 Der Schädel

Beim knöchernen Schädel unterscheidet man Hirnschädel und Gesichtsschädel. Die Hirnschädelknochen sind eine schützende Hülle um das Gehirn. Die Gesichtsschädelknochen bilden die Grundlage der Gesichtszüge. Einige Schädelknochen sind paarig angelegt, das heißt, sie kommen jeweils auf jeder Schädelhälfte vor. Andere sind unpaarig angelegt, es gibt also nur einen Knochen (Bild 5.10).

Die Knochen des Schädels sind fast alle durch fest zusammengewachsene Knochennähte verbunden. Ein besonderer Knochen ist das Zungenbein, da dieser Knochen keinen direkten Kontakt zu den übrigen Schädelknochen hat. Das Zungenbein ist nur an Muskeln und Sehnen aufgehängt. An diesem Knochen setzen die ▸Muskeln des Mundbodens an.

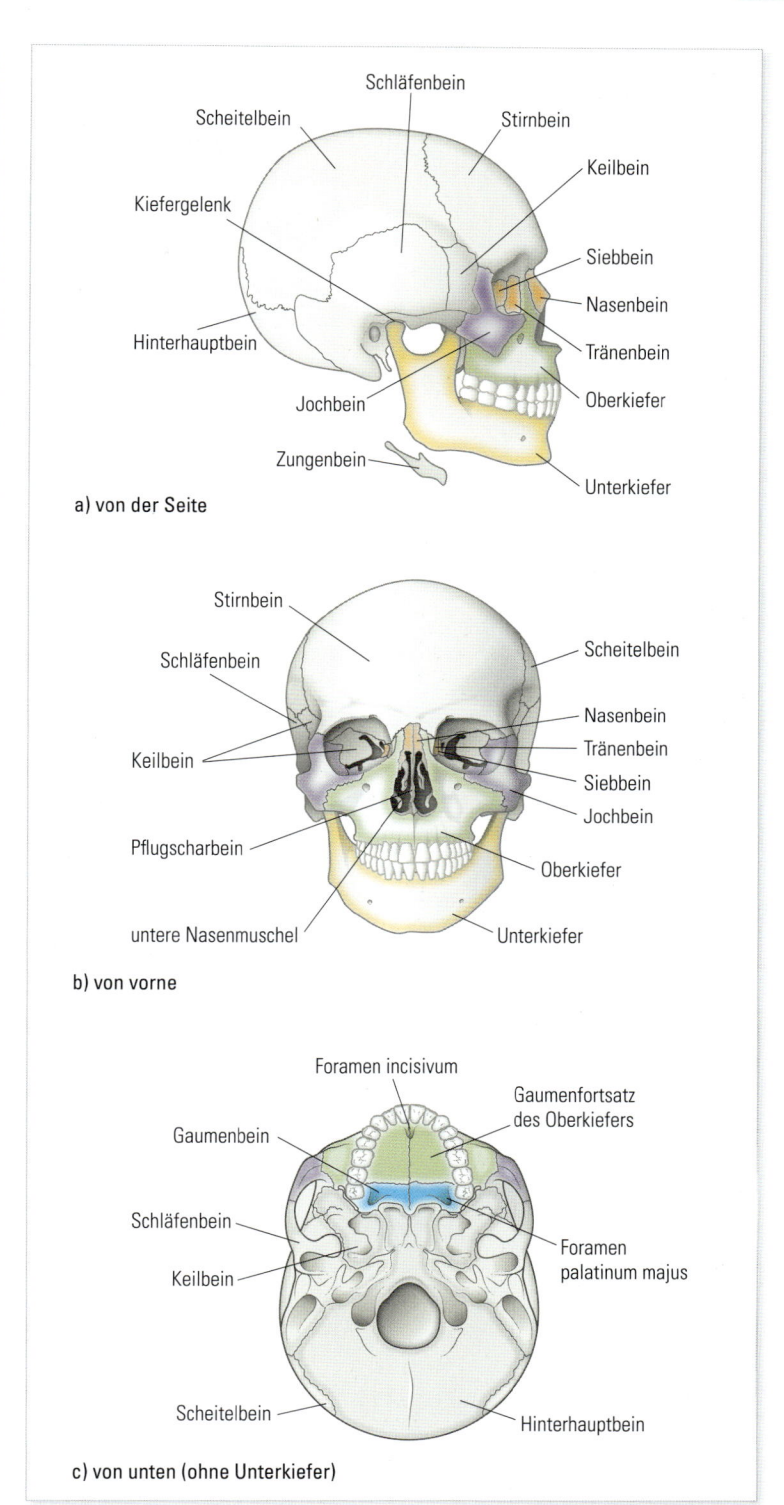

Bild 5.10 Der Schädel

Bein: altes deutsches Wort für Knochen

Mundbodenmuskulatur ▸ S. 271

LF 5 • Endodontische Behandlungen begleiten

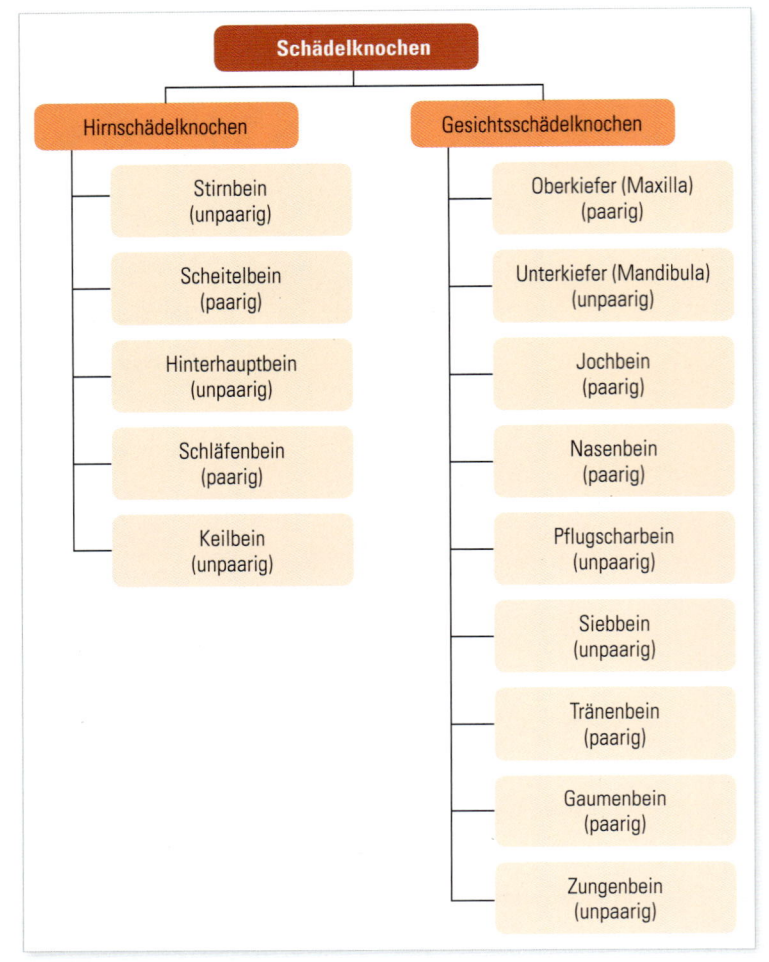

Bild 5.11 Übersicht Schädelknochen

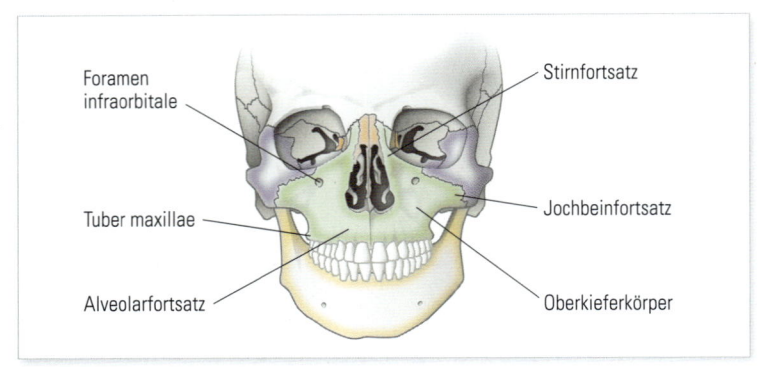

Bild 5.12 Oberkiefer von vorn

Tuber (lat.) = Höcker, Beule

Foramen (Sg.)/Foramina (Pl) (lat.) = Loch
infra (lat.) = unterhalb; **orbita** (lat.) = Augenhöhle

Septum von saeptum (lat.) = Zaun

5.3.3 Oberkiefer (Maxilla)

Der Oberkiefer setzt sich aus dem rechten und dem linken Oberkieferknochen zusammen (Bild 5.12). Er hat neben dem Oberkieferkörper vier Fortsätze:
- Stirnfortsatz,
- Jochbeinfortsatz,
- Gaumenfortsatz,
- zahntragender Alveolarfortsatz.

Die Gaumenfortsätze des rechten und linken Oberkieferknochens bilden 2/3 des knöchernen Gaumens und sind mit einer Gaumennaht verbunden (Bild 5.10c, S. 149). Direkt hinter den Schneidezähnen befindet sich ein kleiner Knochen, der Zwischenkieferknochen. Dieser Knochen verwächst bereits vor der Geburt mit dem Oberkiefer und wird nicht als eigener Knochen aufgeführt. Er wurde beim Menschen erstmals von Johann Wolfgang von Goethe nachgewiesen und heißt daher auch Goetheknochen.

Alveolarfortsatz. Im Alveolarfortsatz befinden sich die Zahnfächer, die bei mehrwurzeligen Zähnen durch knöcherne Scheidewände (Interdentalsepten) unterteilt werden. Am distalen Ende des Zahnbogens befindet sich ein Knochenhöcker, der als Tuber maxillae bezeichnet wird.

Foramina des Oberkiefers. Ein Foramen ist ein Knochenloch, das Ein- oder Austrittspforte für Nerven und Blutgefäße ist. Bei der Anästhesie spielen die Foramina eine wichtige Rolle. Das wichtigste Foramen des Oberkiefers ist das Foramen infraorbitale (Unteraugenloch) (Bild 5.12). Es befindet sich im Oberkieferkörper unterhalb der Augenhöhle. Aus diesem Foramen tritt ein Ast des Nervus maxillaris. Hinter den mittleren Schneidezähnen des Oberkiefers liegt das Foramen incisivum (Schneidezahnloch) (Bild 5.10c, S. 149).

Ein weiteres Foramen im Oberkieferbereich ist das Foramen palatinum majus (großes Gaumenloch). Es befindet sich im Gaumenbein, dem hinteren Drittel des knöchernen Gaumens, auf Höhe des Weisheitszahnes.

5.3.4 Unterkiefer (Mandibula)

Der Unterkiefer ist über das Kiefergelenk beweglich mit dem Schädel verbunden. Er besteht aus dem U-förmigen Unterkieferkörper und den aufsteigenden Ästen auf beiden Seiten (Bild 5.13). Der Bereich zwischen Unterkieferkörper und aufsteigendem Ast wird als Kieferwinkel bezeichnet. Der Knochen ist im Kieferwinkel besonders dick, da hier der kräftige ▸Kaumuskel ansetzt.

Der Unterkieferkörper unterteilt sich in die Unterkieferbasis und den zahntragenden Alveolarfortsatz. Die aufsteigenden Äste laufen mit zwei Fortsätzen aus. Der hintere Gelenkfortsatz hat ein kleines Köpfchen, das Teil des ▸Kiefergelenks ist. Dieses Köpfchen wird als Condylus bezeichnet. Am vorderen Muskelfortsatz ist die Kaumuskulatur befestigt.

Foramina des Unterkiefers. Das wichtigste Foramen des Unterkiefers ist das Foramen mandibulae (Unterkieferloch). Es befindet sich an der Innenseite des aufsteigenden Astes und ist der Eingang in den Mandibularkanal (Bild 5.13). In diesen Knochenkanal tritt der Nervus alveolaris inferior durch das Foramen mandibulae. Kleine Nervenäste ziehen aus dem Kanal zu den Wurzelspitzen der Unterkieferzähne. Der Mandibularkanal hat auf der Höhe der Prämolaren eine Austrittsstelle – das Foramen mentale (Kinnloch). Hier tritt ein Ast des Nervus alveolaris aus dem Kanal, um die Haut im Bereich der Kinnspitze und der Unterlippe zu versorgen.

5.4 Anästhesiemaßnahmen

Der Begriff Anästhesie kommt aus dem Griechischen: „anaisthesia" und bedeutet Unempfindlichkeit. Von einer Anästhesie spricht man also, wenn ein Mensch aufgrund eines Betäubungsmittels (Anästhetikum) für eine bestimmte Zeit unempfindlich gegenüber Berührung, Temperatur- oder Schmerzreizen ist. Die Allgemeinanästhesie bzw. Narkose ist in der Zahnarztpraxis eher selten und darf nur im Beisein eines Facharztes

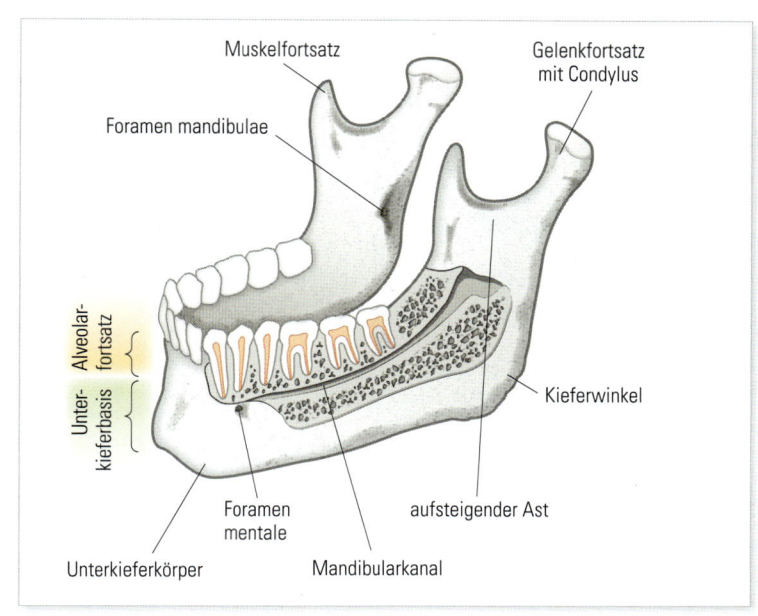

Bild 5.13 Unterkiefer mit Mandibularkanal

(Anästhesist) durchgeführt werden. Die örtliche Betäubung bzw. Lokalanästhesie wird hingegen ständig in einer Zahnarztpraxis eingesetzt. Man unterscheidet folgende Methoden:
- Infiltrationsanästhesie,
- Leitungsanästhesie,
- intraligamentäre Anästhesie,
- Oberflächenanästhesie.

5.4.1 Infiltrationsanästhesie

Bei der Infiltrationsanästhesie wird das Anästhetikum in das Gewebe injiziert und es dringt in das umliegende Gewebe ein (infiltriert). Die Weiterleitung der Impulse wird an den dort befindlichen Nervenendigungen und kleinen Nervenfasern blockiert.

Soll also ein Zahn durch eine Infiltrationsanästhesie betäubt werden, wird das Anästhetikum auf Höhe der Wurzelspitze unter die Mundschleimhaut injiziert. Das Anästhetikum muss durch den Knochen infiltrieren, um zum Nervenast zu gelangen, der den Zahn versorgt (Bild 5.14, S. 152).

Eine Infiltrationsanästhesie ist nur dort möglich, wo die Kompakta des Knochens nicht zu dick und dicht ist. Das trifft für den gesamten Oberkieferbereich und für die

Kaumuskel ▸ S. 271

Kiefergelenk ▸ S. 269

kondylus (gr.) = Knöchel

Narkose (gr.) = Erstarrung

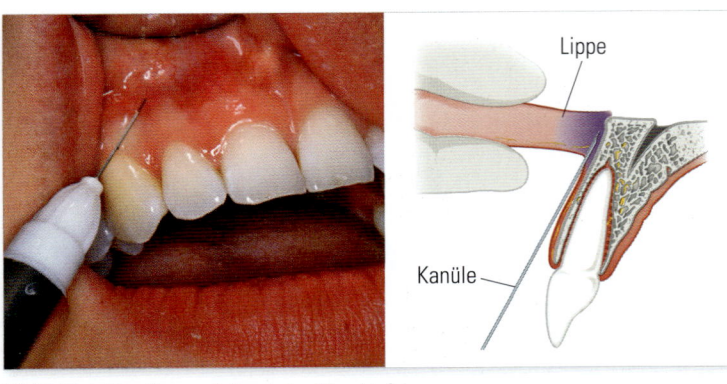

Bild 5.14 Infiltrationsanästhesie im Oberkiefer

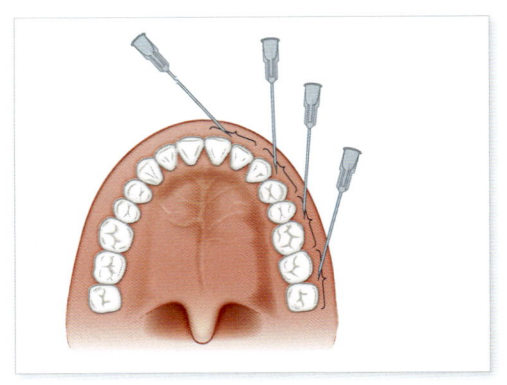

Bild 5.15 Ausschalten aller OK-Zähne eines Quadranten durch 4 Einstiche

Frontzähne des Unterkiefers zu. Im Seitenzahnbereich des Unterkiefers hingegen ist die Kompakta in der Regel zu dick, sodass eine Infiltrationsanästhesie nicht sicher ist.

Abrechnung. Die Infiltrationsanästhesie (I) hat die BEMA-Nummer 40 und gilt für zwei nebeneinanderstehende Zähne (Bild 5.15). Da sich das Anästhetikum verteilt, sind zwei benachbarte Zähne betäubt. Nur die mittleren Schneidezähne gelten nicht als nebeneinanderstehend. Bei der Anästhesie von 11, 21 oder 31, 41 wird zweimal die 40 abgerechnet.

Bei lang andauernden Behandlungen kann eine zweite Injektion abgerechnet werden. Neben einer Leitungsanästhesie kann die Infiltrationsanästhesie nur abgerechnet werden, wenn erstere nicht ausreicht.

5.4.2 Leitungsanästhesie

Bei der Leitungsanästhesie unterbricht man die Nervenleitung an einem Nervenstamm mit einem Lokalanästhetikum. Das Lokalanästhetikum wird in unmittelbarer Nachbarschaft zu einem Nerven eingespritzt, noch bevor dieser sich in seine Endäste verzweigt hat. Die Anästhesie entsteht nicht nur im Einstichgebiet, sondern im gesamten Versorgungsbereich dieses Nervenstamms.

Die Leitungsanästhesie kann nur an den Stellen erfolgen, an denen der Nervenstamm außerhalb des Knochens verläuft bzw. nur von einer dünnen Knochenschicht überdeckt und für eine Injektionsnadel erreichbar ist.

Leitungsanästhesie im Unterkiefer. Die Leitungsanästhesie wird besonders häufig im Unterkiefer vorgenommen. Erreichbar für ein Anästhetikum ist der Nervus alveolaris inferior bei seinem Eintritt in den Unterkieferknochen – an der Innenseite des aufsteigenden Astes, dem Foramen mandibulae. Bei weit geöffnetem Mund wird mit dem Zeigefinger der vordere Rand des aufsteigenden Astes ertastet und dann etwa 1 cm oberhalb der Kaufläche der Unterkiefermolaren an der Innenseite des aufsteigenden Astes eingestochen und injiziert (Bild 5.16).

Da der Nervus alveolaris inferior alle Zähne der jeweiligen Unterkieferseite versorgt, sind alle Zähne eines Quadranten betäubt. Zusätzlich betäubt sind die entsprechende Unterlippenhälfte und die Schleimhaut im vorderen Bereich der Zunge.

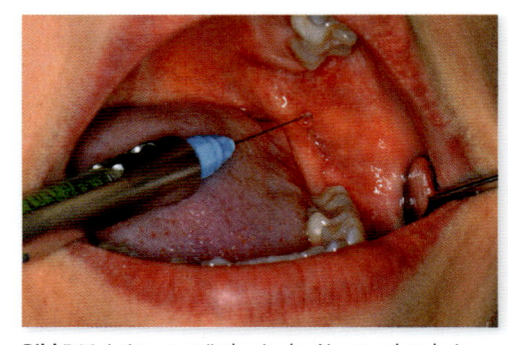

Bild 5.16 Leitungsanästhesie des Nervus alveolaris inferior am Foramen mandibulae

Die mittleren Schneidezähne werden bei der Leitungsanästhesie im Unterkiefer nicht vollständig betäubt, da sich die Versorgungsgebiete des rechten und des linken Nervus alveolaris inferior im Schneidezahnbereich überlappen. Die rechten mittleren Schneidezähne werden auch vom linken Nervus alveolaris inferior mitversorgt und umgekehrt.

Leitungsanästhesien im Oberkiefer werden wesentlich seltener vorgenommen. Es gibt mehrere Äste des Nervus maxillaris, die die Schmerzempfindlichkeit der Oberkieferzähne ausmachen und vor der Verzweigung in diese Äste ist der Nervus maxillaris für eine Injektion nicht erreichbar. Da also nur einzelne Äste zu erreichen sind, können im Gegensatz zum Unterkiefer immer nur wenige Zähne auf einmal betäubt werden.

Die Injektion eines Lokalanästhetikums am Foramen infraorbitale betäubt normalerweise vom seitlichen Schneidezahn bis zum zweiten Prämolaren. Der mittlere Schneidezahn wird nicht betäubt (Bild 5.17).

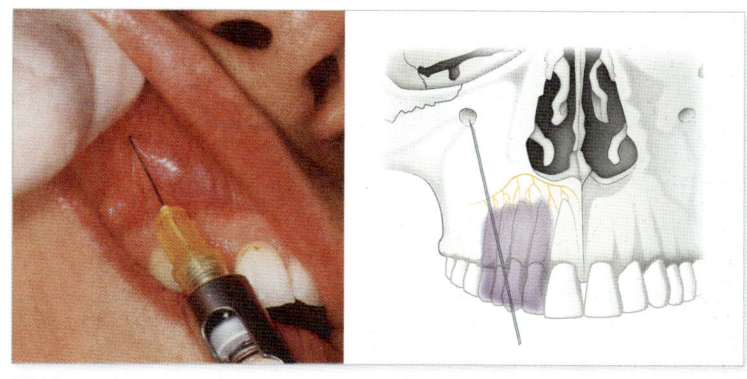

Bild 5.17 Leitungsanästhesie am Foramen infraorbitale und Wirkungsbereich

Tuberanästhesie. Zur Anästhesie der Molaren wird das Lokalanästhetikum im Mundvorhof des Oberkiefers hinter dem letzten Molaren, am Tuber maxillae, injiziert. Diese Tuberanästhesie erfasst alle Oberkiefermolaren einer Seite (Bild 5.18).

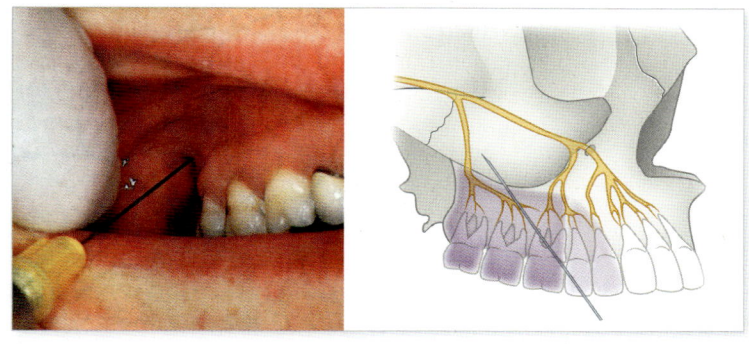

Bild 5.18 Tuberanästhesie und Wirkungsbereich

Intraoral oder extraoral. Leitungsanästhesien, ob im Ober- oder Unterkiefer, werden normalerweise von intraoral durchgeführt. In sehr seltenen Fällen können Patienten aufgrund starker Schmerzen oder einer ▶Kieferklemme den Mund nicht weit genug öffnen. Hier kann die Leitungsanästhesie auch von extraoral durchgeführt werden (Bild 5.19).

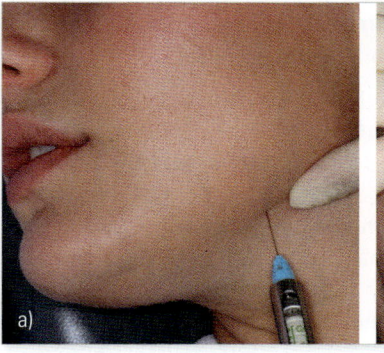

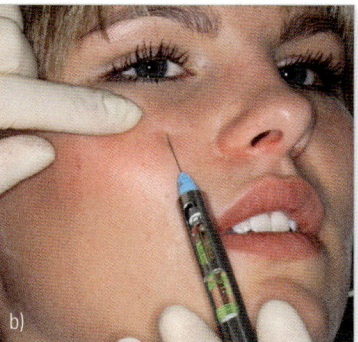

Bild 5.19 Extraorale Injektion am Foramen mandibulae (a) und am Foramen infraorbitale (b)

Aspiration. Bei der Leitungsanästhesie muss nach dem Einstich und vor der Abgabe des Anästhetikums eine Aspiration erfolgen, d.h., der Spritzenkolben wird leicht zurückgezogen. So kann der Zahnarzt rechtzeitig erkennen, ob eventuell ein Blutgefäß punktiert worden ist, denn dann würde Blut in die Spritze hineingezogen werden. In diesem Fall darf nicht injiziert werden, da die Injektion des Lokalanästhetikums in Blutgefäße zu lebensbedrohlichen Kreislaufsituationen führen kann.

Abrechnung. Die Leitungsanästhesie mit der BEMA-Nummer 41a (L 1) für die intraorale und 41b (L 2) für die extraorale Injektion gilt im Unterkiefer für die Zähne eines Quadranten. Nur bei den Schneidezähnen kann wegen der überlappenden Versorgungsgebiete zusätzlich eine Infiltrationsanästhesie abgerechnet werden. Während die Leitungsanästhesie im Unterkiefer die Regel ist, kann sie im Oberkiefer nur bei Entzündungen und größeren chirurgischen

---

Kieferklemme/
Kiefersperre ▶ S. 270

intra = Vorsilbe für innerhalb;
extra = Vorsilbe für außer, außerhalb

Aspiration (lat.) = Ansaugen von Luft, Gasen, Flüssigkeiten

Eingriffen abgerechnet werden, wobei 2 bis 3 Zähne als betäubt gelten. Bei sehr lange dauernden Behandlungen kann eine L 1 / L 2 zweimal abgerechnet werden.

5.4.3 Intraligamentäre Anästhesie

Ligamente sind sehnenähnliche Bänder aus Bindegewebe. Die Sharpey'schen Fasern in der Wurzelhaut sind solche Ligamente. Die intraligamentäre Anästhesie ist also eine Lokalanästhesie, bei der das Anästhetikum in den Parodontalspalt, d. h. zwischen Zahnwurzel und Knochen, injiziert wird (Bild 5.20), wo die Sharpey'schen Fasern liegen. Damit sind die Schmerzrezeptoren der Wurzelhaut und die Nervenfasern der Pulpa ausgeschaltet, das umgebende Gewebe ist nicht betäubt. Bei mehrwurzeligen Zähnen muss an jeder Wurzel injiziert werden, um eine vollständige Anästhesie zu erreichen.

Eine Injektion in die Wurzelhaut ist nur mit einer sehr dünnen Kanüle (0,3 mm Durchmesser) möglich. Außerdem muss wegen der Enge im Parodontalspalt mit hohem Druck injiziert werden. Daher ist eine spezielle Spritze erforderlich, die höhere Drücke aufbauen kann (Bild 5.21).

Der Vorteil dieser Technik ist, dass nur sehr geringe Mengen des betreffenden Anästhetikums benötigt werden. Dies kann insbesondere bei Risikopatienten von Vorteil sein. Weiterhin tritt die Anästhesie sofort ein und hält nur 30 Minuten an. Es kommt zu keiner Beeinträchtigung von Zunge, Lippe oder Wange und durch die Injektion können keine Schäden verursacht werden. Für alle kürzeren Behandlungen ist die intraligamentäre Anästhesie daher sehr gut geeignet.

Abrechnung. Die intraligamentäre Anästhesie (IA) wird ebenfalls mit Position 40 abgerechnet. Als intraligamentäre Anästhesie ist die Nummer 40 je Zahn abrechenbar.

5.4.4 Oberflächenanästhesie

Die Oberflächenanästhesie schaltet die oberflächlich gelegenen Schmerzrezeptoren durch ein Betäubungsmittel aus. Das verwendete Anästhetikum wird z. B. als Lösung auf die Schleimhaut aufgetragen oder mit einem Spray aufgesprüht (z. B. Lidocainspray). Die Oberflächenanästhesie wird in der Regel verwendet, um bei sehr ängstlichen Patienten und bei Kindern den Einstichschmerz der Spritze zu mildern, bei der Entfernung von gelockerten Milchzähnen, beim Zahnsteinentfernen, bei ▸Inzisionen kleiner oberflächlicher Abszesse oder beim Nehmen von ▸Abformungen, wenn die Patienten sehr leicht einen Würgereiz entwickeln.

Abrechnung. Die Oberflächenanästhesie ist nach BEMA nicht abrechenbar.

5.4.5 Arbeitsmittel bei der Anästhesie

Für die Anästhesie in der Zahnmedizin werden die in Bild 5.21 gezeigten Spritzen verwendet.

Die Einmalspritze ist eine sterile Kunststoffspritze, in die das Anästhetikum aufgezogen werden muss. Vor der Injektion wird eine Einmalkanüle aufgesteckt.

> **TIPP** Stecken Sie die Schutzkappe nach der Verwendung der Einmalspritze nicht wieder auf die Kanüle, sondern entsorgen Sie alles in einem bruchfesten und durchstichsicheren Behälter.

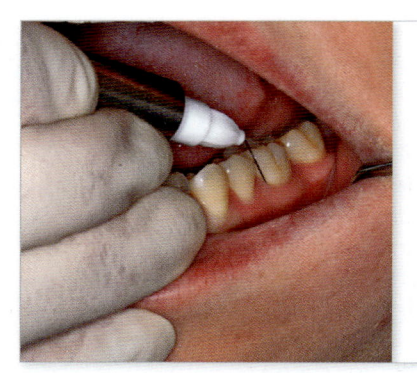

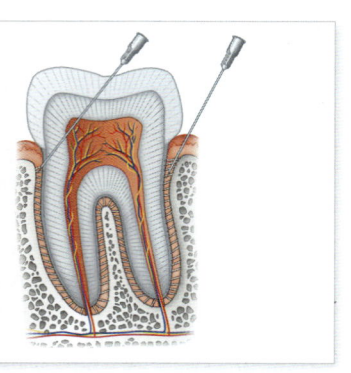

Inzision ▸ S. 217

Abformungen ▸ S. 353

Bild 5.20 Intraligamentäre Anästhesie

Anästhesiemaßnahmen • **LF 5**

Zylinderampullenspritze (Karpulenspritze). In der zahnmedizinischen Praxis sind Zylinderampullenspritzen weit verbreitet. In diese Spritzen aus Metall werden Zylinderampullen (Karpulen) eingespannt und mit einer speziellen Einmalkanüle versehen. Das eine Ende der Kanüle durchsticht den Gummipropfen der Ampulle, das andere Ende dient zur Injektion.

> **TIPP** Bei der Zylinderampullenspritze muss die Kanüle zum Entfernen abgeschraubt werden. Um sich hierbei nicht zu verletzen, muss – anders als bei der Einmalspritze – die Schutzhülle zurückgesteckt werden. Dieses darf aber nicht zweihändig, sondern ausschließlich einhändig mit Hilfe eines ▶„No-Touch-Systems" oder eines Schutzhüllenhalters erfolgen.

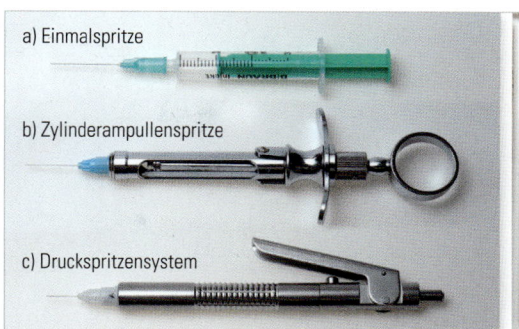

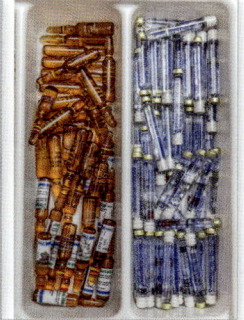

Bild 5.21 Spritzen und Ampullen in der Zahnmedizin

a) Einmalspritze
b) Zylinderampullenspritze
c) Druckspritzensystem

Druckspritzensysteme. Für die intraligamentäre Anästhesie, bei der geringe Mengen mit hohem Druck in den Parodontalspalt injiziert werden müssen, stehen spezielle Zylinderampullenspritzen zur Verfügung. Auf dem Markt gibt es Pistolengriff-Systeme und Federhaltergriff-Systeme.

Kanülen sind grundsätzlich Einwegmaterial und steril. Je nach Injektionsart werden die Kanülen ausgesucht:
- lange Kanülen für die Leitungsanästhesie,
- kurze Kanülen für die Infiltrationsanästhesie,
- sehr kurze und sehr dünne Kanülen für die intraligamentäre Anästhesie.

Das Anästhetikum besteht
- zu 99 % aus physiologischer Kochsalzlösung,
- aus dem betäubenden Wirkstoff (z. B. Articain als Wirkstoff in Ultracain, Mepivacain als Wirkstoff in Scandicain),
- aus gefäßverengenden Mitteln (Vasokonstringentien, z. B. Adrenalin oder Noradrenalin),
- aus Sulfatverbindungen als Konservierungsmittel (nur in Anästhetika mit gefäßverengenden Mitteln).

Adrenalin ist ein körpereigenes Hormon, das bei Stress und Anspannung vermehrt ausgeschüttet wird. Die gefäßverengende Wirkung des Adrenalins führt zu einer relativen Blutleere im Injektionsgebiet. Gut zu sehen ist das an einer blassen Schleimhaut nach der Injektion. Durch diese Blutleere wird eine geringere Blutungsneigung erreicht und die Anästhesie wirkt länger, da das Anästhetikum nicht so rasch abtransportiert wird.

No-Touch-System
▶ S. 69

5.4.6 Komplikationen bei der Lokalanästhesie

Sehr selten kommt es bei der Lokalanästhesie zu Komplikationen. Gefäße oder Gewebe können durch die Injektion geschädigt werden, beides erholt sich in der Regel schnell. Werden Nerven bei einer Injektion geschädigt – dies passiert am ehesten am Nervus lingualis oder dem Nervus alveolaris inferior –, leiden die Patienten häufig sehr lange an Taubheitsgefühlen. Manchmal sind die Schäden irreversibel.

Einige Patienten reagieren auf die Konservierungsmittel allergisch, so dass es nach der Injektion zu schweren allergischen Reaktionen kommen kann. Für andere Patienten kann der Adrenalinzusatz ein Risiko darstellen. Bei diesen Patienten sollte der Einsatz von gefäßverengenden Mitteln sorgsam abgewogen werden (Tabelle 5.2, S. 156). Der Zahnarzt muss den Patienten über diese Risiken aufklären.

physiologische Kochsalzlösung: gleiche Salzkonzentration wie im Blutplasma = 0,9 %

Risikogruppe	Mögliche Nebenwirkung des Adrenalins
Patienten mit Herz-Kreislauf-Erkrankungen	• Herzrhythmusstörungen • Angina-pectoris-Anfall • Herzinfarkt • Herzinsuffizienz • Bluthochdruckkrise
Patienten mit einem Glaukom (erhöhter Augeninnendruck)	Glaukom-Anfall
Patienten mit Diabetes mellitus („Zuckerkrankheit")	• Überzuckerung • Coma diabeticum
Patientin mit bestehender Schwangerschaft	Fehlgeburt

Tabelle 5.2 Mögliche Nebenwirkungen von Adrenalin bei Risikopatienten

5.5 Endodontische Behandlungen

Von endodontischen Behandlungen spricht man immer dann, wenn die Pulpa des Zahnes mitbetroffen ist. Das bedeutet, dass häufig Schmerzen den Patienten veranlassen, die Zahnarztpraxis aufzusuchen.

Wie Schmerz erlebt wird, ist sehr individuell. Beim Umgang mit Schmerzpatienten sollte bedacht werden, dass gerade Zahnschmerzen von einigen Menschen als sehr quälend erlebt werden. Schmerzen beeinflussen das körperliche und psychische Befinden sehr stark und diese Patienten sind dem Praxisteam gegenüber vielleicht ungeduldig oder unfreundlich. Hier ist Professionalität gefragt. Diesen Menschen sollte Aufmerksamkeit geschenkt und so viel Erleichterung wie möglich verschafft werden.

Bei den endodontischen Behandlungen werden Behandlungen unterschieden,
- die durchgeführt werden, um die Pulpa am Leben zu erhalten,
- die durchgeführt werden, wenn eine lebende Pulpa nicht mehr erhaltungswürdig, d. h. nicht mehr zu retten ist und
- die bei der devitalen Pulpa durchgeführt werden (Tabelle 5.3).

Tertiärdentin
▶ S. 103 f.

5.5.1 Indirekte Überkappung

Philipp Pfaff, einer der Begründer der deutschen Zahnmedizin, hat erstmals 1756 beschrieben, wie er kleine Goldkappen auf die eröffnete Pulpa legt. Daher stammt der Begriff Überkappung.

Die indirekte Überkappung hat das Ziel, bei einer tiefen Karies die gereizte Pulpa vital zu erhalten. Ein Medikament soll die ▶Tertiärdentinbildung anregen, um dadurch die Pulpa zu schützen.

Indikation. Eine indirekte Überkappung ist angezeigt, wenn bei einer Caries profunda nach der Exkavation der Karies nur noch eine dünne Schicht Dentin auf dem Kavitätenboden verbleibt und die Pulpa rosa durchschimmert. Hier ist zu befürchten, dass die chemischen Substanzen der Unterfüllungsmaterialien aufgrund der Durchlässigkeit des Dentins die Pulpa reizen oder gar schädigen können.

Vorgehen. Nach der Exkavation der Karies und der Präparation des Zahnes wird die Kavität gereinigt und desinfiziert. Auf den Kavitätenboden wird das Überkappungsmedikament aufgetragen. In der Regel ist es ein Calciumhydroxid-Präparat (Ca (OH)$_2$). Calciumhydroxid wirkt auf folgende Weise:
- die Tertiärdentinbildung wird angeregt, wodurch sich die Dentinschicht über der Pulpa verdickt,
- die durch die Karies entstandenen Säuren im Dentin werden neutralisiert,
- durch eine bakterizide Wirkung wird leicht infiziertes Dentin desinfiziert.

Endodontische Behandlungen • LF 5

Behandlung einer lebenden, erhaltungswürdigen Pulpa	
Indirekte Überkappung	Versorgung eines bis in Pulpanähe reichenden Defektes bei gesunder bzw. gereizter Pulpa.
Direkte Überkappung	Versorgung eines Zahndefektes, bei dem die gesunde oder gereizte Pulpa geringgradig (punktförmig) eröffnet wird.
Pulpotomie/Vitalamputation	Entfernung der koronalen, lebenden Pulpa und Erhaltung der vitalen Pulpa in den Wurzelkanälen.
Behandlung einer geschädigten, nicht erhaltungswürdigen Pulpa	
Vitalexstirpation	Vollständige Entfernung der lebenden, irreversibel geschädigten Pulpa mit anschließender Wurzelkanalbehandlung.
Behandlung der devitalen Pulpa	
Trepanation eines pulpatoten Zahnes	Eröffnung eines pulpatoten Zahnes mit anschließender Entfernung der abgestorbenen, eventuell faulig zerfallenen Pulpa und anschließender Wurzelkanalbehandlung.

Tabelle 5.3 Unterschiedliche Behandlungen der Pulpa

Calciumhydroxid-Präparate gibt es
- als wässrige Lösungen,
- als Liner bzw. Kavitätenlacke,
- als Kitte oder
- als Zement.

Dabei werden die gleichen Instrumente wie beim Legen einer Unter- oder Deckfüllung verwendet. Anschließend werden die bakteriendichte Unterfüllung und die Deckfüllung gelegt (Bild 5.22).

Nur noch selten wird Zinkoxid-Eugenol-Zement als Überkappungsmedikament eingesetzt. Eugenol ist Nelkenöl und wirkt anästhesierend und antibakteriell. Da Eugenol aber auch die Zellen der Pulpa schädigt, darf Zinkoxid-Eugenol nicht verwendet werden, wenn die Pulpa nur noch von einer sehr dünnen Dentinschicht überdeckt wird oder eröffnet ist. Weiterhin darf Eugenol nicht unter Komposite-Füllungen gelegt werden, wodurch sich der Einsatz noch weiter einschränkt.

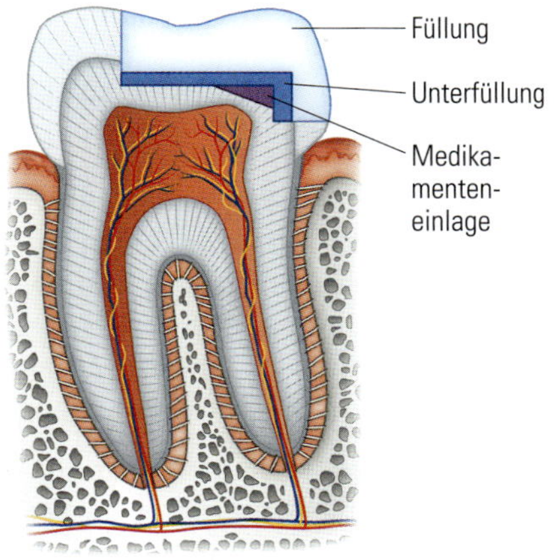

Liner: Lacke mit therapeutisch wirksamen Zusätzen

Prognose. Voraussetzung für den Erfolg dieser Behandlungsmethode ist eine nicht oder nur leicht entzündete Pulpa. Der Patient darf am betroffenen Zahn noch keine Schmerzen gehabt haben.

Abrechnung. Die indirekte Überkappung wird als Cp unter der BEMA-Nummer 25 abgerechnet. Der provisorische Verschluss ist inbegriffen. Die „Cp" wird einmal je Kavität abgerechnet, d.h. bei mehreren Kavitäten pro Zahn ist sie auch mehrmals abrechenbar. Typische Begleitleistungen sind die Sensibilitätsprüfung, die Anästhesie, das Anlegen von Kofferdam (BEMA-Nummer 12/bMF) und eine Füllungsposition.

5.5.2 Direkte Überkappung

Bei der direkten Überkappung wird eine eröffnete Pulpa mit einem Medikament dazu angeregt, Tertiärdentin zu bilden und dadurch die Dentinschicht über der Pulpa zu schließen.

Indikation. Eine direkte Überkappung wird in der Regel vorgenommen, wenn die Pulpa nur punktförmig eröffnet, nicht entzündet und genügend regenerationsfähig ist.

Bild 5.22 Indirekte Überkappung

LF 5 • Endodontische Behandlungen begleiten

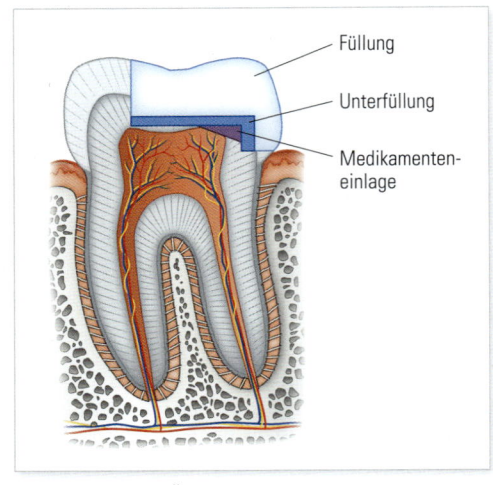

Bild 5.23 Direkte Überkappung

Eisen-(III)-sulfat-Lösung: Adstringens, ein blutstillendes Mittel

MTA: von Mineral Trioxide Aggregat (engl.) = ein Füllmaterial

Vorgehen. Der Behandlungsablauf und die dabei verwendeten Instrumente entsprechen im Wesentlichen der indirekten Überkappung. Nach der Kariesexkavation mit Eröffnung der Pulpa und der Kavitätenpräparation erfolgen die Stillung der Blutung und die Kavitätendesinfektion z. B. mit Natriumhypochlorid 2,5 %. Dann wird die Pulpawunde mit einem Calciumhydroxidpräparat abgedeckt und die Kavität mit einer Unter- und Deckfüllung versorgt (Bild 5.23).

Prognose. Der Erfolg einer direkten Überkappung hängt vom Grad der Pulpaentzündung und der Regenerationsfähigkeit der Pulpa ab, die bei jüngeren Patienten eher gegeben ist.

Abrechnung. Die direkte Überkappung hat die BEMA-Nummer 26 (P). Für die „P" gelten folgende Abrechnungsregeln:
- nur an bleibenden Zähnen abrechenbar,
- einmal je Zahn abrechenbar,
- einschließlich provisorischem Verschluss.

„P" ist häufig kombiniert mit der Sensibilitätsprüfung, einer Anästhesie und dem Anlegen von Kofferdam.

5.5.3 Pulpotomie

Bei der Pulpotomie (auch Vitalamputation genannt) wird die irreversibel geschädigte Kronenpulpa ganz oder teilweise entfernt.

Exstirpation (lat.) = völlige Entfernung eines kranken Organs

Die gesunde oder heilungsfähige Wurzelpulpa und gesunde Teile der Kronenpulpa bleiben.

Indikation. Die Pulpotomie ist vor allem bei jungen Patienten angezeigt, bei denen durch die Fraktur eines Zahnes die Pulpa freiliegt und nur geringgradig entzündet ist. Die Pulpotomie wird auch durchgeführt, wenn bei einer tiefen Karies die Pulpa kleinflächig eröffnet wird und nur koronale Anteile der Pulpa irreversibel geschädigt sind.

Vorgehen. Nach der absoluten Trockenlegung mit Kofferdam amputiert man – möglichst schonend – teilweise oder vollständig die Kronenpulpa. Die Blutstillung erfolgt mit einer Eisen-(III)-sulfat-Lösung. Die Wundfläche wird mit einem Calciumhydroxidpräparat oder MTA überdeckt und der Zahn mit einer bakteriendichten Füllung versorgt.

Abrechnung. Die Pulpotomie (Pulp) wird als BEMA-Nummer 27 abgerechnet. Sie ist nur einmal je Zahn abrechenbar. Sie darf nur am Milchzahn und am symptomlosen bleibenden Zahn mit nicht abgeschlossenem Wurzelwachstum (bei Kindern und Jugendlichen) abgerechnet werden. Sie erscheint häufig zusammen mit Sensibilitätsprüfung und Anästhesie. Eine medikamentöse Einlage ist im Zusammenhang mit „Pulp" nicht abrechenbar.

5.5.4 Vitalexstirpation

Die Vitalexstirpation ist eine Behandlung, bei der die gesamte vitale Kronen- und Wurzelpulpa eines Zahnes unter lokaler Anästhesie entfernt wird.

Indikation. Die Vitalexstirpation führt man immer dann durch, wenn die Pulpa breitflächig eröffnet werden musste oder die Pulpa aufgrund einer Entzündung irreversibel geschädigt ist. Das Ziel ist dabei die Erhaltung des Zahnes bzw. der Zahnhartsubstanz.

Vorgehen. Nach der Anästhesie wird eine absolute Trockenlegung mittels Kofferdam empfohlen, da diese folgende Vorteile mit sich bringt:

Endodontische Behandlungen • **LF 5**

- verhindert Speichel- und Bakterienzutritt,
- schützt den Patienten vor Aspiration von Spülflüssigkeiten und endodontischen Kleininstrumenten,
- optimiert die Sichtverhältnisse.

Es folgen die Exkavation der Karies und die Kavitätenpräparation. Die Kavität wird gereinigt und desinfiziert. Das Pulpadach wird mit einem sterilen Rosenbohrer abgetragen, um dann die gesamte Kronenpulpa mit einem sterilen Exkavator zu entfernen. Um die oberen Wurzelkanaleingänge großzügig und gerade verlaufend zu erweitern, werden Gates-Bohrer eingesetzt (Bild 5.24).

Danach wird die Wurzelpulpa mit der Exstirpationsnadel vollständig entfernt. Die Exstirpationsnadel besitzt feine Widerhaken, mit denen das Pulpagewebe aus dem Wurzelkanal herausgezogen wird (Bild 5.25).

Anschließend werden die ▸Wurzelkanalaufbereitung und die ▸Wurzelfüllung durchgeführt.

Abrechnung. Die Vitalexstirpation (Vit E), BEMA-Nummer 28, wird je tatsächlich behandeltem Wurzelkanal abgerechnet. Dieses gilt für vitale Milch- oder bleibende Zähne. In der Regel werden in der gleichen Sitzung auch Sensibilitätsprüfung, Anästhesie, absolute Trockenlegung, Wurzelkanalaufbereitung und -füllung und die in diesem Fall erforderlichen drei Röntgenaufnahmen abgerechnet. Die Röntgenaufnahmen werden einzeln als Rö2 abgerechnet, da sie unterschiedliche Ist-Zustände abbilden (Ausgangslage, Messaufnahme, Kontrollaufnahme).

5.5.5 Trepanation eines pulpatoten Zahnes

Bei der Trepanation eines pulpatoten Zahnes versucht man, einen Zahn mit abgestorbener Pulpa bzw. faulig zerfallener Pulpa durch eine Wurzelkanalbehandlung zu erhalten.

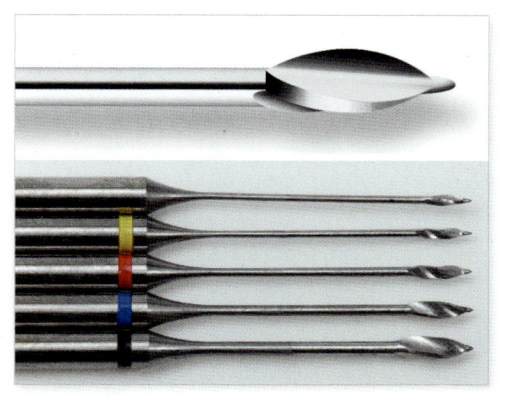

Bild 5.24 Gates-Bohrer

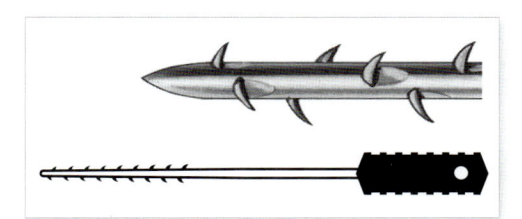

Bild 5.25 Exstirpationsnadel

Indikation. Eine Trepanation ist immer dann angezeigt, wenn die Pulpa devital ist bzw. ein Pulpagangrän mit apikaler Parodontitis vorliegt. Diese Patienten kommen häufig mit stark klopfenden Schmerzen und manchmal sogar mit einer geschwollenen Wange (Parulis) in die Zahnarztpraxis.

Vorgehen. Die Trepanation eines pulpatoten Zahnes steht bei diesen Patienten im Vordergrund. Der Zahn bzw. die Pulpahöhle wird eröffnet. So kann durch Fäulnisgase entstandener Druck entweichen und eventuell entstandener Eiter abfließen. Möglichst zeitnah sollte die Aufbereitung der Wurzelkanäle erfolgen. Danach wird zur Desinfektion eine medikamentöse Einlage gelegt und der Zahn wird provisorisch verschlossen. Wenn der Zahn beschwerdefrei ist, wird er mit einer definitiven Wurzelfüllung versorgt.

Das unkontrollierte Offenlassen des trepanierten Zahnes für mehrere Tage sollte nur in Ausnahmefällen erfolgen, z. B. bei lang anhaltendem Eiterabfluss oder bei ausgeprägter Berührungsempfindlichkeit.

Wurzelkanalaufbereitung ▸ S. 160

Wurzelfüllung ▸ S. 164

Trepanation: Eröffnen der Zahnhöhle (von trepanaitio (lat.) = Bohrer)

LF 5 • Endodontische Behandlungen begleiten

TIPP Patienten mit einem Pulpagangrän kommen oft als Schmerzpatienten in die Praxis und stellen dann ein organisatorisches Problem dar. Lassen Sie dieses die Patienten, die ohnehin einen hohen Leidensdruck haben, nicht spüren. Wenn der Patient nicht sofort behandelt werden kann, bieten Sie einen Termin im Laufe des Tages an.

Abrechnung. Die Trepanation des pulpatoten Zahnes (Trep1), BEMA-Nummer 31, ist die entsprechende Abrechnungsposition für den Beginn der Behandlung. Sie ist nur einmal je toten Zahn abrechenbar. Eine medikamentöse Einlage (Med), BEMA-Nummer 34, wird pro Zahn abgerechnet und kann insgesamt dreimal durchgeführt werden. Im Zusammenhang mit der „Trep1" kann sie nur abgerechnet werden, wenn vorher eine Wurzelkanalaufbereitung erfolgt ist. In der Regel ist die „Trep1" in einer Sitzung gekoppelt mit der Sensibilitätsprüfung, der Wurzelkanalaufbereitung, der medikamentösen Einlage und zwei bis drei einzeln abzurechnenden Röntgenaufnahmen.

Kommt der Patient als Schmerzpatient, wird keine eingehende Untersuchung durchgeführt. In diesem Fall kann unter bestimmten Bedingungen eine Beratung (Ber), BEMA-Nummer Ä1, abgerechnet werden.

Die Ä1 kann nur abgerechnet werden
- als alleinige Leistung oder
- neben anderen zahnärztlichen Leistungen in der ersten Sitzung im Quartal, wenn die eingehende Untersuchung (01) aus dem Vorquartal oder die letzte Ä1 mehr als 18 Tage zurückliegen oder
- für telefonische Beratung oder
- für das Ausstellen eines Rezeptes.

Die Ä1 ist nicht abrechenbar neben einer eingehenden Untersuchung, für Terminvereinbarungen oder Auskünfte und Beratungen durch nichtärztliches Personal.

Kommt der Patient außerhalb der Sprechzeiten oder im Notdienst und muss eine dringend notwendige zahnärztliche Leistung erbracht werden, kann zusätzlich ein Zuschlag (Zu), BEMA-Nummer 03, abgerechnet werden. Hierfür darf der Patient nicht bestellt und erst nach Ablauf der Sprechstunde in die Praxis gekommen sein. Erfolgt die Behandlung außerhalb der Sprechzeiten, muss eine Uhrzeit angegeben werden, was bei Behandlungen an Sonn- und Feiertagen nicht erforderlich ist.

5.5.6 Wurzelkanalaufbereitung

Nach Entfernen der Pulpa muss die Pulpahöhle mit einem Füllungsmaterial versorgt werden. Die Pulpahöhle im Wurzelbereich ist besonders problematisch. Die Kanäle sind im apikalen Bereich eng und verästelt (apikales Delta) und haben z.T. höher gelegene Seitenkanäle (Bild 5.26). Sie sind schlecht zu reinigen und zu desinfizieren. Damit die Zahnhartsubstanz dennoch erhalten werden kann, müssen die Wurzelkanäle in besonderer Weise aufbereitet werden.

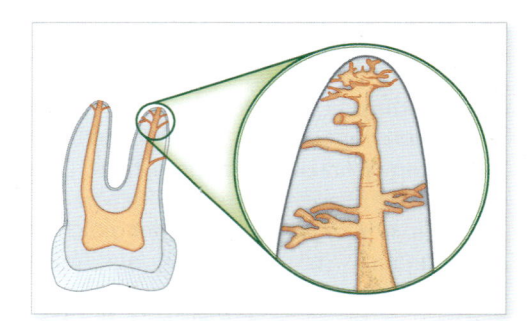

Bild 5.26 Apikales Delta und Seitenkanäle

Damit die Wurzelfüllung sicher bis zur Wurzelspitze reicht, müssen die teilweise sehr feinen Wurzelkanäle zuerst stark erweitert und in Form gebracht werden. Als optimal gilt ein zur Wurzelspitze leicht konisch verlaufender Wurzelkanal.

Trockenlegung. Bei der Wurzelkanalaufbereitung sollte grundsätzlich eine absolute Trockenlegung mit Kofferdam erfolgen.

Bestimmung der Arbeitslänge. Bevor der Zahnarzt beginnt, mithilfe verschiedener Feilentypen die Kanäle zu erweitern, muss über eine Röntgenmessaufnahme mit eingeführten Aufbereitungsinstrumenten die genaue Arbeitslänge bestimmt werden (Bild 5.27).

Endodontische Behandlungen • LF 5

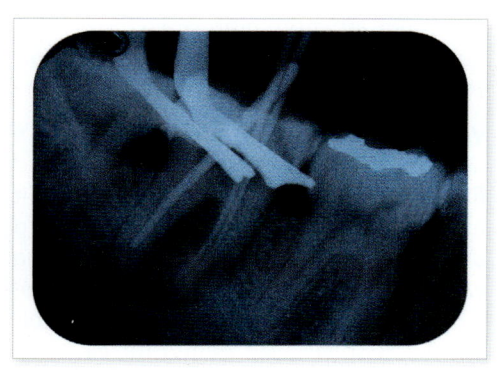

Bild 5.27 Röntgenmessaufnahme

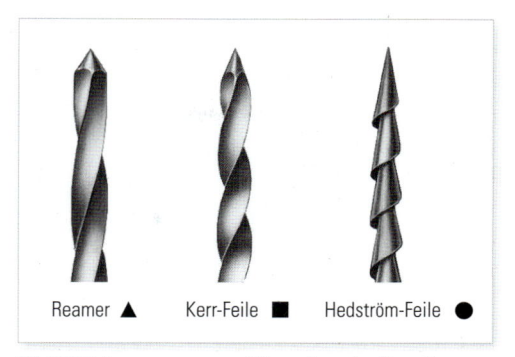

Bild 5.29 Instrumente zur Wurzelkanalaufbereitung

Eine weitere Möglichkeit der Arbeitslängenbestimmung ist die elektrische Längenmessung (Endometrie). Bei diesem Verfahren wird der elektrische Widerstand im Wurzelkanal gemessen, der beim Erreichen der Wurzelspitze stark abfällt.

Die Kombination von Endometrie und Röntgenmessaufnahme gilt zurzeit als die genaueste Bestimmung der Arbeitslänge. Diese Genauigkeit ist notwendig, damit nicht durch zu tiefes Einführen der Instrumente das Knochengewebe im Wurzelbereich geschädigt wird. Auch die unvollständige Aufbereitung führt zu Misserfolgen: in den nicht erreichten Bereichen des Wurzelkanals können Mikroorganismen verbleiben.

Die ermittelten Längen werden notiert und alle Instrumente werden mithilfe einer Schublehre oder eines Messblocks mit Gummi- oder Silikonstoppern auf die gewünschte Arbeitslänge gebracht (Bild 5.28).

Instrumente. Bei der Wurzelkanalerweiterung und der Reinigung der Kanäle von Geweberesten werden verschiedene Instrumente, sogenannte Endo-Nadeln, eingesetzt (Bild 5.29). Es handelt sich dabei um

- Reamer: aus Stahl mit dreieckigem oder viereckigem Querschnitt und wenigen Windungen. Der Reamer ist sehr bruchstabil, aber wenig flexibel. Er wird mit einem dreieckigen Symbol gekennzeichnet.
- Kerr-Feile (K-Feile): aus Stahl mit dreieckigem oder viereckigem Querschnitt und doppelt so starker Windung. Sie ist weniger bruchstabil, aber flexibler. Die K-Feile wird unabhängig vom Durchmesser mit einem viereckigen Symbol gekennzeichnet.
- Hedström-Feile (H-Feile): Rundstahl mit eingefräster Schneide. Die Hedström-Feile ist sehr effektiv, aber deutlich bruchgefährdeter und daher weniger für stark gekrümmte Wurzelkanäle geeignet. Die Hedström-Feile erkennt man an einem kreisförmigen Symbol.

TIPP Kann zur Trockenlegung kein Kofferdam angelegt werden, müssen die Handinstrumente gesichert werden, damit sie nicht in den Rachen fallen können. Hierzu gibt es Sicherungskettchen.

Alternativ zu den Sicherungskettchen können Sie zur Sicherung der Wurzelkanalinstrumente einen ca. 50 cm langen Zahnseidefaden an den Griff des Instrumentes knoten (Bild 5.30).

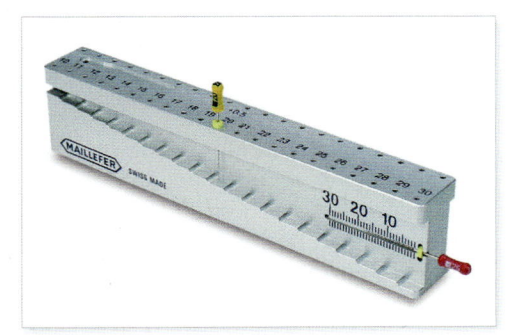

Bild 5.28 Arbeitslängenmarkierung mithilfe von Silikonstoppern und Messblock

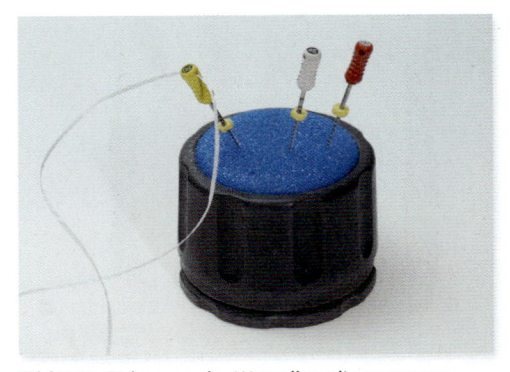

Bild 5.30 Sicherung des Wurzelkanalinstruments

Die Aufbereitung der Wurzelkanäle erfolgt immer häufiger maschinell. Durch die maschinelle Aufbereitung kann gegenüber der manuellen Aufbereitung viel Zeit gespart werden. Hierfür gibt es extra Motoren mit niedriger Drehzahl. Dadurch kann das Risiko, dass die Instrumente brechen, minimiert werden (Bild 5.31). Neben den Systemen, die mit rotierenden Wurzelkanalinstrumenten arbeiten, gibt es auch Systeme, bei denen die Rotationsbewegung wechselt (reziprok arbeitende Systeme).

Vorgehen. Der Zahnarzt beginnt mit einem dünnen Aufbereitungsinstrument und führt dieses in den Wurzelkanal ein. Mit nach oben ziehenden Bewegungen wird der Wurzelkanal erweitert. Dieser Vorgang wird mit immer größeren Instrumenten solange wiederholt, bis der Wurzelkanal bis zur Wurzelspitze weit genug für eine Füllung ist. Die verschiedenen Instrumentenstärken sind durch unterschiedlich gefärbte Griffe markiert (Farbkodierung, Bild 5.32), sodass sie leicht zu unterscheiden sind.

TIPP Durch dieses Vorgehen wird bei einer Wurzelbehandlung in der Regel ein kompletter Instrumentensatz benötigt. Kleine Endoboxen, in denen vollständige Instrumentensätze sterilisiert werden, sind daher sehr nützlich (Bild 5.33). Wenn Sie diese Endoboxen bestücken, müssen Sie auf die richtige Reihenfolge achten und verbogene Instrumente aussortieren.

Endo-Nadeln sind sehr aufwändig in der Aufbereitung: Sie müssen vor der Desinfektion gut vorgereinigt werden. Kleine Endo-Nadeln bis zur ISO-Größe 15 dürfen nicht wiederverwendet werden und müssen gleich aussortiert werden. Die größeren Feilen und Reamer dürfen nur begrenzt aufbereitet werden (nach Angaben des Herstellers; meist 5-10 Mal) und müssen daher entsprechend markiert und aussortiert werden. Viele Praxen arbeiten bereits mit Einmal-Instrumenten, die nach dem Gebrauch wie Kanülen entsorgt werden.

Spülung und Trocknung. Während der Wurzelkanalerweiterung werden die Kanäle immer wieder gespült, um sie von Pulparesten und Dentinspänen zu säubern und zu desinfizieren.

Natriumhypochloridlösungen (NaOCl) lösen Gewebereste und die während der Aufbereitung entstehende Schmierschicht an den Kanalwänden auf und wirken desinfizierend.

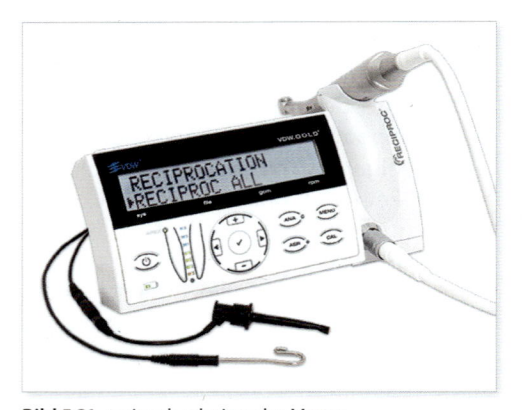

Bild 5.31 reziprok arbeitender Motor

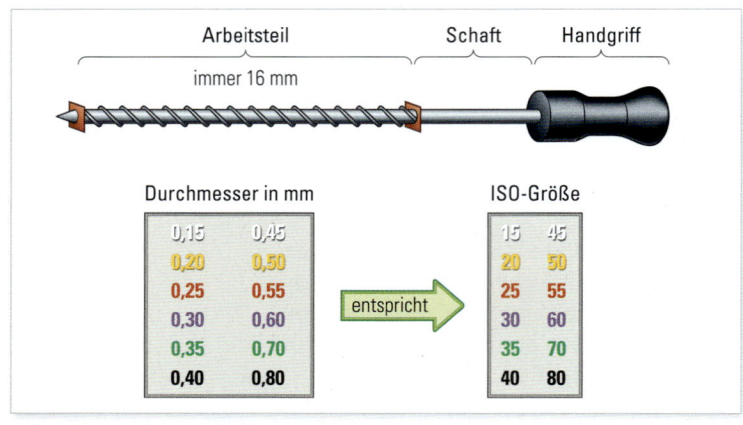

Durchmesser in mm		ISO-Größe	
0,15	0,45	15	45
0,20	0,50	20	50
0,25	0,55	25	55
0,30	0,60	30	60
0,35	0,70	35	70
0,40	0,80	40	80

Bild 5.32 Wurzelkanalinstrument mit ISO-Nummer und Farbcode

Endodontische Behandlungen • LF 5

TIPP Chlor ist sehr aggressiv und kann die Kleidung schädigen. Daher müssen Sie bei der Behandlung für eine ausreichende Abdeckung des Patienten sorgen. Tragen Sie eine Schutzbrille.

NaOCl kann mit sogenannten Chelatoren (z. B. EDTA – Ethylendiamintetraessigsäure) kombiniert werden, die als Gleitmittel für die Instrumente dienen. Durch die schäumende Wirkung spülen Chelatoren die Dentinspäne und Gewebereste aus dem Wurzelkanal. Außerdem lösen auch sie die Schmierschicht an den Kanalwänden auf.

Weiterhin ist es möglich, die Kanäle mit Chlorhexidin zu spülen. Chlorhexidin ist zwar stark desinfizierend, aber nicht in der Lage Gewebe aufzulösen. Daher ist es durchaus sinnvoll, alle drei Lösungen (NaOCl, Chelator, Chlorhexidin) miteinander zu kombinieren. Die Spülungen können z. B. durch den Einsatz von Ultraschall in ihrer Wirkung noch verstärkt werden. Zwischen den Spülgängen können auch Spülungen mit Kochsalzlösung durchgeführt werden.

TIPP Bei der Vorbereitung der Wurzelbehandlung ziehen Sie NaOCl, Chelatoren und Chlorhexidin in Einmalspritzen auf und stellen diese auf einem Tray bereit. Sie müssen die Spritzen deutlich mit einem wasserfesten Stift beschriften, damit es später keine Verwechslungen gibt (Bild 5.34).

Bevor eine medikamentöse Einlage gemacht werden kann, müssen die Wurzelkanäle mit sterilen Papierspitzen sorgfältig getrocknet werden.

Abrechnung. Die Aufbereitung der Wurzelkanäle (WK) inklusive Spülung und Trocknung der Kanäle – BEMA-Nummer 32 – ist nur einmal je tatsächlich aufbereitetem Wurzelkanal abrechnungsfähig. Auch wenn der Kanal in mehreren Sitzungen aufbereitet wird, ist die „WK" nur einmal abrechenbar. Sie gilt für Milchzähne und bleibende Zähne. Die zusätzliche Anwendung elektrophysikalisch-chemischer Methoden wird als Privatleistung abgerechnet.

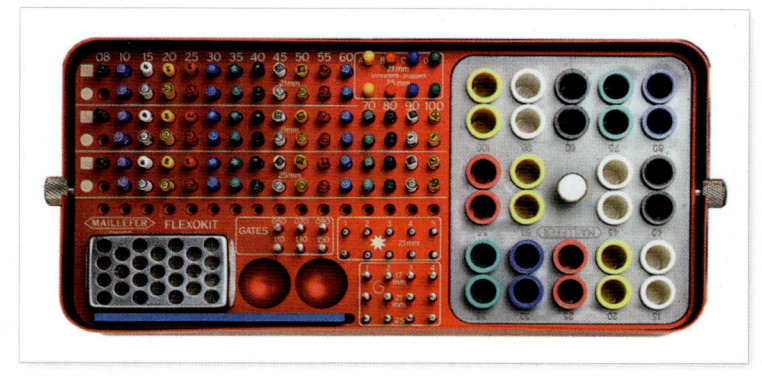

Bild 5.33 Endobox

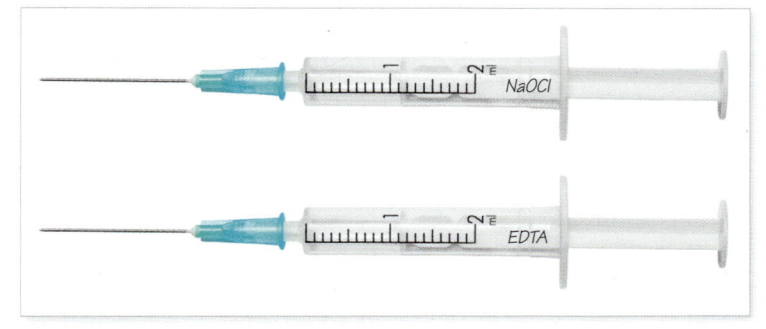

Bild 5.34 Beschriftete Einmalspritzen

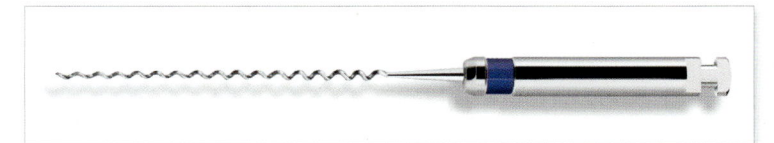

Bild 5.35 Lentulo

Medikamentöse Einlagen. Wurzelkanäle sind oft stark verästelt und man muss insbesondere bei der Trepanation eines pulpatoten Zahnes davon ausgehen, dass nicht das ganze infizierte Gewebe entfernt werden konnte. Um dennoch möglichst keimarme Verhältnisse herzustellen, wird häufig vor der endgültigen Füllung eine desinfizierende medikamentöse Einlage gelegt. Hierzu werden Calciumhydroxidpräparate ($Ca(OH)_2$) verwendet. Diese werden mit einem spiralförmigen Lentulo in den Wurzelkanal eingebracht (Bild 5.35).

Um die akute Entzündungsphase zurückzudrängen, können auch Antibiotika mit Kortisonzugaben eingelegt werden (z. B. Ledermix).

LF 5 • Endodontische Behandlungen begleiten

lateral (lat.) = seitlich, von der Seite
vertikal (lat.) = senkrecht, von oben

Spreader: Spreizer von to spread (engl.) = ausbreiten, ausdehnen

Plugger (engl.) = Stopfer

Sealer (engl.) = Versiegler

Der Zahn wird dann mit einer provisorischen Füllung abgedichtet. Treten erneut Beschwerden auf, muss die medikamentöse Einlage wiederholt werden, bleibt der Zahn mehrere Tage beschwerdefrei, erfolgt die definitive Wurzelfüllung.

Abrechnung. Die medikamentöse Einlage (Med) – BEMA-Nummer 34 – wird je Zahn, nicht je Kanal abgerechnet und ist maximal dreimal an einem Zahn möglich. Die Kanäle müssen aufbereitet sein und die „Med" ist immer die abschließende Leistung einer Sitzung.

5.5.7 Wurzelfüllung

Die aufbereiteten Kanäle müssen mit einem geeigneten Material gefüllt werden. Dabei sind folgende Eigenschaften wichtig:
- leicht einzubringen und leicht zu entfernen,
- im Röntgenbild sichtbar,
- gewebefreundlich,
- volumenbeständig (wegen des dichten Abschlusses); d. h. sie dürfen nicht schrumpfen,
- keine Veränderung der Zahnfarbe.

Meistens wird eine Kombination von plastischen und festen Füllmaterialien verwendet. Die plastischen Materialien sind sogenannte Wurzelzemente (Sealer), als festes Material haben sich Guttaperchastifte durchgesetzt.

Das Abfüllen der Wurzelkanäle mit Guttaperchastiften kann nach verschiedenen Methoden erfolgen:
- der lateralen Kondensation und
- der vertikalen Kondensation.

Bei der lateralen Kondensation wird ein optimal in den Wurzelkanal passender Guttaperchastift mit Wurzelzement beschichtet und in den Wurzelkanal eingeführt. Dieser Guttaperchastift wird mit einem Spreader an die Wand gedrückt und weitere Stifte werden nachgeschoben, bis der Wurzelkanal mit Guttapercha gefüllt ist (Bild 5.36).

Bei der vertikalen Kondensation wird ebenfalls ein möglichst passender Guttaperchastift eingeführt und mit einem erhitzten Spreader erwärmt. Das jetzt weiche Guttapercha wird mit einem Plugger verdichtet und in die Seitenkanäle und nicht aufbereiteten Bereiche gepresst (Bild 5.37).

Eine weitere Methode ist die Guttapercha-Injektionstechnik. Bei dieser Technik wird das Guttapercha durch Wärme verflüssigt und direkt über eine Injektionskanüle in den Wurzelkanal eingebracht.

Nach der Wurzelfüllung wird das Ergebnis mit einer Röntgen-Kontrollaufnahme überprüft.

Abrechnung. Die Wurzelfüllung (WF) wird mit der BEMA-Nummer 35 einmal je behandeltem Wurzelkanal abgerechnet. Diese Abrechnungsposition ist an bleibenden

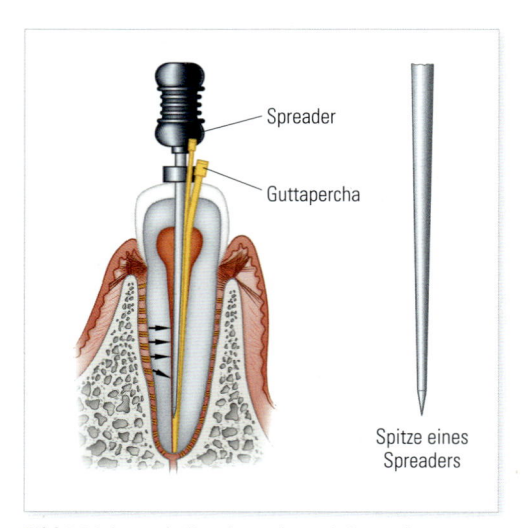

Bild 5.36 Laterale Kondensation mit Spreader

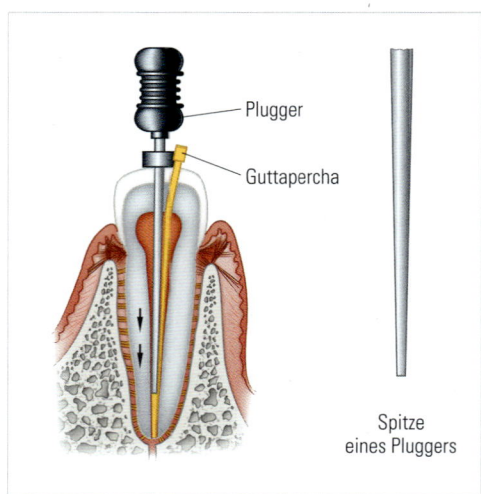

Bild 5.37 Vertikale Kondensation mit Plugger

und an Milchzähnen abrechenbar. Ein anschließender provisorischer Verschluss kann nicht abgerechnet werden.

Steriles Arbeiten. Da die Behandlung unter möglichst keimarmen Bedingungen erfolgen sollte, ist sie unter absoluter Trockenlegung und mit ausschließlich sterilen Instrumenten durchzuführen. Alle sterilen Instrumente müssen mit einer sterilen Pinzette angefasst werden. Alle wieder zu verwendenden Instrumente werden auf einer sterilen Unterlage abgelegt und selbst die für das Anmischen der Wurzelzemente verwendeten Instrumente wie Glasplatte und Spatel müssen steril sein.

> **TIPP** Um sich die Assistenz zu erleichtern ist es sinnvoll, wenn Sie alle Instrumente, die für einen Arbeitsschritt benötigt werden, zusammen einschweißen und sterilisieren.

Komplikationen während der Behandlung können eintreten
- durch die Perforation der Zahnwurzel durch eine Endo-Nadel oder
- durch den Abbruch eines Wurzelkanalinstruments im Kanal (Bild 5.38).

Weiterhin ist es bei der Wurzelkanalbehandlung nicht immer leicht, das infizierte Gewebe z. B. aus Seitenkanälen oder den starken Verästelungen am Apex vollständig zu entfernen. Eine unvollständige Aufbereitung kann zu einem erneuten Aufflammen der Entzündung, einem Rezidiv, führen. Auch das Überstopfen des Kanals, sodass Wurzelfüllmaterial am Apex austritt, kann eine Entzündung des periapikalen Gewebes hervorrufen.

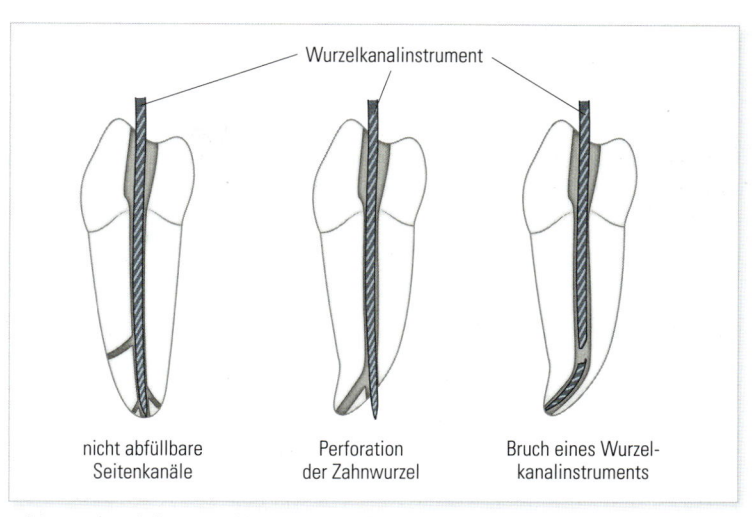

Bild 5.38 Mögliche Komplikationen bei der Wurzelkanalbehandlung

(nicht abfüllbare Seitenkanäle – Perforation der Zahnwurzel – Bruch eines Wurzelkanalinstruments)

5.5.8 Endodontie im Milchgebiss

Milchzähne, insbesondere die Molaren, haben für die normale Entwicklung des permanenten Gebisses eine große Bedeutung. Deshalb ist es grundsätzlich sinnvoll, Milchzähne möglichst lange zu erhalten und endodontisch zu behandeln. Die Resorption der Zahnwurzeln, die feinen, stark gekrümmten Wurzelkanäle und die bei Kindern schwierige Mitarbeit während der Behandlung müssen jedoch berücksichtigt werden. Die Wurzelbehandlung ist kontraindiziert, wenn die Wurzeln bereits zu einem Drittel resorbiert sind.

Perforation (lat.) = Durchbruch/Durchbohren eines Organs

Rezidiv (lat.) = Rückfall in eine scheinbar überstandene Krankheit

LF 5 — Endodontische Behandlungen begleiten

ZUSAMMENFASSUNG

- Die Pulpitis ist eine Entzündung des Zahninneren. Sie wird meistens durch eine tiefe Karies verursacht, kann aber auch durch eine Zahnbehandlung oder einem Trauma ausgelöst werden.
- Die chronische Pulpitis verläuft oft ohne Symptome, die akute Pulpitis zeigt typische Schmerzen – abhängig vom Fortschritt der Entzündung.
- Mit Hilfe der Schmerzanamnese, der Inspektion, der Sensibilitätsprobe, des Perkussionstestes und von Röntgenaufnahmen kann der Zahnarzt eine Pulpitis diagnostizieren.
- Das Nervensystem besteht aus dem zentralen und dem peripheren Nervensystem, sensorischen und motorischen Nerven.
- Der Nervus trigeminus versorgt als überwiegend sensibler Nerv das Gesicht und die Zähne, der Nervus facialis versorgt als motorischer Nerv das Gesicht.
- Der Oberkiefer besteht aus Oberkieferkörper, Jochbeinfortsatz, Alveolarfortsatz, Gaumenfortsatz und dem Tuber maxillae. Im Oberkiefer befinden sich:
  - das Foramen infraorbitale (Unteraugenloch),
  - das Foramen palatinum majus (Gaumenlöcher) und
  - das Foramen incisivum (Zwischenkieferloch).
- Der Unterkiefer besteht aus dem Unterkieferkörper, dem Kieferwinkel, dem aufsteigenden Ast und, dem Gelenk- und dem Muskelfortsatz. Am Foramen mandibulae (Unterkieferloch) tritt der Nerv in den Mandibularkanal ein und am Foramen mentale (Kinnloch) tritt ein Nervenzweig aus.
- Um Zahnbehandlungen schmerzfrei zu machen, wird die Reizweiterleitung in den sensorischen Nerven unterbrochen. Die Schmerzausschaltung erfolgt in der zahnmedizinischen Praxis meistens als lokale Anästhesie z. B. als Infiltrationsanästhesie, Leitungsanästhesie oder als intraligamentäre Anästhesie.
- Für die Anästhesie braucht man Zylinderampullenspritzen, Einmalkanülen und ein Anästhetikum mit oder ohne gefäßverengenden Substanzen (Vasokonstringentien) wie Adrenalin.
- Bei der indirekten (CP) und direkten Überkappung (P) und bei der Pulpotomie (Pulp) bleibt die Pulpa erhalten. Es wird versucht die Tertiärdentinbildung durch Kalziumhydroxid-Präparate anzuregen. Eine verstärkte Dentinschicht kann die angegriffene Pulpa schützen.
- Bei der Vitalexstirpation (Vit E) und der Trepanation des pulpatoten Zahnes (Trep) wird die Pulpa restlos entfernt und der Zahn wird mit einer Wurzelfüllung versorgt.
- Bei der Wurzelbehandlung werden unter absoluter Tockenlegung die Eingänge der Wurzelkanäle erweitert. Die Wurzelkanäle selbst mit passenden Endonadeln erweitert und geglättet. Durch Spülungen mit NaOCl, EDTA und Chlorhexidin werden die Wurzelkanäle von Bakterien und Gewebsresten befreit. Nachdem die Wurzelkanäle getrocknet wurden, werden sie mit unterschiedlichen Techniken mit Guttapercha gefüllt.
- Bei schweren bakteriellen Entzündungen der toten Pulpa und des apikalen Gewebes müssen eventuell zur Desinfektion medikamentöse Einlagen eingebracht werden, bevor die Wurzelkanäle abgefüllt werden.
- Das Rezidiv ist eine häufige Komplikation bei der Wurzelkanalbehandlung. Durch Seitenäste und feine Verästelungen der apikalen Pulpa ist das entzündete Gewebe nur schwer restlos zu entfernen. Weitere Komplikationen sind die Perforation der Wurzel durch eine Endonadel, der Bruch einer Endonadel im Wurzelkanal oder das Überstopfen des Kanals.

ZUR WIEDERHOLUNG

1. Welche fünf Symptome sind bei jeder Entzündung zu finden?
2. Welche Symptome deuten eher auf eine reversible und welche eher auf eine irreversible Pulpitis hin?
3. Warum ist die Entzündung der Pulpa so problematisch und führt sehr schnell zum Absterben der Pulpa?
4. Nennen Sie den Unterschied zwischen einer Pulpanekrose und einem Pulpagangrän.
5. Warum kann ein Patient heftige Zahnschmerzen haben, obwohl der betroffene Zahn bereits devital ist?
6. Welche diagnostischen Mittel stehen dem Zahnarzt bei Verdacht auf eine Pulpitis zur Verfügung?
7. Beim Nervensystem unterscheidet man zwischen zentralem und peripherem Nervensystem.
    a) Was bedeutet diese Unterscheidung?
    b) Woraus setzen sich zentrales und peripheres Nervensystem zusammen?
8. Wie heißen die drei Äste des Nervus trigeminus und welche Gesichtsbereiche werden durch sie versorgt?
9. Wie wirken die in der Zahnarztpraxis üblichen Lokalanästhetika?
10. Skizzieren Sie einen Knochen und erläutern Sie den Aufbau.
11. Welche Knochen gehören zum Hirnschädel, welche zum Gesichtsschädel?
12. Wie sind Ober- und Unterkiefer aufgebaut? Nennen Sie zusätzlich die Foramina.
13. Wo wird injiziert für eine
    a) Infiltrationsanästhesie,
    b) Leitungsanästhesie im Unterkiefer,
    c) Leitungsanästhesie der Molaren im Oberkiefer,
    d) intraligamentäre Anästhesie?
14. Warum muss man beim Legen einer Leitungsanästhesie aspirieren?
15. Bei welchen Patienten ist der Adrenalinzusatz im Lokalanästhetikum problematisch bzw. kontraindiziert?
16. Welche endodontischen Behandlungen sollen erreichen,
    a) dass die Pulpa vital bleibt,
    b) dass eine nicht mehr zu rettende Pulpa entfernt wird und
    c) dass eine bereits abgestorbene Pulpa entfernt wird?
17. Endodontische Behandlungen sollten nach Möglichkeit unter absoluter Trockenlegung erfolgen. Womit wird diese Forderung begründet?
18. Welche Unterschiede gibt es zwischen einer indirekten und einer direkten Überkappung? Welche Gemeinsamkeiten gibt es in Bezug auf die Indikation, den Behandlungsablauf und die Prognose? – Erstellen Sie eine tabellarische Übersicht.
19. Was ist eine Pulpotomie und bei welchen Patienten darf sie durchgeführt werden?
20. Warum werden die Röntgenaufnahmen während einer endodontischen Behandlung alle einzeln abgerechnet?
21. Warum ist die genaue Bestimmung der Arbeitslänge der Endo-Nadeln für die Aufbereitung des Wurzelkanals von so großer Bedeutung? Welche Methoden stehen in der Zahnmedizin zur Verfügung?
22. Welche drei Spüllösungen können zum Spülen der Wurzelkanäle verwendet werden und was wird jeweils durch sie erreicht?
23. Wozu dient die medikamentöse Einlage?
24. Was versteht man unter einer vertikalen, was unter einer lateralen Kondensation der Wurzelfüllung?

LF 5 — Endodontische Behandlungen begleiten

ZUR VERTIEFUNG

1. An welchen Stellen eines Nervs setzen die vier unterschiedlichen Methoden der Lokalanästhesie in der Zahnmedizin an? Entwickeln Sie ein Schaubild.

2. Entwickeln Sie eine Mind-Map zum Thema Arbeitsmittel der Anästhesie.

3. Recherchieren Sie in Ihrer Praxis, welche Calciumhydroxidpräparate Sie bei der Überkappung und welche zur Desinfektion von Wurzelkanälen benutzen.

4. Erstellen Sie eine Checkliste zur Vorbereitung einer Trepanation eines pulpatoten Zahnes mit anschließender Wurzelkanalaufbereitung und medikamentöser Einlage, die entsprechend dem späteren Arbeitsablauf geordnet ist.

5. Fallbeispiel:
   Frau Lindemann ist langjährige Patientin in der Praxis. Sie bittet Sie am Telefon um einen möglichst baldigen Termin, da sie an einem Zahn Schmerzen hat. Anfangs wären nur hin und wieder ganz kurze, aber stechende Schmerzen nach heißem Kaffe oder Tee aufgetreten, nun jedoch komme der Schmerz ohne Grund und halte auch deutlich länger an. Nach einer eingehenden Untersuchung zeigt das Röntgenbild an 24 eine tiefe approximale Karies, auf die Sensibilitätsprobe reagiert der Zahn positiv. Die Zahnärztin informiert Frau Lindemann darüber, dass die Pulpa wahrscheinlich irreversibel geschädigt ist und entfernt werden muss. Wenn das der Fall sein sollte, plant die Zahnärztin für diese Sitzung eine Vitalexstirpation mit anschließender Wurzelfüllung und einer definitiven Kompositefüllung.

   a) Frau Lindemann fragt Sie während die Anästhesie wirken soll, was darauf hindeutet, dass die Pulpa eventuell irreversibel geschädigt ist. Was können Sie antworten?
   b) In welchen Arbeitsschritten verläuft die Behandlung? Welche Materialien und Instrumente werden jeweils benötigt? – Erstellen Sie ein tabellarisches Behandlungsschema.
   c) Wie werden die kontaminierten Instrumente aufbereitet? Schildern Sie stichpunktartig den Instrumentenkreislauf für die Instrumentengruppen, die hier eingesetzt werden (z. B. Handinstrumente, rotierende Instrumente, Übertragungsinstrumente).
   d) Welcher Abfall fällt bei der Behandlung an und wie wird er entsorgt?
   e) Welche Abrechnungspositionen können für diese Behandlung angesetzt werden?

Lernfeld 7

Zwischenfällen vorbeugen und in Notfallsituationen Hilfe leisten

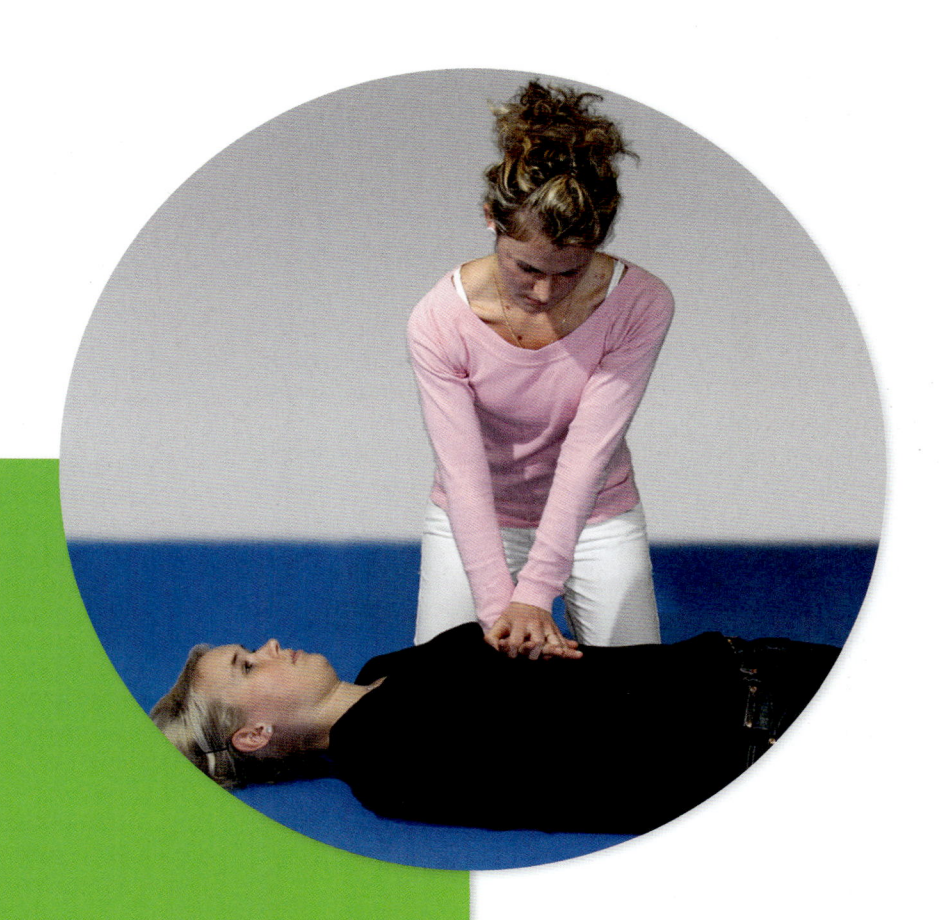

Blut- und Blutgefäße

Herz- und Herzkreislaufsystem

Lymphatisches System

Atmung und Atmungssystem

Notfälle

7 Zwischenfällen vorbeugen und in Notfallsituationen Hilfe leisten

7.1 Das Blut

Der erwachsene Mensch besitzt 5 bis 6 Liter Blut. Das Blut besteht zu 56 % aus flüssigen Bestandteilen (Blutplasma), 44 % sind feste Bestandteile (Blutzellen; Bild 7.1).

7.1.1 Aufgaben des Blutes

Das Blut erfüllt folgende Aufgaben:
- Transport von Sauerstoff, Nährstoffen und Hormonen zu den Zellen bzw. Abtransport von Kohlendioxid und Stoffwechselprodukten.
- Abwehr von Krankheitserregern, körperfremden Stoffen und veränderten Körperzellen.
- Wärmeregulation; durch eine ständige Blutzirkulation erhält der Körper eine gleichbleibende Temperatur von ca. 37 °C.
- Abdichten von Gefäßverletzungen durch die Blutgerinnung.
- Pufferung von Schwankungen des pH-Wertes; der Körper benötigt für den Stoffwechsel einen stabilen pH-Wert von ca. 7,4.

7.1.2 Blutkörperchen

Im Blut befinden sich drei unterschiedliche Arten von Blutkörperchen (Bild 7.2):
- rote Blutkörperchen (Erythrozyten),
- weiße Blutkörperchen (Leukozyten) und
- Blutplättchen (Thrombozyten).

Erythrozyten sind die häufigsten im Blut vorkommenden Zellen; in 1 µl Blut befinden sich 4,5 bis 6 Millionen. Erythrozyten sind runde scheibenförmige Zellen mit einer Eindellung in der Mitte. Sie können sich sehr gut verformen und passen deshalb auch durch kleinste Blutgefäße. Rote Blutkörperchen transportieren Sauerstoff von den Lungen zu den Geweben und Kohlendioxid von den Geweben zu den Lungen. Ihr Hauptbestandteil ist das Eiweiß Hämoglobin. Dieses kann Sauerstoff und Kohlendioxid binden.

Leukozyten sind weniger häufig als die Erythrozyten im Blut vorhanden; in 1 µl Blut finden sich 4000 bis 10 000 Leukozyten. Es werden drei Arten von Leukozyten unterschieden:
- Granulozyten,
- Monozyten und
- Lymphozyten.

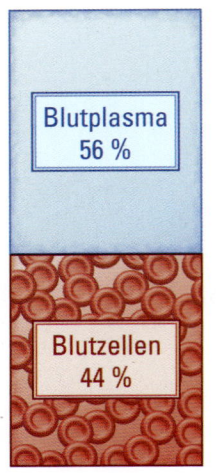

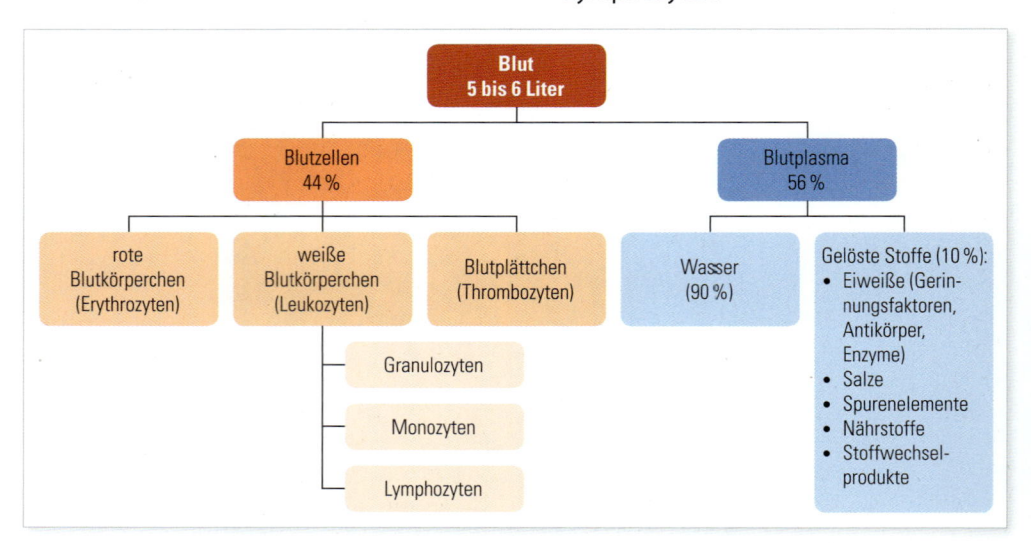

Bild 7.1 Blutbestandteile

$1\,\mu l = \dfrac{1}{1\,000\,000}\,\text{Liter}$

Hämoglobin (gr.-lat.) = roter Blutfarbstoff

Lymphozyten: hauptsächlich aus den Lymphbahnen in das Blut abgegebene weiße Blutkörperchen

Das Blut • **LF 7**

Form und Größe sind unterschiedlich. Alle dienen der körpereigenen Abwehr von Krankheitserregern und Fremdstoffen. Hierzu werden entweder die Krankheitserreger von den Leukozyten aufgenommen und aufgelöst (Fresszellen: Granulozyten und Monozyten) oder ▶Antikörper ausgeschüttet (Lymphozyten).

Als Reaktion auf eine Infektion steigt die Zahl der Leukozyten im Blut an, aber auch viele andere Krankheiten verändern die Leukozytenzahl im Blut.

Thrombozyten sind unregelmäßige, kantige Zellbruchstücke, die vielfach in Gruppen zusammenliegen (Bild 7.2). In 1 µl Blut befinden sich 300 000 bis 600 000 Thrombozyten. Sie haben die Aufgabe, verletzte Blutgefäße zu verschließen und die ▶Blutgerinnung einzuleiten.

7.1.3 Blutplasma

Entfernt man alle Blutkörperchen aus dem Blut, bleibt das Blutplasma übrig. Es besteht aus:
- Wasser (90 %) mit darin gelösten
- Eiweißen (8 %; Gerinnungsfaktoren, Antikörper, Enzyme), sowie
- Salzen, Spurenelementen, Nährstoffen und Stoffwechselprodukten (2 %).

Die Bluteiweiße erfüllen unterschiedliche Aufgaben, z. B. die Regulation des Wasserhaushaltes oder die Abwehr von Krankheitserregern.

7.1.4 Blutstillung und Blutgerinnung

Einerseits soll das Blut in den Gefäßen ungehindert fließen, andererseits darf es bei einer Verletzung nicht zu großen Blutverlusten oder gar zum Verbluten kommen. Komplexe Mechanismen sorgen deshalb bei einer Verletzung für die Gerinnung des Blutes und einen Wundverschluss. Vereinfacht sind es drei Vorgänge, die gleichzeitig ablaufen:
- Gefäßverengung (Vasokonstriktion),
- Blutstillung und
- Blutgerinnung (Bild 7.3).

Erythrozyten   Leukozyten   Thrombozyten

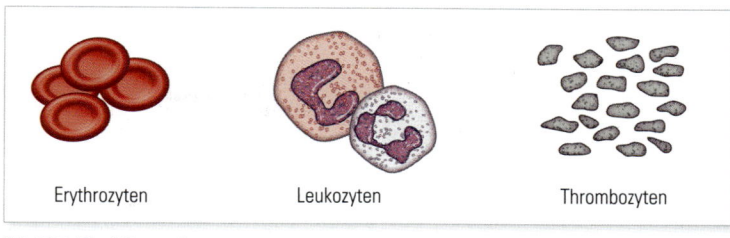

Bild 7.2 Blutkörperchen

Die Gefäßverengung wird sofort durch eine krampfartige Kontraktion der Gefäßmuskulatur am Ort der Verletzung ausgelöst. Dabei wird der Blutfluss verringert oder sogar vorübergehend ganz gestoppt. Insbesondere das Stresshormon Adrenalin löst die Vasokonstriktion nach einer Verletzung aus, sie kann bis zu einer halben Stunde anhalten.

Antikörper ▶ S. 173

Vasokonstriktion
von lat. vas = Gefäß und lat. constringo = zusammenschnüren

Blutgerinnung
▶ S. 172

a) Gefäß wird verletzt

b) **Gefäßreaktion:** Gefäßverengung

Thrombozyten

c) **Blutstillung:** Thrombusbildung

Fibrinogen (I) und Faktoren II bis XIII

d) **Blutgerinnung:** Aktivierung der Gerinnungsfaktoren

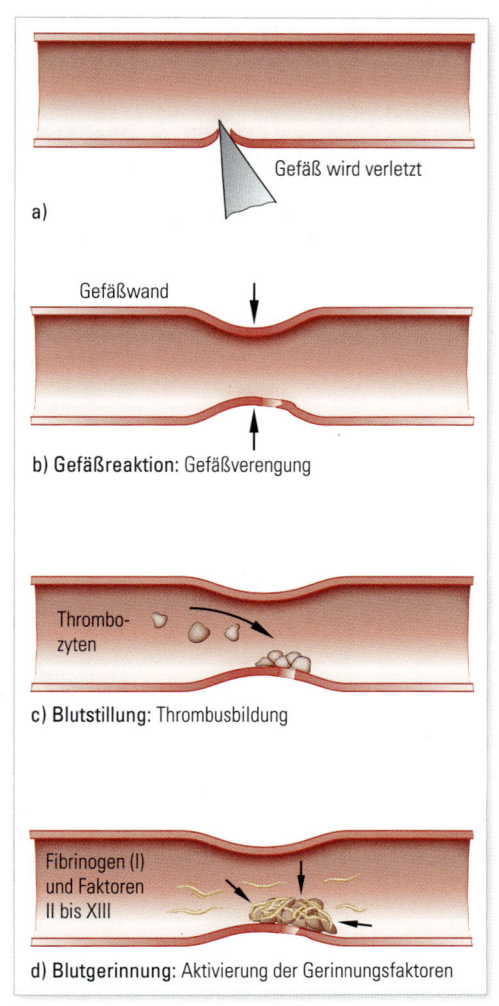

Bild 7.3 Abdichtung eines verletzten Gefäßes

Die Blutstillung wird durch die Thrombozyten bewirkt. In kürzester Zeit verklumpen sich diese an der verletzten Gefäßwand, bilden einen Thrombus und dichten das verletzte Blutgefäß ab. Die Thrombusbildung ist nach ca. drei Minuten abgeschlossen.

Die Blutgerinnung ist ein über mehrere Stufen ablaufender Vorgang (Bild 7.5). Die verklumpten Thrombozyten setzen Gerinnungsfaktoren frei, die die Umwandlung des im Blut gelösten Fibrinogens in unlösliches Fibrin bewirken. Die entstehenden Fibrinfäden durchziehen den Thrombus wie ein Netz und geben ihm Festigkeit (Bild 7.4). Das entstandene feste Blutgerinnsel enthält weitere Blutkörperchen. Die Blutgerinnung dauert ca. 6 bis 7 Minuten.

Innerhalb von 7 bis 10 Tagen wird das Blutgerinnsel in Bindegewebe umgebaut, es entsteht eine Narbe.

Thrombus: Blutgerinnsel, Blutpfropf

Infektionskrankheiten ▶ S. 64

TIPP Es gibt Medikamente mit Gerinnungsfaktoren, die nach einem chirurgischen Eingriff in die Wunde gebracht werden, um die Gerinnung zu beschleunigen.

7.1.5 Abwehrsysteme

Die Umwelt enthält Millionen von Mikroorganismen, von denen die meisten für den Menschen harmlos oder sogar nützlich sind. Einige Mikroorganismen sind gefährlich und verursachen ▶Infektionskrankheiten, die tödlich verlaufen können. Die Atemwege, der Verdauungstrakt und verletzte Haut/Schleimhaut sind die Eintrittspforten der Krankheitserreger.

Bild 7.4 Fibrin und Erythrozyten im Elektronenmikroskop

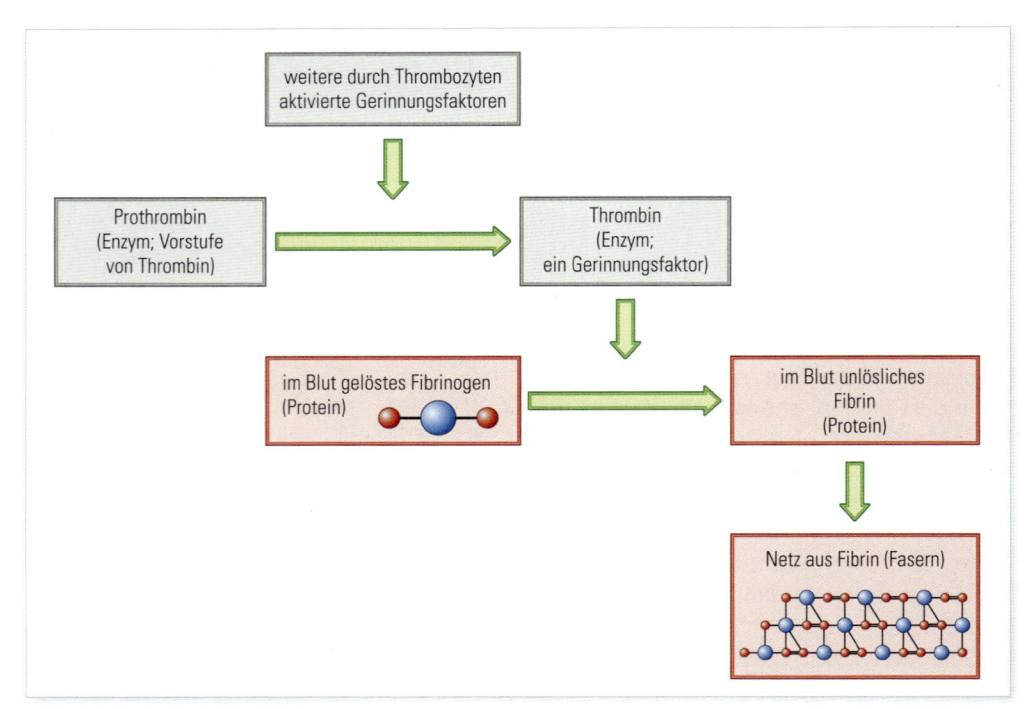

Bild 7.5 Schema der Blutgerinnung

Das Blut • LF 7

Äußere Schutzsysteme. Der menschliche Organismus schützt sich vor dem Eindringen der Krankheitserreger durch äußere Schutzbarrieren auf der Haut und Schleimhaut. So werden z. B. eingeatmete Krankheitserreger durch die Schleimhaut und Flimmerhärchen der Atemwege herausgefiltert. Das Enzym Lysozym des Speichels tötet Keime bereits in der Mundhöhle ab und verhindert so das weitere Eindringen. Auch der Säureschutzmantel der Haut ist eine Barriere für viele Krankheitserreger (Bild 7.6).

An der äußeren Schutzhülle des Organismus findet eine ständige Verteidigung gegen die Angriffe der Mikroorganismen statt. So wird bereits im Ansatz eine Infektion verhindert. Gelingt es den Keimen dennoch in den Körper einzudringen, übernimmt das Immunsystem die weitere Abwehr.

Immunsystem. Fresszellen und Antikörper des Immunsystems versuchen alle eingedrungenen Keime und Fremdkörper unschädlich zu machen. Man unterscheidet
- die spezifische Abwehr und
- die unspezifische Abwehr.

Die unspezifische Abwehr ist die erste Abwehr; sie wirkt generell gegen Krankheitserreger und Fremdkörper. Sie reagiert sehr schnell und ist ein von Geburt an vorhandener allgemeiner Schutz gegen Infektionen. Sobald ein Erreger erkannt ist, werden die Fresszellen (Granulozyten und Monozyten) aktiv. Sie umschlingen den Erreger und lösen ihn dann auf. Gleichzeitig bilden die Fresszellen Eiweißstoffe, die weitere Abwehrzellen anlocken und die Zellwände der Erreger zerstören. Weil die Abwehr nicht auf eine Erregerart spezialisiert ist, heißt sie unspezifische Abwehr.

Nicht immer reicht die unspezifische Abwehr aus, um Krankheitserreger unschädlich zu machen. Hier setzt die spezifische Abwehr ein. Sie braucht länger als das unspezifische Abwehrsystem, kann aber sehr sicher Krankheitserreger vernichten. Wichtigste Zellen der spezifischen Abwehr sind die Lymphozyten. Einzelne von ihnen sind auf bestimmte Erregertypen spezialisiert. Sie reagieren auf das entsprechende ▶Antigen und zerstören dann den Erreger. Zusätzlich produzieren umgebildete Lymphozyten Antikörper, die speziell gegen die zu bekämpfenden Krankheitserreger (Antigene) wirken. Dazu docken sich die im Blut schwimmenden Antikörper an die Antigene an. Sie passen wie ein Schlüssel in ein Schloss und es entstehen Antigen-Antikörper-Komplexe. Damit sind die Erreger unschädlich gemacht (Bild 7.7).

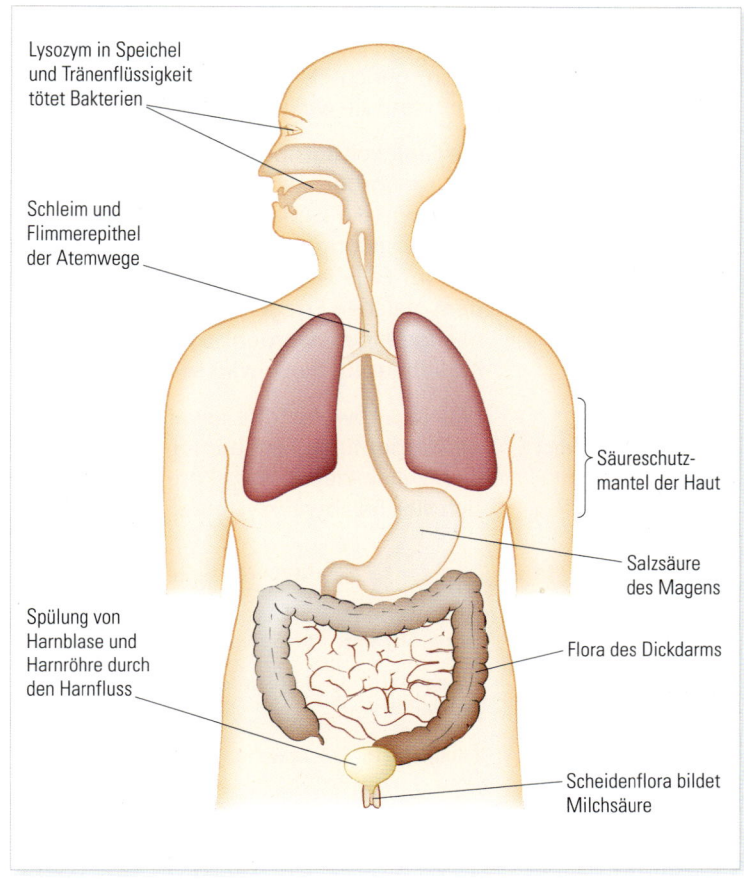

Bild 7.6 Äußere Schutzhülle

Antigen ▶ S. 72

spezifisch: gezielt
unspezifisch: ungezielt

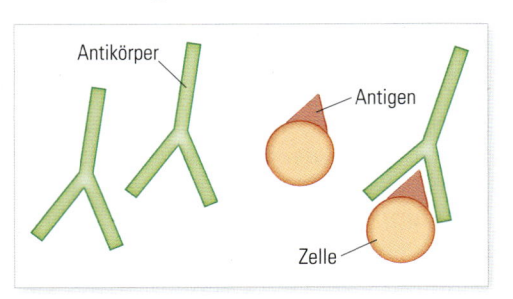

Bild 7.7 Antigen-Antikörper-Komplex

LF 7 • Zwischenfällen vorbeugen und in Notfallsituationen Hilfe leisten

Die Abwehrstoffe der spezifischen Abwehr sind gegen eine bestimmte Erregerart (Antigen) gerichtet, gegen alle anderen Antigene sind sie wirkungslos.

Die Fähigkeit zur spezifischen Abwehr muss erst erworben werden und funktioniert dann wie ein Gedächtnis. Die während einer Erkrankung gebildeten Antikörper können im Falle einer erneuten Infektion mit dem gleichen Erreger schnell in hoher Zahl nachgebildet werden. Ein wiederholter Krankheitsausbruch wird so verhindert.

Weil die Abwehrstoffe jeweils gelöst in einer Körperflüssigkeit (humoral) oder als Abwehrzellen (zellulär) vorkommen, ergeben sich vier Teilabwehrsysteme:

humoral: von humor (lat.) = Flüssigkeit, Feuchtigkeit

	humoral	zellulär
unspezifische Abwehr	z. B. Lysozym im Speichel	Granulozyten, Monozyten
spezifische Abwehr	Antikörper	Lymphozyten

Tabelle 7.1 Die vier Abwehrarten

Thrombose: ein Blutpfropf in einem Blutgefäß

Blutgruppen. Auch körpereigene Zellen tragen an ihrer Oberfläche Antigene, gegen diese reagiert das Abwehrsystem jedoch nicht. Da auch Erythrozyten Antigene tragen, kann eine Blutübertragung mit fremdem Blut eine Abwehrreaktion auslösen. Erythrozyten enthalten

- das „A" genannte Antigen oder
- das „B" genannte Antigen oder
- die Antigene „A" und „B" oder
- kein Antigen (0).

Lungenembolie Embolie (gr.) = Verstoppfung eines Blutgefäßes

Im AB0-Blutgruppensystem ergeben sich aus deren Vorhandensein oder Fehlen die vier Blutgruppen: Gruppe A, B, AB und 0.

Das Blutserum der Blutgruppe A enthält Antikörper gegen Erythrozyten der Blutgruppe B bzw. gegen das Antigen B. Das Blutserum der Blutgruppe B enthält Antikörper gegen Erythrozyten der Blutgruppe A. Das Serum der Blutgruppe AB enthält weder gegen Blutgruppe A noch gegen Blutgruppe B Antikörper. Serum der Blutgruppe 0 enthält gegen A und B Antikörper.

Antikoagulanzien (gr.) = Gerinnungshemmer
Einzahl: Antikoagulans

Immer wenn Blut zweier unverträglicher Blutgruppen zusammenkommt, reagieren die Serum-Antikörper der einen Blutgruppe mit den Antigenen der Erythrozyten der anderen Blutgruppe und das Blut verklumpt. Daher muss bei einer Bluttransfusion immer auf eine Übereinstimmung bzw. Verträglichkeit der Blutgruppen geachtet werden.

Störungen der Blutgerinnung Aus verschiedenen Ursachen kann es zu Störungen der Blutgerinnung kommen. Zu unterscheiden sind die erhöhte Gerinnungsneigung und die erhöhte Blutungsneigung (Tabelle 7.2).

Erhöhte Gerinnung Eine erhöhte Gerinnungsneigung des Blutes kann angeboren, krankheitsbedingt oder eine Nebenwirkung von bestimmten Medikamenten sein. Auch Hormonveränderungen können sich auf die Gerinnung auswirken. Bei einer erhöhten Gerinnungsneigung besteht die Gefahr der Thrombose. Die Blutkörperchen verklumpen und können so ein Gefäß verstopfen. Am häufigsten passiert dies in den Venen der Unterbeine. Schmerzen, Druck und Wärme – zum Beispiel an den Waden – sind typische Symptome. Lebensgefährlich wird es, wenn der Thrombus sich löst und über das Blut bis zur Lunge gelangt und dort eine Lungenembolie auslöst.

Erhöhte Blutungsneigung Am bekanntesten ist die sogenannte Bluterkrankheit. Hier handelt es sich um eine angeborene, vererbbare Krankheit. Den Betroffenen fehlt ein bestimmter Gerinnungsfaktor. Bluterkranke erhalten diesen Gerinnungsfaktor als Medikament und können so nahezu beschwerdefrei leben. Weil einige Gerinnungsfaktoren in der Leber gebildet werden, können auch Lebererkrankungen zu einer erhöhten Blutungsneigung führen.

Für die Behandlung in der Zahnarztpraxis ist die Gruppe der sogenannten künstlichen Bluter von Wichtigkeit. Diese Patienten erhalten aus unterschiedlichen Gründen Medikamente zur Senkung der Gerinnung. Gerinnungshemmende Medikamente sind zum Beispiel Acetylsalicylsäure (ASS) als Plättchenhemmer sowie Phenprocoumon (Marcumar) und Warfarin als Vitamin-

Blutgefäße • **LF 7**

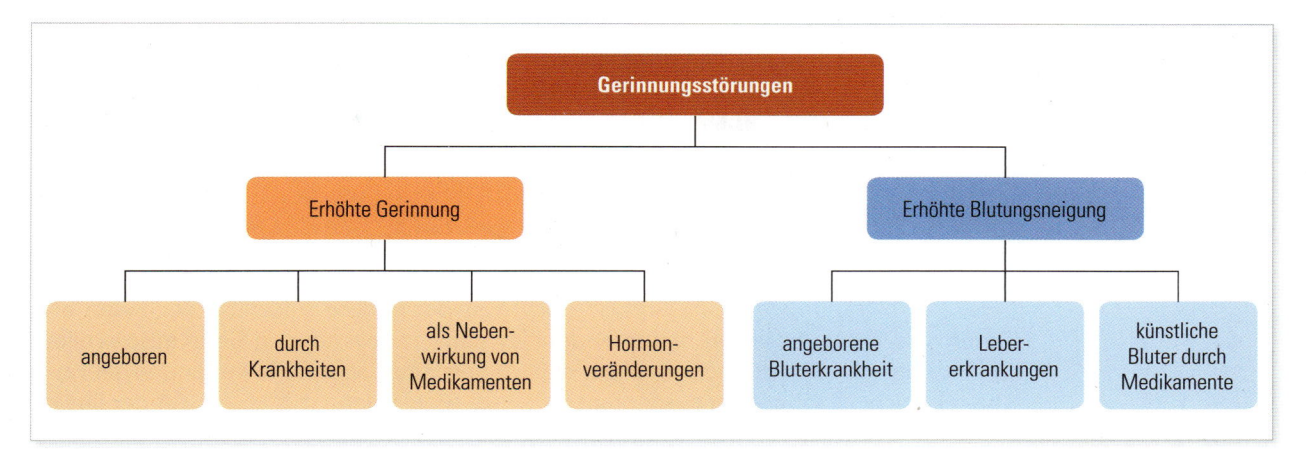

Tabelle 7.2 Störungen der Blutgerinnung

K-Antagonisten. Vor größeren operativen Eingriffen muss in Absprache mit dem behandelnden Hausarzt die Blutgerinnung eingestellt werden. Ansonsten kann es zu nicht stillbaren Blutungen kommen.

7.2 Blutgefäße

Die Blutgefäße sind Transportröhren für das Blut. Ihr verzweigtes Netz aus Arterien, Kapillaren und Venen bildet zusammen mit dem Herz das ▸Herzkreislaufsystem. Die Gefäße sind entsprechend ihrer Funktion aufgebaut. Arterien und Venen bestehen aus drei Schichten:
- innere Schicht (elastische Haut),
- mittlere Schicht (Muskelschicht, elastische Fasern),
- äußere Schicht (Bindegewebe, elastische Fasern) (Bild 7.8).

Bild 7.8 Blutgefäße im Querschnitt

Herzkreislaufsystem
▸ S. 179

7.2.1 Arterien

Alle Gefäße, die Blut vom Herzen wegführen, sind Arterien. Sie liegen meist geschützt in der Tiefe des Körpers, denn aufgrund ihres hohen Innendruckes würde eine Verletzung zu einer starken Blutung führen. Nur an einigen Stellen verlaufen sie oberflächlich und ermöglichen hier das Tasten des Pulses. Die Muskelschicht der Arterienwand ist stark ausgebildet. Die großen Arterien sind so elastisch, dass sie sich ausdehnen, wenn das Herz Blut in sie hineinpumpt (Bild 7.9). Dadurch wird

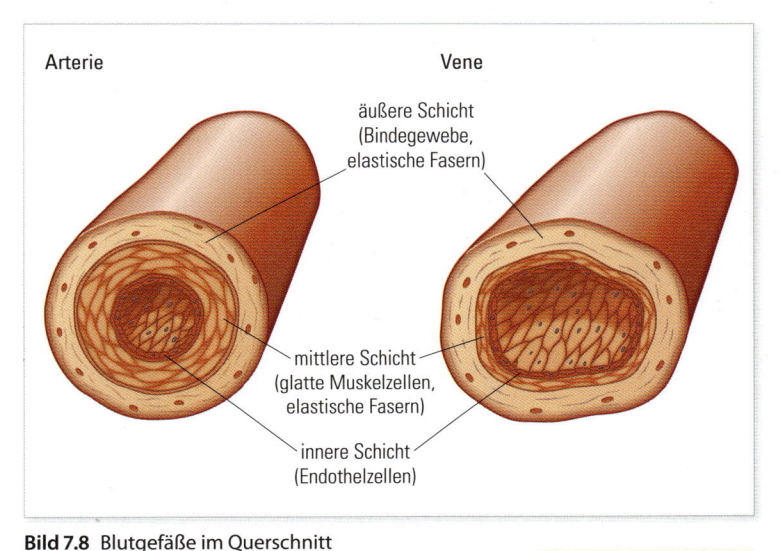

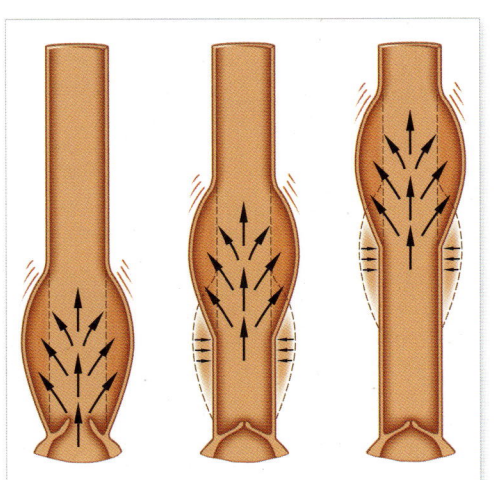

Bild 7.9 Windkesselfunktion

handwerk-technik.de

die Druckspitze nach einem Herzschlag abgedämpft (Windkesselfunktion). Diese Ausdehnung ist als Puls tastbar. Kleinere Arterien können sich mithilfe ihrer Muskelschicht enger oder weiter stellen und so die Durchblutung regulieren. Die kleinsten Arterien werden Arteriolen genannt.

7.2.2 Venen

Venen sind die zum Herzen hinführenden Gefäße. Ihre Wand ist dünner, vor allem die Muskelschicht ist schwächer ausgeprägt als die der Arterien. Der venöse Druck ist deutlich geringer. Eine Verletzung ist daher weniger gefährlich.

Das Blut, z. B. der Beine, muss in den Venen auch ohne großen Druck „bergauf" zum Herzen fließen. Dies wird erreicht durch Muskeln, die die Venen umgeben, und Klappen an der Innenschicht der Venen. Durch die Anspannung der Muskeln werden die Venen zusammengedrückt und das Blut wird in Richtung Herz bewegt (Muskelpumpe, Bild 7.10). Die Klappen verhindern den Rückfluss des Blutes, indem sie durch zurückströmendes Blut geschlossen werden.

TIPP Wenn Sie während der Behandlung längere Zeit stehen bzw. sitzen, ist der venöse Rückfluss der Beine erschwert. Dies können Sie an geschwollenen Füßen spüren. Bewegungen der Wadenmuskulatur, z. B. durch auf der Stelle treten, wirken dem entgegen.

Häufig verläuft eine Vene in direkter Nachbarschaft einer Arterie. Die Pulswelle der Arterie drückt dann auf die Vene und befördert so das venöse Blut (Arterienpumpe, Bild 7.10).

Die kleinsten Verzweigungen der Venen heißen Venolen.

Arterie: vom Herzen wegführendes Blutgefäß

Vene: zum Herzen hinführendes Blutgefäß

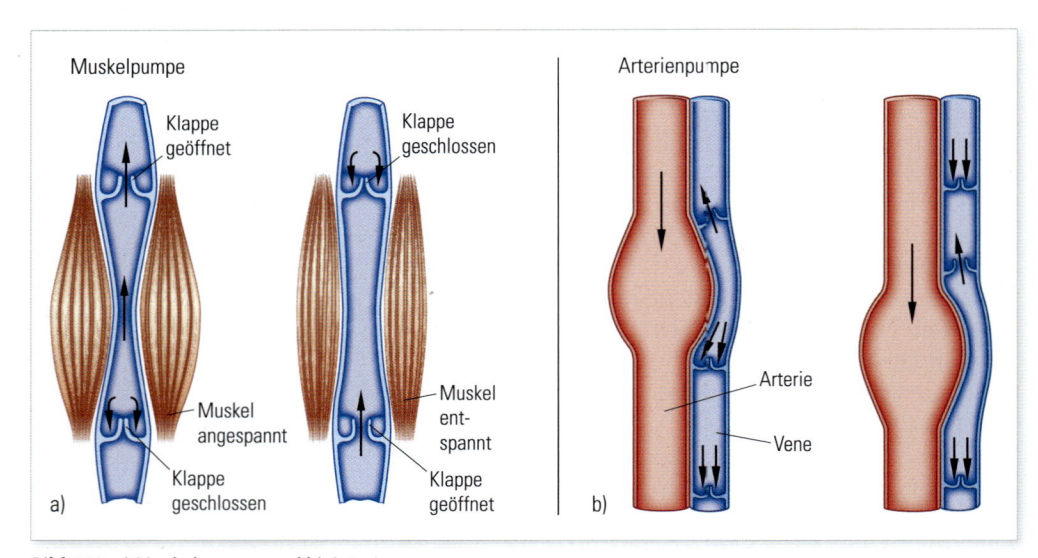

Bild 7.10 a) Muskelpumpe und b) Arterienpumpe

	Arterien	Venen	Kapillaren
Fließrichtung	vom Herzen weg	zum Herzen hin	Übergang zw. Arterien und Venen
Gefäßwand	starke Wand	dünne Wand	sehr dünne Wand
Besonderheiten	große Arterien: elastisch kleine Arterien: können sich eng stellen	enthalten Klappen	Stoffaustausch durch die Gefäßwand ist möglich
Druck	hoher Druck	niedriger Druck	minimaler Druck

Tabelle 7.3 Blutgefäße

7.2.3 Kapillaren

Die kleinsten Blutgefäße sind die Kapillaren. Ihre Wände sind dünn und erlauben den Austausch von Nährstoffen, Sauerstoff und Kohlendioxid. Kapillaren bilden ein feines verzweigtes Netz und sind die Verbindungsstelle zwischen Arteriolen und Venolen.

> **TIPP** Kommt es während eines chirurgischen Eingriffes zur Verletzung eines Blutgefäßes, können Sie eine Arterienverletzung durch den stoßweisen Austritt hellroten Blutes erkennen.

7.3 Das Herz

Das Herz ist die Pumpe unseres Blutkreislaufs. In Ruhe schlägt es beim Erwachsenen ca. 60 bis 80 mal in der Minute und bewegt dabei einmal die vollständige Blutmenge des Körpers (ca. 5 Liter). Bei körperlicher und psychischer Belastung kann das Herz sehr viel schneller schlagen. Eine Unterbrechung des Herzschlags führt innerhalb kürzester Zeit zu lebensbedrohlichen Zuständen.

7.3.1 Form und Lage des Herzens

Das Herz ist etwas mehr als faustgroß und wiegt ca. 300 g. Durch körperliches Training kann das Herz vergrößert sein, ohne dass eine krankhafte Veränderung vorliegt. Das Herz liegt schräg zwischen den Lungen etwas links von der Brustkorbmitte. Nach unten grenzt es an das Zwerchfell. Die Herzspitze zeigt nach links vorne und liegt an der Brustwand an (Bild 7.11).

7.3.2 Aufbau des Herzens

Damit das Herz seine Pumpfunktion wahrnehmen kann, muss es Blut aufnehmen, sich zusammenziehen und Ventile haben, die das Blut nur in eine Richtung fließen lassen. Deshalb
- besteht das Herz überwiegend aus Muskelgewebe,
- enthält es Hohlräume,
- hat es Gefäße; diese münden in das Herz und führen weg vom Herzen,
- verhindern Klappen einen Blutrückfluss,

Die **Herzwand** (Bild 7.12) besteht von außen nach innen aus drei Schichten:
- Herzbeutel (Perikard) mit innerem und äußerem Blatt,
- Herzmuskelschicht (Myokard) und
- Herzinnenhaut (Endokard).

Der **Herzbeutel** umschließt das gesamte Herz. Er ist nicht fest mit dem Herzen verwachsen, so dass eine kleine Gleitschicht entsteht. Diese macht die Herzbewegungen möglich.

Perikard (gr.)
peri = um, herum

Myokard (gr.)
Mys = Muskel

Endokard (gr.)
Endo = Innen und
Kardi = Herz

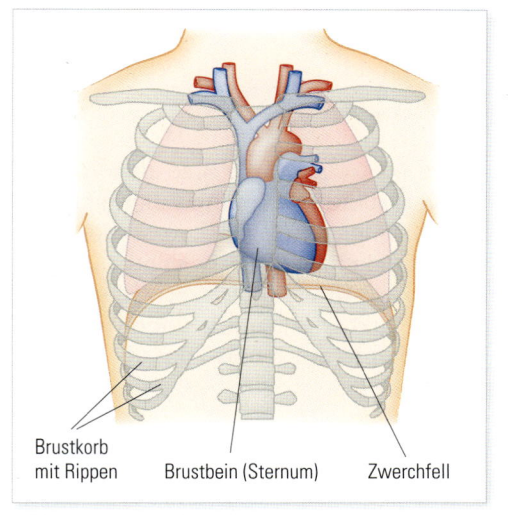

Bild 7.11 Die Lage des Herzens

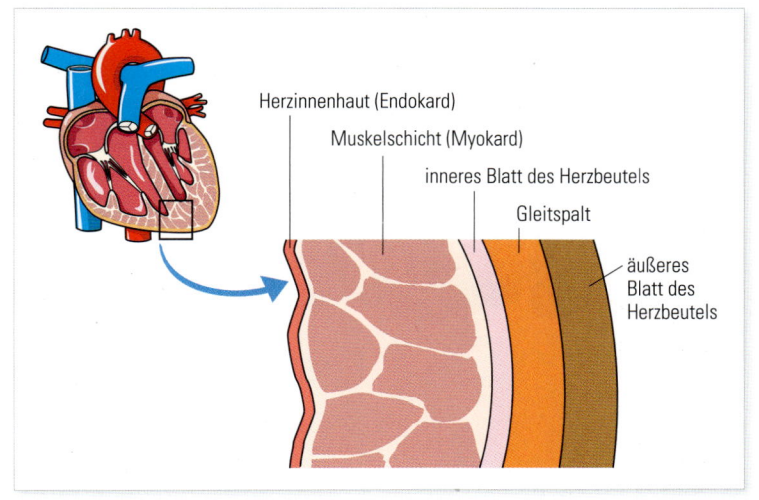

Bild 7.12 Aufbau der Herzwand

LF 7 • Zwischenfällen vorbeugen und in Notfallsituationen Hilfe leisten

Das Muskelgewebe des Menschen wird unterschieden in
- glatte Muskulatur,
- quergestreifte Muskulatur und
- Herzmuskulatur (Bild 7.13).

Quergestreifte Muskulatur ist die Skelettmuskulatur, sie ist für unseren Bewegungsapparat zuständig. In der Vergrößerung sind querverlaufende Myofibrillen zu erkennen. Quergestreifte Muskulatur ist willentlich steuerbar und kann schnell und stark arbeiten, allerdings ermüdet sie auch recht schnell. Muskeln können sich nur aktiv zusammenziehen, nicht dehnen.

Die Herzmuskulatur hat die Eigenschaften von glatter Muskulatur und Skelettmuskulatur. Sie ist willentlich kaum zu beeinflussen, durch Entspannungstechniken kann die Frequenz des Herzschlags indirekt verlangsamt werden. Die Muskelschicht der linken Herzhälfte ist stärker als die der rechten.

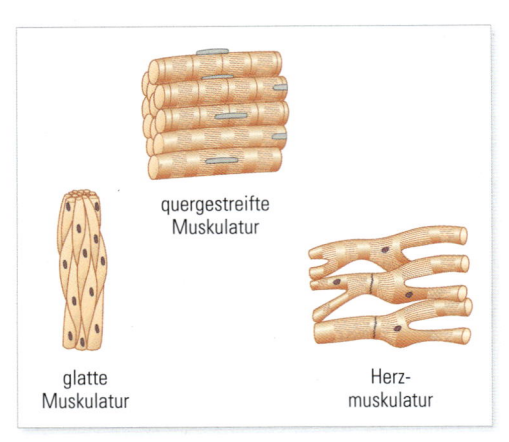

Bild 7.13 Muskulatur

Die **Herzinnenhaut** überzieht die gesamte Innenfläche des Herzens und bildet die vier Herzklappen.

Myofibrillen: bilden die Fasern des Muskelgewebes

Glatte Muskulatur ist z. B. in den Wänden der Verdauungsorgane und Blutgefäße zu finden. Unter dem Mikroskop werden längs verlaufende Myofibrillen sichtbar. Glatte Muskulatur ist willentlich nicht beeinflussbar (es wirkt unwillkürlich, unbewusst) und es arbeitet schwach und langsam.

Kammern und Vorhöfe. Das Herz ist innen längs durch die Herzscheidewand getrennt. Die rechte Herzhälfte ist kleiner als die linke. Jede Herzhälfte ist wiederum in einen Vorhof und eine Herzkammer geteilt, sodass das Herz vier Hohlräume aufweist (Bild 7.14).

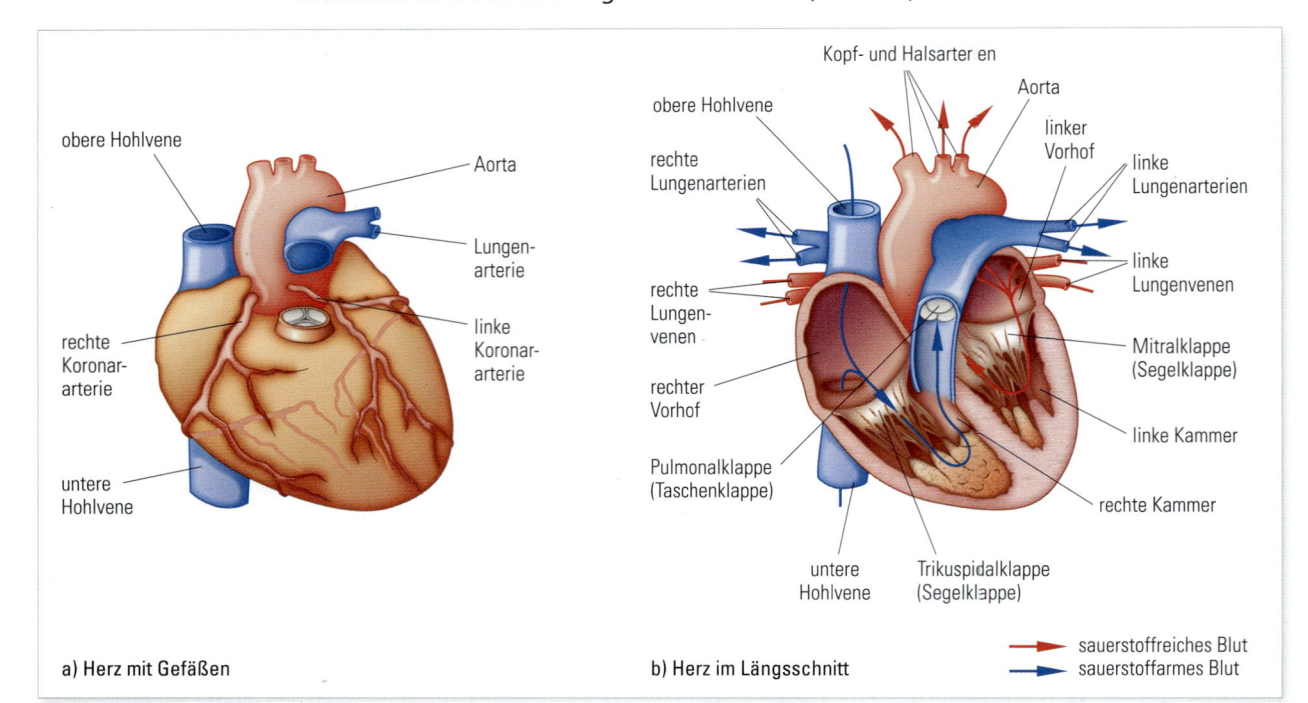

a) Herz mit Gefäßen

b) Herz im Längsschnitt

→ sauerstoffreiches Blut
→ sauerstoffarmes Blut

Bild 7.14 Aufbau des Herzens

Herzkreislaufsystem • **LF 7**

Gefäße am Herzen. Die zum Herzen führenden Gefäße münden in die Vorhöfe:
- In den rechten Vorhof münden die untere und die obere Hohlvene.
- In den linken Vorhof münden die Lungenvenen.

Die vom Herzen wegführenden Gefäße sind an die Kammern angeschlossen:
- Aus der rechten Kammer tritt die Lungenarterie aus.
- Aus der linken Kammer tritt die Körperschlagader (Aorta) in einem Bogen aus.

Am Beginn der Aorta entspringen als erste Gefäße die Herzkranzgefäße (Koronararterien), sie versorgen den Herzmuskel mit Sauerstoff (Bild 7.14).

Herzklappen. Das Herz hat vier Klappen, man unterscheidet je zwei
- Segelklappen und
- Taschenklappen (Bild 7.14).

Zwischen den Vorhöfen und den Kammern befindet sich jeweils eine Segelklappe, die das aus den Vorhöfen kommende Blut in die Kammern fließen lässt und den Rückfluss verhindert. Die Segelklappen sind bindegewebige Schläuche, die in die Kammern ragen und durch lange Einschnitte wie Segel aussehen. Die freien Enden sind mit Fasern befestigt, sodass die Klappen bei Kontraktion des Herzens nicht in die Vorhöfe zurückschlagen können. In der rechten Herzhälfte hat die Klappe drei Segel (Trikuspidalklappe), in der linken Herzhälfte hat sie zwei Segel (Bikuspidal- oder Mitralklappe).

In den Eingängen zur Lungenarterie bzw. zur Aorta befindet sich je eine Taschenklappe, die aus drei taschenartigen Bindegewebshäuten besteht. Sie verhindert den Blutrückfluss in die Kammer.

7.4 Herzkreislaufsystem

7.4.1 Funktion des Herzens

Das Herz zieht sich regelmäßig zusammen, um anschließend zu erschlaffen. Man kann bei jeder Herzaktion mit an die Brust gehaltenem Ohr zwei aufeinanderfolgende Töne

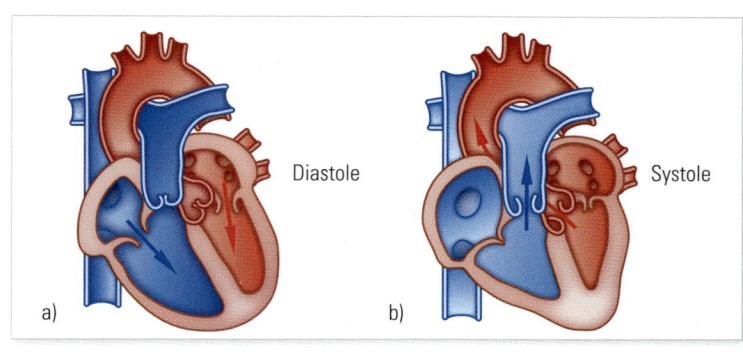

Bild 7.15 a) Diastole und b) Systole

hören. Vereinfacht verläuft der Herzschlag in zwei Phasen (Bild 7.15):
- Diastole (rhythmische Erweiterung des Herzens) und
- Systole (rhythmisches Zusammenziehen des Herzens).

Diastole. Die Herzkammern erschlaffen, die Segelklappen öffnen sich und das Blut strömt aus den Vorhöfen in die Kammern.

Systole. Die Herzkammern ziehen sich zusammen (1. Herzton), die Segelklappen schließen sich und das Blut wird in die Aorta und Lungenarterie gepumpt. Am Ende der Systole schließen sich die Taschenklappen (2. Herzton).

Erregungssystem. Das Herz besitzt ein selbstständiges Erregungssystem. Der Impulsgeber (Sinusknoten) liegt als 1 cm großes Gebilde am rechten Vorhof vor der oberen Hohlvene. Selbst bei schweren Verletzungen des zentralen Nervensystems sorgt er für einen regelmäßigen Herzschlag und damit für die Lebenserhaltung.

7.4.2 Der Blutkreislauf

Der Blutkreislauf besteht aus zwei hintereinander geschalteten Kreisläufen, dem
- Lungenkreislauf und dem
- Körperkreislauf.

Lungenkreislauf. Die rechte Herzhälfte pumpt das Blut durch den Lungenkreislauf. Das sauerstoffarme, aus dem Körper kommende Blut strömt in den rechten Vorhof und von dort in die rechte Herzkammer. Die Kontraktion der rechten Herzkammer drückt das Blut in die Lungenarterie. In der

Aorta: große Körperarterie

Diastole (gr.) = Ausdehnung

Systole (gr.) = Zusammenziehung

Tri-(Bi-)kuspidalklappe von tricuspis (lat.) = dreizackig bzw. bicuspis = zweizackig

Kontraktion (lat.) = Zusammenziehung; kontrahieren = sich zusammenziehen

handwerk-technik.de

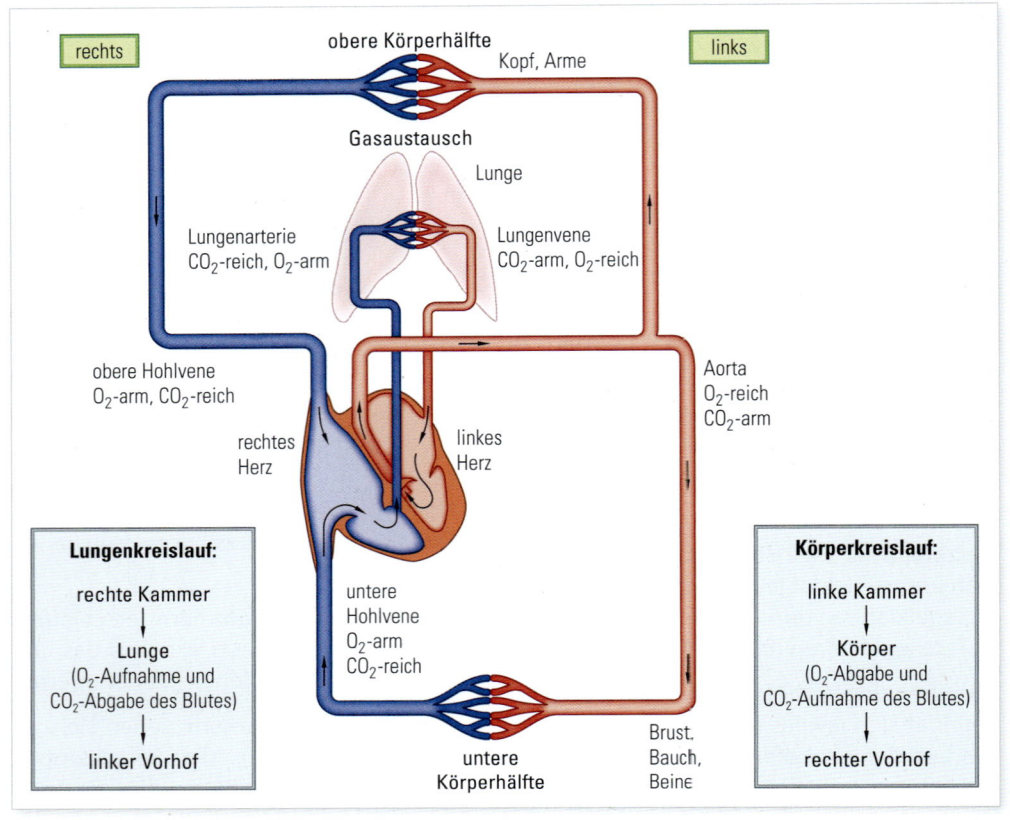

LF 7 • Zwischenfällen vorbeugen und in Notfallsituationen Hilfe leisten

Bild 7.16 Schema des Kreislaufs

Lunge gibt das Blut Kohlendioxid ab und nimmt Sauerstoff auf. Über die Lungenvene gelangt es in den linken Vorhof.

Körperkreislauf. Das sauerstoffreiche Blut gelangt vom linken Vorhof in die linke Herzkammer. Von hier aus wird es in die Aorta gedrückt und im gesamten Körper verteilt. Dabei gibt es Sauerstoff an die Zellen ab und nimmt Kohlendioxid auf. Über die Venen wird es gesammelt, um über die obere und untere Hohlvene in den rechten Vorhof zu gelangen.

Der Körperkreislauf ist größer als der Lungenkreislauf, deshalb ist die für ihn zuständige linke Herzhälfte größer (Bild 7.16).

7.4.3 Puls messen

Nach jedem Herzschlag dehnen sich die Arterien ein wenig aus. Diese Ausdehnung läuft als eine Druckwelle durch die Arterien. Wenn die Arterien dicht unter der Haut liegen, kann man dort den Herzschlag als Puls tasten. Das Pulsmessen dient der Einschätzung des Gesundheitszustandes des Patienten. In Notfallsituationen hilft die Überwachung des Kreislaufes, z. B. bei der Entscheidung zur richtigen Lagerung des Patienten oder zum Beginn einer Herzdruckmassage.

Üblicherweise wird der Puls am Handgelenk getastet, hier läuft an der Innenseite

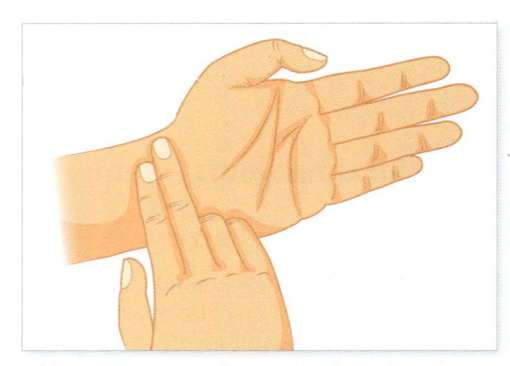

Bild 7.17 Tasten des Pulses am Handgelenk

zum Daumen hin die Arteria radialis, die Speichenschlagader. Man legt dazu Zeigefinger und Mittelfinger leicht auf die Speichenschlagader und zählt 15 Sekunden lang den Puls. Um dann den Pulsschlag für eine Minute zu erhalten wird die gezählte Zahl mit 4 multipliziert. Hat man z. B. in den 15 Sekunden 20 Herzschläge gezählt, ergibt das: 20 x 4 = 80 Schläge pro Minute. Ist der Puls sehr unregelmäßig, sollte man 60 Sekunden zählen.

Alter	Pulsschläge pro Minute
0 Jahre	140
2 Jahre	120
4 Jahre	100
10 Jahre	90
14 Jahre	85
Erwachsene	60–80
Senioren	80–85

Tabelle 7.4 Pulsnormalwerte

Bei sehr schwachem Puls kann es besser sein, den Puls an der Halsschlagader zu tasten. Die Halsschlagader befindet sich in der kleinen Grube zwischen dem Kehlkopf und der seitlichen Halsmuskulatur.

TIPP Sie können zwei bis drei Finger mit leichtem Druck auf die Arterie legen. Sie dürfen niemals den Daumen dazu nutzen, da der eigene Daumenpuls oftmals sehr stark ist.

7.4.4 Blutdruck

Der Blutdruck entsteht durch die Herzaktion. Weil das Herz das Blut in die Arterien drückt, ist der Druck im arteriellen System höher als im venösen. Üblicherweise wird der arterielle Druck am Oberarm gemessen, er wird in zwei Werten angegeben. Der obere (systolische) Wert entsteht durch den Ausstoß des Blutes aus dem Herzen. Der untere (diastolische) Wert entsteht, wenn sich das Herz entspannt. Die Werte werden in mmHg (Millimeter Quecksilbersäule) angegeben, da die ersten Blutdruckmessgeräte

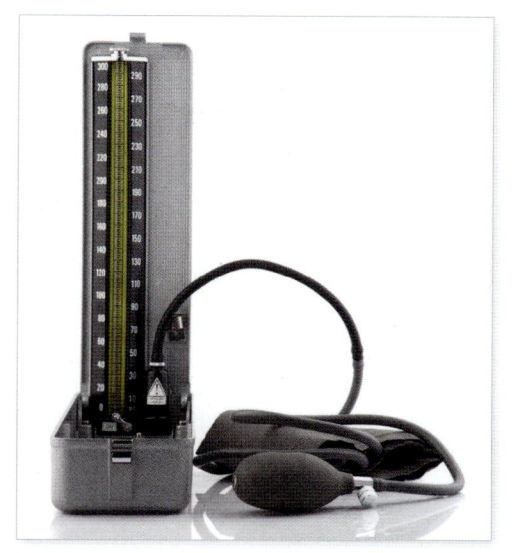

Bild 7.18 Altes Blutdruckmessgerät

zur Anzeige der Werte eine mit Quecksilber gefüllte Glasröhre hatten (Bild 7.18).

Der Blutdruck hat eine wichtige Bedeutung für die Gesundheit. Insbesondere der Bluthochdruck (Hypertonie), der oft nicht bemerkt wird, ist sehr schädlich. Gefäßerkrankungen und in deren Folge Schlaganfall und Herzinfarkt können durch erhöhten Blutdruck entstehen. Die von der Weltgesundheitsorganisation WHO festgelegten Norm-Werte sind in der Tabelle 7.5 aufgeführt. Die Werte geben den systolischen und den diastolischen Druck an und man sagt z. B. der Blutdruck beträgt 120 zu 80 (120/80 mmHg).

Hypertonie (gr.) = Bluthochdruck

	Systolisch (mmHg)	Diastolisch (mmHg)
Optimaler Blutdruck	< 120	< 80
Normaler Blutdruck	120–129	80–84
Hoch-normaler Blutdruck	130–139	85–89
Milde Hypertonie	140–159	90–99
Mittlere Hypertonie	160–179	100–109
Schwere Hypertonie	> 180	> 110

Tabelle 7.5 Normwerte für den Blutdruck

Von einem niedrigen Blutdruck, der Hypotonie, spricht man bei Werten kleiner als 100/60 mmHg.

Hypotonie (gr.) = zu niedriger Blutdruck

7.5 Störungen des Herzkreislaufsystems

7.5.1 Krankheiten des Herzens

Die folgenden zwei Herzerkrankungen treten häufig als Notfälle auf, sie gehören zur Gruppe der koronaren Herzerkrankungen (KHK). Ausgelöst werden sie durch Verengungen der Herzkranzgefäße infolge von Ablagerungen (Arteriosklerose, Bild 7.19). Es handelt sich um einen überwiegend alterungsbedingten Prozess, der durch die Risikofaktoren Rauchen, Übergewicht, Bluthochdruck und mangelnde Bewegung beschleunigt wird.

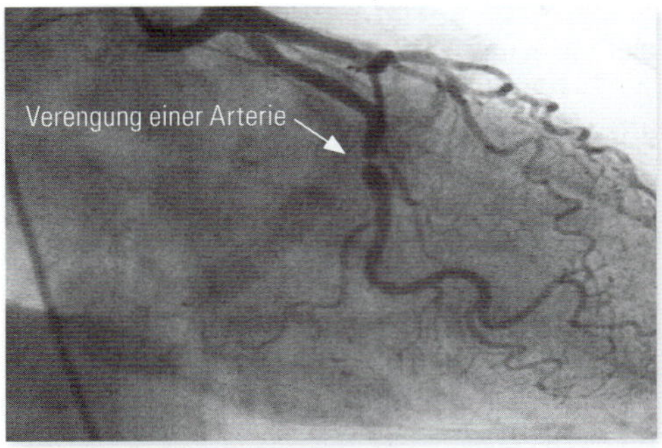

KHK: Koronare Herzkrankheit von Corona lat. = Krone, Kranz

Arteriosklerose: Sklerose (Verhärtung, Verkalkung) einer Arterie

Bild 7.19 Verengtes Koronargefäß

Angina pectoris. Ein Angina-pectoris-Anfall äußert sich durch ein Gefühl der Brustenge mit Schmerzen und Atemnot. Der Schmerz strahlt typischerweise in den linken Arm aus. Unter Belastung kommt es infolge der Gefäßverengung zu einer Sauerstoffminderversorgung der Herzmuskulatur. Patienten mit bekannter Angina pectoris verwenden ein Nitroglycerin-Spray, welches sie bei einem Anfall unter die Zunge sprühen. Die Symptome klingen dann schnell ab, weil die Koronargefäße erweitert werden. Angina pectoris kann eine Vorstufe zum Herzinfarkt sein.

Maßnahmen bei Kollaps und Schock ▶ S. 195

Angina (lat.) = Enge, Beklemmung **pectoris** von pectus (lat.) = Brust

Herzinfarkt. Bei einem Herzinfarkt kommt es im stark verengten Herzkranzgefäß infolge eines Blutgerinnsels zu einem plötzlichen Gefäßverschluss. Die betroffene Herzregion wird nicht mehr durchblutet und stirbt ab. Der Patient verspürt starke Schmerzen bis hin zu einem Vernichtungsschmerz hinter dem Brustbein (oft in den linken Arm ausstrahlend), starke Atemnot, Todesangst und er ist kaltschweißig. Die Symptome können sehr unterschiedlich sein. Ein Herzinfarkt ist lebensbedrohend. Wenn nur ein sehr kleines Gebiet des Herzmuskels betroffen ist, kann der Infarkt auch symptomarm verlaufen. Nitroglycerin hilft bei einem Herzinfarkt nicht.

7.5.2 Störungen des Blutkreislaufes

Folgende Kreislaufstörungen können zu einem Notfall führen:
- Kollaps und
- Schock.

In beiden Fällen steht weniger Blut und damit Sauerstoff zur Verfügung als benötigt wird. Vor allem das Gehirn kann nur sehr kurze Zeit eine Minderversorgung vertragen. Eine hieraus drohende Bewusstlosigkeit ist lebensgefährlich. Ein vollständiger Stillstand des Kreislaufs führt innerhalb von Minuten zum Tod.

Der ▶Kollaps ist eine kreislaufbedingte kurz andauernde (Sekunden bis Minuten) Eintrübung des Bewusstseins bzw. Bewusstlosigkeit. Die Patienten sind blass, vor allem um die Nase herum, die Stirn ist kaltschweißig. Ihnen wird schwarz vor Augen oder sie sehen „Sterne". Der Puls ist zunächst erhöht, später ist der Pulsschlag vermindert.

Ausgelöst wird der Kollaps durch einen verminderten venösen Rückstrom zum Herzen, das Blut „versackt" im Bauchraum und den Beinen. Dies kann beim plötzlichen Aufstehen geschehen oder infolge von Angst und Stress. So kann z. B. die Angst vor der zahnärztlichen Behandlung zu einer Puls- und Blutdruckerhöhung mit Engstellung der Gefäße führen. Der Körper versucht dann gegenzusteuern, stellt die Gefäße im Bauchraum weit und das Blut sammelt sich dort. Durch diese Fehlregulation ist das Gehirn kurzfristig nicht ausreichend mit Sauerstoff versorgt und dem Patienten wird schwarz vor Augen.

▶Schock. Die typischen Symptome des Schocks sind ein schneller, schwacher Puls, ein erniedrigter Blutdruck und eine Zentralisation des Kreislaufs (starke Verminderung der peripheren Durchblutung zugunsten der Hirndurchblutung). Ein Schock kann jederzeit in eine Bewusstlosigkeit übergehen.

Man unterscheidet nach den Ursachen:
- Volumenmangelschock infolge von Blutverlust,
- kardiogenen (herzbedingten) Schock,
- anaphylaktischen (allergischen) Schock.

TIPP Jeder Schock ist ein lebensgefährlicher Notfall. Auf lebensbedrohliche Notfälle müssen Sie schnell, ruhig und professionell reagieren können. Wie? – Das erfahren Sie auf Seite 195.

7.6 Lymphatisches System

Zum Lymphatischen System gehören:
- Lymphgefäße,
- Lymphknoten,
- Milz,
- Thymusdrüse (nur bei Kindern),
- Gaumen-, Zungen- und Rachenmandeln,
- Lymphatisches Gewebe im Darm.

Das Lymphatische System dient in erster Linie der Abwehr von Krankheitserregern. So zerstören z. B. die Gaumen- und Rachenmandeln Krankheitserreger, die über die Mund- und Nasenschleimhaut in den Körper eingedrungen sind.

Die Lymphgefäße durchziehen den Körper und transportieren Lymphflüssigkeit zum Herzen (Bild 7.20). Die Lymphflüssigkeit enthält Lymphozyten zur Immunabwehr.

In den Lymphknoten kommen die Lymphgefäße zusammen. Hier werden Krankheitserreger herausgefiltert. Dabei können die Lymphknoten anschwellen und schmerzen. Der Hausarzt tastet regelmäßig die Lymphknoten des Halses ab, um Infektionen oder ähnliches zu erkennen.

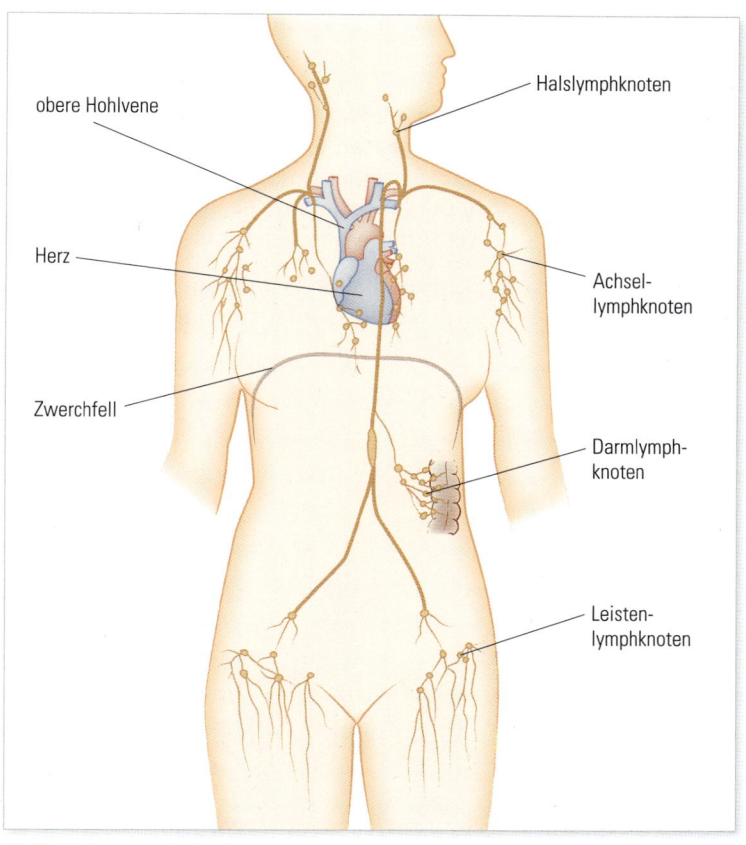

Bild 7.20 Lymphatisches System

7.7 Atmungssystem und Atmung

Der Mensch gewinnt seine Energie überwiegend durch die Verbrennung von Nährstoffen. Hierzu wird Sauerstoff benötigt. Bei der Verbrennung entsteht Kohlendioxid. Das Atmungssystem sorgt zusammen mit dem Kreislaufsystem für die Aufnahme von Sauerstoff aus der Luft und die Versorgung der Zellen damit. Gleichzeitig entsorgt es das Kohlendioxid und gibt es an die Luft ab.

7.7.1 Luftwege

Zu den Luftwegen (Bild 7.21, S. 184) gehören
- Nase,
- Nasennebenhöhlen,
- Rachen,
- Kehlkopf,
- Luftröhre,
- Bronchien und Lungenbläschen.

kardiogen von kardia (gr.) = Herz

Anaphylaxie (gr.) = allergische Reaktion

LF 7 • Zwischenfällen vorbeugen und in Notfallsituationen Hilfe leisten

Resonanz (lat.) = Mitschwingen eines Körpers nach Anregung; Klangverstärkung

Sinusitis von sinus (lat.) = Hohlraum

lymphatisches Organ: Teil des Lymphsystems (= Teil des Immunsystems)

Die Nase besteht aus Knochen (Nasenbein) und Knorpel. Die Nasenscheidewand teilt den Innenraum in zwei Nasenhöhlen. Durch die Nasenlöcher wird die Luft in die Nasenhöhlen geatmet. Die Nasenhöhlen sind mit einer gut durchbluteten Schleimhaut ausgekleidet. Größtenteils ist diese mit Flimmerhärchen besetzt.

Die Nase hat drei Funktionen:
- Erwärmen, Anfeuchten und Reinigen der Atemluft,
- Geruchsempfindung und
- Resonanzbildung für die Stimme.

Die gut durchblutete und gefäßreiche Schleimhaut sorgt für die Anwärmung der Atemluft. Der Schleim und die über den Tränenkanal in die Nase gelangte Tränenflüssigkeit feuchten die Luft an. Die Flimmerhärchen transportieren den Schleim zusammen mit Verunreinigungen rachenwärts, wo er heruntergeschluckt wird.

Im oberen Teil der Nasenhöhlen befinden sich Riechzellen. Geruchsstoffe werden hier wahrgenommen und entsprechende Signale über den Riechnerven an das Gehirn weitergegeben.

Der Hohlraum selber ist ein Klangraum für die Stimme. Deutlich ist dies bei einer verstopften Nase zu hören, der Klangraum fehlt und die Stimme klingt nasal.

Nasennebenhöhlen. Über Zugänge ist die Nasenhöhle mit weiteren Hohlräumen verbunden, den paarigen Nasennebenhöhlen (Bild 7.22):
- Kieferhöhle,
- Stirnhöhle,
- Siebbeinzellen,
- Keilbeinhöhle.

Die Nasennebenhöhlen verringern das Gewicht des Kopfes und dienen als Resonanzraum. Sie sind ebenfalls mit Schleimhaut ausgekleidet. Bei einem Infekt können die Schleimhäute derart anschwellen, dass eitriges Sekret nicht mehr über die engen Zugänge zur Nasenhöhle abfließen kann. Vereiterte Nebenhöhlen (Sinusitis) können sehr schmerzhaft sein.

Rachen. Die Atemluft gelangt durch die hinteren Öffnungen der Nasenhöhlen in den Rachenraum.

Im oberen Rachenabschnitt liegen die Rachenmandeln. Sie dienen der Infektabwehr (lymphatisches Organ) und können bei einem Infekt anschwellen. Ebenfalls im oberen Rachenraum befindet sich beidseitig je eine Ohrtrompete als Verbindung zum Mittelohr. Sie dient bei Veränderungen des Außendrucks dem Druckausgleich im

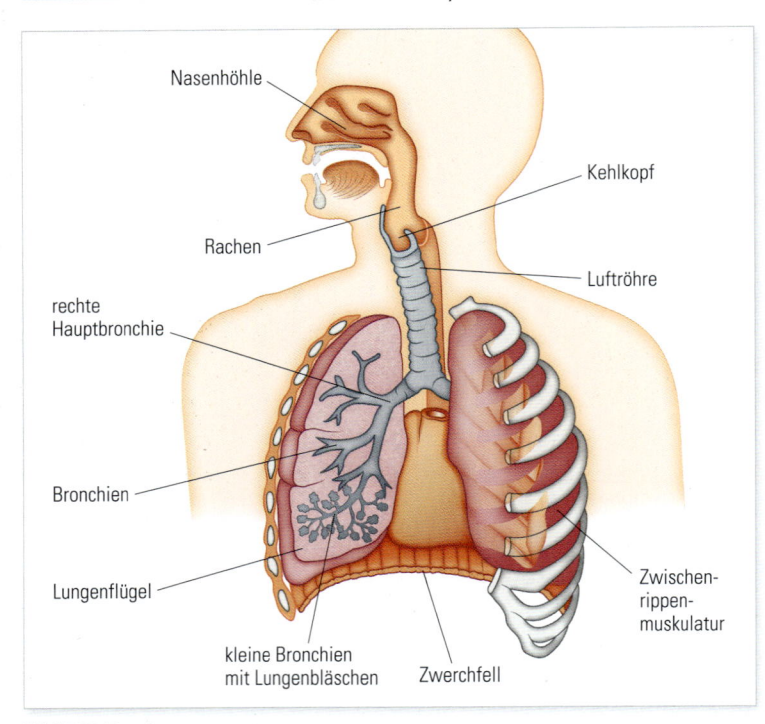

Bild 7.21 Das Atmungssystem

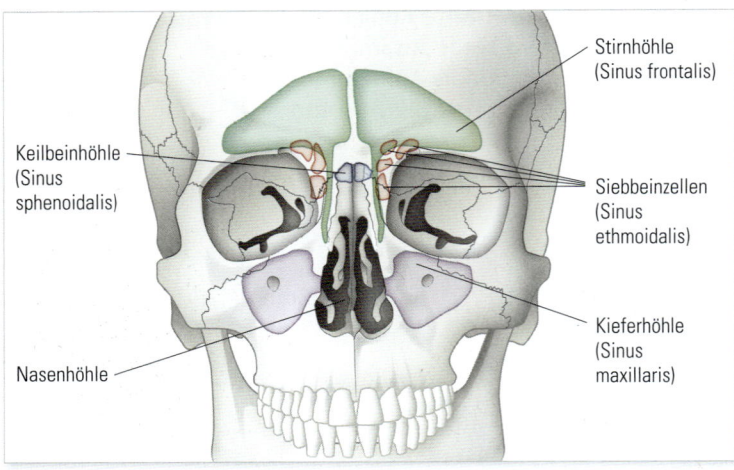

Bild 7.22 Nasennebenhöhlen

Atmungssystem und Atmung • LF 7

Mittelohr. Über diesen Weg können auch Mikroorganismen in das Mittelohr gelangen und zu Mittelohrentzündungen führen.

Kehlkopf. Die nächste Station der Luft ist der Kehlkopf. Er besteht aus mehreren Knorpeln. Vorne und seitlich liegt der Schildknorpel. Er ist von außen gut zu sehen und tastbar. Beim Mann ist er deutlicher ausgeprägt (Adamsapfel). Unten befindet sich der Ringknorpel, der mit dem Schildknorpel beweglich verbunden ist. Auf dem Ringknorpel befinden sich die beiden Stellknorpel. An ihnen sind die Stimmbänder befestigt. Über die Bewegung der Stellknorpel kann die Spannung der Stimmbänder verändert werden. An der Innenseite des Schildknorpels ist der Kehldeckel befestigt. Der obere Teil des Kehldeckels ist beweglich, reicht bis in das Zungenbein und ist dort mit einem Band befestigt (Bild 7.23).

Unten an den Kehlkopf schließen sich Luft- und Speiseröhre an. Die Luftröhre liegt vor der Speiseröhre.

Der Kehlkopf hat zwei Funktionen:
- Verschluss der Luftröhre beim Schlucken und
- Stimmbildung.

Der Kehlkopf stellt eine Weiche zwischen Luft- und Speiseweg dar. Beim Schlucken senkt sich der Kehldeckel über den Luftröhreneingang, um diesen so zu verschließen, dass keine Nahrungsbestandteile in die unteren Atemwege gelangen. Diese werden in die hinten liegende Speiseröhre befördert (Bild 7.24). Die im Kehlkopf gespannten Stimmbänder bilden eine Stimmritze, durch die von unten (beim Ausatmen) Luft gepresst wird. Dabei schwingen sie und es entsteht ein Ton.

Luftröhre. An den Kehlkopf schließt sich die dehnbare, ca. 10 bis 12 cm lange Luftröhre an. Sie wird durch nach hinten offene, C-förmige Knorpelspangen ständig offen gehalten. Innen ist sie mit Schleimhaut und Flimmerhärchen ausgekleidet. Im Brustraum teilt sich die Luftröhre in die beiden Hauptbronchien (Bild 7.25).

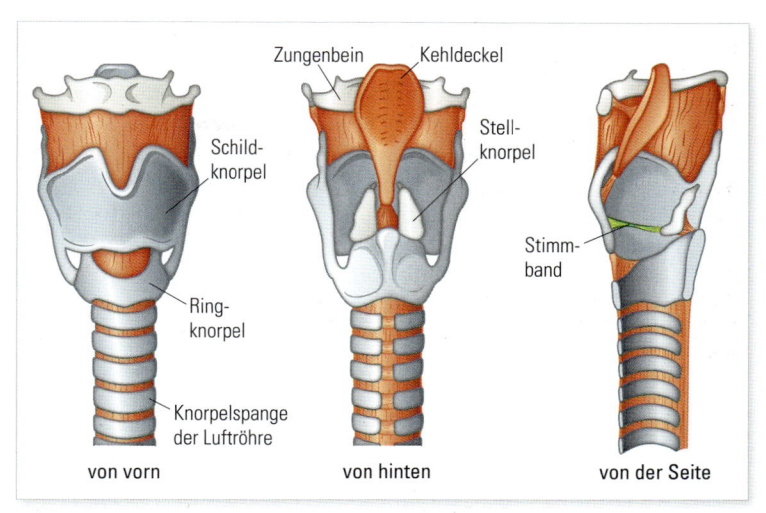

Bild 7.23 Der Kehlkopf von vorn, hinten und seitlich

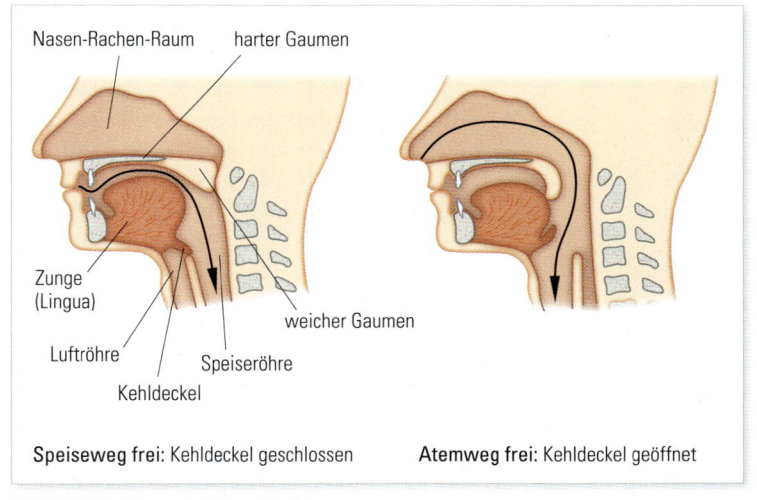

Bild 7.24 Vorgänge beim Schlucken

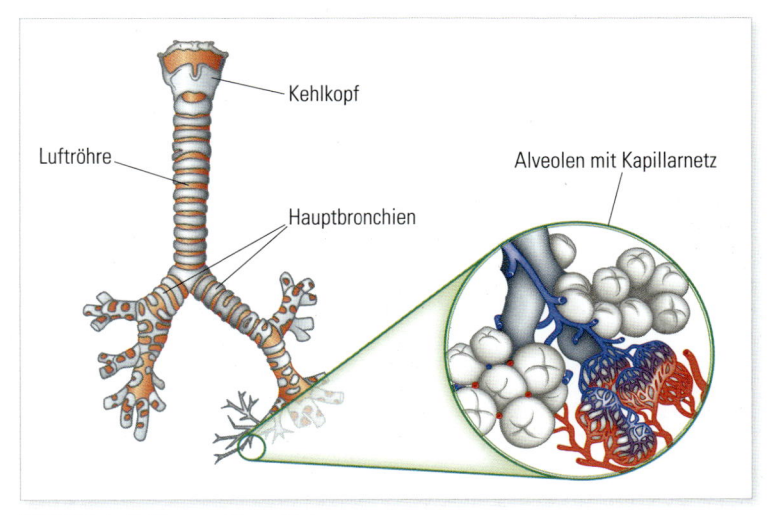

Bild 7.25 Luftröhre und Bronchialraum

Bronchien und Lungenbläschen. Die Hauptbronchien verzweigen sich in immer kleinere Bronchien. Das verzweigte System wird Bronchialraum genannt (Bild 7.25). Die kleinsten Verzweigungen sind die Bronchiolen. Diese enthalten keine Knorpelspangen, sondern eine Muskelschicht. Über das vegetative Nervensystem werden die Bronchialmuskeln gesteuert. Die Bronchien können nach Bedarf weit oder eng gestellt werden.

Am Ende der Bronchiolen befinden sich traubenähnliche Lungenbläschen (Alveolen). Eine Alveole besteht aus einem dünnen Häutchen und ist von einem feinen Kapillarnetz überzogen. Hier findet der Gasaustausch statt (Bild 7.25).

Die Lungen sind ein paarig angelegtes Organ, welches mit dem Brustfell überzogen ist. Das Brustfell besteht aus zwei Häuten, dem innen liegenden Lungenfell und dem außen liegenden Rippenfell (Bild 7.26). Die beiden Häute sind gegeneinander verschiebbar und ermöglichen so die Bewegung der Lungen beim Atmen.

Die Lungen bestehen aus der Summe aller Bronchien und Alveolen. Die rechte Lunge ist in drei Lungenlappen, die linke in zwei geteilt, weil hier das Herz Platz beansprucht. Die Lungen füllen fast den gesamten Brustraum aus. Unten liegen sie am Zwerchfell an und sind – über das Brustfell – mit diesem verbunden. Die Seiten liegen an den Rippen an. Die beiden Lungenspitzen überragen die Schlüsselbeine etwas. Lungen haben eine schwammartige Struktur; sie ziehen sich nach einer Dehnung von selbst wieder zusammen.

7.7.2 Atemmechanik

Zum Ein- und Ausatmen muss sich die Lunge ausdehnen und wieder zusammenziehen. Die Lungen haben keine eigenen Muskeln. Das Auseinanderziehen der Lungen wird von der Atemmuskulatur übernommen. Zu ihr gehören das Zwerchfell und die Zwischenrippenmuskulatur. Das die Lungen umschließende Lungenfell haftet wie ein Saugnapf am Rippenfell. Der zwischen ihnen liegende Pleuraspalt ist mit Flüssigkeit gefüllt (Bild 7.26).

> **Alveole** von alveolus (lat.) = kleine Mulde; so bezeichnet man neben den Lungenbläschen auch die Zahnfächer im Kiefer

> **Pleura** (gr.) = Flanke / Seite, hier: Brustfell

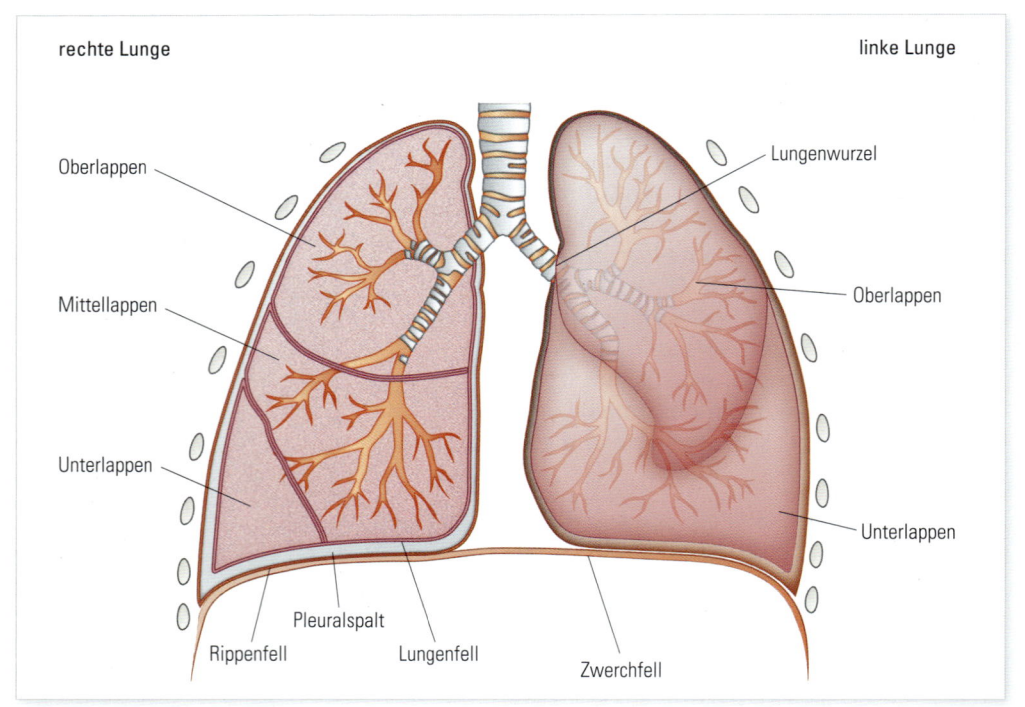

Bild 7.26 Der Aufbau der Lungen

Weil das Rippenfell am Brustkorb und Zwerchfell befestigt ist, führen die Lungen die Bewegungen des Zwerchfells und des Brustkorbs mit aus.

Inspiration (Einatmung). Im Ruhezustand ist das Zwerchfell nach oben gewölbt. Zieht es sich zusammen, flacht die Wölbung ab und dehnt die Lunge nach unten. Kontrahiert sich die Zwischenrippenmuskulatur, wird der Brustkorb angehoben und dehnt die Lungen ebenfalls. Es entsteht ein Sog und die Luft strömt über die Luftröhre ein (Bild 7.27).

Exspiration (Ausatmung). Erschlaffen das Zwerchfell und die Zwischenrippenmuskulatur, hebt sich das Zwerchfell und der Brustkorb senkt sich. Die Lungen verkleinern sich und die Luft wird aus der Lunge herausgedrückt (Bild 7.27).

7.7.3 Innere und äußere Atmung / Gasaustausch

Der Gasaustausch findet auf zweierlei Weise statt: in der Lunge und an allen Körperzellen.

Äußere Atmung. Der Gasaustausch zwischen Organismus (Lunge) und Umwelt (Luft) wird äußere Atmung genannt. Der in der Luft enthaltene Sauerstoff dringt durch die sehr dünnen Wände der Lungenbläschen in die Kapillaren. Man nennt diesen Vorgang Diffusion. Das bedeutet: Stoffe haben immer das Bestreben, sich gleichmäßig zu verteilen. Da der Sauerstoffgehalt der Luft größer ist als der des Blutes, bewegen sich die Sauerstoffmoleküle in Richtung Blut.

Mit dem Kohlendioxid funktioniert es anders herum. Weil das vom Körper kommende Blut mehr Kohlendioxid enthält als die Luft in den Lungenbläschen, bewegen sich die Kohlendioxidmoleküle aus den Kapillaren in die Lungenbläschen.

Innere Atmung. Bei der Energieumsetzung (Verbrennung) in den Zellen wird Sauerstoff verbraucht und Kohlendioxid entsteht. Dies nennt man innere Atmung oder Zellatmung. Auch hier sorgt das Prinzip der Diffusion dafür, dass die Sauerstoffmoleküle sich in die Zelle und die Kohlendioxidmoleküle sich aus der Zelle in Richtung Blutkapillare bewegen.

Einatmung

Das Zwerchfell kontrahiert sich, die Zwerchfellkuppel wird abgesenkt.

Die Zwischenrippenmuskulatur kontrahiert sich und hebt den Brustkorb an.

Ausatmung

Das Zwerchfell entspannt sich, die Zwerchfellkuppel wird angehoben.

Die Zwischenrippenmuskulatur entspannt sich und senkt den Brustkorb ab.

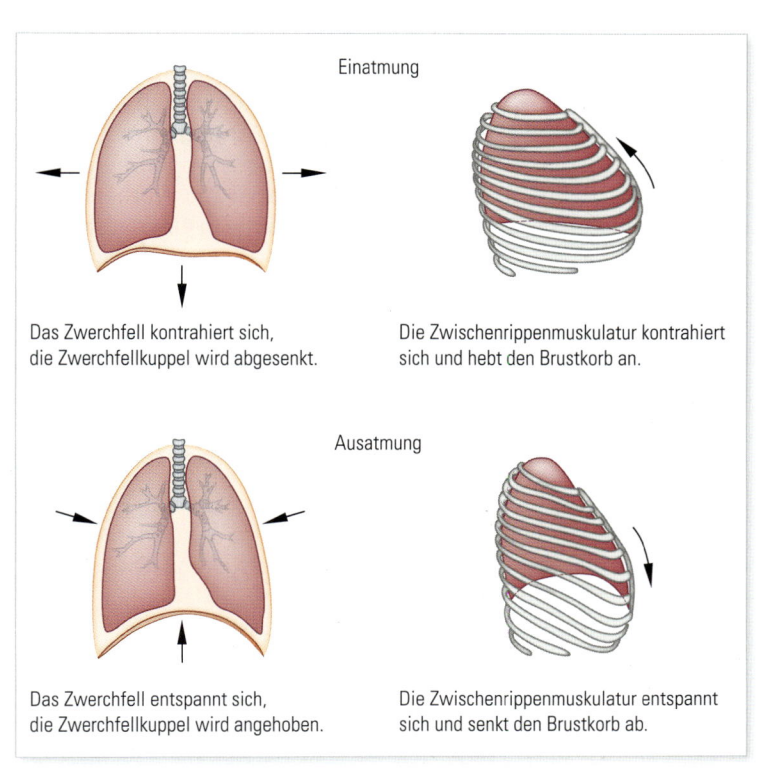

Bild 7.27 Ein- und Ausatmung

7.7.4 Atemregulation

Die Atmung wird über ein Atemzentrum im zentralen Nervensystem gesteuert. Um die Atmung wechselnden Belastungen anzupassen, werden ständig der Sauerstoffgehalt, der Kohlendioxidgehalt und der pH-Wert des Blutes gemessen und an das Atemzentrum weitergeleitet. Bei Erhöhung des Kohlendioxid-Gehaltes, Absinken des Sauerstoffgehaltes und sinkendem pH-Wert wird die Atmung beschleunigt.

Aber auch psychische Erregung und Schmerz können die Atmung intensivieren.

Diffusion: Ausgleich von Konzentrationsunterschieden bei Gasen und Flüssigkeiten

TIPP Möchten Sie Patienten beruhigen, fordern Sie diese auf gleichmäßig und langsam zu atmen.

7.8 Notfälle

Notfälle sind zum Glück selten. Dennoch können sie in jeder Zahnarztpraxis auftreten. Notfälle treten überwiegend unerwartet auf, teils sind sie aber auch vorhersehbar. Sie können ihre Ursache in einer vorhandenen Erkrankung haben oder werden durch die zahnärztliche Behandlung selber ausgelöst. Durch richtiges Handeln lässt sich häufig die Notfallsituation entschärfen oder sogar ein Notfall vermeiden.

7.8.1 Notfallmanagement

Lebensbedrohender Notfall. Sind eine oder mehrere der Vitalfunktionen gestört, besteht akute Lebensgefahr. Dies ist der Fall bei:
- Störung des Bewusstseins,
- Störung des Herzkreislaufsystems und
- Störung der Atmung.

> **TIPP** Auf einen lebensbedrohenden Notfall müssen Sie sehr schnell reagieren. Alle momentanen Aufgaben und Tätigkeiten müssen Sie sofort unterbrechen und Ihre Aufmerksamkeit einzig dem Notfall widmen.

Vitalfunktionen: lebenswichtige Körperfunktionen (Bewusstsein, Atmung, Kreislauf)

Ein Bewusstloser hat verminderte Reflexe. Ist sein Schluckreflex gestört, kann er an Erbrochenem ersticken oder die eigene Zunge kann die Atemwege verstopfen. Bei einer Atem- oder Kreislaufstörung wird den lebenswichtigen Organen nicht genügend Sauerstoff zugeführt; dies führt innerhalb kürzester Zeit zu Hirnschäden und anderen bleibenden Organschäden.

Nicht lebensbedrohende Zwischenfälle lassen in der Regel mehr Zeit zum Handeln.

Vermeiden von Notfällen. Notfälle sind plötzlich eintretende Situationen, dennoch haben sie häufig eine Vorgeschichte. Wird diese rechtzeitig erkannt, kann der Notfall vermieden werden. Dazu sind folgende Maßnahmen zu beachten:
- Aktualisierung der Anamnese und deren Kenntnis,
- ruhige, besonnene Arbeitsweise und Praxisorganisation und
- sorgfältige und konzentrierte Patientenbeobachtung.

Erkennen von Notfällen. Wird ein Zwischenfall schnell als Notfall erkannt, können umgehend die notwendigen Schritte eingeleitet werden. Ist das Praxisteam auch für den akuten Fall vorbereitet, kann schnell gehandelt werden (Tabelle 7.6). Die Grundlagen hierfür sind:
- Fachwissen über Kreislauf, Atmung und Risikofaktoren,
- Kenntnisse und Fähigkeiten in Erster Hilfe und Herz-Lungen-Wiederbelebung (HLW),
- ein sinnvoller Notfallplan für die Praxis und
- regelmäßige Notfallübungen in der Praxis.

Maßnahmen	Bedeutung für den Notfall
aktuelle Anamnese	Kenntnis über vorhandene Risikofaktoren; z. B. niedriger Blutdruck ▶ Kollapsgefahr
ruhige, besonnene Arbeitsweise	sorgt für Sicherheitsgefühl beim Patienten ▶ weniger Kreislaufprobleme
Patientenbeobachtung (insbesondere Risikopatienten)	Erkennen von Warnhinweisen, z. B. blasse Hautfarbe, kalter Schweiß, schnelle Atmung
Fachwissen über Kreislauf und Atmung	richtige Lagerung bei Atemproblemen oder Unterstützung des Kreislaufs durch Beinhochlagerung
Fertigkeiten in Erster Hilfe / HLW	sichern rasches Handeln im Notfall
Notfallplan	unerlässlich für ein professionelles Notfallmanagement: Jeder weiß, was zu tun ist, alle Arbeiten sind abgestimmt.
regelmäßige Notfallübungen	nur was regelmäßig gemacht wird, wird zur Routine; dadurch fällt die Aufregung im Notfall weg

Tabelle 7.6 Notfallmanagementmaßnahmen

Auswertung. Nach einem Notfall sollte das Team in einem kurzen Zusammentreffen den Ablauf und das eigene Notfallverhalten auswerten. Dies hilft Unsicherheiten für den nächsten Notfall abzubauen. Auch die durch einen Notfall evtl. entstehenden psychischen Belastungen können dadurch gemildert werden.

7.8.2 Allgemeine Maßnahmen im Notfall

Hinweis: Die in diesem Kapitel genannten Erste-Hilfe-Maßnahmen beruhen auf den Empfehlungen der Bundesarbeitsgemeinschaft Erste Hilfe von 2015 (Stand 2018) und den entsprechenden ERC-Leitlinien.

Ruhig bleiben lautet die erste und wichtigste Regel für den Notfall. Eine Notfallsituation bedeutet für die Beteiligten Stress. Sie reagieren mit erhöhtem Blutdruck, schnellerem Herzschlag und Unsicherheit. Das ist eine natürliche Reaktion, die nur durch Training eingegrenzt werden kann. Sofortige hektische Aktivitäten im Notfall sind in aller Regel nicht sinnvoll.

Erkennen, Überlegen, Handeln. Dieser Dreischritt ist für jede Notfallsituation sehr hilfreich (Bild 7.28).

Zunächst muss sich die ZFA, ggf. mit dem Zahnarzt zusammen, einen Überblick über den Notfall verschaffen. Welche Symptome sind zu erkennen? Wie kam es zu dem Notfall? Was hat ihn ausgelöst?

Anschließend muss überlegt werden, welche Gefahren bzw. Folgen der Notfall für den Patienten hat oder haben kann. So ist z. B. bei einem bewusstlosen Patienten mit einer blutenden Schleimhautwunde zunächst die Blutung zu vernachlässigen, weil sie keine große Gefahr darstellt.

Erst jetzt ergibt sich das notwendige Handeln.

Das Überprüfen der Vitalfunktionen dient dazu, eine Lebensgefährdung auszuschließen. Das Bewusstsein wird durch lautes Ansprechen und durch Anfassen an den Schultern überprüft (Bild 7.29). Kann der Patient nicht auf Fragen oder Reize reagieren, ist er bewusstlos. Es ist nicht notwendig dem Patienten Schmerzreize zuzufügen.

Die Überprüfung der Atmung muss vorbereitet werden: Befinden sich Tupfer oder andere Behandlungsmaterialien in der Mundhöhle, werden diese entfernt. Anschließend muss der Kopf überstreckt werden, sonst sind die Atemwege eventuell nicht frei durchgängig. Die eine Hand wird an die Stirn des Patienten, die andere Hand an das Kinn gelegt. Der Kopf wird nackenwärts gestreckt, dabei wird das Kinn nach oben gezogen. Jetzt wird der eigene Kopf so über den Patienten gehalten, dass ein Ohr sich direkt über der Nase des Patienten befindet (Bild 7.30). Die Augen blicken in Richtung Brustkorb des Patienten. Man kann nun bei vorhandener Atmung
- die Bewegung des Brustkorbes sehen,
- Atemgeräusche hören und
- den Luftstrom beim Ausatmen fühlen (= dreifache Kontrolle).

Falls Fremdkörper die Atemwege versperren, ist in der Zahnarztpraxis ggf. wiederholt tief abzusaugen.

In der Ersten Hilfe wird die Kontrolle des Kreislaufes durch Laien/Ungeübte nicht durchgeführt! Bei festgestellter Bewusstlosigkeit und Atemstillstand oder nicht normaler Atmung ist auch von einem Kreislaufstillstand auszugehen. Die Kontrolle des Pulses am Handgelenk oder an der Halsschlagader bleibt dem geübten und

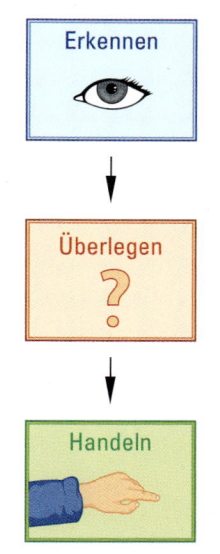

Bild 7.28 Grundsatz im Notfall

ERC: European Resuscitation Council; Resuscitation (engl.) = Wiederbelebung

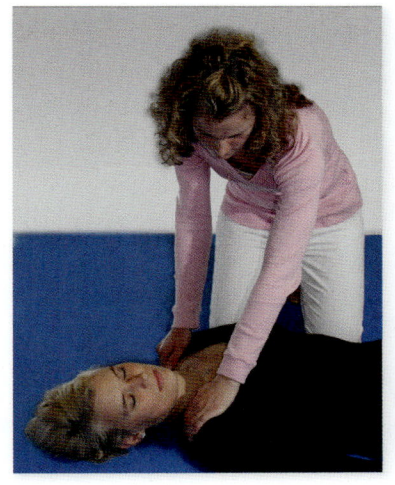

Bild 7.29 Prüfen des Bewusstseins

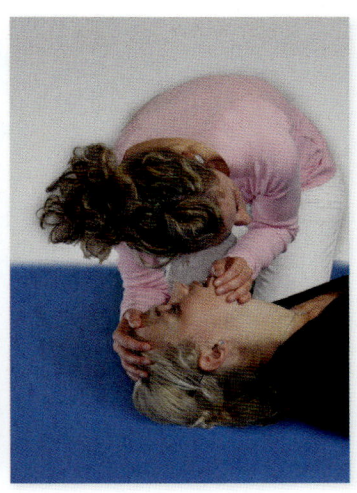

Bild 7.30 Prüfen der Atmung

Was?	Wie?
1. Behandlung unterbrechen	
2. Ruhe bewahren	✓ nicht laut werden ✓ zügig, aber ruhig handeln
3. Hilfe holen	✓ interner Notfallcode (z. B. die Durchsage: „Neun an alle!")
4. Vitalzeichenkontrolle	✓ Bewusstsein ✓ Atmung ✓ Puls (nur durch geschultes Personal)
5. Notruf	✓ 112 wählen ✓ Die „fünf W's" (Bild 7.33, S. 191)
6. Lagerung (S. 164 f.)	✓ Bewusstlosigkeit: stabile Seitenlage ✓ Atemprobleme: Hochlagerung ✓ Kreislaufprobleme: Schocklagerung ✓ Herzkreislaufstillstand: Rückenlage für HLW
7. ggf. Herz-Lungen-Wiederbelebung (HLW)	✓ Herzdruckmassage ✓ Beatmung (Ideal: eine Person beatmet, eine zweite Person führt Druckmassage aus)
8. Nachsorge	✓ Patienten betreuen, nicht allein nach Hause schicken ✓ Auswertung des Notfalls

Bild 7.31 Checkliste Notfallmaßnahmen

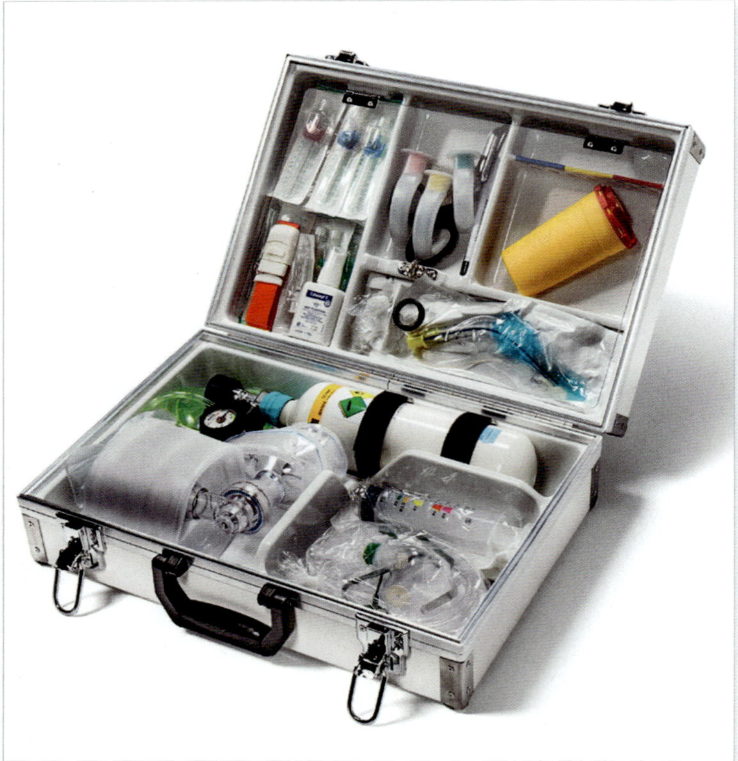

Bild 7.32 Notfallkoffer

entsprechend geschulten Personal vorbehalten. Insbesondere ein schwacher Herzschlag, wie er in Notfallsituationen häufig vorkommt, ist nur schwer zu ertasten.

Notruf / Alarmplan. Sobald der Notfall erkannt ist, muss Hilfe geholt werden. In der Zahnarztpraxis ist die Situation meist günstig, weil weitere Helfer vor Ort sind. Der Zahnarzt ist sofort zu benachrichtigen und hinzuzuziehen. Um nicht alle anwesenden Patienten zu beunruhigen, wird die Hilfe mit einem vorher vereinbarten Notfallcode z. B. über die Sprechanlage gerufen. Das gesamte Praxisteam reagiert auf dieses Zeichen hin nach einer vorher festgelegten Vorgehensweise (Bild 7.31).

Der Zahnarzt ist ab jetzt der Hauptverantwortliche für die weitere Notfallversorgung. Er soll nicht alleine beim Patienten bleiben, sondern wird von einer ZFA assistiert. Zunächst ist ihm kurz und knapp das Wesentliche zum Notfallvorgang zu schildern. Das für einen Notfall bereit gehaltene Instrumentarium wird durch eine weitere ZFA herangeholt. Sinnvoll ist ein spezieller

Notfälle • LF 7

Wo ist die Praxis? (Praxisname und genaue Adresse, z. B. Ortsteil, Eingang, Stockwerk, Fahrstuhl usw.)

Was ist geschehen?

Wie viele Verletzte?

Welche Erkrankungen/Verletzungen? (Vitalzeichen?)

Warten auf Rückfragen.

Bild 7.33 Die 5 W's

Notfallkoffer für Zahnarztpraxen (Bild 7.32). Dieser muss regelmäßig auf Vollständigkeit und verfallene Notfallmedikamente überprüft werden.

Alle anderen Patienten werden aufgefordert, möglichst im Wartezimmer zu bleiben bzw. die Behandlungszimmer zu verlassen. Dies sollte ruhig und gelassen geschehen, um keine weiteren Patienten zu verunsichern.

Auf Anweisung wird der Notruf abgesetzt. Hierzu liegen die entsprechenden Notrufnummern gut sichtbar an der Rezeption neben dem Telefon aus. Wenn die Möglichkeit besteht, sollte mit einem möglichst nah praktizierenden Mediziner zusammengearbeitet werden. Der Notruf enthält die in Bild 7.33 dargestellten Informationen. Das wichtigste „W" ist „Warten auf Rückfragen", also das Telefon nicht einfach auflegen.

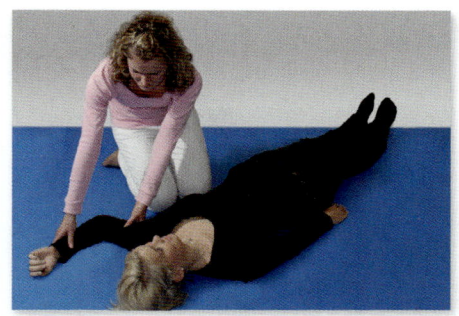

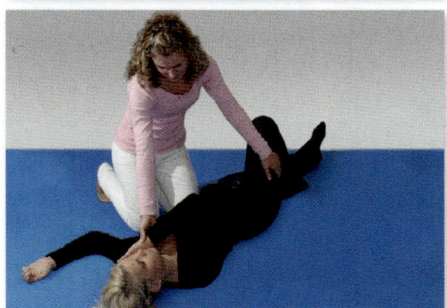

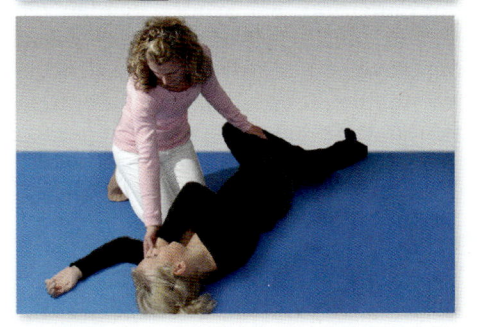

europäische Notrufnummer: 112

7.8.3 Lagerungen

Die Patienten müssen im Notfall entsprechend der Diagnose auf einer festen und frei zugänglichen Unterlage gelagert werden. Dies kann auch der Behandlungsstuhl sein.

Stabile Seitenlage. Bewusstlose Patienten mit vorhandener Atmung werden in die stabile Seitenlage gebracht (Bild 7.34). In dieser Lage bleibt der Kopf überstreckt, sodass die Zunge die Atemwege nicht blockieren kann. Außerdem liegt der Magen höher als der Mund, sodass Erbrochenes nicht in die Atemwege gelangt sondern aus dem Mund herausläuft. Für die Seitenlage

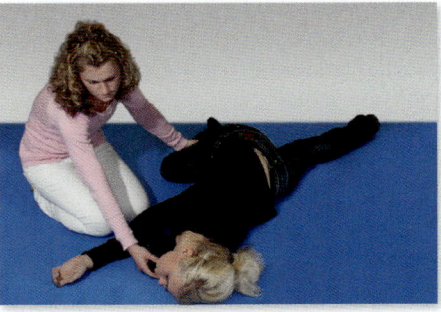

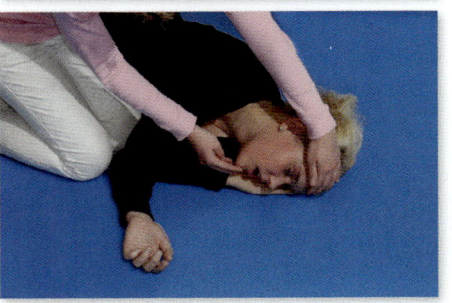

Bild 7.34 Stabile Seitenlage

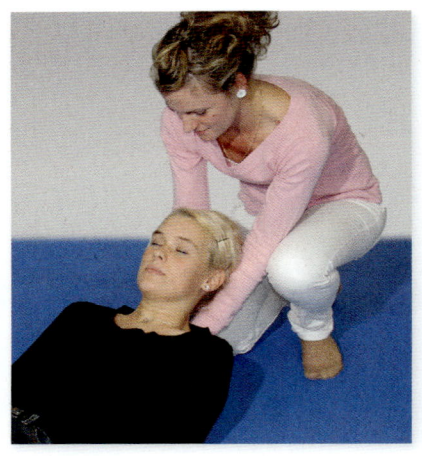

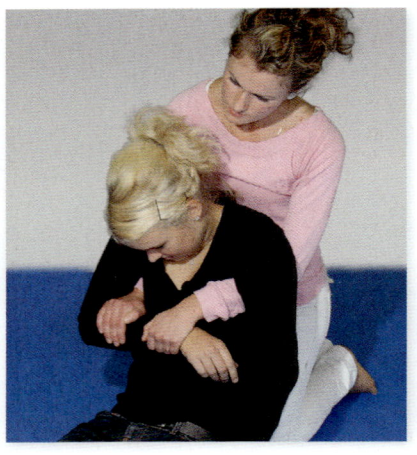

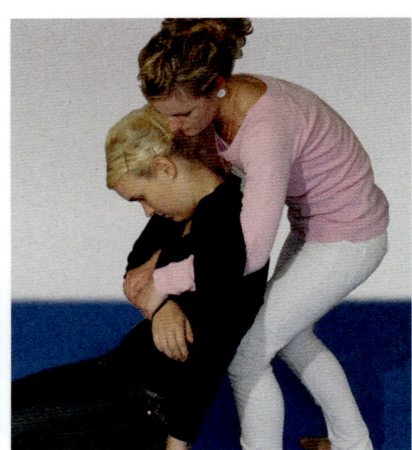

Bild 7.35 Rautek-Rettungsgriff

Rautek-Rettungsgriff: benannt nach dem Erfinder Franz Rautek

muss der Patient aus dem Behandlungsstuhl geholt werden. Dies ist mit dem Rautek-Rettungsgriff möglich (Bild 7.35).

Schocklagerung. Bei Schock werden die Beine hoch gelagert (Bild 7.36). Die meisten Behandlungsstühle erlauben die Schocklagerung per Knopfdruck. Eine Kopftieflagerung kann unterstützend eingesetzt werden, wenn der sonstige Zustand des Patienten dies erlaubt.

Oberkörperhochlagerung. Sowohl bei Herzproblemen als auch bei atmungsbedingten Notfällen wird der Patient in eine aufrechte Sitzposition (Hochlagerung) gebracht. Auch diese Lagerung ist bei vielen Behandlungsstühlen eingespeichert und schnell abrufbar.

7.8.4 Herz-Lungen-Wiederbelebung (HLW)

Ist bei einem bewusstlosen Patienten keine oder keine normale Atmung feststellbar wird unverzüglich (vorher Notruf absetzen) mit der Herzdruckmassage begonnen (Bild 7.37). Die Druckmassage soll das direkt unter dem Brustbein gelegene Herz derart zusammendrücken und sich wieder entspannen lassen, dass eine Blutzirkulation entsteht.

- Der Patient muss auf dem Fußboden in Rückenlage liegen (harte Unterlage; in einigen Behandlungsstühlen ist die HLW möglich).
- Die helfende Person kniet in Höhe des Brustkorbs dicht neben dem Patienten.
- Der Ballen einer Hand wird auf die Mitte des Brustkorbes gelegt.
- Der Ballen der zweiten wird auf die erste Hand gelegt. Nur der Ballen darf das Brustbein berühren.
- Die helfende Person beugt sich über den Patienten und drückt den Brustkorb mit durchgestreckten Armen 4 bis 5 cm nach unten.
- Nach jeder Kompression wird der Brustkorb vollständig entlastet, ohne den Kontakt zwischen Hand und Brustkorb aufzugeben.
- Es wird 30-mal mit einer Frequenz von 100 bis 120 pro Minute gedrückt (also etwas weniger als 2 Kompressionen pro Sekunde).

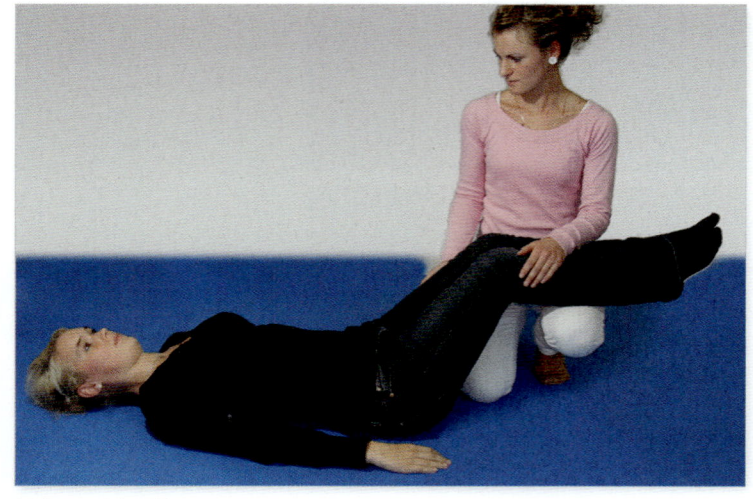

Bild 7.36 Schocklage

Notfälle • LF 7

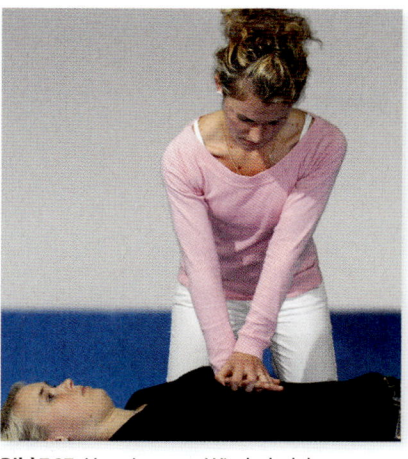

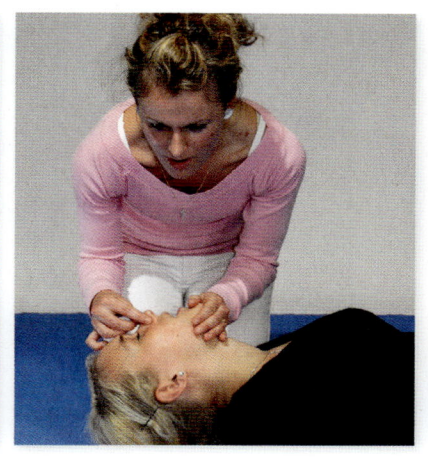

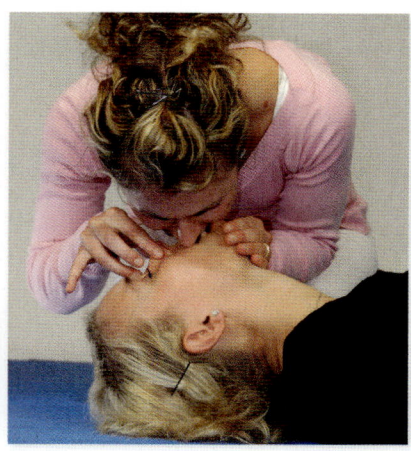

Bild 7.37 Herz-Lungen-Wiederbelebung

- Danach wird der Kopf überstreckt und die Nase des Patienten mit Daumen und Zeigefinger mit der an der Stirn liegenden Hand verschlossen (Bild 7.37).
- Bei angehobenem Kinn wird der Mund geöffnet und die eigenen Lippen werden dicht an den Mund des Patienten gelegt.
- Es wird ca. 1 Sek. lang gleichmäßig Luft in den Mund geblasen, wobei sich der Brustkorb sichtbar hebt.
- Die helfende Person dreht den eigenen Kopf zur Seite und atmet ein. Gleichzeitig achtet sie auf das Senken des Patientenbrustkorbes.
- Der Patient wird ein zweites Mal beatmet.
- Jetzt schließen sich wieder 30 Druckmassagen an usw.
- Die HLW wird nur unterbrochen, wenn der Patient wieder selbstständig atmet oder der Notarzt übernimmt.

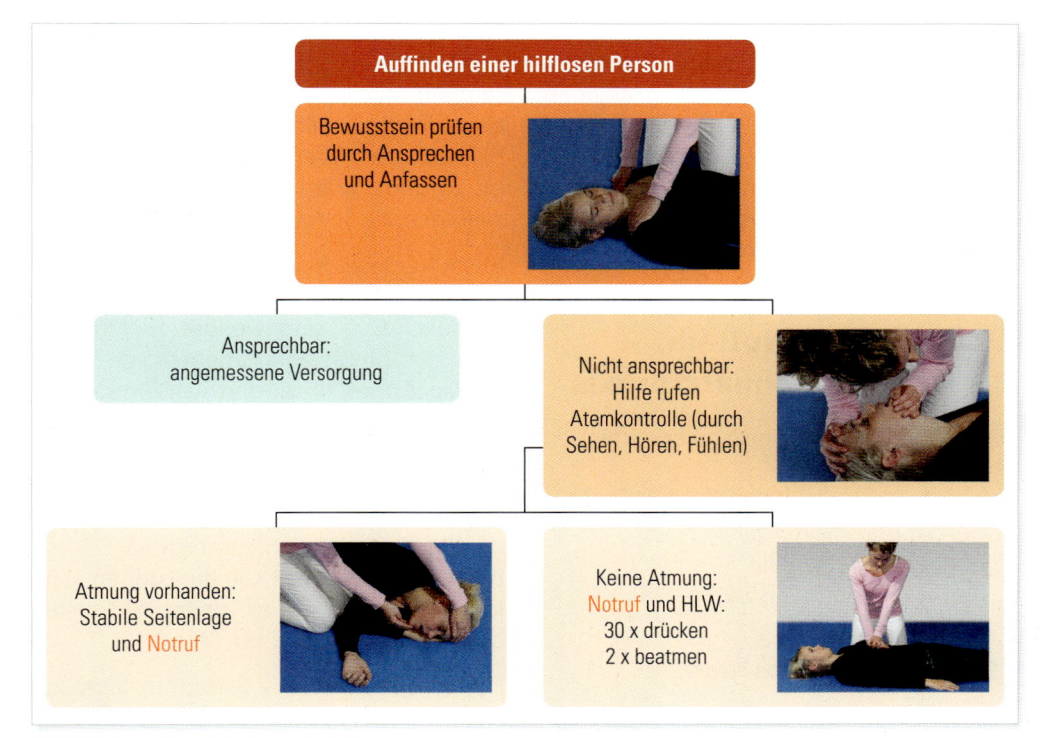

Auffinden einer hilflosen Person

Bewusstsein prüfen durch Ansprechen und Anfassen

- Ansprechbar: angemessene Versorgung
- Nicht ansprechbar: Hilfe rufen Atemkontrolle (durch Sehen, Hören, Fühlen)
  - Atmung vorhanden: Stabile Seitenlage und Notruf
  - Keine Atmung: Notruf und HLW: 30 x drücken 2 x beatmen

Bild 7.38 Vorgehen bei einem Notfall

Bild 7.39 AED

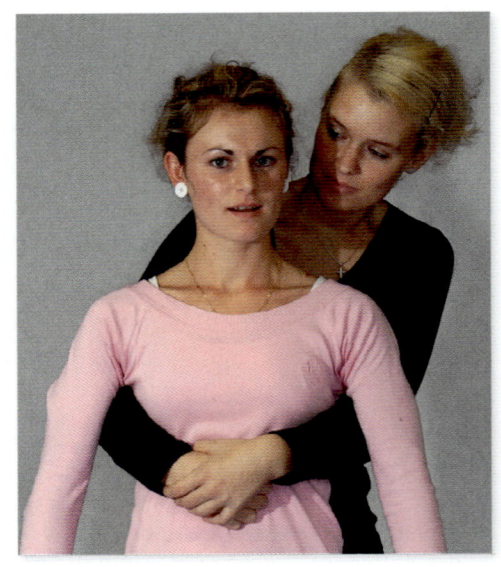

Bild 7.40 „Heimlich-Griff"

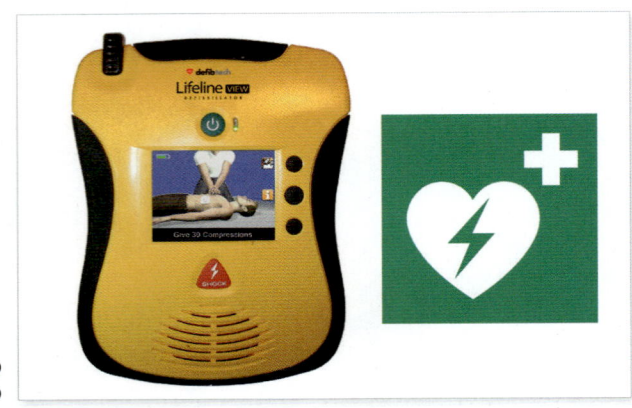

Die HLW ist weniger anstrengend, wenn sie durch zwei helfende Personen durchgeführt wird. Eine Person führt die Druckmassage und die andere die Beatmung durch. Das Verhältnis 2 Beatmungen zu 30 Druckmassagen bleibt bestehen. Die HLW erfordert ein regelmäßiges Training. Kurse werden von allen Hilfsorganisationen und den zahnärztlichen Fortbildungsinstituten angeboten. Das Vorgehen bei einem Notfall zeigt noch einmal zusammengefasst Bild 7.38.

Wenn ein automatisierter externer Frühdefibrillator (AED) in der Nähe ist, wird dieser nach dem Notruf eingesetzt. Die Geräte befinden sich häufig in Bahnhöfen, Kaufhäusern, Flughäfen und auch in eigenen Praxen, Bild 7.39. Ein AED ist so konstruiert, dass es von Laien angewendet werden kann. Nach dem Öffnen des Gerätes gibt dieses sprachliche Anweisungen, die den Ersthelfer genau anleiten, was zu tun ist.

Heimlich-Griff: nach dem amerikanischen Arzt Henry J. Heimlich

Hyperventilation (gr.) = übermäßige Steigerung der Atmung

Aspiration (lat.), hier = Eindringen von flüssigen oder festen Stoffen in die Atemwege

7.9 Mögliche Notfälle in einer Zahnarztpraxis

Die in einer Zahnarztpraxis zu erwartenden Notfälle sind:
- atembedingte Notfälle,
- Herzkreislaufstörungen,
- hirnbedingte Notfälle,
- Stoffwechselentgleisungen.

7.9.1 Atembedingte Notfälle

Aspiration ist das Einatmen von Fremdkörpern, sodass diese die Atemwege mehr oder weniger stark versperren. Während der Behandlung können z. B. Wattepellets, Kronen, kleine Instrumente oder auch Flüssigkeiten aspiriert werden.

Die Symptome sind: sichtbare Atemprobleme mit Atemgeräuschen, Blaufärbung der Lippen bis hin zum Atemstillstand.

Sofortmaßnahmen: Oberkörper aufrichten und Fremdkörper entfernen (z. B. durch Absaugen). Man kann den Patienten zum Husten auffordern; hilft dies nicht, so wird ihm bei nach vorn übergebeugtem Oberkörper bis zu 5-mal kräftig mit der flachen Hand zwischen die Schulterblätter geschlagen.

Bleiben diese Maßnahmen ohne Erfolg und droht der Patient zu ersticken wird der „Heimlich-Griff" angewendet. Hierzu stellt man sich hinter den Patienten, greift mit beiden Armen unter den Achseln des Patienten durch. Eine Hand wird zur Faust geschlossen und in die Magengrube gelegt. Die andere Hand greift die Faust. Jetzt wird die Faust ruckartig schräg nach oben in den Bauch des Patienten gezogen. Der dabei ausgeübte Druck soll die Lungen stark komprimieren und zu einem Aushusten des Fremdkörpers führen (Bild 7.40).

Hyperventilation. Die Symptome sind zunächst die sehr schnelle und tiefe Atmung. Später verspürt der Patient ein Kribbeln um die Lippen oder auch kribbelnde Finger- und Zehenspitzen. Bei fortgeschrittener Hyperventilation verkrampfen die Hände und es kommt zur Hyperventilationstetanie (Pfötchenstellung, Bild 7.41). In seltenen Fällen kann es zur Bewusstlosigkeit und zum Atemstillstand führen.

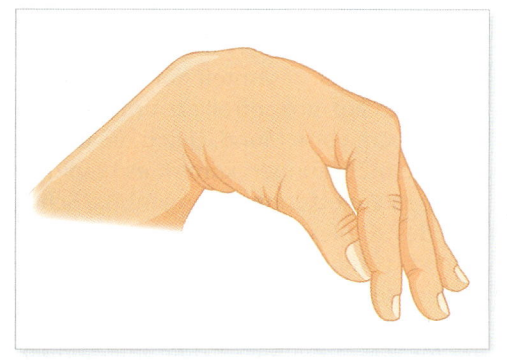

Bild 7.41 Hyperventilationstetanie (Pfötchenstellung)

Die schnelle und vertiefte Atmung führt zu einem derartig starken Abatmen von Kohlendioxid, dass der Antrieb für das Atemzentrum fehlt.

Ausgelöst wird die Hyperventilation meist durch psychische Erregungszustände. Insbesondere Angst kann zu so starker innerer Unruhe führen, dass der Patient infolge der Aufregung in die übersteigerte Atmung gerät. Es können aber auch Medikamente, Hirnschäden und andere Ursachen infrage kommen.

Als Sofortmaßnahme wird der Patient in eine aufrechte Sitzhaltung gebracht, um die Atmung zu erleichtern. Der Patient ist dann zu beruhigen, das heißt, alle Hektik um ihn herum ist zu vermeiden. Eine Person leitet den Patienten zum langsamen Ein- und Ausatmen an. Meist sind diese Maßnahmen ausreichend. Führt dies jedoch zu keiner Besserung wird der Patient aufgefordert, in eine vor Mund und Nase gehaltene Plastiktüte oder in einen Einmalhandschuh ein- und auszuatmen. Dabei reichert sich durch das Einatmen der eigenen ausgeatmeten Luft das Kohlendioxid im Körper wieder an. Dies ergibt den Reiz für das Atemzentrum die richtige Atmung wieder zu aktivieren.

TIPP Auch das Vorhalten einer Tüte kann Angst auslösen. Bieten Sie daher dem Patienten an, die Tüte selber vor Mund und Nase zu halten.

Bleiben alle Maßnahmen erfolglos, muss ein herbeigerufener Notarzt ein Beruhigungsmittel spritzen.

Asthma bronchiale ist eine Erkrankung, bei der es zu Anfällen schwerer Atemnot kommt. Die Atemnot setzt meist plötzlich und sehr heftig ein. Die Patienten ringen nach Luft, husten gequält und verspüren Erstickungsangst. Beim Ausatmen ist häufig ein Giemen zu hören.

Ausgelöst wird ein Asthmaanfall durch Allergene, Infektionen der Luftwege und psychische Erregung. Die Bronchien verkrampfen sich, die Bronchialschleimhaut schwillt an und bildet vermehrt Schleim. Alles zusammen verengt die Atemwege so stark, dass es zur Atemnot kommt.

Als Sofortmaßnahme ist für Frischluft und Ruhe zu sorgen. Die Patienten werden von selbst eine aufrechte Körperhaltung zur Erleichterung der Atmung einnehmen. Oft haben Asthmapatienten ein Asthmaspray bei sich.

TIPP Bahnt sich ein Asthmaanfall an, fragen Sie den Patienten nach seinem Asthmaspray und helfen Sie bei der Verwendung des Sprays.

Bessert sich die Atemnot nicht, ist ein Notarzt zu rufen. Er kann Beruhigungsmittel und krampflösende Medikamente injizieren.

7.9.2 Herzkreislaufstörungen

Kreislaufschock und Kollaps / Ohnmacht. Die häufigste Kreislaufstörung ist der Kollaps. Er ist im Gegensatz zu einem Kreislaufschock meistens harmlos. Durch gute Patientenbeobachtung ist ein drohender Kollaps häufig zu erkennen und kann eventuell vermieden werden.

Tetanie (gr.) = Muskelkrampf, Starrkrampf

Giemen: trockenes, pfeifendes Atemgeräusch, vorwiegend beim Ausatmen

> **TIPP** Merken Sie, dass ein Patient sehr blass und kaltschweißig wird, unterbrechen Sie die Behandlung und sorgen für Frischluft. Auch ein kalter Lappen auf der Stirn verschafft Besserung.

Die Sofortmaßnahmen sind bei beiden Krankheitsbildern gleich: Der Patient ist unverzüglich in die Schocklage zu bringen. Liegen die Beine höher als der Kopf, wird der Blutfluss zum Kopf unterstützt (Autoinfusion). Auf freie Atmung ist zu achten, insbesondere darauf, dass beengende Kleidung gelockert wird. Wichtig ist auch Frischluft, ggf. wird Sauerstoff verabreicht. Sollte eine Bewusstlosigkeit mehr als einige wenige Minuten anhalten ist der Notarzt zu rufen.

Anaphylaktischer Schock. Bei dieser Schockform handelt es sich in der Zahnarztpraxis meist um eine allergische Reaktion auf Schmerzmittel, Anästhetika oder Antibiotika. Die Schockreaktion läuft sehr schnell und heftig ab. Der Patient hat Übelkeit, Erbrechen, Atemnot mit schnellem flachem Puls. Ein anaphylaktischer Schock ist lebensgefährlich.

Sofortmaßnahmen: Flachlagerung und Sauerstoffgabe. Vom (Not-)Arzt müssen Infusionen und hochdosierte Medikamente (Kortison, Antihistaminikum) verabreicht werden.

▶**Angina-pectoris-Anfall und Herzinfarkt.** Sofortmaßnahmen: Der Patient wird aufrecht gelagert, dies entlastet das Herz durch die Verringerung des venösen Rückstroms. Beengende Kleidung muss gelockert werden. Vom Zahnarzt wird ein Nitropräparat (Spray oder Kapsel sublingual) verabreicht. Bringt dies keine sofortige Besserung wird der Notarzt gerufen. Vitalzeichen müssen kontrolliert werden, ggf. wird Sauerstoff verabreicht.

Starke Blutungen können im Zusammenhang mit ▶chirurgischen Eingriffen infolge von (arteriellen) Gefäßverletzungen entstehen. Die erste Hilfe bei einer Blutung besteht vor allem darin, die Blutung zu stoppen.

Die entsprechenden Sofortmaßnahmen sind in Lernfeld 8 (S. 214) beschrieben.

7.9.3 Hirnbedingte Notfälle

Krampfanfälle unterscheiden sich sehr in ihrer Ausprägung. Es gibt kleine Anfälle, die kaum wahrgenommen werden; z. B. ist der Patient nur kurz abwesend, die Augen sind verdreht und anschließend ist er wieder voll orientiert. Dagegen ist ein sogenannter generalisierter Anfall von der Symptomatik sehr erschreckend. Der Patient fällt und hat Krämpfe an der gesamten Körpermuskulatur. Er schlägt unkontrolliert um sich und hat Schaum vorm Mund. Durch die unkontrollierten Zuckungen kommt es häufig zu weiteren Verletzungen (Zungenbiss, Schlagen des Kopfes an Gegenständen). Während des Anfalls ist der Patient nicht bei Bewusstsein, auch wenn die Augen häufig weit aufgerissen sind. Nach einem Anfall, der für den Betroffenen sehr anstrengend ist, fällt der Patient häufig in einen sogenannten Nachschlaf.

Ursache ist eine krankhafte Aktivitätssteigerung im zentralen Nervensystem. Die Anfälle können wiederholt auftreten, das Krankheitsbild wird Fallsucht oder Epilepsie genannt. Es gibt unterschiedliche Auslöser für einen Anfall, u. a. auch Stress und die Angst vor einer Zahnarztbehandlung. In der Regel sind Epileptiker durch die regelmäßige Einnahme von Medikamenten über lange Phasen anfallsfrei.

Zur rechtzeitigen Notfalleinschätzung ist die Kenntnis der Anamnese hilfreich. Ein sich anbahnender Anfall wird dann sofort erkannt und es kann entsprechend reagiert werden. Viele Epileptiker spüren einen bevorstehenden Anfall und äußern dies auch.

Sofortmaßnahmen: Alle Instrumente und Materialien, die sich im Mund des Patienten befinden, müssen entfernt werden. Hierbei ist Vorsicht geboten, der Patient kann ungewollt in die Finger der ZFA beißen und Verletzungen zufügen. Um nach Möglichkeit Verletzungen des Patienten zu vermeiden, wird er aus dem Stuhl auf den Boden gelegt. Alle Gegenstände in seiner Reichweite werden entfernt. Wenn möglich wird der Kopf abgepolstert. Wenn der Anfall auch sehr dramatisch wirkt, es sind keine weiteren Maßnahmen notwendig.

Antihistaminikum (lat.) = Arzneimittel gegen allergische Reaktionen

Epilepsie (gr.) = Anfall, Übergriff

Angina-pectoris-Anfall und Herzinfarkt, Symptome ▶ S. 182

chirurgische Eingriffe ▶ S. 214

Auf keinen Fall soll der Patient festgehalten oder ihm ein Beißkeil in den Mund geschoben werden. Hierdurch können weitere Verletzungen bis hin zu Knochenbrüchen entstehen. Nach dem Anfall muss der Patient ruhen, er darf also nicht gleich nach Hause entlassen werden. Ggf. sind die Vitalzeichen zu überprüfen (bei Bewusstlosigkeit: Seitenlage). Nur wenn der Anfall länger andauert (mehr als 8 Minuten) wird der Notarzt gerufen.

Schlaganfall (Apoplexie). Bei plötzlich einsetzenden halbseitigen Symptomen wie Augenlidhängen, Sehstörung, Armlähmung, Taubheitsgefühl und verwaschener Sprache ist immer mit einem Schlaganfall zu rechnen. Manchmal können die Patienten gar nicht genau sagen, was mit ihnen ist, sie merken nur, dass etwas anders ist. Ausgelöst wird der Schlaganfall meist durch den Verschluss eines Hirngefäßes oder durch eine Hirnblutung. Dadurch wird ein Hirnareal schlechter durchblutet. Dies führt zu den Ausfallerscheinungen der diesem Hirngebiet zugeordneten Körperfunktion. Als Risikofaktoren gelten Bluthochdruck, erhöhte Blutfettwerte, Übergewicht und Rauchen, die alle gefäßschädigend wirken.

Sofortmaßnahmen: Eine aufrechte Lagerung entlastet den Druck im Kopf. Der Notarzt ist unverzüglich zu rufen. Für die spätere Heilung ist die sofortige Therapie in Spezialabteilungen der Krankenhäuser ausschlaggebend. Eine Sauerstoffgabe kann unterstützend eingesetzt werden.

7.9.4 Stoffwechselentgleisungen

Unterzuckerung (Hypoglykämie). Diabetiker können während der Behandlung unterzuckern. Sie werden dann zitterig, kaltschweißig und wirken zunehmend abwesender. Dies kann bis zum hypoglykämischen Schock führen. Ursache ist ein erniedrigter Blutzuckerspiegel, z. B. durch zu geringe Zuckeraufnahme und körperliche Aktivität. Bei Diabetikern ist auf entsprechende Symptome zu achten.

Sofortmaßnahmen: Ist der Patient ansprechbar, geben Sie ihm Zucker. Bei Bewusstlosigkeit wird der Arzt Glucose injizieren. Wenn möglich sollte der Blutzuckerspiegel gemessen werden.

TIPP Behandeln Sie Diabetiker unbedingt termingerecht. Zuckerkranke müssen sehr genau auf regelmäßige Mahlzeiten achten.

Überzuckerung (Hyperglykämie). Diabetiker sind manchmal nicht richtig mit Insulin eingestellt, sodass der Blutzuckerspiegel zu hoch ist. Zu hohe Blutzuckerspiegel verursachen vor allen Dingen Spätfolgen an den Gefäßen, Nerven und Augen. Sind die Zuckerwerte sehr hoch, kommt es zu starken Wasser- und Salzverlusten, die ein hyperglykämisches Koma nach sich ziehen. Die extreme Überzuckerung ist am Acetongeruch der Atmung zu erkennen. Auch infolge von Stress oder Adrenalingabe (Anästhesie) wird der Blutzuckerspiegel erhöht. Deswegen sollte ein adrenalinfreies Anästhetikum verwendet werden.

Sofortmaßnahmen: Dem Patienten wird Insulin injiziert, der Blutzuckerspiegel ist zu messen. Bei Bewusstlosigkeit wird er in die Seitenlage gebracht.

TIPP Häufig ist bei einem Diabetiker eine Überzuckerung nicht von einer Unterzuckerung zu unterscheiden. Sie schaden aber grundsätzlich nicht, wenn Sie Zucker, am besten in flüssiger Form, geben.

Abrechnung. Im Zusammenhang mit Notfällen können die folgenden Positionen abgerechnet werden:

Die Betreuung eines Patienten bei Ohnmacht kann mit der BEMA-Position 02 (Ohn) abgerechnet werden. Für den Zahnarzt muss bei der Betreuung des Patienten ein zusätzlicher Zeitaufwand entstanden sein. Für die intravenöse Injektion sieht der BEMA keine Position vor, deshalb kann auf die GOÄ-Position 253 (Injektion, intravenös) zurückgegriffen werden. Bei der Abrechnung wird 8253 in den Computer eingegeben (die 8 wird einer dreistelligen GOÄ-Nummer vorangestellt).

Koma (gr.) = tiefe Bewusstlosigkeit

Acetongeruch: Geruch nach Nagellackentferner

Vorsilben:
hypo- (gr.) = unter-;
hyper- (gr.) = über

Diabetiker: leiden an Diabetes mellitus (Zuckerkrankheit)

ZUSAMMENFASSUNG

- Der Mensch besitzt ca. 6 Liter Blut. Es besteht zu 66 % aus Flüssigkeit und zu 44 % aus Blutzellen. Die Aufgaben des Blutes sind:
  - Transport von Sauerstoff, Kohlendioxid, Nährstoffen und Hormonen,
  - Abwehr von Krankheitserregern,
  - Wärmeregulation,
  - Abdichten von Gefäßverletzungen und
  - Pufferung von Schwankungen des pH-Wertes.
- Die Blutgerinnung ist ein Vorgang, bei dem über mehrere Stufen ein Blutpfropf gebildet wird.
- Zur Krankheitsabwehr dienen äußere Schutzsysteme wie die Haut/Schleimhaut und das Immunsystem mit seinen Antikörpern.
- Blutgefäße unterscheiden sich in:
  - Venen (führen zum Herzen hin) und
  - Arterien (führen vom Herzen weg).
- Das Herz ist die Pumpe des Blutkreislaufes, es liegt in der Mitte der Brust und schlägt 60 bis 80 mal in der Minute.
- Der Blutkreislauf wird in den Körperkreislauf und den Lungenkreislauf unterteilt.
- Den Herzschlag kann man als Puls, z. B. am Handgelenk fühlen.
- Zu den Störungen des Herzkreislaufsystems gehören Angina pectoris, Herzinfarkt, Kollaps und Schock.
- Die Luftwege bestehen aus Nase, Nasennebenhöhlen, Rachen, Kehlkopf, Luftröhre, Bronchien und Lungenbläschen. Unterschieden werden die:
  - Äußere Atmung: Aufnahme von Sauerstoff aus der Luft in das Blut und Abgabe von Kohlendioxid aus dem Blut in die Luft. Dies findet in den Lungen statt.
  - Innere Atmung: Die Aufnahme von Sauerstoff aus dem Blut in die Zellen und die Abgabe von Kohlendioxid in das Blut findet in den Zellen statt.
- Notfälle in der Zahnarztpraxis sind selten und lassen sich häufig durch richtiges und rechtzeitiges Handeln vermeiden. Dazu sind eine aktuelle Anamnese und eine gute Beobachtung der Patienten notwendig.
- Allgemeine Maßnahmen im Notfall sind: Ruhig bleiben, Notfall richtig einschätzen und überlegt handeln. Die zu prüfenden Vitalfunktionen sind: Bewusstsein, Atmung und Kreislauf.
- Bei Bewusstlosigkeit und nicht normaler Atmung:
  - Notruf 112 und
  - Herz-Lungen-Wiederbelebung mit 30-mal Druckmassage und 2-mal Beatmen im Wechsel.
- Zu den wahrscheinlichen Notfällen in der Zahnarztpraxis gehören:
  - Atembedingte Notfälle:
    - Verschlucken eines Instrumentes/ Krone: Oberkörper aufrichten und Fremdkörper entfernen (Absaugen)
    - Hyperventilation: Aufrechte Sitzhaltung, Beruhigen und in eine Tüte atmen lassen.
    - Asthma-Anfall: Aufrechte Körperhaltung, Ruhe und ggf. bei der Einnahme eines Asthmasprays unterstützen.
  - Stoffwechselentgleisungen:
    - Unterzuckerung, während der Behandlung: Zucker geben.
    - Überzuckerung, während der Behandlung: Blutzucker messen und Insulin geben.

Aufgaben • **LF 7**

ZUR WIEDERHOLUNG

1. Welches Aussehen und welche Aufgaben haben
   a) Thrombozyten,
   b) rote Blutkörperchen
   c) weiße Blutkörperchen?
2. Worauf deutet eine erhöhte Leukozytenzahl im Blut hin?
3. Weshalb können rote Blutkörperchen selbst die kleinsten Haargefäße durchfließen?
4. Erstellen Sie ein Ablaufdiagramm zur Blutstillung und Gerinnung. Beginnen Sie mit der Verletzung eines Gefäßes und enden Sie mit dem vollständigen Verschluss des Gefäßes.
5. Wie unterscheiden sich unspezifische und spezifische Abwehr?
6. Arterien können relativ große Drücke abfangen. Wie ist das möglich?
7. Wie ist es möglich, dass das Blut auch ohne großen Druck zum Herzen zurückfließt?
8. Woran erkennen Sie eine arterielle Gefäßverletzung?
9. Wie viele Kammern hat das Herz und wie sind diese angeordnet?
10. Was ist das Besondere am Herzmuskelgewebe?
11. Beschreiben Sie die beiden Phasen eines Herzschlages.
12. Beschreiben Sie den Weg eines roten Blutkörperchens durch den Körper. Beginnen Sie in der rechten Herzhälfte. Wo nimmt das rote Blutkörperchen Sauerstoff bzw. Kohlendioxid auf, wo gibt es Sauerstoff/Kohlendioxid ab?
13. Die Krankheitsbilder „Angina pectoris" und „Herzinfarkt" haben die gleiche Ursache. Um welche krankhafte Veränderung handelt es sich? Wie kommt es dazu?
14. Wieso hilft die Gabe von Nitroglycerin nicht bei einem Herzinfarkt?
15. Warum ist ein Schock lebensbedrohend?
16. Erläutern Sie den Zusammenhang von Stress/Angst und einem Kollaps.
17. Welche Organe gehören zum Atmungssystem?
18. Nasenbluten kommt relativ häufig vor. Warum kann es schnell dazu kommen?
19. Nennen Sie die Nasennebenhöhlen und deren Funktion.
20. Wenn sich jemand beim Essen verschluckt, sagt man auch, dass er etwas in den falschen Hals bekommen hat. Was genau ist passiert? Wieso hustet er?
21. Welche Muskeln sind maßgeblich für die Atembewegungen verantwortlich? Beschreiben Sie deren Tätigkeit beim Ein- und Ausatmen.
22. Was bedeuten die Begriffe „äußere" und „innere Atmung"?
23. Was sind Vitalfunktionen und wie werden sie überprüft?
24. Auf welche Symptome müssen Sie während der Behandlung achten, um ggf. einen Zwischenfall vermeiden zu können?
25. Woran ist zu erkennen, dass die stabile Seitenlage ihre Funktion ausreichend erfüllt? Nennen Sie drei Punkte.
26. Wie sieht die Schocklagerung aus? Was bewirkt sie?
27. In welchem Rhythmus wird bei der Herz-Lungen-Wiederbelebung massiert und beatmet?
28. Warum hilft bei einer Hyperventilation das Atmen in eine Tüte?

LF 7 — Zwischenfällen vorbeugen und in Notfallsituationen Hilfe leisten

ZUR VERTIEFUNG

1. Es wird auf langen Flugreisen dringend empfohlen, die Beine regelmäßig zu bewegen und nicht über Stunden in einer Position zu verharren. Warum?

2. Besorgen Sie sich beim Schlachter ein Rinder- oder Schweineherz. Schneiden Sie es längs auf. Versuchen Sie die Herzkammern und die Gefäßein- und ausgänge zu finden.

3. Informieren Sie sich über Herzschrittmacher. Wie arbeitet ein Herzschrittmacher?

4. Patienten mit hohem Blutdruck sollen möglichst kein Anästhetikum mit Adrenalin verabreicht bekommen. Warum nicht?

5. Welche Probleme haben Menschen mit einem zu niedrigen Blutdruck?

6. Sie kennen bestimmt die Redensart: „Hol erst dreimal tief Luft!" Was soll das bezwecken und warum hilft es?

7. Gibt es in Ihrer Praxis einen Alarmplan? Vergleichen Sie die unterschiedlichen Alarmpläne. Simulieren Sie einen Notfall als Übung (wenn möglich in der Praxis). Was war gut? Was könnte noch verbessert werden?

8. Fallbeispiel:
   Matthias Frobe (24 Jahre alt) kommt zur Extraktion in die Praxis. Nach einer unauffälligen Extraktion von 37 (Lokalanästhesie mit zwei Ampullen Articain 4 Prozent/Adrenalin 1:200 000) kommt Herr Frobe an die Anmeldung, um einen Kontrolltermin zu vereinbaren. Er wirkt sichtlich blass, beteuert aber, dass es ihm bestens gehe. Plötzlich bricht er zusammen und stürzt zu Boden. Dort bleibt er regungslos liegen.
   a) Was ist wahrscheinlich die Ursache für seinen Zusammenbruch?
   b) Wie verhalten Sie sich? Halten Sie alle Maßnahmen fest und begründen Sie diese.

9. Fallbeispiel:
   Bei Gabi Lorenz soll der Zahn 26 überkront werden. Die Krone ist aus dem Labor gekommen und soll eingesetzt werden. Bei der Einprobe fällt sie in die Mundhöhle. Frau Lorenz bekommt plötzlich keine Luft mehr und läuft blau an. Wie verhalten Sie sich? Halten Sie alle Maßnahmen fest und begründen Sie diese.

Lernfeld 8
Chirurgische Behandlungen begleiten

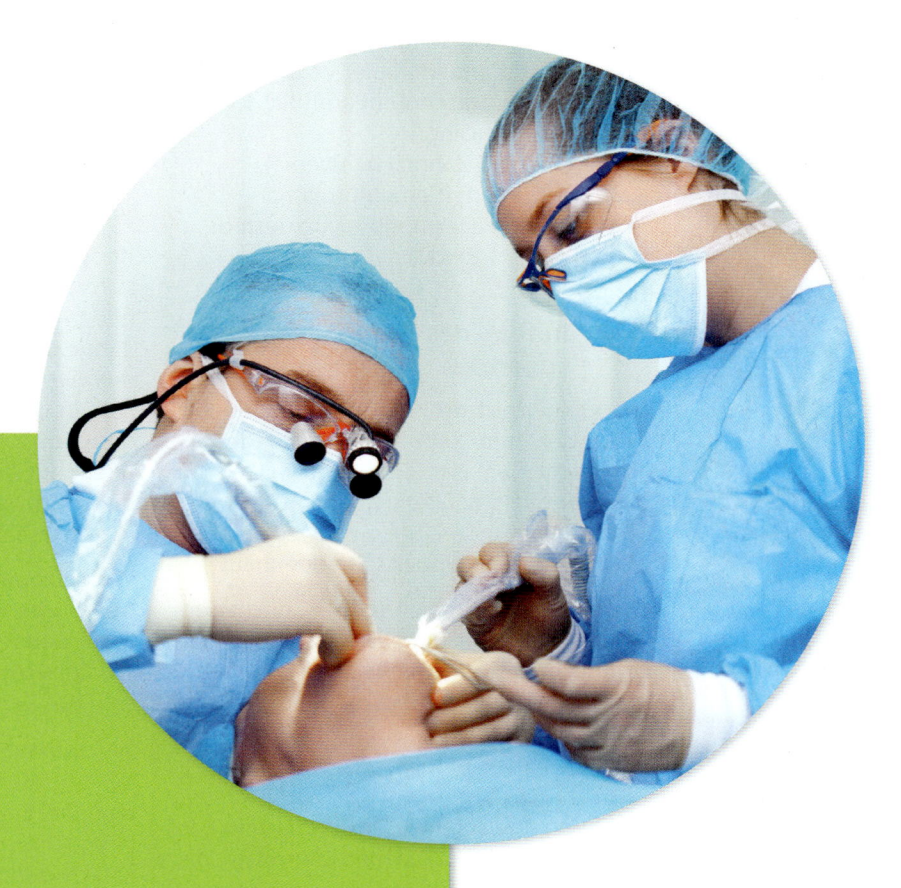

Zahnhalteapparat

Apikale Parodontitiden

Chirurgische Instrumente

Chirurgische Eingriffe

Unfallbedingte Verletzungen

Implantate

Arzneimittellehre

8 Chirurgische Behandlungen begleiten

8.1 Zahnhalteapparat

Der Zahnhalteapparat (Parodontium von para [gr.] = neben) umfasst alle Strukturen, die den Zahn im Kiefer verankern. Der Zahnhalteapparat besteht aus (Bild 8.1):
- Zahnfleisch (Gingiva),
- knöchernem Zahnfach (Alveole),
- Wurzelzement (Cementum) und
- Wurzelhaut (Desmodont von desmos [gr.] = Band, Binde).

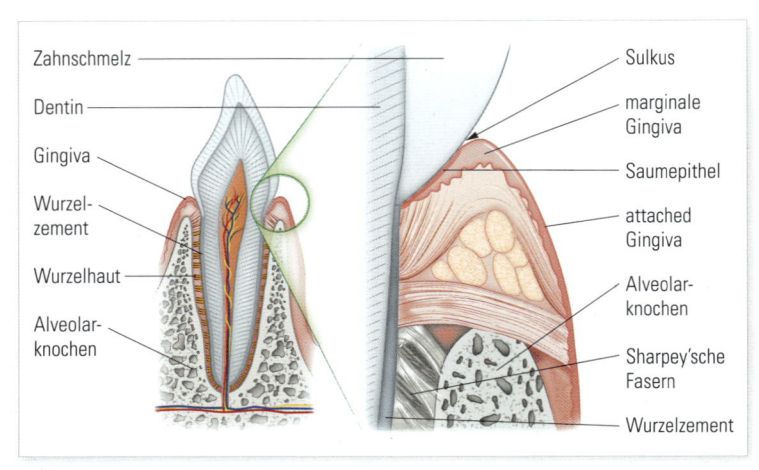

8.1.1 Aufbau des Zahnhalteapparates

Die Gingiva ist der Teil der Mundschleimhaut, der zum Zahnhalteapparat gehört. Sie reicht von der Mukogingivallinie bis zum Zahnhals, den sie girlandenförmig umfasst. Die gesunde Gingiva ist blass-rosa und oberflächlich gestippelt („Orangenhaut").

Die nicht verschiebbare, auf der Knochenunterlage haftende Gingiva bezeichnet man als attached Gingiva oder Gingiva propria. Die attached Gingiva geht in die 1,5 bis 2,5 mm breite freie, marginale Gingiva über. Die Gingiva haftet mithilfe des Saumepithels am Zahnhals und bildet so den Abschluss. Es bleibt eine schmale, ca. 1 mm tiefe Furche zwischen Gingiva und Zahnhals, der Sulkus (Sulcus gingivae). Den dreieckigen Bereich des Zahnfleisches zwischen den Zähnen bezeichnet man als Interdentalpapille (Papilla interdentalis; Bild 8.2).

Die Gingiva gewährt Schutz gegen äußere Einflüsse (z.B. Bakterien) und verschließt den Zahnhalteapparat gegen die Mundhöhle. Viele Erkrankungen des Zahnhalteapparates haben ihre Ursache in einer Beschädigung dieses Verschlusses.

Knöchernes Zahnfach (Alveole). Im Alveolarfortsatz des Ober- und Unterkiefers befinden sich Fächer (Alveolen), in denen die Zähne über ihre Wurzeln verankert sind. Bei mehrwurzeligen Zähnen werden die Wurzeln in der Alveole durch Knochensepten getrennt (Bild 8.3). Die Zahnwurzel ist nicht direkt mit dem Knochen verwachsen, sondern wird über die Wurzelhaut und deren Fasern gehalten.

Wurzelzement. Im Bereich der Wurzeloberfläche wird das Dentin von Wurzelzement bedeckt. Die wichtigste Aufgabe des Wurzelzements ist die Verankerung der Fasern des Zahnhalteapparates.

Wurzelhaut (Desmodont). Das Desmodont besteht aus zell- und faserreichem Bindegewebe. Es verankert den Zahn im Alveolarknochen über Bündel feiner kollagener Fasern, den Sharpey'schen Fasern (Bild 8.1).

Alveole (lat.) = kleine Mulde, Bläschen

Septum (Sg.)/ Septen (Pl.) (lat.) = Trenn-/Scheidewand

Mukogingivallinie: hier geht die Gingiva in die Mukosa (Mundschleimhaut) über

attached (engl.) = angeheftet

propria (lat.) = eigen

marginal (lat.) = am Rande

Saumepithel: Epithel (Deckgewebe) des Zahnfleischrandes bzw. Verbindung der Gingiva mit dem Zahn

Kollagen: Strukturprotein des Bindegewebes

Sharpey'sche Fasern: nach dem englischen Arzt William Sharpey

---

Bild 8.1 Aufbau des Zahnhalteapparates

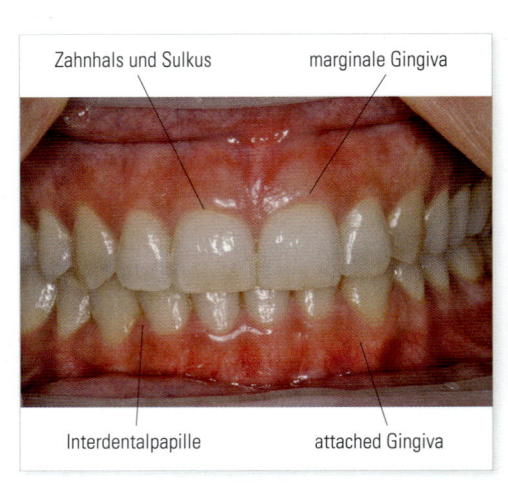

Bild 8.2 Aufteilung der Gingiva

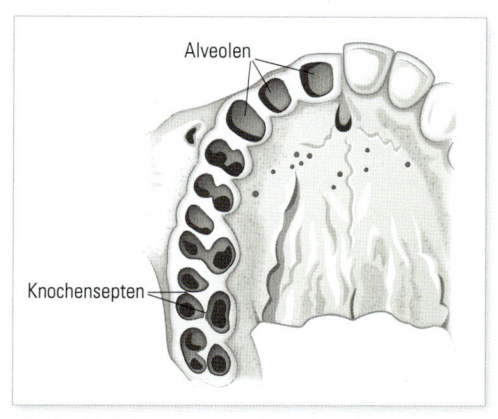

Bild 8.3 Knöcherner Anteil des Zahnhalteapparates

8.1.2 Aufgaben des Zahnhalteapparates

Die wichtigste Aufgabe des Zahnhalteapparates ist die Verankerung des Zahnes im Knochen.

Der Zahnhalteapparat dient dem Schutz des Zahnes und des ihn umfassenden Knochens. Er soll den Zahn vor Überbelastung schützen und über Nerven Druck- und Berührungsgefühle vermitteln. Den Knochen schützt er vor übermäßiger Druckbelastung und dadurch vor Abbau.

Diese Faserbündel ziehen vom Wurzelzement zum Alveolarknochen und hängen den Zahn federnd in seinem Knochenfach auf. In Ruhe sind diese Fasern gewellt, bei Belastung des Zahnes kommt es zu einer Streckung der Fasern. Durch die Streckung der Fasern wird die Druckbelastung auf den Zahn in eine Zugbelastung auf den Alveolarknochen umgewandelt. Ohne diese Abfederung würden sich Alveolarknochen und Zahnwurzel durch Druckbelastung mit der Zeit abbauen (Druckresorption).

Weiter befinden sich im Desmodont Nervenfasern sowie Blut- und Lymphgefäße. Die Nervenfasern erfassen über Rezeptoren Druck und Berührung des Zahnes und geben diese Informationen an das zentrale Nervensystem weiter. Sie melden kleinste Veränderungen am Zahn. Beißt man z. B. auf einen harten Gegenstand, entsteht ein sogenannter Reflexbogen. Dieser bewirkt, dass die Kontraktion der Muskulatur aufgehoben wird und man reflexartig den Mund öffnet.

8.2 Fortgeleitete apikale Parodontitiden

Entzündungen des Zahnhalteapparates fasst man unter dem Begriff ▶Parodontitiden zusammen. Diese Entzündungen werden oft durch Bakterien hervorgerufen. Sie können aber auch durch Fremdkörper, chemische Schadstoffe oder physikalische Einflüsse entstehen.

Entzündungen können akut oder chronisch verlaufen:
- Eine **akute Entzündung** ist meist durch schwere Symptome und einen raschen Verlauf gekennzeichnet.
- Eine **chronische Entzündung** verläuft hingegen oft symptomarm und bleibt deshalb vom Patienten häufig lange unbemerkt.

Eine Übersicht über die Einteilung fortgeleiteter apikaler Parodontitiden bietet Bild 8.4.

fortgeleitet: sekundär, im Nachbargewebe entstanden

apikal: an der Wurzelspitze; von apex (lat.) = Spitze; apicale = zur Spitze hin

Parodontalerkrankungen ▶ S. 244 ff.

Resorption von resorbere (lat.) = aufsaugen

Fortgeleitete apikale Parodontitiden
- **Chronische apikale Parodontitiden**
  - Granulom
  - Zyste
- **Akute apikale Parodontitiden**
  - Ostitis
  - Periostitis
  - Osteomyelitis
  - Abszess
  - Phlegmone

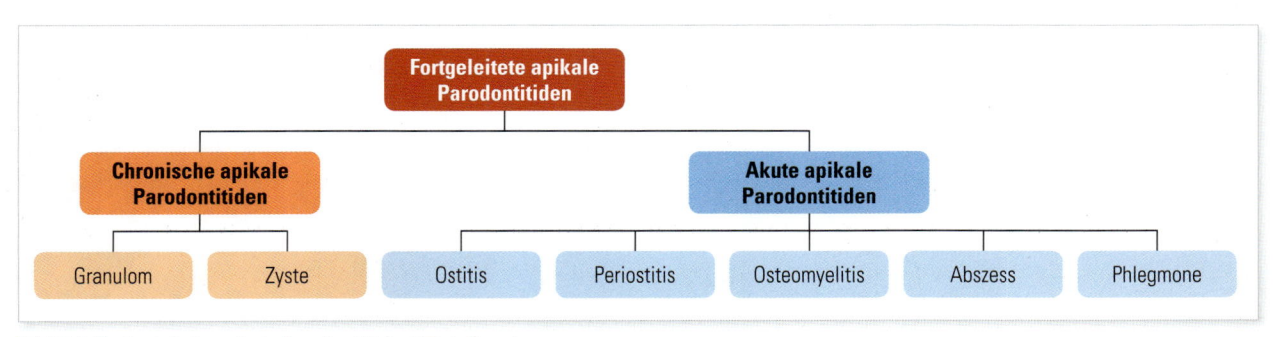

Bild 8.4 Fortgeleitete apikale Parodontitiden (Einteilung)

8.2.1 Chronische apikale Parodontitiden

Apikales Granulom. Durch Karies oder Verletzungen des Zahnes können Bakterien in das Wurzelkanalsystem eindringen, wo sie eine Entzündungsreaktion an der Wurzelspitze und im umliegenden Gewebe verursachen können. Durch diese Entzündung kommt es zu einer Abwehrreaktion des Körpers; der umliegende Knochen wird abgebaut und es entsteht ein gefäßreiches Bindegewebe. Um eine Verbreitung der Infektion zu vermeiden, versucht der Körper diesen Bereich gegen das gesunde Gewebe abzukapseln, das apikale Granulom entsteht. Diagnostisch ist der Zahn ▸perkussionsempfindlich, die ▸Sensibilitätsprobe fällt negativ aus und im Röntgenbild lässt sich ein verbreiterter Parodontalspalt erkennen (Bild 8.5).

Als Therapie ist eine ▸Wurzelkanalbehandlung mit wechselnden medikamentösen Einlagen und einer definitiven Wurzelkanalfüllung angebracht.

Bleibt die Entzündung bestehen, kann der Teil der Wurzelspitze durch eine ▸Resektion entfernt werden. Führt das zu keinem dauerhaften Erfolg, muss der ▸Zahn extrahiert werden.

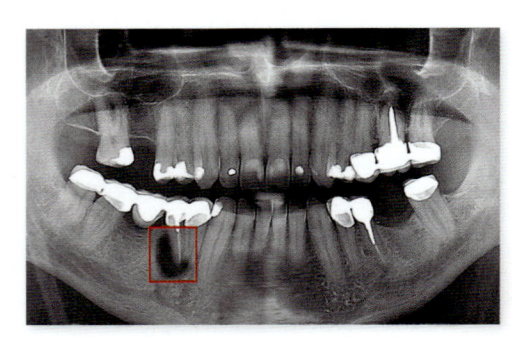

Bild 8.5 Apikales Granulom

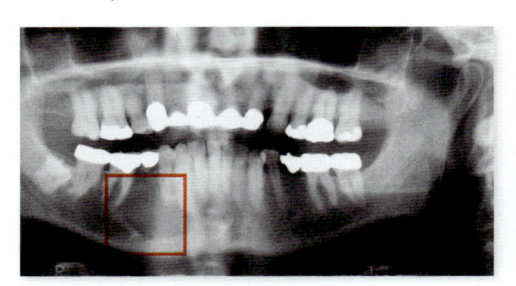

Bild 8.6 Röntgenbild einer Zyste

Zyste. Als Zyste bezeichnet man einen krankhaften Hohlraum, der aus einem geschlossenen bindegewebigen Balg besteht (Zystenbalg) und von ▸Epithelgewebe ausgekleidet wird. Zysten enthalten Flüssigkeit oder breiige Massen. Sie wachsen verdrängend im Knochen oder im Weichgewebe. Röntgenologisch lassen sich Zysten gut darstellen (Bild 8.6). Zysten können in verschiedenen Geweben und Organen des Körpers entstehen.

Die häufigsten vom Zahn ausgehenden (dentogenen) Zysten sind:
- Radikuläre Zysten: Sie entwickeln sich aufgrund eines entzündlichen Prozesses an der Wurzelspitze.
- Follikuläre Zysten. Diese Art von Zysten bildet sich um einen verlagerten Zahn. Die beteiligten Zellen stammen aus dem ▸Schmelzbildungsepithel.

Wenn sich Zysten während ihres Wachstums nicht infizieren, sind sie schmerzlos und werden vom Patienten meist nicht bemerkt. Vor dem Durchbruch durch den Knochen ist beim Betasten ein typisches Pergamentknistern zu hören bzw. zu spüren. Zysten sollten zur Abklärung immer histologisch untersucht werden.

Eine Fistel entsteht meist infolge eines entzündlichen Prozesses an einer Wurzelspitze (Granulom), durch tiefe, entzündete Zahnfleischtaschen oder durch Einlagerung von Fremdkörpern. Eine Fistel besteht aus einer trichterförmig eingezogenen Fistelöffnung („Fistelmaul"; Bild 8.7), dem Fistelkanal und dem Fistelgrund, der Ursache für die Ent-

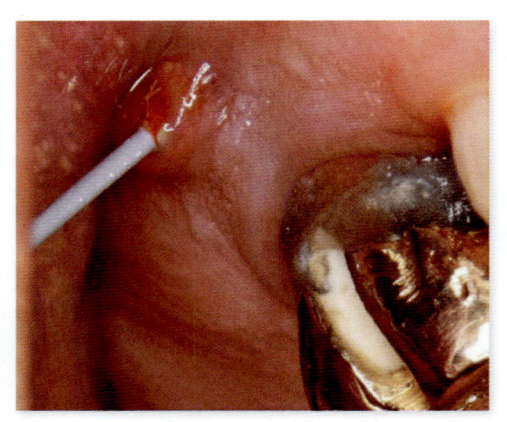

Bild 8.7 Fistelmaul mit Guttaperchaspitze

Granulom von Granulum (lat.) = Körnchen

Zyste (gr.) = Blase

Epithelgewebe ▸S. 43

Perkussion ▸S. 32 f.

Sensibilitätsprüfung ▸S. 33

Wurzelkanalbehandlung ▸S. 160 ff.

Wurzelspitzenresektion ▸S. 219 f.

Zahnextraktion ▸S. 218

Radix (lat.) = Wurzel

Follikel (lat.) = Zahnsäckchen

Schmelzbildung ▸S. 102

Histologie: Wissenschaft von den biologischen Geweben; von histos (gr.) = Gewebe und -logie = Lehre

stehung der Fistel. Häufig lassen sich Eiter oder Flüssigkeit aus der Fistelöffnung ausstreichen.

Hat man die Ursache der Entzündung beseitigt, entweder chirurgisch (z. B. Wurzelspitzenresektion, Entfernung des Zahnes) oder durch Wurzelbehandlung, verschwindet die Fistel meist von allein.

TIPP Wenn nicht eindeutig geklärt werden kann, von welchem Zahn die Entzündung ausgeht, wird in die Öffnung des Fistelkanals eine Guttaperchaspitze gesteckt und die Region geröntgt. Die Guttaperchaspitze stellt sich im Röntgenbild gut dar und der betroffene Zahn lässt sich eindeutig bestimmen.

8.2.2 Akute apikale Parodontitiden

Die Ostitis ist eine Knochenentzündung, bei der ▸Kompakta und ▸Spongiosa betroffen sind.

Periostitis. Der Begriff Periostitis bezeichnet eine Entzündung der Knochenhaut. Diese kann durch Krankheitserreger (z. B. Bakterien) hervorgerufen werden oder mechanische Ursachen haben (z. B. Überbelastung). Eine Periostitis ist äußerst schmerzhaft.

Die Osteomyelitis ist eine Knochenmarkentzündung, die meist eine Entzündung des Knochens selbst (Ostitis) und der Knochenhaut (Periostitis) mit einschließt. Behandelt wird eine Osteomyelitis durch großzügige chirurgische Entfernung des Infektionsherdes und Antibiotikagabe.

Ein Abszess ist eine umkapselte Eiteransammlung in einer nicht vorgeformten Körperhöhle (Bild 8.8). Meist entstehen Abszesse im Mundbereich durch Entzündungen von Zahnwurzeln oder Zahnfleischtaschen oder aufgrund eines erschwerten Zahndurchbruchs.

Man kann Abszesse nach ihrer Ursache und ihrer Lage unterscheiden (Tabelle 8.1).

TIPP Meist beschreibt Ihnen der Patient eine „dicke Backe", wenn sich ein Abszess entwickelt hat.

Kompakta/Spongiosa ▸S. 148 f.

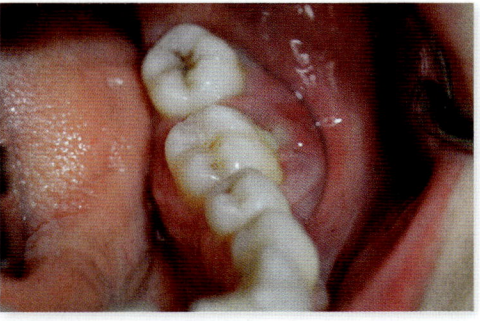

Bild 8.8 Parodontaler Abszess

Art des Abszesses	Beschreibung
dentale Abszesse	
subperiostaler Abszess	äußerst druckschmerzhafte Eiteransammlung unter der Knochenhaut
submuköser Abszess	der häufigste odontogene Abszess; liegt unter der vestibulären Schleimhaut des Ober- oder Unterkiefers und entsteht meist als Folge von nicht behandelten apikalen Entzündungen
parodontaler Abszess	entsteht als Folge einer infizierten, vertieften Zahnfleischtasche
mandibuläre Abszesse	
paramandibulärer Abszess	entsteht aus einem submukösen Abszess im Unterkiefer, der sich in die Wangenweichteile ausbreitet
submandibulärer Abszess	liegt meist unter dem (noch tastbaren) Unterkieferrand
perimandibulärer Abszess	meist odontogener Abszess, der um den Unterkieferknochen herum gelegen ist (Knochenrand des Unterkiefers ist nicht mehr tastbar)

Tabelle 8.1 Abszesse (Einteilung)

submukös: unter der Schleimhaut gelegen

odontogen (synonym zu dentogen): von den Zähnen ausgehend

mandibulär: auf den Unterkiefer (Mandibula) bezogen

LF 8 • Chirurgische Behandlungen begleiten

Extraktion von extrahere (lat.) = herausziehen, entnehmen

branche (frz.) = Ast, Zweig

Trepanation ▶S. 159 f.

Inzision ▶S. 217 f.

Prämolaren/Molaren ▶S. 50

Furkation: Gabelung der Zahnwurzel (vgl. S. 50)

bukkal ▶S. 52

Phlegmone von phlegma (gr.) = Schleim

Man unterscheidet folgende Abszesse:
- Ein **akuter Abszess** ist äußerst schmerzhaft. Er bildet sich innerhalb weniger Stunden und geht meist von einer apikalen oder parodontalen Entzündung aus.
- Ein **chronischer Abszess** wird so bezeichnet, weil er langsam verlaufend ist bzw. schon länger besteht. Er ist häufig ohne schmerzhafte Reaktionen und hat sich aus einem akuten Abszess entwickelt. Es gibt jedoch auch chronische Formen, die nie ein akutes Stadium hatten und völlig unauffällig sind.

Die Behandlung eines Abszesses besteht neben der Ursachenbeseitigung (z.B. ▶Trepanation des Zahnes oder Reinigung der entzündeten Zahnfleischtasche) meist in seiner chirurgischen Eröffnung (▶Inzision). Zusätzlich sollte der Patient Antibiotika einnehmen.

Phlegmone sind eitrige, sich schrankenlos ausbreitende Infektionen der Weichteile, die meist durch Streptokokken ausgelöst werden (Bild 8.9). Sie gehen mit Fieber, Schmerzen und einer eitrigen Entzündung der betroffenen Körperstelle einher. Phlegmone sind heutzutage relativ selten, da eine frühzeitige Antibiotikagabe die Infektion meist rechtzeitig eindämmt.

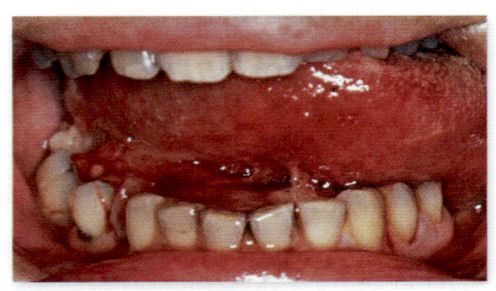

Bild 8.9 Phlegmone

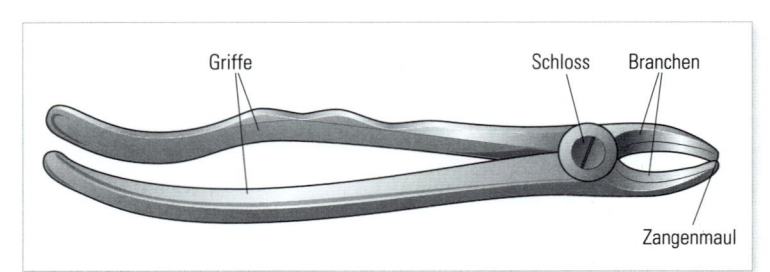

Bild 8.10 Aufbau einer Zange

8.3 Chirurgische Instrumente

8.3.1 Extraktionszangen

Der prinzipielle Aufbau aller Extraktionszangen ist gleich (Bild 8.10). Die Zange ist grundsätzlich so geformt, dass man mit ihr den zu extrahierenden Zahn gut fassen kann.

Die Extraktionszangen für Oberkiefer (OK) und Unterkiefer (UK) unterscheiden sich in der Form ihrer Branchen (Maulteile) voneinander (Bild 8.11).

Oberkiefer-Zangen. Die Branchen der Oberkiefer-Frontzahnzangen sind gerade, im Gegensatz dazu sind die der OK-▶Prämolaren- und Molarenzangen leicht gebogen. Zusätzlich haben die Zangen für die Entfernung von OK-Molaren auf einer Seite eine Zacke, die dazu dient in die Furkation zwischen den ▶bukkalen Wurzeln zu greifen. Die Oberkiefermolarenzangen können anhand der Zacke je nach Oberkieferseite unterschieden werden.

TIPP Der Merksatz „Zacke zur Backe" hilft Ihnen, die richtige Zange auszuwählen.

Als Sonderformen gibt es für den Oberkiefer spezielle Weisheitszahnzangen und Wurzelrestzangen (Bajonettzange).

Unterkiefer-Zangen. Im Unterkiefer sind die Branchen der Zangen über die Kante gebogen und erinnern in ihrer Form an einen Rabenschnabel. Auch hier unterscheidet man anhand der Form der Branchen Frontzahnzangen, Prämolarenzangen und Molarenzangen. Die UK-Molarenzangen haben auf beiden Seiten eine Zacke, sodass sie gut in die Furkation greifen können. Die Prämolarenzangen und Frontzahnzangen unterscheiden sich nicht in der Form, sondern nur in der Breite der Branchen und der Öffnung des Mauls voneinander. Als Sonderformen gibt es auch für den Unterkiefer Weisheitszahnzangen und Wurzelrestzangen.

Chirurgische Instrumente • **LF 8**

OK-Zangen	UK-Zangen
Frontzahnzange	Frontzahnzange
Prämolaren	Prämolaren
Molaren rechts	Molaren re/li
Molaren links	
Weisheitszahnzange	Weisheitszahnzange
Wurzelrestzange	Wurzelrestzange

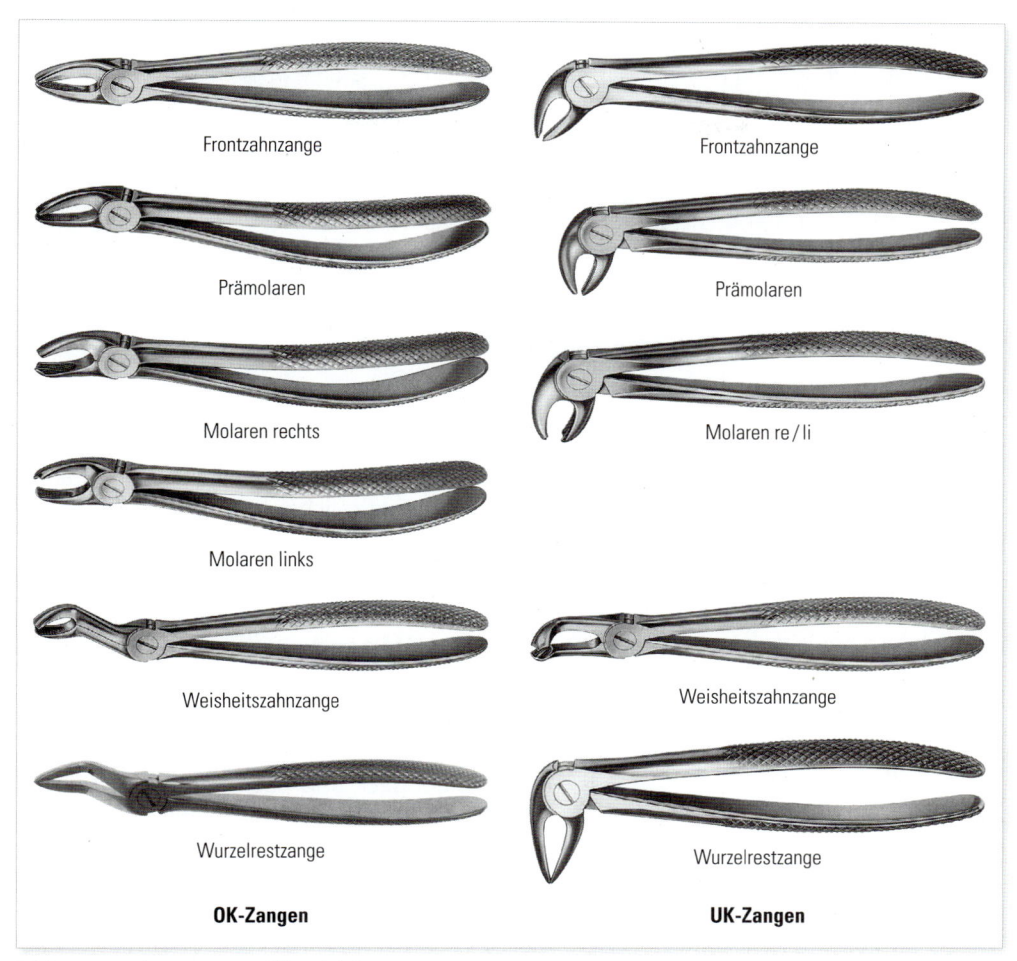

Bild 8.11 Extraktionszangen (Übersicht)

Milchzahnzangen werden speziell für die Extraktion von Milchzähnen bei Kindern eingesetzt. Sie ähneln den Zangen für Erwachsene in der Form, sind aber etwas kleiner gestaltet.

Sonstige Zangen. Neben den Zangen für die Extraktion gibt es Zangen, die andere Funktionen erfüllen:
- Hohlmeißelzange nach Luer („Knabberzange"): mit ihr können Knochenkanten geglättet oder Granulationsgewebe entfernt werden (Bild 8.12).
- Kornzange zum Reichen von Tupfern oder Instrumenten oder zum Entfernen von Fremdkörpern (Bild 8.13).

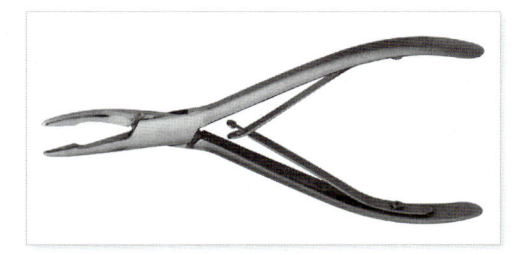

Bild 8.12 Hohlmeißelzange nach Luer

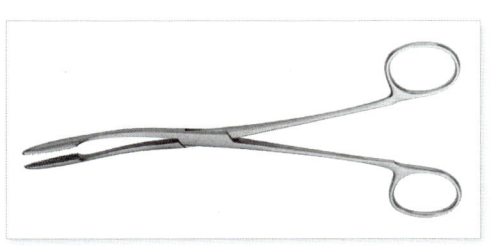

Bild 8.13 Kornzange

handwerk-technik.de

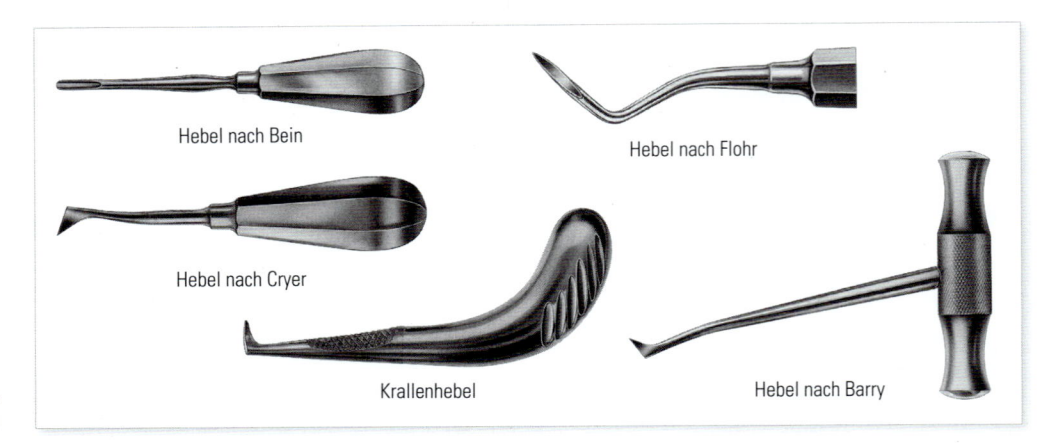

Bild 8.14 Zahnärztliche Hebel

(Abbildungen: Hebel nach Bein, Hebel nach Flohr, Hebel nach Cryer, Krallenhebel, Hebel nach Barry)

8.3.2 Hebel

Zahnärztliche Extraktionshebel dienen zum Lockern der Zähne vor der Extraktion und zur Entfernung von Wurzelresten. Abgestützt werden sie an den Nachbarzähnen oder dem Knochenfach. Man unterscheidet gerade und gebogene Hebel. Die gebogenen unterscheiden sich je nach Kieferseite anhand der Winkelung ihrer Spitze (Bild 8.14). Hebel werden im Satz angeboten.

8.3.3 Fassende Instrumente

Pinzetten. Man unterscheidet (Bild 8.15):
- zahnärztliche Pinzetten (mit gebogenen, leicht geriffelten Arbeitsenden),
- chirurgische Pinzetten (mit kleinen Haken am Arbeitsende, mit denen man Wundränder fassen kann und die zum sicheren Festhalten und Ziehen von Gewebe geeignet sind),
- anatomische Pinzetten (mit stumpfen breiten Branchen, die zum Festhalten von Gewebe und Material dienen und es schonen sollen).

8.3.4 Haltende Instrumente

Wundhaken dienen zum Abhalten von Wundlappen und Wangen/Zunge. Es gibt sie in verschiedenen Ausführungen: nach Langenbeck und nach Middeldorpf sowie als Abwandlungen davon (Bild 8.16).

Spatel werden vor allem zum Abhalten der Zunge verwendet, sie sind deshalb breiter (Bild 8.17).

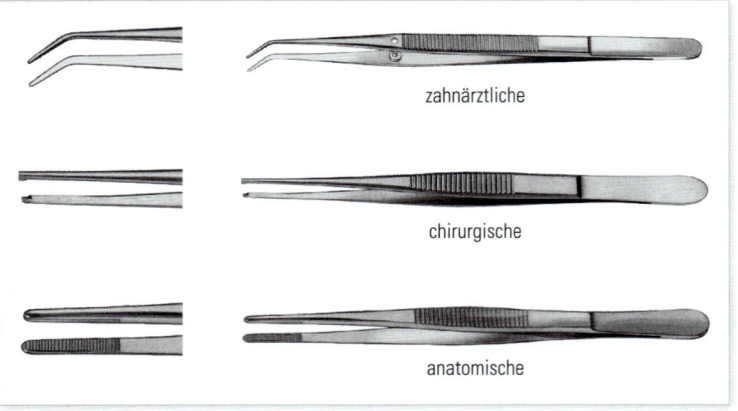

Bild 8.15 Pinzetten

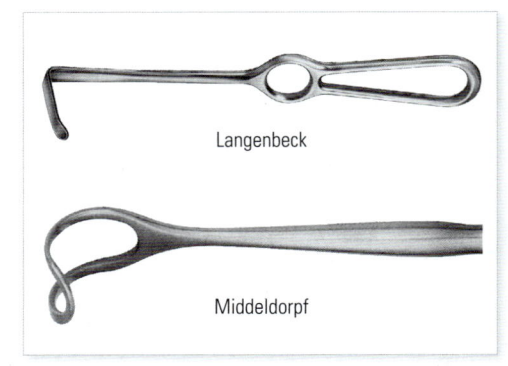

Bild 8.16 Wundhaken (Langenbeck, Middeldorpf)

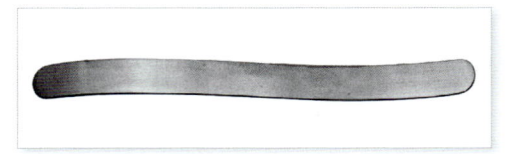

Bild 8.17 Zungenspatel

8.3.5 Schabende Instrumente
(Bild 8.18)

Das Elevatorium ist ein stumpfes chirurgisches Instrument, das man zum Abheben des Periosts (Knochenhaut) vom Knochen benutzt.

Das Raspatorium besitzt ein scharfes breiteres Ende, das zum Ablösen des Periosts von der knöchernen Unterlage dient.

Das Periotom ist ein dünnes Instrument, mit dem sich vor der Extraktion die Fasern im Parodontalspalt durchtrennen lassen. So kann der Zahn gewebeschonend entfernt werden.

Der scharfe Löffel ist ein löffelartiges Instrument mit scharfen Rändern zum Auskratzen von Gewebe.

8.3.6 Schneidende Instrumente

Scheren gibt es gebogen oder gerade mit stumpfen oder spitzen Enden (Bild 8.19). Mit Scheren kann man Wundränder versäubern und Nahtmaterial durchtrennen.

Skalpelle. Als Skalpell wird ein chirurgisches Messer bezeichnet. Der Griff besteht entweder aus sterilisierbarem Metall oder bei Einmalskalpellen aus Kunststoff. Die austauschbaren Klingen gibt es in verschiedenen Ausführungen (Bild 8.20).

> **TIPP** Vorsicht beim Wechsel der Klinge: Die Skalpellklinge sollte immer mit einem Instrument (z. B. Nadelhalter) festgehalten werden und nie mit der Hand, um Schnittverletzungen zu vermeiden.

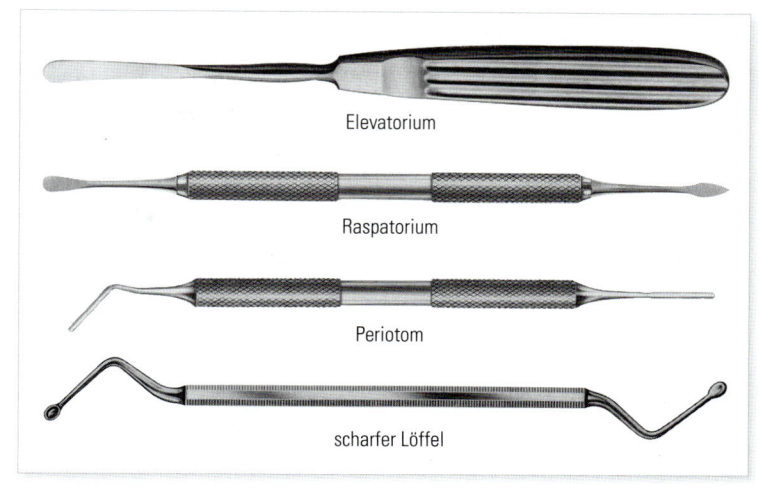

Bild 8.18 Schabende Instrumente

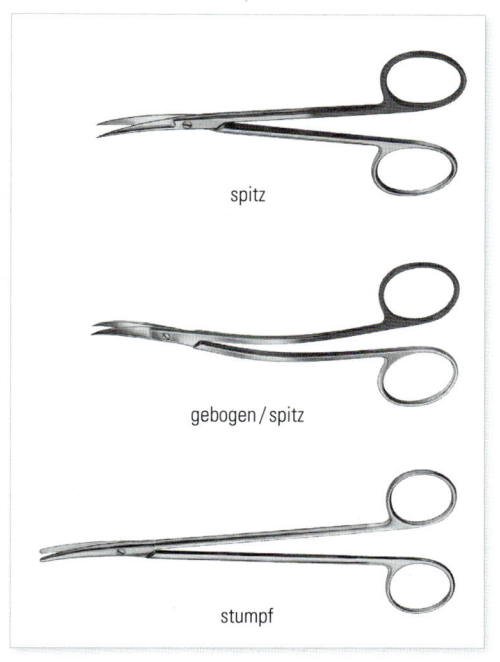

Bild 8.19 Scheren

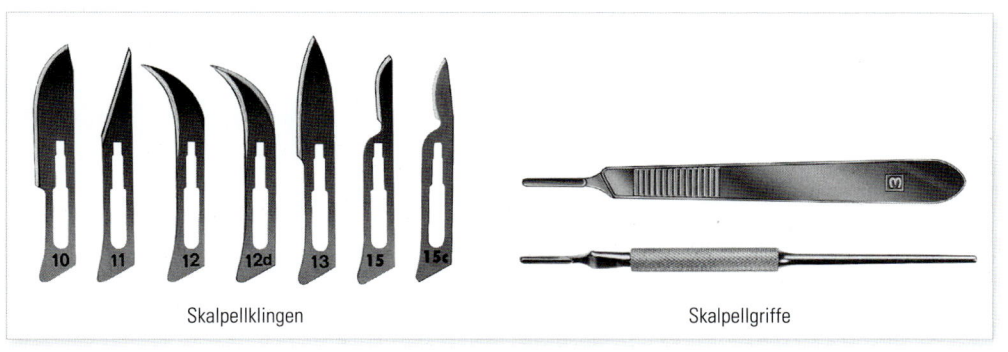

Bild 8.20 Skalpelle

Elevatorium von elevare (lat.) = (ab-/an-)heben

Raspatorium von raspare (lat.) = raspeln, schaben

Periotom von Periost (Knochenhaut)

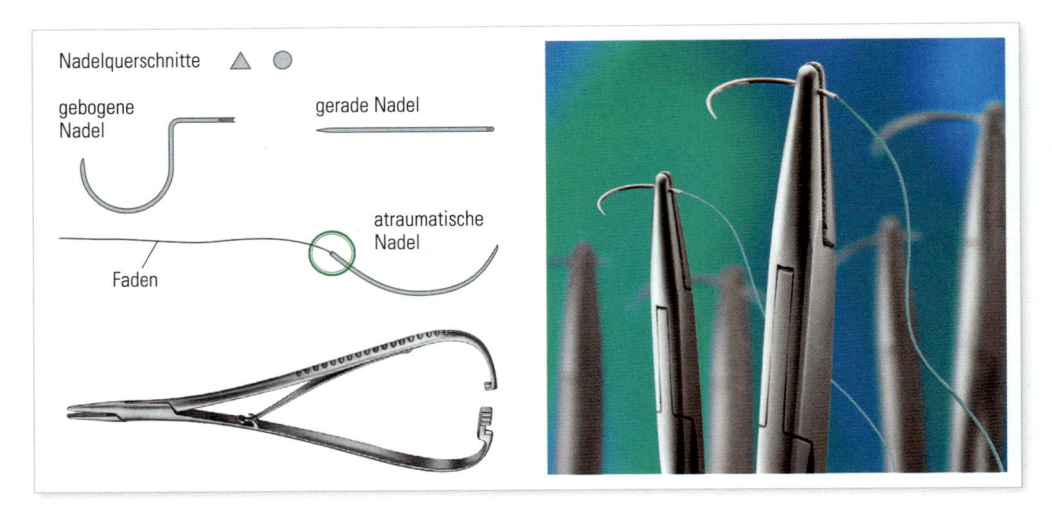

Bild 8.21 Nadeln, Nahtmaterial und Nadelhalter

8.3.7 Instrumente zum Nähen
(Bild 8.21)

Nadeln werden nach verschiedenen Aspekten eingeteilt:
- nach der Nadelform (gerade oder gebogen),
- nach dem Querschnitt (rund oder dreieckig),
- nach dem Nadelöhr (mit Nadelöhr, in das der Faden eingefädelt wird = traumatisch oder ohne Nadelöhr, wobei der Faden direkt in die Nadel übergeht = atraumatisch).

Nahtmaterial kann nach folgenden Kriterien unterschieden werden:
- resorbierbares Nahtmaterial (muss nicht entfernt werden, weil es im Körper aufgelöst wird),
- nicht-resorbierbares Nahtmaterial (muss nach ca. 7 Tagen entfernt werden),
- geflochtenes / ungeflochtenes Nahtmaterial.

Nadelhalter. Mit dem Nadelhalter wird die Nadel gehalten, es gibt ihn mit offenem Ende oder zum arretieren (feststellen).

8.3.8 Sonstige Instrumente

Tuchklemmen dienen zum Befestigen von Operationstüchern.

Arterienklemmen werden zum Abklemmen verletzter Gefäße und somit zur Blutstillung verwendet (Bild 8.22).

Chirurgische Sauger sind Sauger aus Metall, die sterilisierbar sind.

▶**Rotierende zahnärztliche Instrumente.** In der zahnärztlichen Chirurgie werden spezielle sterile Knochenfräser für das Hand- und Winkelstück verwendet, z. B. Lindemannfräser (Bild 8.23), ▶Rosenbohrer und diamantierte Fräser.

Osteotome dienen zum Bearbeiten von Knochen (Bild 8.24). Es gibt sie als konische oder zylindrische Instrumente. Ein Osteotom kann klopfend mit einem Hammer zum Durchtrennen, Erweitern oder Verdichten des Knochens verwendet werden (z. B. beim ▶internen Sinuslift).

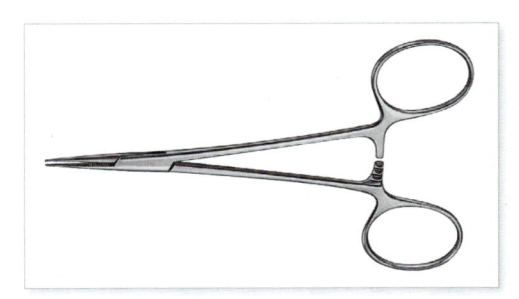

Bild 8.22 Arterienklemme

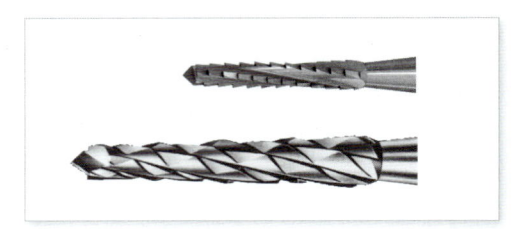

Bild 8.23 Lindemannfräser

rotierende Instrumente ▶S. 113 ff.

Bohrer/Fräser ▶S. 115 f.

interner Sinuslift ▶S. 229

Chirurgische Instrumente • **LF 8**

Eine Knopfsonde wird zum Austasten der Extraktionswunde verwendet (Bild 8.25).

Tamponadenstopfer nach Luniatschek dienen zum Einbringen von Tupfern oder Streifen in Wunden (Bild 8.26).

Elektrochirurgiegeräte arbeiten mit hochfrequentem Strom und können so Gewebe abtragen und schneiden oder durch Koagulation Blutungen stillen. Ein wesentlicher Vorteil von Elektrochirurgiegeräten gegenüber dem Skalpell ist, dass eine Blutungsstillung durch den Verschluss der betroffenen Gefäße erfolgen kann.

Piezochirurgiegeräte bearbeiten Knochen auf schonende Art und Weise. Der piezoelektrische Effekt beruht auf Oszillationen, die nach Anlegen einer Spannung hervorgerufen werden.

Das Piezochirurgiegerät besteht aus einem Handstück mit verschiedenen diamantierten oder titanbeschichteten Aufsätzen (Bild 8.27). Es kann in verschiedenen Frequenzbereichen betrieben werden. Vorteil ist die äußerst schonende Knochenbearbeitung ohne Verletzung von Weichgeweben.

Piezochirurgiegeräte werden auch bei der Extraktion von Zähnen verwendet.

Chirurgiemotoren sind spezielle mobile Motoren, deren Handstück über einen Schlauch mit Kunststoffbeuteln oder Flaschen physiologischer Kochsalzlösung verbunden werden kann, was sterile Kühlung ermöglicht. Oft ist bei diesen Motoren eine Drehzahlregelung möglich.

Laser werden im dentalen Bereich in der Chirurgie, Parodontologie, Endodontie und zur Kariesentfernung verwendet (Bild 8.28).

Laser arbeiten mit kurzwelliger energiereicher Lichtstrahlung einer bestimmten Wellenlänge. Abhängig von der Wellenlänge können sowohl Hart- als auch Weichgewebe (Schleimhaut, Zahnhartsubstanz, Knochen etc.) bearbeitet werden.

In der Chirurgie können mithilfe eines Lasers Gewebe geschnitten und entfernt sowie Blutungen gestillt werden.

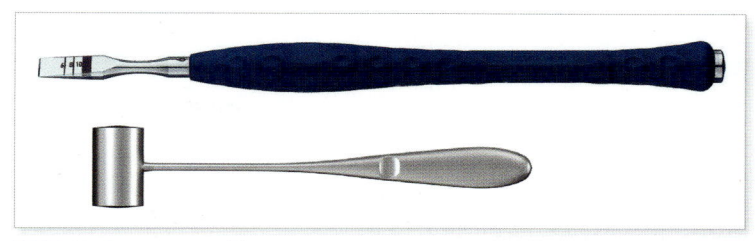

Bild 8.24 Osteotom und Hammer

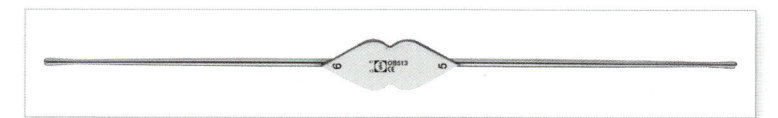

Bild 8.25 Knopfsonde

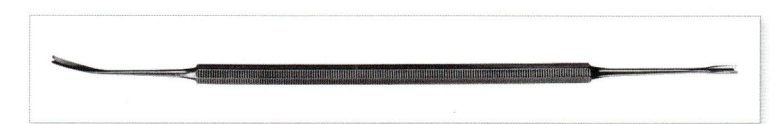

Bild 8.26 Tamponadenstopfer nach Luniatscheck

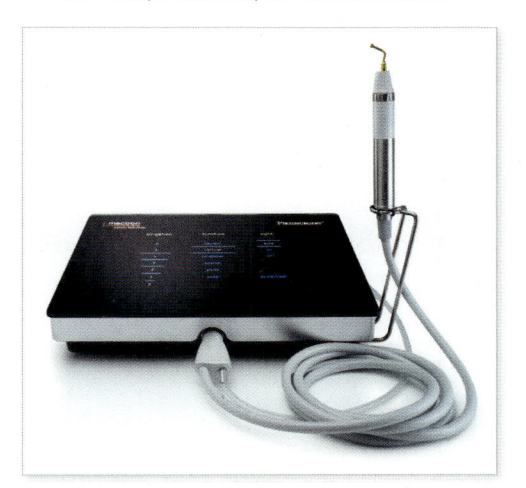

Bild 8.27 Piezochirurgiegerät

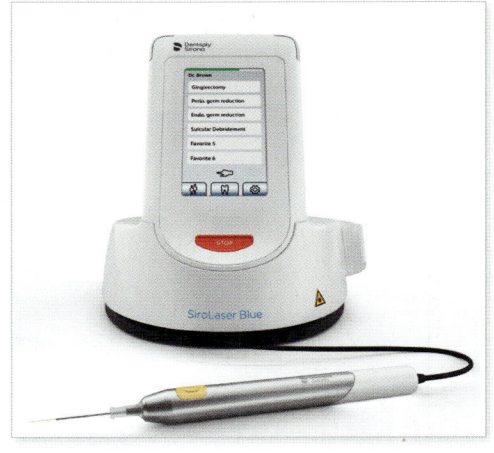

Bild 8.28 Laser (SiroLaser Blue)

Koagulation (lat.) = Gerinnung, Zusammenballung

Oszillation von oscillare (lat.) = schwingen

LF 8 • Chirurgische Behandlungen begleiten

8.4 Aufklärung, Einwilligung und Dokumentation chirurgischer Eingriffe

Die Dokumentation ist die Grundlage für die Abrechnung der erbrachten Leistungen. Sie gewährleistet eine ordnungsgemäße Anamnese sowie entsprechende Erst- und Folgebehandlungen.

Die Pflicht zur Dokumentation ist die notwendige Grundlage für die Sicherheit des Patienten in der Behandlung.

Inhalt und Umfang. Die Behandlungsvorgänge müssen objektiv wiedergegeben werden. Im Einzelnen sind schriftlich zu dokumentieren:
- Anamnese
- Diagnose

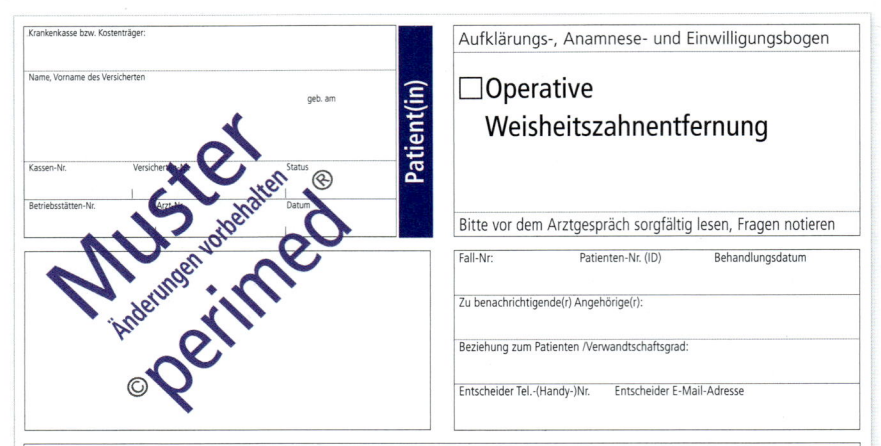

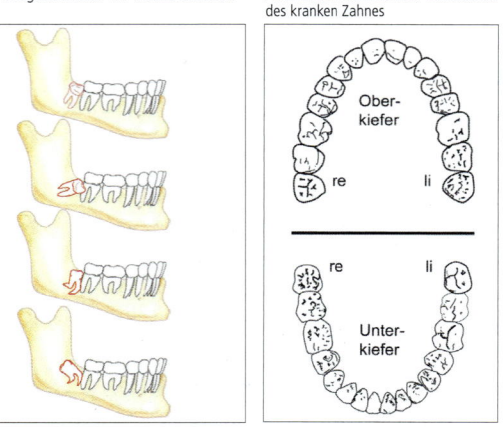

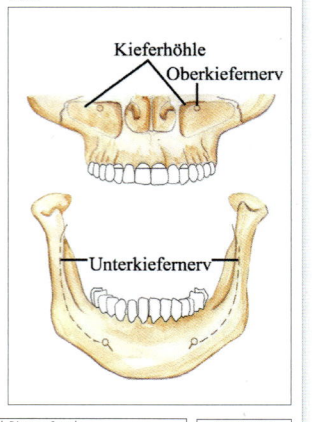

Bild 8.29 Beispiel eines Aufklärungsbogens (Auszug)

- Röntgenbefunde / Röntgenindikation
- Beschwerden / Schmerzen des Patienten
- Therapievorschläge
- Therapie
- Art und Dosierung einer Medikation
- Verlaufsdaten
- Besonderheiten / Komplikationen
- Zahnbezug / Region
- Aufklärung (z. B. Zeitpunkt, Umfang etc.)

Die Aufklärung umfasst Diagnose, Therapieverlauf, Risiken sowie Behandlungsalternativen und eine Information über eventuell entstehende Behandlungskosten. Sie muss zeitlich so erfolgen, dass der Patient genug Bedenkzeit hat. Bei kleineren, ambulanten Eingriffen ist die Aufklärung am Tag des Eingriffes ausreichend.

Die Aufklärung erfolgt durch den Zahnarzt. Sie muss so formuliert werden, dass der zahnärztlich unkundige Patient sich eine Vorstellung von dem Schweregrad der Behandlung und von den Belastungen und Risiken des Eingriffes machen kann.

Einwilligung des Patienten. Nach der Aufklärung sollte der Patient eine schriftlich niedergelegte Einwilligungserklärung unterschreiben, in der stichpunktartig die Diagnose, die Therapie sowie die möglichen Komplikationen und Risiken aufgeführt sind. Bei Minderjährigen müssen die Eltern bzw. die Erziehungsberechtigten in die Behandlung einwilligen.

Vorgedruckte Aufklärungsbögen, mit der Möglichkeit, Patientendaten zu ergänzen, können von verschiedenen Verlagen bezogen werden (Bild 8.29).

Dokumentation der Hygiene bei chirurgischen Eingriffen. In einem ▸Hygieneplan sind die Maßnahmen zur Infektionsvermeidung festzuhalten. Die Mitarbeiter sollten regelmäßig in den Schutzmaßnahmen unterwiesen werden. Die Unterweisung muss schriftlich dokumentiert und unterschrieben werden.

Dokumentation verwendeter Materialien. Es müssen die Chargennummern von verwendeten Implantaten und ▸Augmentationsmaterialien dokumentiert werden.

8.5 Maßnahmen bei chirurgischen Eingriffen

8.5.1 Präoperative Patientenvorbereitung

Zu den patientenbezogenen Vorbereitungsmaßnahmen eines chirurgischen Eingriffs gehören:
- die ▸allgemeine Anamnese,
- ggf. eine Endokarditisprophylaxe,
- die Durchführung einer antiseptischen Mundspülung,
- die persönliche Vorbereitung des Patienten auf den Eingriff.

Allgemeine Anamnese. Vor einem chirurgischen Eingriff wird noch einmal genau die allgemeine Anamnese des Patienten abgefragt. Bestimmte Erkrankungen und Medikamente erfordern Maßnahmen vor dem operativen Eingriff, da sie sonst lebensbedrohlich werden können.

Besonders zu achten ist auf:
- Blutgerinnungsstörungen,
- die Einnahme gerinnungshemmender Medikamente,
- Zuckererkrankungen,
- Herzerkrankungen / Operationen am Herzen.

Eventuell müssen Patienten vor dem Eingriff ihre Medikamente absetzen oder auf andere Medikamente umgestellt werden. Dies geschieht in Absprache mit dem behandelnden Hausarzt.

Endokarditisprophylaxe. Patienten mit fehlerhaften oder künstlichen Herzklappen müssen prophylaktisch vor dem Eingriff Antibiotika einnehmen. Dadurch wird verhindert, dass Bakterien aus der Mundhöhle zum Herzen ausgeschwemmt werden und hier eine Entzündung der Herzwand hervorrufen.

Durchführung einer antiseptischen Mundspülung. Es wird empfohlen, Patienten vor einem chirurgischen Eingriff mit einem oralen Antiseptikum spülen zu lassen, um die orale Keimflora zu reduzieren. Bei bestimmten Eingriffen ist auch die Verwendung eines Schleimhautantiseptikums sinnvoll.

---

allgemeine Anamnese ▸ S. 29 f.

Endokarditis: Entzündung der Herzinnenhaut

Hygieneplan ▸ S. 91

Antiseptikum: Medikament zur Verhinderung einer Infektion / Entzündung (Sepsis)

Augmentationsmaterial ▸ S. 228

LF 8 • Chirurgische Behandlungen begleiten

Operateur:
Arzt, der eine Operation durchführt

Erstassistenz ▶ S. 216

chirurgische Händedesinfektion ▶ S. 79

Anziehen steriler Handschuhe ▶ S. 80

hygienische Händedesinfektion ▶ S. 77 f.

Schutzkleidung /PSA ▶ S. 81 f.

Persönliche Vorbereitung des Patienten. Um den Eingriff für den Patienten so angenehm wie möglich zu gestalten, sollte der Ablauf vorher noch einmal kurz erläutert werden. Angenehm ist es für viele Patienten, wenn sie zur Entspannung Musik hören oder einen Film anschauen können.

8.5.2 Hygienemaßnahmen/ Einhaltung der Sterilität

Chirurgische Eingriffe erfordern ein gezieltes Hygienemanagement zur Verminderung der Infektionsgefahr und somit zum Schutz des Patienten und des Behandlungsteams. Kleinere chirurgische Eingriffe (z. B. Extraktionen) benötigen keine sterile Schutzkleidung oder Abdeckung, eine ▶hygienische Händedesinfektion reicht aus. Die während des chirurgischen Eingriffes verwendeten Instrumente müssen jedoch steril sein (z. B. Extraktionszange). Wenn es bei chirurgischen Eingriffen zu einer Verunreinigung mit Krankheitserregern kommen kann, wird das Tragen von ▶Schutzkleidung/PSA empfohlen.

Bei größeren chirurgischen Eingriffen oder in Zahnarztpraxen, die über einen speziellen OP-Saal mit Schleuse verfügen, erfolgt die Operation unter sterilen Bedingungen (Bild 8.30). Dazu gehört
- das Tragen steriler Schutzkleidung/PSA,
- die chirurgische Händedesinfektion,
- die sterile Vorbereitung des OP-Arbeitsplatzes,
- das sterile Abdecken des Patienten.

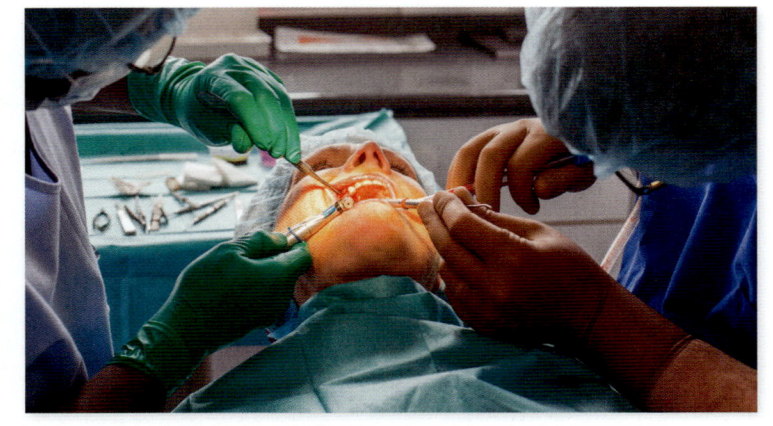

Bild 8.30 Zahnärztlich-chirurgischer Eingriff unter sterilen Bedingungen

Tragen steriler Schutzkleidung. Der Operateur und die ▶Erstassistenz sind steril gekleidet (spezielle sterile Kasacks, sterile Mäntel, sterile Haube, Mund- und Nasenschutz, Schutzbrille).

Chirurgische Händedesinfektion. Vor chirurgischen Eingriffen mit anschließendem speicheldichten Wundverschluss und bei Patienten mit erhöhtem Infektionsrisiko muss eine ▶chirurgische Händedesinfektion angewendet werden. Nach der chirurgischen Händedesinfektion werden zum Eingriff ▶sterile Handschuhe angezogen.

> **TIPP** Bei der chirurgischen Händedesinfektion gilt:
> - erst waschen,
> - dann desinfizieren und
> - sterile Handschuhe anziehen.

Vorbereitung des sterilen OP-Arbeitsplatzes. Die Vorbereitung einer OP erfolgt, bevor der Patient in das Behandlungszimmer gebracht wird. Nicht benötigte Gegenstände werden entfernt, um möglichst wenig Kontamination zu verursachen und um mehr Bewegungsfreiheit für den Eingriff zu schaffen. Anschließend werden sämtliche Arbeitsflächen gezielt desinfiziert.

Alle verwendeten Instrumente und Materialien müssen steril sein, ebenso das Kühlwasser der rotierenden Instrumente.

Steriles Abdecken des Patienten. Der Patient sollte mit einem sterilen Tuch abgedeckt sein und seine Hände unter dem Tuch lassen.

8.5.3 Maßnahmen nach einem chirurgischen Eingriff

Je nach Art des chirurgischen Eingriffes wird der Patient anschließend gebeten, für ca. 15 Minuten auf einen sterilen Tupfer zu beißen. Durch den Druck wird die Wunde komprimiert und die Blutung gestoppt.

Bei Bedarf erhält der Patient ein Rezept für ein Schmerzmittel oder Antibiotikum. Muss sich der Patient einige Tage nach dem Eingriff schonen, wird ihm eine Berufsunfähig-

Maßnahmen bei chirurgischen Eingriffen • LF 8

keitsbescheinigung ausgestellt, die es als Vordruck gibt.

Der Patient muss mündlich über das Verhalten nach der Operation aufgeklärt werden. Zusätzlich ist es sinnvoll, ihm ein Merkblatt mitzugeben, auf dem alle wichtigen Verhaltensmaßnahmen nach einem operativen Eingriff erläutert werden (Bild 8.31).

Der Patient sollte für den Fall einer Komplikation eine Notfall-Telefonnummer erhalten.

Verhaltensregeln
nach operativen Eingriffen im Mund- und Kieferbereich

- Nach einer örtlichen Betäubung und durch die Belastung des chirurgischen Eingriffes kann Ihre Reaktionsfähigkeit – insbesondere auch bei aktiver Teilnahme am Straßenverkehr – für mehrere Stunden vermindert sein. Sie sollten sich daher am besten nach Hause fahren lassen.
- Bis zum Abklingen der Betäubung wegen der Verletzungsgefahr bitte nichts essen und nichts Heißes trinken.
- Zum Schutz der Wunde und für eine möglichst ungestörte erste Blutgerinnung beißen Sie bitte 1 bis 2 Stunden auf den eingelegten Tupfer. Danach können Sie ihn vorsichtig entfernen.
  Bei einem angelegten Druckverband richten Sie sich bitte nach unseren speziellen Empfehlungen.
  Sollte wider Erwarten eine Nachblutung auftreten, beißen Sie erneut für eine halbe Stunde auf ein sauberes, frisch gebügeltes und angefeuchtetes Stofftaschentuch. Falls die Blutung nicht gestoppt wird, suchen Sie bitte die Praxis auf.
- Um eine größere Schwellung im Operationsgebiet zu vermeiden, sind feucht-kalte Umschläge bis zur folgenden Nacht hilfreich. Verwenden Sie jedoch keine Eispackungen unmittelbar auf der Haut.
  Wenn Sie sich zu Hause ausruhen möchten, legen Sie sich bitte ein dickes Kissen unter den Kopf; vermeiden Sie eine Flachlage.
- Nach dem Abklingen der Betäubung sollten Sie in den nächsten Tagen weiche, nicht zu heiße Kost zu sich nehmen. Schonen Sie beim Kauen die behandelte Seite.
- In den nächsten 24 Stunden sollten Sie weder Alkohol noch Kaffee, schwarzen Tee oder Cola trinken. Verzichten Sie auch auf das Rauchen! Hierdurch verringern Sie die Gefahr einer Nachblutung und tragen zu einer besseren Wundheilung bei. In den ersten postoperativen Tagen sollten Sie keine Sauna besuchen.

- Eine leichte Einschränkung der Mundöffnung in den ersten Tagen nach der Behandlung muss Sie nicht beunruhigen. Bemerken Sie jedoch eine starke Kieferklemme, anhaltende Gefühlsstörungen und wieder stärker werdende Schmerzen, kommen Sie bitte sofort zu uns.
- In der ersten Woche nach dem Eingriff sollten Sie körperliche Anstrengungen vermeiden. Dies gilt insbesondere dann, wenn eine Arbeitsunfähigkeitsbescheinigung ausgestellt wurde.
- Putzen Sie regelmäßig Ihre Zähne (auch mit einer elektrischen Zahnbürste möglich) und evtl. vorhandene Prothesen. Sparen Sie das Operationsgebiet dabei jedoch aus und vermeiden Sie heftiges Spülen. Munddduschen wenden Sie bis zur abgeschlossenen Ausheilung besser nicht an.
- Wenn Ihnen Medikamente verordnet wurden, halten Sie sich bitte exakt an die Einnahmevorschriften. Insbesondere bei Schmerztabletten ist auf die Höchstdosierung zu achten. Nehmen Sie keine zusätzlichen Medikamente nach eigenem Ermessen!
- Bei ungestörtem Heilungsverlauf ist der nächste Termin zur Kontrolluntersuchung vorgesehen am

  ----

- Besondere Verhaltensmaßnahmen:
  ☐ Schnäuzverbot
  ☐ Inhalation
  ☐ Antibiotikaeinnahme:
     alle … Stunden … Tabletten
  ☐ Analgetika nach Verordnung;
     max. … / 24 Std.
  ☐ Chlorhexidinlösung 3 x 2 min
     (ab 3. Tag nach der OP)

Wir wünschen Ihnen gute Besserung!

Bild 8.31 Verhalten nach einem operativen Eingriff

8.6 Aufgaben der ZFA bei chirurgischen Eingriffen

Bei einem chirurgischen Eingriff umfassen die Aufgaben einer ZFA:
- die Vorbereitung des Eingriffes (Patientendokumentation und OP-Arbeitsplatz),
- die präoperative Patientenbetreuung,
- die persönliche Vorbereitung,
- die Begleitung des Operateurs bzw. die Beobachtung des Patienten während des Eingriffes,
- die postoperative Patientenbetreuung,
- die Nachbereitung des Behandlungsplatzes.

Man unterscheidet in der Behandlung eine Erst- und eine Zweitassistenz.

Die Erstassistenz ist die Assistenz, die den Eingriff am Stuhl mit begleitet. Sie ist wie der Operateur steril gekleidet (Bild 8.32).

Die Zweitassistenz (auch Springer genannt) wird notwendig, wenn der Eingriff unter sterilen Bedingungen stattfinden soll. Sie übernimmt alle Aufgaben, die unsteril im Rahmen eines Eingriffes zu erledigen sind:
- sie reicht der steril gekleideten Erstassistenz die steril verpackten Instrumente an (dabei fasst sie nur die äußere, unsterile Verpackung an und öffnet diese so, dass die sterile Innenverpackung bzw. das sterile Instrument von der assistierenden ZFA entnommen werden kann),
- sie holt ggf. fehlende Instrumente,
- sie kümmert sich um die Behandlungsdokumentation,
- sie ist zuständig für die Nachbereitung (z. B. Anfertigung von Röntgenbildern, Ausstellung eines Rezeptes).

8.6.1 Aufgaben der ZFA vor und während eines chirurgischen Eingriffes

Vorbereitung der Patientendokumentation. Zur Vorbereitung eines chirurgischen Eingriffes müssen alle erforderlichen, den Patienten betreffenden Unterlagen durch die ZFA bereitgestellt werden. Dazu gehören die aktuelle Anamnese, Röntgenaufnahmen sowie eventuell vorhandene Arzt- oder Krankenhausberichte. Es ist sinnvoll, Rezepte, AU-Bescheinigungen und Anweisungen zur Medikamenteneinnahme für den Patienten vorzubereiten. Alle Anweisungen sollten schriftlich erfolgen. Auch Termine zur Nachbehandlung können schon vor dem Eingriff ausgemacht werden.

Vorbereitung des sterilen OP-Arbeitsplatzes. Der Instrumenten- und Schwebetisch sowie weitere benötigte Ablagen und Trays werden mit Tüchern steril abgedeckt. Die Instrumente werden steril angerichtet, d. h., sie dürfen nicht mit unsterilen Handschuhen in Berührung kommen. Die Zweitassistenz reicht der steril gekleideten Erstassistenz die Instrumente so, dass diese sie mit den sterilen Handschuhen aus der Verpackung nehmen kann und die Sterilität gewährleistet bleibt.

> **TIPP** Holen Sie den Patienten erst in das Behandlungszimmer, wenn alle Instrumente vorbereitet und wieder abgedeckt sind.

Präoperative Patientenbetreuung. Nach Abschluss aller Vorbereitungen wird der Patient von der ZFA in den OP-Raum bzw. in das Behandlungszimmer begleitet und dort von ihr betreut.

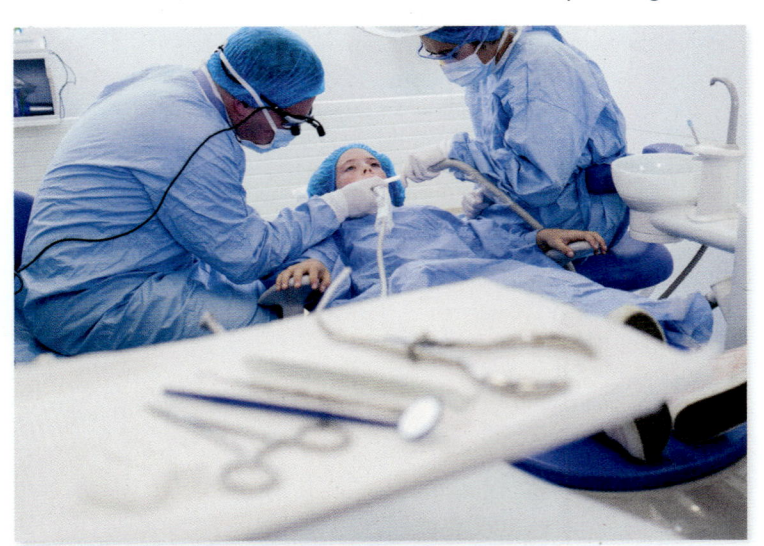

Bild 8.32 Operateur und Erstassistenz während eines chirurgischen Eingriffes

Chirurgische Eingriffe • **LF 8**

> **TIPP**
> - Stellen Sie sich dem Patienten mit Namen vor und wirken Sie ggf. beruhigend in einem Gespräch auf ihn ein.
> - Achten Sie auf eine bequeme ▸Lagerung des Patienten.

Persönliche Vorbereitung. Je nach Art des chirurgischen Eingriffes und Übernahme der Erst- oder Zweitassistenz ist eine hygienische oder chirurgische Händedesinfektion durchzuführen und ggf. entsprechende (sterile) Schutzkleidung anzulegen.

Die Stuhlassistenz während des chirurgischen Eingriffes wird von der steril gekleideten Erstassistenz durchgeführt.

> **TIPP**
> - Arbeiten Sie unbedingt vorausschauend und flüssig.
> - Gehen Sie mit Gewebe und Weichteilen schonend um.
> - Sorgen Sie durch professionelles Absaugen und Abhalten für ein freies Sichtfeld.
> - Sprechen Sie mit der unsterilen Zweitassistenz eine für den Patienten neutrale (nicht angsteinflößende) Wortwahl ab.

Patientenbeobachtung. Während der Behandlung muss der Patient ständig beobachtet werden. Insbesondere ist auf Hautfarbe und Schmerzsignale zu achten. Notfalls muss ein Eingriff unterbrochen werden; ggf. wird noch einmal ▸anästhesiert.

8.6.2 Aufgaben der ZFA nach einem chirurgischen Eingriff

Postoperative Patientenbetreuung. Nach der Operation sollte das Befinden des Patienten erfragt und sein Kreislauf kontrolliert werden. Bei Bedarf kann das Gesicht des Patienten vorsichtig gereinigt werden.

> **TIPP** Geben Sie dem Patienten in Absprache mit dem Zahnarzt etwas zum Kühlen/Abschwellen (z. B. eine Kältekompresse), ggf. auch ein Schmerzmittel.

Der Patient sollte bei gutem Befinden langsam aus dem Behandlungsstuhl aufstehen. Vor dem Aufstehen des Patienten sollten angsteinflößende Instrumente und kontaminierte Abdeckungen von der Zweitassistenz entfernt werden. Wenn der Patient sich wohlfühlt, können postoperative Röntgenbilder angefertigt werden. Anschließend wird der Patient an die Rezeption begleitet.

> **TIPP**
> - Nach einem operativen Eingriff sollte kein Patient ohne Betreuung bleiben (bestellen Sie ggf. ein Taxi oder rufen Sie die Angehörigen an).
> - Fragen Sie nach dem chirurgischen Eingriff abends telefonisch beim Patienten nach, ob es ihm gut geht.

Nachbereitung des Behandlungsplatzes. Nach dem Eingriff werden die verwendeten sterilen Einmalartikel ▸entsorgt und die benutzten Instrumente und Geräte hygienisch ▸aufbereitet. Alle Oberflächen und die Behandlungseinheit werden mit entsprechenden Desinfektionsmitteln ▸gereinigt und desinfiziert. Die ▸Absauganlage sollte mit Wasser durchgespült und desinfiziert werden.

8.7 Chirurgische Eingriffe

8.7.1 Inzision / Exzision

Inzision bezeichnet ganz allgemein den Schnitt in ein Körpergewebe mit einem Skalpell (Bild 8.33). Das operative Verfahren zur Eröffnung eines Abszesses wird auch als Inzision bezeichnet. Durch diesen Schnitt kann der Eiter abfließen.

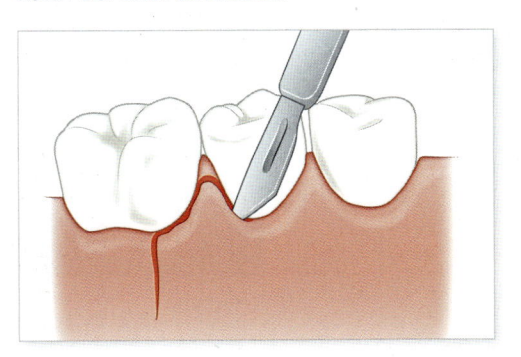

Patientenlagerung ▸S. 31 f.

Abfallentsorgung ▸S. 96 f.

Aufbereitung von Medizinprodukten ▸S. 91 ff.

Reinigung/Desinfektion von Oberflächen und Zusatzgeräten ▸S. 94 ff.

Reinigung/Desinfektion der Absauganlage ▸S. 96

Anästhesiemaßnahmen ▸S. 151 ff.

Inzision (lat.) = Einschneiden

Bild 8.33 Inzision

LF 8 • Chirurgische Behandlungen begleiten

Raspatorium/
Periotom ▶S. 209

Piezochirurgiegerät
▶S. 211

Exzision (lat.) =
(Her-)Ausschneiden

Luxation (lat.) =
Aus-, Verrenkung;
hier: hebelnde und
kippende Bewegung

Sharpey'sche Fasern
▶S. 202

scharfer Löffel
▶S. 209

Lockerungsgrad III/
Zahnbeweglichkeit
▶S. 250

MAV ▶S. 223 f.

Anschließend sollte die Abszesshöhle gründlichst gespült werden und durch Einlage einer Drainage (z. B. Gazestreifen) offen gehalten werden. Durch die Drainage kann der Abszess besser abheilen. Zur Spülung eignen sich Wasserstoffperoxid oder eine antiseptisch wirkende Lösung.

Exzision. Als Exzision wird die chirurgische Entfernung von Gewebe mithilfe einer Schere oder eines Skalpells bezeichnet. Verdächtig aussehendes oder verändertes Gewebe wird durch eine Probeexzision entnommen und zur diagnostischen Klärung an ein pathologisches Institut geschickt (Bild 8.34). Dort wird das Gewebe auf Erreger oder Tumorzellen untersucht.

8.7.2 Extraktion

Eine Extraktion ist die Entfernung eines Zahnes mit speziellen Zahnzangen und/oder Hebeln aus seinem Alveolarfach.

Mögliche Gründe für eine Extraktion sind:
- stark parodontal geschädigte Zähne (▶Lockerungsgrad III),
- stark kariös zerstörte Zähne,
- Zahnwurzel- oder Zahnfrakturen,
- Zähne mit wiederkehrenden Wurzelentzündungen, die endodontisch oder chirurgisch nicht therapierbar sind,
- Perforation der Zahnwurzel bei einer Wurzelbehandlung,
- bei Kieferfrakturen Zähne, die im Bruchspalt liegen,
- Zahnüberzahl,
- aus kieferorthopädischer Sicht bei Platzmangel.

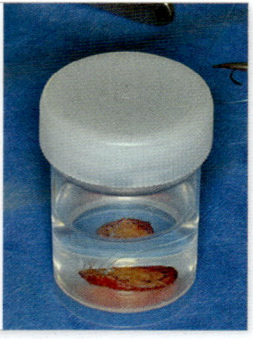

Bild 8.34 Exzision mit Behälter für die histologische Untersuchung

Ablauf einer Extraktion. Nachdem der betroffene Zahn anästhesiert wurde, wird das Zahnfleisch vorsichtig mit einem ▶Raspatorium/Periotom um den Zahn herum abgelöst. Dann kann der Zahn mit einem Hebel (oder mithilfe eines ▶Piezochirurgiegerätes) langsam aus seinem Knochenfach herausgehebelt werden (Luxation), dabei wird der Hebel an den Nachbarzähnen oder dem Knochenfach abgestützt. Die Bewegung wird kontrolliert ausgeführt, um den Nachbarzahn nicht zu beschädigen. Durch diese hebelnde Bewegung reißen die ▶Sharpey'schen Fasern und das Knochenfach wird leicht gedehnt. Jetzt lässt sich der Zahn mit der entsprechenden Zange fassen – dabei sollten die Branchen der Zange so weit wie möglich nach subgingival geschoben werden – und durch eine rotierende Bewegung aus dem Alveolarfach entfernen (Bild 8.35). Die ZFA unterstützt den Ablauf durch entsprechende Hilfestellungen (Bild 8.36).

Das Auskratzen der Alveole mit einem ▶scharfen Löffel erfolgt, um eventuell vorhandenes Granulationsgewebe zu entfernen und eine Blutung zu verursachen, sodass ein Blutpfropf entstehen kann. Zusätzlich kontrolliert man, ob der Zahn vollständig entfernt wurde und kein Wurzelrest mehr in der Alveole steckt. Ebenso sollte im Oberkieferseitenzahnbereich kontrolliert werden, ob die Kieferhöhle eröffnet wurde (▶MAV).

Bei geringer Blutung reicht es, den Patienten 15 Minuten fest auf einen Tupfer beißen zu lassen. Bei Bedarf wird die Wunde mit einer Naht verschlossen. Wichtig ist, dass der Patient das Blutkoagulum (Blutpfropf) nicht aus der Wunde herausspült. Es dient als natürlicher Wundverschluss und die Wunde kann so besser heilen.

Abrechnung. BEMA-Nr. 43 (X 1): Entfernen eines einwurzeligen Zahnes einschließlich Wundversorgung. Als einwurzelige Zähne gelten bei den bleibenden Zähnen alle Frontzähne, Eckzähne sowie im OK die Zähne 15/25, im UK 34/44/35/45 und bei den Milchzähnen alle Frontzähne.

Chirurgische Eingriffe • **LF 8**

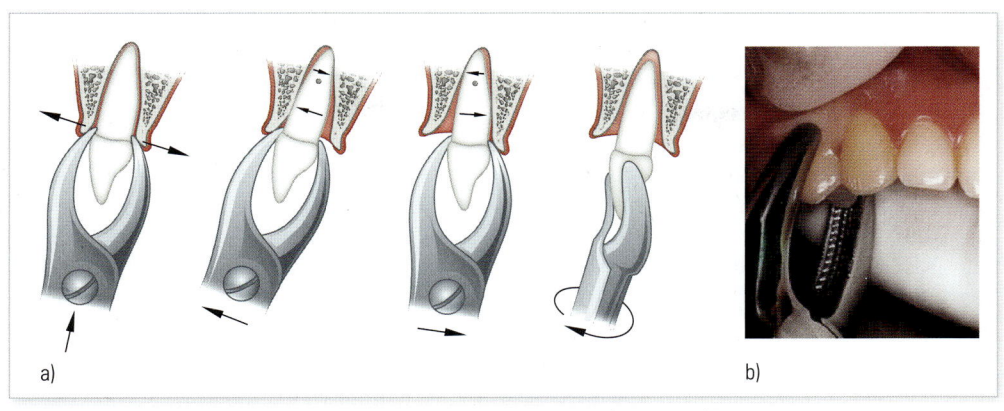

Bild 8.35 a) Zange angesetzt mit Bewegungsrichtung; b) Zange greift Zahn tief

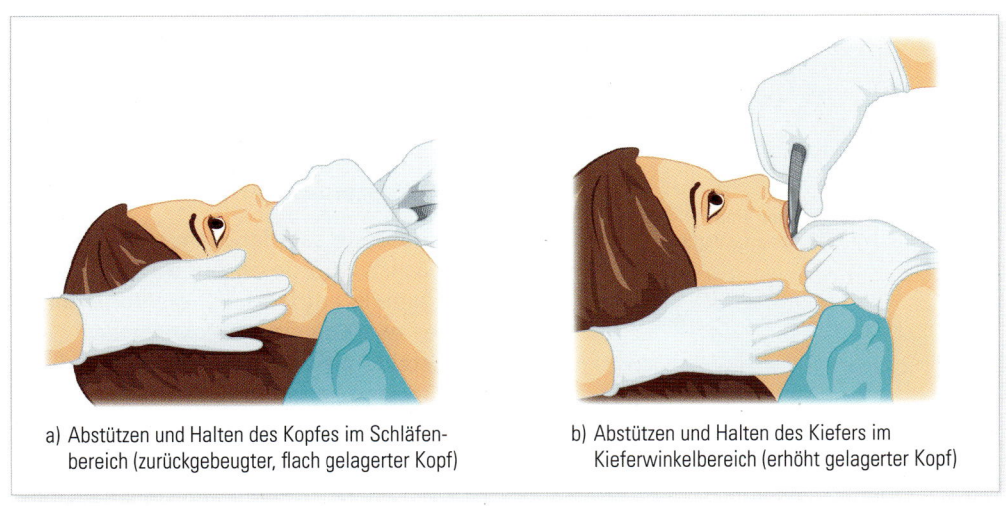

a) Abstützen und Halten des Kopfes im Schläfenbereich (zurückgebeugter, flach gelagerter Kopf)

b) Abstützen und Halten des Kiefers im Kieferwinkelbereich (erhöht gelagerter Kopf)

Bild 8.36 Assistenz bei Extraktion im a) Oberkiefer und b) Unterkiefer

BEMA-Nr. 44 (X 2): Entfernen eines mehrwurzeligen Zahnes einschließlich Wundversorgung. Als mehrwurzelige Zähne gelten alle Molaren sowie die Zähne 14/24 und die Milchmolaren.

8.7.3 Wurzelspitzenresektion

Eine Wurzelspitzenresektion (WSR) dient zur Erhaltung wurzelbehandelter Zähne, bei denen ein entzündlicher Herd an der Wurzelspitze bestehen bleibt (Bild 8.37). Ursachen für die andauernde Entzündung können neben einer akuten oder chronischen apikalen Parodontitis auch abgebrochene Instrumente oder Wurzelfrakturen im Bereich der Wurzelspitze sein. Bei der WSR wird die entzündete Wurzelspitze entfernt, wobei man davon ausgeht, dass sich im apikalen Bereich der Wurzel Seitenäste befinden, die unter anderem für die andauernde Entzündung verantwortlich sind.

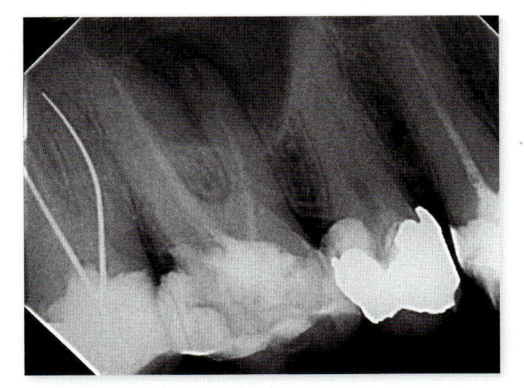

Bild 8.37 Apikale Aufhellung an wurzelbehandeltem Zahn

Mukoperiostlappen: Mundschleimhautlappen, der mit dem Periost (Knochenhaut) fest verbunden ist

orthograd = von der Krone aus

retrograd = von apikal

Dr. Partsch: Breslauer Kieferchirurg (1855 – 1932)

Ablauf einer Wurzelspitzenresektion. In der anästhesierten Schleimhaut wird ein bogenförmiger Schnitt auf Höhe der Wurzelspitze gemacht und anschließend ein Mukoperiostlappen bis auf den Knochen abpräpariert (Bild 8.38a und b). Nun kann der Knochen im Bereich der Wurzelspitze mit dem Rosenbohrer oder einem Knochenfräser so weit abgetragen werden, dass die Wurzelspitze gut sichtbar ist. Anschließend wird die Wurzelspitze mit einem Lindemannfräser abgetrennt und der entzündete Bereich mit einem scharfen Löffel ausgekratzt (Bild 8.38c und d).

Nach dem Entfernen der Wurzelspitze wird der bakteriendichte Verschluss des Wurzelkanals erneuert. Hier gibt es zwei Möglichkeiten: Die Wurzelfüllung kann während der Operation wie bei einer konservierenden endodontischen Wurzelbehandlung von orthograd erneuert werden (Bild 8.39a). In manchen Fällen ist das nicht möglich, weil der Kanal von koronal nicht mehr zugänglich ist, z. B. bei fest einzementierten Stiften. In diesen Fällen wird der Kanal von retrograd bakteriendicht verschlossen. Bei einer bestehenden, intakten Wurzelfüllung reicht es aus, den Verschluss von apikal zu erneuern und die Wurzelfüllung sonst zu belassen (Bild 8.39b).

Zum Abschluss der Wurzelspitzenresektion wird die Wunde zugenäht.

8.7.4 Zystenoperationen

Da eine Zyste sehr langsam und schmerzlos wächst, wird sie oft nur durch Zufall im Röntgenbild entdeckt. Für die Behandlung gibt es zwei Operationstechniken:
- Zystektomie und
- Zystostomie.

Zystektomie. Bei dieser Methode, auch Partsch II genannt, wird der Zystenbalg vollständig ausgeschält. Anschließend wird die Wunde mit der Schleimhaut verschlossen (Bild 8.40). So kann der Knochen unter dem Schutz der Schleimhaut ausheilen.

Als Abrechnungsposition verwendet man die BEMA-Nr. 56a (Zy 1).

Zystostomie. Diese Methode wird auch Partsch I genannt; sie wird meist bei sehr großen Zysten angewendet. Die Zyste wird großflächig eröffnet und nur zum Teil entfernt. So wird sie zur Nebenbucht der Mundhöhle, Kieferhöhle oder Nasenhöhle gemacht (Bild 8.41).

Wird die Zyste zur Mundhöhle hin eröffnet, muss sie durch eine Verschlussplatte (einen sogenannten Obturator) aus Kunststoff oder Gaze offen gehalten werden. Ziel dieser Methode ist die Ausheilung aus der Tiefe durch Knochenneubildung und damit eine Abflachung der Zyste.

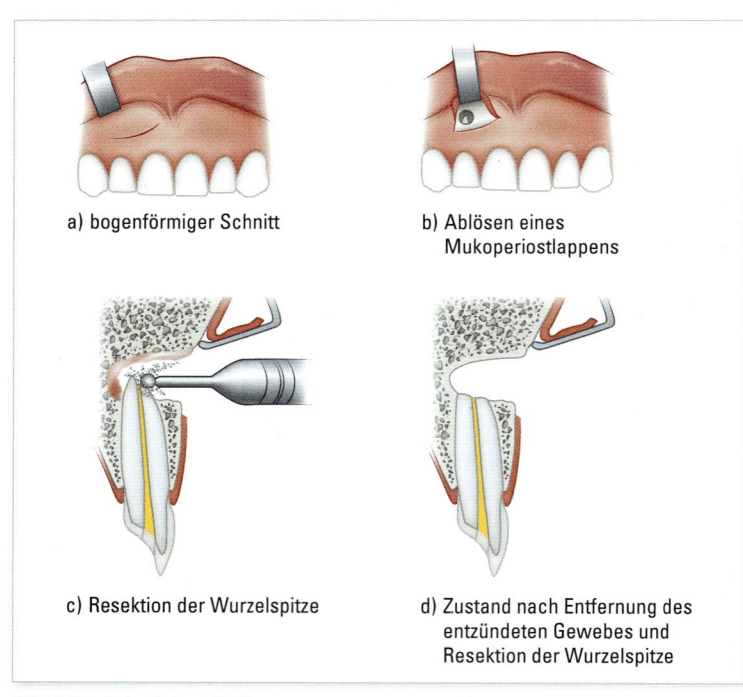

a) bogenförmiger Schnitt
b) Ablösen eines Mukoperiostlappens
c) Resektion der Wurzelspitze
d) Zustand nach Entfernung des entzündeten Gewebes und Resektion der Wurzelspitze

Bild 8.38 Ablauf einer WSR

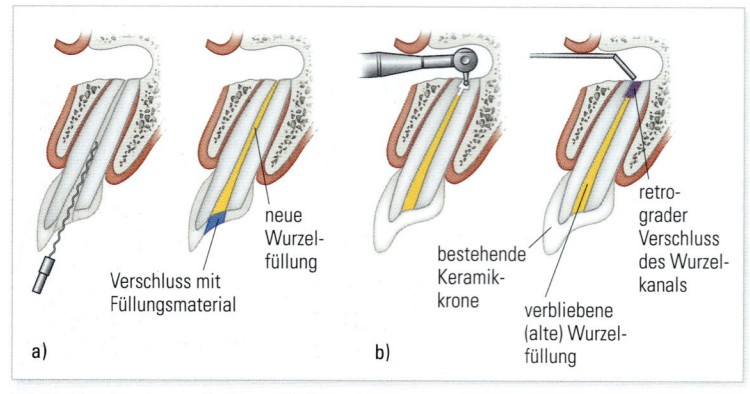

a) Verschluss mit Füllungsmaterial; neue Wurzelfüllung
b) bestehende Keramikkrone; verbliebene (alte) Wurzelfüllung; retrograder Verschluss des Wurzelkanals

Bild 8.39 a) orthograde Wurzelfüllung; b) retrograde Wurzelfüllung

Chirurgische Eingriffe • **LF 8**

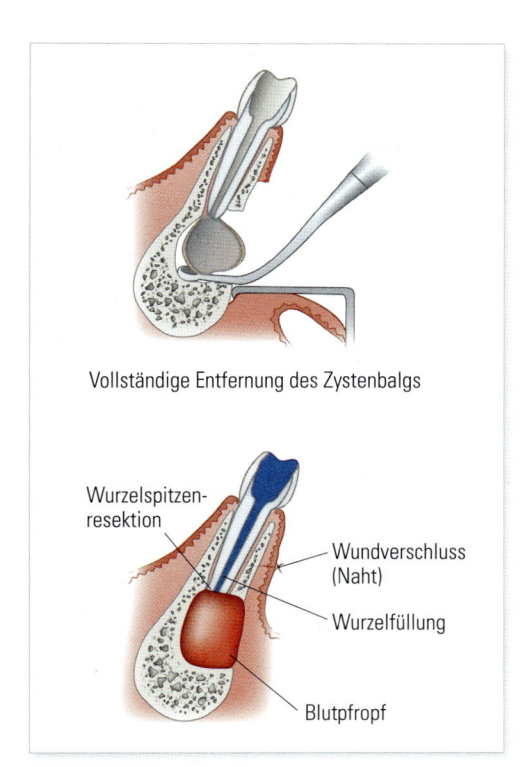

Bild 8.40 Zystektomie

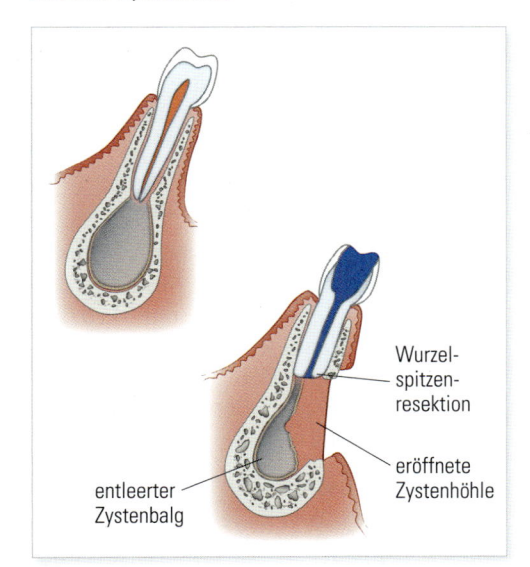

Bild 8.41 Zystostomie

Durch modernes ▶Knochenersatzmaterial kann der Hohlraum im Knochen gut aufgefüllt werden, sodass eine Zystostomie nur noch selten durchgeführt wird.

Hier ist die Abrechnungsposition BEMA-Nr. 56b (Zy 2).

8.7.5 Hemisektion/Prämolarisierung/Wurzelamputation

Hemisektion. Bei einer Hemisektion wird eine entzündete oder nicht erhaltungswürdige Zahnwurzel eines mehrwurzeligen Zahnes entfernt. Man kann sagen, der Zahn wird halbiert, um den Verlust des ganzen Zahnes zu vermeiden (Bild 8.42).

Eine Hemisektion kann bei starken vertikalen Knocheneinbrüchen an einer der Wurzeln oder einer misslungenen Wurzelfüllung an nur einer Wurzel notwendig werden. Meist werden nur untere Molaren hemiseziert, aufgrund der problematischen Anatomie oberer Molaren (drei Wurzeln erschweren die Halbierung des Zahnes).

Ablauf einer Hemisektion. Nach der Anästhesierung wird vestibulär des betroffenen Zahnes ein Mukoperiostlappen abpräpariert. Anschließend wird der bereits wurzelgefüllte Zahn mit einer Fräse so geteilt, dass die erkrankte Zahnhälfte entfernt werden kann. Nach Glättung der Knochenkanten und Auskratzen der Wunde mit einem scharfen Löffel kann die Wunde mit dem zurückgeklappten Lappen zugenäht werden. Die belassene Zahnhälfte kann später beschliffen und mit einer Krone oder Brücke versorgt werden.

Prämolarisierung. Ein Molar wird im Furkationsbereich getrennt, beide Wurzelanteile bleiben bestehen – es entstehen zwei einwurzelige Zähne. Eine Prämolarisierung wird so genannt, weil die verbleibenden Zahnanteile in Form und Größe einem Prämolaren ähneln. Anschließend müssen die beiden Anteile mit einer Krone versorgt werden.

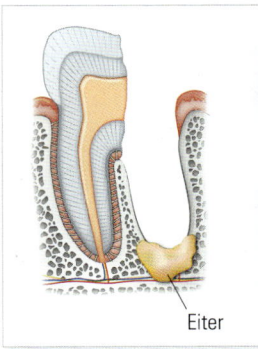

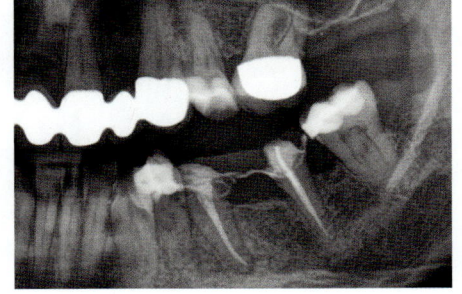

Bild 8.42 Hemisezierter Zahn

Hemisektion von hemi (gr.) = halb und sectio (lat.) = zerschneiden, teilen

Knochenersatzmaterial ▶ S. 228 f.

Wurzelamputation. Bei einer Wurzelamputation wird unter Lokalanästhesie die betroffene Wurzel bis in den Furkationsbereich abgetrennt und geglättet, die klinische Krone bleibt komplett erhalten.

8.7.6 Osteotomie

Als Osteotomie wird die operative Zahnentfernung bezeichnet. Sie wird oft bei ▸frakturierten oder ▸retinierten/verlagerten Zähnen angewendet.

Ablauf einer Osteotomie. Für die Osteotomie wird das Operationsgebiet zuerst anästhesiert. Um eine gute Übersicht über das Operationsgebiet zu erhalten, wird mit dem Skalpell ein Schleimhautgebiet so umschnitten, dass ein trapezförmiger Lappen vom Knochen abgelöst werden kann (Bild 8.43a). Dabei werden Schleimhaut und Periost mit einem Raspatorium vom darunterliegenden Knochen abgelöst, es entsteht ein Mukoperiostlappen. Mit Knochenfräsen kann nun der Knochen um den Zahn so weit entfernt werden, dass er mit einem Hebel vorsichtig entfernt werden kann (Bild 8.43b). Dies sollte niedrigtourig unter ständiger Kühlung mit steriler Kochsalzlösung erfolgen. Oft ist es notwendig, den Zahn im Kiefer in mehrere Teile zu zerlegen, um ihn aus dem Knochen entfernen zu können. Nach Kontrolle der Wunde und der Entfernung scharfer Kanten, wird die Wunde mit dem anfangs abgeklappten Schleimhautlappen wieder verschlossen (Bild 8.43c).

Abrechnung. Man unterscheidet zum einen die Abrechnungsposition 47a (Ost 1). Sie umfasst die Entfernung und Wundversorgung tief zerstörter Zähne. Mit der BEMA-Nr. 48 (Ost 2) wird eine Osteotomie abgerechnet, die mit größerem Aufwand verbunden ist. Dazu zählt man die Entfernung verlagerter oder retinierter Zähne mit anschließender Wundversorgung.

Grundlage jedes chirurgischen Eingriffes ist die Anästhesie, diese wird mit den BEMA-Nrn. 40 (I), 41a (L1) oder 41b (L2) abgerechnet. Dabei können bei größeren chirurgischen Eingriffen Infiltrations- und Leitungsanästhesie nebeneinander abgerechnet werden.

Bei einer Osteotomie (Ost I/II) kann es zur Eröffnung der Kieferhöhle kommen (▸MAV). Ebenso können Zystenentfernungen in Verbindung mit einer Osteotomie abgerechnet werden. Wundreinigung und Wundversorgung sind mit den Gebühren der chirurgischen Leistungen abgegolten.

Germektomie. Unter einer Germektomie versteht man die operative Entfernung eines meist überzähligen, verlagerten Zahnkeims. Das Vorgehen entspricht dem einer Osteotomie.

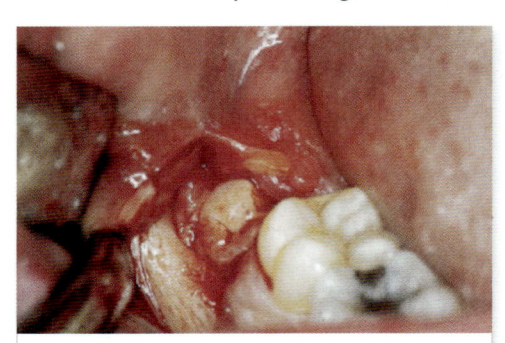

a) Freilegung des Weisheitszahnes

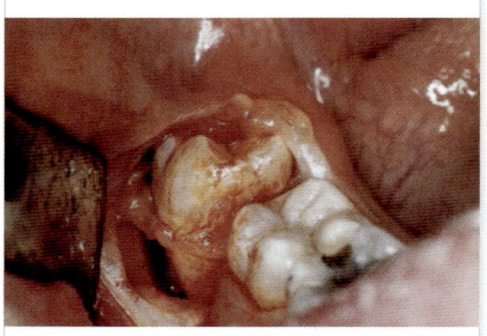

b) Entfernung des Knochens um den Zahn

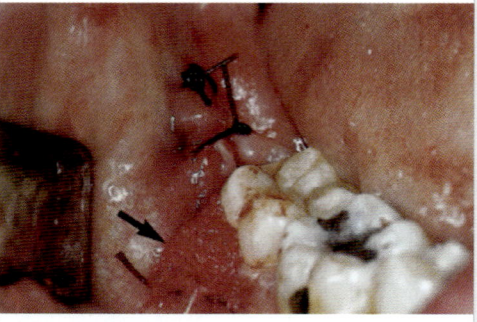

c) mit Naht verschlossene Wunde

Bild 8.43 Osteotomie eines Weisheitszahnes

Zahnfrakturen ▸S. 226

retinierte/verlagerte Zähne ▸S. 53f.

MAV ▸S. 223

Chirurgische Eingriffe • **LF 8**

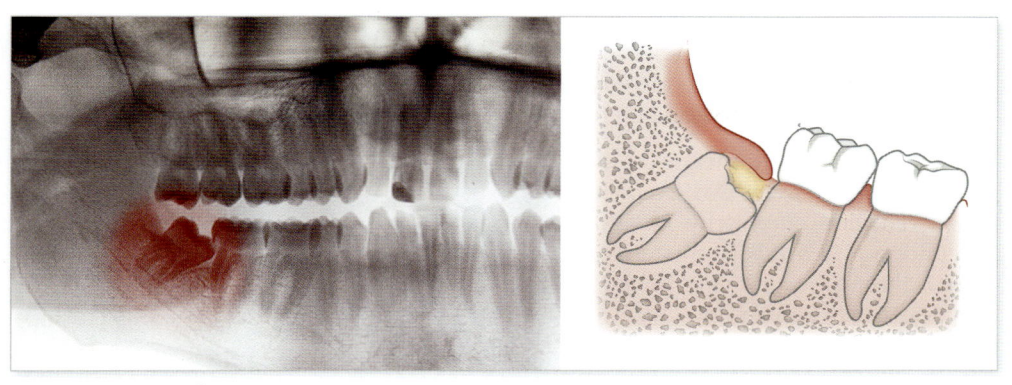

Bild 8.44 Dentitio difficilis

8.7.7 Behandlung eines „Dentitio difficilis"

Wenn ein Zahn zum Teil durchgebrochen ist und zum Teil unter einer Zahnfleischkapuze liegt, spricht man von einem erschwerten Durchbruch. Speisereste und Bakterien können leicht eindringen und in diesem Schlupfwinkel eine Infektion hervorrufen (Bild 8.44). Es kann zu einer starken Entzündung mit Anschwellen der Zahnfleischkapuze kommen. Meistens werden solche Infektionen bei unteren Weisheitszähnen beobachtet, weil hier oft nicht genügend Platz für den Durchbruch des Zahnes vorhanden ist.

Die Behandlung solcher Infektionen besteht aus folgenden Schritten:
- Zahnfleischkapuze aufspreizen,
- die so entstandene Tasche spülen,
- eine Drainage einlegen (z. B. einen Gazestreifen) bis die Infektion abgeklungen ist.
- Abschließend sollte der Weisheitszahn entfernt werden, wenn nicht mit einem kompletten Durchbruch des Zahnes zu rechnen ist.

8.7.8 Verschluss einer Mund-Antrum-Verbindung (MAV)

Oft stehen die Oberkiefermolaren mit ihren langen Wurzeln in der Kieferhöhle (Bild 8.45). Bei der Entfernung solcher Zähne oder Teilen dieser Zähne kann es passieren, dass eine Verbindung zwischen der Mundhöhle und der Kieferhöhle entsteht, eine

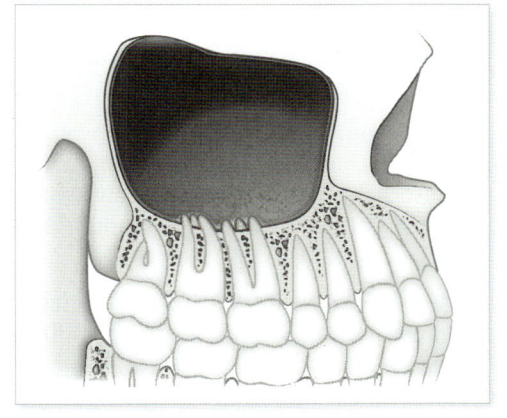

Bild 8.45 OK-Wurzeln und Kieferhöhle

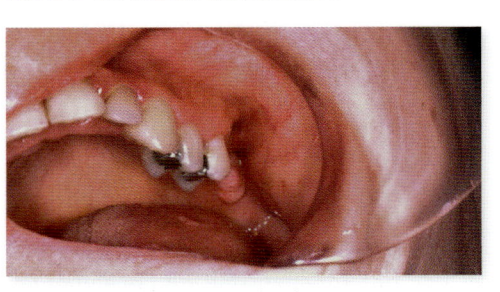

Bild 8.46 Mund-Antrum-Verbindung

sogenannte Mund-Antrum-Verbindung (MAV, Bild 8.46). Aus diesem Grund sollte nach jeder Operation im Oberkiefer überprüft werden, ob die Kieferhöhle geschlossen ist.

Als Kontrolle kann der Nasenblasversuch gemacht werden: Die Nase wird zugehalten und der Patient wird gebeten, Luft in die Nase zu pressen. Durch den so entstehenden Druck in der Nase entweicht die Luft im Falle einer Mund-Antrum-Verbin-

difficilis (lat.) = schwer

antrum (lat.) = Höhle, Grotte

LF 8 • Chirurgische Behandlungen begleiten

Alveole ▶ S. 202

Knopfsonde ▶ S. 211

dung durch die Wunde im Oberkiefer. Es sind dann Blasen in der ▶Alveole zu sehen. Alternativ kann man die Wunde vorsichtig mit einer ▶Knopfsonde aussondieren.

Ist die Kieferhöhle eröffnet, muss sie plastisch gedeckt werden. Das ist wichtig, da ansonsten eine chronische Kieferhöhlenentzündung (Sinusitis) entstehen kann oder Nahrungsbestandteile in die Kieferhöhle gelangen können.

Plastisch gedeckt bedeutet, dass die Kieferhöhle dicht mit einem Mukoperiostlappen verschlossen wird. Das Periost ist im Gegensatz zur Schleimhaut nicht dehnbar, der Lappen kann aber durch Schlitzen der Knochenhaut länger gezogen und so über die Wunde geklappt werden (Bild 8.47).

Abrechnung. BEMA-Nr. 51a (Pla 1): plastischer Verschluss einer eröffneten Kieferhöhle durch Zahnfleischplastik als selbstständige Leistung oder in Verbindung mit einer Extraktion.

BEMA-Nr. 51b (Pla 0): Plastischer Verschluss einer eröffneten Kieferhöhle in Verbindung mit einer Osteotomie.

Prognathie ▶ S. 338

8.7.9 Chirurgische Maßnahmen bei kieferorthopädischer Behandlung

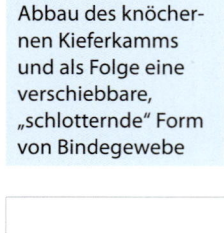

Schlotterkamm: Abbau des knöchernen Kieferkamms und als Folge eine verschiebbare, „schlotternde" Form von Bindegewebe

Vorbereitend oder begleitend zur kieferorthopädischen Behandlung werden folgende chirurgische Eingriffe in der Praxis vorgenommen:
- Durchtrennung des Lippenbändchens und des Knochenseptums bei einem tief

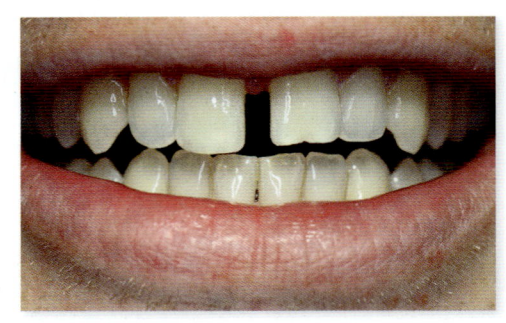

Bild 8.48 Diastema

zwischen die mittleren Schneidezähne reichenden Lippenbändchen zum Verschluss eines Diastemas (Bild 8.48).
- Entfernung überzähliger Zahnkeime oder Zähne aufgrund von Platzmangel.
- Freilegung retinierter / verlagerter Zähne, um sie in den Zahnbogen einzureihen.

Komplexere Fälle, die größere Eingriffe erfordern – wie die Behandlung einer ▶Prognathie – werden von Mund-/Kiefer- und Gesichtschirurgen ausgeführt. Dabei werden ganze Knochenstücke entfernt oder verschoben, um anschließend eine optimale Bisssituation zu erhalten.

8.7.10 Präprothetische Chirurgie

Zur präprothetischen Chirurgie gehören alle chirurgischen Maßnahmen, die zu einer Verbesserung des Tragekomforts von Prothesen beitragen:
- die Beseitigung störender Schleimhautbänder, die Prothesen abhebeln könnten,
- die Beseitigung von Schlotterkämmen, die den Halt der Prothese beeinflussen,

a) Schnittführung

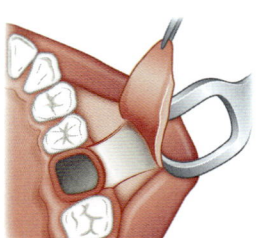

b) Bilden und Ablösen eines Mukoperiostlappens

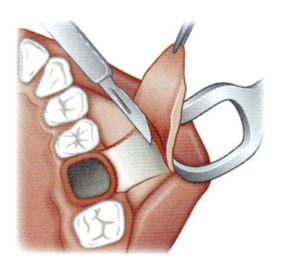

c) Schlitzen des Periosts zur Verlängerung des Lappens

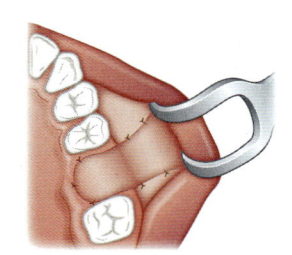

d) plastischer Verschluss

Bild 8.47 Plastischer Verschluss einer Mund-Antrum-Verbindung

- Mundboden- und Vestibulumplastiken, um die Randgestaltung zu optimieren,
- die Glättung scharfer Knochenkanten,
- der Aufbau von Kieferkämmen mit eigenem Knochen oder Knochenersatzmaterialien,
- die Entfernung von Teilen des Zahnfaches bzw. die Abtragung des Alveolarfortsatzes (Alveolotomie).

8.7.11 Komplikationen bei chirurgischen Eingriffen in der Zahnarztpraxis

Jeder operative Eingriff ist mit Risiken verbunden und auch kleinere Eingriffe in der Mundhöhle können für den Patienten lebensbedrohlich werden.

Nachblutungen sind die häufigsten Komplikationen nach chirurgischen Eingriffen. Man kann sie durch Kompression der Wunde stillen (starkes Aufbeißen auf eine Druckkompresse).

Empfindungsstörungen (Nervläsion). Bei einem Eingriff im Unterkieferseitenzahnbereich kann es zu einer mechanischen Schädigung des Unterkiefernervs mit vorübergehenden, selten dauerhaften Funktionsstörungen des Nervs kommen. Meist bemerkt der Patient längere Zeit ein Taubheitsgefühl an der Unterlippe, wobei die Beweglichkeit der Lippe nicht eingeschränkt ist.

Auch der an der Innenseite des Unterkiefers verlaufende Zungennerv kann betroffen sein, meist infolge der Injektion zur Anästhesie oder infolge eines operativen Eingriffes. Die Folgen sind ebenfalls ein Taubheitsgefühl und Geschmacksstörungen im Bereich der betreffenden Zungenhälfte.

Infektion und Wundheilungsstörungen. Grundsätzlich besteht die Gefahr einer Wundheilungsstörung bzw. einer Wundinfektion bei jedem Patienten. Meist bemerkt der Patient eine ausgeprägtere Weichteilschwellung, Schluckbeschwerden oder einen unangenehmen Geschmack (Eiter). Auch Fieber ist ein Zeichen für eine Infektion.

Schmerzen nach Zahnextraktionen. Wird der Blutpfropf aus der Wunde gespült oder zerfällt er, können sich Bakterien in der Wunde ansiedeln, die eventuell eine Entzündung mit starken Schmerzen hervorrufen. Durch intensives Spülen mit H_2O_2 und die Einlage medikamentöser Streifen soll Beschwerdefreiheit erreicht werden.

Unterkieferfraktur. In seltenen Fällen kommt es während der Operation zur Fraktur des Unterkiefers.

8.8 Unfallbedingte Verletzungen

Im Schädel-Gesichtsbereich unterscheidet man verschiedene Arten von Verletzungen:
- Zahnverletzungen,
- Weichteilverletzungen,
- Knochenbrüche,
- Gelenkverletzungen.

8.8.1 Zahnverletzungen

Als Zahnluxation wird die gewaltsame Lockerung eines Zahnes bezeichnet. Die Therapie richtet sich nach dem Schweregrad der Luxation. Ist der Zahn noch erhaltungswürdig, schiebt man ihn in seine ursprüngliche Lage zurück (reponieren) und fixiert ihn in dieser Stellung durch Schienung.

Selbst bei vollständig aus dem Zahnfach ausgeschlagenen Zähnen, kann man den Versuch unternehmen, den Zahn zu erhalten. Man spricht dann von einer Reimplantation. Bis zum Zeitpunkt der Reimplantation sollte der Zahn feucht aufbewahrt werden, entweder in kalter H-Milch, in einem Gefäß mit gesammeltem Speichel oder in Plastikfolie eingewickelt. Auch isotonische Kochsalzlösung ist geeignet. Es gibt für solche Fälle auch Zahnrettungsboxen mit speziellen Zellnährlösungen in der Apotheke, die sogenannten Dentosafe®-Boxen (Bild 8.49). Sie sind vor allem für Kindergärten und Schulen sinnvoll. Der ausgeschlagene Zahn darf auf gar keinen Fall mechanisch mit einer Zahnbürste oder einem Taschentuch gesäubert werden.

Vestibulumplastik: operative Vertiefung des Mundvorhofes

Fraktur: Knochenbruch

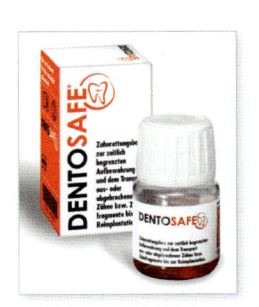

Bild 8.49 Zahnrettungsbox Dentosafe®

Wurzelspitzenresektion ▶ S. 219 f.

devital: leblos, abgestorben

Wurzelbehandlung ▶ S. 160 ff.

adhäsive Füllungstechnik ▶ S. 130 f.

prothetische Versorgung von Implantaten ▶ S. 380 f.

In der Praxis wird der Zahn vorsichtig mit steriler Kochsalzlösung abgespült, um die Wurzelhautfasern auf der Wurzeloberfläche nicht zu beschädigen. Anschließend wird er vorsichtig in seine Alveole zurückgesteckt.

Um den Zahn in der richtigen Position zu fixieren, befestigt man ihn mit Kunststoff und Draht an den Nachbarzähnen (Schienung, Bild 8.50).

In den meisten Fällen bleibt der Zahn nach einer Luxation devital, weil feinste Blutgefäße an der Wurzelspitze abgerissen sind. Der Zahn färbt sich dann mit der Zeit dunkel und muss ▶wurzelbehandelt werden.

Vollständig luxierte Milchzähne werden nicht wieder eingesetzt.

Zahnfrakturen. Kleinere Schmelz- oder Dentin-Absprengungen können mit ▶adhäsiver Füllungstechnik wieder aufgebaut werden (Bild 8.51). Ist die Pulpa mit betroffen, muss der Zahn vorher wurzelbehandelt werden. Ist die gesamte Zahnkrone abgesprengt, muss nach endodontischer Behandlung eine ▶prothetische Versorgung erfolgen.

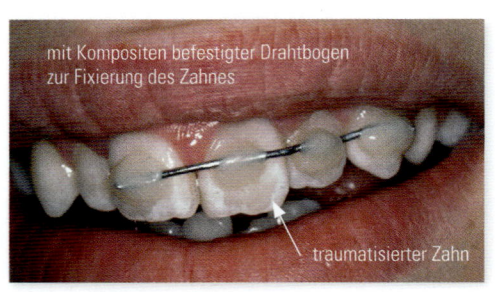

Bild 8.50 Geschienter Zahn

Bei Wurzelfrakturen richtet sich die Therapie nach der Höhe der Frakturlinie (Bild 8.52). Liegt diese sehr weit apikal, kann das Frakturstück durch eine ▶Wurzelspitzenresektion entfernt werden. Liegt es im oberen oder mittleren Drittel der Wurzel, ist eine Ausheilung durch Schienung möglich. Gelingt die Ausheilung nicht oder verläuft der Frakturspalt schräg, muss der Zahn entfernt werden.

8.8.2 Weitere Verletzungen

Weichteilverletzungen. Kleinere Weichteilverletzungen können in der zahnärztlichen Praxis versorgt werden. Schwerere Fälle hingegen sollten in eine Klinik überwiesen werden.

Schnitt- und Platzwunden zählen zu den offenen Weichteilverletzungen und können in den meisten Fällen – wenn überhaupt erforderlich – mit Nähten versorgt werden. Quetschungen und Prellungen entstehen meist durch stumpfe Gewalteinwirkung auf Gewebe. Zur Linderung der sich daraus ergebenden Schwellungen und Blutergüsse reichen meist schon Kühlung und Schonung aus.

Knochenbrüche sind schwerwiegende Verletzungen mit großen Folgen für das Kauorgan (Bild 8.53). Diese Patienten sollten von einem Spezialisten versorgt werden, z. B. einem Kiefer- und Gesichtschirurgen.

Gelenkverletzungen. Auch im Bereich des Kiefergelenkes kann es zu Prellungen, Zerrungen, Verrenkungen oder Brüchen kom-

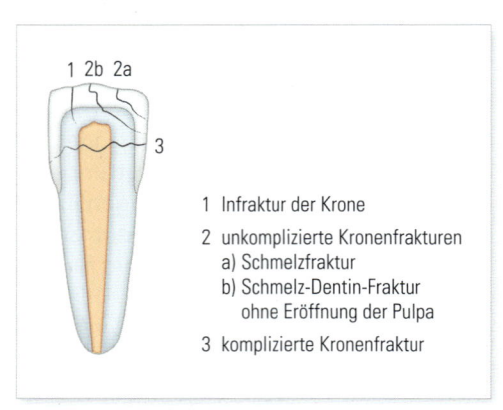

1 Infraktur der Krone
2 unkomplizierte Kronenfrakturen
   a) Schmelzfraktur
   b) Schmelz-Dentin-Fraktur ohne Eröffnung der Pulpa
3 komplizierte Kronenfraktur

Bild 8.51 Kronenfrakturen

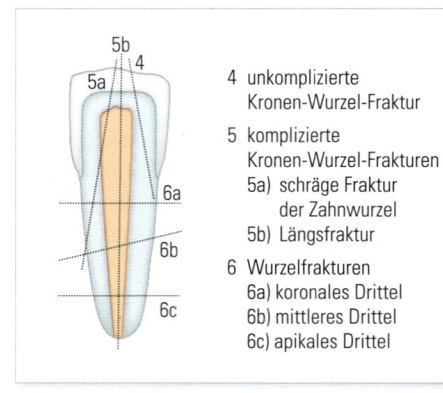

4 unkomplizierte Kronen-Wurzel-Fraktur
5 komplizierte Kronen-Wurzel-Frakturen
   5a) schräge Fraktur der Zahnwurzel
   5b) Längsfraktur
6 Wurzelfrakturen
   6a) koronales Drittel
   6b) mittleres Drittel
   6c) apikales Drittel

Bild 8.52 Wurzelfrakturen

Implantate • LF 8

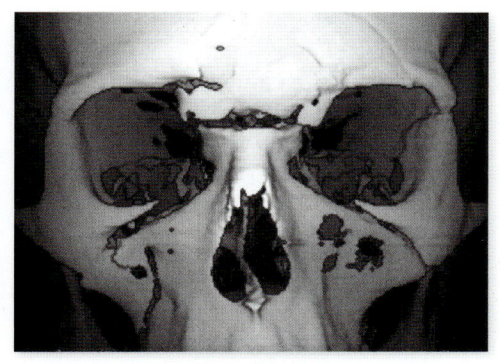

Bild 8.53 Fraktur des Mittelgesichtes (CT-Aufnahme)

Im Bereich des Zahnfleisches sind Implantate glatt poliert, um die Anhaftung von Bakterien zu verhindern. In Bereichen, in denen das Implantat Kontakt zum Knochen hat, ist die Oberfläche speziell beschichtet und rau. Diese Oberfläche ermöglicht es, dass eine feste Verbindung zwischen dem Implantat und dem Knochen entsteht (Osseointegration).

Die meisten verwendeten Implantate sind sogenannte enossale Implantate, sie werden in ein vorbereitetes Knochenfach bzw. eine Extraktionsalveole eingebracht (Bild 8.56).

Epithese: Prothese zum Ersatz von Körper- und Gesichtsteilen

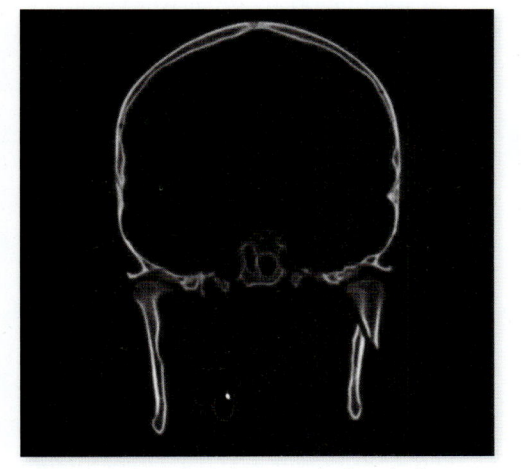

Bild 8.54 Fraktur des linken Unterkiefergelenks

men. Meist reicht bei einer Verrenkung oder Zerrung die Ruhigstellung als Therapie aus. Kiefergelenkbrüche müssen chirurgisch in einer Klinik für Mund-, Kiefer- und Gesichtschirurgie versorgt werden (Bild 8.54).

8.9 Implantate

8.9.1 Verwendung und Aufbau von Implantaten

Verwendung. Implantate sind künstliche Zahnwurzeln, die in den Knochen eingeschraubt werden. Sie dienen zur Verankerung von Kronen und Brücken oder verbessern den Halt von Prothesen und Epithesen.

Aufbau. Implantate haben meist eine konische oder zylindrische Form. Sie bestehen aus Titan oder Zirkonoxidkeramik (Bild 8.55). Beide Materialien sind sehr gewebeverträglich (biokompatibel).

zylindrisches Implantat

konisches Implantat aus Titan

Zirkonoxidimplantat

Implantatpfosten

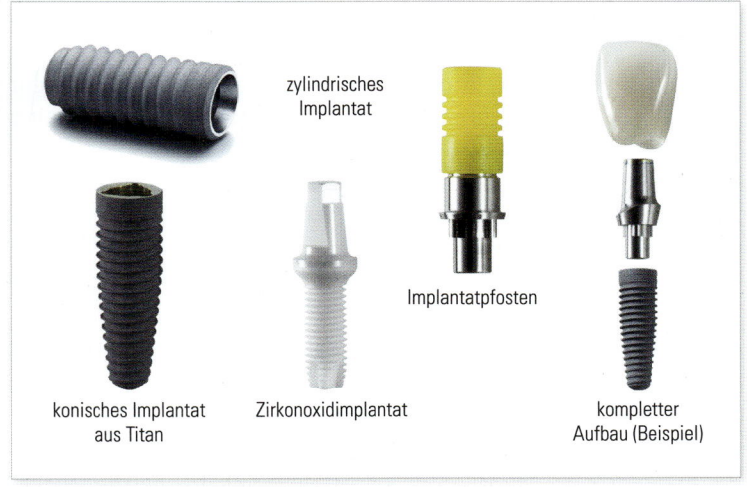

kompletter Aufbau (Beispiel)

Bild 8.55 Verschiedene Implantattypen

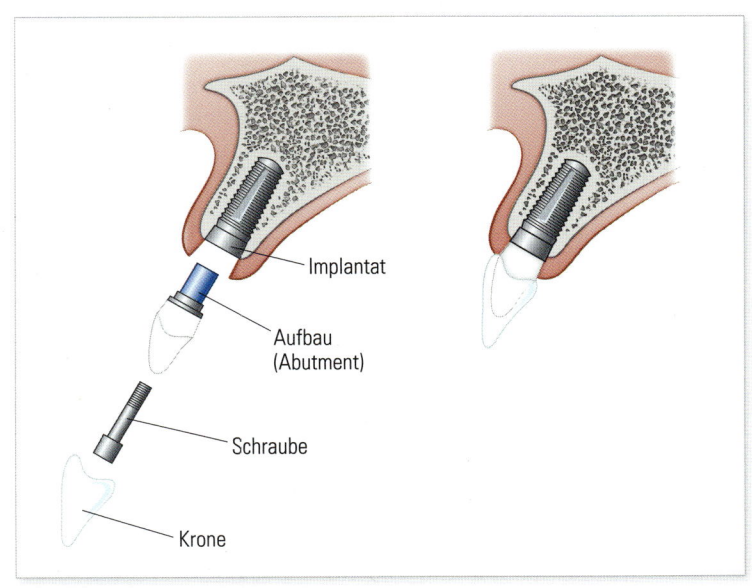

Implantat
Aufbau (Abutment)
Schraube
Krone

Bild 8.56 Aufbau und Einbau eines Implantates

LF 8 • Chirurgische Behandlungen begleiten

bone (engl.) = Knochen

splitting (engl.) = Spaltung

Sinuslift von Sinus maxillaris (lat.) = Kieferhöhle und to lift (engl.) = anheben

autogen (gr.) = vom genetisch gleichen Individuum stammend

allogen (gr.) = von einem genetisch anderen Individuum derselben Art stammend

xenogen (gr.) = von einer fremden Art stammend

MPG ▶ S. 18

augmentativ von augmen (lat.) = Zuwachs, Vergrößerung

8.9.2 Voraussetzungen für eine Implantation

Wie jeder andere chirurgische Eingriff ist auch eine Implantation bei schweren Grunderkrankungen nicht möglich, z. B. bei:
- schlecht eingestelltem Diabetes mellitus,
- Zufuhr von gerinnungshemmenden Mitteln,
- chronischen Störungen des Immunsystems,
- schlechtem allgemeinen Körperzustand,
- Alkohol-, Nikotin- und Drogenmissbrauch,
- Osteoporose (Knochenschwund, erhöhte Frakturanfälligkeit).

Zahnmedizinische Voraussetzungen für Implantate. Aus zahnmedizinischer Sicht müssen folgende Voraussetzungen für eine Implantation erfüllt sein:
- genügend Kieferknochen,
- eine ausreichende Qualität des Knochens,
- entzündungsfreie Gewebe,
- gute Mundhygiene.

Implantate bei Jugendlichen können erst eingebracht werden, wenn das Schädelwachstum abgeschlossen ist. Das heißt, bei Mädchen ist etwa ab dem 15. Lebensjahr und bei Jungen etwa ab dem 17. Lebensjahr eine Implantation möglich.

8.9.3 Augmentative Verfahren

Nach Zahnverlust baut sich der Knochen in den nicht mehr belasteten Bereichen ab (Resorption). Um ein Implantat einbringen zu können, muss ausreichend Knochen vorhanden sein. Verfahren, die den fehlenden Knochen ersetzen, bezeichnet man als augmentative Verfahren (Bild 8.57).

Für den Aufbau des fehlenden Knochens gibt es unterschiedliche Möglichkeiten:
- Knochenersatzmaterialien,
- autogener Knochenblock,
- Knochendistraktion,
- Knochenspreizung (Bone-Splitting),
- Sinuslift.

Knochenersatzmaterialien werden nach der Herkunft des Knochens unterschieden:
- **Autogenes Knochenersatzmaterial.** Hier wird eigener Knochen des Patienten verwendet. Es gilt als das beste Transplantationsmaterial, weil keine Abstoßungsreaktion des Körpers eintritt. Auch eine Infektionsübertragung besteht bei eigenem Knochen nicht.
- **Allogenes Knochenersatzmaterial.** Dieser speziell vorbehandelte Knochen stammt, ähnlich einer Blutkonserve, von anderen Menschen. Ein Risiko beim Einsatz von allogenem Knochen besteht in der Übertragung von Infektionskrankheiten und der Abstoßung des Fremdmaterials im Rahmen einer Immunreaktion.
- **Xenogenes Knochenersatzmaterial** stammt von Tieren, meist vom Rind (Bild 8.58). Es wird erst nach geeigneter Vorbehandlung eingesetzt. Auch hier wird die Übertragung von Infektionskrankheiten auf den Menschen diskutiert. Die Vermarktung fällt unter das ▶MPG. Dieses sieht eine strenge Kontrolle der Sicherheitsmaßnahmen zum Ausschluss von Infektionsrisiken vor.
- **Alloplastisches Knochenersatzmaterial** wird synthetisch oder halbsynthetisch aus xenogenem Knochen oder Algen gewonnen (Hydroxylapatit) bzw. als „bioaktive Keramik" hergestellt (Tricalciumphosphat).

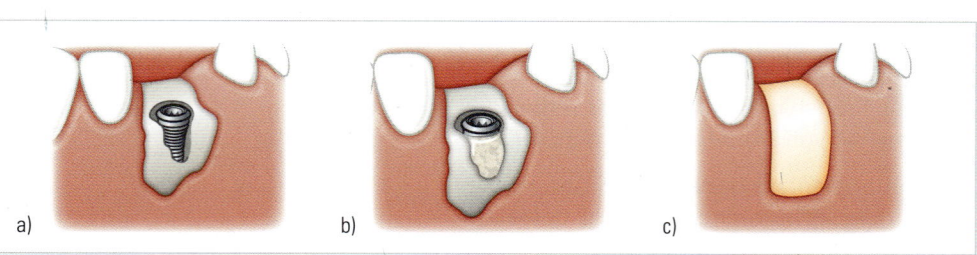

Bild 8.57 Augmentatives Verfahren: a) freiliegendes Implantat; b) Auffüllen mit Knochenersatzmaterial; c) Abdeckung mit Membran

Implantate — LF 8

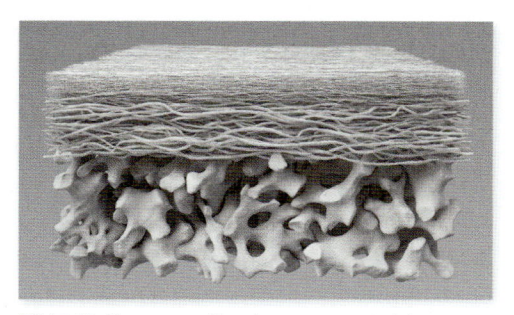

Bild 8.58 Xenogenes Knochenersatzmaterial

Autogener Knochenblock. Wird ein größeres Stück Knochen benötigt, kann dieses beim Patienten an anderer Stelle (Kinn, Beckenkamm) entnommen werden. Der entnommene Block wird im benötigten Bereich direkt auf den Kiefer aufgeschraubt. Diese Operationsmethode ist sehr aufwändig und kann mit einem stationären Aufenthalt des Patienten verbunden sein.

Knochendistraktion bezeichnet die Dehnung des Knochens mithilfe besonderer Apparaturen, den sogenannten Distraktoren. Durch diese Apparatur wird ein vorher ausgesägter Knochenblock in die gewünschte Richtung verschoben (Bild 8.59). Im Spalt zwischen Knochen und beweglichem Knochenblock entsteht erst Kallus (neu gebildetes Gewebe nach einem Knochenbruch), der sich dann in festen Knochen umbaut.

Knochenspreizung (Bone-Spreading). Hierbei wird der Alveolarfortsatz längs gespalten und anschließend durch Dehnung mit Osteotomen erweitert. Anschließend kann ein Implantat gesetzt werden.

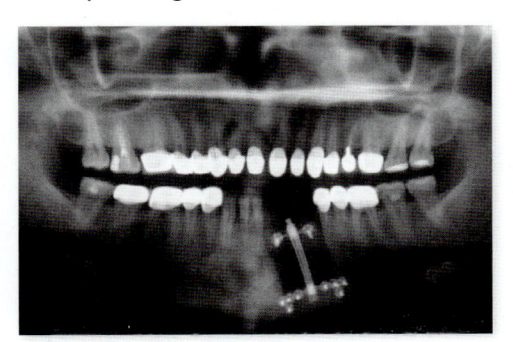

Bild 8.59 Knochendistraktion

Sinuslift. Man unterscheidet den internen und den externen Sinuslift:
- Beim **internen Sinuslift** wird der Kieferhöhlenboden über das Bohrloch des Implantates mithilfe von ▶Osteotomen vorsichtig nach oben geklopft (Bild 8.60). Dadurch wird der knöcherne Kieferhöhlenboden ohne Verletzung der Kieferhöhlenschleimhaut nach oben geschoben. Nach Einbringen von Knochenspänen oder Knochenersatzmaterial erhöht sich so lokal das Knochenangebot.
- Beim **externen Sinuslift** wird ein Knochenfenster in die seitliche Kieferhöhlenwand präpariert (Bild 8.61). Durch diesen Zugang zur Kieferhöhle kann vorsichtig die Schleimhaut vom Kieferhöhlenboden angehoben werden. In den so entstandenen Hohlraum wird Knochen und/oder Knochenersatzmaterial eingebracht.

Osteotom ▶ S. 210 f.

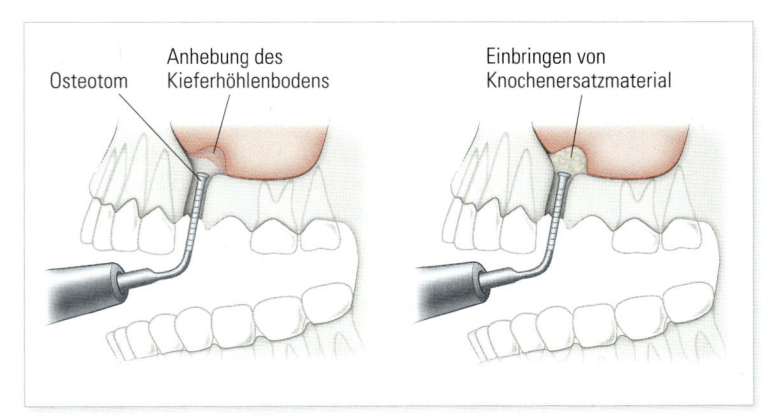

Bild 8.60 Sinuslift intern

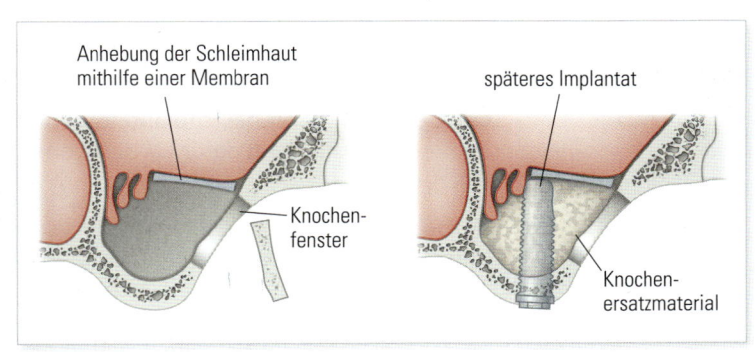

Bild 8.61 Sinuslift extern

8.9.4 Behandlungsablauf bei der Implantation

Eine Implantation beinhaltet die folgenden Behandlungsschritte:
- Befunderhebung,
- Planung und Beratung,
- Vorbehandlung,
- Implantation,
- Einheilung,
- Freilegung,
- prothetische Versorgung.

Befunderhebung. In der ersten Sitzung sollten neben der Erhebung der allgemeinen Anamnese und des zahnärztlichen Befundes Röntgenbilder und Ausgangsfotos vom Patienten angefertigt werden. Es ist sinnvoll, ▸Abformungen für Situationsmodelle zu machen.

Planung und Beratung. Anhand der angefertigten Materialien lässt sich die neue Versorgung planen. Der Zahnarzt kann die geplante Vorgehensweise nun mit dem Patienten besprechen. Er muss alternative Versorgungsmöglichkeiten neben der Implantation aufzeigen und ihre jeweiligen Vor- und Nachteile erläutern. Der Patient muss außerdem über den Ablauf der Implantation und eventuelle Risiken aufgeklärt werden. Sinnvollerweise wird ein Kostenvoranschlag angefertigt, da ein großer Teil der anfallenden Kosten Privatleistungen sind.

Auf den bereits hergestellten Situationsmodellen wird die Lage der Implantate festgelegt. Nun kann eine Bohrschablone angefertigt werden, mit der sich die genaue Lage der Implantate bestimmen lässt (Bild 8.62a). Diese Bohrschablone dient während der Operation zur Orientierung: der Operateur kann die Implantate genau an den in der Planung dafür vorgesehenen Platz setzen.

Vorbehandlung. Voraussetzung für eine Implantatversorgung ist eine gute Mundhygiene. Deshalb sollte der Patient entsprechend unterwiesen werden. Vor einer geplanten Implantation sollten alle kariösen Stellen entfernt und defekte Füllungen ausgetauscht werden. Eine eventuell erforderliche ▸Parodontaltherapie muss abgeschlossen sein. Nicht erhaltungswürdige Zähne müssen entfernt worden sein.

Implantation. Meist erfolgt die Implantation unter ▸Lokalanästhesie. Um das Implantat in den Knochen einzubringen, muss ein Knochenfach für seine Aufnahme vorbereitet werden. Zuerst wird ein Mukoperiostlappen gebildet und abgeklappt. Der Knochen wird so weit freigelegt, dass das Operationsgebiet gut einzusehen ist. Die Position der Implantate lässt sich mithilfe der Bohrschablone festlegen. Die Stelle, an der das Implantat später sitzen soll, wird mit einem ▸Rosenbohrer markiert. Dann wird mit speziellen Implantatbohrern die Bohrung vorgenommen (Bild 8.62b–d). Anschließend schraubt man das Implantat langsam und kontrolliert ein (Bild 8.62e und f).

Die Einheilung des Implantats kann offen oder geschlossen stattfinden:
- Bei der geschlossenen Einheilung vernäht der Zahnarzt die Schleimhaut dicht über dem Implantat. So kann es geschützt unter der Schleimhaut einheilen (Bild 8.62g).
- Bei der offenen Einheilung ragt die direkt aufgeschraubte Einheilkappe durch die Schleimhaut in die Mundhöhle und ist somit sichtbar. Der Vorteil der offenen Einheilung besteht darin, dass kein zweiter Eingriff zur Implantateröffnung nötig ist.

Die Einheilphase hängt von der Qualität des Knochens ab, ist aber im Unterkiefer meist kürzer. Die Implantate müssen im Unterkiefer ca. drei, im Oberkiefer ca. sechs Monate einheilen.

Freilegung. Nach drei bis sechs Monaten wird das Implantat mit einem kleinen Schleimhautschnitt freigelegt (Bild 8.62h), kontrolliert und mit sogenannten Gingivaformern (Zahnfleischformern) versehen (Bild 8.62i). Das Zahnfleisch wächst harmonisch um diese Schrauben herum.

Die ▸prothetische Versorgung wird vom zahntechnischen Labor anhand der Abformungen erstellt (Bild 8.62j) und nach Ablauf der Einheilphase dem Implantat aufgesetzt.

Implantate • **LF 8**

a) Bohrschablone

b) Bohrung des Implantatlagers

c) Kontrolle der Bohrrichtung intraoperativ

d) vorbereitetes Knochenfach

e) Implantat aus Packung entnommen

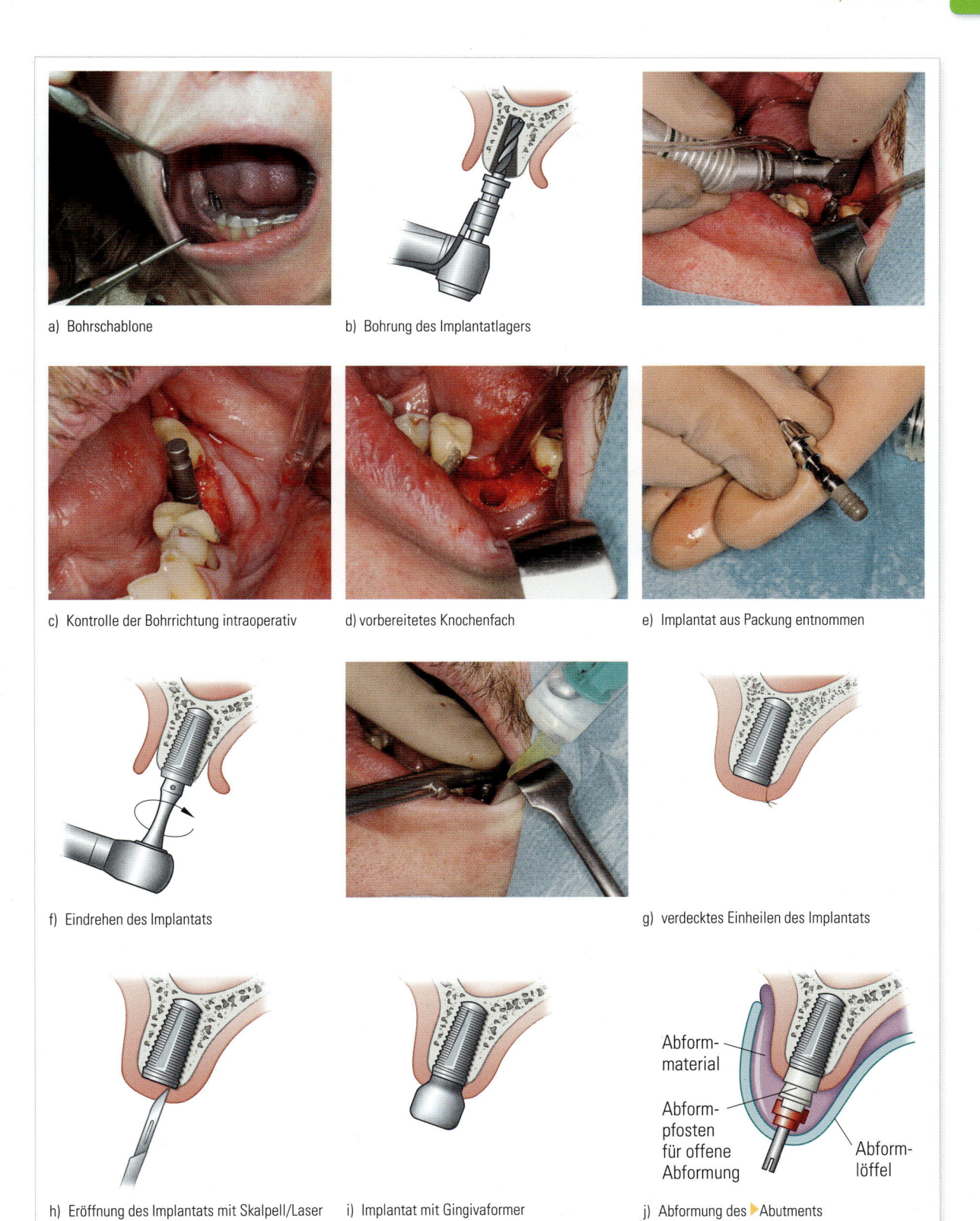

f) Eindrehen des Implantats

g) verdecktes Einheilen des Implantats

h) Eröffnung des Implantats mit Skalpell/Laser

i) Implantat mit Gingivaformer

j) Abformung des ▶Abutments

- Abformmaterial
- Abformpfosten für offene Abformung
- Abformlöffel

Bild 8.62 Ablauf einer Implantation

Abutment ▶ S. 381

handwerk-technik.de

231

8.10 Arzneimittellehre

Die Arzneimittellehre beschäftigt sich mit der Wirkung und Zusammensetzung von Arzneimitteln. Zu den Arzneimitteln zählen Stoffe und deren Mischungen, die Krankheiten
- lindern,
- heilen,
- verhüten oder
- erkennen können.

Arzneimittel können jedoch auch schaden oder eine giftige Wirkung haben.

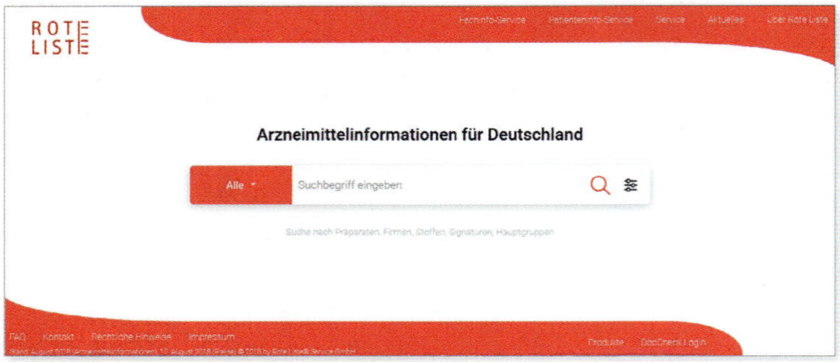

Die **Rote Liste®** ist ein Arzneimittelverzeichnis für Deutschland, das online und als Buchausgabe verfügbar ist. Sie wird von einem Tochterunternehmen des Bundesverbands der pharmazeutischen Industrie (BPI) und des Verbands forschender Arzneimittelhersteller (vfa) herausgegeben.

Die Rote Liste® enthält Kurzinformationen zu Humanarzneimitteln und bestimmten Medizinprodukten, die aus Fach-, Gebrauchs- und Produktinformationen erstellt werden. Sie richtet sich sowohl an medizinisch-pharmazeutische Fachkreise als auch an Patienten mit dem Zweck, diese über im Handel befindliche Präparate zu informieren. Auf der Website www.rote-liste.de kann gezielt nach Präparaten, Firmen, Wirkstoffen, Hauptgruppen oder Gebrauchsinformationen gesucht werden (Bild 8.63).

8.10.1 Arzneimittelformen

Tabelle 8.2 bietet eine Übersicht über die verschiedenen Arzneimittelformen.

Bild 8.63 Website www.rote-liste.de

Arzneimittelform	Beispiele/Erklärung
fest	• Tee (getrocknete Pflanzenbestandteile) • Pulver (fein gemahlene Arzneistoffe) • Granulat (Körnchen, oft unregelmäßig in ihrer Form, meist zum Auflösen in Wasser) • Kapsel (einzeldosierte Arzneiform, die Pulver, Granulate und ölige Flüssigkeiten enthält) • Zäpfchen (bei Zimmertemperatur fest; schmilzt erst bei Körpertemperatur, dabei wird der Wirkstoff freigegeben) • Tablette (gepresstes Pulver in verschiedenen Formen) • Dragee (Tablette mit einem Überzug aus Gelatine, Zucker oder Stärke)
halbfest/ streichfähig	• Creme (Emulsion von Wasser mit Ölen oder Fetten) • Salbe (wasserfreie Zubereitung aus einer Fettgrundlage, die den Arzneistoff enthält) • Paste (Salbe mit einem hohen Anteil pulverförmiger, unlöslicher Stoffe, wodurch eine feste Konsistenz erreicht wird) • Gel (rein wässrige Zubereitung, die durch Zusatz von Quell- und Geliermittel eine halbfeste Konsistenz erhält)
flüssig	• Tinktur (alkoholhaltige Lösung pflanzlichen oder tierischen Ursprungs) • Suspension (feine Verteilung von unlöslichen Feststoffteilchen in einer Flüssigkeit) • Emulsion (feine Verteilung von zwei ineinander nicht löslichen Flüssigkeiten, meistens Wasser und Öl) • Lösung (flüssige, klare Zubereitung aus Lösungsmittel und einem oder mehreren Arzneistoffen, z. B. Säfte, Sirupe, Tropfen, Mixturen, Tinkturen)
gasförmig	• Gas (z. B. Lachgas zum Ausschalten der Schmerzempfindlichkeit) • Aerosol (feine Verteilung von festen oder flüssigen Teilchen in einem Gas, z. B. Spraydosen)

Tabelle 8.2 Formen von Arzneimitteln

8.10.2 Applikation und Wirkweise von Arzneimitteln

Es gibt verschiedene Möglichkeiten, einem Patienten ein Arzneimittel zu verabreichen. Bei der Verabreichung (Applikation) unterscheidet man zwei Arten (Bild 8.64):
- lokale Applikation,
- systemische Applikation.

Lokale Applikation. Das Arzneimittel wird örtlich begrenzt angewendet oder aufgetragen, d. h. direkt an der Stelle des Körpers, an der es wirken soll. Der Gesamtorganismus bleibt weitgehend unbelastet. Lokal appliziert werden z. B. Salben, Cremes oder Pflaster.

Systemische Applikation. Bei dieser Applikationsart gelangt das Arzneimittel über den Blutkreislauf in den gesamten Körper.

Ist eine lokale Applikation nicht durchführbar oder in der Wirkweise nicht ausreichend, kann das Arzneimittel bei der systemischen Applikation über die Blutbahn im Körper verteilt werden und so an den Ort seiner Wirkung gelangen. Das Arzneimittel wirkt dabei auf den gesamten Organismus.

Bei einer dauerhaften bzw. hochdosierten lokalen Anwendung von Medikamenten, kann eine systemische Wirkung nicht ausgeschlossen werden. Höhere Wirkstoffmengen gelangen in den Blutkreislauf und führen zu systemischen Wirkungen und Nebenwirkungen.

Bei der systemischen Applikation kann die Zufuhr auf zwei Wegen erfolgen (Bild 8.64):
- enterale Applikation,
- parenterale Applikation.

applicare (lat.) = verwenden, auftragen

enteron (gr.) = Darm

parenteral von para (gr.) = vorbei, neben

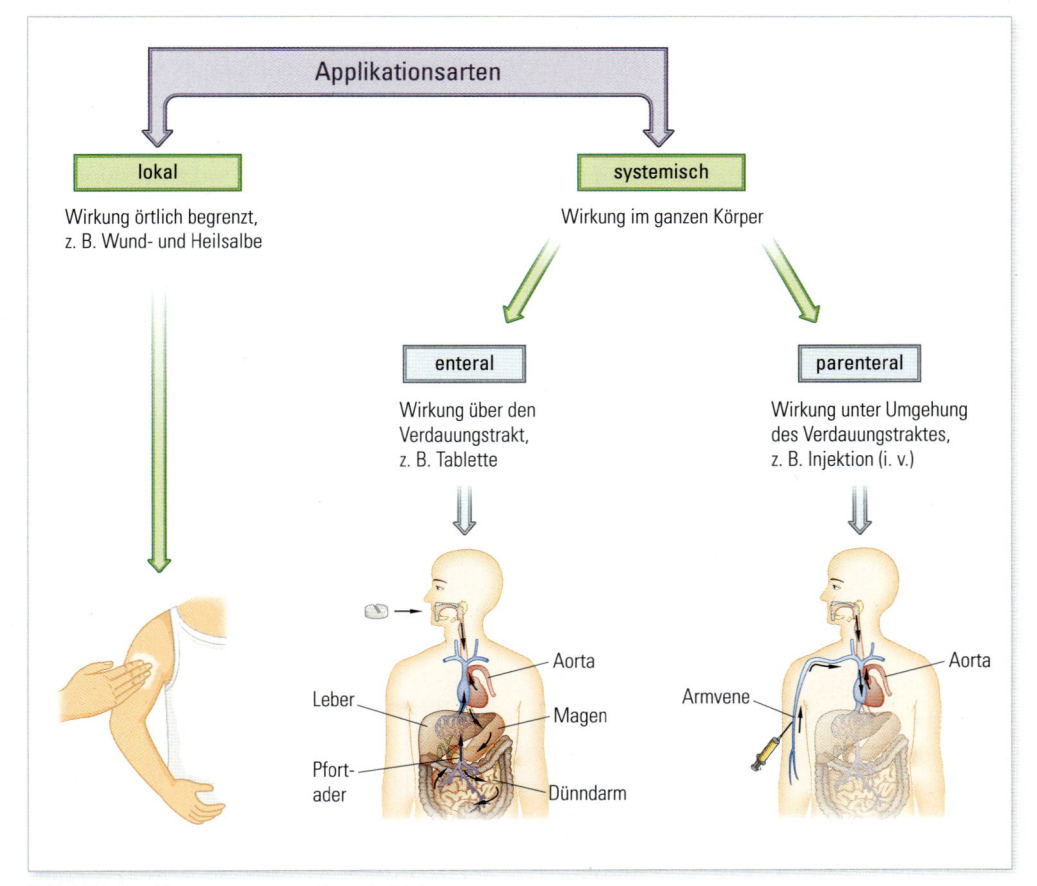

Bild 8.64 Applikationsarten von Arzneimitteln

Enterale Applikation. Bei der enteralen Applikation erfolgt die Aufnahme des Arzneistoffes über die Mund- oder Darmschleimhaut und gelangt auf diesem Weg in den Blutkreislauf. Folgende enterale Applikationsformen sind möglich:
- Orale Gabe (über den Mund): Das Arzneimittel wird geschluckt. Die Wirkstoffe werden im Magen-Darm-Trakt über die Magen-Darm-Schleimhaut aufgenommen und gelangen von dort ins Blut. Bei Durchfall oder Erbrechen kann die Wirkung vermindert sein, da das Arzneimittel zu schnell ausgestoßen wird. Bei der Einnahme bestimmter Arzneimittel kann es zu Reizungen der Magenschleimhaut kommen. In diesem Fall können andere Arzneimittel zusätzlich als Magenschutz eingenommen werden.
- Linguale Gabe (über die Zunge): Das Arzneimittel wird von der Mundschleimhaut aufgenommen und gelangt in den Blutkreislauf.
- Rektale Applikation (über den After): Die Wirkstoffe des Arzneimittels gelangen über die Schleimhaut des Mastdarms in den Blutkreislauf und entfalten so ihre Wirkung (z. B. Zäpfchen).

Parenterale Applikation. Das Arzneimittel wird unter Umgehung des Verdauungstraktes verabreicht. Dadurch wirkt es besonders schnell und wird nicht von den Verdauungssäften geschädigt. Man unterscheidet folgende parenterale Applikationsformen:
- Injektion (Einspritzung): Das Arzneimittel wird in eine Vene (intravenös), einen Muskel (intramuskulär) oder in die Haut (intrakutan / subkutan) gespritzt. Durch die Gabe in ein Blutgefäß tritt die Wirkung sehr schnell ein.
- Inhalation (Einatmung): Die Wirkung wird direkt über die Aufnahme in der Lunge erzielt, indem kleinste Arzneimittelbestandteile als Gase eingeatmet werden.
- Perkutane Applikation (über die Haut): Die Aufnahme der Wirkstoffe erfolgt über die unverletzte Haut (z. B. mithilfe eines wirkstoffhaltigen transdermalen Pflasters).

8.10.3 Arzneimittel zur Linderung von Schmerzen

Bevor Schmerzen medikamentös behandelt werden, sollte zuvor nach ihrer Ursache geforscht werden. Schmerzen sind ein Warnsystem des Körpers, um ihn vor größeren Schädigungen zu bewahren.

Ehe uns der Schmerz bewusst wird, setzt der Körper eine Reihe biochemischer Prozesse in Gang: stechen wir uns z. B. mit einer Nadel, setzt dies bestimmte Botenstoffe frei. Diese werden von Rezeptoren (Andockstationen) an Nervenendigungen aufgenommen und lösen dort eine Erregung aus. Diese Erregung wird bis ins Gehirn weitergeleitet und löst dort das Gefühl Schmerz aus – der Schmerz wird uns bewusst.

Je nach Stärke des Reizes, der Empfindlichkeit des Gewebes und des Allgemeinempfindens wird der Schmerz als stärker oder schwächer beurteilt – Schmerz wird individuell empfunden.

Um die Schmerzentstehung zu verhindern, kann mithilfe von Arzneimitteln die Weiterleitung der Schmerzreize an verschiedenen Stellen unterbrochen werden.

Wichtige Arzneimittelgruppen zur Hemmung der Schmerzweiterleitung sind (die Grenzen zwischen den einzelnen Gruppen sind fließend):
- Anästhetika,
- Analgetika,
- Narkotika.

Anästhetika. Durch Anästhetika kann die Schmerzweiterleitung örtlich begrenzt und bereits in der Peripherie gehemmt werden. Sie haben eine schmerzausschaltende Wirkung ohne dabei euphorisierend oder suchterzeugend zu sein. In der Zahnarztpraxis werden Lokalanästhetika eingesetzt.

Analgetika. Ein Analgetikum ist ein Stoff, der schmerzstillend wirkt. Es unterdrückt die Schmerzempfindung, ohne das Bewusstsein, die sensorische Wahrnehmung und andere wichtige Funktionen des Zentralnervensystems zu beeinflussen.

Anästhetikum (Sg.)/ Anästhetika (Pl.): Wirkstoffe, die lokal oder den gesamten Körper betreffend einen Zustand der Empfindungslosigkeit (Anästhesie) auslösen

perkutan von per (lat.) = durch; cutis (lat.) = Haut

Analgetikum (Sg.)/ Analgetika (Pl.) nach an-algos (gr.) = kein Schmerz

Folgende Analgetika werden unterschieden:
- Peripher wirksame Analgetika: Sie hemmen nicht die Bildung von schmerzauslösenden Stoffen, sondern erhöhen die Erregungsschwelle der Rezeptoren und verhindern so die Reizweiterleitung. Dadurch kommt es meist nicht zu einer vollständigen Schmerzausschaltung. Oft haben Analgetika neben der schmerzstillenden Wirkung noch eine entzündungshemmende (antiphlogistische) und fiebersenkende (antipyretische) Wirkung. Die drei wichtigsten Wirkstoffe sind Acetylsalicylsäure, Paracetamol und Ibuprofen. Auf eine Gabe von Acetylsalicylsäure nach einem chirurgischen Eingriff sollte verzichtet werden, da der Stoff gerinnungshemmende Eigenschaften besitzt.
- Zentral wirksame Analgetika: Sie wirken direkt auf die Schmerzrezeptoren im Gehirn und werden in der Regel nur bei sehr schweren Schmerzzuständen verschrieben. In der Zahnarztpraxis werden sie selten eingesetzt. Diese Schmerzmittel können suchtauslösend wirken, deshalb unterliegen sie dem Betäubungsmittelgesetz und dürfen nur mit einem bestimmten ▸Betäubungsmittelrezept verschrieben werden. Zu dieser Gruppe gehören Substanzen wie Morphin.

Narkotika. Durch Narkotika kommt es zur Ausschaltung von Schmerz und Bewusstsein. Dabei werden auch Körperfunktionen wie die Atmung ausgeschaltet. Diese Substanzen setzt man unter anderem bei einer Vollnarkose ein.

8.10.4 Arzneimittel zur Behandlung von Infektionen

Als ▸Infektion bezeichnet man das Eindringen von Krankheitserregern (z. B. Bakterien, Pilze, Viren) in einen Organismus sowie die Ansiedlung und Vermehrung der Erreger.

Davon zu unterscheiden sind Bakterien und Pilze, die für den Körper sinnvoll und nützlich (▸apathogen) sind, wie z. B. die Mikroorganismen der Mundhöhle. Eine solche Standortflora hält häufig krankmachende Erreger fern und übt so eine Schutzfunktion vor schädlichen (pathogenen) Mikroorganismen aus. Bei geschädigter Haut, Schleimhaut oder bei Immunschwäche können auch diese nützlichen Mikroorganismen eine Infektion verursachen (endogene Infektion), die aber relativ harmlos verläuft.

Antibiotika werden zur Behandlung bakterieller Infektionen eingesetzt. Ursprünglich sind Antibiotika natürlich gebildete Stoffwechselprodukte von Pilzen oder Bakterien, die schon in geringer Menge das Wachstum von anderen Mikroorganismen hemmen oder diese abtöten. Penicillin ist das erste Antibiotikum, das 1928 von Alexander Fleming entdeckt wurde. Heute können Antibiotika auch synthetisch hergestellt werden.

In der Zahnarztpraxis werden Antibiotika nach operativen Eingriffen verschrieben, zur begleitenden Therapie bei Parodontitispatienten und als Prophylaxemaßnahme bei Patienten mit allgemeinen Vorerkrankungen (Endokarditisprophylaxe).

> **TIPP** Machen Sie dem Patienten klar, wie wichtig die vorgeschriebene Einnahme eines Antibiotikums ist, auch wenn die Symptome bereits wieder abgeklungen sind. Es können sich sonst resistente (widerstandsfähige) Bakterienstämme bilden.

Antimykotika sind Arzneimittel gegen Pilzinfektionen. Häufig wird bei einer Anwendung von Antibiotika im dentalen Bereich die natürliche Mundflora zerstört und es kommt zu einer Besiedelung der Mundhöhle mit Pilzen, meist Candida albicans. Gegen diese Pilze wird ein Antimykotikum eingesetzt, das flüssig oder als Creme lokal auf die erkrankten Stellen aufgetragen wird.

Virustatika. Medikamente zur Behandlung von Virusinfektionen werden Virustatika genannt. In der Zahnmedizin sind es meist Herpes-Erkrankungen (Herpes labialis), bei denen z. B. der Wirkstoff Aciclovir eingesetzt wird.

Antibiotikum (Sg.)/ Antibiotika (Pl.) von anti (gr.) = gegen und bios (gr.) = Leben

Betäubungsmittelrezept ▸ S. 239

Narkotikum (Sg.)/ Narkotika (Pl.) von narkotikos (gr.) = betäubend

Antimykotikum (Sg.)/Antimykotika (Pl.) von anti (gr.) = gegen und mykes (gr.) = Pilz

Infektionskrankheiten ▸ S. 64 ff.

Virustatikum (Sg.)/ Virustatika (Pl.) von virus (lat.) = Schleim, Gift und stasis (gr.) = Stillstand

apathogene und pathogene Mikroorganismen ▸ S. 59

Psychopharmakon (Sg.)/Psychopharmaka (Pl.) von psyche (gr.) = Seele und pharmakon (gr.) = Arzneimittel

Tranquilizer von tranquillare (lat.) = beruhigen

Antiphlogistikum (Sg.)/Antiphlogistika (Pl.) von anti (gr.) = gegen und phlogosis (gr.) = Entzündung

8.10.5 Arzneimittel zur Behandlung von Entzündungen

Eine Entzündung ist eine Abwehrreaktion des Körpers gegen einen schädigenden Reiz. Dabei können verschiedene Faktoren als Reiz wirken: Krankheitserreger, physikalische oder chemische Faktoren, allergische Reaktionen oder allgemeine Erkrankungen.

Antiphlogistika wirken entzündungshemmend und lindern dabei auftretende Schwellungen. Dazu gehören unter anderem Kortikoide, peripher wirkende Analgetika und pflanzliche Stoffe wie Kamille. Kortikoide sind Stoffe, die sich von den Hormonen der Nebennierenrinde ableiten lassen (z. B. Kortison) und die in Form von Salben und Pasten verwendet werden.

8.10.6 Arzneimittel zur Behandlung von Angstzuständen

Im Bereich der zahnärztlichen Praxis ist es oft sinnvoll, dem Patienten die Angst vor der Behandlung zu nehmen. Spezielle Medikamente können muskelentspannend, beruhigend und angstlösend wirken. In diese Gruppe gehören die
- Sedativa,
- Hypnotika und
- Psychopharmaka.

Sedativa. Diese Medikamente haben eine dämpfende Wirkung auf das zentrale Nervensystem. Bei größeren diagnostischen oder therapeutischen Eingriffen kann es sinnvoll sein, den Patienten vor dem Eingriff zu sedieren, um die Stressbelastung zu reduzieren und seine Ansprechbarkeit dennoch zu gewährleisten. Zum Schutz des Patienten sollten Vorsichtsmaßnahmen getroffen werden, da Komplikationen, wie ein plötzlicher Bewusstseinsverlust oder Kreislauf- und Atemprobleme, auftreten können.

Hypnotika werden hauptsächlich als Schlafmittel eingesetzt, haben in geringen Mengen jedoch auch eine beruhigende Wirkung. Oft werden sie zur Prämedikation vor zahnärztlichen Eingriffen verwendet. Der Patient fühlt sich müde, entspannt und ist angstfrei.

Sedativum (Sg.)/Sedativa (Pl.) von sedare (lat.) = beruhigen, sinken lassen

Hypnotikum (Sg.)/Hypnotika (Pl.) von hypnos (gr.) = Schlaf

Prämedikation: medikamentöse Vorbehandlung

Psychopharmaka wirken auf die Psyche des Menschen symptomatisch ein (d. h. sie beseitigen nicht die Ursache) und werden vorwiegend bei der Behandlung psychischer Störungen und neurologischer Krankheiten verwendet. In der Zahnheilkunde dienen sie als Narkosemittel oder in Form von Tranquilizern zur Entspannung. Tranquilizer wirken angstlösend und beruhigend. Über längere Zeit eingenommen verändern sie die Persönlichkeit.

8.10.7 Nebenwirkungen und Wechselwirkungen

Nebenwirkungen sind Wirkungen eines Arzneimittels, die nicht zu seinen beabsichtigten oder erwünschten Wirkungen gehören.

Zu den unerwünschten Nebenwirkungen von Arzneimitteln zählen z. B.:
- Allergien,
- Magen-Darm-Beschwerden,
- Herz-Kreislauf-Störungen,
- Schädigung von Niere oder Leber,
- Blutgerinnungsstörungen,
- Schädigung des Embryos in der Schwangerschaft,
- Schädigung des Kindes in der Stillzeit.

Jedem Arzneimittel liegt eine Gebrauchsinformation bei (Beipackzettel), auf der alle bisher bekannten Nebenwirkungen aufgelistet sind. Ebenso sind die Wechselwirkungen mit anderen Arzneimitteln vermerkt. Die Gebrauchsinformation sollte sorgfältig gelesen und aufbewahrt werden.

Wechselwirkungen können bei der gleichzeitigen Einnahme verschiedener Arzneimittel auftreten. Eine Veränderung der Wirkung eines Arzneimittels durch die gleichzeitige Gabe eines anderen ist möglich. Sind die einzunehmenden Arzneimittel nicht optimal aufeinander abgestimmt, besteht die Gefahr, dass sich die Wirkstoffe beim Abbau und bei der Ausscheidung wechselseitig beeinflussen. Beispielsweise können Antibiotika die Wirkung von Ovulationshemmern (Anti-Baby-Pille) herabsetzen, was zu einer ungewollten Schwangerschaft führen kann.

Wechselwirkungen sind nicht nur mit anderen Arzneimitteln, sondern auch mit bestimmten Nahrungsmitteln möglich (Bild 8.65). Dazu gehören z. B.:
- alkoholhaltige Lebensmittel,
- koffein- und gerbstoffhaltige Lebensmittel (z. B. Kaffee, Grün- und Schwarztee),
- Milch- und Milchprodukte,
- citrathaltige Lebensmittel (z. B. Zitrusfrüchte),
- Grapefruitsaft (enthält Naringenin),
- Lakritze (enthält Glycyrrhizin),
- tyraminhaltige Lebensmittel (z. B. Sauerkraut, bestimmte Käsesorten),
- Vitamin-K-haltige Lebensmittel (z. B. grüne Blattgemüse, Kohlarten).

Alkohol sollte während der Einnahme von Arzneimitteln grundsätzlich vermieden werden, da er häufig die Wirkung der Arzneistoffe verlängert oder verstärkt.

Der Grund dafür ist, dass sowohl der Alkohol als auch viele Arzneimittel in der Leber abgebaut werden. Die Leber muss den Alkohol abbauen und kann nicht gleichzeitig die Arzneistoffe verstoffwechseln. Durch die verringerte Abbaurate des Arzneimittels liegt dies in einer höheren Konzentration vor und kann so eine stärkere und/oder verlängerte Wirkung im Körper entfalten.

8.10.8 Arzneimittelabgabe und Verschreibung

Die Abgabe von Arzneimitteln ist in Deutschland gesetzlich geregelt. Man unterscheidet (Bild 8.66):
- Frei verkäufliche Arzneimittel: Diese sind rezeptfrei und für jeden erhältlich, müssen jedoch nicht zwingend in einer Apotheke verkauft werden (Verkauf z. B. auch in Drogerien).
- Apothekenpflichtige Arzneimittel: Hier unterscheidet man rezeptfreie Arzneimittel, die jedoch nur in einer Apotheke verkauft werden und verschreibungspflichtige Arzneimittel, die nur nach der Verordnung eines Arztes/Zahnarztes in einer Apotheke erhältlich sind.
- Eine Sonderstellung nehmen die Betäubungsmittel ein.

Betäubungsmittel
▶ S. 239

Verschreibungspflichtige Arzneimittel müssen von einem approbierten Arzt oder Zahnarzt verschrieben werden. Diese Verschreibung nennt man Rezept. Es dient als schriftliche Anweisung an den Apotheker, dem Patienten eine bestimmte Menge eines bestimmten Arzneimittels auszuhändigen.

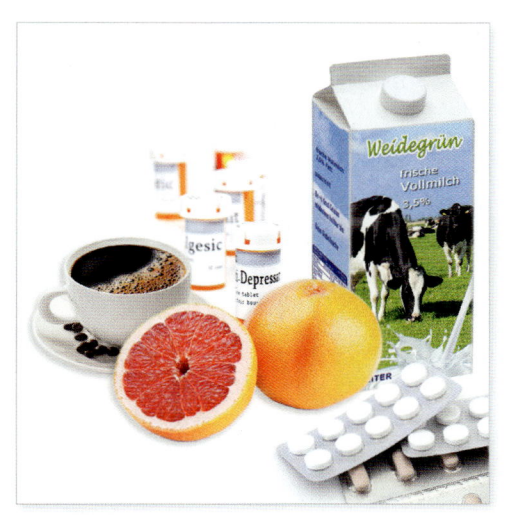

Bild 8.65 Wechselwirkungen

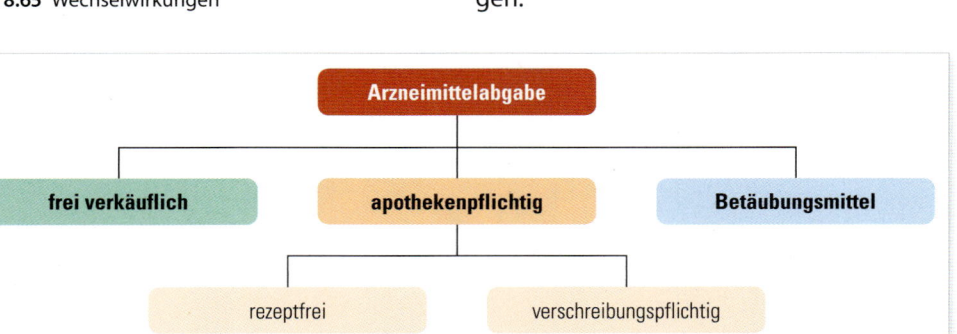

Bild 8.66 Arzneimittelabgabe (Einteilung)

LF 8 • Chirurgische Behandlungen begleiten

Aus rechtlicher Sicht muss das Rezept folgende Angaben enthalten:
- Name, Adresse, Telefonnummer und Berufsbezeichnung des Arztes / Zahnarztes,
- Datum,
- Angaben über das verordnete Arzneimittel (Bezeichnung, Abgabemenge),
- Name, Adresse, Geburtsdatum des Patienten,
- Unterschrift des Arztes / Zahnarztes.

Soll der Patient das Arzneimittel abweichend von der normalen Dosierung einnehmen, kann der Arzt / Zahnarzt dies zusätzlich auf dem Rezept vermerken. Diese Ergänzung auf dem Rezept nennt man Signatur (S).

KZV ▶ S. 7f.

Packungsgrößenkennzeichnung für Arzneimittel. Bei Fertigarzneimitteln gibt es drei verschiedene Normpackungsgrößen, die sich nach der Therapiedauer bzw. der Anzahl der einzelnen Anwendungseinheiten richten, die in der Packung enthalten sind. Die Größeneinteilung entspricht den folgenden Vorgaben:

eGK ▶ S. 28

- **N1:** (kleine) Packungsgröße für die Akuttherapie oder zur Therapieeinstellung für eine Behandlungsdauer von zehn Tagen (mögliche Abweichung der Anwendungseinheiten +/− 20 %),
- **N2:** (mittlere) Packungsgröße für die Dauertherapie mit besonderer ärztlicher Kontrolle für eine Behandlungsdauer von 30 Tagen (mögliche Abweichung der Anwendungseinheiten +/− 10 %),
- **N3:** (große) Packungsgröße für die Dauertherapie für eine Behandlungsdauer von 100 Tagen (mögliche Abweichung der Anwendungseinheiten +/− 5 %).

Kassenzahnärztliches Rezept. Gesetzlich versicherte Patienten erhalten ihre Arzneimittel über spezielle Rezeptvordrucke (Bild 8.67). Diese können bei der ▶Kassenzahnärztlichen Vereinigung (KZV) angefordert werden.

Auf den Rezepten müssen zusätzlich zu den Daten des Versicherten die Arztdaten (inklusive Betriebsstätten- und Arzt-Nr.) und die Krankenkasse bzw. der Kostenträger vermerkt sein. Mithilfe der ▶elektronischen Gesundheitskarte (eGK) können die benötigten Patientendaten in den Computer eingelesen und direkt auf das vorbereitete Rezept gedruckt werden. Das Rezept muss außerdem Arztunterschrift, Vertragsarztstempel und Ausstellungsdatum aufweisen. Das ausgefüllte Kassenrezept hat eine Gültigkeit von vier Wochen.

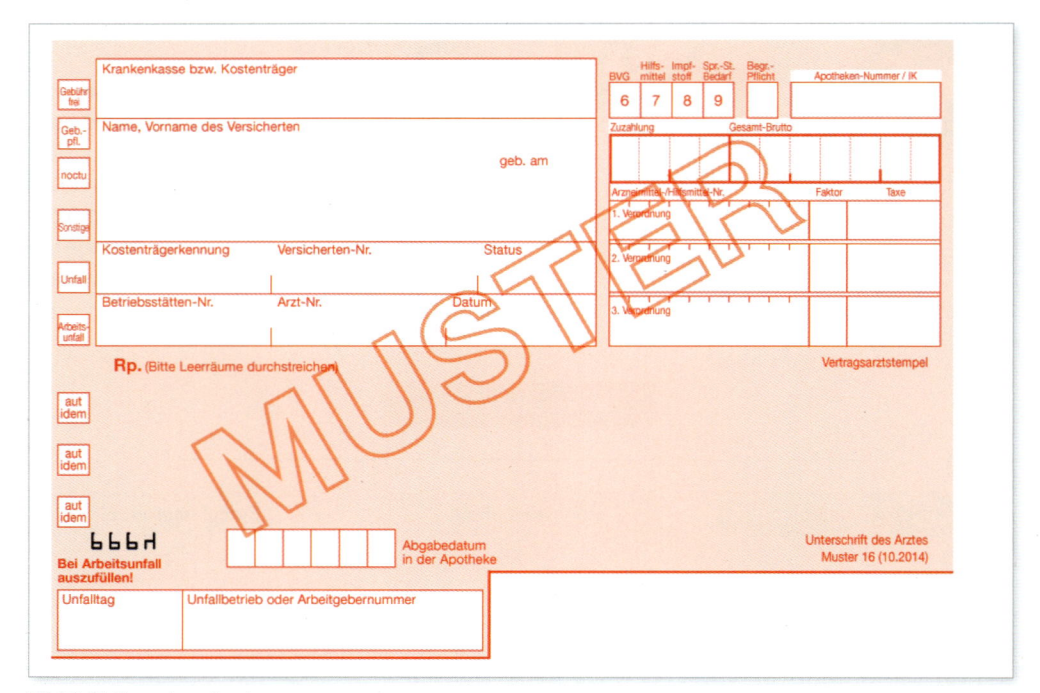

Bild 8.67 Rezeptvordruck

Am linken Rand des Rezeptes gibt es Felder zum Ankreuzen:
- Durch Ankreuzen des Begriffes „aut idem" wird dem Apotheker ein bestimmtes Arzneimittel vorgegeben. Er hat dann nicht die Möglichkeit, ein alternatives Präparat mit den gleichen Inhaltsstoffen auszugeben, das eventuell günstiger ist.
- Das Feld „Gebühr frei" befreit Patienten unter 16 Jahren und sogenannte Härtefälle von der Zuzahlung zu den Arzneimittelkosten.
- Das Feld „noctu" wird bei dringenden Arzneimitteln während des Notdienstes zwischen 20 und 7 Uhr angekreuzt. Es befreit den Patienten von der Bezahlung des Nachtzuschlages.

Rezeptfreie Arzneimittel und sogenannte Mundhygieneartikel dürfen nicht verordnet werden.

Betäubungsmittelrezept. Die Indikation zur Verschreibung von Betäubungsmitteln ist sehr streng geregelt. Generell sind beim Umgang mit Betäubungsmitteln das Betäubungsmittelgesetz (BtMG) und die Betäubungsmittel-Verschreibungsverordnung (BtMVV) zu beachten. Betäubungsmittelrezepte sind spezielle dreiteilige Amtsformulare, die beim Gesundheitsamt angefordert werden müssen. Um Missbrauch zu vermeiden, sind diese Rezeptvordrucke diebstahlsicher aufzubewahren.

Verordnung von Sprechstundenbedarf. Es gibt Verordnungen zwischen den Kassenzahnärztlichen Vereinigungen und den Landesverbänden der Krankenkassen, in denen geregelt ist, welche Arzneimittel und Medizinprodukte in welchem Umfang als sogenannter Sprechstundenbedarf verordnet werden dürfen.

Der Sprechstundenbedarf gilt nur für Versicherte der gesetzlichen Krankenversicherung und umfasst bestimmte Arzneimittel und Medizinprodukte, die ein Arzt oder Zahnarzt in seiner Praxis (bzw. bei Hausbesuchen) für den Verbrauch an mehr als einem Patienten oder zur Notfallbehandlung vorhalten muss.

Diese Regelungen werden regelmäßig als Merkblatt (Sprechstundenbedarfsvereinbarung) herausgegeben; sie sind je nach Bundesland verschieden.

Lagerung und Entsorgung von Arzneimitteln. Bei der Lagerung von Arzneimitteln sind Temperatur, Licht und Luftfeuchtigkeit zu beachten. Hinweise zur korrekten Aufbewahrung befinden sich auf der Umverpackung der Arzneimittel und in den Gebrauchsinformationen.

Bestimmte Präparate müssen im Kühlschrank oder vor Licht geschützt gelagert werden. Besonders bei steril verpackten Flüssigkeiten (z. B. Kochsalzlösungen) oder Stechampullen ist auf einen unversehrten Verschluss zu achten, da sonst Mikroorganismen eindringen können.

Das Verfallsdatum muss unbedingt beachtet werden, da es nach Ablauf dieses Datums zu Veränderungen des Präparates und zu einer Beeinträchtigung der Wirkung kommen kann.

Arzneimittel können im Hausmüll entsorgt werden.

aut idem (lat.) = oder das Gleiche

noctu (lat.) = nachts

> **TIPP** Sortieren Sie Arzneimittel mit kurzem Verfallsdatum immer vorne in den Schrank ein, sodass sie zuerst entnommen werden.

LF 8 — Chirurgische Behandlungen begleiten

ZUSAMMENFASSUNG

- Das Parodontium (Zahnhalteapparat) besteht aus Gingiva (Zahnfleisch), Alveole (Knochenfach), Cementum (Wurzelzement) und Desmodont (Wurzelhaut). Seine Aufgabe ist die Verankerung des Zahnes im Knochenfach.
- Entzündungen des Zahnhalteapparates nennt man Parodontitiden. Diese können durch Bakterien, Fremdkörper, chemische Schadstoffe oder physikalische Einflüsse hervorgerufen werden.
- Chirurgische Instrumente werden je nach Anwendungsbereich in verschiedene Kategorien unterteilt. Man unterscheidet: Extraktionszangen, Hebel, fassende/haltende/schabende/schneidende Instrumente, Instrumente zum Nähen und sonstige Instrumente.
- Die schriftliche Dokumentation in der Zahnarztpraxis ist eine wichtige Grundlage für die Behandlung. Sie umfasst neben den Patientendaten und der Anamnese u. a. auch Diagnose, Therapie, Behandlungsablauf, Besonderheiten/Komplikationen und die Aufklärung des Patienten.
- Vor einem chirurgischen Eingriff sind eine aktuelle Anamnese und die Aufklärung des Patienten über den Ablauf des Eingriffes, die möglichen Risiken und Komplikationen unerlässlich.
- Chirurgische Eingriffe finden fast ausschließlich unter Einhaltung der Sterilität statt. Dazu gehören das Tragen steriler Schutzkleidung/Schutzausrüstung, die chirurgische Händedesinfektion, die sterile Vorbereitung des OP-Arbeitsplatzes und das sterile Abdecken des Patienten.
- Zu den in einer zahnärztlichen Praxis stattfindenden chirurgischen Eingriffen zählen:
  - Inzision
  - Exzision
  - Extraktion
  - Wurzelspitzenresektion
  - Zystenoperation
  - Hemisektion
  - Prämolarisierung
  - Wurzelamputation
  - Osteotomie
  - Behandlung eines Dentitio difficilis
  - plastischer Verschluss einer Mund-Antrum-Verbindung (MAV)
  - vorbereitende oder begleitende Maßnahmen bei kieferorthopädischer Behandlung
  - präprothetische Chirurgie zur Verbesserung des Tragekomforts von Prothesen
  - Behandlung unfallbedingter Zahnverletzungen
  - Implantatoperationen
- Implantate sind künstliche Zahnwurzeln, die zur Verankerung von Kronen/Brücken oder herausnehmbarem Zahnersatz dienen.
- Für den Aufbau von abgebautem Kieferknochen (Augmentation) gibt es verschiedene Materialien (Knochenersatzmaterialien, autogener Knochenblock) und chirurgische Möglichkeiten (Knochendistraktion, Bone-Spreading, Sinuslift).
- Die Behandlungsschritte einer Implantation gliedern sich in Befunderhebung, Planung und Beratung, Vorbehandlung, Implantation, Einheilung, ggf. Freilegung und prothetische Versorgung.
- Arzneimittel sind Stoffe, die durch ihre Wirkung Krankheiten lindern, heilen, verhüten oder erkennen können.
- Die Applikation (das Verabreichen) eines Arzneimittels kann lokal, enteral oder parenteral erfolgen.
- Die Wirkung eines Arzneimittels entfaltet sich systemisch oder lokal.
- Nebenwirkungen sind unbeabsichtigte und unerwünschte Wirkungen eines Arzneimittels.
- Wechselwirkungen können durch die gleichzeitige Gabe eines anderen Arzneimittels oder durch bestimmte Nahrungsmittel entstehen und die eigentliche Wirkung der Arzneistoffe verändern.
- Die Arzneimittelabgabe wird unterteilt in frei verkäufliche Arzneimittel, apothekenpflichtige Arzneimittel (rezeptfrei oder verschreibungspflichtig) und Betäubungsmittel.

ZUR WIEDERHOLUNG

1. Welche Strukturen gehören zum Parodontium?
2. Welche Aufgaben hat das Parodontium?
3. In welche Bereiche unterteilt man die Mundschleimhaut?
4. Erläutern Sie, was man unter fortgeleiteten Parodontitiden versteht.
5. Was unterscheidet eine chronische von einer akuten Parodontopathie (Erkrankung des Zahnhalteapparates)?
6. Wodurch unterscheiden sich Zyste und Fistel?
7. Zählen Sie mindestens vier Arten von Abszessen auf und beschreiben Sie ihre jeweilige Lage.
8. a) Welche Unterscheidungsmerkmale haben OK- und UK-Zangen?
   b) Welche Sonderformen gibt es?
9. Welche schabenden Instrumente kennen Sie und wie werde diese eingesetzt?
10. Was versteht man unter einer atraumatischen Nadel?
11. Welchen Einsatzbereich haben Piezochirurgiegeräte?
12. Vor einem chirurgischen Eingriff müssen bestimmte Formalitäten erfüllt sein. Welche sind das und warum sind sie so wichtig?
13. Schreiben Sie in Stichworten auf, was eine Patientenaufklärung vor einem chirurgischen Eingriff unbedingt beinhalten muss.
14. Erläutern Sie den Unterschied zwischen hygienischer und chirurgischer Händedesinfektion.
15. Welche Aufgaben übernehmen ZFA vor, während und nach einem chirurgischen Eingriff? Unterscheiden Sie in Erst- und Zweitassistenz.
16. Sie bereiten das Behandlungszimmer für die Extraktion eines Weisheitszahnes vor:
    a) Welche unterschiedlichen Eingriffe können sie erwarten?
    b) Was müssen Sie vorbereiten?
    c) Welche Komplikationen können bei diesem chirurgischen Eingriff auftreten?
17. Erläutern Sie die Begriffe Inzision und Exzision.
18. a) Beschreiben Sie das Verfahren der Zystektomie.
    b) Wie wird das Verfahren noch genannt?
19. Wie kann eine Mund-Antrum-Verbindung intraoperativ (während eines chirurgischen Eingriffes) festgestellt werden?
20. Wie entlassen Sie einen Patienten nach einem chirurgischen Eingriff? Was haben Sie bereits vorbereitet?
21. Wie muss ein chirurgischer Eingriff dokumentiert werden?
22. a) Welche Formen von Zahnverletzungen gibt es?
    b) Was machen Sie, wenn der Zahn vollständig ausgeschlagen ist?
23. Erläutern Sie den Behandlungsablauf einer Implantation in Stichpunkten.
24. Welche Knochenersatzmaterialien gibt es? Geben Sie auch den Ursprung der einzelnen Materialien an.
25. Welche Arzneimittelformen gibt es? Nennen Sie je ein Beispiel.
26. Welche Formen der Applikation von Arzneimitteln gibt es?
27. Welche Arzneimittelgruppen helfen bei der Linderung von Schmerzen?
28. Mit welchen Arzneimitteln behandelt man Infektionen?
29. Was versteht man unter Nebenwirkungen und was unter Wechselwirkungen?
30. In welche Kategorien werden Arzneimittel bei der Arzneimittelabgabe eingeteilt?

LF 8 — Chirurgische Behandlungen begleiten

ZUR VERTIEFUNG

1. Üben Sie mit Ihren Kolleginnen, wie Sie sich am Telefon / an der Rezeption verhalten, wenn ein Patient nach einer Operation anruft / in die Praxis kommt und über Probleme klagt.

2. Welche Arzneimittel werden in Ihrer Ausbildungspraxis am häufigsten verschrieben? Ordnen Sie diese den Arzneimittelgruppen zu.

3. Ihre Chefin/Ihr Chef hat ein Rezept ausgestellt und dem Patienten
   - ein Antibiotikum,
   - ein Analgetikum und
   - ein Antiphlogistikum verschrieben.
   a) Welches Arzneimittel hat welche Wirkung und wann wird es verschrieben?
   b) Nennen Sie jeweils ein gängiges Produkt.

4. Fallbeispiel: Frau Ehrenfeld soll nach der Entfernung eines Zahnes ein Rezept über Ibuprofen 400 mg (N1) bekommen. Sie möchte, dass Sie ihr zusätzlich noch eine Mundspüllösung auf das Rezept schreiben.
   a) Welche Daten müssen auf dem Rezept stehen, damit es gültig ist?
   b) Wie lange gilt das Rezept?
   c) Dürfen Sie das Rezept selbst unterschreiben?
   d) Können Sie die Mundspüllösung auf Rezept verschreiben? Begründen Sie Ihre Antwort.

5. Fallbeispiel: Timo, 16 Jahre, möchte seine Weisheitszähne entfernen lassen. Die Zahnärztin hat ihn ausführlich über alle Risiken und Komplikationen aufgeklärt. In der Panoramaschichtaufnahme ist erkennbar, dass bei Timo vier Weisheitszähne angelegt sind, diese sind retiniert.
   a) Über welche Komplikationen muss Timo im Aufklärungsgespräch informiert werden?
   b) Timo erhält den vorgedruckten Aufklärungsbogen und ist verwirrt vom Umfang. Besorgen Sie sich einen gängigen Aufklärungsbogen und markieren Sie die wichtigsten Punkte. Erläutern Sie Timo (z. B. in einem Partnergespräch mit Ihrer Sitznachbarin/Ihrem Sitznachbarn) diese Punkte mit eigenen Worten.
   c) Darf Timo die Einverständniserklärung selbst unterschreiben?
   d) Wie bereiten Sie den Behandlungsplatz für die Entfernung der Weisheitszähne vor? Welche Gegenstände (Instrumente etc.) müssen Sie bereitlegen?
   e) Timo hat nun doch etwas Angst vor der Operation. Er ist nervös und fragt Sie nach dem Ablauf. Versuchen Sie, Timo zu beruhigen und erklären Sie ihm den Ablauf des Eingriffes (z. B. als Rollenspiel mit Ihrer Sitznachbarin/Ihrem Sitznachbarn).
   f) Welche Komplikationen können während der Operation auftreten? Wie muss auf solche Komplikationen reagiert werden?
   g) Welche Komplikationen können nach der Operation auftreten? Welche Verhaltensmaßnahmen geben Sie Timo mit auf den Weg?
   h) Erläutern Sie den weiteren Verlauf der Behandlung (Nachsorgetermin).
   i) Welche BEMA-Positionen können für den kompletten Eingriff abgerechnet werden?

6. Fallbeispiel: Bei einem Fahrradsturz hat sich die 7-jährige Anna einen bleibenden Frontzahn ausgeschlagen und Teile eines seitlichen Schneidezahnes abgebrochen. Sie kommt mit ihrem Vater blutend in die Praxis.
   a) Wie verhalten Sie sich im ersten Moment?
   b) Welche Fragen stellen Sie dem Vater?
   c) Welche anamnestischen Punkte sind wichtig für die weitere Behandlung?
   d) In welcher Flüssigkeit kann ein luxierter Zahn aufbewahrt werden?
   e) Wie können die Zähne wiederhergestellt werden?
   f) Was würde passieren, wenn die Zähne noch Milchzähne wären?

7. Bei einem 45-jährigen Patienten steht eine Implantation an.
   a) Was gehört zur präoperativen Vorbereitung dieses Patienten?
   b) Welche Erkrankungen sind vor einem chirurgischen Eingriff wichtig zu erfragen und warum?
   c) Wie wird der Arbeitsplatz vorbereitet? Welche Geräte/Instrumente müssen Sie vorbereiten?
   d) Wie muss sich die Erstassistenz persönlich auf den Eingriff vorbereiten?

8. Vergleichen Sie eine Wurzelspitzenresektion mit einer Implantation: Welche Instrumente sind für beide Eingriffe gleich vorzubereiten, welche werden extra benötigt? Erstellen Sie eine Tabelle.

Lernfeld 10a

Behandlungen von Erkrankungen der Mundhöhle und des Zahnhalteapparates begleiten

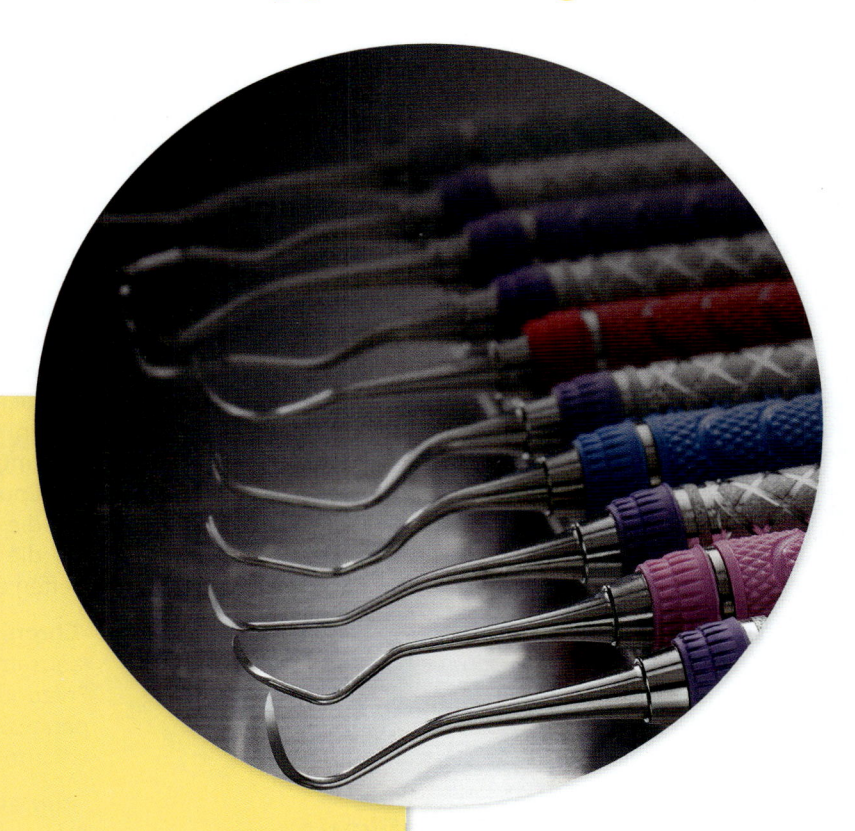

Parodontalerkrankungen

Systematische Parodontalbehandlungen

Mundschleimhauterkrankungen

Tumore

CMD

10a Behandlungen von Erkrankungen der Mundhöhle und des Zahnhalteapparates begleiten

Neben der Karies ist die Parodontitis die häufigste Erkrankung, mit der Zahnarzt und ZFA im Praxisalltag konfrontiert werden. Viele Menschen glauben, dass gegen die „Parodontose", wie sie vielfach umgangssprachlich genannt wird, nichts zu machen sei. Verloren gegangenes Gewebe des Zahnhalteapparates kann in der Regel nicht mehr ersetzt werden. Der Krankheitsverlauf kann aber gestoppt oder drastisch verlangsamt werden und durch eine gezielte Prävention und Früherkennung können Erkrankungen vermieden werden.

TIPP Der Begriff Parodontose ist fachlich falsch. Die Endung -ose steht in der Medizin für nicht-entzündliche Erkrankungen. Sie ist zum Beispiel üblich bei degenerativen Erkrankungen (z. B. Arthrose = „Gelenkverschleiß"). Bei der Parodontitis handelt es sich aber um eine Entzündung des Zahnhalteapparates. Sie müssen die Patienten nicht korrigieren, sollten aber konsequent die richtige Bezeichnung Parodontitis verwenden.

10a.1 Klassifikation der Parodontalerkrankungen

Alle Erkrankungen des Zahnhalteapparates werden als Parodontalerkrankungen bezeichnet. Um die Vielzahl dieser Erkrankungen mit unterschiedlichen Erscheinungsbildern und verschiedenen Ursachen zu systematisieren, werden sie klassifiziert.

International werden die Parodontalerkrankungen in acht Gruppen eingeteilt:
1. Gingivale Erkrankungen
2. Chronische Parodontitis
3. Aggressive Parodontitis
4. Parodontitis als Manifestation einer Systemerkrankung
5. Nekrotisierende Parodontalerkrankungen
6. Parodontalabszesse
7. Parodontitis im Zusammenhang mit endodontalen Läsionen
8. Entwicklungsbedingte oder erworbene Deformationen und Zustände

Gingivale Erkrankungen. Diese Gruppe umfasst die plaque-induzierte ▶Gingivitis – also die typische, durch Bakterien verursachte Gingivitis – und die nicht-plaque-induzierten Gingivalerkrankungen. Hierzu zählen Virusinfektionen, Zahnfleischwucherungen und Zahnfleischgeschwulste wie Epuliden (Bild 10a.1). Virusinfektionen wie die Herpesinfektion sind oft nicht nur auf die Gingiva beschränkt, sondern betreffen die gesamte Mundschleimhaut.

▶**Chronische Parodontitis.** Dies ist eine langsam verlaufende, plaque-induzierte Entzündung des gesamten Zahnhalteapparates. Sie kommt meist bei Erwachsenen vor und ist die häufigste Parodontitisform.

▶**Aggressive Parodontitis.** Die aggressive Parodontitis ist eine akute Parodontitisform mit sehr schnell fortschreitender Zerstörung. Sie tritt bei Jugendlichen und jungen Erwachsenen auf.

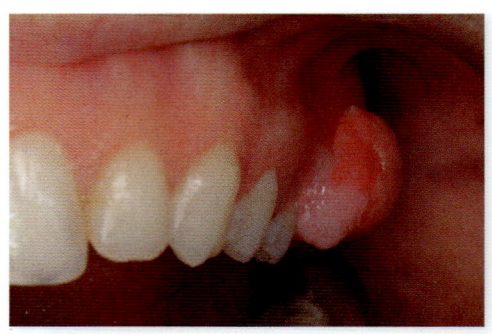

Bild 10a.1 Epulis

Gingivitis ▶ S. 248

induzieren (lat.) = veranlassen, herbeiführen

Epulis (gr., Plur. Epuliden) = gutartige Zahnfleischgeschwulst

degenerativ: durch Verschleiß bedingt

chronische Parodontitis ▶ S. 248

aggressive Parodontitis ▶ S. 249 f.

klassifizieren: etwas in Klassen bzw. Gruppen einordnen

Parodontitis als Manifestation einer Systemerkrankung. Manifestation bedeutet in diesem Zusammenhang Sichtbarwerden. Diese schwere Form der Parodontitis betrifft Menschen mit schweren Allgemeinerkrankungen, wie z. B. Leukämie oder genetisch bedingten Störungen der Immunabwehr.

Nekrotisierende Parodontalerkrankungen. Bei dieser speziellen akuten Form der Gingivitis/Parodontitis bilden sich Geschwüre (Ulzera) und Nekrosen an der Gingiva und dem tiefer liegenden parodontalen Gewebe. Dieses führt zu rasch fortschreitender Zerstörung des Parodonts, Schmerzen und ausgeprägtem Mundgeruch (Foetor ex ore). Man unterscheidet
- die nekrotisierende ulzerierende Gingivitis (NUG) (Bild 10a.2) und
- die nekrotisierende ulzerierende Parodontitis (NUP).

Risikofaktoren für diese Erkrankungen sind starker Zigarettenkonsum, extreme Stressbelastung und ein geschwächtes Immunsystem.

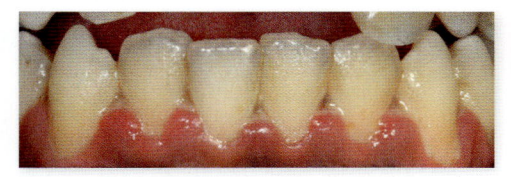

Bild 10a.2 Leichte Form der nekrotisierenden ulzerierenden Gingivitis an den Papillen der unteren Frontzähne

Abszesse des Parodonts. Ein Abszess des Parodonts ist in der Regel eine Komplikation einer chronischen oder aggressiven Parodontitis. Wenn Eiter und entzündliche Gewebeflüssigkeit aus tiefen Taschen nicht ungehindert abfließen können, entsteht diese schmerzhafte abgekapselte Eiteransammlung. Nicht selten bildet sich eine Fistel aus.

Parodontitis verbunden mit endodontischen Läsionen. Die Entzündung des Parodonts kann auch von einer entzündeten bzw. gangränösen Pulpa ausgehen. Hier gelangen Bakterien und Toxine über das Foramen apikale oder höher liegende Seitenäste in die Wurzelhaut und verursachen eine Entzündung.

Entwicklungsbedingte oder erworbene Deformationen und Zustände. In dieser Gruppe werden mehrere Befundgruppen zusammengefasst, u. a.:
- die Parodontitis als Folge der Zahnform und Zahnstellung (erhöhte Plaqueretention, Bild 10a.3),
- Rezessionen der Gingiva (Bild 10a.4),
- Gewebeveränderungen am Zahnhalteapparat infolge chronischer Fehlbelastung.

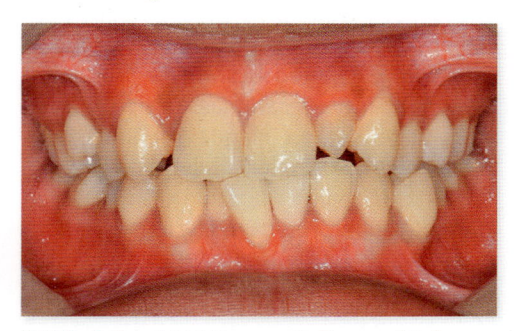

Bild 10a.3 Zahnfehlstellungen, die Plaqueanhäufungen ermöglichen

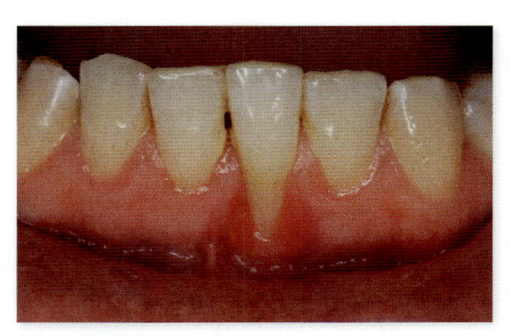

Bild 10a.4 Rezession an 31

Läsion (lat.) = Schädigung, Verletzung

nekrotisierend: eine Nekrose (abgestorbenes Gewebe) herbeiführend

(Plaque-)Retention (lat.), hier: Plaqueanhäufung

Rezession (lat.) = Schwund, Rückgang

Foetor ex ore (lat.) = Gestank aus dem Munde

ulzerierend: ein Geschwür (Ulkus, Plur. Ulzera) herbeiführend

10a.2 Ursachen der häufigsten Parodontalerkrankungen

Die plaqueinduzierte Gingivitis und die chronische Parodontitis sind mit Abstand die häufigsten Parodontalerkrankungen. Nicht jede Gingivitis wird zu einer Parodontitis, aber jede chronische Parodontitis beginnt mit einer Gingivitis. Die Ursachen dieser beiden Krankheitsbilder sind weitgehend identisch.

10a.2.1 Plaque

Die Plaque als stabiler „Biofilm" am Zahnfleischsaum nimmt in der Entwicklung der Gingivitis oder Parodontitis eine Schlüsselstellung ein. Während sich in der Anfangsphase der Plaqueentwicklung hauptsächlich Streptokokken vermehren, siedeln sich nach einigen Tagen besonders ▶anaerobe Bakterien an. Insgesamt lassen sich in einer voll ausgebildeten Plaque mehrere hundert Bakterienarten feststellen. Verantwortlich für die Gingivitis/Parodontitis scheinen 20 bis 30 anaerobe Arten zu sein.

Diese Bakterien und die von ihnen freigesetzten Stoffwechselprodukte (Toxine) und Enzyme lösen eine Entzündung der Gingiva bzw. des tiefer liegenden parodontalen Gewebes aus. Die einsetzende Immunreaktion führt zur Gewebezerstörung.

Zahnstein. Die Bakterien werden durch die Mineralisierung der Plaque zu Zahnstein inaktiviert, allerdings können an der rauen Oberfläche des Zahnsteins neue Bakterien leichter anhaften.

Alle Umstände, die zu einer vermehrten Plaquebildung oder zu einer erschwerten Reinigung der Zähne führen, fördern die Entwicklung einer Gingivitis und Parodontitis. Hierzu gehören:
- schlechte Mundhygiene,
- zuckerreiche Ernährung insbesondere mit süßen Zwischenmahlzeiten,
- verschachtelte Zahnstellung,
- unkorrekt gestaltete Füllungs- und Kronenränder,
- mangelnder Speichelfluss.

anaerobe Bakterien ▶ S. 62

10a.2.2 Immunreaktion

Plaque ist zwar Voraussetzung für eine Gingivitis/Parodontitis, aber keine ausreichende Erklärung für die zum Teil erheblichen Zerstörungen des Parodonts. So gibt es Patienten mit nur geringem Plaquebefall und schnell fortschreitender Parodontalerkrankung genauso wie Patienten mit völlig fehlender Mundhygiene und nur geringgradig ausgeprägter Parodontitis. Der größte Teil der Zerstörung wird durch die Immunreaktion des betroffenen Patienten selbst verursacht.

Bakterien und deren Toxine aktivieren die Abwehrmechanismen des Körpers. Weiße Blutkörperchen (Leukozyten) schwemmen vermehrt in den betroffenen Bereich ein. Granulozyten „fressen" die Mikroorganismen und Lymphozyten schütten Antikörper und Entzündungsstoffe aus, um Bakterien und Toxine unschädlich zu machen. Zu erkennen ist dies an der Entzündungsreaktion z. B. der Gingiva (Bild 10a.5).

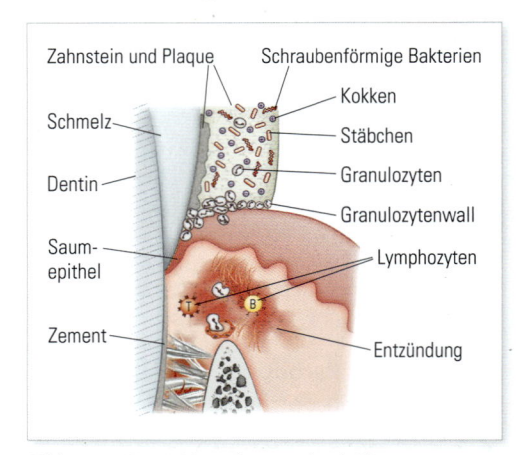

Bild 10a.5 Gingivitisauslösung durch Plaque

Ist der bakterielle Angriff nicht zu groß, kann es dem Immunsystem gelingen ihn abzuwehren. Übersteigt der Angriff die Abwehrkapazität des Körpers, verstärkt sich die Entzündungsreaktion und führt selbst zur Zerstörung z. B. des Saumepithels (Bild 10a.6), des Bindegewebes und des Knochens.

Die Gesundheit des Parodonts ist also abhängig vom Gleichgewicht zwischen körpereigener Abwehr und Plaquebakterien.

Ursachen der häufigsten Parodontalerkrankungen • LF 10a

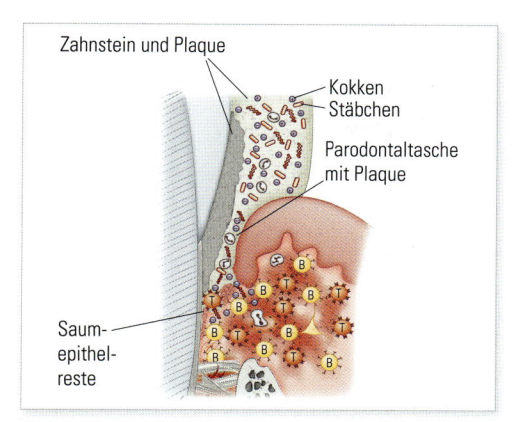

Bild 10a.6 Fortschreitende Entzündung

Ist die Immunabwehr intakt und die bakterielle Aktivität gering, bleibt die Gingiva gesund. Ist die Immunabwehr intakt, aber die Plaquemenge zu groß, erkrankt die Gingiva/das Parodont. Ist die Immunabwehr nicht intakt, kann bereits ein geringer bakterieller Angriff zu einer Erkrankung führen (Bild 10a.7).

Wird das Immunsystem ungünstig beeinflusst, steigt damit auch das Risiko einer Gingivitis/Parodontitis. Das Immunsystem wird zum Beispiel durch Hormonschwankungen bei Frauen in der Pubertät, der Schwangerschaft und den Wechseljahren geschwächt. Dieses Risiko kann durch eine gute Mundhygiene weitgehend ausgeglichen werden. Auch bestehende Allgemeinerkrankungen oder genetisch bedingte Immundefekte können die Immunabwehr senken und das Risiko einer Gingivitis/Parodontitis erhöhen.

10a.2.3 Weitere Risikofaktoren

Ob eine Gingivitis ausgelöst wird und wie sie verläuft, wird durch weitere Risikofaktoren beeinflusst (Bild 10a.9). Die wichtigsten Risikofaktoren sind Rauchen und ein nicht korrekt eingestellter Diabetes mellitus (Zuckerkrankheit).

Raucher haben unabhängig von der individuellen Mundhygiene ein mehrfach erhöhtes Risiko an einer Gingivitis/Parodontitis zu erkranken. Außerdem sind die Krankheitsverläufe deutlich schwerer. Unter anderem verursacht Rauchen Ablagerungen, an denen wiederum Bakterien leichter anhaften. Das Nikotin setzt die Durchblutung der Gingiva herab und die Teerprodukte beeinträchtigen die Funktion der Leukozyten. Beides wirkt sich ungünstig auf die Immunabwehr aus.

Diabetes mellitus. Ist der Diabetes mellitus nur unzureichend mit Insulin oder anderen Medikamenten eingestellt, neigen betroffene Patienten zu übersteigerten Entzündungsreaktionen und die Funktion der Granulozyten ist eingeschränkt. Daraus ergibt sich ein 2- bis 3-fach erhöhtes Gingivitis- bzw. Parodontitisrisiko.

Medikamente können das Risiko einer entzündlichen Parodontalerkrankung ebenfalls erhöhen. Hierzu gehören u.a. hormonelle Kontrazeptiva (die „Pille"), da sie weibliche Hormone enthalten. Medikamente
- zur Epilepsiebehandlung (Phenytoin),
- zur Hemmung der Immunreaktion (Immunsuppressiva; z.B. nach einer Transplantation),
- zur Behandlung von Bluthochdruck oder Herzrhythmusstörungen (Calciumantagonisten)

können als Nebenwirkung eine Hyperplasie der Gingiva auslösen (Bild 10a8).

Diese Hyperplasie vertieft den Sulkus, dadurch kann dieser nicht mehr effektiv gereinigt werden. In der Folge bildet sich häufig eine entzündliche Gingivitis aus.

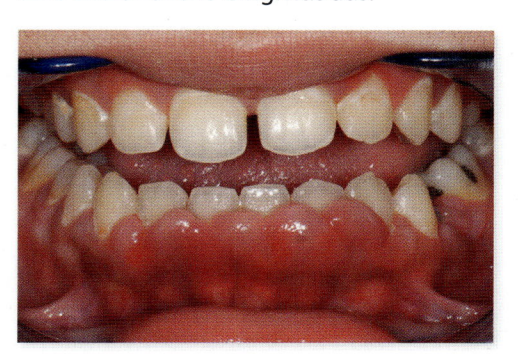

Bild 10a.7 Verhältnis Immunabwehr – bakterieller Angriff

Hyperplasie: Vergrößerung von Geweben oder Organen durch Zellvermehrung

Bild 10a.8 Gingivahyperplasie

Chronische Parodontitis = Plaque + Immunreaktion + Risikofaktoren

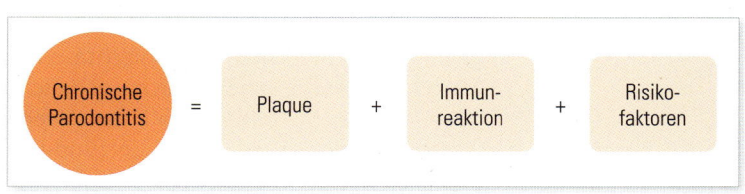

Bild 10a.9 Entstehung einer chronischen Parodontitis

handwerk-technik.de

247

10a.3 Die häufigsten Parodontalerkrankungen

10a.3.1 Gingivitis

Fast jeder Mensch hatte in seinem Leben bereits eine Gingivitis. Wird die Mundhygiene vernachlässigt, reagiert die Gingiva nach wenigen Tagen mit einer für den Patienten vorerst nicht erkennbaren Entzündungsreaktion und nach wenigen Wochen mit einer Gingivitis (Bild 10a.10).

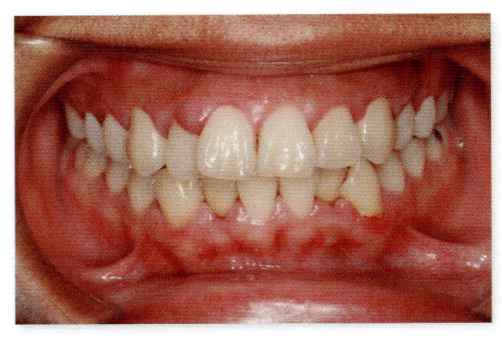

Bild 10a.10 Gingivitis

Dieses Krankheitsbild ist gekennzeichnet durch das Vorhandensein von Plaque und durch typische Entzündungszeichen:
- Schwellung der marginalen Gingiva und dadurch bedingt glasiges Aussehen,
- erhöhte ▸Sondierungstiefe,
- Rötung,
- Blutungsneigung bei mechanischer Reizung wie Zähneputzen oder Sondieren aufgrund der verstärkten Durchblutung sowie
- Schmerzen.

Die Symptome der Gingivitis können unterschiedlich ausgeprägt sein. Meistens ist die Entzündung chronisch und die Symptome sind entsprechend abgeschwächt. Sie kann aber jederzeit in eine akute Phase mit ausgeprägten Symptomen übergehen.

Bei der Gingivitis ist ausschließlich die Gingiva betroffen. Echte Zahnfleischtaschen (Parodontaltaschen) haben sich noch nicht gebildet, die Wurzelhaut und der Alveolarknochen sind nicht an der Entzündung beteiligt. Die erhöhte Sondierungstiefe ist bei der Gingivitis kein Zeichen für Parodontaltaschen, sondern sie entsteht durch die Schwellung der Gingiva, wodurch sich der Sulkus vertieft. Man spricht von Pseudotaschen.

Therapie. Die Gingivitis lässt sich gut behandeln; sie heilt vollständig aus. Das wichtigste ist die ▸Beseitigung der Plaque. Bleibt die Gingivitis unbehandelt, kann sie in eine chronische Parodontitis übergehen.

10a.3.2 Chronische Parodontitis

Von einer chronischen Parodontitis spricht man, wenn die Entzündung der Gingiva auf tiefer liegende Gewebe übergreift und damit zusätzlich Desmodont, Alveolarknochen und Wurzelzement betroffen sind. Die chronische Parodontitis kann in jedem Alter entstehen, beginnt in der Regel aber nach dem 30. Lebensjahr. Zwischen dem 35. und dem 44. Lebensjahr haben in Deutschland ca. 50 % der Bevölkerung eine chronische Parodontitis (vgl. Fünfte Deutsche Mundgesundheitsstudie 2016). Dabei kommt es zu einem langsam verlaufenden, aber ständig fortschreitenden und irreversiblen Verlust des Zahnhalteapparates.

Attachmentverlust. Als erstes Zeichen einer chronischen Parodontitis wird die Haftung des Saumepithels am Zahn durch entzündliche Prozesse zerstört. Es kommt zu einem Attachmentverlust mit Bildung echter Zahnfleischtaschen im Gegensatz zu den Pseudotaschen bei der Gingivitis.

Konkremente. Wenn Zahnfleischtaschen entstehen, befindet sich auch subgingival Plaque am Zahnhals und – abhängig von der Taschentiefe – an der Zahnwurzel. Subgingivale Plaque lässt sich durch die häusliche Mundhygiene nicht mehr entfernen. Mit der Zeit mineralisieren diese subgingivalen Beläge zu Zahnstein, der dort Konkrement genannt wird. Konkremente sind wegen der Bluteinlagerungen dunkel gefärbt. Die raue Oberfläche verstärkt wiederum die Anhaftung subgingivaler Plaque.

Knochenabbau. Die entzündliche Zerstörung schreitet fort und die Zahnfleischtaschen vertiefen sich. Der Knochen beginnt sich aufzulösen. Die Auflösung des

---

pseudo (lat.) = unecht

Beseitigung der Plaque ▸ S. 257 f.

attachment (engl.) = Anhaftung

Sondierungstiefe ▸ S. 251

Konkrement: vorwiegend aus Salzen bestehende, krankhafte, feste Ablagerungen in Körperhöhlen

sub (lat.) = Vorsilbe für unter; subgingival = unter dem Zahnfleisch

Knochens wird durch die Immunreaktion hervorgerufen und ist völlig schmerzfrei. Es kann zu einzelnen Einbrüchen mit sogenannten Knochentaschen (vertikaler Knochenabbau) oder einem mehr oder weniger gleichmäßigen Rückgang kommen (horizontaler Knochenabbau). Mit diesem Verlust von Alveolarknochen verschieben sich auch die oberen Gewebeschichten – das Zahnfleisch geht zurück und die Zahnhälse liegen frei. Die Zähne werden scheinbar länger.

Erhöhte Zahnbeweglichkeit. Auch die Wurzelhaut ist entzündlich verändert, der Sharpey'sche Faserapparat wird zerstört und damit die Aufhängung des Zahnes im Knochen. Die Zähne werden beweglicher, sie beginnen ihre Stellung zu verändern (Bild 10a.11).

Zahnverlust. Durch die vertieften Zahnfleischtaschen können ohne entsprechende Behandlung die betroffenen Zähne verloren gehen.

Verlaufsformen. Parodontitiden verlaufen sehr unterschiedlich. Meist schreitet die Parodontitis langsam voran und ist von Phasen des Stillstandes unterbrochen. Es können aber auch aktive Phasen mit stark entzündeten Taschen und Eiterbildung auftreten. Grundsätzlich wird bei der chronischen Parodontitis unterschieden zwischen
- lokalisierter Form (weniger als 30 % der Zähne sind betroffen) und
- generalisierter Form (mehr als 30 % der Zähne sind betroffen).

Ein weiteres Unterscheidungsmerkmal ist die Schwere der Erkrankung:
- leichte Parodontitis bei klinischem Attachmentverlust (CAL) von 1 bis 2 mm,
- moderate (mittelschwere) Parodontitis bei 3 bis 4 mm CAL,
- schwere Parodontitis bei mehr als 5 mm CAL.

Der klinische Attachmentverlust wird nicht mit der Sondierungstiefe angegeben, sondern mit dem Abstand der Schmelz-Zement-Grenze zum Taschenboden (Bild 10a.12).

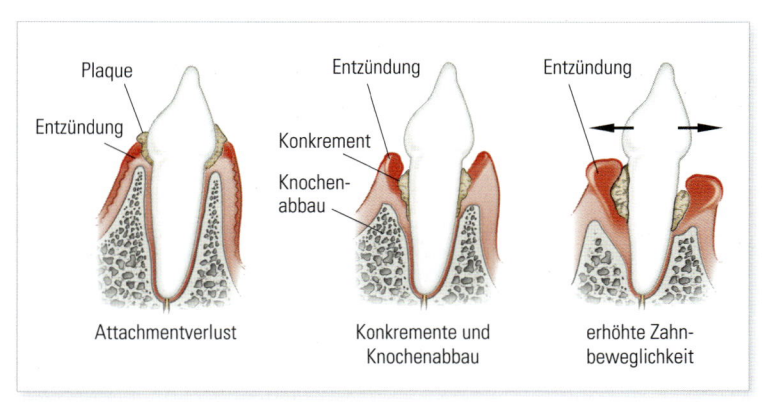

Bild 10a.11 Verlauf einer chronischen Parodontitis

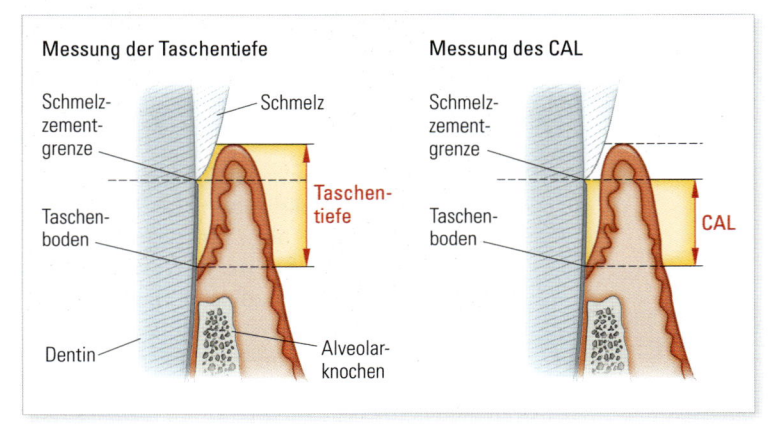

Bild 10a.12 Taschentiefe und klinischer Attachmentverlust (CAL)

10a.3.3 Aggressive Parodontitis

Bei der aggressiven Parodontitis liegt eine akute Entzündung des Zahnhalteapparates vor und die Gewebezerstörung geht sehr schnell voran. Die Patienten haben Zahnfleischbluten, tiefe Parodontaltaschen (mehr als 5 bis 6 mm) und ausgeprägten Knochenabbau. Plaque und Zahnstein hingegen sind bei diesen Patienten nur relativ wenig zu finden. Es wird vermutet, dass für diese Parodontitisform spezielle Bakterien verantwortlich sind. Außerdem sind eine familiäre Häufung zu beobachten und das Auftreten während einer Schwangerschaft.

Die lokalisierte aggressive Parodontitis betrifft ausschließlich den Frontzahnbereich und die vorderen Molaren. Sie beginnt meist während der Pubertät.

CAL (engl.) = clinical attachment loss

lokalisiert: örtlich begrenzt

generalisiert: allgemein

Die **generalisierte aggressive Parodontitis** beginnt meist vor dem 30. Lebensjahr und betrifft mehr als 30 % der Zähne (Bild 10a.13). Frauen erkranken häufiger als Männer. Oft ist die Parodontitis mit Eiter- und Abszessbildung verbunden.

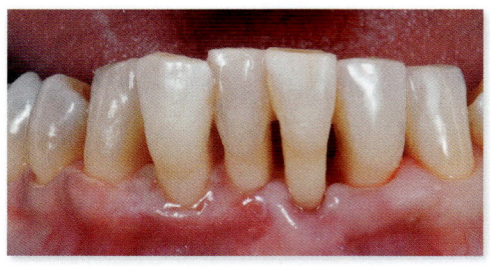

Bild 10a.13 Generalisierte aggressive Parodontitis

dentogingivaler Übergang: Verbindung zwischen Zahn und Zahnfleisch

10a.3.4 Gingivarezessionen

Gingivarezessionen sind meist entzündungsfreie Rückbildungen des Parodonts, was der Patient als „zurückgegangenes Zahnfleisch" beschreibt. Rezessionen treten entweder als einzelne tiefe Einziehungen – meistens an den vestibulären Wurzelflächen – oder als generalisierter Rückgang des Parodonts auf.

Restauration: Wiederherstellung (hier: des Gebisses)

Unterschiedliche Ursachen kommen infrage:
- traumatisierende Zahnputztechnik,
- okklusale Funktionsstörungen und damit einhergehende Fehlbelastungen (z. B. nächtliches Knirschen),
- anatomische Besonderheiten (dünne Knochenlammelle, Zug durch Lippen- oder Zungenbändchen).

traumatisierend: Verletzungen verursachend

Index (Plur. Indizes): Anzeiger, Verzeichnis

Approximalraum-Plaque-Index ▸S. 322f.

TIPP Bei Rezessionen reagieren die freiliegenden Wurzelhälse und Wurzelanteile häufig überempfindlich auf äußere Reize wie Kälte.

10a.4 Befunderhebung und Diagnostik

Eine exakte Diagnose ist die Voraussetzung für eine erfolgreiche Therapie. Die erkennbaren Symptome, die vorliegenden Ursachen und begünstigenden Faktoren müssen dafür erfasst werden.

Eine ausführliche allgemeine Anamnese (z. B. familiäre Anamnese, Medikamenteneinnahmen, allgemeine Erkrankungen) und eine spezielle Anamnese (subjektive Beschwerden) sind von großer Bedeutung. Für die Diagnose müssen alle Abweichungen bei Zähnen, Gingiva, dem dentogingivalen Übergang und dem Alveolarfortsatz erhoben werden.

10a.4.1 Zustand der Zähne

Bei der Beurteilung der Zähne achtet der Zahnarzt auf:
- Beläge, Zahnstein und Verfärbungen,
- erhöhte Plaqueretention durch Restaurationen und Stellungsanomalien,
- Zeichen ausgeprägter Kaubelastung und die
- Zahnbeweglichkeit.

Zahnbefunde werden vorwiegend durch Inspektion und Sondierung erhoben. Zusätzlich stehen Plaque-Indizes wie der ▸Approximalraum-Plaque-Index zur Verfügung.

Die Zahnbeweglichkeit ist ein Anzeichen für den Verlust parodontalen Gewebes. Sie wird bestimmt, indem Instrumentengriffe gegen den Zahn gedrückt werden. Die krankhafte Zahnbeweglichkeit ist in drei Grade unterteilt:
- Grad I: Krone bis etwa 1 mm (spürbar) horizontal beweglich.
- Grad II: Krone mehr als 1 mm (spürbar und sichtbar) horizontal beweglich.
- Grad III: allein auf Lippen- und Zungendruck in horizontaler und/oder axialer Richtung beweglich.

axial von axis (lat.) = (Erd)achse; hier in Längsachsenrichtung

10a.4.2 Zustand der Gingiva

Auch bei der Beurteilung der Gingiva lassen sich viele Befunde bereits durch die Inspektion erheben. Farbe und Oberfläche, die Lage des Gingivarandes und die Größe der Interdentalpapillen können so erfasst werden (Tabelle 10a.1).

Das wichtigste Symptom einer Gingivitis oder Parodontitis ist die Blutungsneigung der Gingiva. Sie gibt Auskunft über den Entzündungszustand. Die Stärke dieser Blutungsneigung wird mit dem Sulkus- oder dem ▶Papillenblutungsindex erhoben.

10a.4.3 Zustand des dentogingivalen Übergangs

Sondierungstiefe. Der dentogingivale Übergang wird anhand der Sondierungstiefe beurteilt. Mit einem Parodontometer (Messsonde, Bild 10a.14) misst man die Zahnfleischtaschen aus. Als normal gelten Sondierungstiefen bis zu 3 mm. Auch wenn der Sulkus nur etwa 0,5 bis 1 mm tief ist, wird das Saumepithel immer für 1 bis 2 mm durchstoßen. Daher spricht man auch von Sondierungstiefe und nicht von Taschentiefe. Erst ab Sondierungstiefen von 3,5 mm handelt es sich um parodontale Taschen. Da der Taschenboden sehr unterschiedlich verlaufen kann, werden die ▶Sondierungen an vier bis sechs Punkten um den Zahn vorgenommen.

Wichtig ist dabei, nur geringen Druck auszuüben, da ansonsten das Saumepithel zu weit durchstoßen wird und zu hohe Werte ermittelt werden. Auch bei stark entzündeter Gingiva kommt es leicht zu erhöhten Werten, da das Gewebe geschwollen ist und noch leichter durchstoßen wird. Weiterhin kann die Schwellung der Gingiva die Taschen tiefer erscheinen lassen.

Die Sondierung des Sulkus ist die wichtigste diagnostische Methode zur Erkennung einer Parodontitis.

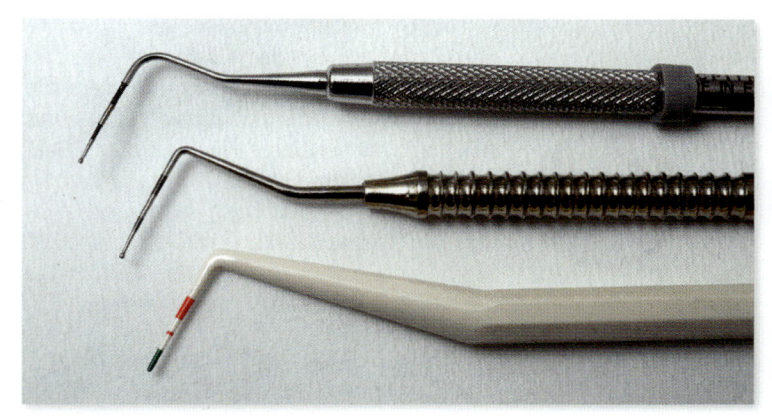

Bild 10a.14 Parodontometer

Papillen-Blutungs-Index ▶S. 323

Sondierungspunkte ▶S. 253

	Gesunde Gingiva	Veränderte Gingiva
Farbe	blassrosa	gerötet
Oberflächenbeschaffenheit	orangenschalenartig, gestippelt	glatt, glänzend
Gewebedruck	straff	geschwollen, weich
Lage des Zahnfleischrandes	an der Schmelz-Zement-Grenze	Hyperplasie Rezessionen
Interdentalpapillen	interdentales Dreieck völlig ausgefüllt	interdentales Dreieck frei

Tabelle 10a.1 Gesunde Gingiva und Abweichungen

Sondierungstiefe ▶ S. 251

Furkationsbeteiligung. Bei mehrwurzeligen Zähnen kann der Rückgang des parodontalen Gewebes dazu führen, dass die Furkation ganz oder teilweise frei liegt und sich damit eine ideale Nische für die Bakterienvermehrung bildet. Zur Erfassung der Furkationsbeteiligung wird die Furkation buccal oder oral z. B. mit einer Nabers-Sonde oder Kuhhornsonde sondiert und je nach Eindringtiefe in drei Grade unterteilt:

- F1 ▶ bis 3 mm,
- F2 ▶ mehr als 3 mm,
- F3 ▶ durchgängige Furkation (Bild 10a.15).

Panoramaschichtaufnahme ▶ S. 289 f.

Das Ausmaß der Rezessionen wird durch die ▶Sondierungstiefen nicht deutlich. Bei normaler Sondierungstiefe (z. B. nach einer Parodontalbehandlung) kann der Rückgang des Parodonts trotzdem erheblich sein. Daher werden Rezessionen immer in Millimeter CAL angegeben.

10a.4.4 Zustand des Alveolarfortsatzes

Nur mithilfe von Röntgenbildern lässt sich das tatsächliche Ausmaß des Rückgangs der parodontalen Gewebe erfassen. Eine ▶Panoramaschichtaufnahme gibt dem Zahnarzt einen Überblick über die Gesamtsituation. Für eine differenziertere Begutachtung ist ein Röntgenstatus erforderlich. Hierbei handelt es sich um eine Darstellung aller Zähne mit Einzelaufnahmen (Bild 10a.16). Sie geben unter anderem Auskunft über:

- pathologische Knochenveränderungen,
- den Parodontalspalt,
- unkorrekte Restaurationsränder,
- Ablagerungen auf den Zähnen.

Bild 10a.15 Einteilung der Furkationsbeteiligung und Nabers-Sonde

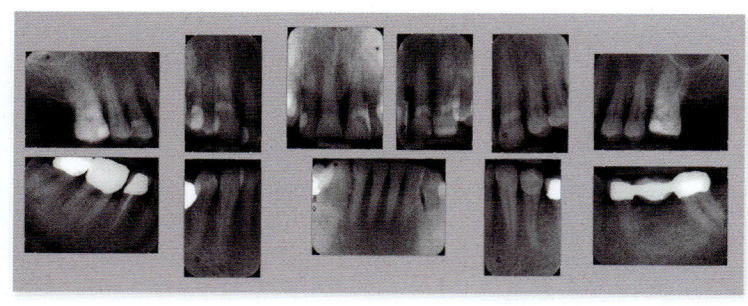

Bild 10a.16 Röntgenstatus

Screening (engl.) = hier: systematisches Test- und Prüfverfahren

WHO ▶ S. 58

Sextant von sexta (lat.) = die sechste hier: ein Sechstel des Gebisses

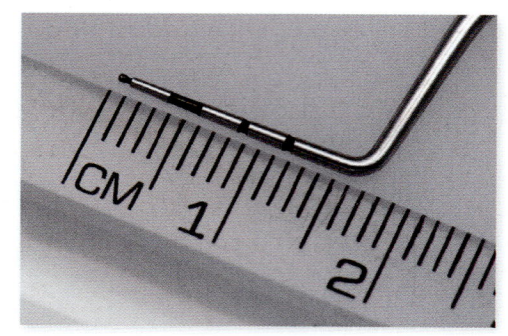

Bild 10a.17 WHO-Sonde

10a.4.5 Parodontaler Screening-Index (PSI)

Chronische Parodontalerkrankungen verlaufen häufig langsam und symptomarm. Mit dem PSI wurde der Versuch unternommen, möglichst viele Befunde einfach, schnell und frühzeitig durch regelmäßige Wiederholungen zu erfassen und einen vorläufigen Behandlungsbedarf abzuleiten.

Durchführung. Die Sondierung erfolgt mit der ▶WHO-Sonde mit 0,5 mm Durchmesser und einer kleinen Kugel am Ende. Der Bereich von 3,5 bis 5,5 mm ist mit einem schwarzen Band markiert (Bild 10a.17). Das Gebiss wird in Sextanten unterteilt. Bei Erwachsenen wird jeder Zahn an sechs Stellen sondiert. Bei Kindern werden nur die Zähne 16, 11, 26, 36, 31 und 46 befundet. Pro Sextant wird jeweils der höchste gemessene Wert in das Erhebungsschema eingetragen und entsprechende Code-Werte ergänzt (Bild 10a.18). Den Code-Werten werden therapeutische Konsequenzen zugeordnet (Tabelle 10a.2).

Befunderhebung und Diagnostik • LF 10a

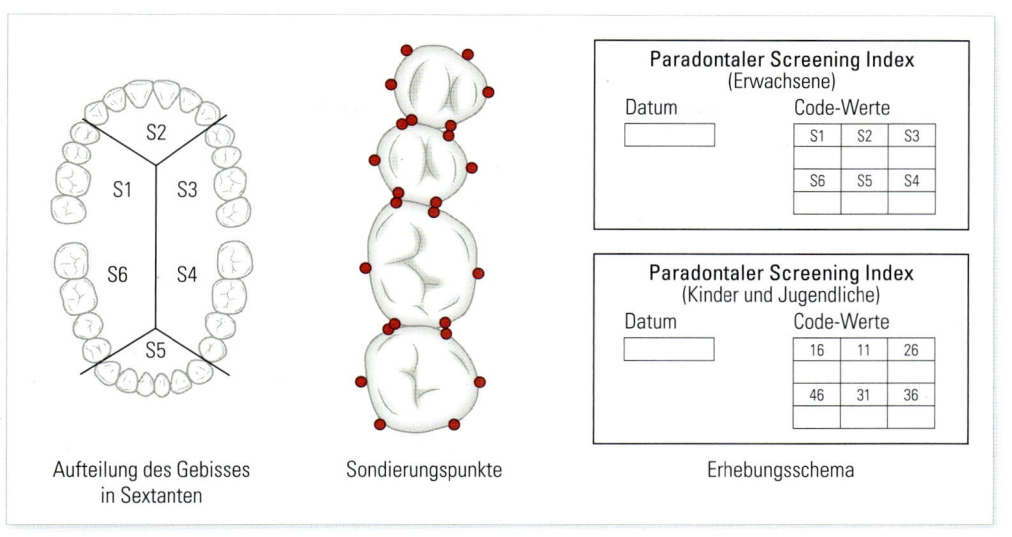

Bild 10a.18 Parodontaler Screening-Index

Code	Beschreibung	Bild	therapeutische Konsequenzen
Code 0	• schwarzes Band der Sonde immer vollständig sichtbar • gesunde Gingiva • kein Zahnstein, keine defekten Restaurationsränder		keine Therapie notwendig • weitere präventive Betreuung
Code 1	• schwarzes Band der Sonde immer vollständig sichtbar • Blutung nach Sondieren • kein Zahnstein oder defekte Restaurationsränder		Gingivitis • Instruktion des Patienten zur besseren Mundhygiene • Entfernen der Plaque durch eine professionelle Zahnreinigung (PZR)
Code 2	• schwarzes Band der Sonde immer vollständig sichtbar • Blutung nach Sondieren • Zahnstein und/oder defekte Restaurationsränder		Gingivitis • Mundhygieneinstruktion • Entfernen der Plaque (PZR) • Beseitigung von ungünstig gestalteten Restaurationsrändern
Code 3	• schwarzes Band der Sonde nur teilweise sichtbar (Sondierungstiefe über 3,5 mm) • Befunde von Code 1 und 2 evtl. zusätzlich vorhanden		Vorliegen einer mittelschweren Parodontitis • weitergehende Diagnostik • systematische Parodontaltherapie
Code 4	• schwarzes Band der Sonde verschwindet vollständig (Sondierungstiefe größer als 5,5 mm) • Befunde von Code 1 bis 3 evtl. zusätzlich vorhanden		Vorliegen einer schweren Parodontitis • weitergehende Diagnostik • systematische Parodontaltherapie • evtl. chirurgische Korrekturen

Tabelle 10a.2 Codes des Parodontalen Screening-Index (PSI)

Abrechnung. Die Erhebung des PSI kann einmal in zwei Jahren unter der BEMA-Nummer 04 abgerechnet werden. Alle Leistungen aus dem BEMA Teil 4 (Systematische Behandlungen von Parodontopathien) sind nur abrechenbar, wenn ein PSI-Code von 3 oder 4 vorliegt.

10a.4.6 Mikrobiologische Diagnostik

Bei schweren Verläufen einer Parodontitis reichen eine Verbesserung der persönlichen Mundhygiene und eine zahnärztliche Behandlung manchmal nicht aus. Der Krankheitsverlauf lässt sich nicht aufhalten. In diesen Fällen kann die Gabe von Antibiotika sinnvoll sein. Betroffen sind Patienten mit
- aggressiver Parodontitis,
- schwerer chronischer Parodontitis und
- mittelschwerer und schwerer Parodontitis bei geschwächtem Immunsystem.

Für die Auswahl des richtigen Antibiotikums werden die Bakterien in den Taschen über eine mikrobiologische Diagnostik vor der Behandlung bestimmt. Nach der Behandlung kann dann das passende Antibiotikum verabreicht werden.

In der Zahnmedizin sind molekularbiologische Tests am gebräuchlichsten, in denen das Erbgut (DNA) der Bakterien bestimmt wird. Hierfür werden die vorgesehenen Entnahmestellen von supragingivaler Plaque befreit und trocken getupft. Papierspitzen werden für 10 Sekunden bis auf den Taschenboden geschoben (Bild 10a.19). Danach werden die mit Sulcusflüssigkeit vollgesogenen Papierspitzen in ein Transportröhrchen gelegt (Bild 10a.20). Fest verschlossen, wird es an ein spezialisiertes Labor geschickt. Meistens werden Proben aus den jeweils tiefsten Taschen eines Quadranten entnommen.

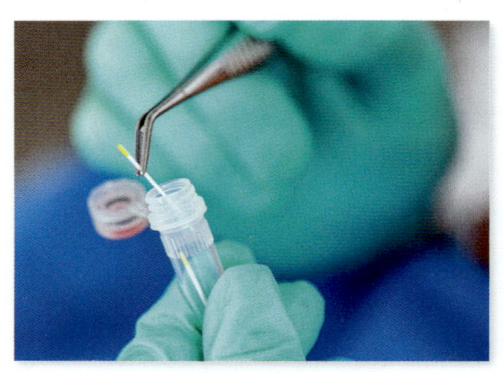

Bild 10a.20 Transportröhrchen für Proben

10a.5 Parodontalstatus

Die Befunde der klinischen Untersuchung ergeben den Parodontalstatus, der zusammen mit dem Röntgenstatus die Grundlage für Diagnose, Therapieplanung und Beurteilung des Behandlungserfolges ist. Der Parodontalstatus wird auf einem Formblatt dokumentiert. Es gibt mehrere Ausführungen. Seit 2004 ist im Rahmen der gesetzlichen Krankenversicherung (GKV) ein Formblatt vertraglich vorgeschrieben (Bild 10a.21, S. 255 f.).

Abrechnung. Der Parodontalstatus entspricht einem Heil- und Kostenplan, da er die Grundlage für die Entscheidung der gesetzlichen Krankenkasse ist, ob eine Parodontalbehandlung finanziert wird. Die Befundaufnahme und das Erstellen eines Heil- und Kostenplanes bei Erkrankungen der Mundschleimhaut und des Parodonts sind unter der BEMA-Position 4 abrechnungsfähig.

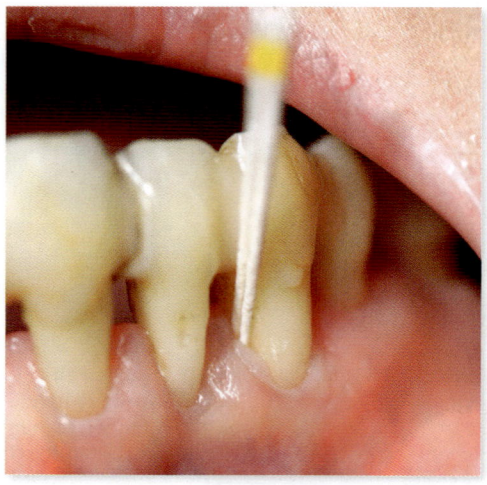

Bild 10a.19 Probenentnahme mittels Papierspitze

Parodontalstatus • **LF 10a**

PARODONTALSTATUS Blatt 1

Krankenkasse bzw. Kostenträger	
Name, Vorname des Versicherten	geb. am
Kostenträgerkennung	Versicherten-Nr.	Status
Vertragszahnarzt-Nr.	Datum

☐ Behandlungsplan
☐ Therapieergänzung

Zutreffendes ankreuzen bzw. eintragen

Allgemeine Vorgeschichte
- Diabetes mellitus
- Bluterkrankungen (z. B. Leukämie)
- HIV-Infektion
- Genetische Erkrankung (z. B. Down-Syndrom)
- Osteoporose
- Tabakkonsum

Sonstiges

Familienvorgeschichte
Eltern hatten Zahnfleischerkrankungen und ggf. dadurch Zähne verloren

Spezielle Vorgeschichte
- Zahnfleischbluten
- Entzündungen mit Anschwellen des Zahnfleischs
- Zahnwanderungen
- Zahnverlust durch Zahnlockerung
- Frühere Zahnfleischbehandlung
- Angabe des Jahres ca.

Befund
Marginales Parodontium
- Bluten auf Sondieren — generell / lokalisiert
- Subgingivaler Zahnstein
- Taschensekretion

Folgen von Parafunktionen
- Abrasionen / Schliff-Flächen

Zahnersatz
- Festsitzend — Angabe des Jahres ca.
- Herausnehmbar — Angabe des Jahres ca.

Anschrift Krankenkasse

Diagnose
- Chronische Parodontitis
- Aggressive Parodontitis
- Parodontitis als Manifestation von Systemerkrankungen
- Nekrotisierende Parodontalerkrankung
- Parodontalabszess
- Parodontitis im Zusammenhang mit endodontalen Läsionen
- Gingivale Vergrößerungen
- Gingiva- und Weichgewebswucherung

ergänzende Angaben zur Diagnose

Therapieergänzung (ggf. eintragen):
Behandlungsplan vom

Geb.-Nr.	Anz.	Zahnangabe
P202		
P203		
111		

Datum, Unterschrift und Stempel des Zahnarztes

Entscheidung der Krankenkasse
Die Kosten der vorgesehenen systematischen Par-Behandlung
werden übernommen ☐   nicht übernommen. ☐

Datum, Unterschrift und Stempel der Krankenkasse

Muster

Bild 10a.21 Parodontalstatus Blatt 1 und 2

LF 10a • Behandlungen von Erkrankungen der Mundhöhle und des Zahnhalteapparates begleiten

PARODONTALSTATUS Blatt 2

Krankenkasse bzw. Kostenträger

Name, Vorname des Versicherten geb. am

Kostenträgerkennung **Versicherten-Nr.** **Status**

Vertragszahnarzt-Nr. **Datum**

Hinweise zum Ausfüllen

1. Die Sondiertiefen der Zahnfleischtaschen sind in mm mesial-distal oder fazial-oral einzutragen:
2. Der Grad (I,II,III) der Zahnlockerung ist in das zentrale Feld des Zahnbildes einzutragen:
3. Der Grad (1,2,3) des Furkationsbefalls ist wie folgt einzutragen:
4. Fehlende Zähne sind durchzukreuzen.
5. Rezessionen sind in mm einzutragen.
6. Einzutragen ist, ob ein geschlossenes oder offenes Vorgehen geplant ist.
7. Wird dieser Vordruck für die Abrechnung einer Therapieergänzung verwendet, sind nur die Nummern P202, P203 oder 111 abrechnungsfähig.

Oberkiefer

rechts links

Unterkiefer

Geplante Leistungen

Geb.-Nr.	Anzahl
4	
P200	
P201	
P202	
P203	
108	
111	

Datum, Unterschrift und Stempel des **Zahnarztes**

Gutachten

☐ Gutachterlich befürwortet

☐ Gutachterlich nicht befürwortet
(Begründung auf besonderem Blatt)

Datum, Unterschrift und Stempel des **Gutachters**

Abrechnung

Geb.-Nr.	Anzahl	Punkte	Anz. x Pkt.
4			
P200			
P201			
P202			
P203			
108			
111			

Summe
x Punktwert
= Honorar €
sonstige Kosten €
Abschluss der Behandlung, Datum

Datum, Unterschrift des **Zahnarztes**

Muster

10a.6 Die systematische Parodontalbehandlung

Ziel der Parodontalbehandlung ist die Beseitigung der bakteriellen Infektion und ein Reattachment der Gingiva an den Zahn. In erster Linie geht es also um die supra- und subgingivale Keimreduktion. In der systematischen Parodontalbehandlung versucht man dies schrittweise in vier Phasen zu erreichen (Bild 10a.22).

In allen Phasen ist die gute Mitarbeit des Patienten erforderlich und Voraussetzung für die Kostenübernahme durch die Krankenkassen.

10a.6.1 Initialbehandlung (1. Phase)

Die erste Phase der Parodontalbehandlung beginnt damit, die Hauptursache der Parodontitis – die Plaque – zu beseitigen. Das Gebiss wird durch das Praxisteam in einen Zustand versetzt, in dem es gut zu pflegen ist und die Patienten lernen, dies auch zu tun. Weiteres Ziel ist, dass die Entzündung der Gingiva abklingt, um eine genauere Diagnose stellen zu können.

Persönliche Mundhygiene. Entscheidend für den langfristigen Erfolg der Parodontalbehandlung ist die verbesserte persönliche Mundhygiene und damit die konsequente Mitarbeit der Patienten. Ohne diese kommt es nach einer abgeschlossenen Behandlung in kürzester Zeit erneut zu Entzündungen und Taschenbildung.

In den Sitzungen der Vorbehandlung werden die Patienten über die Ursachen und die Folgen einer Gingivitis / Parodontitis informiert. Die für eine Zahnpflege erforderlichen Fertigkeiten erlernen sie in der ▶Mundhygieneberatung.

Eine der schwierigsten Aufgaben in der Vorbehandlung ist es, Patienten so zu motivieren, dass sie nachhaltig eine gute Mundpflege betreiben. Hilfreich sind Demonstrationen der Symptome (z. B. Blutungsneigung, Plaquebefall) und Informationen über den Krankheitsverlauf. Den Patienten muss bewusst werden, dass sie ohne Mundhygiene krank werden und dass sie gute Chancen haben, durch eigenes Zutun die Gesundheit ihres Gebisses zu erhalten.

Ebenso schwierig ist es Patienten davon zu überzeugen, das Rauchen aufzugeben oder den Zigarettenkonsum zumindest einzuschränken. Hier kann die Zusammenarbeit mit Allgemeinmedizinern oder Psychologen sinnvoll sein.

Professionelle Zahnreinigung (▶PZR). Voraussetzung für die Hygienefähigkeit des Gebisses ist die Entfernung aller supragingivalen und der leicht zugänglichen subgingivalen harten und weichen Beläge im Rahmen einer professionellen Zahnreinigung. Abhängig von der Menge der Beläge kann die PZR auf zwei Sitzungen verteilt werden.

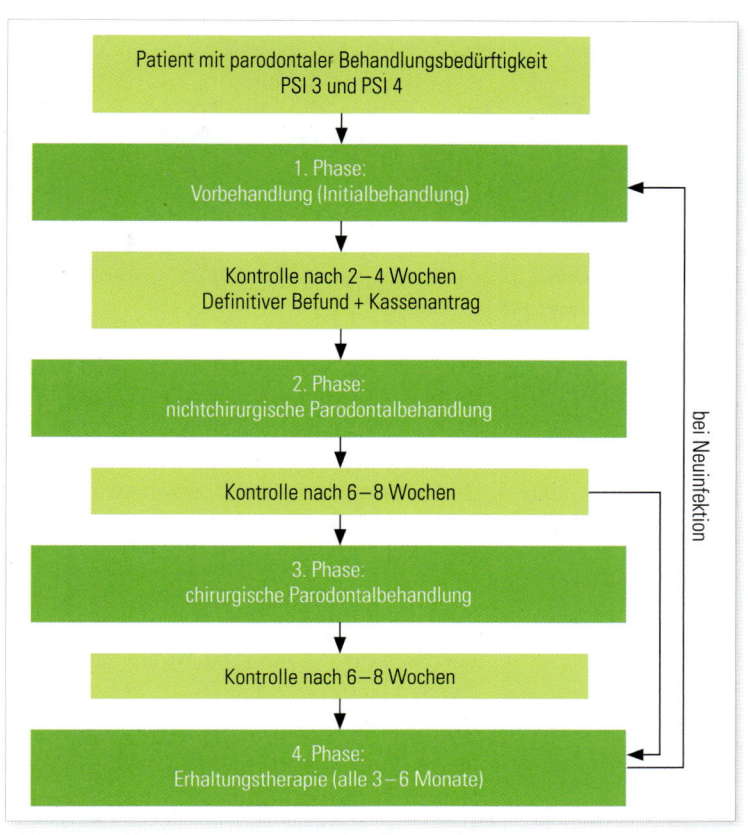

Bild 10a.22 Ablauf einer Parodontalbehandlung (Schema)

Schema:
- Patient mit parodontaler Behandlungsbedürftigkeit PSI 3 und PSI 4
- 1. Phase: Vorbehandlung (Initialbehandlung)
- Kontrolle nach 2–4 Wochen – Definitiver Befund + Kassenantrag
- 2. Phase: nichtchirurgische Parodontalbehandlung
- Kontrolle nach 6–8 Wochen
- 3. Phase: chirurgische Parodontalbehandlung
- Kontrolle nach 6–8 Wochen
- 4. Phase: Erhaltungstherapie (alle 3–6 Monate)
- bei Neuinfektion → zurück zu 1. Phase

Reattachment: Wiederanhaftung

supra (lat.) = Vorsilbe für über; **supragingival:** oberhalb des Zahnfleisches

PZR ▶ S. 324 f.

Mundhygieneberatung ▶ S. 324

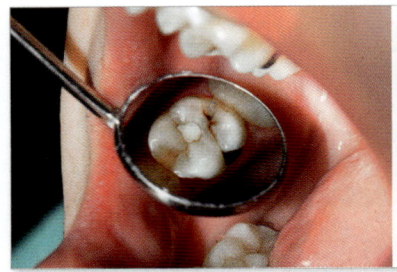

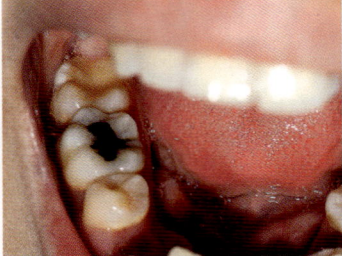

LF 10a • Behandlungen von Erkrankungen der Mundhöhle und des Zahnhalteapparates begleiten

Bild 10a.23 Plaqueretentionsstellen

Entfernung von Plaquerententionsstellen. Um die Hygienefähigkeit des Gebisses herzustellen, werden natürliche Plaqueretentionsstellen (Rillen, Einziehungen) und iatrogene Retentionsstellen (überstehende Füllungs- und Kronenränder) entfernt (Bild 10a.23).

Weiterhin müssen im Rahmen der Vorbehandlung kariöse Zähne behandelt und tief zerstörte Zähne eventuell extrahiert werden (Tabelle 10a.3).

Bei Risikopatienten (Patienten mit Herzinsuffizienz, künstlichen Herzklappen oder Herzrhythmusstörungen) muss bereits während der Vorbehandlung eine Endokarditisprophylaxe mit Antibiotika erfolgen.

Zwei bis vier Wochen nach der letzten Sitzung beurteilt man die persönliche Mundhygiene des Patienten. Die Mitarbeit ist Voraussetzung für eine weitere Behandlung. Dann werden ein umfangreicher Parodontalstatus und Röntgenbefunde erhoben. Wenn trotz Abschwellen der Gingiva Parodontaltaschen über 3 mm oder Blutungsneigungen vorliegen, wird ein entsprechender Behandlungsplan (Bild 10a.21) bei der Krankenkasse beantragt. Gegebenenfalls werden jetzt mikrobiologische Tests durchgeführt.

Abrechnung. Nach den Behandlungsrichtlinien der gesetzlichen Krankenversicherungen sind das Fehlen jeglichen Zahnsteins und anderer Reizfaktoren sowie die Anleitung des Patienten zur richtigen Mundhygiene, Voraussetzung für eine Parodontalbehandlung. Trotzdem sind die Maßnahmen zum Erreichen dieses Zustandes bei Erwachsenen im Rahmen des BEMA kaum abrechenbar. Folgende Positionen sind abrechenbar:

- 107 (Zst) Entfernung harter Zahnbeläge: je Sitzung, aber nur einmal im Kalenderjahr,
- 106 (sK) Beseitigen scharfer Zahnkanten oder ähnliches: einmal pro Sitzung,
- 108 Einschleifen des natürlichen Gebisses um Kauebenen auszugleichen und um zu entlasten: einmal pro Sitzung.

SBI (Sulkus-Blutungs-Index) ▶ S. 324

API ▶ S. 322

Sitzung	Arbeitsschritte
1. Sitzung	• Information des Patienten über parodontale Erkrankungen und die Bedeutung der Mundhygiene • ▶SBI und ▶API – mit dem Patienten die Ergebnisse besprechen • Erläuterung von Putzsystematik, Putztechnik und Zahnzwischenraumpflege (Demonstration am Modell – Patient macht nach; Demonstration am Patienten – Patient macht nach) • Empfehlung antibakterieller Mundspüllösungen • grobe Entfernung von supragingivaler Plaque und Zahnstein mit Politur und Fluoridierung
	nach ca. einer Woche
2. Sitzung	• erneut SBI und API zur Kontrolle der Mundhygiene • Abklärung von Schwierigkeiten, evtl. erneute Demonstration • Entfernung überstehender Restaurationsränder • professionelle Zahnreinigung
	nach ca. einer Woche
3. Sitzung	• Kontrolle der Mundhygiene • Überprüfung der Problemzonen, evtl. erneute Demonstration

Tabelle 10a.3 Mögliche zeitliche Abfolge einer Initialbehandlung

Die mikrobiologische Diagnostik ist ebenfalls nicht über den BEMA abrechenbar. Gleiches gilt für die Auswertung durch das Labor.

Daraus ergibt sich die Notwendigkeit, dem Patienten viele Maßnahmen der Initialbehandlung im Rahmen einer Privatvereinbarung nach GOZ oder GOÄ in Rechnung zu stellen.

10a.6.2 Nichtchirurgische Parodontitisbehandlung (2. Phase)

Die nichtchirurgische Parodontitisbehandlung hat das Ziel, sämtliche subgingivalen Beläge auf der Wurzeloberfläche zu entfernen und die Wurzeloberfläche zu glätten, um die Ursache der Parodontitis zu beheben. Hierfür sind zwei Maßnahmen erforderlich:
- Scaling und
- Wurzelglättung (root-planing).

Scaling ist die vollständige mechanische Entfernung der subgingivalen bakteriellen Plaque und der Konkremente.

Die Wurzelglättung umfasst das Abtragen der obersten, entzündlich veränderten und toxinhaltigen Wurzelzementschicht. Das entzündete Taschengewebe wird heute nicht mehr ausgeschabt (kürettiert), da Studien belegt haben, dass die Kürettage keine positive Wirkung hat. Der Begriff „geschlossene Kürettage" wird aber nach wie vor für Scaling und Wurzelglättung verwendet. In diesem „geschlossenen" Verfahren arbeitet man ohne Sicht nur nach seinem Tastempfinden (Bild 10a.24).

Handinstrumente. Eingesetzt werden Handinstrumente, mit denen eine Verletzung der Gingiva ausgeschlossen ist. Spitz zulaufende Scaler sind für subgingivales Arbeiten nicht geeignet. Stattdessen werden für die Entfernung von subgingivalen Belägen und Konkrementen die vorne abgerundeten und einseitig scharfen Gracey-Küretten eingesetzt. Es gibt sie in unterschiedlichen Formen, um den anatomischen Besonderheiten jedes Zahnes gerecht zu werden (Bild 10a.25). Nach schonender Einführung bis auf den Taschenboden zieht man sie unter leichtem Druck koronal (Bild 10a.26).

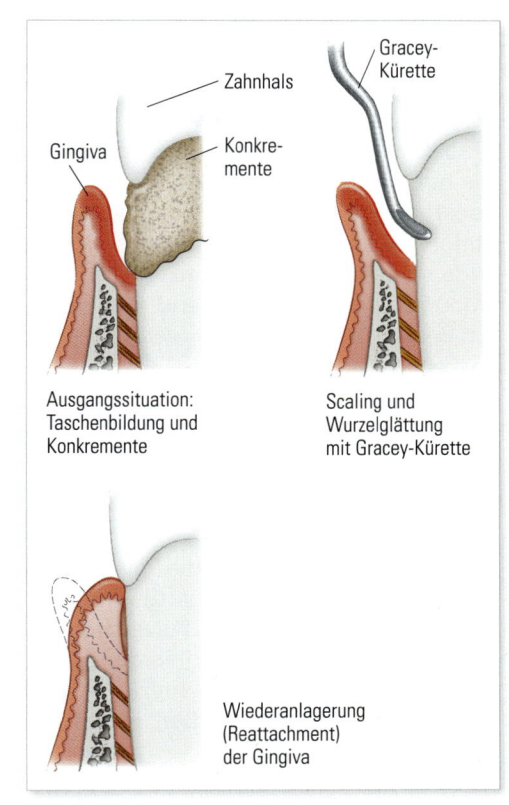

Bild 10a.24 Geschlossene Kürettage

to scale (engl.) = entkalken, entschuppen

root (engl.) = Wurzel

to plane (engl.) = einebnen

Kürettage (fr.) = Auskratzung, Ausschabung

Kürette: Instrument zum Ausschaben

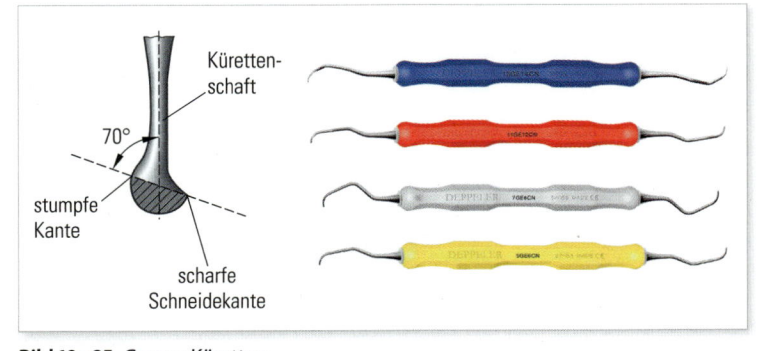

Bild 10a.25 Gracey-Küretten

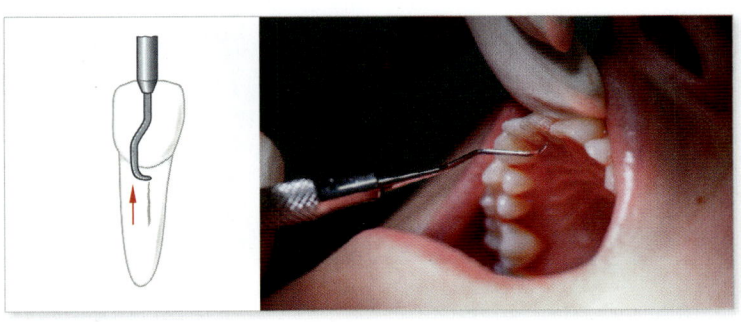

Bild 10a.26 Bearbeitung der Wurzeloberfläche mit einer Gracey-Kürette

LF 10a • Behandlungen von Erkrankungen der Mundhöhle und des Zahnhalteapparates begleiten

Ultraschallscaler. Seitdem sehr feine Instrumentenspitzen für die Ultraschallgeräte in der Zahnarztpraxis entwickelt wurden, können tiefe Taschen schonend mit Ultraschall gereinigt werden (Bild 10a.27). Die hochfrequenten Schwingungen lassen Konkremente abplatzen. Da durch Schwingungen Wärme entsteht, muss das Arbeitsende ständig mit Wasser gekühlt werden, wodurch die Taschen laufend von gelösten Belägen sauber gespült werden. Durch das entstehende Aerosol ist aber gleichzeitig das Infektionsrisiko für das Behandlungsteam erhöht (Bild 10a.28). Entsprechende Schutzvorkehrungen (z. B. gutes Absaugen, Schutzkleidung) müssen getroffen werden.

Pulverstrahlgeräte. Durch die Entwicklung wenig abrasiver Pulver auf Glycin- oder Erythritolbasis können auch Pulverstrahlgeräte subgingival eingesetzt werden. Diese Geräte verfügen über eine spezielle Düse, die in die Zahnfleischtaschen eingeführt werden kann (Bild 10a.29)

> **Glycin:** Aminosäure
> **Erythrit:** Zuckeralkohol und Zuckeraustauschstoff

Durchführung. Zur Vorbereitung einer nichtchirurgischen Parodontalbehandlung spült der Patient den Mund ca. eine Minute mit einer desinfizierenden Mundspüllösung. Dies reduziert die Keimzahl im Mund. Danach erhält er eine Lokalanästhesie.

> **TIPP** Erfolgt die Lokalanästhesie vor der Mundspülung, legen Sie dem Patienten ein Tuch bereit, mit dem er seinen Mund zuhalten kann, falls der Mundschluss nicht mehr gewährleistet ist.
>
> Wie vor allen längeren Eingriffen sollten Sie auch vor der geschlossenen Kürettage die Lippen des Patienten mit Lippenpflege eincremen, um ein Einreißen zu verhindern.

Während des Scalings und der Wurzelglättung saugt die ZFA mit einem chirurgischen Sauger ab. Dieser Sauger sollte hin und wieder mit Wasser durchgespült werden, um ihn von Blut und Geweberesten zu befreien. Während der Behandlung und zum Abschluss werden die Taschen mit einer Chlorhexidinlösung gespült. Die Lösung wird in Einmalspritzen aufgezogen und mit einer stumpfen Kanüle appliziert. Zur Blutstillung kann zwischenzeitlich auch mit Wasserstoffperoxid gespült werden. Der Patient sollte die nächsten Tage regelmäßig

Bild 10a.27 Ultraschall-Scalingaufsätze

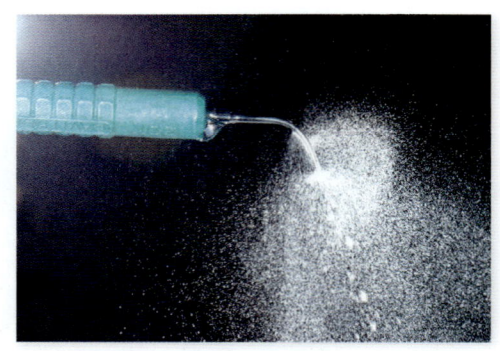

Bild 10a.28 Durch Ultraschall entstehendes Aerosol

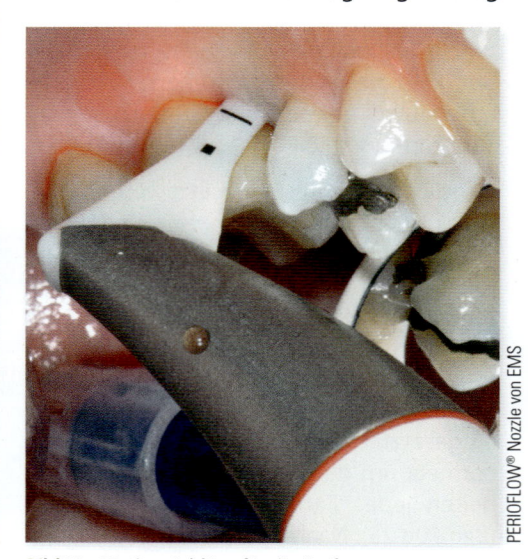

Bild 10a.29 Spezialdüse für die Entfernung subgingivaler Beläge mit dem Pulverstrahlgerät

PERIOFLOW® Nozzle von EMS

desinfizierende Mundspülungen (z. B. mit einer 0,2 %igen Chlorhexidinlösung) vornehmen. Die Zähne werden in den ersten Tagen nach der Behandlung vorsichtig mit einer weichen Zahnbürste geputzt.

Full-mouth-Therapie (FMT). Die geschlossene Kürettage kann in mehreren Etappen (quadrantenweise) mit ein- bis zweiwöchigen Pausen durchgeführt werden. Bei der Full-mouth-Therapie behandelt der Zahnarzt alle Quadranten innerhalb von 24 Stunden und kombiniert mit einer intensiven Desinfektion der gesamten Mundhöhle mit Chlorhexidin (full mouth disinfection – FMD). Damit wird eine Neubesiedlung der gereinigten Taschen mit Bakterien aus bisher unbehandelten Taschen oder anderen Schlupfwinkeln verhindert.

Antibiotikatherapie. Bei der Behandlung einer schweren Parodontitis, insbesondere bei der Full-mouth-Therapie, schwemmen massiv Bakterien ins Blut ein. In diesen Fällen muss nach einer Keimbestimmung der Eingriff mit einer Antibiotikatherapie verbunden werden, unabhängig davon, ob es sich um Risikopatienten handelt. Die erste Gabe erfolgt am Tag des Scalings.

Antibiotika kommen auch lokal zur Anwendung. Das Antibiotikum wird in Form eines Gels insbesondere in tiefen Taschen angewendet, die trotz einer Behandlung weiterbestehen. Die lokale Antibiotikatherapie kommt hauptsächlich in der Erhaltungstherapie zum Einsatz.

Parodontale Wundheilung. Auch wenn die Wurzeloberflächen perfekt bearbeitet wurden, wird es nicht zu einer Abheilung mit vollständiger Wiederherstellung des parodontalen Gewebes kommen, sondern zu einer sogenannten Defektheilung. Knochen und Sharpey'sche Fasern bilden sich nur sehr begrenzt nach. Dennoch reduziert sich die Entzündung und durch die narbige Abheilung der Gingiva legt sich diese wieder fest um den Zahn. Man erreicht ein Reattachment.

Die Prognose einer geschlossenen Kürettage ist besonders bei leichten bis mittelschweren Parodontitiden und bei einwurzeligen Zähnen – auch bei hohen Sondierungstiefen – gut. Nach neueren Konzepten sollte selbst bei einer mittelschweren bis schweren Parodontitis bei mehrwurzeligen Zähnen vor einem chirurgischen Eingriff die geschlossene Kürettage erfolgen, auch wenn dies voraussichtlich nicht ausreicht. Das Gewebe ist danach weniger entzündet und heilt nach chirurgischen Eingriffen besser ab.

> **full mouth** (engl.) = vollständiger / kompletter Mund(raum)

Eine Kontrolle mit erneuter Befunderhebung erfolgt nach 6 bis 8 Wochen. Hat der Patient kaum gingivale Entzündungen und keine Zahnfleischtaschen über 5 mm Tiefe, wird er in die Erhaltungsphase übernommen. Liegen nach wie vor Taschen über 5 mm vor, muss eventuell chirurgisch weiterbehandelt werden.

Abrechnung. Im Rahmen einer systematischen Parodontalbehandlung kann die geschlossene Kürettage an einem einwurzeligen Zahn mit der BEMA-Position P200 und an einem mehrwurzeligen Zahn mit der Position P201 jeweils einmal pro Zahn abgerechnet werden. Eine Anästhesie ist zusätzlich abrechenbar. Die Nachbehandlung ist mit der BEMA-Position 111 abzurechnen.

10a.6.3 Chirurgische Parodontitisbehandlung (3. Phase)

Bei sehr tiefen Taschen ist eine effektive Wurzeloberflächenreinigung ohne Sichtkontrolle sehr schwierig. Um unter Sichtkontrolle arbeiten zu können, setzt man offene Verfahren ein (Lappenoperationen).

Lappenoperation. Hierbei wird die Gingiva mobilisiert, um Zugang zur Wurzeloberfläche zu bekommen und erkranktes Gewebe zu entfernen. Mobilisierung der Gingiva bedeutet, diese vom Zahn und eventuell auch vom Knochen abzulösen. Dies wird als Lappenbildung bezeichnet. Die unterschiedlichen Operationstechniken unterscheiden sich in der Schnittführung, d. h., wie viel erkranktes Gingivagewebe entfernt wird und wie weit die Gingiva mobilisiert wird (Tabelle 10a.4).

LF 10a — Behandlungen von Erkrankungen der Mundhöhle und des Zahnhalteapparates begleiten

Nach der gründlichen Reinigung und Glättung der Wurzeloberflächen unter Sichtkontrolle wird der Lappen an die glatten Wurzeloberflächen gelegt und vernäht (Bild 10a.30).

Instrumentarium. Bei der Parodontalchirurgie werden neben den Küretten folgende Instrumente eingesetzt:
- Skalpelle,
- chirurgischer Sauger,
- Raspatorium,
- Gingivaschere,
- chirurgische Pinzette,
- evtl. mikrochirurgisches Instrumentarium,
- Parodontometer,
- Nadelhalter und Nahtmaterial.

Nachsorge. Nach einer chirurgischen Parodontalbehandlung sollte im OP-Gebiet für einige Tage auf eine mechanische Reinigung der Zähne verzichtet und stattdessen mit antibakteriellen Lösungen (0,1- bis 0,2%ige Chlorhexidinlösung) gespült werden. Um postoperative Schwellungen zu verhindern, können feucht-kalte Umschläge auf die Wangen gelegt werden.

> **TIPP** Empfehlen Sie den Patienten, Waschlappen mit kaltem Wasser zu tränken, auszuwringen und auf die Haut zu legen. Die Patienten sollten diese Kühlung für 2 bis 6 Stunden nach der OP ununterbrochen durchführen.

marginal (lat.) = am Rande liegend

intern (lat.) = innen liegend

Operationstechnik	mögliche Schnittführung	Gingivamobilisierung	Vor- und Nachteile
offene Kürettage bei mittelschwerer Parodontitis oder lokal begrenzten Parodontaltaschen	minimale intrasulkuläre (= innerhalb des Sulkus liegende) Inzision	geringfügige Mobilisierung, teilweise nur im Bereich der Interdentalpapillen	+ sehr geringer postoperativer Gewebeverlust – stark eingeschränkte Sicht
Kirkland-Lappen bei mittelschwerer bis schwerer Parodontitis	erweiterte intrasulkuläre Inzision	Mobilisierung, bis der Alveolarfortsatz gerade sichtbar ist	+ geringer postoperativer Gewebeverlust – bei ausgeprägten Knochentaschen nicht ausreichend
modifizierter Widman-Lappen bei schwerer Parodontitis mit Knochentaschen	marginale Inzision	Mobilisierung eines Mukoperiostlappens und interne Gingivektomie	+ gute Übersicht – deutlicher postoperativer Gewebeverlust

Tabelle 10a.4 Offene Verfahren (Lappenoperationen)

a) Intrasulkuläre Inzision

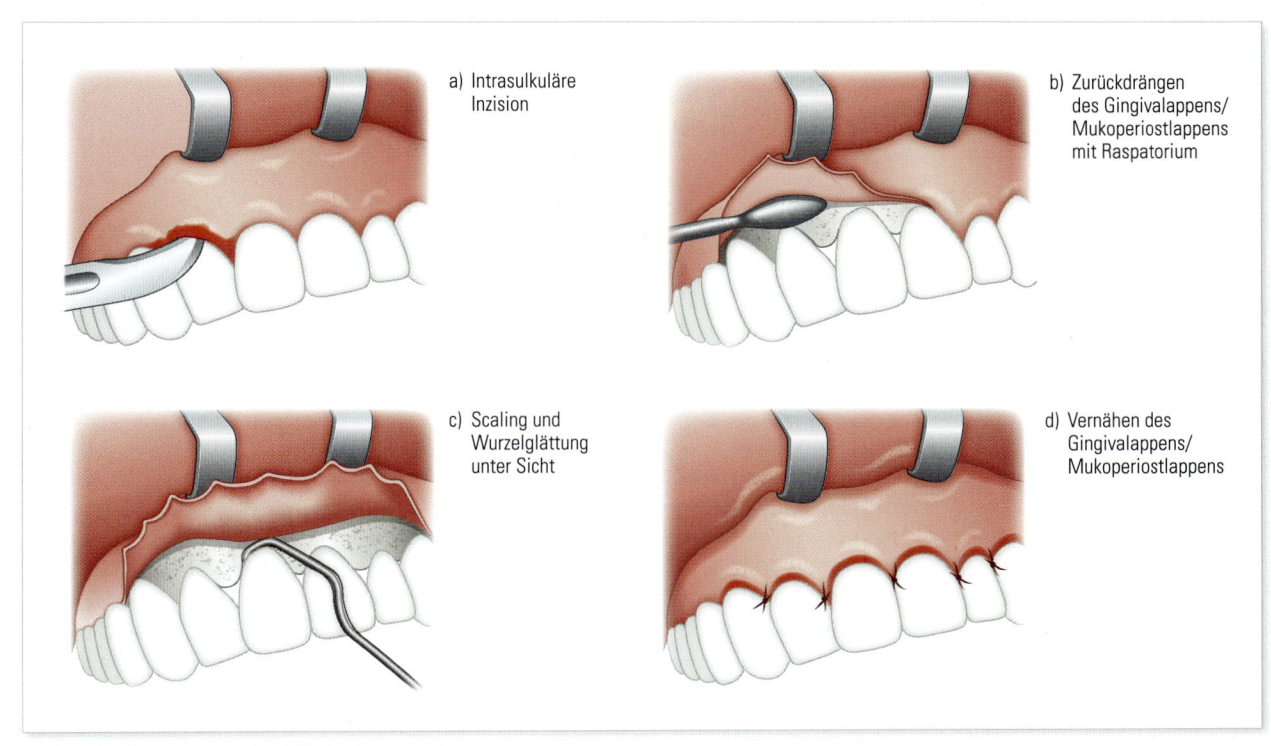

b) Zurückdrängen des Gingivalappens/ Mukoperiostlappens mit Raspatorium

c) Scaling und Wurzelglättung unter Sicht

d) Vernähen des Gingivalappens/ Mukoperiostlappens

Bild 10a.30 Lappenoperation (Kirkland-Lappen)

In der ersten Zeit nach der OP bietet sich wegen der hohen Empfindlichkeit der Gingiva flüssige oder breiige Nahrung an. Auf Nikotin und Alkohol sollte während der gesamten Wundheilungsphase verzichtet werden.

Abrechnung. Innerhalb von drei Monaten nach der geschlossenen Kürettage können chirurgische Maßnahmen als Therapieergänzung bei der Krankenkasse beantragt werden. Nur in Ausnahmefällen sind chirurgische Eingriffe ohne vorherige geschlossene Kürettage genehmigungsfähig. Für Lappenoperationen an einwurzeligen Zähnen kann die BEMA-Position P202, an mehrwurzeligen Zähnen P203 abgerechnet werden. Die Nachbehandlung im Rahmen einer systematischen Parodontalbehandlung kann mit Position 111 abgerechnet werden.

Regenerative Parodontitisbehandlung. Unter normalen Umständen wächst nach einer geschlossenen oder offenen Parodontalbehandlung kein bzw. kaum parodontales Gewebe (Desmodont, Alveolarknochen, Zement) nach, da die Epithelzellen der Gingiva wesentlich schneller wachsen und die Wundfläche abdecken. Bei tiefen Knochendefekten ist aber eine Wiederherstellung parodontaler Gewebe (Regeneration) für den Erhalt der Zähne von großer Bedeutung, deshalb wurden regenerative Verfahren entwickelt:
- gesteuerte Geweberegeneration,
- Einsatz von Knochen- und Knochenersatzmaterial,
- Einsatz von biologischen Wachstumsfaktoren.

regenerativ (lat.) = wiedergewinnend, wiederherstellend

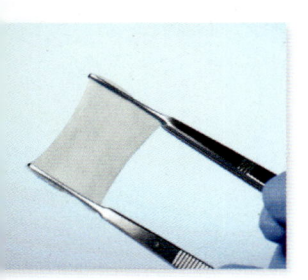

Bild 10a.31 Membrane

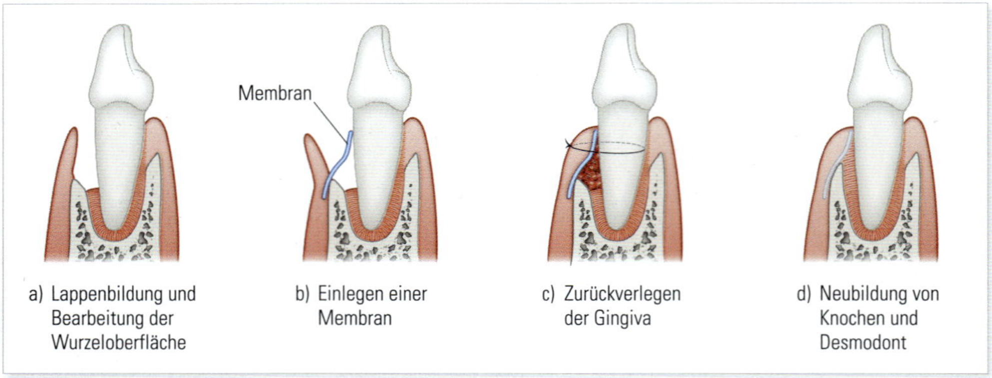

Bild 10a.32 Gesteuerte Geweberegeneration

a) Lappenbildung und Bearbeitung der Wurzeloberfläche
b) Einlegen einer Membran
c) Zurückverlegen der Gingiva
d) Neubildung von Knochen und Desmodont

GTR (engl.) = guided tissue regeneration

Gesteuerte Geweberegeneration (GTR). Um parodontalem Gewebe genug Zeit zum Nachwachsen zu geben, wird bei der GTR eine Membran (Bild 10a.31) über den Knochendefekt gelegt. Die Gingiva durchdringt diese Membran nicht. In dem so gebildeten Hohlraum kann sich das parodontale Gewebe regenerieren (Bild 10a.32).

Werden resorbierbare Membrane eingesetzt, ist ein zweiter Eingriff nicht erforderlich. Ansonsten muss die Membran nach einigen Wochen entfernt werden.

Knochenersatzmaterial ▶ S. 228 f.

Knochen- und Knochenersatzmaterial. Um die Regeneration des Alveolarknochens und des Wurzelzements zu unterstützen, kann Knochen- oder ▶Knochenersatzmaterial in die Defekte eingebracht werden. Besonders groß ist der Erfolg dieser Therapie in Verbindung mit dem Einsatz einer Membran.

Biologische Wachstumsfaktoren werden seit Ende des 20. Jahrhunderts in der Parodontaltherapie eingesetzt. Diese Wachstumsfaktoren spielen eine wichtige Rolle in der Zahnentwicklung. In parodontale Taschen eingebracht, ermöglichen sie die Bildung von Wurzelzement, Desmodont und Alveolarknochen.

Abrechnung. Alle regenerativen Behandlungen sind Privatleistungen.

Gingivektomie: chirurgische Entfernung von Gingivagewebe

resektiv von resezieren (lat.) = wegschneiden

Die externe Gingivektomie ist eine resektive Operation. Bei Gingivahyperplasien muss das überschüssige Gingivagewebe entfernt und die normale Form der Gingiva wiederhergestellt werden. Dazu werden nach einer Lokalanästhesie mit einer Taschenmarkierungspinzette auf der Höhe des Taschenbodens Blutpunkte gesetzt (Bild 10a.33). Die Inzision erfolgt mit einem Skalpell von apikal nach koronal (Bild 10a.34 und Bild 10a.35). Der Gingivaverlauf kann zusätzlich mit einer Gingivaschere in Form gebracht werden. Die Wunde wird mit steriler Kochsalzlösung gespült und mit einem Wundverband versehen, der für sieben Tage belassen werden muss.

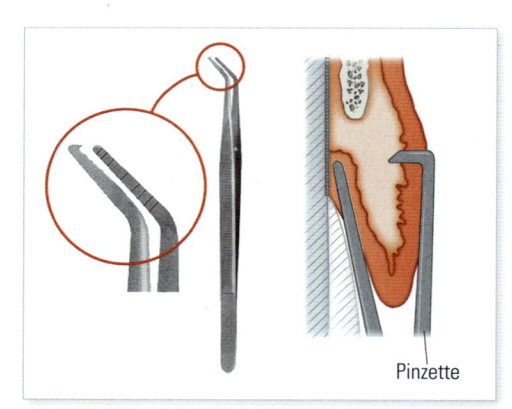

Bild 10a.33 Einsatz einer Taschenmarkierungspinzette

Mukogingivale Parodontalchirurgie umfasst plastische Operationen, mit denen
- der Bereich der befestigten Gingiva verbreitert wird,
- Rezessionen gedeckt oder
- einstrahlende Bänder korrigiert werden.

Die Gingivaextension mit einem freien Schleimhauttransplantat verbreitert den Bereich der befestigten Gingiva. Sie wird überwiegend im Frontzahnbereich durchgeführt. Zuerst wird ein Schnitt entlang der

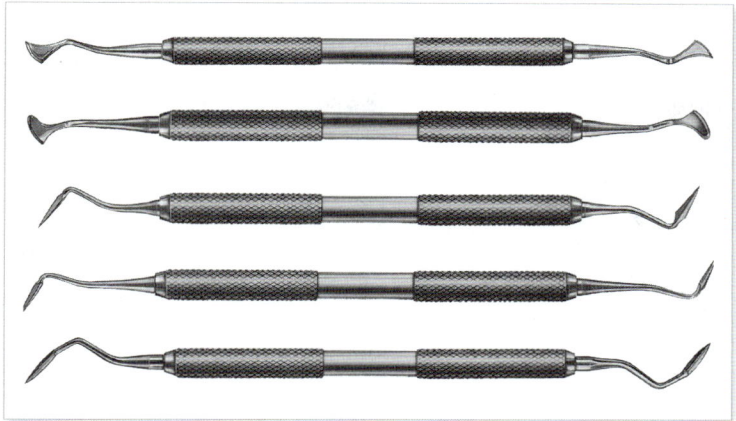

Bild 10a.34 Spezialskalpelle für die Gingivektomie

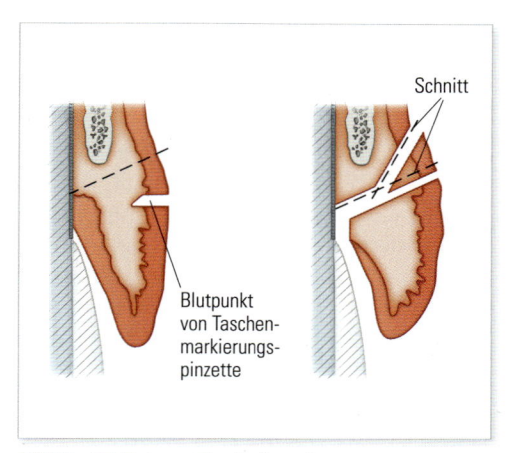

Bild 10a.35 Externe Gingivektomie
- Schnitt
- Blutpunkt von Taschenmarkierungspinzette

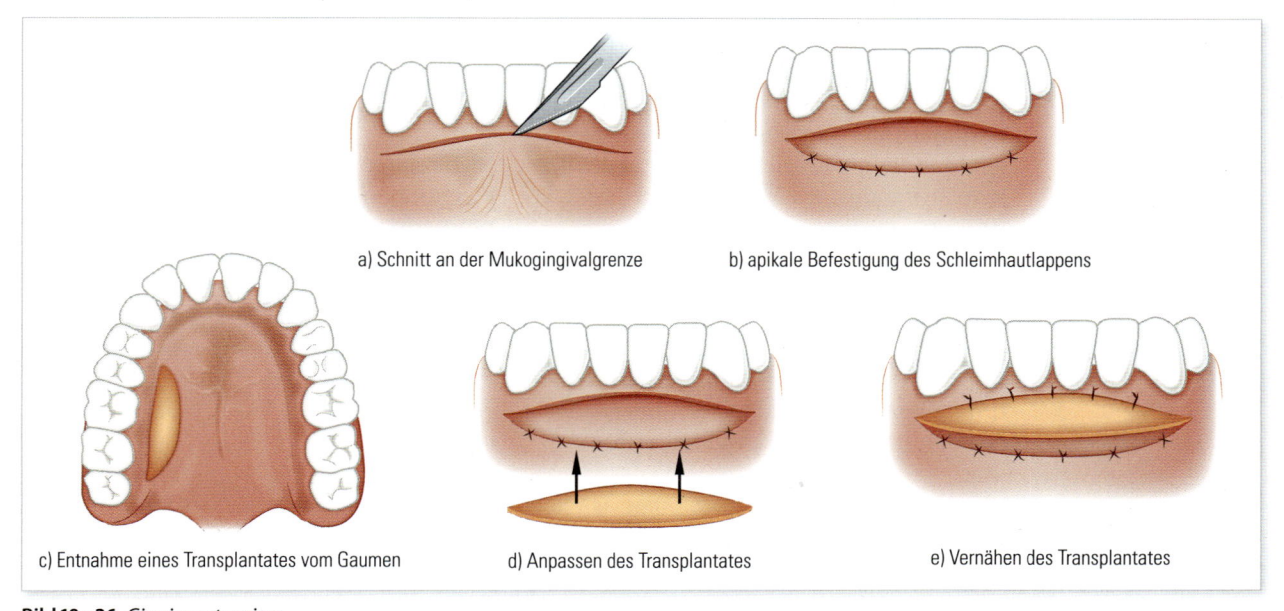

a) Schnitt an der Mukogingivalgrenze
b) apikale Befestigung des Schleimhautlappens
c) Entnahme eines Transplantates vom Gaumen
d) Anpassen des Transplantates
e) Vernähen des Transplantates

Bild 10a.36 Gingivaextension

mukogingivalen Grenze gesetzt und ein Schleimhautlappen in die Tiefe präpariert. Der Lappen wird apikal mit einigen Stichen am Periost fixiert. Daraufhin entnimmt man im Gaumen ein Schleimhaut-Transplantat; passt dieses an und befestigt es auf dem freiliegendem Periost mit einer Naht oder Gewebekleber (Bild 10a.36). Die Entnahmestelle des Transplantats und das Operationsgebiet werden mit einem Zahnfleischverband abgedeckt.

Rezessionen können ebenfalls mit einem freien Schleimhaut-Transplantat aus der Wange oder dem Gaumen gedeckt werden. Zug ausübende Lippen- und Wangenbänder werden zum Teil nur durchtrennt (Frenotomie), können aber auch gelöst und verlagert werden (Frenektomie).

10a.6.4 Erhaltungstherapie (4. Phase)

Ziel einer Erhaltungstherapie ist es, den durch die systematische Parodontalbehandlung erreichten Zustand des Parodonts lebenslang zu erhalten. Zur Erhaltungstherapie gehören daher:
- Aktualisierung der Allgemeinanamnese,
- Befundaktualisierung,
- Überprüfung der Mundhygiene,

LF 10a — Behandlungen von Erkrankungen der Mundhöhle und des Zahnhalteapparates begleiten

- Remotivierung und gegebenenfalls erneute Hygieneinstruktion,
- professionelle Zahnreinigung.

Mukosa von mucus (lat.) = Schleim

Recall (engl.) = Rückruf, Wiederaufruf

TIPP Überlassen Sie es insbesondere am Anfang nicht den Patienten, ob sie sich einen Nachsorgetermin geben lassen, sondern schreiben Sie den Patienten mit einem Terminvorschlag an und melden Sie sich telefonisch. Durch dieses Recall-Verfahren ist die Chance, dass Patienten regelmäßig zu Nachsorgeterminen erscheinen, sehr viel höher.

Im ersten Jahr nach der Behandlung einer chronischen Parodontitis sollten die Patienten im Rahmen eines Recall-Verfahrens alle drei Monate zur Nachsorge bestellt werden. In den folgenden Jahren hängt die Häufigkeit der Termine von der individuellen Mundhygiene ab. Die Patienten sollten jedoch mindestens 2-mal jährlich bestellt werden.

Nach der Behandlung einer aggressiven Parodontitis sind häufigere Termine notwendig.

Abrechnung. Die Maßnahmen der Erhaltungstherapie sind nach BEMA bei Erwachsenen nur sehr begrenzt abrechenbar.

10a.7 Mundschleimhauterkrankungen

10a.7.1 Mundschleimhaut und andere Epithelgewebe

Die Mundschleimhaut (Mukosa) gehört, wie die Haut, zum Epithelgewebe (Deckgewebe) des Körpers. Epithelgewebe bedeckt innere und äußere Körperoberflächen. Beispielsweise gehört die Haut der Handinnenflächen genauso zu den Epithelgeweben wie die Schleimhäute in den Bronchien oder die Darmoberfläche. Entsprechend der Funktion sind die Gewebe unterschiedlich aufgebaut (Tabelle 10a.5).

10a.7.2 Erkrankungen der Mundschleimhaut

Nicht selten werden Mundschleimhauterkrankungen, insbesondere wenn sie symptomarm sind, vom Zahnarzt oder der ZFA entdeckt und diagnostiziert (Tabelle 10a.6). Nur wenige haben mit dem eigentlichen Arbeitsfeld des Zahnarztes direkt zu tun. Sie werden vom Zahnarzt meist nur symptomatisch behandelt.

Formen des Epithels	einschichtiges Plattenepithel 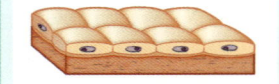	mehrschichtiges unverhorntes Plattenepithel 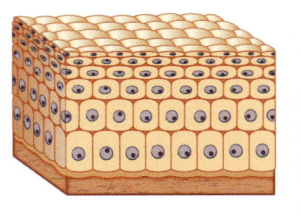	mehrschichtiges verhorntes Plattenepithel 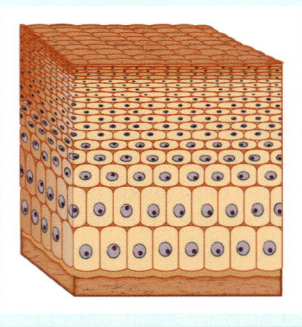
Eigenschaften	• feines relativ durchlässiges Deckgewebe, z. B. in den Lungenbläschen	• mehrere Zellschichten, Zellen wachsen von unten nach, abgestorbene Zellen werden oben abgestoßen (Haut ist rosig, weil nicht verhornt) • bieten im Körperinneren idealen Schutz bei starker Beanspruchung, z. B. in der Mundhöhle	• mehrere Zellschichten, Zellen wachsen von unten nach, abgestorbene Zellen verhornen an der Oberfläche • bietet Schutzpolster gegen mechanische Beanspruchung, z. B. die Haut

Tabelle 10a.5 Epithelgewebe (Beispiele)

Mundschleimhauterkrankungen • LF 10a

	Symptome	Ursache	Therapie	
Ulcera z. B. Aphte	• meist linsengroßer, kreisrunder Defekt (Ulcus) der Mundschleimhaut • hochrot oder weißlich belegt (Fibrinfäden) • sehr schmerzhaft • nicht ansteckend	weitgehend unbekannt	• heilen innerhalb weniger Tage von alleine ab • schmerzstillende Lutschtabletten oder Salben	**Ulcu (Sg.)/ Ulcera (Pl.)** (lat.) = Geschwür, Verletzung der Haut, die nicht traumatisch verursacht wurde
z. B. Dekubitus (Druckgeschwür)	• von der Rötung über Blasenbildung bis zum Defekt der Haut bzw. der darunter liegenden Gewebe • schmerzhaft	• Druckbelastung über eine längere Zeit z. B. durch eine Prothese • die Durchblutung des Gewebes ist dadurch gestört und die Zellen sterben ab	• Beseitigung der Ursache • schmerzstillende Gele oder Salben	
Herpes labialis (Lippenherpes)	• erste Anzeichen: Spannungsgefühl, Juckreiz; dann Bläschenbildung • Bläschen heilen unter Krustenbildung innerhalb von 7 Tagen narbenfrei ab • Bläschenflüssigkeit ist hoch infektiös	Herpes simplex Virus (HSV) Typ 1: • Tröpfchen-, Kontakt- oder Schmierinfektion; Erstinfektion meist im Kindesalter, Virus verbleibt im Körper • erneuter Ausbruch z. B. bei Fieber, UV-Strahlung, hormonellen Umstellungen, psychischen Faktoren (Stress, Ekel)	• antivirale Salben bei ersten Anzeichen • bei sehr häufig auftretendem Herpes systemische antivirale Therapie möglich	
Soor	weißlich bis gelber, abwischbarer Belag auf geröteter Schleimhaut	Pilz Candida albicans: • bei vielen Menschen in der Mundflora vorhanden • krankheitsauslösend sind ein geschwächtes Immunsystem oder eine Störung der Mundflora durch Antibiotikagabe	lokale Anwendung von Antimykotika	
Leukoplakie	• Verhornung des Schleimhautepithels • zeigt sich als weißlicher, nicht abwischbarer Belag auf der Mundschleimhaut • ansonsten keine Beschwerden	• chronischer Tabakkonsum • dauerhafte mechanische Reizung durch Prothesen • vorstehende bzw. kariöse Zähne	• Beseitigung des ursächlichen Reizes bewirkt meist Rückbildung innerhalb weniger Wochen • Leukoplakien können eine Vorstufe zum Krebs (Präkanzerose) sein, daher Gewebeprobe erforderlich und bei Nichtrückbildung chirurgische Entfernung	**leukos** (gr.) = weiß; **plakos** (gr.) = Platte **Präkanzerose:** Krebsvorstufe von prä (lat.) = Vorsilbe für vor; cancer (engl.) = Krebs

Tabelle 10a.6 Ausgewählte Mundschleimhauterkrankungen

10a.8 Tumorerkrankungen in der Mundhöhle

Von einem Tumor spricht man immer dann, wenn das Volumen eines Gewebes zunimmt. Das kann ganz verschiedene Ursachen haben. Manchmal handelt es sich lediglich um eine Schwellung z. B. aufgrund einer Entzündung. Bei Tumoren im engeren Sinne bildet sich neues Gewebe, man spricht von Neoplasien. Im Folgenden geht es ausschließlich um Neoplasien.

Ein Tumor als Gewebewucherung entsteht durch unkontrolliertes Wachstum körpereigener Zellen. Diese Zellen unterliegen nicht mehr der Wachstumskontrolle des Körpers. Körperzellen können zu Tumorzellen werden, wenn das Erbmaterial geschädigt wird. Grundsätzlich werden gutartige (benigne) von bösartigen (malignen) Tumoren unterschieden (Tabelle 10a.7). Bösartige Tumoren führen aufgrund ihrer Eigenschaften ohne Therapie meist zum Tode. Sie werden im Volksmund als Krebs bezeichnet. Gutartige Tumoren führen in der Regel nicht zum Tode, es sei denn, sie verdrängen oder verlegen durch ihr Wachstum andere lebenswichtige Organe.

Gutartige vom Epithelgewebe ausgehende Tumoren nennt man Papillom oder Adenom, bösartige Tumoren Karzinom (Ausnahme ist das maligne Melanom als Bezeichnung für Hautkrebs). Gutartige Tumoren, die vom Bindegewebe ausgehen, nennt man Fibrom, bösartige Sarkom.

Für die Tumorentstehung gibt es mehrere Ursachen, z. B.:
- erbliche Disposition (z. B. beim Brustkrebs),
- Röntgen- oder Gammastrahlen,
- chemische Karzinogene (krebserregende Stoffe wie Asbest, Nikotin),
- Viren (z. B. beim Gebärmutterhalskrebs),
- Hormone.

Gutartige Tumoren vor allem der Haut sind sehr häufig. Die meisten Tumoren in der Mundhöhle sind, wie z. B. das Reizfibrom, ebenfalls gutartig. Das Reizfibrom entsteht meist durch einen dauernden Reiz aufgrund schlecht sitzender Prothesen oder scharfer Kanten. Kleine gutartige Tumoren werden in der Regel ambulant unter örtlicher Betäubung durch eine Exzision vollständig entfernt und im Labor histologisch untersucht.

---

neo (gr.) = neu
plasie (gr.) = Bildung

Disposition: (hier) Anfälligkeit für eine Erkrankung

Karzinogene (gr.) = Krebserzeuger

Metastasen: Tochtergeschwülste durch Verschleppung von Tumorzellen auf dem Lymph- oder Blutweg

Rezidiv: Rückfall; Wiederauftreten einer Krankheit nach Abheilen

---

Merkmal	Gutartige (benigne) Tumoren	Bösartige (maligne) Tumoren
Wachstum	langsam	schnell mit hoher Zellteilungsrate
Wachtumstyp	verdrängend	infiltrierend (eindringend und damit zerstörend)
Begrenzung	scharf, abgekapselt und verschieblich	Unscharfe Begrenzung mit dem Nachbargewebe
Zellen	ähneln der Ursprungszelle	entartet
Metastasen	nein	ja
Rezidivneigung	nein	ja
Bild	umgebendes Gewebe, Blutgefäß, Tumor	umgebendes Gewebe, Blutgefäß, Tumor

Tabelle 10a.7 Unterscheidungsmerkmale zwischen gut- und bösartigen Tumoren

Bösartige Tumoren. In Deutschland erkranken jährlich etwa 9 000 Männer und 4 000 Frauen an bösartigen Tumoren in der Mundhöhle. Die Diagnose wird in der Regel zwischen dem 60. und 70. Lebensjahr gestellt und die 5-Jahres-Überlebensrate liegt bei ca. 50 %. Die erste Verdachtsdiagnose erfolgt meist in der Zahnarztpraxis.

Bei den bösartigen Tumorerkrankungen in der Mundhöhle handelt es sich überwiegend um Karzinome, die von der Schleimhaut der Zunge, des Mundbodens, des Gaumens oder der Wangeninnenseite ausgehen. Sie entstehen besonders bei Menschen, die stark rauchen oder häufig hochprozentige Alkoholika trinken. Das Risiko vergrößert sich, wenn Rauchen und Alkoholkonsum zusammenkommen. Chronische Entzündungen der Mundschleimhaut aufgrund schlechter Mundhygiene sind ebenfalls ein Risikofaktor. Hinweise auf ein Karzinom können länger anhaltende Schleimhautverfärbungen, Gewebeverdickungen, Brennen oder Schleimhautläsionen sein.

Besteht der Verdacht auf einen bösartigen Tumor, werden die Patienten sofort an einen Mund-, Kiefer- und Gesichtschirurgen überwiesen, da früh entdeckte Schleimhautkarzinome in der Mundhöhle relativ gute Heilungschancen haben. Nach einer genauen Diagnose wird der Tumor operativ entfernt. Häufig werden die Patienten zusätzlich bestrahlt und erhalten eine Chemotherapie. Bei Karzinomen der Mundhöhle sind die Operationen z. T. sehr umfangreich und im Rahmen der Nachsorge müssen wiederherstellende Operationen durchgeführt werden.

10a.9 Craniomandibuläre Dysfunktionen

Das harmonische Zusammenspiel von Kaumuskulatur, Kiefergelenk und der Verzahnung des Gebisses ist die Grundlage eines einwandfrei arbeitenden Kausystems. Ist dieses gestört, spricht man von einer craniomandibulären Dysfunktion (CMD). Patienten haben z. B. Schmerzen in der Kaumuskulatur oder im Kiefergelenk. Diese Fehlfunktion ist aber auch Ursache für Symptome, die scheinbar gar nichts mit dem Kausystem zu tun haben, wie Kopfschmerzen oder Nackenverspannungen. Nicht selten bleibt die Ursache daher unerkannt.

Diese Erkrankung kommt in Deutschland bei 10 bis 20 % der Bevölkerung vor und beginnt meist im Alter von 20 bis 40 Jahren. 80 % der Patienten sind Frauen.

10a.9.1 Kiefergelenk

Das Kiefergelenk verbindet den Unterkiefer mit dem Schädel; neben dem Unterkiefer ist das Schläfenbein am Kiefergelenk beteiligt. Die Gelenkgrube des Kiefergelenks befindet sich an der Unterseite des Schläfenbeins direkt vor dem Gehörgang; sie wird nach vorne vom Gelenkhöckerchen begrenzt. Der Gelenkkopf (Kondylus) gehört zum Gelenkfortsatz des Unterkiefers. Das ganze Gelenk ist von einer derben Kapsel umgeben; diese enthält Gelenkflüssigkeit und stabilisiert das Gelenk. Gelenkgrube und Gelenkkopf sind von einer Knorpelschicht überzogen, die zusammen mit der Gelenkflüssigkeit reibungsarme Bewegungen ermöglicht. Zwischen Gelenkgrube und Gelenkkopf des Kiefergelenks befindet sich eine Gelenkscheibe (Diskus), sodass das Kiefergelenk einen oberen und unteren Gelenkspalt besitzt (Bild 10a.38).

Chemotherapie: medikamentöse Therapie von Krebserkrankungen

Cranium (lat.) = Schädel

Mandibula (lat.) = Unterkiefer

Dysfunktion = Fehlfunktion

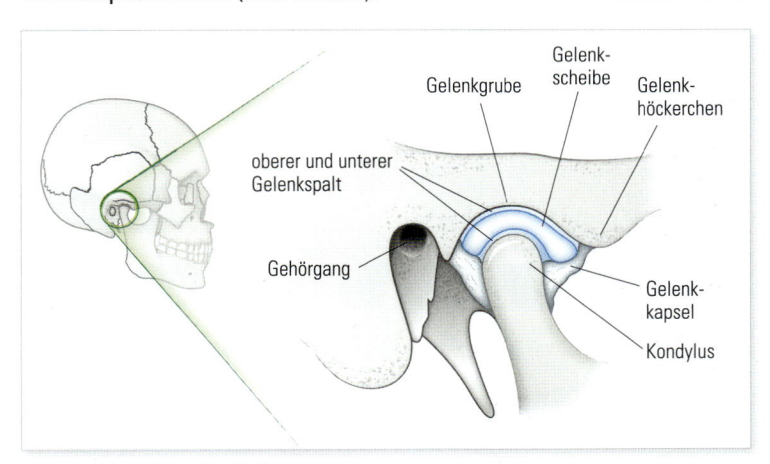

Bild 10a.38 Aufbau des Kiefergelenks

LF 10a • Behandlungen von Erkrankungen der Mundhöhle und des Zahnhalteapparates begleiten

	Öffnungsbewegung des Unterkiefers	Vorschubbewegung des Unterkiefers	Seitwärtsbewegung des Unterkiefers
Bewegung des Gelenkköpfchens	a) Die Gelenkköpfchen drehen sich in der Gelenkgrube: = Drehbewegung b) Bei stärkerer Öffnung bewegen sich die Gelenkköpfchen zusätzlich am Gelenkhöckerchen entlang aus der Gelenkgrube heraus. Diese Bewegung kann man vor dem Ohrläppchen gut ertasten. = Gleitbewegung	Die Gelenkköpfchen bewegen sich nach vorne aus der Gelenkgrube heraus. Dabei gleiten sie am Gelenkhöckerchen entlang. Diese Bewegung kann man vor dem Ohrläppchen gut ertasten. = Gleitbewegung	Nur ein Gelenkhöckerchen bewegt sich aus der Gelenkgrube heraus. Das andere verbleibt in der Grube und vollzieht nur eine leichte Drehbewegung.
Lage des Gelenkköpfchens	a) b)		

Tabelle 10a.8 Kiefergelenk bei Bewegungen des Unterkiefers (vereinfachte Darstellung ohne Gelenkscheibe)

Das Kiefergelenk ist ein Dreh-Gleit-Gelenk, um Öffnungs-, Vorschub- und Seitwärtsbewegungen des Unterkiefers zu ermöglichen. Das Gelenkköpfchen kann sich in der Grube drehen und leicht aus der Grube herausgleiten (Tabelle 10a.8).

Kiefersperre. Bei der Kiefersperre können Patienten ihren Mund nicht schließen, weil das Kiefergelenk luxiert, das heißt ausgerenkt ist. Das Gelenkköpfchen ist durch eine maximale Mundöffnung über das Gelenkhöckerchen gerutscht. Dadurch kann es nicht zurückgleiten.

Kieferklemme. Bei der Kieferklemme hingegen ist die Kaumuskulatur verkrampft. Dadurch kann der Mund nur wenig und unter Schmerzen geöffnet werden.

10a.9.2 Kaumuskulatur

Die Bewegungen des Unterkiefers werden durch das feine Zusammenspiel aller Kaumuskeln gesteuert. Man unterscheidet bei der Kaumuskulatur in Kieferschließer, Kieferöffner und unterstützende Mundbodenmuskulatur.

Der stärkste Muskel der Kaumuskulatur ist der Kaumuskel (Musculus masseter). Er beginnt am Jochbogen und setzt zum äußeren Rand des Kieferwinkels an. Der Schläfenmuskel (Musculus temporalis) beginnt am Schläfen- und Stirnbein und erstreckt sich bis zum Muskelfortsatz des Unterkiefers (Bild 10a.39).

Der innere Flügelmuskel verläuft an der Innenseite des aufsteigenden Astes vom Keilbein zur Innenfläche des Kieferwinkels

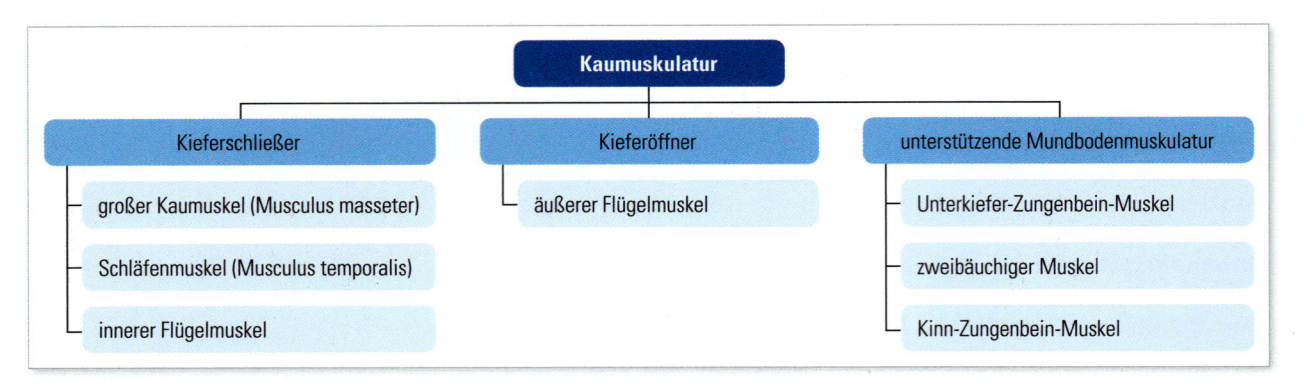

Kaumuskulatur
- **Kieferschließer**
  - großer Kaumuskel (Musculus masseter)
  - Schläfenmuskel (Musculus temporalis)
  - innerer Flügelmuskel
- **Kieferöffner**
  - äußerer Flügelmuskel
- **unterstützende Mundbodenmuskulatur**
  - Unterkiefer-Zungenbein-Muskel
  - zweibäuchiger Muskel
  - Kinn-Zungenbein-Muskel

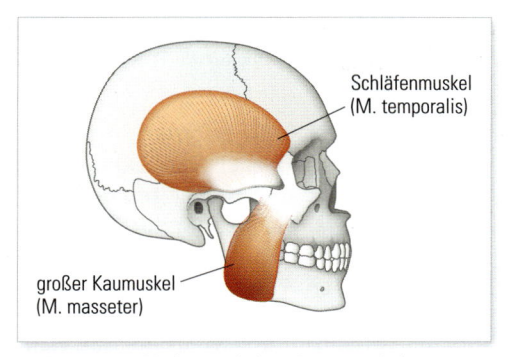

Bild 10a.39 Schläfenmuskel und Kaumuskel

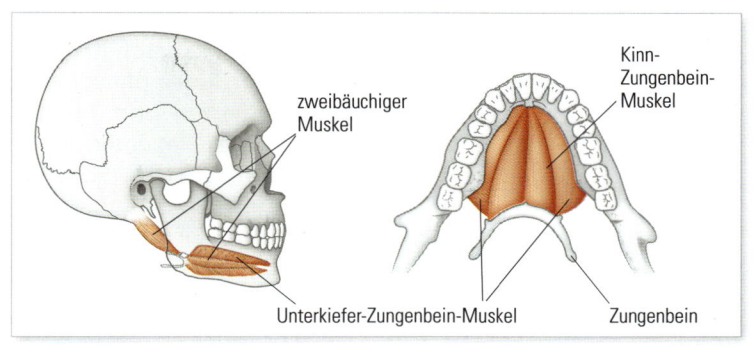

Bild 10a.41 Mundbogenmuskulatur

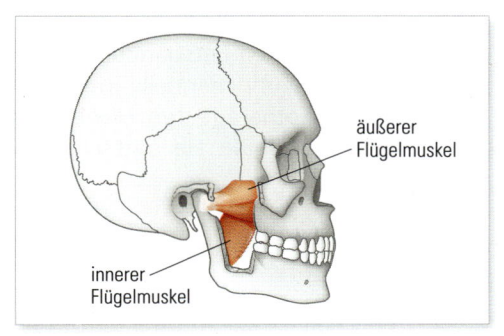

Bild 10a.40 Flügelmuskel

(Bild 10a.40). Der äußere Flügelmuskel verläuft vom Keilbein zum Gelenkfortsatz des Unterkiefers; er ist nicht nur für den Kieferschluss zuständig. Kontrahiert er sich beidseitig, wird der Kiefer nach vorne geschoben, kontrahiert er sich einseitig, wird der Kiefer zur Seite bewegt.

Die Mundbodenmuskulatur setzt am Zungenbein an und unterstützt Kieferöffnung und Schluckakt (Bild 10a.41).

10a.9.3 Ursachen der CMD

Eine craniomandibuläre Dysfunktion entsteht häufig auf der Grundlage eines Fehlbisses, der z. B. verursacht wird durch
- eine angeborene Störung der Bisslage,
- unsachgemäße kieferorthopädische Behandlungen,
- unsachgemäß erstellte Füllungen, Kronen und prothetische Versorgungen.

Eine weitere mögliche Ursache ist übermäßiger Stress, der z. B. zu nächtlichem Knirschen und Pressen führt, was das Kausystem überlastet. Auch traumatische Ereignisse (z. B. Schleudertrauma oder ein Schlag auf das Kinn) können eine CMD verursachen. Bereits Veränderungen der Okklusion im Bereich von 1/100 mm können ausreichen, um Störungen und Beschwerden auszulösen. Problematisch ist, dass es häufig keinen direkten zeitlichen Zusammenhang zwischen den Beschwerden und der Ursache gibt, da der Körper die Störung der Bisslage eventuell lange ausgleichen kann. Oft treten die Symptome erst Tage, Wochen oder Monate später auf.

10a.9.4 Symptome, Diagnostik und Therapie

Die Symptome einer CMD sind äußerst vielfältig, wodurch die Diagnose sehr erschwert ist. Kiefergelenkschmerzen und -knacken, schmerzende Kaumuskulatur, unklare Zahn- oder Kieferschmerzen und Abrasionen an den Zähnen können, müssen aber keineswegs auftreten (Bild 10a.42).

Abrasion (lat.) = Abtragen von Zahnhartsubstanz durch Reibung

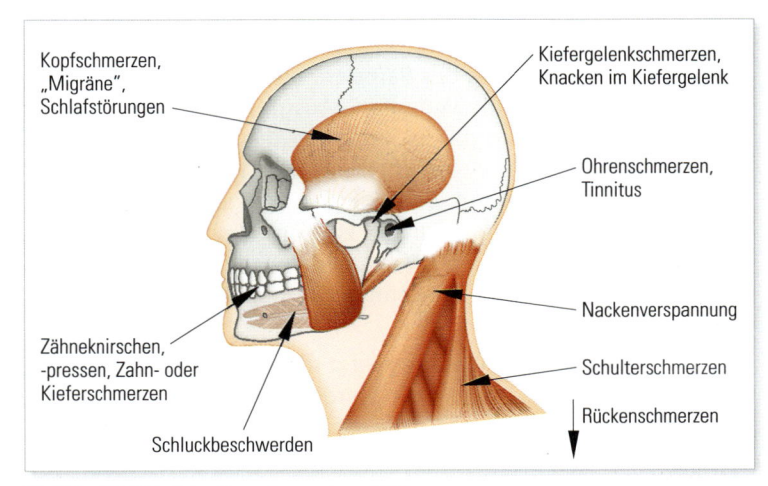

Bild 10a.42 Mögliche Symptome einer CMD

LF 10a • Behandlungen von Erkrankungen der Mundhöhle und des Zahnhalteapparates begleiten

Artikulator ▶ S. 362

Tinnitus (lat.) = klingelnde, pfeifende Geräusche im Ohr

Kopfschmerz ist eines der Leitsymptome der CMD. Die Patienten leiden häufig unter einer ausgeprägten Zugempfindlichkeit am Kopf. Ohrenschmerzen und Tinnitus sind zu beobachten. Viele Patienten leiden unter Verspannungen im Hals-, Schulter- und Nackenbereich bis hin zu ausgeprägten Rückenschmerzen. Einige Patienten haben Schluckbeschwerden und unerklärliche Blähungen. CMD-Patienten schlafen häufig unruhig.

Beim Auftreten dieser Symptome muss immer auch an eine CMD gedacht werden. Eine genauere Diagnostik des Kauapparates erfolgt durch den Zahnarzt mittels
- Palpation der Kaumuskulatur und des Kiefergelenkes,
- Röntgenaufnahmen,
- Untersuchung des Bewegungsumfanges des Unterkiefers,
- Untersuchung der Kontaktverhältnisse der Zähne durch die Kausimulation im ▶ Artikulator.

Die Therapie der CMD erfordert in der Regel die Zusammenarbeit von Zahnärzten, Orthopäden, anderen Fachärzten und Physiotherapeuten. Die zahnärztliche Therapie soll die Funktion des Kauapparates wiederherstellen. Fehlbisse werden durch Einschleifen des Gebisses korrigiert; Funktionsschienen, die in der Nacht getragen werden, können zu einer gleichmäßigen Belastung der Kaumuskulatur beitragen. Unterstützend werden Entspannungstechniken, Akupunktur und manuelle Therapien durch den Physiotherapeuten eingesetzt. Dies erfolgt über eine Heilmittelverordnung.

ZUSAMMENFASSUNG

- Die Ursachen für die meisten Parodontalerkrankungen sind zum einen die Toxine der Mikroorganismen in der Plaque und zum anderen die Immunreaktionen des Körpers. Rauchen, Diabetes mellitus und bestimmte Medikamente sind zusätzliche Risikofaktoren.
- Die durch Plaque verursachte Gingivitis ist eine Entzündung des Zahnfleisches und erkennbar an der Rötung, der Schwellung und der Blutungsneigung des Zahnfleisches. Die Behandlung besteht aus der Verbesserung der Mundhygiene. Bei guter Mundhygiene heilt die Gingivitis vollständig aus.
- Die Parodontitis ist eine vom Zahnfleischrand ausgehende Entzündung des Parodontiums. Sie kann chronisch oder akut verlaufen. Ausgehend von einer Gingivitis wird das Saumepithel zerstört, die Gingiva verliert ihr Attachment am Zahn und es bilden sich Taschen mit subgingivalen Belägen. Die subgingivalen Beläge werden zu Konkrementen und das parodontale Gewebe bildet sich immer weiter zurück bis hin zur Zahnlockerung, -wanderung und -verlust.
- Eine Parodontitisbehandlung setzt sich aus mehreren Schritten zusammen, die systematisch aufeinander folgen müssen:

– Initialbehandlung: Das Gebiss wird in einen Zustand gebracht, in dem es gut gepflegt werden kann. Der Patient wird darin geschult und motiviert, seine Zähne optimal zu pflegen. Erst nach der Initialbehandlung wird eine endgültige Diagnose gestellt und der Behandlungsplan bei der Krankenkasse beantragt.
– Nichtchirugische Parodontitisbehandlung: sämtliche subgingivalen Beläge werden entfernt (Scaling), die Wurzeloberfläche wird geglättet (Root-planing). Ziel ist es, ein Reattachment der Gingiva zu erreichen.
– Eine chirurgische Parodontitisbehandlung wird ergänzt, wenn Taschen über 5,5 mm bleiben. Nach dem Abklappen des Gingivalappens oder Mukoperiostlappens werden die Wurzeloberflächen unter Sicht gereinigt. Bei größeren Knochendefekten kann man versuchen, über die GTR den Alveolarfortsatz aufzubauen.
– In der Erhaltungstherapie wird der Patient regelmäßig zur Nachsorge bestellt, um ihn bei seinen Bemühungen um seine Zahngesundheit zu unterstützen, eine PZR durchzuführen und bei einem Rezidiv schnell reagieren zu können.

- Mundschleimhauterkrankungen wie Aphten, Dekubiti, Soor, Herpes oder Leukoplakie werden häufig vom zahnärztlichem Team entdeckt, eventuell symptomatisch behandelt oder die Patienten werden an einen Facharzt überwiesen. Gleiches gilt für schwerwiegendere Erkrankungen wie gutartige (benigne) oder bösartige (maligne) Tumore der Mundschleimhaut.

- Bereits geringfügige Störungen des harmonischen Zusammenspiels zwischen Kiefergelenk, Kaumuskulatur und Verzahnung können eine craniomandibuläre Dysfunktion (CMD) mit Kopfschmerzen, Verspannungen und weiteren vielfältigen Symptomen verursachen. Aufgabe des Zahnarztes ist es, die Funktion des Kauapparates wiederherzustellen.

ZUR WIEDERHOLUNG

1. Worin liegen die Hauptursachen für die meisten Parodontalerkrankungen?
2. Was führt zu einem erhöhtem Risiko an einer Gingivitis / Parodontitis zu erkranken?
3. An welchen Symptomen erkennt man eine Gingivitis und wie wird sie behandelt?
4. Die chronische Parodontitis beginnt mit einem Attachmentverlust und der damit verbundenen Taschenbildung. Mit welchem weiteren Verlauf ist zu rechnen, wenn eine Parodontitis nicht behandelt wird?
5. Wie werden beim PSI die aufgenommenen Werte notiert und wie oft wird der PSI durchgeführt?
6. Warum entspricht die Sondierungstiefe nicht hundertprozentig der realen Taschentiefe?
7. Welche Befunde werden bei einem Parodontitisverdacht erhoben?
8. In welchen Phasen verläuft eine systematische Parodontalbehandlung?
9. Welches Ziel hat die Initialbehandlung im Rahmen der systematischen Parodontitisbehandlung und welche Maßnahmen gehören in diese Phase?
10. Aus welchen Arbeitsschritten setzt sich die geschlossene Kürettage zusammen und welche Instrumente werden benötigt?
11. Welche Aufgaben hat die ZFA während der geschlossenen Kürettage und worauf muss sie achten?
12. Was versteht man unter der Full-Mouth-Therapie?
13. Worin unterscheiden sich die verschiedenen Operationstechniken bei den Lappenoperationen?
14. Was soll bei der gesteuerten Geweberegeneration durch den Einsatz einer Membran erreicht werden?
15. Welches Ziel hat die Erhaltungstherapie und welche Maßnahmen werden in dieser Phase ergriffen?
16. Was unterscheidet einen bösartigen von einem gutartigen Tumor?
17. Welche Knochen des Schädels bilden das Kiefergelenk?
18. Warum spricht man beim Kiefergelenk von einem Dreh-Gleit-Gelenk?
19. Welche Kaumuskeln sind für den Kieferschluss, welche für die Kieferöffnung verantwortlich?
20. Was sind craniomandibuläre Dysfunktionen und wodurch können sie verursacht werden?
21. Welche Symptome treten häufig im Zusammenhang mit einer CMD auf?

ZUR VERTIEFUNG

1. Erstellen Sie ein Schema das verdeutlicht, wie in Ihrer Praxis die Vorbehandlung im Rahmen der systematischen Parodontitis abläuft.

2. Erstellen Sie eine Tabelle mit allen in der Parodontalbehandlung möglichen Abrechnungspositionen und ordnen Sie diese den einzelnen Phasen der Parodontitisbehandlung zu.

3. Sie erhalten von Ihrem Ausbilder den Auftrag für die Patienten ein Informationsblatt zu erstellen. Durch dieses Informationsblatt soll dem Patienten deutlich werden,
   - wie eine systematische Parodontaltherapie abläuft,
   - welches Ziel sie hat und warum dieses Ziel nur langfristig zu erreichen ist,
   - wie wichtig die Mitarbeit des Patienten ist.

   Das Infoblatt (DIN-A4-Blatt einmal gefaltet, Vorder- und Rückseite) soll ansprechend aufgemacht sein und den Patienten motivieren.

4. Entwickeln Sie ein Fallbeispiel einer Patientin mit mittelschwerer chronischer Parodontitis. Sie müssen alle Befunde festlegen, die auf dem Parodontalstatus vermerkt werden. Setzen Sie sich dann mit drei oder vier Mitschülerinnen zusammen und diktieren Sie sich die Befunde, wie es durch Ihren Ausbilder oder Ihre Ausbilderin in der Praxis erfolgen würde. Die Befunde sollen von ihren Mitschülerinnen im Parodontalstatus notiert werden.

5. Fallbeispiel:
   Bei Herrn Betül wurde vor 2 Monaten eine leichte bis mittelschwere chronische Parodontitis festgestellt. Nach der Genehmigung einer systematischen Parodontalbehandlung durch die Krankenkasse hat Herr Betül in der Initialphase sehr gut mitgearbeitet und die Gingiva ist mittlerweile entzündungsfrei. Ausschließlich im Seitenzahnbereich hat Herr Betül nach wie vor Zahnfleischtaschen von bis zu 6 mm. Er erscheint heute zum Scaling (geschlossene Kürettage). Da die Behandlung in einer Sitzung erfolgen soll und Herr Betül aufgrund eines Herzklappenfehlers ein Risikopatient ist, erhält er Antibiotika. Die erste Dosis nimmt er am Morgen des Behandlungstages.
   a) Warum sind die Antibiotika für das Scaling verordnet worden? Herr Betül fragt Sie, ob er für die weitere Einnahme etwas bedenken muss. Was antworten Sie ihm?
   b) In welchen Arbeitsschritten verläuft die Behandlung? Welche Materialien und Instrumente werden jeweils benötigt?
   c) Welche Verhaltensregeln und -tipps geben Sie Herrn Betül am Ende der Behandlung?
   d) Wie werden die kontaminierten Instrumente aufbereitet? Schildern Sie stichpunktartig den Instrumentenkreislauf für die Instrumentengruppen, die hier gebraucht wurden.
   e) Welche Abrechnungspositionen können für diese Behandlung angesetzt werden?
   f) Wie wird die Behandlung von Herrn Betül weitergehen?

Lernfeld 10b

Röntgen- und Strahlenschutzmaßnahmen vorbereiten

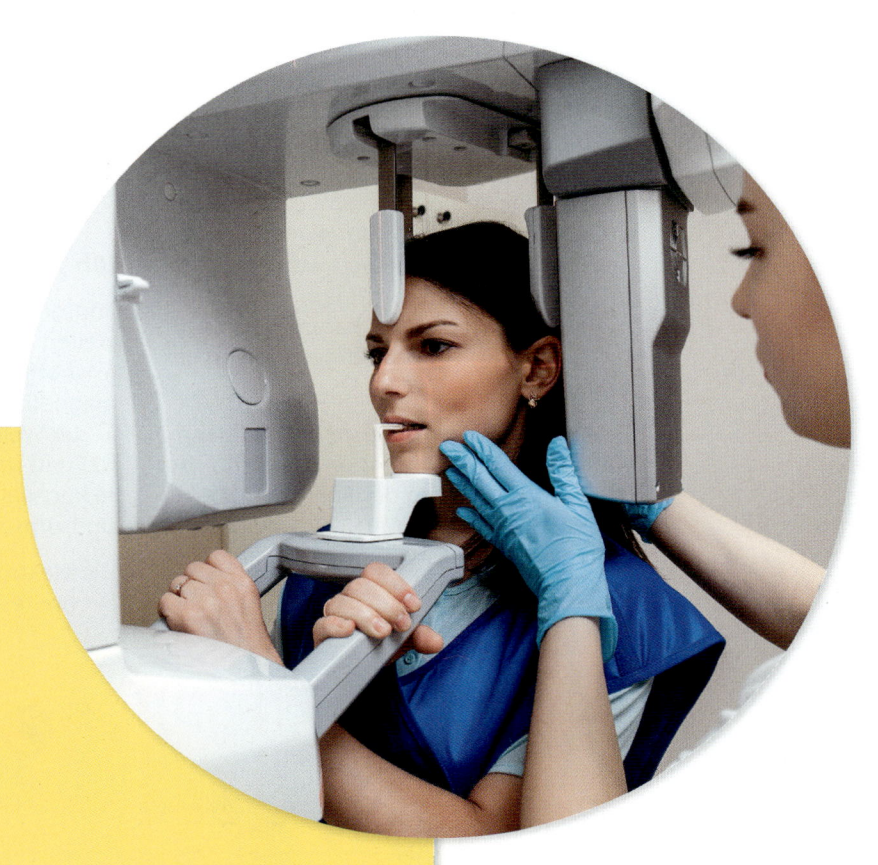

Röntgenstrahlen: Eigenschaften und Erzeugung

Strahlenexposition

digitales und analoges Röntgen

intra- und extraorale Aufnahmen

Qualitätssicherung

Strahlenschutzgesetz und Strahlenschutzverordnung

10b Röntgen- und Strahlenschutzmaßnahmen vorbereiten

Im Jahre 1895 entdeckte der deutsche Physiker Wilhelm Konrad Röntgen eine unsichtbare Strahlung, mit der man das Innere eines Organismus betrachten konnte, ohne ihn zu verletzen. In einer der ersten Aufnahmen stellte Konrad Röntgen das Handgelenk seiner Frau mit über 20-minütiger Durchleuchtungszeit dar. Damals wusste man nicht um die Gefährlichkeit dieser Strahlung. Konrad Röntgen nannte diese Strahlen x-Strahlen und so werden sie z. B. im englischsprachigen Raum heute noch genannt. Im Deutschen hat man sie zu Ehren des Entdeckers in Röntgenstrahlen umbenannt.

Bereits 1896 wurde die erste Zahnaufnahme gemacht. Sie hatte aber aufgrund der schwachen Leistung der Röntgenröhre keinen diagnostischen Wert. 1955 wurden die ersten zahnmedizinischen Kleingeräte eingeführt. Heute sind Röntgenaufnahmen in der Zahnarztpraxis für die Diagnostik unerlässlich. Die ZFA sollte aber nicht nur wissen, wie sie ein gutes Röntgenbild macht. Sie muss ebenfalls über die Eigenschaften und die biologische Wirkung der Röntgenstrahlung informiert sein.

10b.1 Eigenschaften von Röntgenstrahlen

10b.1.1 Elektromagnetische Wellen

Röntgenstrahlen sind elektromagnetische Wellen wie Radiowellen, Licht oder Infrarotstrahlung. Diese verschiedenen elektromagnetischen Wellen unterscheiden sich in der Wellenlänge bzw. Frequenz (Einheit Hz) und damit in ihrer Energie (Bild 10b.1). Je kurzwelliger elektromagnetische Wellen sind, umso energiereicher sind sie.

Die elektromagnetischen Wellen umfassen ein breites Spektrum, das von Radiowellen

> **1 Hz** (Hertz) = 1 Schwingung pro Sekunde

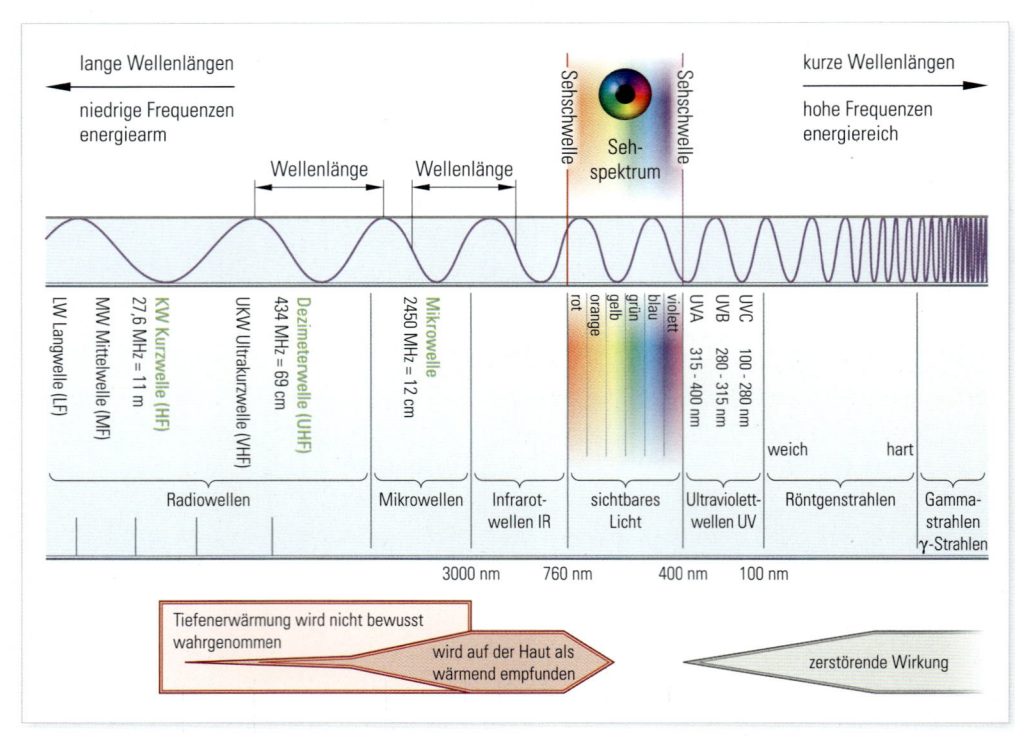

Bild 10b.1 Spektrum der elektromagnetischen Wellen

Eigenschaften von Röntgenstrahlen • LF 10b

mit einer Wellenlänge von z. B. 10 Kilometern bis z. B. zur Gammastrahlung mit einer Wellenlänge von einem Pikometer (pm) reicht.

Für alle elektromagnetischen Wellen – also auch für Röntgenstrahlen – gilt, dass sie sich geradlinig und mit Lichtgeschwindigkeit (ca. 300 000 km/s) ausbreiten.

10b.1.2 Durchdringungsfähigkeit

Röntgenstrahlen sind in der Lage, feste Stoffe zu durchdringen. Die Durchdringungsfähigkeit ist dabei abhängig von:
- der Wellenlänge der Röntgenstrahlen. (Kurzwelligere, sogenannte harte Röntgenstrahlen können Stoffe besser durchdringen als langwelligere, sogenannte weiche Röntgenstrahlen.)
- der Dichte des zu durchdringenden Stoffes, d. h. je dichter ein Stoff ist, umso schwerer wird er von Röntgenstrahlen durchdrungen. (Blei hat eine sehr hohe Dichte und wird daher auch im Strahlenschutz angewandt. Zahn- oder Knochengewebe hat eine höhere Dichte als Weichgewebe und ist daher im Röntgenbild darstellbar.)
- der Dicke des zu durchdringenden Stoffes. (Je dicker der Stoff, umso schwerer können Röntgenstrahlen ihn durchdringen.)

10b.1.3 Abschwächung

Röntgenstrahlen schwächen sich ab, wenn sie auf Materie treffen und der Abstand zur Strahlenquelle zunimmt.

Absorption. Eine gewisse Menge der Röntgenstrahlung wird von der durchleuchteten Materie aufgenommen (absorbiert). Dabei nimmt die Materie Energie auf und verändert sich.

Streuung. Ein Teil der auf Materie treffenden Röntgenstrahlung wird reflektiert bzw. gestreut. Diese Streustrahlung ist deutlich schwächer als die ursprüngliche Strahlung und breitet sich in alle Richtungen aus (Bild 10b.2). Vor Streustrahlung müssen Patient und ▶Zahnfilm geschützt werden.

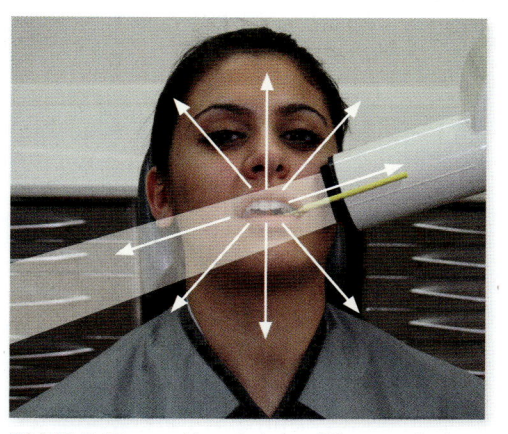

Bild 10b.2 Streustrahlung bei einer Röntgenaufnahme

pm = 1/1 000 000 000 Millimeter

Abstandsschwächung. Ein größerer Abstand zur Strahlenquelle reduziert die Strahlenbelastung erheblich. Mit der Verdopplung des Abstandes von der Strahlenquelle vergrößert sich die bestrahlte Fläche im Quadrat, entsprechend nimmt die Strahlenintensität im Quadrat ab (Bild 10b.3). Das bedeutet: Wenn bei einer Röntgenaufnahme in einem Abstand von 1 Meter die Röntgenbelastung gemessen wird, ist sie in einem Abstand von 2 Metern nicht halb so groß, sondern beträgt nur noch ein Viertel der anfänglich gemessenen Strahlenbelastung. Bei Verdreifachung des Abstandes nur noch ein Neuntel.

> **TIPP** Abstand ist der beste Schutz vor Röntgenstrahlen. In der Zahnarztpraxis können Sie davon ausgehen, dass Sie ab einem Abstand von 1,5 m zur Strahlenquelle weitgehend vor Röntgenstrahlung geschützt sind.

Dichte: Masse eines Stoffes in einem bestimmten Volumen; in kg/dm³

Materie ist eine allgemeine Bezeichnung für alles Stoffliche

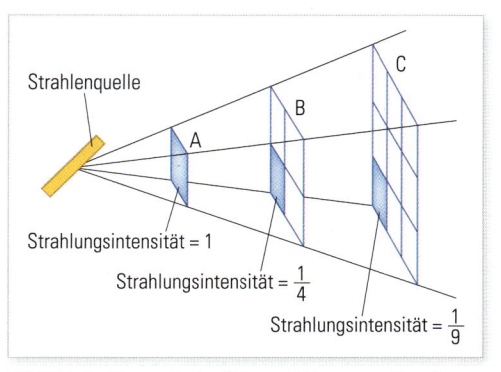

Bild 10b.3 Abstandschwächung (Abstands-Quadrat-Gesetz)

Zahnfilm ▶ S. 283

LF 10b Röntgen- und Strahlenschutzmaßnahmen vorbereiten

10b.1.4 Weitere Wirkungen von Röntgenstrahlen

Fotochemische Wirkung. Röntgenstrahlen belichten lichtempfindliche Schichten. Sie verursachen eine Schwärzung des Filmes, d.h. an den Stellen, an denen Röntgenstrahlung auf den Film trifft, wird dieser schwarz (▶Bilderzeugung).

Fluoreszenzauslösung. Röntgenstrahlen bringen fluoreszierende Stoffe zum Leuchten. Diese Stoffe nehmen die Energie der Röntgenstrahlen auf und geben sie anschließend als sichtbares Licht wieder ab. Dieses Phänomen wird mithilfe der Verstärkerfolien bei extraoralen ▶Filmkassetten genutzt, um die Röntgenstrahlung zu reduzieren.

Biologische Wirkung. Bei der Absorption von Röntgenstrahlen können Elektronen aus Atomen oder Molekülen herausgeschlagen werden. Man nennt diesen Prozess Ionisierung. Durch die Ionisierung verändern sich die Eigenschaften der Stoffe. Es können beispielsweise Erbinformationen beschädigt oder verändert werden. Besonders empfindlich gegenüber dieser Strahlenschädigung sind Zellen mit einer hohen Teilungsrate wie das blutbildende Knochenmark oder schnell wachsende Gewebe beim Fötus oder Embryo.

Je nach Höhe der Strahlenbelastung, können Röntgenstrahlen Körperzellen zerstören oder ein ungeborenes Kind schädigen (Bild 10b.4). Ob jedoch Körperzellen durch Röntgenstrahlen zu Krebszellen entarten oder Mutationen im Erbgut auslösen, ist unabhängig von der Höhe der Strahlung, – hier reichen kleinste Röntgenbelastungen. Die Wahrscheinlichkeit einer solchen Schädigung nimmt zwar mit steigender Dosis zu, die Schwere der Schädigung ist aber dosisunabhängig.

10b.2 Erzeugung von Röntgenstrahlen

Röntgenstrahlen kommen in der natürlichen Umgebung nicht vor, sie werden künstlich erzeugt.

10b.2.1 Aufbau und Funktion der Röntgenröhre

Röntgenstrahlen werden in einer mit Blei ummantelten, luftleeren Glasröhre erzeugt, in der sich die Kathode (Minuspol) in Form eines Glühdrahtes und die Anode (Pluspol) in Form einer schräg gestellten Scheibe befinden (Bild 10b.4). Beides besteht aus dem Metall Wolfram, das erst bei Temperaturen von mehr als 3000 °C schmilzt.

An der glühenden Kathode werden Elektronen freigesetzt. Diese Elektronen werden von der positiv geladenen Anode angezogen. Wegen der sehr hohen Spannung von mehreren zehntausend Volt werden die Elektronen zwischen der negativ geladenen Kathode und der positiv geladenen

---

Bilderzeugung ▶S. 284

Fluoreszenz: Eigenschaft von Stoffen, bei Bestrahlung selbst zu leuchten

Filmkassetten ▶S. 284

Ion (gr.) = elektrisch positiv oder negativ geladenes Teilchen

Elektron (gr.) = negativ geladenes Elementarteilchen

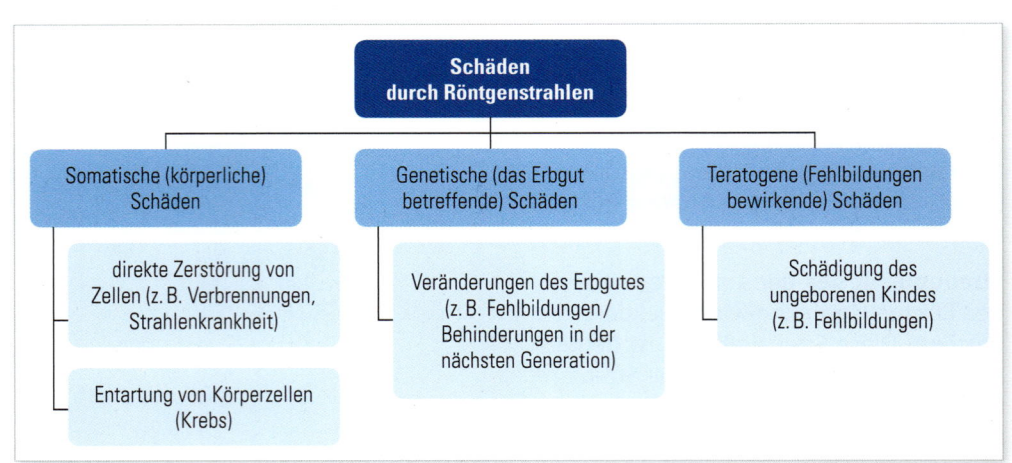

Schäden durch Röntgenstrahlen

- Somatische (körperliche) Schäden
  - direkte Zerstörung von Zellen (z.B. Verbrennungen, Strahlenkrankheit)
  - Entartung von Körperzellen (Krebs)
- Genetische (das Erbgut betreffende) Schäden
  - Veränderungen des Erbgutes (z.B. Fehlbildungen / Behinderungen in der nächsten Generation)
- Teratogene (Fehlbildungen bewirkende) Schäden
  - Schädigung des ungeborenen Kindes (z.B. Fehlbildungen)

Erzeugung von Röntgenstrahlen **LF 10b**

Anode sehr stark beschleunigt. Die Elektronen prallen aufgrund des Vakuums ungebremst und mit voller Wucht auf die Anode. Dieser Punkt des Aufpralls wird als Brennfleck (Fokus) bezeichnet. Die Bewegungsenergie der Elektronen verwandelt sich in Strahlungsenergie – zu 99 % in Wärme und zu 1 % in Röntgenstrahlen. Ein großer Teil der sich vom Brennfleck strahlenförmig ausbreitenden Röntgenstrahlen wird vom Bleimantel absorbiert. Die Nutzstrahlung, d. h. die Strahlung, die für die Bildentstehung benötigt wird, kann nur aus einem Austrittsfenster austreten.

10b.2.2 Stromstärke und Stromspannung

Über die Stromstärke (in mA) und die Stromspannung (in kV) können Quantität und Qualität der erzeugten Röntgenstrahlen beeinflusst werden.

Stromstärke. Elektrischer Strom ist die Bewegung von Elektronen. Die Stromstärke beschreibt, wie viele Elektronen in einer bestimmten Zeit transportiert werden. Wird die Stromstärke in einer Röntgenröhre erhöht, beeinflusst das die Menge der an der Glühkathode austretenden Elektronen und erhöht damit die Menge der entstehenden Röntgenstrahlen.

Stromspannung. Mit der Stromspannung wird der Ladungsunterschied zwischen der Kathode und der Anode beschrieben. Je höher die Röhrenspannung gewählt wird, umso stärker werden die Elektronen beschleunigt, umso stärker prallen sie auf der Anode auf und die entstehende Röntgenstrahlung wird energiereicher. Das heißt, sie wird kurzwelliger und kann Stoffe besser durchdringen (Bild 10b.5).

Bei den meisten zahnmedizinischen Röntgengeräten für ▸intraorale Aufnahmen sind Röhrenspannung und Stromstärke fest eingestellt und können vom Praxisteam nicht verändert werden. Hier wird die Schwärzung des Filmes über die Bestrahlungszeit geregelt.

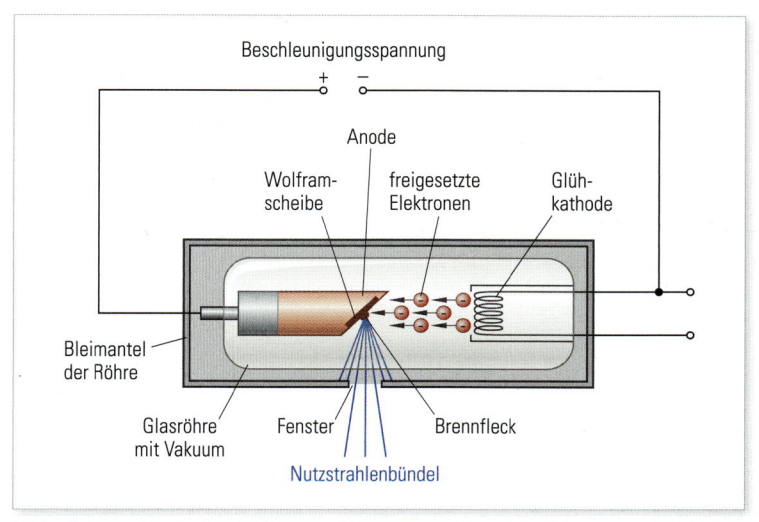

Bild 10b.4 Röntgenröhre (Schema)

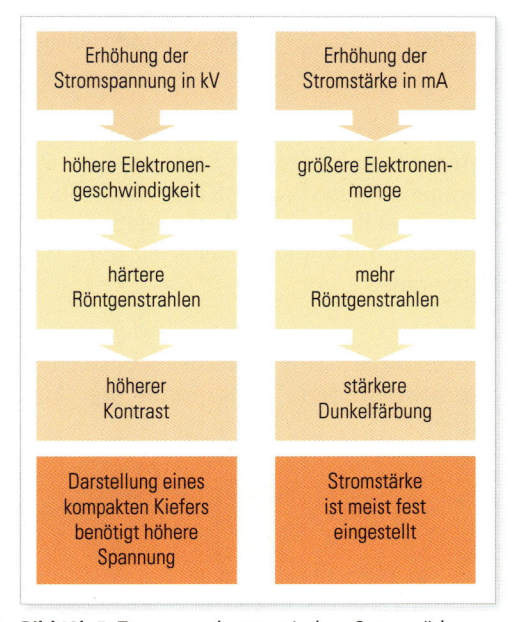

Bild 10b.5 Zusammenhang zwischen Stromstärke und -spannung

Bei ▸Panoramaröntgengeräten kann häufig über die kV-Zahlen die Durchdringungskraft der Röntgenstrahlen angepasst werden. Für einen Erwachsenen wird am Röntgengerät eine höhere kV-Zahl eingestellt als für ein Kind. Dentalröntgengeräte arbeiten mit einer Röhrenspannung von 60 bis 85 kV.

Vakuum (lat.) = luftleerer Raum

Fokus (lat.) = Brennpunkt; im Röntgengerät ein Brennfleck

mA = Milliampere; Maßeinheit für die Stromstärke

kV = Kilovolt; Maßeinheit für die Stromspannung

Panoramaröntgengeräte ▸S. 289

intraorale Aufnahmen ▸S. 285

10b.2.3 Aufbau eines Dentalröntgengerätes

Im Zentrum des Dentalröntgengerätes befindet sich die Röntgenröhre. Von außen ist gekennzeichnet, wo sich der Fokus der Röhre befindet (Bild 10b.6).

Zentralstrahl: gedachte Mittelachse des Nutzstrahlenbündels

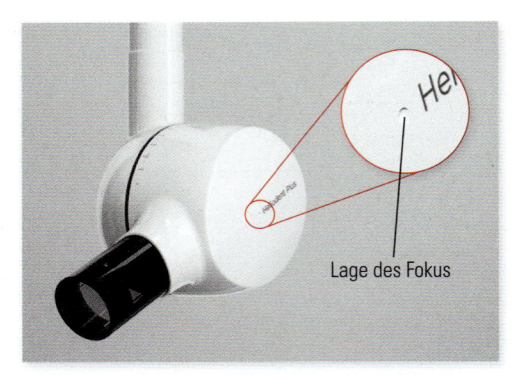

Bild 10b.6 Fokuskennzeichnung am Dentalröntgengerät

Filter. Direkt am Austrittsfenster befindet sich ein Aluminiumfilter, der die weicheren Röntgenstrahlen herausfiltert (Bild 10b.7). Diese Strahlung ist für die Bildgebung unerheblich, führt aber zu einer Belastung des Patienten.

Der Tubus ist eine meist zylinderförmige Röhre, die am Strahlenaustrittsfenster angebracht ist. Der Tubus erfüllt drei Aufgaben:

- Einstellhilfe,
- Einhalten des vorgeschriebenen Fokus-Hautabstands,
- Begrenzung des Strahlenfeldes durch eine Blende.

Insbesondere bei Aufnahmetechniken ohne Halterung ermöglicht der Tubus, den Verlauf des Zentralstrahls besser einzuschätzen.

Bei Röntgengeräten mit 60 kV und mehr muss ein Fokus-Hautabstand von 20 cm eingehalten werden. Das wird durch die Lage des Tubus garantiert. Mittels der Blende sollte das Strahlenfeld nach Möglichkeit auf die Sensor- oder Filmgröße reduziert werden. Bei allen Neuzulassungen muss das Röntgengerät mit einer rechteckigen Blende ausgestattet sein, da hiermit eine optimale Reduzierung des Strahlenfeldes erreicht wird.

10b.3 Strahlenexposition

Jeder Mensch ist einer gewissen radioaktiven Strahlung und Röntgenstrahlung ausgesetzt (exponiert). Man spricht von Strahlenexposition.

10b.3.1 Dosimetrie

Die Dosis bzw. das Maß der Strahlenmenge, der der Mensch ausgesetzt ist, kann auf verschiedene Art gemessen werden.

Energiedosis. Die Menge der durch einen Körper absorbierten Energie bei einer Bestrahlung wird als Energiedosis bezeichnet und in Gray (Gy) angegeben. Sowohl die Art der Strahlung als auch die Empfindlichkeit der Gewebe sind dabei ohne Bedeutung.

1 Gy = 1 Joule pro Kilogramm

Die Äquivalentdosis berücksichtigt die verschiedenen Strahlungen mit ihren unterschiedlichen biologischen Wirkungen. Jede Strahlungsart wird mit einem Faktor gewichtet, der in die Berechnung eingeht. Die Äquivalentdosis wird in Sievert (Sv) angegeben.

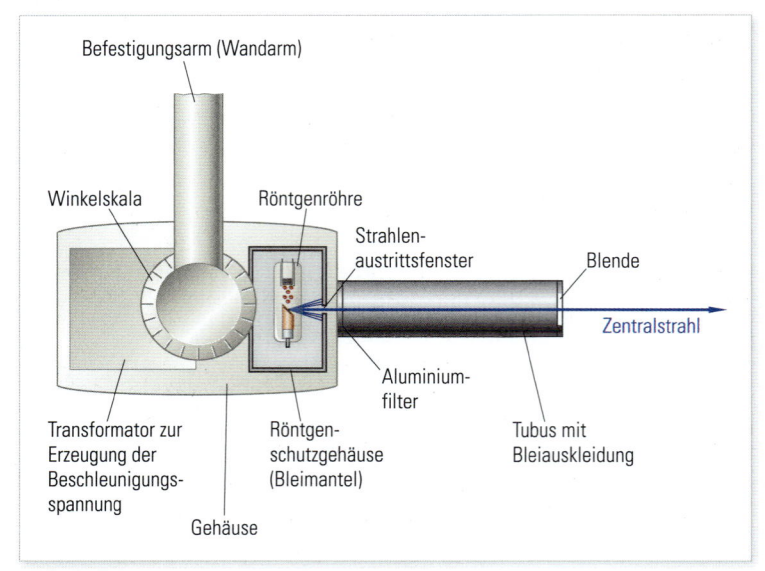

Bild 10b.7 Aufbau eines Dentalröntgengerätes

Strahlenexposition • LF 10b

Effektive Dosis. Bei der effektiven Dosis wird zusätzlich die Gewebeempfindlichkeit mit berücksichtigt. Die Gewebe erhalten entsprechend ihrer Empfindlichkeit einen Wichtungsfaktor. Die effektive Dosis wird ebenfalls in Sievert angegeben.

Dosimeter sind Strahlendosismessgeräte. Das Filmdosimeter (Strahlenschutzplakette) enthält einen lichtdicht verpackten Film in einem mit Blei und Kupferfiltern versetzten Kunststoffgehäuse. Dieser wird alle 4 Wochen von Überwachungsstellen ausgewertet. Digitale Dosimeter arbeiten mit digitalen Sensoren. Daneben gibt es Stabdosimeter, die jederzeit abgelesen werden können (Bild 10b.8).

TIPP Dosimeter sind für Sie als ZFA nicht vorgeschrieben, da Sie sich während der Aufnahme nie innerhalb des Kontrollbereichs (1,5 m um das Röntgengerät) befinden.

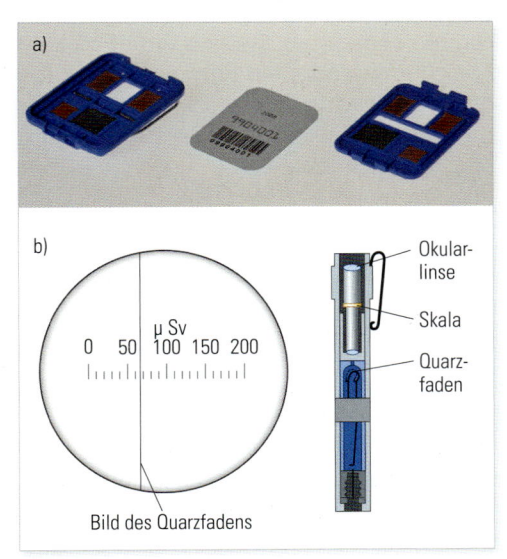

Bild 10b.8 a) Filmdosimeter und b) Stabdosimeter

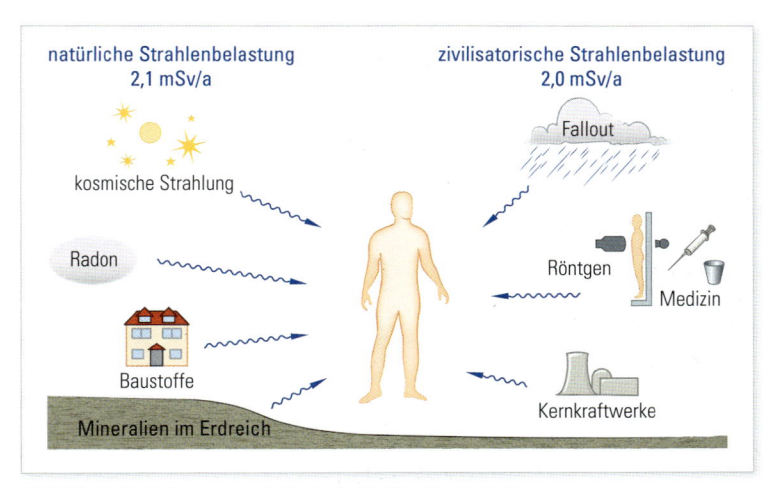

Bild 10b.9 Natürliche und zivilisatorische Strahlenbelastung

Die natürliche Strahlenexposition setzt sich wie folgt zusammen:
- Aufnahme natürlicher radioaktiver Stoffe. Alle Menschen inhalieren täglich das radioaktive Edelgas Radon, das sich vor allem in Räumen anreichert. Weitere radioaktive Stoffe werden über die Nahrung aufgenommen. Die jährliche effektive Dosis über aufgenommene Nahrungsmittel hängt von der terrestrischen Strahlung in der Region ab.
- Kosmische Strahlung aus dem Weltall. Die Dosis nimmt mit der Höhe zu; sie ist im Flugzeug relativ hoch. (Flugpersonal gilt als beruflich strahlenexponiert)
- terrestrische (vom Erdreich ausgehende) Strahlung; sie kann regional stark schwanken

Die zivilisatorische Strahlenexposition beträgt etwa 2 mSv effektive Jahresdosis. Den größten Beitrag haben dabei medizinische Röntgenuntersuchungen. Weitere, jedoch sehr kleine Faktoren sind Kernkraftwerke sowie Folgen von Atomtests und des Unfalls im Kernkraftwerk Tschernobyl 1986 (Bild 10b.9).

mSv = Millisievert
µSv = Mikrosievert (= 1/1000 Millisievert)

10b.3.2 Natürliche und zivilisatorische Strahlenexposition

Der natürlichen Strahlenexposition ist der Mensch in seiner natürlichen Umgebung ausgesetzt. Die jährliche effektive Dosis liegt in Deutschland durchschnittlich bei 2,1 mSv.

10b.3.3 Strahlenexposition durch zahnmedizinische Röntgenuntersuchungen

Etwa 40 % aller Röntgenuntersuchungen in Deutschland finden in der Zahnarztpraxis statt. Dies entspricht nur 0,3 % der durch

Panoramaschicht-
aufnahme ▶ S. 289

Digitale Volumen-
tomographie ▶ S. 292

Röntgenuntersuchung verursachten Strahlenexposition. Die Strahlenexposition einer Zahnaufnahme beträgt ca. 0,005 mSv (analog) bzw. 0,003 mSv (digital). Fünf digitale Zahnaufnahmen entsprechen damit etwa der Strahlenexposition einer Flugreise nach Gran Canaria. Eine ▶Panoramaschichtaufnahme entspricht ungefähr der Strahlenbelastung von vier Zahnaufnahmen. Vier Panoramaschichtaufnahmen der Strahlenbelastung einer ▶digitalen Volumentomographie. Auch wenn das Risiko einer Schädigung durch Röntgenstrahlen in der Zahnmedizin sehr gering ist, bedeutet das nicht „kein Risiko". Es bleibt die Verpflichtung, die Strahlenexposition für Patienten und das Praxisteam so gering wie möglich zu halten.

10b.4 Digitales Röntgen

Beim Röntgen werden die Röntgenstrahlen abhängig von der Dicke und der Dichte des bestrahlten Objekts absorbiert und gelangen unterschiedlich stark auf den Bildempfänger. Dichte Materie, wie Schmelz, lässt nur wenig Röntgenstrahlung durch und erscheint im „Negativ" entsprechend heller als zum Beispiel kariöser Schmelz oder Dentin. Da es sich bei einem Röntgenbild um ein Negativ handelt, erklärt sich auch, warum ein dunkler Schatten am Apex als „apikale Aufhellung" bezeichnet wird.

Beim digitalen Röntgen werden moderne digitale Technologien in der Bildentstehung und Bildverarbeitung genutzt. Man unterscheidet dabei direkte und indirekte digitale Systeme.

10b.4.1 Direkte digitale Systeme

Beim direkten digitalen System arbeiten Sensoren als Bildempfänger. Diese sind über ein Kabel direkt mit dem Computer verbunden. Ist der Sensor Röntgenstrahlen ausgesetzt, sendet er elektrische Signale an den Computer. Diese werden im Computer digitalisiert und das Röntgenbild steht nach der Aufnahme sofort auf dem Monitor zur Verfügung (Bild 10b.10).

Die Sensoren werden in unterschiedlichen Größen angeboten. Sie sind dicker als eine Speicherfolie oder ein Röntgenfilm. Durch die Hygieneschutzhülle und das Kabel ist es manchmal schwierig, den Sensor richtig im Mund zu positionieren.

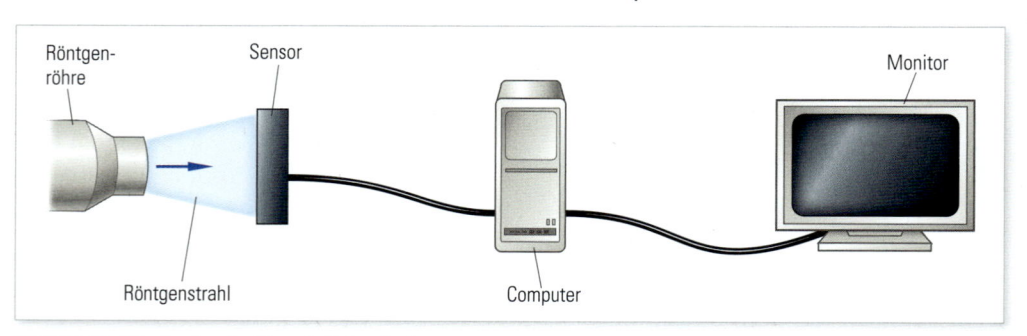

Bild 10b.10 Prinzip der direkten digitalen Systeme

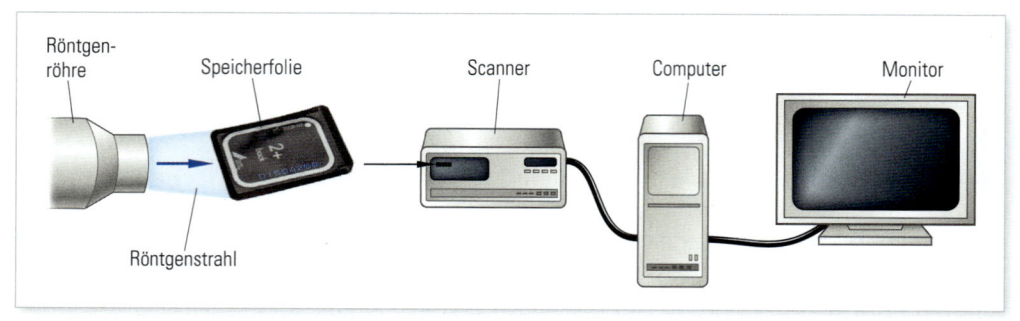

Bild 10b.11 Prinzip der indirekten digitalen Systeme

10b.4.2 Indirekte digitale Systeme

Beim indirekten digitalen System wird das Röntgenbild auf Speicherfolien als Bildempfänger zwischengespeichert. Die Speicherfolien haben die gleichen Formate wie die analogen Filme, können ebenso mit oder ohne Halterung und ohne störendes Kabel verwendet werden. Sie müssen vor der Aufnahme lediglich in eine Schutzhülle geschoben werden (Bild 10b.12).

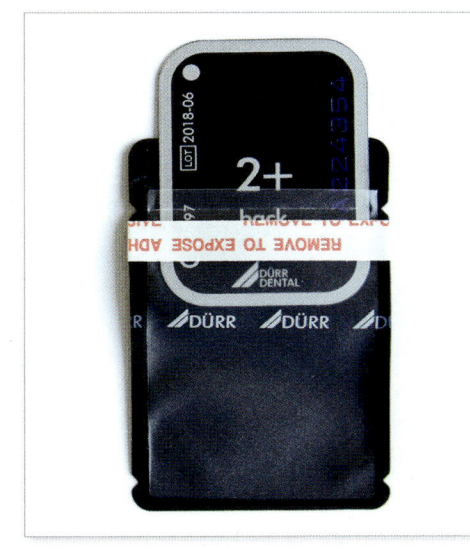

Bild 10b.12 Speicherfolie und Schutzhülle

Die Speicherfolien speichern die Energie der Röntgenstrahlen. Nach der Aufnahme wird die Folie von einem Scanner ausgelesen. Die Informationen werden als elektrische Signale an den Computer weitergegeben und dort digitalisiert. Das Röntgenbild steht dann auf dem Monitor zur Verfügung (Bild 10b.11). Nach der Aufnahme kann die Speicherfolie mit Licht gelöscht und ca. 1000-mal wieder benutzt werden. Die empfindliche Oberfläche darf aber nicht zerkratzt sein.

10b.5 Analoges Röntgen

Beim analogen Röntgen werden, wie beim digitalen Röntgen, die gleichen Aufnahmearten und -techniken verwendet. Nur bei der Bildentstehung und der Bildverarbeitung unterscheiden sich die beiden Verfahren erheblich. Beim analogen Röntgen wird der Röntgenfilm mit Röntgenstrahlen „belichtet". Dieses entspricht dem Prinzip der Fotografie, in der ein Film mit Licht belichtet wird.

10b.5.1 Aufbau der Röntgenfilme

Filme für intraorale Aufnahmen werden entsprechend ihres Verwendungszweckes in unterschiedlichen Größen angeboten. Der normale Zahnfilm hat das Format 3 x 4 cm; er kann im Hoch- oder Querformat verwendet werden.

Aufbau und Verpackung der unterschiedlichen intraoralen Filme sind identisch (Bild 10b.13). Der eigentliche Film besteht aus einer Trägerschicht, die beidseitig mit einer lichtempfindlichen Emulsion aus Silberbromid-Kristallen und Gelatine beschichtet ist. Eine auf beiden Seiten aufgetragene Schutzschicht schützt den Film vor mechanischer Beschädigung.

Der Film ist in lichtundurchlässigem Papier eingewickelt, um ihn vor versehentlicher Belichtung zu schützen. Eine geprägte Bleifolie auf der Rückseite schützt den Film vor Streustrahlung (Bild 10b.14).

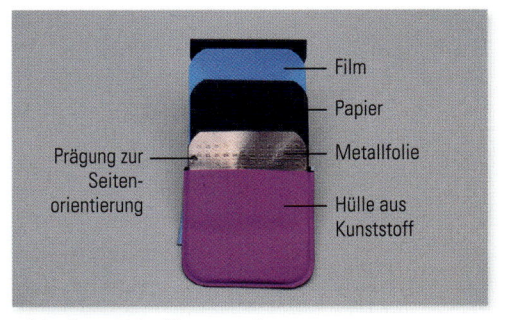

Bild 10b.13 Zahnfilmverpackung

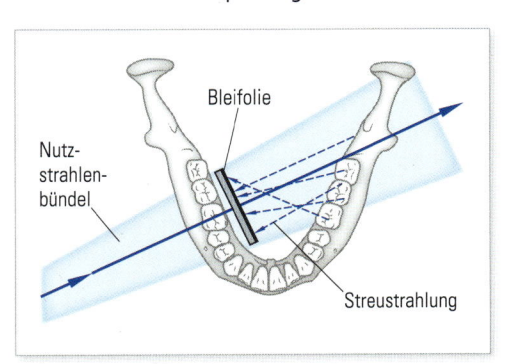

Bild 10b.14 Schutz des Filmes vor Streustrahlung

Katalysator: Stoff, der eine chemische Reaktion herbeiführt, selbst aber unverändert bleibt

TIPP Die Bleifolien dürfen Sie nicht in den normalen Hausmüll geben. Die Folien müssen gesondert gesammelt und als Sondermüll entsorgt werden.

Der Film befindet sich in einer licht- und feuchtigkeitsdichten Kunststoffhülle mit abgerundeten Ecken. Film und Hülle sind mit einer Prägung zur Seitenorientierung versehen. Die tastbare Erhebung zeigt immer zum Tubus und sollte nach okklusal positioniert werden, damit sie nicht im Bereich der Befundung liegt.

extraorale Aufnahmen ▶ S. 289 f.

Für ▶extraorale Aufnahmen gibt es Filmkassetten, in denen – neben dem eigentlichen Film – Verstärkerfolien von beiden Seiten gegen den Film gedrückt werden (Bild 10b.15). Diese Verstärkerfolien fluoreszieren, d. h. sie beginnen an den von Röntgenstrahlen getroffenen Stellen zu leuchten. Das Fluoreszenzlicht belichtet den Film zusätzlich so stark, dass nur etwa 5 % der Belichtung durch die Röntgenstrahlung erfolgt und 95 % durch das entstandene Licht. Dadurch kann die Strahlungsbelastung deutlich reduziert werden.

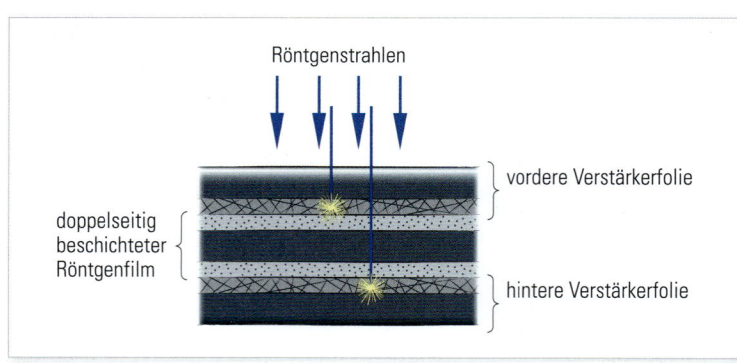

Bild 10b.15 Aufbau einer Filmkassette

10b.5.2 Bilderzeugung

Die Belichtung ist auf dem Röntgenfilm zunächst nicht erkennbar. Erst durch die Filmentwicklung werden die belichteten Stellen geschwärzt; unbelichtete Stellen erscheinen nach der Entwicklung hell.

Konstanzprüfung ▶ S. 293

An den belichteten Stellen entstehen aus den Silberbromid-Kristallen im Film „Keime" aus reinem Silber. Im Entwickler sind diese Silberatome die Katalysatoren für die weitere Aufspaltung der Silberbromid-Kristalle in Silber und Brom. Das Silber erscheint hier schwarz. Bei andauernder Entwicklung wird der Film an den belichteten Stellen also zunehmend schwärzer. Ist der Film voll entwickelt, d. h. das Bild ist erkennbar, muss die Entwicklung abgebrochen werden, da sonst der gesamte Film schwarz werden würde.

Im Fixierbad wird das gesamte nicht aufgespaltene Silberbromid herausgelöst, da es sonst unter Lichteinfluss zu einer weiteren Schwärzung des Filmes kommen würde. Das metallische Silber bleibt in der Gelatineschicht zurück.

Zum Schluss wird der Film gewässert (abgespült) und getrocknet.

10b.5.3 Filmentwicklung

Grundsätzlich gibt es zwei Möglichkeiten der Entwicklung:
- Handentwicklung und
- automatische Filmentwicklung.

Bei der Handentwicklung werden die Filme mit der Hand von Bad zu Bad befördert, wobei zwischen dem Entwicklerbad und dem Fixierbad eine Zwischenwässerung erforderlich ist, um das Fixierbad nicht zu verunreinigen. Benötigt werden neben einer Dunkelkammer ein Thermometer und eine Stoppuhr, da die Temperatur der Entwicklerflüssigkeiten und die Dauer der Entwicklung und Fixierung für die Qualität der Bilder entscheidend sind.

Automatische Filmentwicklung. In der Zahnarztpraxis findet man viel häufiger Entwicklerautomaten. Walzen transportieren hier den Film automatisch durch die Bäder. Die Walzen drücken auch die Flüssigkeiten vom Film, sodass eine Zwischenwässerung nicht erforderlich ist (Bild 10b.16). Die richtige Temperatur der Bäder wird vom Automaten sichergestellt.

Der Entwicklungsvorgang muss wöchentlich mit der von der Strahlenschutzverordnung vorgeschriebenen ▶Konstanzprüfung überprüft werden.

Intraorale Aufnahmearten • **LF 10b**

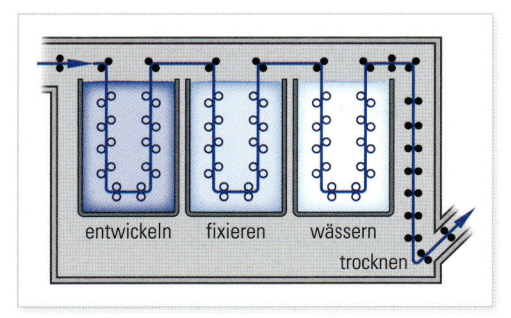

Bild 10b.16 Schematische Darstellung eines Entwicklungsautomaten

10b.5.4 Digital oder analog?

Das digitale Röntgen ist in der Qualität der Bilder dem analogen Röntgen gleichzusetzen. Die Bildbearbeitungsmöglichkeiten können den diagnostischen Wert digitaler Röntgenbilder aber steigern. Weitere Vorteile des digitalen Röntgens sind:
- das Bild steht schnell zur Verfügung,
- weniger Arbeitsschritte,
- geringere Strahlenexposition aufgrund hoher Empfindlichkeit der Sensoren oder Speicherfolien,
- kein Sondermüll (Bleifolie, Entwickler und Fixierer),
- einfache digitale Archivierung.

10b.6 Intraorale Aufnahmearten

Als intraorale Aufnahmearten werden alle Verfahren bezeichnet, bei denen sich der Sensor, die Speicherfolie oder der Film im Mund befindet. Hierzu gehören:
- die laterale Zahnaufnahme,
- die Bissflügelaufnahme,
- die Aufbissaufnahme.

Bei allen intraoralen Aufnahmen muss der Patient mit einem Bleischild oder einer Bleischürze vor Streustrahlung geschützt werden.

10b.6.1 Laterale Zahnaufnahme

Eine größengleiche, nicht verzerrte Darstellung des Zahnes in einem Röntgenbild erreicht man, wenn folgende Bedingungen eingehalten werden:
- Der Bildempfänger befindet sich parallel zur Zahnachse, denn ansonsten wird der Zahn nicht größengleich abgebildet. Der Zentralstrahl trifft senkrecht auf die Zahnachse und den Bildempfänger.
- Der Abstand zwischen Fokus und Zahn ist möglichst groß und der Abstand zwischen Zahn und Bildempfänger möglichst klein, denn nur so wird ein annähernd paralleles Strahlenbündel erreicht.

Paralleltechnik. Durch den Einsatz eines Halters für den Bildempfänger werden die genannten Bedingungen genau eingehalten (Bilder 10b.17 und 10b.18). Daher gilt die Paralleltechnik als Standardverfahren. Sie gewährleistet größengleiche, verzerrungsfreie und reproduzierbare Röntgenaufnahmen.

Bild 10b.17 Paralleltechnik

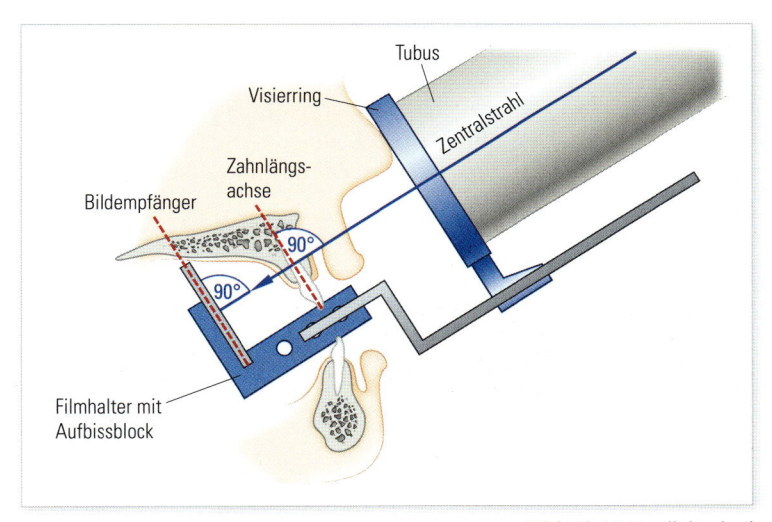

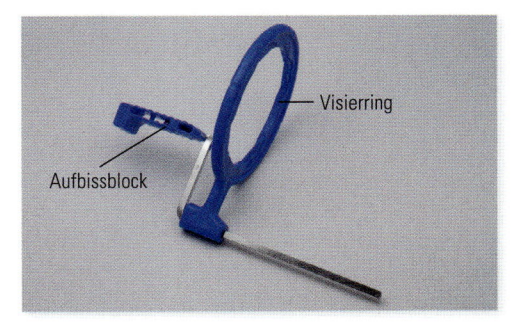

Bild 10b.18 Halter für Bildempfänger

LF 10b — Röntgen- und Strahlenschutzmaßnahmen vorbereiten

Rechtwinkeltechnik. Aus anatomischen Gründen gelingt es manchmal nicht, dass Zahnebene und Bildempfänger wirklich parallel zueinander stehen. Bei einem flachen Gaumen können zum Beispiel die Wurzelspitzen auf dem Röntgenbild abgeschnitten sein (Bild 10b.19).

Bild 10b.19 Abgeschnittene Wurzelspitzen (bei Paralleltechnik)

Eine vollständige Darstellung des Zahnes ist hier nur zu erreichen, wenn man darauf verzichtet, dass die Zahnachse parallel zum Bildempfänger verläuft. Ist über den Halter gewährleistet, dass der Zentralstrahl senkrecht auf den Bildempfänger trifft, spricht man von der Rechtwinkeltechnik (Bild 10b.20). Bei der Rechtwinkeltechnik werden die Zähne immer leicht verkürzt dargestellt.

Le Master: amerikanischer Zahnarzt

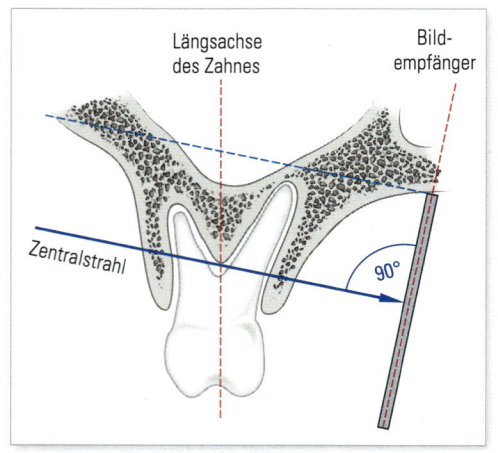

Bild 10b.20 Rechtwinkeltechnik

Halbwinkeltechnik. Wenn Parallel- und Rechtwinkeltechnik nicht umzusetzen sind, greift man auf die Halbwinkeltechnik zurück. Der Patient hält den Bildempfänger von oral gegen die betreffende Region. Dadurch stehen Zahnachse und Bildempfänger schräg zueinander. Eine größengleiche Darstellung der Zähne wird nur erreicht, wenn der Zentralstrahl senkrecht auf die gedachte Winkelhalbierende zwischen Zahnachse und Bildempfänger trifft (Bild 10b.21).

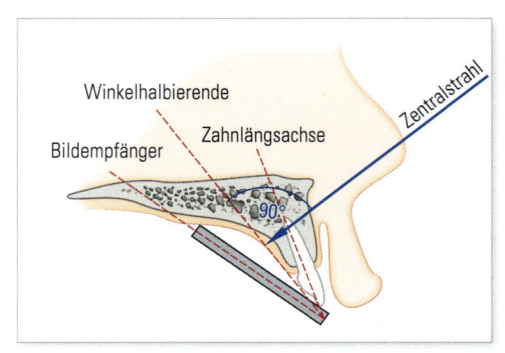

Bild 10b.21 Halbwinkeltechnik

Trifft der Zentralstrahl rechtwinklig auf den Bildempfänger, ist die Einstellung steiler und die Zähne werden zu kurz dargestellt. Trifft der Zentralstrahl rechtwinklig auf die Zahnachse, ist die Einstellung zu flach und die Zähne erscheinen zu lang (Bild 10b.22).

Da die Winkelhalbierende nur eine gedachte Ebene ist, ist die richtige Einstellung des Tubus schwer einzuschätzen. Es wird mit Mittelwerten gearbeitet, die auch auf dem Stativ des Röntgengerätes vermerkt sind (Bild 10b.23).

Technik nach Le Master. Durch die sehr steile Einstellung im Oberkieferbereich kann es zu Überlagerungen durch das Jochbein kommen. Die Halbwinkeltechnik kann dann durch eine Verkleinerung des Winkels zwischen Zahnachse und Bildempfänger verbessert werden. Man schiebt eine Watterolle zwischen Bildempfänger und Zahn; dadurch verändert sich die Lage der Winkelhalbierenden und der Tubus kann flacher eingestellt werden (Bild 10b.24).

Nachteile der Halbwinkeltechnik:
- schwierige Einstellung,
- wenn der Patient einen Bildempfänger hält, kann es durch zu starkes Durchbiegen zu Verzerrungen kommen.

Intraorale Aufnahmearten • LF 10b

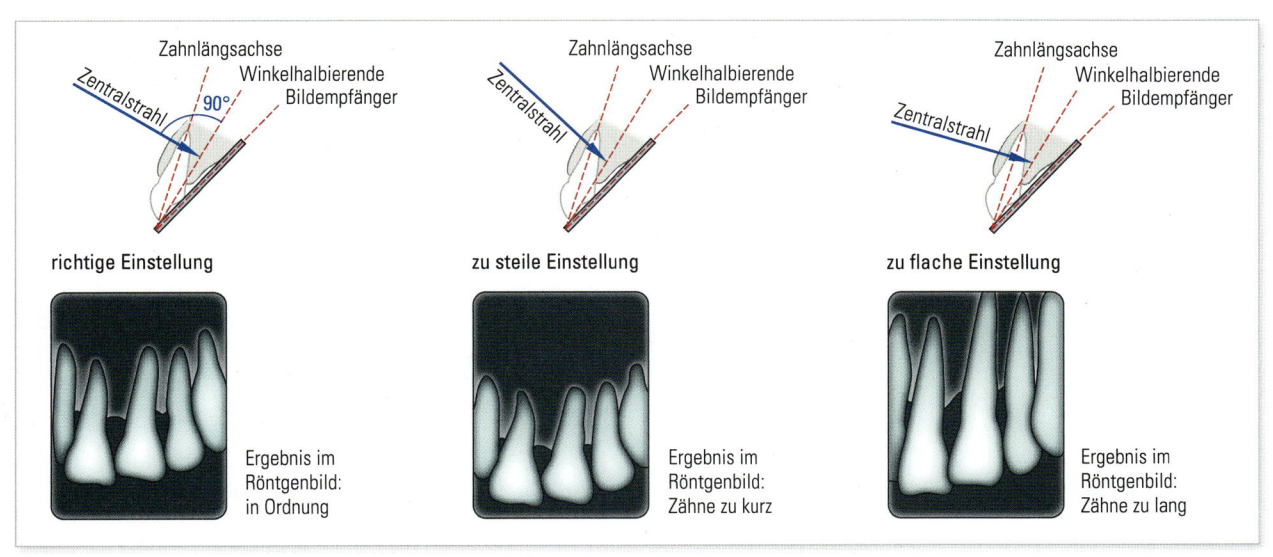

Bild 10b.22 Falsche Einstellungen bei der Halbwinkeltechnik

Exzentrische Aufnahmen. Bei den meisten Aufnahmen wird der Zahn direkt von der Seite geröntgt, d. h. der Zentralstrahl wird so ausgerichtet, dass er senkrecht auf den Zahnbogen trifft (orthoradial). In einigen Fällen ist aber eine Aufnahme von schräg hinten oder schräg vorne notwendig, z. B. um beim 1. Prämolaren im Oberkiefer beide Wurzeln sehen zu können. Bei einer orthoradialen Aufnahme verdeckt die bukkale Wurzel die Palatinale. Erfolgt die Aufnahme von distal, wird sie als distal-exzentrisch bezeichnet, von mesial als mesial-exzentrisch (Bild 10b.25).

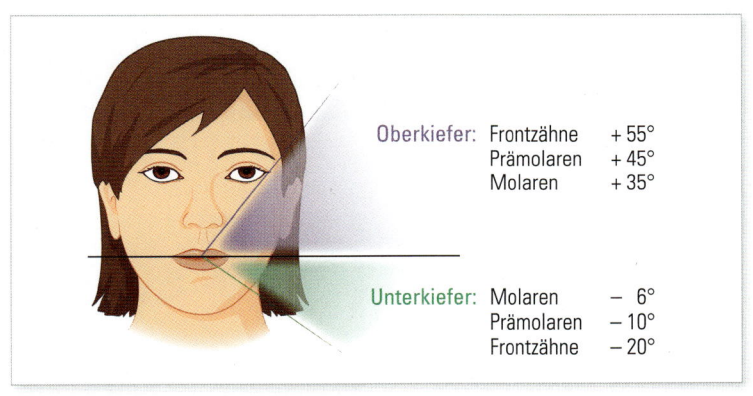

Bild 10b.23 Mittelwerte der Halbwinkeltechnik

Oberkiefer:	Frontzähne	+ 55°
	Prämolaren	+ 45°
	Molaren	+ 35°
Unterkiefer:	Molaren	− 6°
	Prämolaren	− 10°
	Frontzähne	− 20°

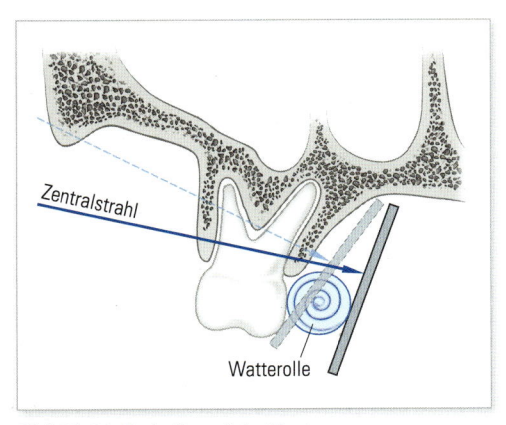

Bild 10b.24 Technik nach Le Master

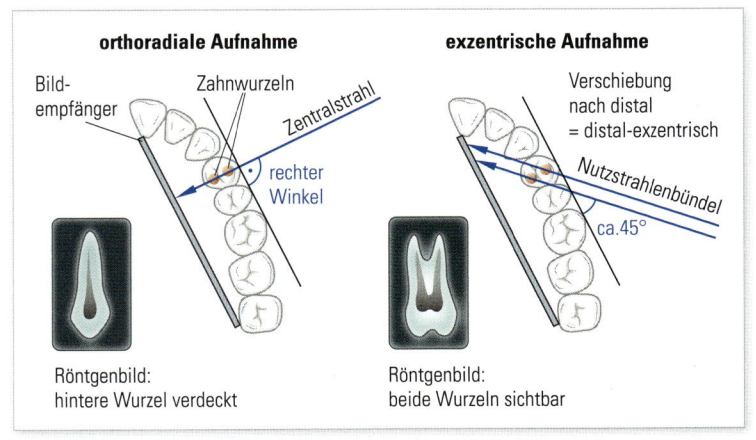

Bild 10b.25 Orthoradiale und exzentrische Aufnahme von Zahn 24

exzentrisch (gr.-lat.) = außerhalb des Mittelpunktes liegend

10b.6.2 Bissflügelaufnahmen

Eine Bissflügelaufnahme bildet die Kronen der Seitenzähne aus dem Ober- und Unterkiefer auf einem Röntgenbild ab (Bild 10b.26). Die Bildempfänger für Bissflügelaufnahmen sind etwas länger und werden mit einem Aufbissflügel fixiert, der sich in der Mitte des Bildempfängers befindet.

Bissflügelaufnahmen dienen der möglichst frühen Erkennung approximaler Karies. Wurzelspitzen sind auf diesen Aufnahmen nicht abgebildet.

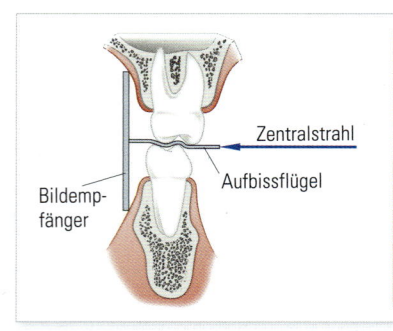

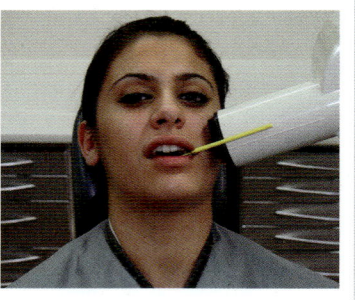

Bild 10b.26 Bissflügelaufnahme

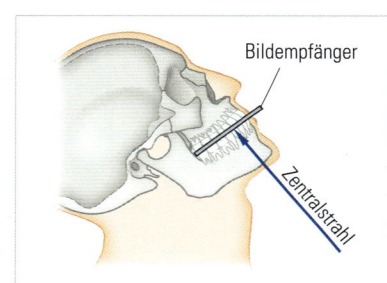

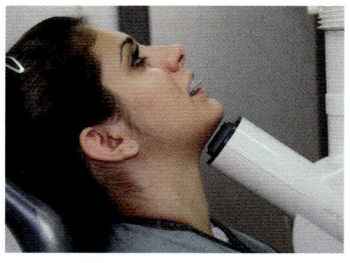

Bild 10b.27 Aufbissaufnahme des Unterkiefers

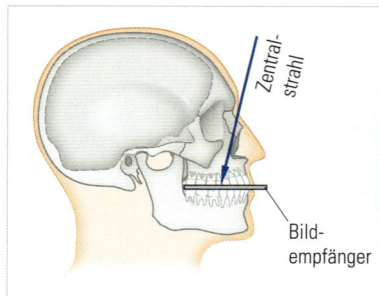

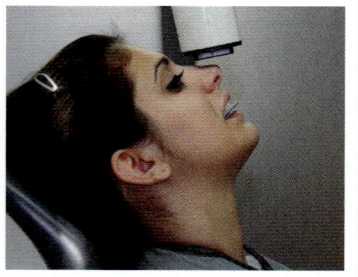

Bild 10b.28 Aufbissaufnahme des Oberkiefers

10b.6.3 Aufbissaufnahmen

Für Übersichtsaufnahmen des Gaumens und des Mundbodens werden Aufbissaufnahmen angefertigt. Diese Aufnahmen werden mit großen Bildempfängern (ca. 6 x 8 cm) durchgeführt. Der Patient bekommt den Bildempfänger zwischen Ober- und Unterkiefer und fixiert ihn durch leichtes Zubeißen. Für eine Aufnahme des Unterkiefers legt der Patient den Kopf zurück und der Tubus wird so auf die Kinnspitze gerichtet, dass der Zentralstrahl senkrecht auf den Bildempfänger trifft (Bild 10b.27).

Für die Aufnahme des Oberkiefers wird der Tubus leicht schräg oberhalb der Nase angesetzt (Bild 10b.28).

Aufbissaufnahmen werden z. B. eingesetzt zur Feststellung von
- Speichelsteinen (nur Unterkiefer),
- verlagerten Zähnen,
- Zysten,
- Frakturen und
- Tumoren.

10b.6.4 Hygiene bei intraoralen Aufnahmen

Durch das Einbringen des Bildempfängers in den Mund werden der Bildempfänger, Halter, Hände und alle Gegenstände, die man anschließend berührt, kontaminiert. Beim abwechselnden Arbeiten im Mund des Patienten, dem Bedienen des Röntgentubus und des Auslösers kann es leicht zu einer Keimverschleppung kommen. Daher muss beim Röntgen mit Handschuhen gearbeitet werden. Für alle berührten Flächen und kontaminierten Gegenstände führt man nach jeder Anwendung eine Wischdesinfektion durch und sterilisiert gegebenenfalls.

> **TIPP** Achten Sie bei der Abfolge der Arbeitsschritte darauf, dass Sie die Einstellungen der Belichtungszeit vor dem Einbringen des Bildempfängers in den Mund vornehmen, um unnötige Kontaminationen zu vermeiden.

Fehler	Ursachen	
zu hell	• zu kurze Belichtung • zu kurze Entwicklung • Entwickler zu kalt	• Entwickler verbraucht • überfixiert (Silber wurde herausgelöst)
zu dunkel	• zu lange Belichtung • zu lange Entwicklungszeit • Entwickler zu warm	• Entwickler zu frisch („überaktiv") • unterfixiert (Silberbromid wurde nicht vollständig herausgelöst)
dunkle Flecken auf dem Film	• mechanische Beanspruchung des Films z. B. durch Aufbiss, Knickstellen, Beschriften • Entwicklerspritzer vor dem Entwickeln • unzureichende Fixierung z. B. durch Aufeinanderkleben mehrerer Filme oder Luftblasen	
helle Flecken auf dem Film	• Fixierbadspritzer vor dem Entwickeln • Berührung des Filmes mit Fett oder Fixierer an den Fingern • Verletzung der Emulsion durch Kratzer	
Verzeichnungen/Verzerrungen	• Film während der Aufnahme durchgebogen	
Film unscharf	• Bewegung des Patienten während der Aufnahme	
helles Bild mit Prägemuster	• von der falschen Seite belichtet (Metallfolie)	

Tabelle 10b.1 Fehlerursachen bei intraoralen analogen Aufnahmen

10b.6.5 Fehler/Probleme bei intraoralen Aufnahmen

Fehler sollten in erster Linie vermieden werden, um die Patienten vor unnötiger Strahlenbelastung durch Wiederholung der Aufnahmen zu schützen. Ein häufiger Fehler ist die falsche Positionierung des Bildempfängers, sodass wesentliche Bereiche fehlen und kein aussagekräftiges Röntgenbild entsteht. Die falsche Einstellung des Tubus führt zu nicht größengleichen Röntgenbildern. Ist die Einstellung zu steil, erscheinen die Zähne zu kurz. Ist die Einstellung zu flach, erscheinen die Zähne zu lang. Bewegt sich der Patient während der Aufnahme, sind die Röntgenbilder unscharf. Falsche Belichtungszeiten sind beim digitalen Röntgen nicht so schwerwiegend, doch auch hier können Feinheiten in der Darstellung verloren gehen oder die Aufnahme wird sehr körnig. Beim analogen Röntgen ist die Belichtungszeit sehr viel bedeutsamer. Hinzu kommen zahlreiche mögliche Fehlerquellen während der Entwicklung (Tabelle 10b.1).

10b.7 Extraorale Aufnahmearten

Als extraorale Aufnahmearten werden alle Verfahren bezeichnet, bei denen sich der Bildempfänger außerhalb des Mundes befindet. Hierzu gehören
- die Panoramaschichtaufnahme (PSA), auch Orthopantomogramm (OPG) genannt,
- die Fernröntgenseitenaufnahme,
- die Handwurzelaufnahme.

10b.7.1 Panoramaschichtaufnahmen

In einer Panoramaschichtaufnahme werden der komplette Unterkiefer, große Teile des Oberkiefers einschließlich des Kiefergelenks und die angrenzenden Gebiete abgebildet.

Das Panoramaröntgengerät bewegt die Röntgenröhre und den Bildempfänger in einem genau definierten Bewegungsablauf um den Kopf des Patienten. In dieser Bewegung werden jeweils unterschiedliche Bereiche (Schichten) geröntgt und jeweils ein bestimmter Bereich auf dem Bildempfänger belichtet (Bild 10b.29). So reihen sich die verschiedenen Schichten zu einer Panoramaschichtaufnahme aneinander.

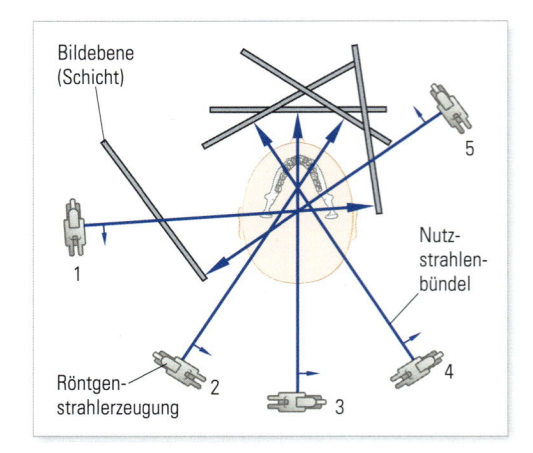

Bild 10b.29 Bildentstehung bei einer Panoramaschichtaufnahme

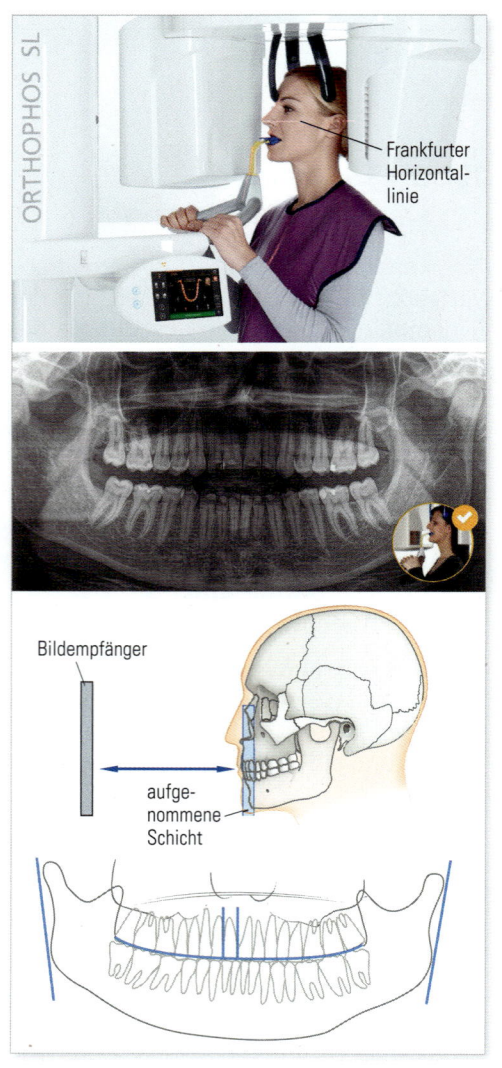

Bild 10b.30 Optimale Positionierung des Patienten

Vorbereitung. Für eine Panoramaschichtaufnahme muss der Patient jeglichen Schmuck am Kopf und am Hals (auch Piercings) sowie Brille und Haarklammern entfernen, selbst wenn diese Dinge den zu befundenen Bereich nicht überdecken. Da z. B. der Kieferwinkelbereich zweimal durchstrahlt wird, erscheint ein Ohrring als „Geisterbild" vergrößert und unscharf auf der gegenüberliegenden Seite. Das kann zu einem erheblichen Informationsverlust bis hin zu Fehldiagnosen führen. Für eine Panoramaschichtaufnahme muss der Patient eine Bleischürze tragen, die den gesamten Rumpf bedeckt.

Für eine optimale Aufnahme muss der Patient richtig positioniert werden. Dies wird durch Kinnstützen, Bissblöcke und Lichtlinien an den Geräten erleichtert (Bild 10b.30). Auf folgendes ist zu achten:
- aufrechte Position mit gestreckter Wirbelsäule,
- Einstellung der Frankfurter Horizontalebene (Linie zwischen oberem Rand des äußeren Gehörganges und dem unteren Augenhöhlenrand, Bild 10b.30) mithilfe der Lichtlinie,
- Einstellung der Mittellinie über den gesamten Kopf mithilfe der Lichtlinie,
- Zunge an den Gaumen drücken.

Während der Aufnahme darf der Patient sich nicht bewegen. Haltegriffe und eine geschlossene Stirnstütze erleichtern das bewegungslose Verharren.

TIPP Bei sehr ängstlichen Patienten oder Kindern sollten Sie die Bewegung des Gerätes vorher demonstrieren.

10b.7.2 Fernröntgenseitenaufnahmen des Schädels

Fernröntgenseitenaufnahmen werden in erster Linie im Rahmen ▸kieferorthopädischer oder kieferorthopädisch-chirurgischer Behandlungen angefertigt. Ziel ist eine möglichst größengleiche Aufnahme des Schädels, sodass Messungen vorgenommen werden können (Bild 10b.31). Es können der Verlauf des Gesichtsprofils, die Lage des Ober- und des Unterkiefers sowie die Stellung der Zähne im Ober- und Unterkiefer beurteilt werden. Erreicht wird diese größengleiche Darstellung durch einen möglichst großen Abstand des Patienten zum Fokus (mindestens 1,5 m, maximal 4 m) und einen möglichst kleinen Abstand zum Bildempfänger. Meist ist die Fernröntgenanlage kombiniert mit dem Panoramaröntgengerät.

10b.7.3 Handwurzelaufnahmen

Handröntgenaufnahmen werden ebenfalls mit einer Fernröntgenanlage durchgeführt (Bild 10b.31). Man benötigt sie für kieferorthopädische Behandlungen. Am Zustand der ▸Wachstumsfugen der Handknochen können der Wachstumsstand und das Wachstumsmaximum beurteilt werden.

10b.7.4 Fehler / Probleme bei extraoralen Aufnahmen

Alle Fehler, die sich bei den intraoralen Aufnahmen aus der Belichtungszeit und der Filmentwicklung ergeben können, gelten in gleicher Weise für die extraoralen Aufnahmen. Hinzu kommen bei der Panoramaschichtaufnahme die Fehler bei der Positionierung des Patienten (Tabelle 10b.2, S. 292).

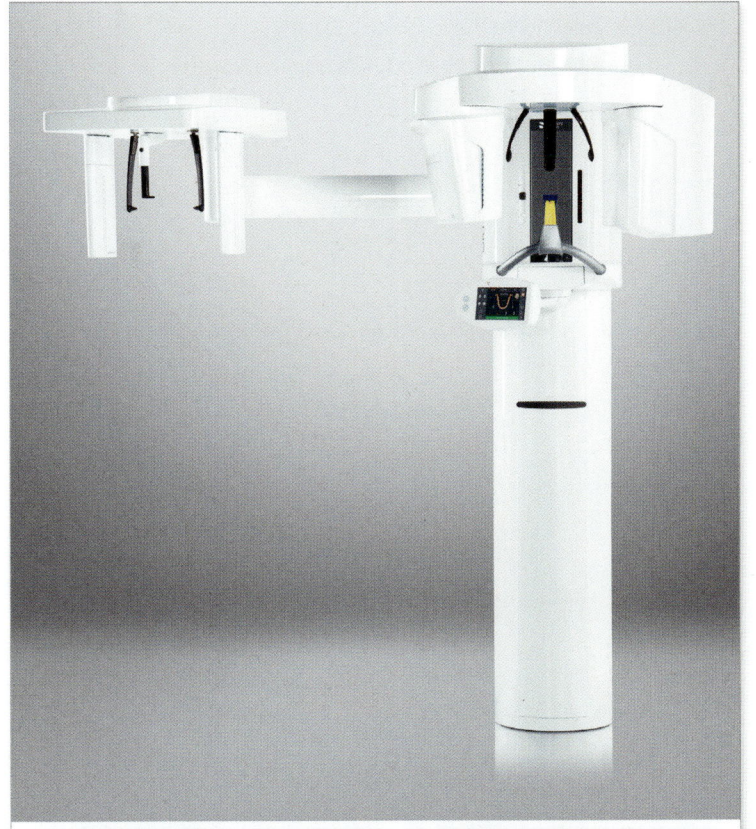

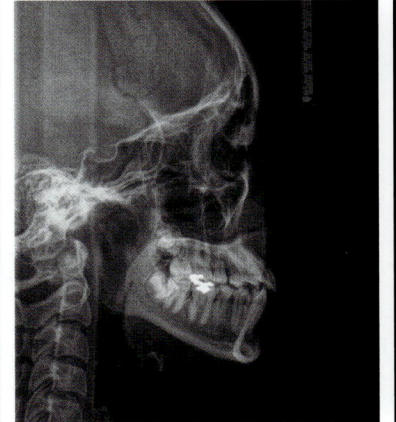

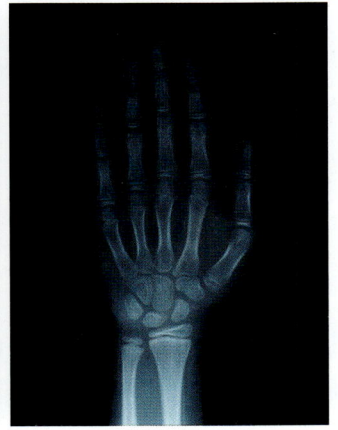

Bild 10b.31 Fernröntgenanlage

kieferorthopädische Behandlung ▸ S. 339

Wachstumsfugen ▸ S. 340

Fehlerhafte Darstellung in der PSA	Ursache
Zahnreihe auseinandergezogen, Schneidezähne verbreitert	Kopf zu weit nach hinten, „Abstand weit – Zähne breit"
Zahnreihe zusammengeschoben, Schneidezähne verschmälert	Kopf zu weit nach vorne, „Abstand nah – Zähne schmal"
Okklusionsebene nach oben gebogen, „lächelnder Patient"	Kopf nach vorne gebeugt
Okklusionsebene nach unten gebogen, „trauriger Patient"	Kopf nach hinten geneigt
Zahnreihe links verlängert und rechts verkürzt	Kopf zu weit rechts
Zahnreihe rechts verlängert und links verkürzt	Kopf zu weit links

Tabelle 10b.2 Fehler bei extraoralen Aufnahmen

10b.8 Digitale Volumentomographie und Computertomographie

Die Digitale Volumentomographie (DVT) und die Computertomographie (CT) ermöglichen räumliche Darstellungen. Besonders in der Implantologie werden diese Aufnahmen immer wichtiger.

Die digitale Volumentomographie ist ein speziell für die Anwendung in der Zahnheilkunde entwickeltes Verfahren. Sie ähnelt der Computertomographie, ist aber nur für die Darstellung von Knochen geeignet. Bei der Volumentomographie rotiert der Röntgenstrahler um den Schädel und macht 360 Projektionen aus verschiedenen Winkeln (Bild 10b.32). Aus der Vielzahl von Daten kann der Computer alle möglichen Schnittebenen errechnen und darstellen.

Nicht alle Geräte können das Volumen eines Schädels erfassen. Bei einigen Geräten ist die Darstellung auf einen Quadranten begrenzt. Der Vorteil dieser Technik gegenüber der herkömmlichen Computertomografie ist die um ca. 75 % reduzierte Strahlenbelastung. Weiterhin ist der Volumentomograph deutlich preiswerter und darf von Zahnärzten betrieben werden.

Die Computertomographie (CT) wird auch in der Zahnheilkunde genutzt. Es werden viele dicht beieinanderliegende Schichtaufnahmen des Körpers (transversale Schichtbilder) aufgenommen. Der Körper wird dabei vollständig erfasst. Durch die Schichtaufnahmen können bei Bedarf dreidimensionale Oberflächendarstellungen erzeugt werden. Der Vorteil der CT ist die Darstellung des Knochen- und des Weichgewebes, nachteilig ist jedoch die viermal höhere Strahlenbelastung gegenüber der Volumentomograhie und fehlerhafte Bilder z. B. durch metallische Kronen.

10b.9 Qualitätssicherung

Bei Röntgengeräten muss während der gesamten Betriebsdauer sichergestellt sein, dass Qualität und Sicherheit gleichbleiben. Strahlenintensität, Nutzstrahlenfeld und Bildverarbeitung dürfen nur in ganz engem Rahmen vom Ursprungswert abweichen. Um diese Qualität zu sichern, gibt es vier Säulen der Qualitätssicherung, die
- Abnahmeprüfung,
- Sachverständigenprüfung,
- Tätigkeit der zahnärztlichen Stelle,
- Konstanzprüfungen.

transversal (lat.) = quer verlaufend

Tomographie (gr.) = räumliche Darstellung auf der Grundlage von Schichtaufnahmen; Schnittbild

Konstanz von constantia (lat.) = Beständigkeit

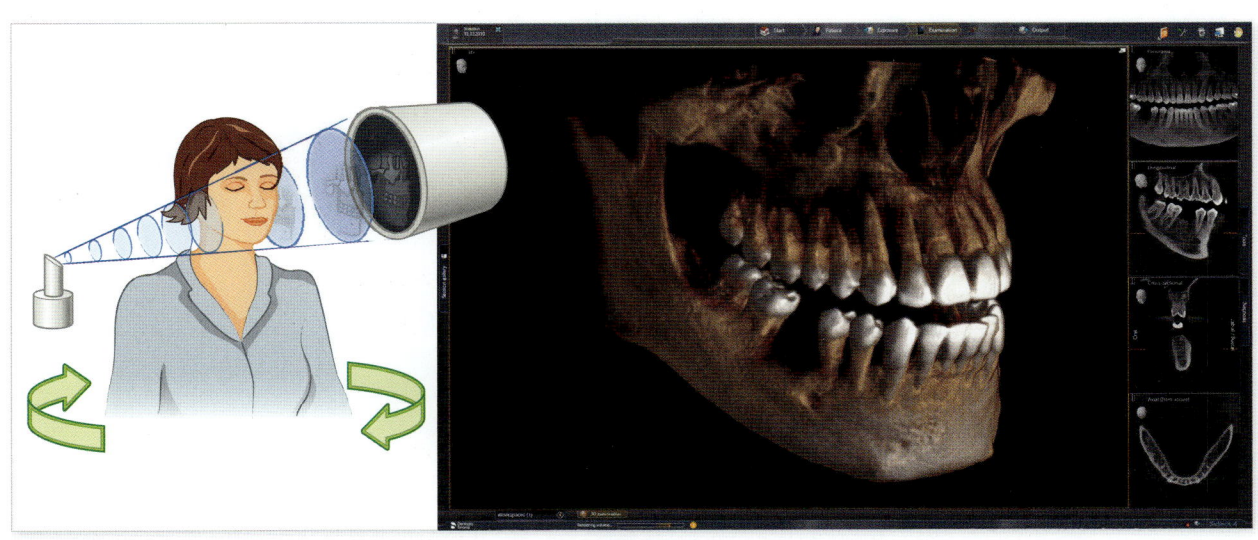

Bild 10b.32 Bewegung des Röntgenstrahlers um den Kopf und Darstellung der DVT am Computer

LF 10b — Röntgen- und Strahlenschutzmaßnahmen vorbereiten

Abnahmeprüfung. Wenn ein Röntgengerät in einer Zahnarztpraxis aufgestellt wird oder technische Veränderungen vorgenommen werden, führt der Hersteller oder Lieferant eine Abnahmeprüfung durch. Im Rahmen dieser Abnahmeprüfung wird das sogenannte Referenzbild (auch „Urbild") angefertigt. Die später regelmäßig durchgeführten Konstanzprüfungen werden mit dem Referenzbild verglichen.

> **Referenz:**
> Bericht, Auskunft; hier: Bezugswert

Sachverständigenprüfung. Die Abnahmeprüfung muss durch einen Sachverständigen bestätigt werden. Weiterhin wird alle fünf Jahre das Röntgengerät durch einen Sachverständigen überprüft.

Die zahnärztliche Stelle ist eine unabhängige Stelle der jeweiligen Zahnärztekammer. Sie überprüft in Stichproben regelmäßig die Qualität der Konstanzprüfungen. Zusätzlich kann sie Röntgenbilder von Patienten anfordern, um deren Qualität zu begutachten.

10b.9.1 Konstanzprüfungen bei digitalen Röntgengeräten

Der Befundmonitor wird mithilfe eines Testbildes geprüft (Bild 10b.33).

Arbeitstäglich wird folgendes geprüft:
1. Sind die Linienpaare erkennbar?
2. Sind die grauen Kästen im schwarzen bzw. weißen Kasten erkennbar?
3. Kann „Quality Control" im grauen Bereich gelesen werden?
4. Ist der schwarz-weiße Übergang im Verlaufsbalken kontinuierlich?
5. Sind die Grenzen der Quadrate sichtbar?

Zusätzlich müssen die Leuchtdichte und die Homogenität der Farbe jährlich (Befundungsmonitor am Behandlungsplatz) oder fünfjährlich (Befundungsmonitor im Röntgenraum) geprüft werden.

Digitale Röntgengeräte müssen monatlich überprüft werden. Mit einem Prüfkörper für digitale Röntgengeräte wird ein Testbild angefertigt, das auf sechs Prüfkriterien untersucht wird:

1. Stimmt die Auflösung? 5 bzw. 2,5 (PSA) Linienpaare (eine schwarze und eine weiße Linie) pro Millimeter müssen erkennbar sein (Bild 10b.34).
2. Stimmt der Kontrast? 4 bzw. 2 (PSA) Bohrungen verschiedener Größe müssen als dunkle Kreise erkennbar sein.
3. Stimmt der Grauwert? Die Grauwertbalken im PSA-Testbild müssen mit denen der Aufnahme aus der Abnahmeprüfung übereinstimmen.

Bild 10b.33 Testbild für die Konstanzprüfung des Befundmonitors

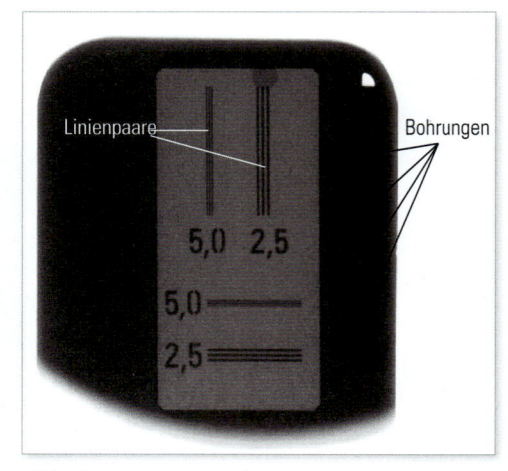

Bild 10b.34 Konstanzprüfung bei digitalen Dentalröntgengeräten

Qualitätssicherung • LF 10b

4. Gibt es Verzerrungen? Die horizontalen Streifen im PSA-Testbild müssen gerade verlaufen.
5. Stimmt das Nutzstrahlenfeld? Der unbelichtete Rand muss mit dem der Referenzaufnahme übereinstimmen.
6. Ist der Tubus in Ordnung? Der Tubus darf keine Beschädigungen aufweisen.

Zusätzlich wird die Strahlendosis im Nutzstrahlenfeld gemessen; sie darf nicht mehr als 20 % vom Wert der Abnahmeprüfung abweichen.

10b.9.2 Konstanzprüfungen bei analogen Röntgengeräten

Die Konstanzprüfungen werden in regelmäßigen Abständen vom Praxisteam durchgeführt, um das Röntgengerät und die Entwicklungsanlage auf Konstanz zu überprüfen.

Dentalröntgengeräte. Bei der Konstanzprüfung für Dentalröntgengeräte wird ein Film in den Prüfkörper (Bild 10b.35) geschoben und eine Aufnahme mit der Filmart und den technischen Daten der Abnahmeprüfung gemacht. Dieses Testbild wird mit dem Referenzbild verglichen hinsichtlich:
- optischer Dichte (Grauwert) und
- Nutzstrahlenfeld (umlaufend nicht belichteter Rand).

Die Bildverarbeitung bzw. die Entwicklung muss wöchentlich überprüft werden, indem die optische Dichte abgeglichen wird. Akzeptabel sind Abweichungen bis zu einer Graustufe (Bild 10b.36). Gibt es mehrere Dentalröntgengeräte in der Praxis, wird nur an einem Gerät eine wöchentliche Prüfkörperaufnahme durchgeführt. Weiterhin werden Entwicklertemperatur und Verarbeitungszeit kontrolliert.

Die Überprüfung des Röntgengerätes erfolgt monatlich mit dem Abgleich der optischen Dichte und des Nutzstrahlenfeldes. Beim Nutzstrahlenfeld werden Abweichungen bis zu 2 mm akzeptiert. Alle Röntgengeräte einer Praxis müssen monatlich geprüft werden. Das Prüfintervall von einem Monat kann jedoch mit Zustimmung der zahnärztlichen Stelle auf drei Monate verlängert werden.

Panoramaröntgengeräte. Auch bei dieser Konstanzprüfung wird ein Prüfkörper verwendet und eine Aufnahme mit den technischen Daten der Abnahmeprüfung durchgeführt. Mithilfe des Testbildes müssen monatlich die optische Dichte und das Nutzstrahlenfeld mit dem Referenzbild abgeglichen werden (Bild 10b.37). Die Bildverarbeitung muss nicht wöchentlich überprüft werden, wenn dies bei einem in der Praxis vorhandenen Dentalröntgengerät erfolgt ist.

Dunkelkammer. In der Dunkelkammer muss jährlich überprüft werden, ob durch das Dunkelkammerlicht eine Belichtung der Filme erfolgt. Dazu wird ein im Prüfkörper belichteter Film zur Hälfte mit einem lichtundurchlässigen Material (z. B. Metallfolie aus einem Zahnfilm) abgedeckt und dann eine Minute dem Dunkelkammerlicht ausgesetzt. Der dann entwickelte Film darf an der nicht abgedeckten Seite nicht dunkler sein.

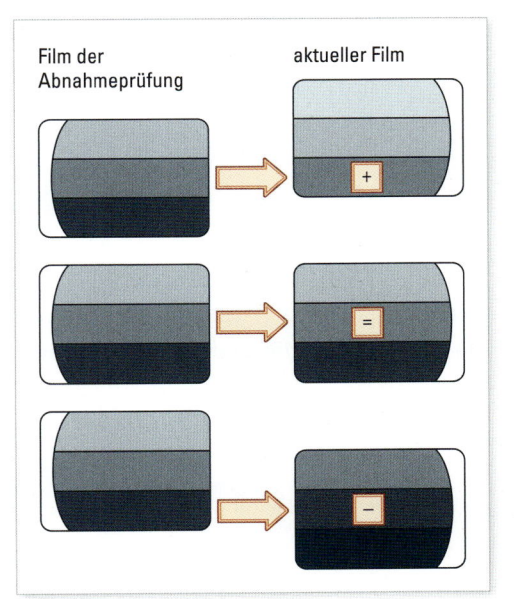

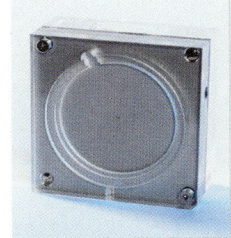

Bild 10b.35 Prüfkörper für Dentalröntgengeräte

Bild 10b.36 Vergleich der optischen Dichte

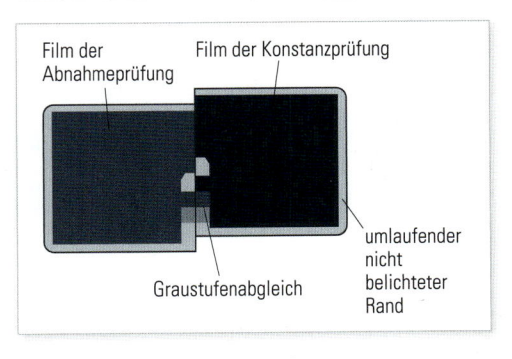

Bild 10b.37 Konstanzprüfung bei analogem Panoramaröntgengerät

10b.9.3 Dokumentations- und Aufbewahrungspflichten

Alle Prüfergebnisse müssen dokumentiert und aufbewahrt werden (Tabelle 10b.3).

Prüfung	dokumentierte Durchführung	Aufbewahrungsfrist
Abnahmeprüfung	bei Installation oder technischen Veränderungen	für die Dauer des Gerätebetriebes bzw. 3 Jahre nach einer erneuten vollständigen Abnahmeprüfung nach technischen Veränderung
Sachverständigenprüfung	nach Abnahmeprüfung und alle 5 Jahre	für die Dauer des Gerätebetriebes
Konstanzprüfung Befundmonitor	arbeitstäglich	10 Jahre
Konstanzprüfung Röntgengerät digital	monatlich bzw. vierteljährlich	10 Jahre
Konstanzprüfung Bildverarbeitung analog	arbeitswöchentlich	10 Jahre
Konstanzprüfung Röntgengerät analog	monatlich bzw. vierteljährlich	10 Jahre
Konstanzprüfung Dunkelkammerbeleuchtung	jährlich	10 Jahre

Tabelle 10b.3 Aufbewahrungsfristen im Rahmen der Qualitätssicherung

10b.10 Das Strahlenschutzgesetz und die Strahlenschutzverordnung

Das Strahlenschutzgesetz (StrlSchG) und die dazugehörende Strahlenschutzverordnung (StrlSchV) schützt den Menschen vor Schäden durch ionisierende Strahlen. Die Strahlenschutzverordnung ist seit 2019 gültig und löst die alte Strahlenschutzverordnung und die Röntgenverordnung ab. Sie verpflichtet den Betreiber einer Röntgeneinrichtung jede unnötige Strahlenbelastung zu vermeiden und jede Anwendung einer Nutzen-Schaden-Abwägung zu unterziehen.

Sie enthält Schutzvorschriften für den Betrieb des Röntgengerätes und seine Anwendung am Menschen (Tabelle 10b.4).

Strahlenschutz in der Zahnarztpraxis	
Betriebliche Organisation des Strahlenschutzes § 69 StrlSchG § 43 – § 46 StrlSchV	Nach dem Strahlenschutzgesetz ist derjenige, der eine Röntgeneinrichtung anzeigt, auch der für den Strahlenschutz verantwortliche. In der Zahnarztpraxis ist es in der Regel der Zahnarzt. Der Zahnarzt ist für die Einhaltung aller Vorgaben des Strahlenschutzgesetzes verantwortlich. Bei Bedarf kann ein Strahlenschutzbeauftragter bestellt werden, der diese Pflichten übernimmt. Die Verantwortung bleibt aber beim Zahnarzt. Das Strahlenschutzgesetz und die Strahlenschutzverordnung müssen in der Praxis zur Einsicht verfügbar sein.
Berechtigte Personen bei der Anwendung am Menschen § 145 StrlSchV	Röntgenbilder dürfen nur von approbierten Ärzten oder Zahnärzten angefertigt werden, wenn sie zusätzlich die erforderliche Fachkunde im Strahlenschutz besitzen. Auch ZFA oder MFAs dürfen nach Anweisung ein Röntgenbild anfertigen. Sie benötigen die erforderlichen Kenntnisse im Strahlenschutz und müssen unter ständiger Aufsicht und Verantwortung des Arztes oder Zahnarztes arbeiten.

Das Strahlenschutzgesetz und die Strahlenschutzverordnung — LF 10b

Strahlenschutz in der Zahnarztpraxis	
Erforderliche Fachkunde und Kenntnisse im Strahlenschutz § 47–49 StrlSchV	Zahnärzte müssen die erforderliche Fachkunde im Strahlenschutz nachweisen, was durch die zuständige Zahnärztekammer geprüft und bescheinigt wird.
	Die erforderliche Fachkunde im Strahlenschutz muss mindestens alle fünf Jahre durch eine erfolgreiche Teilnahme an einem anerkannten Kurs aktualisiert werden.
	ZFA's müssen erforderliche Kenntnisse im Strahlenschutz nachweisen. Hierfür werden entsprechende Kurse von den Zahnärztekammern angeboten. Diese müssen erfolgreich absolviert und alle fünf Jahre aktualisiert werden.
Strahlenschutzbereiche § 52–55 StrlSchV	Um den Röntgenstrahler werden Strahlenschutzbereiche eingerichtet. Diese Bereiche gelten nur während der Einschaltzeit des Röntgengerätes.
	Der **Kontrollbereich** ist der Bereich, in denen Personen im Kalenderjahr eine effektive Dosis von mehr als 6 mSv erhalten können. Er befindet sich in einem Abstand von 1,5 m um das Gerät und ist während des Auslösens und der Betriebsbereitschaft mit den Worten „Kein Zutritt – Röntgen" zu kennzeichnen. Die Behörde kann Ausnahmen gestatten, wenn dadurch Einzelne oder die Allgemeinheit nicht gefährdet werden. Dies gilt z. B., wenn das Röntgengerät verschiebbar ist.
	Der **Überwachungsbereich** ist ein sich anschließender Bereich, in denen Personen im Kalenderjahr eine effektive Dosis von mehr als 1 mSv erhalten können.
	Maßgebend bei der Festlegung der Grenze von Kontrollbereich oder Überwachungsbereich ist, dass sich eine Person 40 Stunden je Woche und 50 Wochen im Kalenderjahr in dem Bereich aufhält.
	Grundsätzlich ist nur den Patienten der Aufenthalt im Kontrollbereich erlaubt. Wenn es der Zahnarzt erlaubt und es dringend erforderlich ist, kann zusätzlich eine begleitende Person mit in den Kontrollbereich. Dies sollten aber in jedem Fall Angehörige oder gesetzliche Vertreter sein und nie eine Mitarbeiterin der Zahnarztpraxis.
	Bei schwangeren Patienten muss sichergestellt sein, dass bestimmte Grenzwerte nicht überschritten werden. Röntgenaufnahmen von schwangeren Patientinnen müssen gesondert dokumentiert und die Dokumentation muss 5 Jahre aufbewahrt werden.
Unterweisung § 63 StrlSchV	Mitarbeiter, die Röntgenaufnahmen anfertigen, müssen vom Zahnarzt über Arbeitsmethoden, mögliche Gefahren und die anzuwendenden Schutzmaßnahmen informiert werden. Diese Unterweisung muss mündlich und in verständlicher Sprache erfolgen und wird mindestens einmal im Jahr wiederholt.
Technische Anforderungen bei der Anwendung am Menschen § 114–117 StrlSchV	Röntgengeräte, die am Menschen angewendet werden, müssen eine Funktion haben, die die erhaltene Exposition des Patienten anzeigt. Wenn diese Funktion nicht vorhanden ist, müssen zumindest die Daten, die eine Berechnung der Strahlenbelastung ermöglichen, angezeigt werden.
	Bevor ein Röntgengerät in Betrieb genommen wird, muss der Zahnarzt sicherstellen, dass das für die sichere Anfertigung von Röntgenbildern notwendige Personal vorhanden ist. Weiterhin muss er dafür sorgen, dass die Ausrüstungen vorhanden und die Maßnahmen getroffen sind, damit bei den Untersuchungen eine möglichst geringe Exposition erreicht wird und die Qualität der Aufnahmen stimmt.
	Um dies zu überprüfen, erfolgt immer eine sogenannte Abnahmeprüfung. Im Rahmen dieser Abnahmeprüfung wird auch ein sogenanntes Referenzbild (Urbild) erstellt. Das ist das Vergleichsbild für die späteren Konstanzprüfungen. So kann sichergestellt werden, dass das Röntgengerät auch nach langer Betriebsdauer immer noch die Qualität des Zeitpunktes der Inbetriebnahme hat.
	Die Aufzeichnungen der Abnahmeprüfung müssen so lange aufbewahrt werden, wie das Röntgengerät in Betrieb ist; bzw. 3 Jahre nach einer erneuten Abnahmeprüfung.

LF 10b — Röntgen- und Strahlenschutzmaßnahmen vorbereiten

Strahlenschutz in der Zahnarztpraxis	
Rechtfertigende Indikation § 119 StrlSchV	Röntgenaufnahmen dürfen nur angefertigt werden, wenn der Zahnarzt eine rechtfertigende Indikation stellt. Das bedeutet, dass er abwägen muss, ob der gesundheitliche Nutzen der einzelnen Röntgenaufnahme gegenüber dem Strahlenrisiko überwiegt und damit die Strahlenexposition gerechtfertigt ist. Die rechtfertigende Indikation muss dokumentiert werden. Weiterhin muss nach früheren Röntgenuntersuchungen gefragt werden, um abzuwägen, ob eine neuerliche Untersuchung erforderlich ist.
Schutz von besonderen Personengruppen § 120 StrlSchV	Gebärfähige Frauen stehen unter einem besonderen Schutz und müssen vor jeder Röntgenaufnahme nach einer bestehenden bzw. nicht auszuschließenden Schwangerschaft gefragt werden. Patienten unter 18 Jahren sind besonders strahlenempfindlich und bedürfen daher besonderen Schutzes.
Maßnahmen bei der Anwendung § 121 StrlSchV	In einer Zahnarztpraxis müssen für Untersuchungen mit Röntgenstrahlen schriftliche Arbeitsanweisungen erstellt werden. Diese müssen zugänglich für das Personal sein und auf Anforderung der Zahnärztekammer vorgelegt werden.
§ 83 StrlSchG Beschränkung der Exposition und Informationspflichten § 124 StrlSchV Sachverständigenrichtlinie Anlage 3	Grundsätzlich gilt für alle Röntgenaufnahmen: es müssen immer alle Maßnahmen ergriffen werden, um die Exposition der Patienten oder deren Begleitpersonen so gering wie möglich zu halten. Das bedeutet, dass nicht geröngte Körperteile durch eine Patientenschutzschürze oder einem Patientenschutzschild vor Streustrahlung geschützt werden müssen. Patienten (und deren Begleitpersonen im Kontrollbereich) müssen vor einer Röntgenaufnahme über mögliche Risiken der Strahlenexposition informiert werden.
Aufzeichnungen und Aufbewahrungspflichten § 85 StrlSchG	Folgende Daten müssen zu jeder Röntgenaufnahme im Röntgenkontrollbuch dokumentiert werden: • rechtfertigende Indikation • Zeitpunkt und Art der Anwendung • Angaben zur Exposition des Patienten und dessen Begleitperson bzw. die technischen Daten zur Ermittlung der Exposition • erhobener Befund Die Röntgenaufnahmen und die Aufzeichnungen müssen 10 Jahre nach der letzten Untersuchung, bei minderjährigen Patienten bis zum 28. Lebensjahr aufbewahrt werden. Röntgenaufnahmen müssen der untersuchten Person auf deren Wunsch als Abschrift oder Ablichtung zur Verfügung gestellt und einem nachbehandelnden Zahnarzt oder Arzt auf Nachfrage vorübergehend überlassen werden.

Tabelle 10b.4 Ausgewählte Themenbereiche aus dem Strahlenschutzgesetz und der Strahlenschutzverordnung

ZUSAMMENFASSUNG

- Röntgenstrahlen sind elektromagnetische Wellen,
  - die feste Stoffe durchdringen,
  - sich mit zunehmendem Abstand abschwächen,
  - lichtempfindliche Schichten belichten,
  - fluoreszierende Stoffe zum Leuchten bringen und
  - Körper- und Keimzellen schädigen können.

  Daher ist jede unnötige Röntgenaufnahme zu vermeiden.
- Röntgenstrahlen werden in einer Röntgenröhre erzeugt.
- Die Strahlenexposition durch zahnmedizinische Untersuchen macht nur einen minimalen Teil der Gesamtexposition des Menschen durch natürliche und zivilisatorische Strahlung aus.
- Es stehen digitale und analoge Röntgensysteme zur Verfügung. Bei digitalen Systemen werden Sensoren oder Speicherfolien als Bildempfänger benutzt. Im analogen Verfahren kommen Röntgenfilme zum Einsatz.
- Bei intraoralen Aufnahmearten befindet sich der Bildempfänger im Mund. Hierzu gehören die laterale Zahnaufnahme, die Aufbissaufnahme und die Bissflügelaufnahme. Bei der lateralen Zahnaufnahme unterscheidet man die Paralleltechnik und die Halbwinkeltechnik. Wegen der vestibulär-palatinal liegenden Wurzeln des ersten Prämolaren im Oberkiefer sind hier exzentrische Aufnahmen erforderlich.
- Bei extraoralen Aufnahmearten befindet sich der Bildempfänger außerhalb des Mundes. Dazu zählen:
  - die Panoramaschichtaufnahme,
  - die Fernröntgenseitenaufnahme,
  - die Volumentomographie und
  - die Computertomographie.

  Mit der Handwurzelaufnahme kann an den Wachstumsfugen erkannt werden, ob das Wachstum abgeschlossen ist.
- Durch die Abnahmeprüfung, die Sachverständigenprüfung, die Tätigkeit der zuständigen Stelle und die Konstanzprüfungen, die regelmäßig durchgeführt werden müssen, wird die Qualität und die Sicherheit des Röntgengerätes und der Bildverarbeitung überwacht.
- Das Strahlenschutzgesetz und die Strahlenschutzverordnung beinhalten alle Schutzvorschriften für den Betrieb eines Röntgengerätes und die Anwendung am Menschen.

ZUR WIEDERHOLUNG

1. Welche Eigenschaften haben Röntgenstrahlen?
2. Röntgenstrahlen können beim Menschen Schäden verursachen. Welche Schäden werden unterschieden?
3. Welche Auswirkungen haben die Veränderung der Stromstärke und der Stromspannung in der Röntgenröhre auf die entstehenden Röntgenstrahlen und auf das entstehende Bild?
4. Wie ist ein Dentalröntgengerät aufgebaut?
5. Die Stärke der Strahlenexposition kann auf verschiedene Arten gemessen werden. Welche Einheit ist die aussagekräftigste?
6. Wie setzen sich natürliche Strahlenbelastung und zivilisatorische Strahlenbelastung zusammen?
7. Warum ist der Anteil der Strahlenexposition durch zahnmedizinische Röntgenuntersuchungen trotz der häufigen Durchführung so gering?

LF 10b — Röntgen- und Strahlenschutzmaßnahmen vorbereiten

8. Wodurch unterscheiden sich direkte digitale und indirekte digitale Röntgensysteme?
9. Warum wird ein im Röntgenbild erkennbarer dunkler Schatten an der Wurzelspitze als „apikale Aufhellung" bezeichnet?
10. Wie sind intraorale und extraorale Filme aufgebaut und verpackt und was ist bei der Entsorgung zu beachten?
11. Wie entsteht das Röntgenbild beim analogen Röntgen?
12. Was unterscheidet die Handentwicklung von der automatischen Filmentwicklung?
13. Welche intra- und extraoralen Aufnahmearten gibt es?
14. Worauf kommt es bei der Paralleltechnik und worauf bei der Halbwinkeltechnik an? Welche Technik gilt als Standardtechnik und warum?
15. Was versteht man unter exzentrischen Aufnahmen und wann sind sie erforderlich?
16. Wozu werden Bissflügelaufnahmen angefertigt?
17. Wozu werden Aufbissaufnahmen angefertigt?
18. Worin könnte der Fehler liegen, wenn Röntgenaufnahmen
    a) zu hell,
    b) zu dunkel,
    c) verzerrt oder
    d) unscharf sind?
19. Wie muss ein Patient für eine Panoramaschichtaufnahme vorbereitet werden?
20. Welche zusätzlichen Informationen erhält man durch die digitale Volumentomographie oder das CT?
21. Auf welchen vier Säulen steht die Qualitätssicherung?
22. Wie oft werden welche Konstanzprüfungen bei analogem und bei digitalem Röntgen durchgeführt?
23. Fragen zur Strahlenschutzverordnung:
    a) Wer ist Strahlenschutzverantwortlicher, wer -beauftragter?
    b) Wer darf röntgen?
    c) Welche Strahlenschutzbereiche gibt es?
    d) Welche Schutzvorkehrungen müssen vor einer Röntgenaufnahme getroffen werden?
    e) Was ist eine rechtfertigende Indikation?
    f) Welche Daten müssen bei einer Röntgenaufnahme wo dokumentiert werden?
    g) Wie lange müssen Röntgenaufnahmen aufbewahrt werden?

ZUR VERTIEFUNG

1. Erstellen Sie eine Checkliste zur Durchführung der Paralleltechnik bei Zahnfilmaufnahmen. Beachten Sie dabei
   - die allgemeine Vorbereitung,
   - die Vorbereitung des Patienten,
   - die Vorbereitung von Haltern und Gerät,
   - das Durchführen der Röntgenaufnahme und
   - was nach der Röntgenaufnahme passiert.
2. Erstellen Sie nach dem gleichen Muster eine Checkliste für eine Panoramaschichtaufnahme.

Lernfeld 11a

Prophylaxemaßnahmen planen und durchführen

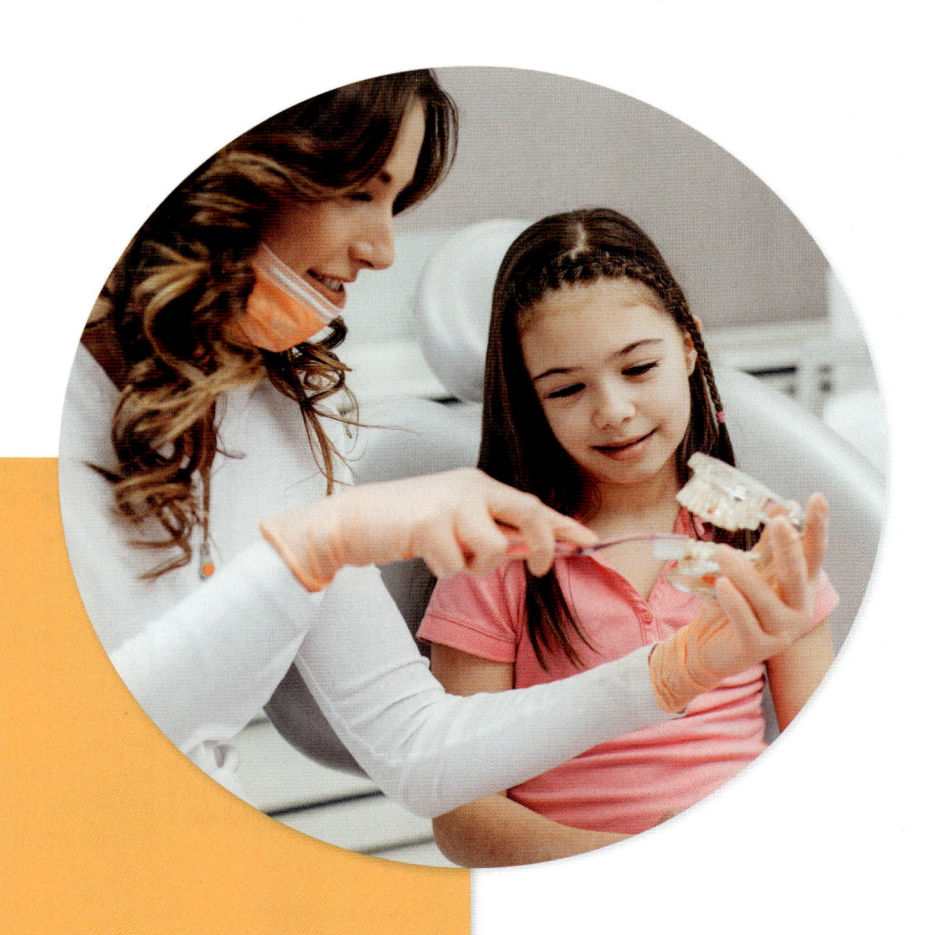

Mundhygiene

Fluoridprophylaxe

Zahngesunde Ernährung

Zahnmedizinische Individualprophylaxe

11a Prophylaxemaßnahmen planen und durchführen

11a.1 Prophylaxe – Begriff und Strategien

Prophylaxe versucht, durch gezielte Strategien die Anfälligkeiten gegenüber Krankheiten zu verringern. Dabei wird unterschieden in
- Primärprophylaxe,
- Sekundärprophylaxe und
- Tertiärprophylaxe.

Primärprophylaxe setzt beim Gesunden an und hat in der Zahnmedizin das Ziel, Erkrankungen der Zähne (z. B. Karies) und des Zahnhalteapparates zu vermeiden. Ein Beispiel ist die Kariesprophylaxe durch Auftragen von Fluoridlack bei Kindern mit gesundem Gebiss. Eltern sollten bereits vor der Geburt eines Kindes über die Risiken einer Karies im Milchgebiss und über Möglichkeiten der Vorbeugung informiert werden. Für diese Form der Prophylaxe wird gelegentlich der Begriff Primär-Primärprophylaxe verwendet. Ein weiteres Beispiel ist die Schwangerenberatung mit dem Ziel, ungünstige Ernährungsgewohnheiten beim Säugling zu vermeiden (z. B. gezuckerte Getränke in Saugerflasche).

Sekundärprophylaxe hat das Ziel, die Karies möglichst frühzeitig zu entdecken und minimalinvasiv zu behandeln. Ein Beispiel hierfür ist die halbjährliche Kontrolluntersuchung. Eine dabei festgestellte oberflächliche, okklusale Karies kann durch eine erweiterte ▶Fissurenversiegelung behandelt werden.

Tertiärprophylaxe ist die Erhaltung eines durch restaurative Behandlung hergestellten Zustandes sowie die Verhinderung von Folgeerkrankungen (z. B. ▶Pulpitis als Folge einer kariösen Läsion). Das klassische Beispiel für diese Form der Prophylaxe ist der regelmäßige Recall nach einer Karies- oder Parodontaltherapie.

Die Maßnahmen der zahnmedizinischen Prophylaxe zeigt Tabelle 11a.1. Am wichtigsten sind alle Maßnahmen zur Verhinderung der Bildung von weichen und/oder harten Zahnbelägen.

Zahnbeläge entstehen bevorzugt an Stellen, wo sie sich störungsfrei ansammeln können (▶Prädilektionsstellen). Das sind Bereiche, an denen wenig mechanische Reinigung durch das Kauen und wenig

> **Prophylaxe** (gr.) und **Prävention** (lat.) werden gleichbedeutend verwendet: Verhütung, Vorbeugung, Früherkennung einer Erkrankung (siehe auch ▶S. 58 f.)
>
> Fissurenversiegelung ▶S. 326 ff.
>
> Pulpitis ▶S. 142 f.
>
> **Recall:** Erinnerungsservice für Untersuchungstermine
>
> Prädilektionsstellen ▶S. 107

Prophylaxe	Maßnahmen
Kariesprophylaxe	• zahngesunde Ernährung • effektive Mundhygiene • Fluoridierungsmaßnahmen • Fissurenversiegelung • Kariesrisikobestimmung
Parodontalprophylaxe	• zahngesunde Ernährung • effektive Mundhygiene • Nikotinverzicht • professionelle Zahnreinigung (PZR) • Beseitigung von Artikulations- und Okklusionsstörungen
Kieferorthopädische Prophylaxe	• ausreichende Vitamin- und Mineralstoffzufuhr • schädliche Angewohnheiten abgewöhnen (z. B. Daumenlutschen, lange Benutzung von Nuckelflaschen) • Erhalt der Milchzähne (Platzhalterfunktion) • Ausgleichsextraktion (bei Zahnengstand)

Tabelle 11a.1 Zahnmedizinische Prophylaxemaßnahmen

Spülung durch den Speichel stattfindet. Wenn diese Stellen außerdem für die Zahnbürste schlecht erreichbar sind, sind sie der ideale Ort für die Anhaftung von Plaque. Nach einiger Zeit, wenn sich Mineralien in die Plaque eingelagert haben, entsteht auch Zahnstein.

Die systematische Karies- und Parodontalprophylaxe steht auf vier Säulen. Wird nur eine der Säulen vernachlässigt, steigt das Risiko zu erkranken (Bild 11a.1).

11a.2 Mundhygiene

Das wichtigste Hilfsmittel der Mundhygiene ist die Zahnbürste. Sie wird im Regelfall zusammen mit Zahnpasta angewendet. Andere Zahnpflegehilfsmittel dienen der Unterstützung bzw. Ergänzung der Grundreinigung durch die Bürste.

Neben der richtigen Zahnputztechnik gibt es allgemeine Regeln zur Mundhygiene, die dem Patienten vermittelt werden müssen:
- Eine ausreichende Zahnreinigung dauert je nach Zahnbürste und Putztechnik zwei bis drei Minuten.
- Eine Interdentalreinigung ergänzt das Zähneputzen.
- Eltern müssen bei jüngeren Kindern die Zähne nachputzen, bis diese eine wirksame Putztechnik sicher selbst beherrschen.
- Empfehlenswert ist es, die Zähne nach Mahlzeiten zu putzen.
- Auf jeden Fall müssen die Zähne abends vor dem Schlafengehen gereinigt werden, da aufgrund des verringerten Speichelflusses in der Nacht die Selbstreinigung und die Möglichkeit der ▶Remineralisation verringert sind.

▶ Remineralisation
▶ S. 107

11a.2.1 Zahnbürsten und Zahnpasten

Zahnbürsten werden mit unterschiedlich harten Borsten und in vielfältigen Varianten, Größen und Formen angeboten. Durch die Verwendung von Zahnpasten wird die Wirkung der mechanischen Zahnreinigung zusätzlich erhöht.

Handzahnbürsten. Der Bürstenkopf sollte klein sein, damit auch unzugängliche Stellen erreicht werden können, d. h. ca. 2 bis 2,5 cm lang. Außerdem sollte er so geformt sein, dass problemlos auch die hinteren Zähne erreicht werden können.

Die Borsten der Zahnbürste sollten aus Kunststoff, abgerundet (Bild 11a.2a, S. 304) und poliert sein. Durch nicht abgerundete Borsten entstehen beim Putzen feinste Verletzungen der Gingiva. Bei gesundem Zahnfleisch eignen sich weiche bis mittelharte Borsten. Der Borstenbesatz sollte für eine gründliche Putzwirkung dicht sein („multi-tufted").

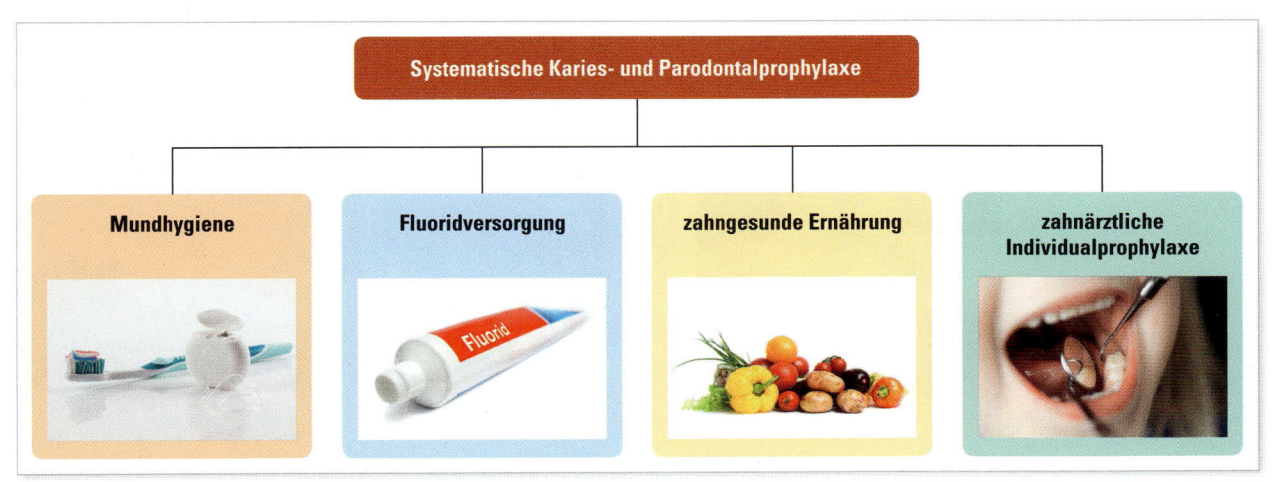

Bild 11a.1 Die vier Säulen einer systematischen Karies- und Parodontalprophylaxe

LF 11a — Prophylaxemaßnahmen planen und durchführen

Filament von filamentum (spätlat.) = Fadenwerk

Speziell für die Bedürfnisse von Gingivitis- und Parodontitis-Patienten gibt es sogenannte Filamentzahnbürsten (Bild 11a.2b). Deren Borsten enden in mikrofeinen Filamentenden, die gereiztes und entzündetes Zahnfleisch schonen.

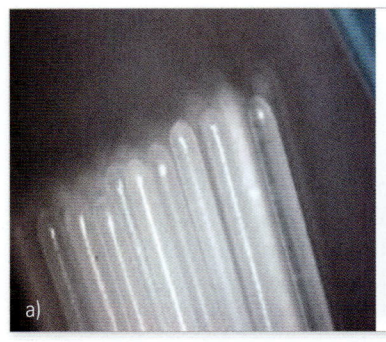

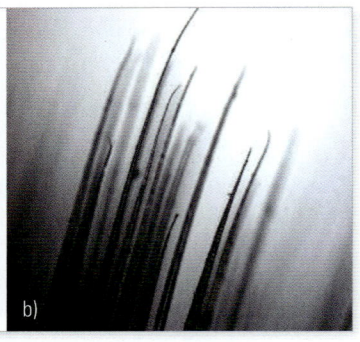

Bild 11a.2 Mikroskopansicht: a) abgerundete Borsten; b) mikrofeine Filamentenden

Naturborsten sind scharfkantig und bieten durch Poren und Hohlräume einen guten Nährboden für Bakterien. Sie sind aus hygienischen Gründen nicht zu empfehlen.

Der Griff sollte ausreichend lang, stabil und bequem zu umfassen sein. Abwinkelungen können sinnvoll sein, um die hinteren Zähne besser zu erreichen. Die Zahnbürste muss gut in der Hand liegen. Sie sollte einen Griffwulst haben, der das Abrutschen der Finger verhindert. Dies ist besonders für Kinder wichtig.

Elektrische Zahnbürsten reinigen die Zahnoberflächen durch ▸oszillierend-rotierende Bürsten. Sie haben meist kleine runde Köpfe, die halbkreisförmig hin- und herschwingen und teilweise zusätzlich pulsieren (Bild 11a.3).

oszillieren ▸ S. 117
rotieren ▸ S. 113

pulsieren von pulsare (lat.) = klopfen, stoßen

Retainer ▸ S. 345

Elektrische Zahnbürsten erreichen eine Frequenz von bis zu ca. 8 000 Rotationen pro Minute.

Schallzahnbürsten rotieren nicht, sondern schwingen (oszillieren) sehr schnell. Hier wird der Bürstenkopf etwa 30 000 bis 40 000 Mal pro Minute bewegt. Die Zähne werden also nicht durch Schallwellen gereinigt, sondern ebenfalls mit Borsten. Schallzahnbürsten haben einen länglichen Kopf, der ähnlich aussieht wie der Kopf der Handzahnbürste (Bild 11a.4).

Ultraschallzahnbürsten schwingen mit einer Frequenz von bis zu 1,6 Millionen Impulsen pro Minute. Durch die hohe Frequenz entstehen viele kleine Bläschen, die aufplatzen und durch die „Mini-Explosionen" Essensreste und weiche Beläge lösen. Auch hier findet keine Reinigung über Schallwellen statt, sondern über die Energie, die durch das Platzen der Schaumblasen frei wird. Für eine optimale Reinigung muss eine spezielle Zahnpasta verwendet werden, die möglichst viel Schaum entstehen lässt (Bild 11a.5).

Die Putztechnik ist etwas anders als bei den zuvor genannten Zahnbürsten, weil die Bürste nicht bewegt wird, sondern abschnittsweise ohne Druck auf den Zahn gehalten wird. Das dauert insgesamt etwas länger als die herkömmliche Reinigung über Borsten.

Dieses Verfahren ist gut geeignet für Personen, bei denen bestimmte Regionen im Mund schwer zugänglich sind (z. B. Zahnspangen, ▸Retainer, Brücken usw.).

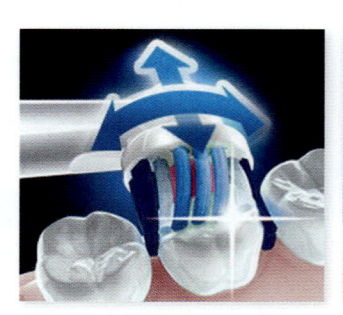

Bild 11a.3 Elektrische Rotationszahnbürste

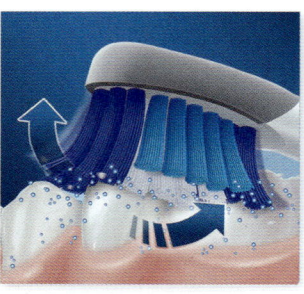

Bild 11a.4 Schallzahnbürste

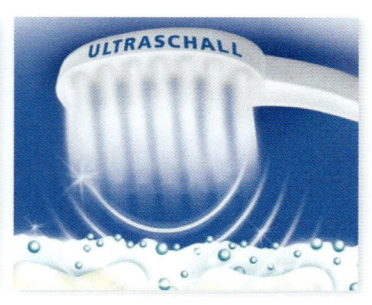

Bild 11a.5 Ultraschallzahnbürste

Mundhygiene • LF 11a

Benutzungsempfehlungen. Bei regelmäßigem Gebrauch lässt bei allen Zahnbürstentypen der reinigende Effekt der Borsten nach einiger Zeit nach. Daher sollten Zahnbürsten bzw. Bürstenköpfe nach etwa acht Wochen ausgewechselt werden. Wenn sich die Borsten seitlich abbiegen, auch schon früher. Andernfalls könnten die schief stehenden Borsten der Bürste das Zahnfleisch verletzen.

Die Zahnbürste muss nach jeder Benutzung unter reichlich fließendem Wasser abgespült werden. Zum Trocknen soll sie möglichst aufrecht stehen und nicht in Berührung mit anderen Zahnbürsten kommen. Eine Zahnbürste sollte aus hygienischen Gründen und um die Übertragung von Krankheiten zu vermeiden, immer nur von einer Person verwendet werden.

Zahnpasten säubern und polieren die Zahnoberfläche, entfernen weiche Beläge (Plaque) und dienen als Wirkstoffträger (v. a. für Fluorid).

Wichtigste Bestandteile der Zahnpasta sind:
- Putzkörper: Sie reinigen die Zähne, indem sie die mechanische Reinigungswirkung der Zahnbürste unterstützen (dieses Prinzip kennen wir z. B. aus dem Haushalt von Scheuermilch).
- Tenside: Sie bilden den Schaum und sorgen dafür, dass die Zahnpasta gleichmäßig im Mund verteilt wird.
- Feuchthaltemittel: Sie sollen das Austrocknen der Zahnpasta verhindern.
- Geschmacksstoffe: Sie sorgen für einen angenehmen Geschmack und für ein Frischegefühl.
- Konservierungsmittel: Sie verhindern das vorzeitige Verderben der Zahnpasta.
- Farbstoffe: Sie sollen die Zahnpasta optisch attraktiver machen.
- Fluoride: Sie haben eine kariesprophylaktische Dreifachwirkung: Sie machen die Zähne widerstandsfähiger gegenüber Säuren, beschleunigen die Remineralisation des Zahnschmelzes und beeinträchtigen den Stoffwechsel der Plaque-Bakterien. Als optimal gilt ein Fluoridanteil von 1 500 ppm (= 0,15 Prozent) für Erwachsene und von maximal 500 ppm (= 0,05 Prozent) für Kinder.

TIPP Empfehlen Sie Ihren Patienten, dass sie nach dem Zähneputzen den Schaum ausspucken, aber möglichst nicht mit Wasser spülen. So wird eine längere und bessere Wirkung der Fluoride erreicht.

Abrasivität. Für die Wahl der richtigen Zahnpasta ist der RDA-Wert wichtig. Je höher der RDA-Wert ist, desto gröber reinigt die Zahnpasta (Tabelle 11a.2). Das kann zu besseren Reinigungsergebnissen, aber auch zu mehr Schäden an der Zahnhartsubstanz führen.

Empfohlen wird ein RDA-Wert zwischen 40 und 70. Der Wert sollte auf jeder Zahnpastapackung aufgedruckt sein.

ppm = Abkürzung für parts per million (engl.) = Teile pro Million; 1 ppm entspricht einer Konzentration von 1 Teil auf 1 Million Teile

Abrasivität: Scheuerwirkung

RDA = Abkürzung für „radioaktive Dentin-Abrasion": standardisiertes Prüfverfahren nach DIN. Teils auch Abkürzung für „relative Dentin-Abrasion".

RDA-Wert	Abrasivität	Eigenschaften	Einsatzgebiete
< 40	gering	geringe Abrasivität bei schwächerer Reinigungswirkung	• bestehende Abrasionen • Erosionen • freiliegende Zahnhälse • empfindliche Zähne • parodontale Schäden
40–60	mäßig	Kompromiss zwischen geringer Abrasivität und guter Reinigungswirkung	• schonende Pflege von gesunden Zähnen und Zahnfleisch • auch für Milchzähne geeignet
60–80	mittel	etwas höhere Abrasivität bei stärkerer Reinigungswirkung	wenn bei gesunden Zähnen und gesundem Zahnfleisch eine intensivere Reinigung gewünscht ist (z. B. bei Verfärbungen); Verwendung weicher Borsten empfohlen
> 80	hoch	sehr hohe Abrasivität, keinesfalls für den Dauergebrauch	meistens handelt es sich dabei um „Weißmacher-Zahnpasten", die nur in Ausnahmefällen eingesetzt werden sollten

Tabelle 11a.2 RDA-Werte von Zahnpasten

LF 11a • Prophylaxemaßnahmen planen und durchführen

bukkal, lingual, okklusal ▶ S. 52

Vor dem Kauf einer Zahnpasta müssen folgende Fragestellungen beachtet werden:
- Wie ist der Zustand der Zähne?
- Wie ist der Zustand des Parodontiums?
- Welche Zahnbürste wird verwendet?
- Welche Zahnputztechnik wird angewendet?
- Wie häufig und wie lange werden die Zähne geputzt?
- Kann der Anwender den Druck gut kontrollieren?

Bei freiliegenden Zahnhälsen spielt die Abrasivität der Zahnpasta eine besonders wichtige Rolle. Der Zahnschmelz ist härter als die Polierstoffe in der Zahnpasta, aber die Zahnwurzeloberfläche bei freiliegenden Zahnhälsen reagiert besonders bei falscher Putztechnik und vielen großen Polierpartikeln empfindlich. Eine hohe Abrasivität reizt die Gingiva so, dass sie sich zurückzieht. Die Zahnoberflächen erscheinen oft spiegelglatt und an den Zahnhälsen können tiefe Mulden entstehen (Bild 11a.6). Herausnehmbarer Zahnersatz reagiert ebenfalls empfindlich auf Polierstoffe.

Bei elektrischen Zahnbürsten sollte grundsätzlich ein etwas geringerer RDA-Wert gewählt werden.

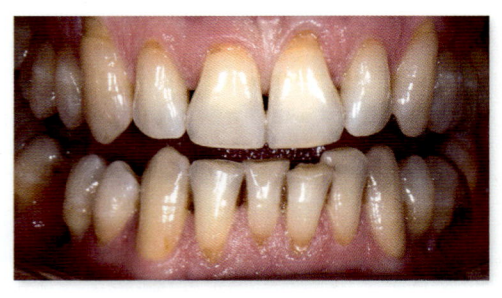

Bild 11a.6 Erhöhte Abrasionen am Zahnhals

11a.2.2 Zahnputztechniken

Durch das Zähneputzen wird die ▶bukkale, linguale und okklusale, teilweise auch die interdentale Plaque entfernt. Wichtig ist nicht die Häufigkeit, sondern die Gründlichkeit des Zähneputzens. Da es 24 bis 36 Stunden dauert, bis sich eine reife Plaque entwickelt hat, ist es bei äußerst gründlicher Pflege ausreichend, die Zähne einmal täglich zu putzen. Im Regelfall ist es den Patienten jedoch nahezu unmöglich, die Plaque in einem Durchgang vollständig von allen Zähnen zu entfernen. Daher wird geraten, dreimal täglich die Zähne zu putzen.

Der Mund sollte vor dem Zähneputzen mit Wasser ausgespült werden, um locker sitzende Speisereste zu entfernen. Damit keine Zahnflächen bei der Reinigung vergessen werden, empfiehlt es sich, nach einer Systematik vorzugehen. Es gibt verschiedene Zahnputztechniken, die je nach vorliegender Erkrankung, anatomischen Verhältnissen und motorischen Fertigkeiten der Patienten individuell eingesetzt werden können.

„KAI"-System. Das für Kinder empfohlene System heißt „KAI": erst die **K**auflächen, dann die **A**ußenflächen und zum Schluss werden die **I**nnenflächen der Zähne gereinigt (Bild 11a.7). KAI beschreibt eine Reihenfolge, keine bestimmte Technik.

Bass-Technik. Die Borsten der Zahnbürste werden je zur Hälfte auf Gingiva und Zahnfleischsaum aufgesetzt. Sie sollen in einem Winkel von 45 Grad zur Zahnachse in Rich-

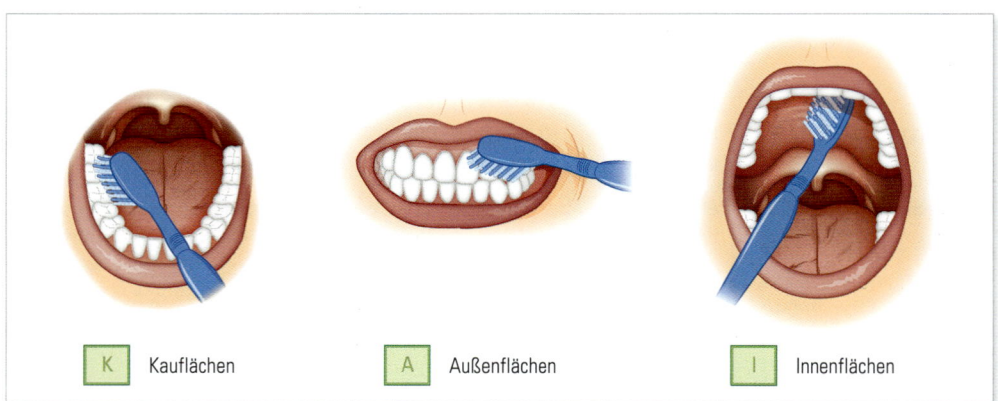

Bild 11a.7 Das „KAI"-System

| K | Kauflächen | A | Außenflächen | I | Innenflächen |

Mundhygiene • **LF 11a**

tung Wurzelspitze zeigen (Bild 11a.8). Die Bürste wird dann unter leichtem Druck mit Rüttelbewegungen hin und her geführt. Die Borsten der Zahnbürste bleiben während dieser Bewegung etwa an derselben Stelle liegen. Nach 10 bis 20 Sekunden wird die Zahnbürste zur Zahnkrone hin bewegt und ausgestrichen. Anschließend wird die Bürste auf die nächsten zwei bis drei Zähne aufgesetzt, wo sich der Bewegungsablauf wiederholt. Alle ▸vestibulären und lingualen (bzw. palatinalen) Flächen werden so der Reihe nach gereinigt. Die okklusalen Flächen der Zähne können mit horizontalen Scheuerbewegungen gereinigt werden.

Die Zahnputztechnik nach Bass ist für Jugendliche und Erwachsene die beste Methode. Mit dieser Methode werden die Zähne sowohl im Bereich der Zahnzwischenräume als auch am Zahnfleischsulkus sorgfältig gereinigt.

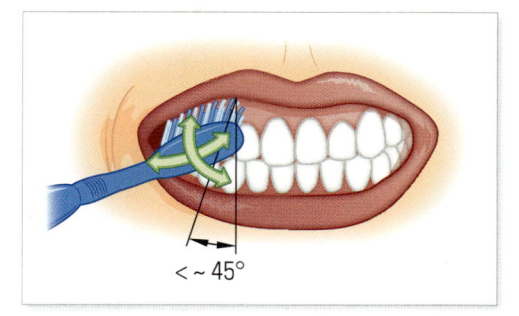

Bild 11a.8 Bass-Technik

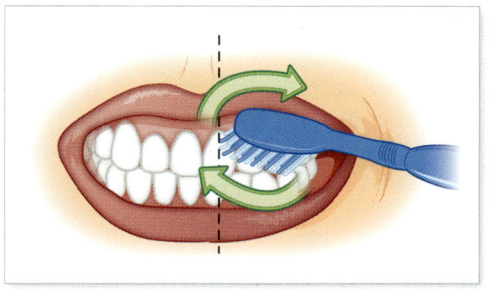

Bild 11a.9 Rotationstechnik nach Fones

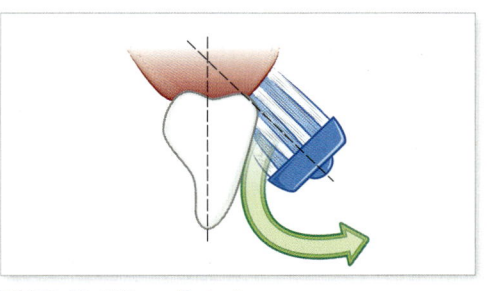

Bild 11a.10 Stillman-Technik

vestibulär, palatinal
▸ S. 52

> **TIPP** Bei einer entzündeten Gingiva ist es sehr wahrscheinlich, dass das Zahnfleischbluten beim Zähneputzen mit der Bass-Technik deutlich zunimmt. Weisen Sie den Patienten darauf hin, dass das normal ist und die Blutung nach wenigen Tagen nachlassen wird.

Rotationstechnik nach Fones. Die vestibulären Flächen der Zähne werden gereinigt, indem die Schneidezähne in Kopfbissstellung gebracht werden. Durch große, kreisende Bewegungen der Zahnbürste, beginnend an den Molaren, werden die oberen und unteren Zahnflächen in einem Arbeitsgang gereinigt (Bild 11a.9). Die lingualen bzw. palatinalen Flächen werden getrennt voneinander mit kleinen kreisenden Bewegungen gereinigt. Die okklusalen Flächen werden ebenfalls mit leicht kreisenden Bewegungen gesäubert. Diese Technik ist von Kindern leicht zu erlernen.

Stillman-Technik. Diese Technik ist auch bekannt unter dem Namen „Rot-Weiß-Methode". Die Bürste wird wie bei der Bass-Technik angesetzt, dann aber mit einer Drehbewegung über die gesamte Zahnfläche bewegt. Dabei wird der Zahnbelag direkt weggewischt, aber vorher nicht gelockert (Bild 11a.10). Soll durch die Stillman-Technik dasselbe Ergebnis erzielt werden wie mit der Bass-Methode, müssen die Zahnflächen länger gereinigt werden. Der Bewegungsablauf kann durch Rüttelbewegungen ergänzt werden. Die Stillman-Technik wird vor allem Patienten mit ▸Rezessionen oder als vorübergehende Maßnahme nach ▸Parodontitis-Operationen empfohlen.

Bei allen Zahnputztechniken wird die Zahnbürste lingual an den Schneidezähnen senkrecht angesetzt, an allen anderen Zahnflächen waagerecht. Die okklusalen Flächen werden in einer leicht kreisenden Bewegung kräftig gebürstet.

Kopfbissstellung: die Frontzähne stehen mit der Schneidekante der Schneidezähne direkt aufeinander

Rezessionen
▸ S. 245, 250

chirurgische Parodontitisbehandlung
▸ S. 261 ff.

LF 11a
• Prophylaxemaßnahmen planen und durchführen

> **TIPP** Wenn der Patient keine perfekte, aber eine durchaus akzeptable Zahnputztechnik vorweist, beginnen Sie die Instruktion mit der Pflege der Zahnzwischenräume.

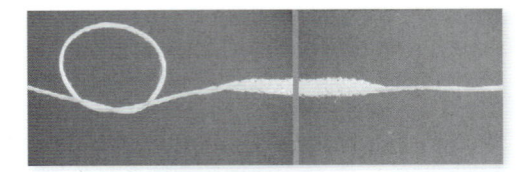

Bild 11a.12 Superfloss-Zahnseide

11a.2.3 Hilfsmittel zur Zahnzwischenraumpflege

Eine Zahnbürste kann den Bereich der Zahnzwischenräume nicht ausreichend säubern. Um auch dort einmal täglich gründlich zu reinigen, werden Hilfsmittel wie Zahnseide, Zwischenraumbürsten (Interdentalbürsten) oder medizinische Zahnhölzer bzw. Interdentalsticks aus Kunststoff verwendet.

Zahnseide wird zur Entfernung weicher Beläge im Zahnzwischenraum eingesetzt. Es gibt gewachste und ungewachste Zahnseide. Für die Anwendung wird die Zahnseide entweder zwischen die beiden Mittelfinger bzw. Daumen oder auf spezielle Halteinstrumente (Flossetten) gespannt (Bild 11a.11).

Zahnseide sollte mit Fluorid getränkt und für den geübten Nutzer ungewachst sein, da diese durch die Auffaserung eine bessere Reinigungswirkung hat. Für den ungeübten Patienten empfiehlt sich gewachste Zahnseide, da sie eine höhere Gleitfähigkeit besitzt und Verletzungen der Interdentalpapille verhindern kann.

Superfloss-Zahnseide ist eine Sonderform der Zahnseide. Sie besteht aus einem normalen Zahnseidenabschnitt, einem bauschigen Teil und einem versteiften Ende, welches das Einfädeln in den Zahnzwischenraum erleichtert (Bild 11a.12).

Interdentalbürsten benötigen zur Anwendung einen ausreichend großen Interdentalraum, der ein schonendes Einführen der Bürsten erlaubt. Für jeden Interdentalraum muss die Größe der Bürste entsprechend angepasst werden (Bild 11a.13). Der Patient sollte die Anwendung von Interdentalbürsten unter Anleitung durch das zahnärztliche Team erlernen.

Medizinische Zahnhölzer/Interdentalsticks haben eine Form, die dem Interdentalraum angepasst ist. Um eine Verletzung des Zahnfleisches zu verhindern, sollten nur medizinische, mit Fluoriden präparierte Zahnhölzer oder spezielle Interdentalsticks (Bild 11a.14) verwendet werden und keineswegs die üblichen Zahnstocher.

Tabelle 11a.3 zeigt Anwendungsempfehlungen für die verschiedenen Hilfsmittel zur Zahnzwischenraumpflege.

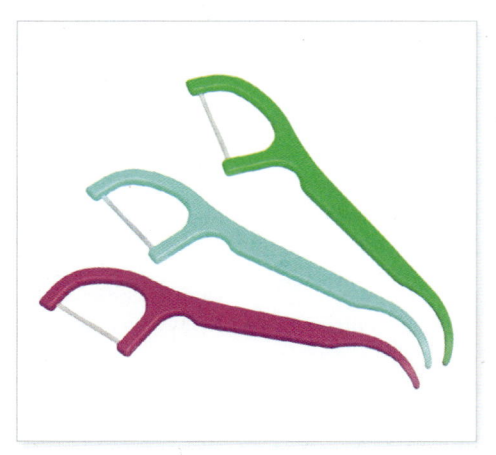

Bild 11a.11 Zahnseide mit Halter (Flossette)

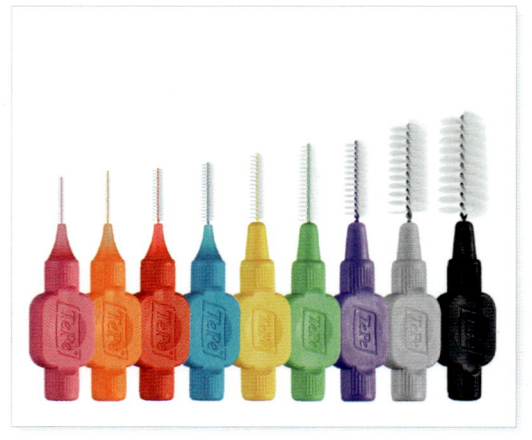

Bild 11a.13 Interdentalbürsten

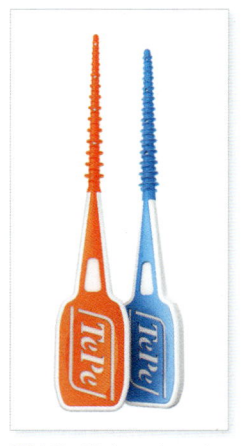

Bild 11a.14 Interdentalsticks

Mundhygiene — LF 11a

Hilfsmittel zur Zahnzwischenraumpflege	Empfehlung bei	Anwendung
Zahnseide a) b) c) d)	• sehr schmalen Interdentalräumen	• ca. 50 cm Zahnseide um die Mittelfinger wickeln; zwischen den Fingern ein ca. 10 cm langes Fadenstück freilassen (Bild a) • ca. 2 cm Zahnseide straff über die Zeigefingerkuppen spannen (Bild b) • gespanntes Fadenstück (evtl. mit leichten Sägebewegungen) vorsichtig in den Zahnzwischenraum einführen; dabei mit Gefühl über den Kontaktpunkt (Berührungspunkt der Zähne) bewegen, um eine Verletzung der Interdentalpapille zu vermeiden (Bild c) • Fadenstück u-förmig um den Zahn legen und mehrfach vorsichtig auf und ab bewegen (hier keine sägenden Bewegungen, da das Zahnfleisch verletzt werden könnte); dabei Zahnseide vorsichtig bis unter das Zahnfleisch führen (Bild d) • herausziehen, durch Auf- und Abwickeln Fadenstück erneuern und das Vorgehen am nächsten Zahn wiederholen
Superfloss-Zahnseide	• breiteren Interdentalräumen • einem Rückgang der Interdentalpapille • verblockten Kronen • kieferorthopädischen Geräten • Brücken	• mit dem steifen Ende einfädeln • durch die zu reinigende Stelle ziehen, der flauschige Teil entfernt Beläge
Interdentalbürsten	• breiteren Interdentalräumen • lückenhafter Zahnstellung • Brücken • kieferorthopädischen Geräten • Zahnersatz auf Implantaten	• evtl. mit Chlorhexidin tränken • mit leichtem Widerstand schräg ansetzen und etwas einführen • gerade ausrichten, 3- bis 4-mal vorsichtig hin- und herbewegen • vor dem nächsten Zahnzwischenraum abspülen
medizinische Zahnhölzer/Interdentalsticks	• Patienten, die mit anderen Hilfsmitteln nicht zurechtkommen	• Zahnholz einspeicheln und mit der flachen Seite zum Zahnfleisch vorsichtig in den Interdentalraum einführen oder alternativ Interdentalstick in passender Größe verwenden • mehrmals vorsichtig hin und her bewegen • Zahnholz aus hygienischen Gründen nach zwei bis drei Zwischenräumen wechseln

Tabelle 11a.3 Anwendung von Hilfsmitteln zur Zahnzwischenraumpflege

11a.2.4 Weitere Hilfsmittel zur Mundhygiene

Die Munddusche ist kein geeignetes Mittel zur Zahnreinigung. Plaque kann von einer Munddusche nicht gelöst werden.

Mundspüllösungen sind kein Ersatz für die tägliche Zahnreinigung mit Zahnbürsten und anderen Zahnpflegemitteln. Sie können die häusliche Mundhygiene jedoch ergänzen.

LF 11a — Prophylaxemaßnahmen planen und durchführen

Grundsätzlich muss dabei zwischen drei verschiedenen Produktarten unterschieden werden:
- kosmetische Mundspüllösungen,
- medizinische Mundspüllösungen,
- Rezepturarzneimittel zur Mundspülung.

Kosmetische Mundspüllösungen werden in erster Linie dazu eingesetzt, unangenehme Gerüche zu überlagern und für ein Gefühl der Frische im Mund zu sorgen. Gegen Mundgeruch wirken die meisten Lösungen jedoch nur kurzfristig, da sie nicht die Ursache des Mundgeruchs bekämpfen (Bakterien in den Zahnzwischenräumen oder auf der Zunge).

Gingivitis ▶ S. 248

Ein zusätzlicher Kariesschutz kann erzielt werden, wenn die Mundspüllösungen Fluorid und/oder Zink enthalten.

Manche Mundspüllösungen oder -konzentrate beinhalten auch Alkohol, was zwar die Anzahl von schädlichen Bakterien reduziert, aber auch nützliche Bakterien zerstört. Dies kann bei regelmäßigem Gebrauch die Mundflora in ein Ungleichgewicht bringen.

Medizinische Mundspüllösungen enthalten medizinisch wirksame Inhaltsstoffe, zumeist das keimtötende Chlorhexidin.

Aus zahnmedizinischer Sicht sind unter den Mundspüllösungen nur Produkte mit Chlorhexidin in der Lage, Plaque-Bakterien wirksam zu bekämpfen. Allerdings sind Chlorhexidin-Mundspüllösungen nur für den kurzen Gebrauch (maximal sechs Wochen) geeignet.

Xylit ▶ S. 319

Chlorhexidin kommt in folgenden Fällen zum Einsatz:
- vor und nach chirurgischen Eingriffen, um die Mundhöhle zu desinfizieren,
- nach chirurgischen Eingriffen, wenn vorübergehend nur eine eingeschränkte Mundhygiene möglich ist,
- zur vorübergehenden, unterstützenden Behandlung bei bakteriell bedingter ▶Gingivitis,
- vor, während und nach einer Parodontitis-Behandlung, um den Behandlungserfolg chemisch zu unterstützen.

Chlorhexidin ist äußerst wirksam, hat bei längerer Anwendung allerdings folgende Nebenwirkungen:
- bräunliche Verfärbungen an Zähnen und auf der Zunge (diese können mithilfe einer professionellen Zahnreinigung entfernt werden),
- gestörtes Geschmacksempfinden (allmähliche Normalisierung nach Absetzen des Präparats).

Medizinische Mundspüllösungen gelten nicht als Hygieneartikel, sondern als Arzneimittel und sind deshalb apothekenpflichtig.

Rezepturarzneimittel zur Mundspülung werden auf Anweisung eines Zahnarztes in der Apotheke hergestellt. Sie sind dann angezeigt, wenn z. B. nach einem Abstrich besondere Anforderungen an die Mundspüllösung gestellt werden.

Zahnpflegekaugummis können das Zähneputzen nicht ersetzen, sind allerdings eine Ergänzung, wenn zwischendurch keine Gelegenheit für klassische Mundhygienemaßnahmen besteht. Die Reinigungswirkung ist begrenzt. Das Kauen von Kaugummi mit dem Zuckeraustauschstoff ▶Xylit nach den Mahlzeiten kann Karies vorbeugen, da der Stoff die Plaquebildung hemmt. Ein zusätzlicher Effekt des Kaugummikauens (allerdings nach sehr langem Kauen) ist der Anstieg der Speichelflussrate und – dadurch bedingt – des pH-Wertes in der Plaque (Bild 11a.15). Inhaltsstoffe des Speichels wie Calcium und Phosphate können Dentinkanälchen verschließen und so die „Überempfindlichkeit" von Zähnen wirkungsvoll reduzieren.

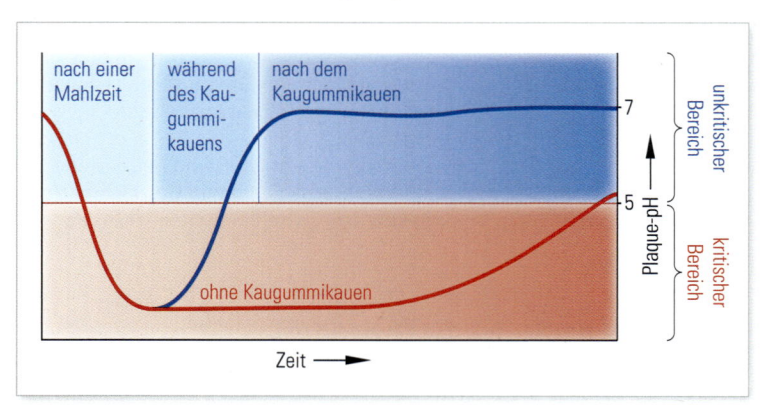

Bild 11a.15 Speichelproduktion und pH-Wert beim Kaugummikauen

Fluoridprophylaxe • LF 11a

Zungenbürsten. Über Mundgeruch (Halitosis) wird oft nicht gesprochen. Mithilfe eines Halimeters können innerhalb kürzester Zeit Quelle und Stärke des Mundgeruchs diagnostiziert werden (Bild 11a.16). Häufig befindet sich die Quelle des schlechten Atems auf dem Zungenrücken. In seinen unzähligen kleinen Furchen und Gräben können sich Bakterien optimal vermehren und dort die faulig riechenden Stoffwechselprodukte produzieren. Bestätigt die Halimeter-Messung diesen Verdacht, schafft die mechanische Reinigung der Zunge mit einer speziellen Bürste Sauberkeit und frischen Atem (Bild 11a.17).

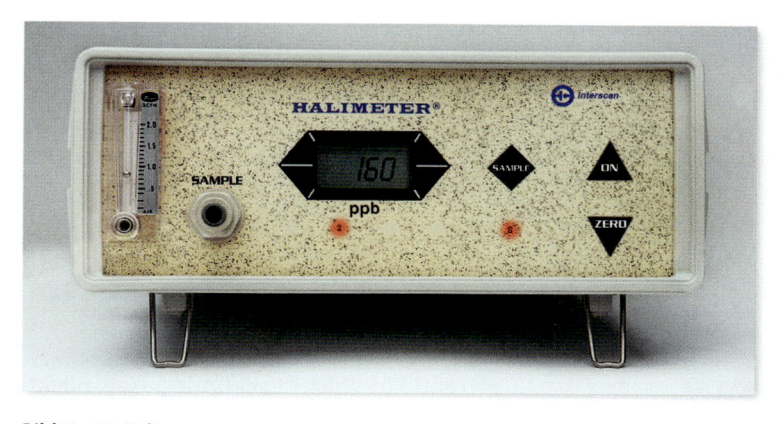

Auch Mundtrockenheit durch Fasten, langes Reden, nächtliches Schnarchen, Stress und Rauchen kann Mundgeruch verstärken, da der Spüleffekt des Speichels fehlt und die Bakterien auf der Zunge haften bleiben.

Bild 11a.16 Halimeter

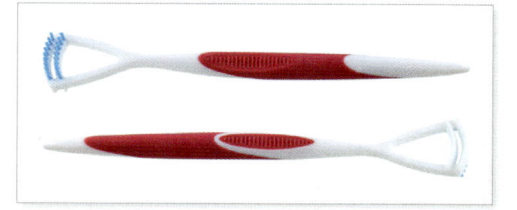

Bild 11a.17 Zungenbürsten

11a.3 Fluoridprophylaxe

Neben der Zahnpflege und einer für die Zähne gesunden ▸Ernährung ist die Fluoridanwendung eine weitere Maßnahme zur Gesunderhaltung der Zähne.

> Ernährung und Zahnprophylaxe
> ▸S. 313 ff.

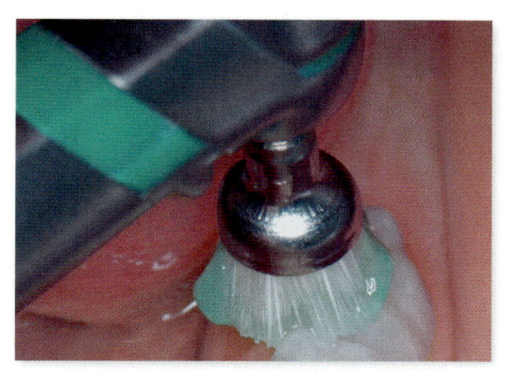

11a.3.1 Wirkung von Fluoriden

Fluoride haben eine karieshemmende Wirkung. Diese Wirkung beruht auf folgenden drei Eigenschaften:
- Verringerung der Säurelöslichkeit des Zahnschmelzes durch Umbau des ▸Hydroxylapatits in ▸Fluorapatit. Fluorapatit wird durch Säuren weniger herausgelöst als Hydoxylapatit.
- Hemmung des Stoffwechsels plaquebildender Bakterien, dadurch wird weniger Säure gebildet.
- Förderung der ▸Remineralisation des Zahnschmelzes, wobei Mikrodefekte der Schmelzkristalle durch Einlagerung von Calciumphosphat ausgeheilt werden.

11a.3.2 Lokale Fluoridierungsmaßnahmen

Lokale (äußerlich aufgetragene) Fluoridierungen durch den täglichen Gebrauch einer Fluoridzahnpasta und wöchentliches Zähneputzen mit einem Fluoridgel reduzieren die Kariesschäden um die Hälfte.

Bild 11a.18 Auftragen eines Fluoridgels mit einem Bürstchen

> Hydroxylapatit, Fluorapatit ▸S. 102 f.

Lokale Fluoridierungen können erfolgen durch
- Zahnpasten,
- Spüllösungen,
- Gele (Bild 11a.18) oder
- Lacke.

> Remineralisation
> ▸S. 107, 318

Anwendungsempfehlungen. Mit dem Durchbruch der ersten Milchzähne werden diese einmal täglich mit fluoridhaltiger Kinderzahnpasta gereinigt. Ab dem zweiten Geburtstag sollten die Milchzähne zweimal

LF 11a • Prophylaxemaßnahmen planen und durchführen

täglich mit fluoridhaltiger Kinderzahnpasta geputzt werden. Mit dem Durchbruch des ersten bleibenden Molaren, aber spätestens ab dem sechsten Geburtstag, sollte eine Zahnpasta mit bis zu 1500 ppm Fluorid benutzt werden.

Ab dem sechsten Lebensjahr wird einmal wöchentlich das Zähneputzen mit einem Fluoridgel (12 500 ppm) empfohlen. Dieses enthält ca. 10-mal mehr Fluorid als eine normale Zahnpasta. Nach dem Zähneputzen mit Fluoridgel sollte nur ausgespuckt, aber nicht mit Wasser gespült werden. Eine halbe Stunde danach sollte nichts gegessen oder getrunken werden, damit das Fluorid länger einwirken kann.

Jugendlichen mit Zahnapparaturen wird die einmalige tägliche Benutzung einer Fluoridlösung zusätzlich zur wöchentlichen Fluoridgelanwendung empfohlen.

11a.3.3 Systemische Fluoridierungsmaßnahmen

Die systemische (innere) Fluoridanwendung durch
- Fluoridtabletten (bei Patienten mit erhöhtem ▸Kariesrisiko),
- fluoridiertes Speisesalz oder
- fluoridiertes Trinkwasser

unterstützt die lokale Fluoridanwendung.

Bei der systemischen Fluoridierung gelangt das Fluorid über den Magen-Darm-Trakt in den Organismus und wird über die Blutbahn zu den im Kieferknochen liegenden Zahnkeimen transportiert.

DGZM = **D**eutsche **G**esellschaft für **Z**ahn-, **M**und- und Kieferheilkunde

Kariesindex ▸S. 137

Da die Fluoride über die Mundhöhle aufgenommen bzw. über den Speichel teilweise wieder abgegeben werden, können sie ihre Wirkung auch auf bereits in die Mundhöhle durchgebrochene Zähne entfalten.

Fluoridtabletten. Um möglichst lange eine hohe Fluoridkonzentration im Mund zu gewährleisten, werden die Tabletten abwechselnd rechts und links zwischen Wange und Zahnfleisch gesteckt, am besten abends nach dem Zähneputzen und kurz vor dem Einschlafen.

Die kariesverhindernde Wirkung tritt nur ein, wenn die Fluoridtabletten täglich und regelmäßig eingenommen werden.

Die von Kinderärzten häufig für Säuglinge in den ersten zwei Lebensjahren verordnete Gabe von Fluoridtabletten ist umstritten. Aus zahnärztlicher Sicht sind vor dem sechsten Lebensmonat zusätzliche Fluoridierungsmaßnahmen nicht erforderlich. Ab dem Durchbruch der ersten Milchzähne reicht einmal täglich die Reinigung mit fluoridhaltiger Kinderzahnpasta mit 250 ppm Fluorid nach Empfehlung der DGZM.

Fluoridiertes Speisesalz. Der Einsatz von fluoridiertem Speisesalz ist eine kollektive kariesprophylaktische Maßnahme, mit der auch Menschen erreicht werden, die sonst nicht in den Genuss von präventiven Maßnahmen kämen (Bild 11a.19). Daher wird aus zahnmedizinischer Sicht die Verwendung von fluoridiertem Speisesalz mit 250 ppm Fluorid empfohlen.

11a.3.4 Dosierungsempfehlungen

Tabelle 11a.4 listet alle Empfehlungen für Fluoridanwendungen und -dosierungen auf.

Fluorose. Vorsicht vor Fluorid-Überdosierung. Während der Schmelzbildungsphase in den ersten sechs Lebensjahren kann es zu einer Zahnfluorose (Schmelzschaden durch Überdosierung) kommen. Die Zähne haben dann weiße bis gelbliche matte Flecken (Bild 11a.20).

Bei stärkerer Fluorid-Überdosierung treten braune Zahnverfärbungen auf.

Bild 11a.19 Fluoridiertes Speisesalz

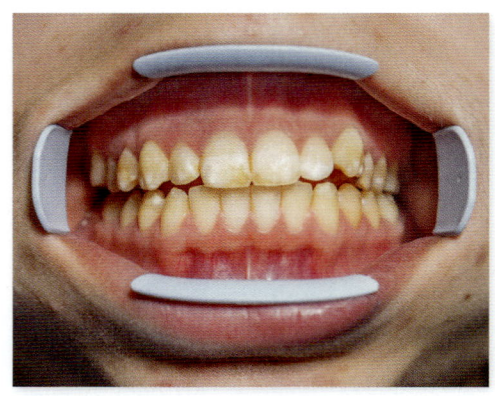

Bild 11a.20 Fluorose

Alter	Anwendung im Mund	Fluoridtabletten	fluoridiertes Speisesalz
6. Monat bis 2. Geburtstag	1 x täglich ein erbsengroßer Klecks fluoridierte Kinderzahnpasta (Fluoridgehalt maximal 500 ppm)	Einnahme für Karies-risikopatienten nach Rücksprache mit dem Zahnarzt, wenn kein fluoridiertes Speisesalz verwendet wird	Verwendung empfohlen
2 bis 6 Jahre	2 x täglich ein erbsengroßer Klecks fluoridierte Kinderzahnpasta (Fluoridgehalt maximal 500 ppm)		
Kinder ab 6 Jahre	• 2 x täglich fluoridierte Zahnpasta für Erwachsene (Fluoridgehalt 1000–1500 ppm) • einmal wöchentlich Fluoridgel bei erhöhtem Kariesrisiko • fluoridhaltige Lacke 2 x jährlich durch Zahnarzt bei erhöhtem Kariesrisiko		
Erwachsene	• 2 x täglich fluoridierte Zahnpasta (Fluoridgehalt 1000–1500 ppm) • fluoridhaltige Lacke, Gele oder Mundspüllösungen bei häufiger Karies nach Rücksprache mit dem Zahnarzt empfohlen		

Tabelle 11a.4 Empfehlungen für Fluoridanwendungen und -dosierungen

11a.4 Ernährung und Zahnprophylaxe

Nahrung ist lebensnotwendig und für Wachstum, Erhalt und Aufbau des Organismus erforderlich. Sie dient dem Körper als Energiequelle zur Arbeitsleistung und Wärmebildung.

11a.4.1 Ernährung

Die Inhaltsstoffe der Nahrung werden eingeteilt in
- Nährstoffe (Eiweiße, Kohlenhydrate, Fette, Wasser, Mineralstoffe, Spurenelemente, Vitamine),
- Ballaststoffe,
- Geschmacksstoffe.

Eiweiße (Proteine) sind aus einzelnen Aminosäuren aufgebaut. Die Aminosäuren sind sehr unterschiedlich zusammengesetzt und bilden so verschiedene Eiweiße. Der Körper kann Eiweiße erst nach der Aufspaltung in die einzelnen Aminosäuren verarbeiten und nutzen.

Man unterscheidet:
- tierisches Eiweiß (in Fleisch, Fisch, Eiern, Milch und Milchprodukten),
- pflanzliches Eiweiß (z. B. in Getreide und Hülsenfrüchten).

Eiweiße stellen den Grundbaustein aller menschlichen Zellen dar. Der Körper benötigt sie u. a. zum Aufbau von Muskel- und Bindegewebe, von Enzymen und Antikörpern.

Kohlenhydrate (Saccharide) dienen dem Organismus in erster Linie als Energielieferant. Kohlenhydratreiche Lebensmittel sind z. B. Getreide, Kartoffeln, Naturreis, Hülsenfrüchte, Obst und Gemüse. Aber auch Zucker und Mehl und daraus hergestellte Produkte (z. B. Süßwaren, Backwaren) sind Kohlenhydratträger.

Kohlenhydrate können im Darm erst nach Aufspaltung in Einfachzucker aufgenommen werden. Die Vorverdauung findet mithilfe der α-Amylase bereits in der Mundhöhle statt.

Verschiedene Kohlenhydratarten zeigt Tabelle 11a.5 auf S. 314.

Fette (Lipide) haben einen hohen Energiegehalt. Man unterscheidet:
- tierische Fette (in Fleisch, Fisch, Eiern und Milch),
- pflanzliche Fette (z. B. in Pflanzensamen oder Nüssen).

Im Körper werden Fette als Energielieferanten und Aufbaustoffe verwendet.

LF 11a — Prophylaxemaßnahmen planen und durchführen

Cholesterin gehört zu den fettähnlichen Stoffen. Es wird größtenteils vom Körper selbst hergestellt, aber zum Teil auch über die Nahrung aufgenommen. Cholesterin ist ein wichtiger Zellbestandteil und Grundstoff vieler Hormone.

Wasser (H_2O) macht bei Erwachsenen ca. 70 % des Körpergewichts aus. Bei Kindern ist der Wasseranteil noch höher. Wasser dient dem Organismus als Lösungs- und Transportmittel.

Mineralstoffe sind kristalline Salze, die im Körper meist in gelöster Form vorliegen. Werden sie in Wasser gelöst, spricht man von Elektrolyten.

In Tabelle 11a.6 werden die Funktionen wichtiger Mineralstoffe für den Körper erläutert.

Spurenelemente sind chemische Elemente, die in geringen Konzentrationen in Nahrungsmitteln vorkommen. Auch der Körper benötigt nur kleinste Mengen. Fehlen diese jedoch, kann dies schwerwiegende gesundheitliche Folgen haben. In Tabelle 11a.7 sind einige wichtige Spurenelemente aufgelistet.

Stoffgruppe	Beispiele	Zusammensetzung
Monosaccharide (Einfachzucker)	• Glucose, Dextrose (Traubenzucker, z. B. in Honig, Weintrauben) • Fruktose (Fruchtzucker, z. B. in Obst, Honig) • Galaktose (z. B. in Milch oder Milchprodukten)	
Disaccharide (Doppelzucker)	• Maltose (Malzzucker, z. B. in Bier) • Saccharose (Rüben- bzw. Rohrzucker, Haushaltszucker) • Laktose (Milchzucker in Milch oder Milchprodukten)	• Glucose + Glucose • Glucose + Fructose • Glucose + Galactose
Polysaccharide (Vielfachzucker)	• Amylose (pflanzliche Stärke, z. B. in Getreide, Kartoffeln) • Glycogen (tierische Stärke, z. B. in Leber und Muskeln) • Zellulose (z. B. in pflanzlichen Zellwänden)	

Tabelle 11a.5 Arten von Kohlenhydraten

Mineralstoff (chemische Formel)	Funktion
• Natrium (Na) • Kalium (K) • Chlorid (Cl)	Elektrolyte, die u. a. eine wichtige Bedeutung für die Regulierung des Wasserhaushalts im Körper haben
• Calcium (Ca) • Phosphat (PO)	• erforderlich für die Übertragung von Nervenimpulsen, für Muskelkontraktionen und für die Blutgerinnung • wichtige mineralische Bestandteile der Knochen und Zähne (in Form von Hydroxylapatit)
Magnesium (Mg)	notwendig für den Energiestoffwechsel sowie die Nerven- und Muskelfunktion
Schwefel (S)	Bestandteil einiger Eiweiße

Tabelle 11a.6 Mineralstoffe und ihre Funktionen

Spurenelement (chemische Formel)	Funktion
Eisen (Fe)	Bildung von roten Blutkörperchen
Jod (I)	Bestandteil von Schilddrüsenhormonen
Fluorid (F)	• Bildung von Zahnschmelz • kariesprophylaktische Wirkung • Aufbau und Erhalt von Knochen, Bändern und Bindegewebe

Tabelle 11a.7 Spurenelemente und ihre Funktionen (Auswahl)

Ernährung und Zahnprophylaxe — LF 11a

Vitamin	Funktion	Vorkommen (Beispiele)
Vitamin A	• für Sehvorgang notwendig • wichtig für das Wachstum von Epithelien	Karotten, Spinat, Leber, Butter, Milch, Eier
Vitamin D	• fördert die Calciumaufnahme im Darm • Knochenbildung	• kann in der oberen Hautschicht durch im Sonnenlicht enthaltene UV-B-Strahlung vom Körper selbst gebildet werden • Fisch, Eier
Vitamin E	Oxidationsschutz für ungesättigte Fettsäuren	Getreidekeime, Pflanzenöle, Blattgemüse
Vitamin K	fördert die Bildung von Gerinnungsfaktoren	grüne Pflanzen (wird von Darmbakterien gebildet)
Vitamin B1	Einfluss auf Kohlenhydratstoffwechsel und Nerventätigkeit	Vollkornprodukte, Hefe, Gemüse, Kartoffeln, Fleisch
Vitamin B2	• wichtige Rolle bei der Zellatmung • wichtig für eine intakte (Schleim)haut	Vollkornprodukte, Hefe, Milch, Käse, Leber
Vitamin B3 (Niacin)	zentrale Rolle bei der Zellatmung	Hefe, Nüsse, Innereien, Milchprodukte (wird von Darmbakterien gebildet)
Vitamin B6	wichtige Rolle beim Aminosäurestoffwechsel	Körnerfrüchte, Hefe, grünes Gemüse, Milchprodukte
Vitamin B12	wichtig für die Bildung von roten Blutkörperchen	Leber, Fleisch
Folsäure	wichtig für die Bildung von roten Blutkörperchen	Gemüse, Obst (wird von Darmbakterien gebildet)
Pantothensäure	wichtige Rolle beim Stoffwechsel	tierische Lebensmittel, Hefe, grünes Gemüse, Getreide
Biotin (Vitamin H)	wichtiger Bestandteil von Enzymen	Eier, Hefe, Innereien (wird von Darmbakterien gebildet)
Vitamin C (Ascorbinsäure)	• Oxidationsschutz • wichtige Rolle für Bindegewebe, Hormone, Wundheilung	Obst, Kartoffeln, Gemüse

Tabelle 11a.8 Vitamine – ihre Funktion und ihr Vorkommen (grün = fettlöslich, gelb = wasserlöslich).

Vitamine sind lebensnotwendige organische Verbindungen, die der Körper nicht selbst herstellen kann. Sie müssen mit der Nahrung aufgenommen werden.

Vitamine stärken das Immunsystem und wirken beim Aufbau von Knochen, Zähnen, Zellen und Blutkörperchen mit.

Jedes Vitamin hat eine bestimmte Funktion im Körper (Tabelle 11a.8). Man unterscheidet fettlösliche und wasserlösliche Vitamine.

Ballaststoffe sind unverdauliche Bestandteile der Nahrung. Sie sind für die Darmtätigkeit wichtig, indem sie den Darm füllen und somit die Darmbewegung anregen.

Geschmacksstoffe fördern die Sekretion von Verdauungssäften (z. B. Anregung des Speichelflusses schon beim Riechen einer Mahlzeit).

11a.4.2 Verdauung

Das Verdauungssystem ist ein acht bis neun Meter langes, schlauchartiges System. Zu diesem gehören Mundhöhle, Rachen, Speiseröhre, Magen, Leber, Bauchspeicheldrüse, Dünndarm, Dickdarm und Mastdarm (Bild 11a.21, S. 316).

Die Verdauung umfasst
- die mechanische Zerkleinerung der Nahrung,
- die Zerlegung der Nährstoffe durch Enzyme,
- die Aufnahme der Grundbaustoffe in den Körper und
- das Ausscheiden unverdaulicher Nahrungsreste.

Enzyme sind Bestandteile der Verdauungssäfte. Sie helfen bei der Zerlegung von Eiweiß, Kohlenhydraten und Fetten in ihre einzelnen Bausteine.

Sekretion: Produktion und Absonderung eines Sekrets durch eine Zelle oder Drüse

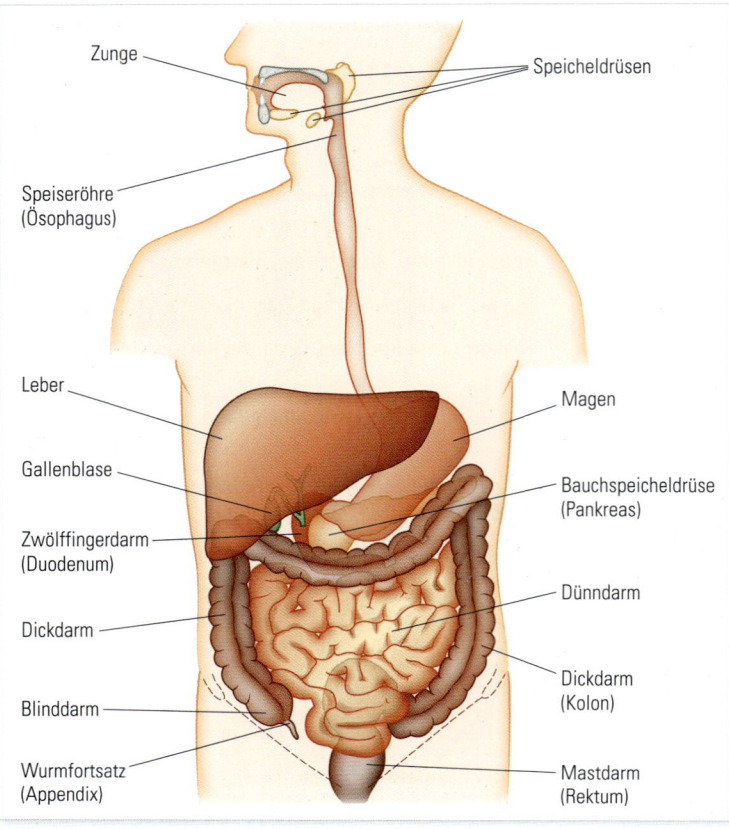

LF 11a — Prophylaxemaßnahmen planen und durchführen

Bild 11a.21 Verdauungsorgane

Labels: Zunge, Speicheldrüsen, Speiseröhre (Ösophagus), Leber, Magen, Gallenblase, Bauchspeicheldrüse (Pankreas), Zwölffingerdarm (Duodenum), Dünndarm, Dickdarm, Dickdarm (Kolon), Blinddarm, Wurmfortsatz (Appendix), Mastdarm (Rektum)

pH-Wert ▶ S. 46

Resorption (lat.) = Aufsaugen: Aufnahme gelöster Stoffe in Blut- und Lymphbahnen

11a.4.3 Zuckerhaltige Lebensmittel

Zucker ist ein süß schmeckendes Lebensmittel, das aus Pflanzen gewonnen wird. Er hat verschiedene Eigenschaften, die ihn sehr beliebt machen. Zucker

- ist ein Energielieferant,
- eignet sich gut zum Süßen von Lebensmitteln,
- ist ein Geschmacksverstärker,
- ist gut geeignet, um Lebensmittel länger haltbar zu machen.

Eine negative Eigenschaft des Zuckers ist, dass er dem Körper Energie gibt, aber sonst keinerlei Mehrwert liefert. Man nimmt viele Kalorien auf, aber sonst keine für den Körper wichtigen Stoffe. Darüber hinaus ist Zucker einer der hauptverantwortlichen Stoffe für die Entstehung von Karies.

Umgang mit zuckerhaltigen Lebensmitteln. Zucker ganz zu vermeiden ist kaum möglich. Allerdings gibt es einige Regeln, die das Kariesrisiko durch zuckerhaltige Lebensmittel deutlich mindern können:

- Süßigkeiten und süße Getränke nicht über den Tag verteilt zu sich nehmen, da nach jeder zuckerhaltigen Mahlzeit der ▶pH-Wert im Mund durch die erhöhte Bakterienaktivität sinkt (Bild 11a.22).
- Wenn Süßes verzehrt wird, dann direkt nach den Hauptmahlzeiten. Im Anschluss die Zähne gründlich reinigen.
- Süße, klebrige Lebensmittel vermeiden.

Die einzelnen Abschnitte des menschlichen Verdauungssystems sind jeweils auf ganz bestimmte Aufgaben spezialisiert (Tabelle 11a.9).

Verdauungsabschnitt	Funktion
Mundhöhle/Rachen	• mechanische Zerkleinerung der Nahrung • Einleitung der enzymatischen Aufspaltung der Kohlenhydrate • Schluckvorgang
Speiseröhre	Nahrungstransport
Magen	• Einleitung der enzymatischen Aufspaltung von Eiweiß • Abtöten der Bakterien durch Magensäure
Leber	Produktion der Gallenflüssigkeit zur besseren Verdauung der Fette
Bauchspeicheldrüse	Produktion von Enzymen und dem Hormon Insulin
Dünndarm	enzymatische Aufspaltung von Eiweiß, Kohlenhydraten und Fetten mit anschließender Nahrungsresorption
Dickdarm	Eindickung unverdaulicher Nahrungsreste durch Entzug von Wasser
Mastdarm	Ausscheidung

Tabelle 11a.9 Gliederung und Aufgaben des Verdauungssystems

Ernährung und Zahnprophylaxe • **LF 11a**

Besonders gefährlich ist der sogenannte „versteckte Zucker", der als Geschmacksaufwerter auch in Lebensmitteln eingesetzt wird, in denen man ihn nicht bzw. nicht in so hohem Maße vermuten würde (Tabelle 11a.10). Rund 35 kg Zucker nimmt jeder Bundesbürger durchschnittlich pro Jahr zu sich. Davon wird nur ca. ein Drittel bewusst als Zucker gegessen, der Rest gelangt als „versteckter Zucker" in den Körper.

11a.4.4 Säurehaltige Lebensmittel

Säurehaltige Lebensmittel wie Eistee, Früchtetee, Fruchtsaft, Alkohol, Koffein, Wein, Zitrusfrüchte und Essig greifen den Zahnschmelz durch ihren hohen Säuregehalt (niedriger ph-Wert) stark an. Das gleiche gilt für Zitronensäure. Sie ist in vielen Lebensmitteln enthalten, die insbesondere Kinder gerne mögen (z. B. in Marmelade, sauren Gummibärchen, Softdrinks, Bonbons und Lutschern). Säureangriffe auf die Zahnhartsubstanz entstehen aber nicht nur durch den Verzehr säurehaltiger Lebensmittel, sondern vor allem durch die Stoffwechselendprodukte der Kariesbakterien (insbesondere beim Abbau von Zucker zu Säuren).

Erosionen. Beim übermäßigen Verzehr von säurehaltigen Lebensmitteln können sogenannte Erosionen an den Zahnhartsubstanzen entstehen (Bild 11a.23). Leichte

Lebensmittel	Zuckergehalt	Lebensmittel	Zuckergehalt
Apfelsaft	8 – 13 g	Erdbeeren	3 – 7 g
Äpfel	10 – 16 g	Honig	62 – 85 g
Bananen	18 g	Marmelade	36 – 76 g
Birnen	8 – 9 g	Marzipan	49 g
Biskuits	50 g	Obstkonserven	8 – 26 g
Bonbons	90 g	Orangensaft	7 – 11 g
Butterkekse	20 – 26 g	Schokolade	46 – 62 g
Cola	11 g	Trockenfrüchte	40 – 75 g
Eiscreme	21 g	Ketchup	33 g

Tabelle 11a.10 Zuckergehalt verschiedener Lebensmittel (pro 100 g Lebensmittel)

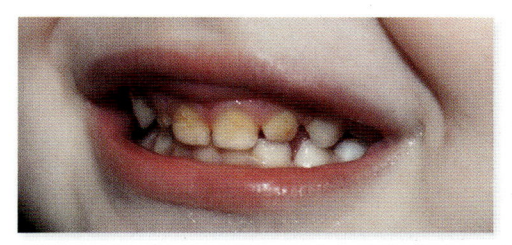

Bild 11a.23 Erosionen auf den vorderen Zahnflächen

Erosionen betreffen den Zahnschmelz und bleiben in der Regel unbemerkt, weil sie keine Beschwerden verursachen und die Zahnfarbe sich nicht verändert. Im fortgeschrittenen Stadium, wenn das tiefer gelegene Dentin betroffen ist, kann es zu Temperaturempfindlichkeit und Verfärbungen kommen. Die Zähne können schließlich wie „abgeschmolzen" aussehen.

Erosionen (lat.) = Abnagungen, Verwitterungen

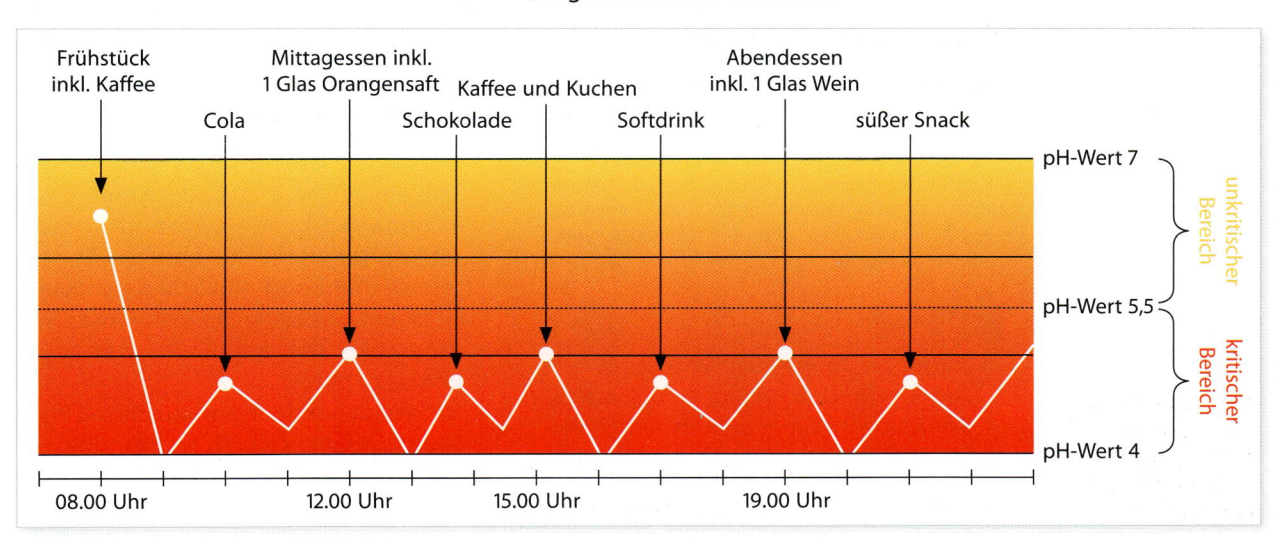

Bild 11a.22 pH-Wert des Speichels nach zucker- und säurehaltigen Mahlzeiten (je niedriger der pH-Wert, desto kritischer für die Zähne)

handwerk-technik.de

INFO Erosionen an den Zähnen können auch durch Krankheiten wie z.B. durch Bulimie (Ess-Brech-Sucht) hervorgerufen werden. In diesem Fall greift die Magensäure den Zahnschmelz an.

Umgang mit säurehaltigen Lebensmitteln. Um die Säureeinwirkung zu stoppen, ist es sinnvoll, nach dem Verzehr säurehaltiger Lebensmittel die Mundhöhle mit Wasser auszuspülen oder ein Zahnpflegekaugummi zu kauen.

Die Zahnpflege mit Zahnbürste und Zahnpasta sollte frühestens eine halbe Stunde nach dem Verzehr säurehaltiger Lebensmittel erfolgen, um die bereits angegriffene Zahnoberfläche nicht zusätzlich mechanisch zu schädigen (Bild 11a.24b). Dieses verzögerte Zähneputzen soll Zeit schaffen, damit die erweichten Zahnoberflächen durch Calcium- und Phosphat-Ionen aus dem Speichel remineralisiert werden können (Bild 11a.24c).

a) glatte Zahnschmelzoberfläche

b) durch ▶ Demineralisation angeraute Zahnschmelzoberfläche nach dem Verzehr säurehaltiger Lebensmittel

c) durch Calcium- und Phosphat-Ionen (grün dargestellt) ▶ remineralisierte Zahnschmelzoberfläche

Bild 11a.24 Schematische Darstellung einer glatten, einer demineralisierten und einer remineralisierten Schmelzoberfläche

Demineralisation/Remineralisation ▶ S. 107

Kariogenität: Zahnkaries fördernde Eigenschaften eines Lebensmittels

TIPP
- Sagen Sie Ihren Patienten, dass es besser ist, ein Glas Saft auf einmal auszutrinken, als immer wieder einen kleinen Schluck zu nehmen.
- Kinder sollten niemals Säfte in Nuckelflaschen bekommen.

11a.4.5 Zahngesunde Ernährung

Die richtige Ernährung spielt für die Gesundheit der Zähne eine entscheidende Rolle. Es gibt viele Faktoren, die zu berücksichtigen sind, wenn man sich zahngesund ernähren möchte.

Nachfolgend werden die wichtigsten ernährungsbedingten Einflussfaktoren auf die Kariesentstehung erläutert und entsprechende Verzehrsempfehlungen zur Minimierung des Kariesrisikos gegeben.

Tipps für eine zahngesunde Ernährung:
- **Häufigkeit der Mahlzeiten:** Geplante Haupt- und Zwischenmahlzeiten einhalten. Denn durch häufiges Essen zwischendurch erhalten auch die Kariesbakterien häufiger ein Nahrungsangebot.
- **Zusammensetzung der Nahrung:** Zahngesunde Lebensmittel sollten bevorzugt werden (kein bzw. wenig Zucker, wenig Säure usw.).
- **Flüssigkeitszufuhr:** Reichlich Flüssigkeit zur Remineralisation des Zahnschmelzes und für einen ausreichenden Speichelfluss trinken. Allerdings sollten Getränke ohne Zucker und Zitronensäurezusätze gewählt werden (z.B. Wasser, ungesüßter Tee).
- **Konsistenz der Nahrungsmittel:** Möglichst häufig harte Lebensmittel essen, die stärker gekaut werden müssen (z.B. Rohkost oder Vollkornbrot). Diese sorgen für eine zusätzliche mechanische Reinigung der Zähne und regen den Speichelfluss an, was sich günstig auf den Remineralisationsprozess auswirkt.
- **Reihenfolge des Verzehrs:** Süßigkeiten und andere klebrig-süße Lebensmittel (z.B. Honig) möglichst nur zu den Hauptmahlzeiten verzehren, da diese eine hohe Kariogenität besitzen. Es ist jedoch ungünstig zum Schluss Zuckerhaltiges zu essen, wenn man keine Möglichkeit hat, anschließend die Zähne zu putzen.
- **Verweildauer der Nahrungsmittel im Mund:** Je länger das Nahrungsmittel im Mund verbleibt (z.B. langsames Lutschen usw.), desto größer ist das Nahrungsangebot für die Kariesbakterien.

Ernährung und Zahnprophylaxe — LF 11a

Milch kann sich aus mehreren Gründen günstig auf die Zahngesundheit auswirken:
- Sie hat einen relativ hohen pH-Wert und ▸puffert ein saures Milieu im Mund.
- Sie fördert die Remineralisation von Zahnschmelz durch ihren Calciumgehalt.
- Milchprodukte, vor allem Käse, haben besondere antikariogene Eigenschaften, sodass sie sich gut für eine Zwischenmahlzeit eignen.

Dieser kariesschützende Effekt entsteht durch verschiedene Mechanismen:
- In Milch und Milchprodukten enthaltenes Kasein und organische Phosphate bilden einen schützenden Film, der das Anhaften der Bakterien verhindert.
- Calcium und Phosphate aus Milch und Milchprodukten stabilisieren den pH-Wert des Speichels und der Plaque.
- Käse stimuliert die Produktion des Speichels, der wiederum den pH-Wert in der Mundhöhle stabilisiert.

Zuckerersatzstoffe sind Alternativen für den kariogenen Zucker. Es gibt zwei verschiedene Kategorien von Zuckerersatzstoffen, die unterschiedliche Eigenschaften haben (Bild 11a.25).

Xylit (Birkenzucker) hat eine Eigenschaft, die für die Kariesprophylaxe von Bedeutung ist: Der Zuckeraustauschstoff kann von ▸Streptococcus mutans nicht verstoffwechselt werden. Die Bakterien nehmen das Xylit zwar auf, können es aber nicht zur Energiegewinnung nutzen. Bildlich gesprochen „verhungern" sie.

Darüber hinaus hat Xylit weitere nützliche Eigenschaften:
- Es hindert die Plaquebakterien an der Biofilmbildung (sie können sich nicht mehr so gut an der Zahnoberfläche anheften).
- Es fördert die Speichelproduktion und somit die Remineralisation des Zahnschmelzes.
- Es erhöht den pH-Wert im Mundraum.

Inzwischen gibt es eine Reihe von xylithaltigen Zahnpflegeprodukten in Form von Kaugummis oder Lutschbonbons auf dem Markt. Xylit ist auch vielen Zahnpasten beigefügt, damit sie angenehm süß schmecken und weil man die zahnschonenden Eigenschaften des Zuckeraustauschstoffes nutzen möchte.

„Zahnfreundlich". Lebensmittel mit Zuckeraustauschstoffen können mit dem „Zahnmännchen" als zahnfreundlich gekennzeichnet sein (Bild 11a.26). Mit dem Qualitätszeichen werden vor allem Süßigkeiten und Getränke ausgezeichnet, die garantiert wissenschaftlich getestet sind und nachweislich weder Karies noch sonstige Säureschäden an der Zahnoberfläche (Erosionen) verursachen.

Pufferfähigkeit des Speichels ▸ S. 107

Kasein: Hauptproteinbestandteil der Milch

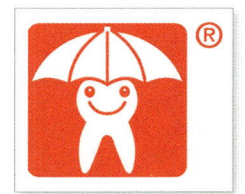

Bild 11a.26 Zahnmännchen

Streptococcus mutans ▸ S. 68, 105 f.

Zuckerersatzstoffe

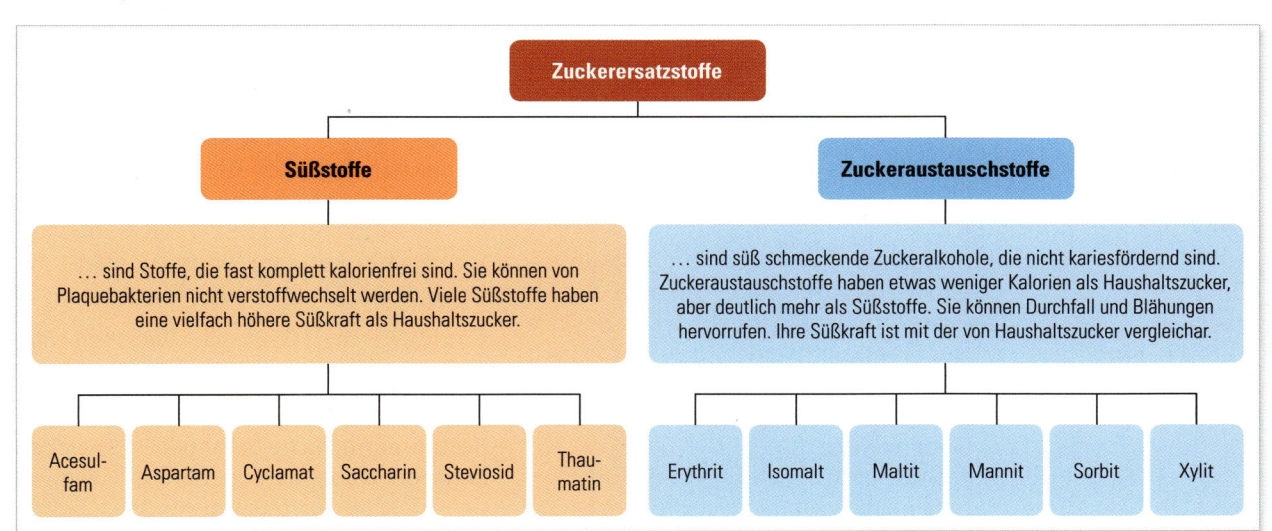

- **Süßstoffe**: … sind Stoffe, die fast komplett kalorienfrei sind. Sie können von Plaquebakterien nicht verstoffwechselt werden. Viele Süßstoffe haben eine vielfach höhere Süßkraft als Haushaltszucker.
  - Acesulfam, Aspartam, Cyclamat, Saccharin, Steviosid, Thaumatin

- **Zuckeraustauschstoffe**: … sind süß schmeckende Zuckeralkohole, die nicht kariesfördernd sind. Zuckeraustauschstoffe haben etwas weniger Kalorien als Haushaltszucker, aber deutlich mehr als Süßstoffe. Sie können Durchfall und Blähungen hervorrufen. Ihre Süßkraft ist mit der von Haushaltszucker vergleichbar.
  - Erythrit, Isomalt, Maltit, Mannit, Sorbit, Xylit

Bild 11a.25 Zuckerersatzstoffe (Einteilung)

LF 11a • Prophylaxemaßnahmen planen und durchführen

„Zuckerfrei". Nach EU-Lebensmittelrecht (Health-Claims-Verordnung) müssen Lebensmittel, die mit der Aufschrift „zuckerfrei" oder „ohne Zucker" werben, nicht komplett frei von Zucker sein. Die Aufschrift ist zulässig, sofern nicht mehr als 0,5 Gramm Zucker auf 100 Gramm oder Milliliter des Produkts enthalten sind. Bei der zahnärztlichen Ernährungsberatung sollte der Patient außerdem immer darauf hingewiesen werden, dass bei „zuckerfreien" Produkten andere kariogene Kohlenhydrate (z. B. Honig, Traubenzucker oder Sirup) enthalten sein können.

„Ohne Zuckerzusatz". Nur wenn ein Lebensmittel keine zugesetzten Mono- oder Disaccharide oder andere süßende Substanzen enthält, darf mit der Aufschrift „ohne Zuckerzusatz" geworben werden. Verfügt das Lebensmittel über einen natürlichen Zuckeranteil, sollte folgender Hinweis auf dem Produkt stehen: „Enthält von Natur aus Zucker".

„Zahngesund". Patienten sollten darüber informiert werden, dass Nahrungsmittel, die aus ernährungsphysiologischer Sicht gesund sind, keineswegs auch zahngesund sein müssen (z. B. sind Bananen zwar gesund, aber nicht zahngesund).

11a.5 Zahnmedizinische Individualprophylaxe

Die zahnmedizinische Individualprophylaxe dient der Vorbeugung gegen Karies und Parodontalerkrankungen. Sie soll insbesondere Patienten mit hohem Kariesrisiko helfen, ihre Mundgesundheit zu verbessern.

Individualprophylaxe bedeutet intensive Beschäftigung mit dem Patienten, indem die vier ▸Grundmaßnahmen der Prophylaxe so gut vermittelt werden, dass der Patient sie in eine Verhaltensänderung umsetzt:
- sorgfältige Mundhygiene,
- Fluoridzufuhr,
- zahngesunde Ernährung und
- regelmäßige zahnärztliche Maßnahmen.

Gruppenprophylaxe. Von der Individualprophylaxe unterscheidet man die Gruppenprophylaxe. Sie richtet sich an besondere Zielgruppen wie Schüler, Kindergartenkinder oder Eltern. Durch Zahngesundaktionen (z. B. gemeinsames Frühstücken im Kindergarten oder gemeinsames Einüben der Zahnpflegetechniken) kann eine effektive Mundhygiene antrainiert werden. Als wirksamste Form der Gruppenprophylaxe hat sich die flächendeckende Fluoridzufuhr erwiesen.

11a.5.1 Status- und Risikobestimmung

Das Ausmaß des persönlichen Kariesrisikos wird durch verschiedene Faktoren erkennbar:
- das Ausmaß des bereits vorhandenen Kariesbefalls,
- die individuellen Ernährungsgewohnheiten,
- die Qualität und Quantität der durchgeführten Mundhygiene,
- die Durchführung einer situations- und altersangemessenen Fluoridprophylaxe,
- die Wahrnehmung von Schulungen und zahnärztlichen Maßnahmen (z. B. ▸PZR, ▸Fissurenversiegelung usw.),
- die Qualität und Quantität des Speichels,
- das Vorkommen der Mikroorganismen Streptococcus mutans und Laktobazillus,
- die Plaquebildungsrate.

Speicheldiagnostik macht es möglich, die Besiedelung der Mundhöhle mit Streptococcus mutans und Laktobazillus sichtbar zu machen. Speicheltests sind hilfreich bei der Motivation und Kontrolle der Mitarbeit des Patienten (Bild 11a.27). Sie können als zusätzliche Entscheidungsgrundlage für besondere Präventivmaßnahmen dienen.

Grundsätzlich lassen sich zwei verschiedene Arten von Untersuchungen unterscheiden:

Bestimmung nicht-bakterieller Speichelfaktoren. Dabei geht es darum, inwieweit der Speichel zur Mundgesundheit beitragen kann.

Ernährungsphysiologie: Wissenschaft, die untersucht, welche Lebensmittel und Nährstoffe der Organismus für eine optimale Versorgung benötigt

PZR = Professionelle Zahnreinigung ▸S. 324 ff.

Fissurenversiegelung ▸S. 326 ff.

vier Säulen der systematischen Karies- und Parodontalprophylaxe ▸S. 303

Zahnmedizinische Individualprophylaxe • LF 11a

Beurteilt werden dabei:
- Speichelmenge: Kann der Speichel in ausreichendem Maße den Mund befeuchten, spülen und reinigen?
- Speichel als Puffersystem: Kann der Speichel den pH-Wert im Mund heraufsetzen?
- Remineralisation: Sind im Speichel genügend Mineralstoffe, die bei Bedarf wieder in die Zahnhartsubstanz eingelagert werden können?

Bestimmung mikrobiologischer (bakterieller) Speichelfaktoren. Die Mundhöhle ist ein ausgewogenes Ökosystem mit einer Vielzahl von ▸pathogenen und apathogenen Mikroorganismen. Diese bilden eine gemeinsame Mundflora, die für gesunde Zähne und eine gesunde Mundhöhle sorgt. Wenn sich die Zahlenverhältnisse der Mikroorganismen verändern, geht die natürliche Schutzfunktion dieses Ökosystems verloren. Das kann z. B. bei übermäßigem Zuckerkonsum und/oder schlechter Mundhygiene der Fall sein. Die Speicheltests auf Streptococcus mutans und auf Laktobazillen liefern Hinweise auf Ungleichgewichte in der Mundflora und damit auf ein erhöhtes Kariesrisiko.

Ein Index ist eine aus vielen Messwerten errechnete Maßzahl, um einen Befund zu beschreiben und vergleichbar zu machen. Im Rahmen der zahnmedizinischen Prophylaxe gibt es:
- Kariesindizes (z. B. ▸DMF-T-Index),
- Plaqueindizes (z. B. ▸API),
- Gingiva- bzw. Blutungsindizes (z. B. ▸PBI, SBI),
- Parodontal- und Zahnsteinindizes (z. B. ▸PSI).

Mithilfe dieser Indizes kann man
- die Mundhygiene eines Patienten zu Beginn einer Behandlung mit objektiven Messdaten beurteilen und mit späteren Messungen im Lauf der Behandlung vergleichen,
- das Risiko einschätzen, ob ein Patient an Karies oder Parodontalentzündungen erkranken wird,
- den Schweregrad einer Entzündung beurteilen,

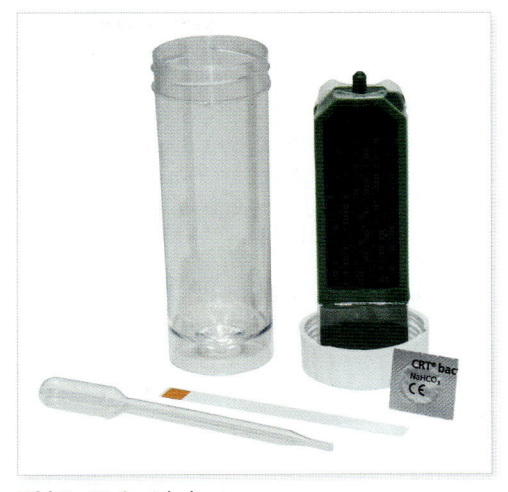

Bild 11a.27 Speicheltest

- dem Patienten demonstrieren, in welchen Bereichen Entzündungen vorliegen und ihn entsprechend zu einer besseren Mundhygiene anleiten,
- die Mitarbeit des Patienten im Verlauf einer Behandlung beurteilen.

Plaqueindizes stellen den momentanen Hygienezustand eines Gebisses fest. Es kann durchaus sein, dass ein Patient grundsätzlich eine schlechte Mundhygiene hat, aber kurz vor dem Zahnarztbesuch gut geputzt hat und kaum Plaque nachgewiesen werden kann. Um die Plaque und damit den Hygienezustand der Zähne sichtbar zu machen, werden in der Praxis Plaquefärbemittel (Revelatoren) verwendet.

Plaquerevelatoren sind Lebensmittelfarbstoffe in Tablettenform oder als Lösung, die dem Patienten die Ausdehnung seiner Plaque veranschaulichen. Nach einer erfolgreichen Motivation sind die Plaquerevelatoren auch als Hilfsmittel für die Selbstkontrolle des Patienten bei der häuslichen Mundhygiene geeignet.

Für das Einfärben der Plaque braucht man das Einverständnis des Patienten. Üblicherweise werden Zwei-Komponenten-Färbemittel verwendet. Dadurch kann zwischen alter und neuer Plaque unterschieden werden. Ältere Plaque färbt sich blau, frische, bis zu 24 Stunden alte Plaque, färbt sich dagegen rot.

Ökosystem: Lebensgemeinschaft von Organismen mehrerer Arten und ihrer unbelebten Umwelt

pathogene und apathogene Mikroorganismen ▸ S. 59

Index (Sg.)/Indizes (Pl.): Kennzahl, Vergleichsgröße

Revelator (lat.) = Enthüller, Offenbarer

DMF-T-Index ▸ S. 137

API ▸ S. 322 f.

PBI, SBI ▸ S. 323 f.

PSI ▸ S. 252 ff.

LF 11a — Prophylaxemaßnahmen planen und durchführen

Vor Behandlungsbeginn werden die Lippen des Patienten mit Vaseline eingerieben, um zu verhindern, dass sie mit dem Färbemittel verfärbt werden. Der Farbstoff wird mithilfe eines Wattepellets tupfend auf die Zahnoberflächen aufgetragen. Nach dem Einfärben spült der Patient ein- bis zweimal mit Wasser den Mund aus.

> **TIPP**
> - Vermeiden Sie beim Auftragen der Plaquefärbemittel wischende Bewegungen, da Sie sonst weiche Beläge verschmieren.
> - Geben Sie dem Patienten beim Anfärben und Auswerten einen Spiegel in die Hand, damit er die kritischen Stellen besser sehen kann.

Approximalraum: Interdentalraum bzw. Zahnfleischbereich zwischen benachbarten Zähnen

visuell von videre (lat.) = sehen

Der **Approximalraum-Plaque-Index (API)** ist ein häufig in den Praxen angewendeter Plaque-Index zur Kontrolle der Mundhygiene. Nach dem Anfärben der Zähne wird visuell beurteilt, ob im Approximalraum Beläge vorhanden sind oder nicht. Es erfolgt eine Ja-/Nein-Entscheidung ohne eine Beurteilung der Plaqueausdehnung.

Die Ergebnisse werden im API-Formular dokumentiert – entweder auf Papier oder digital (Bild 11a.28). Vorhandene Beläge werden mit einem Plus (+), Messpunkte ohne Beläge mit einem Minus (–) eingetragen. Danach werden alle positiven Messpunkte zusammengezählt und im Feld „Summe" (S) eingetragen.

> **TIPP** Der API wird im I. Quadranten an den palatinalen, im II. Quadranten an den vestibulären, im III. Quadranten an den lingualen und im IV. Quadranten an den vestibulären Flächen gemessen.

Zur Berechnung des API wird die Anzahl der ermittelten Plaquestellen (positive Befunde) durch die Anzahl der Messpunkte dividiert und mit 100 multipliziert, um ein prozentuales Ergebnis zu erhalten:

$$\text{API in \%} = \frac{\text{Summe der ermittelten Plaquestellen} \cdot 100}{\text{Anzahl der Messpunkte}}$$

Richtwerte zur Bewertung des Ergebnisses liefert Tabelle 11a.11. Im Rahmen der Individualprophylaxe wird ein API von 35 % und weniger angestrebt.

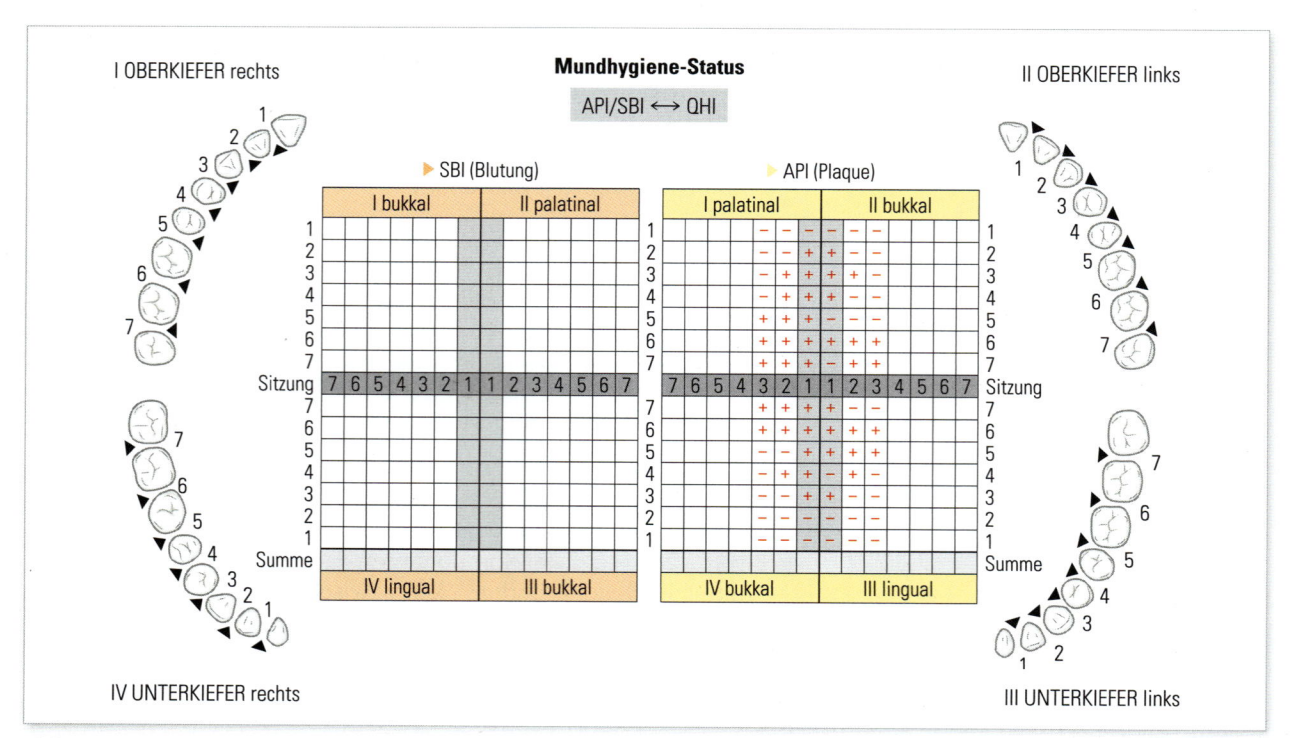

Bild 11a.28 API-Formular

Zahnmedizinische Individualprophylaxe • LF 11a

Prozent	Bewertung
70–100 %	sehr schlechte Mundhygiene
50–70 %	mäßige bis schlechte Mundhygiene
35–50 %	verbesserungsbedürftige Mundhygiene
25–35 %	gute Mundhygiene
< 25 %	sehr gute Mundhygiene

Tabelle 11a.11 Bewertungsschema für den API

Entzündungsindizes geben Auskunft über die Blutungsbereitschaft der Gingiva. Eine entzündete Gingiva neigt dazu, zu bluten. Die Entzündung entsteht meistens durch schlechte Mundhygiene und durch die Einwirkung bakterieller Beläge. Den Zusammenhang verdeutlicht Bild 11a.29.

Der Papillen-Blutungs-Index (PBI) ist ein häufig verwendeter Entzündungsindex. Zur Bestimmung wird eine WHO-Sonde mit leichtem Druck an der Interdentalpapille in den Sulkus vorgeschoben, bis das Saumepithel erreicht ist. Dann wird die Sonde bis zur Papillenspitze geführt. Dieses Vorgehen wird an jedem Zahn jeweils an der ▶mesial und der distal gelegenen Papille durchgeführt. Im Anschluss wird der Blutungsgrad jeder Papille dokumentiert (Bild 11a.30; Tabelle 11a.12). Die jeweils stärkste Blutungsneigung bestimmt den Bewertungsgrad.

Der Papillen-Blutungs-Index wird berechnet, indem die Messwerte addiert und durch die Anzahl der Messpunkte geteilt werden:

$$PBI = \frac{\text{Summe der Messwerte}}{\text{Anzahl der Messpunkte}}$$

Die ermittelten Werte sollten 12 bis 20 nicht übersteigen.

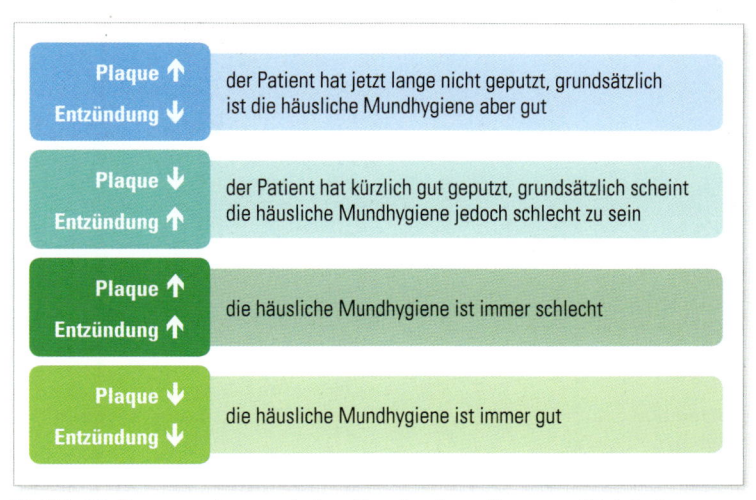

Bild 11a.29 Zusammenhang zwischen Mundhygiene, Plaque und Entzündungen

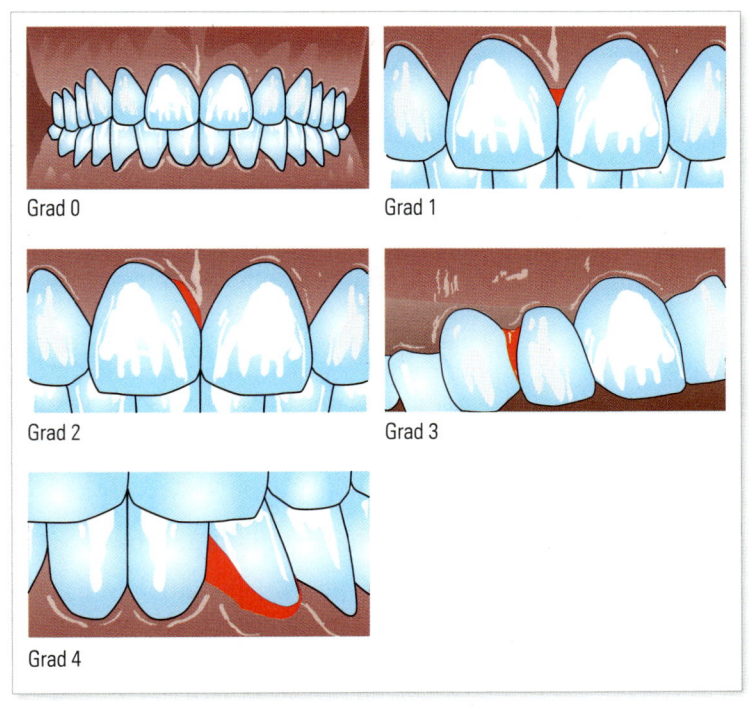

Bild 11a.30 Einteilung der Blutungsgrade beim PBI

WHO-Sonde: Parodontalsonde der World Health Organization mit spezieller Skala und abgerundeter Spitze

mesial, distal ▶ S. 52

Grad	Blutungsgrad
0	keine Blutung
1	Ein einzelner Blutpunkt erscheint ca. 20–30 Sekunden nach Reizung beider Papillenspitzen.
2	20–30 Sekunden nach der Reizung erscheint eine feine Blutlinie.
3	Das Papillendreieck füllt sich unmittelbar nach der Sondierung mit Blut.
4	Das Blut fließt sofort nach der Sondierung und der gesamte Sulkusbereich füllt sich.

Tabelle 11a.12 Papillen-Blutungs-Index

Grad	Blutungsgrad
0	Keine Entzündung, keine Blutung bei der Sulkussondierung.
1	Blutung bei vorsichtiger Sondierung ohne sichtbare klinische Veränderungen der Gingiva (keine Farbveränderungen und keine Schwellungen).
2	Sulkusblutung bei Sondierung mit Farbveränderungen der Gingiva (ohne Schwellungen).
3	Blutung nach Sondierung und Farbveränderungen der Gingiva (leichte ödematöse Schwellungen).
4	Sulkusblutung bei Sondierung und Farbveränderung der Gingiva (auffällige Schwellungen oder Blutungen bei Sondierung).
5	Deutliche Sondierungsblutung oder spontane Blutung mit deutlicher Farbveränderung der Gingiva (stark ausgeprägte Schwellungen mit oder ohne Ulzerationen).

Tabelle 11a.13 Bewertungsgrade des SBI

Ödem: Flüssigkeitsansammlung im Gewebe, die zu Schwellungen führt

Ulzeration (lat.) = Geschwürbildung (von Ulkus oder Ulcus = Geschwür)

supragingival: oberhalb des Zahnfleischsaumes

gingival ▶ S. 52

Der Sulkus-Blutungs-Index (SBI) ist ein ebenfalls verbreiteter Entzündungsindex. Er erfasst neben der Sondierungsblutung auch Rötungen und Schwellungen der Gingiva. Dabei erfolgt eine Einteilung in sechs Grade von 0 bis 5 (Tabelle 11a.13).

Der modifizierte (abgewandelte) SBI bewertet die Sondierungsblutung nur mit Ja oder Nein. Dabei wird im I. Quadranten von bukkal, im II. Quadranten von palatinal, im III. Quadranten von bukkal und im IV. Quadranten von lingual gemessen. Die Berechnung und Bewertung des modifizierten SBI erfolgt nach derselben Formel und denselben Richtwerten wie beim API und wird auf demselben Formular notiert (vgl. S. 322).

11a.5.2 Mundhygieneberatung

Ziel der Mundhygieneberatung ist es, den Patienten so zu motivieren, dass er sein Verhalten bezüglich der Mundhygiene ändert. In jedem Beratungsgespräch ist es wichtig, eine positive Grundhaltung des Patienten und eine Bereitschaft zur Zusammenarbeit zu erreichen.

Die Motivierung des Patienten läuft über folgende Stufen ab:
- Konfrontation mit den Informationen,
- Erkennen, dass die Informationen für ihn selbst wichtig sind,
- Entschluss, die Informationen umzusetzen,
- Aneignung der neuen Verhaltensweisen,
- Aufrechterhaltung der neuen Verhaltensweisen.

Eine mögliche Vorgehensweise für ein Beratungsgespräch bietet der Leitfaden in Bild 11a.32.

11a.5.3 Professionelle Zahnreinigung (PZR)

Die PZR ist eine Intensivreinigung der Zähne mit Spezialinstrumenten (Bild 11a.31). Sie kann die häusliche Mundhygiene auf keinen Fall ersetzen, aber gut ergänzen. Insbesondere werden auch die Stellen gereinigt, die sonst kaum oder nur schwer zu erreichen sind. Ziel der PZR ist die Entfernung aller supragingivalen und ▶gingivalen harten und weichen Beläge und die Glättung aller Zahnoberflächen, damit die Anhaftung neuer Beläge erschwert wird.

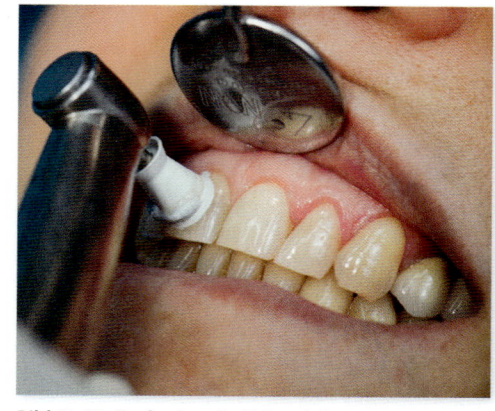

Bild 11a.31 Professionelle Zahnreinigung

Zahnmedizinische Individualprophylaxe • **LF 11a**

Leitfaden für ein Prophylaxe-Beratungsgespräch

✓ Überlegen Sie, wer vor Ihnen sitzt:
- Welches Alter?
- Welches Geschlecht?
- Welcher Bildungsstand?
- Welche zahnärztlichen Vorerfahrungen?

✓ Damit Sie diesem Patienten eine für ihn richtige Putztechnik empfehlen können, müssen Sie folgende Punkte beachten:
- Welche Technik hat der Patient bisher angewendet?
- Welche Technik ist für den Patienten durchführbar?
- Welche Zahnbürste ist für den Patienten geeignet?
- Wie erklären Sie dem Patienten die für ihn richtige Putztechnik?

✓ Um eine für diesen Patienten sinnvolle Form der Zahnzwischenraumpflege zu finden, müssen Sie folgende Punkte prüfen:
- Welche Hilfsmittel hat der Patient bisher angewendet?
- Welches Hilfsmittel könnte für diesen Patienten eventuell geeigneter sein?
- Wie erklären Sie dem Patienten die Handhabung dieses Hilfsmittels?

✓ Um eine für diesen Patienten ausreichende und praktikable Versorgung mit Fluorid zu finden, müssen Sie folgende Punkte beachten:
- Welche lokalen Fluoridierungsmaßnahmen nutzt der Patient aktuell?
- Welche systemischen Fluoridierungsmaßnahmen nutzt der Patient aktuell?
- Ist eine ergänzende systemische oder lokale Fluoridierung notwendig?

✓ Fragen Sie nach den Ernährungsgewohnheiten des Patienten:
- Ist der Patient ausreichend informiert über den Zusammenhang zwischen Ernährung und der Entstehung von Karies, Gingivitis und Parodontitis?
- Kennt der Patient Zuckeralternativen, insbesondere Xylit?
- Weiß der Patient, wie sich Säure auf die Zahnhartsubstanz auswirkt?

Bild 11a.32 Leitfaden für ein Prophylaxe-Beratungsgespräch

Vor einer PZR müssen ▶Plaqueretentionsstellen wie überstehende Füllungs- und Kronenränder beseitigt werden.

Die PZR wird selten vom Zahnarzt, aber häufig von weitergebildeten ZFA (Dentalhygienikerin oder Zahnmedizinische Prophylaxeassistentin) ausgeführt. Je nach Mundverhältnissen, Mundhygienesituation und Patient lassen sich die auf der nächsten Seite in Tabelle 11a.14 aufgeführten Arbeitsschritte nennen. Die Reihenfolge geht dabei grundsätzlich von grob zu fein.

Eine regelmäßige PZR im Abstand von sechs bis zwölf Monaten ist die ideale Ergänzung zum gründlichen Zähneputzen, um Zähne und Zahnfleisch gesund zu halten. Je nach individuellem medizinischem Erkrankungsrisiko können auch kürzere Zeitintervalle sinnvoll sein.

> **TIPP**
> - Halten Sie bei einer PZR-Behandlung alle Hygienemaßnahmen ein, da es zu Blutungen kommen kann.
> - Bei Patienten mit einer vorliegenden Herzerkrankung sollte der Zahnarzt in Erwägung ziehen, eine Endokarditisprophylaxe durchzuführen. Das bedeutet die Gabe eines hochwirksamen Antibiotikums ca. eine Stunde vor der Behandlung.

Entfernung von Plaqueretentionsstellen ▶S. 258

Endokarditis: Entzündung der Herzinnenhaut

LF 11a — Prophylaxemaßnahmen planen und durchführen

Arbeitsschritt	Anmerkung	Instrumente und Materialien
ggf. Anästhesie	Oberflächen-, Infiltrations- oder Leitungsanästhesie, wenn die Behandlung sehr intensiv oder der Patient besonders empfindlich ist	• Grundbesteck • Zylinderampullenspritze (Karpulenspritze) • Anästhetikum • Oberflächenanästhetikum
ggf. Keimverminderung	Mundspülung	Chlorhexidinlösung
Grobreinigung	grobe Zahnsteinentfernung	• Scaler • Küretten • Ultraschallgerät
ggf. Pulverstrahlreinigung	Entfernung von hartnäckigen Zahnverfärbungen	• Pulverstrahlreinigungsgerät • schonendes Reinigungspulver (z. B. Erythritol, Glycin) • stark abrasiv wirkendes Reinigungspulver (z. B. Natriumbicarbonat, Calciumcarbonat und Aluminiumtrihydroxid) • Abdeckungen
Feinreinigung	Zahnsteinreste und verbliebene ▶Konkremente werden entfernt, damit anschließend eine einfache Plaqueentfernung möglich wird	• Scaler • Küretten • Ultraschallgerät
Politur	gereinigte Oberflächen werden zunächst mit einer groben, dann mit einer feinen Polierpaste bearbeitet	• Winkelstück • Polierpasten • Bürstchen • Gummikelche
Interdentalreinigung	Approximalräume werden gereinigt	• Zahnseide • Interdentalbürsten • Sof-Lex™ Scheiben • Sandpapierstreifen
Spülung	im Mund verbliebene Reste werden entfernt	Wasser
Fluoridierung	• Mund anfeuchten und Fluorid aufbringen • Patient soll anschließend 1–2 Stunden nicht essen und trinken	• Fluoridgel (z. B. Elmex-Gelee®) • Fluoridlack • Applikationshilfen (z. B. Pinsel, Applikationsschienen, Applikationskanüle)

Konkremente ▶ S. 248

Tabelle 11a.14 Arbeitsablauf bei einer PZR

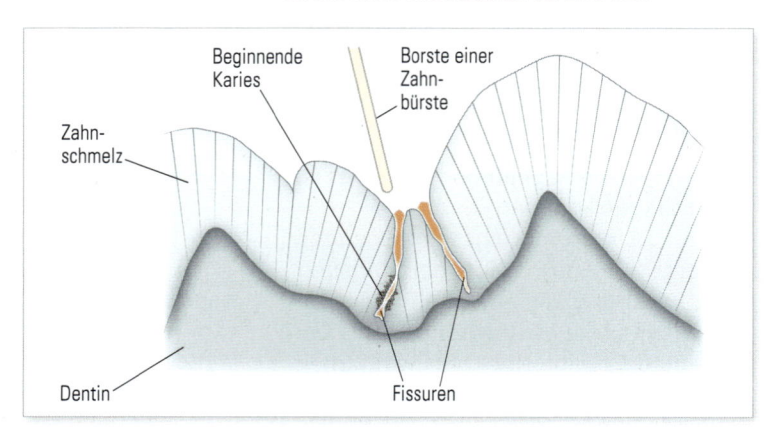

Bild 11a.33 Fissur einer Zahnkrone im Mikroskop, die deutlich macht, dass Fissuren zum Teil gar nicht gereinigt werden können

11a.5.4 Fissurenversiegelung

Fissuren sind besonders kariesanfällig. Je tiefer und enger die Fissur ist, desto stärker ist der Zahn in der Regel kariesgefährdet (Bild 11a.33).

Da stark zerklüftete Fissuren schwierig zu reinigen sind, sollten diese Zähne möglichst rechtzeitig versiegelt werden. Allerdings erst nach dem vollständigen Durchbruch der Zähne.

Es müssen nicht alle, sondern nur die kariesgefährdeten Zähne mit einem Versiegelungsmaterial geschützt werden. Gelegent-

Zahnmedizinische Individualprophylaxe • LF 11a

Indikation	Kontraindikation
• bei Fissuren und Grübchen, die aufgrund ihrer Form nicht oder nur sehr schwer zu reinigen sind • wenn bestimmte andere Besonderheiten das Kariesrisiko erhöhen (z. B. bei der Mundhygiene störende kieferorthopädische Apparaturen, Patienten mit Behinderung, Patienten mit Mundtrockenheit)	• wenn die Zähne bereits kariös sind • bei unproblematischen Fissuren, die leicht zu reinigen sind • bei älteren Kindern oder Erwachsenen, denn dann scheint das Kariesrisiko nicht sehr hoch zu sein • bei Unverträglichkeiten gegenüber den Versiegelungsmaterialien • wenn eine angemessene Trockenlegung nicht möglich ist • wenn nicht zu erwarten ist, dass die Patienten regelmäßig zur Kontrolle kommen

Tabelle 11a.15 Indikation und Kontraindikation einer Fissurenversiegelung

lich hat ein Zahn palatinal Grübchen, die versiegelt werden müssen. Tabelle 11a.15 bietet eine Übersicht über Faktoren, die für (Indikation) oder gegen (Kontraindikation) eine Fissurenversiegelung sprechen.

Vorgehen. Für eine korrekt durchgeführte Versiegelung müssen die Zähne gut trockengelegt werden. Dies ist direkt nach dem Durchbruch der Zähne nicht ausreichend sicher möglich. Daher sollten in den ersten Monaten nach Zahndurchbruch die kariesgefährdeten Fissuren mit einem Fluoridlack geschützt werden, bis eine ordnungsgemäße Versiegelung vorgenommen werden kann.

Die einzelnen Arbeitsschritte einer Fissurenversiegelung werden in Tabelle 11a.16 näher erläutert.

Arbeitsschritt	Anmerkung	Instrumente und Materialien
Reinigen mittels Airflow oder evtl. Polierpaste	Fissuren müssen absolut sauber sein, das erreicht man am besten mit Pulverstrahlreinigung	• Pulverstrahlreinigungsgerät • geeignetes (fluoridfreies) Reinigungspulver
Trocknung und Trockenlegung	möglichst absolute Trockenlegung, weil die Kunststoffe besonders feuchtigkeitsempfindlich sind	• Multifunktionsspritze • Kofferdam
Ätzen	• Einwirkzeit nach Angaben des Herstellers • die Oberfläche wird für den späteren, besseren Halt des Komposits vergrößert	• Phosphorsäure • Applikator
Abspülen, trocknen	• trockene Bedingungen sind erforderlich • Anätzung wird sichtbar (sieht undurchsichtig, kreidig aus)	• Multifunktionsspritze (Wasser + Luft) • Aceton
Auftragen des Versiegelers	• evtl. „einmassieren" des Komposits • es dürfen keine Luftbläschen eingeschlossen werden	• fließfähiges Komposit • Pinselchen • Applikationsspritze • Sonde
Lichthärtung	nach Herstellerangaben	• Polymerisationslampe
Politur und Okklusionskontrolle	um die ▸Okklusion zu optimieren und Überschüsse zu entfernen	• Bürstchen • Scaler • Okklusionsfolie • Winkelstück • Feinkorndiamant
• ca. alle 3 Monate Kontrolle (Inspektion) • ca. alle 1–2 Jahre Bissflügelaufnahme	• um zu kontrollieren, ob die Versiegelung unversehrt ist • um ggf. Karies unter der Versiegelung frühzeitig sehen zu können	• Grundbesteck • Röntgengerät und -material

Tabelle 11a.16 Arbeitsablauf bei einer Fissurenversiegelung

Okklusion ▸S. 54

Ein Risiko der Fissurenversiegelung ist die erhöhte Kariesanfälligkeit, wenn das Versiegelungsmaterial abplatzt. Deshalb sind regelmäßige Kontrollen notwendig, um einen möglichen Verlust des Versiegelungsmaterials rechtzeitig zu erkennen und ggf. eine neue Versiegelung vorzunehmen. Die Termine für die Kontrollen sollten sich an den in Abhängigkeit vom Kariesrisiko festgelegten Recall-Intervallen orientieren.

Erweiterte Fissurenversiegelung. Von einer erweiterten Fissurenversiegelung spricht man, wenn eine geringfügige Fissurenkaries vorliegt. Die Fissur wird mit einem feinen Diamanten geöffnet und die Karies wird exkaviert. Anhand der Ausdehnung des Defektes wird entschieden, ob noch eine Versiegelung mit Kunststoff (kleiner Defekt), eine Füllung oder eine Kombination infrage kommt.

11a.5.5 Molaren-Inzisiven-Hypomineralisation (MIH)

Die MIH ist eine entwicklungsbedingte Schmelz-, in schweren Fällen auch Dentinbildungsstörung, bei der die Zähne bereits vor dem Durchbruch gelblich-bräunliche bzw. weißlich-cremefarbene Flecken aufweisen. Am häufigsten sind die bleibenden Molaren (Bild 11a.34), am zweithäufigsten die bleibenden Schneidezähne betroffen (Bild 11a.35).

Die Häufigkeit von MIH nimmt dramatisch zu. 1987 wurde das Phänomen das erste Mal wissenschaftlich beschrieben. Aktuelle Studien gehen davon aus, dass heutzutage bereits durchschnittlich etwa 10–15 Prozent der Kinder diese Strukturanomalie aufweisen.

Die Schmelzqualität bei MIH ist wesentlich schlechter als die gesunder Zähne. Der Schmelz ist poröser und neigt zum Abplatzen. Die Zähne sind sehr sensibel, extrem kariesanfällig und äußerst temperatur- und berührungsempfindlich. Es kommt nicht selten zu einer chronischen Entzündung der Pulpa.

Therapeutisch kann der Zahnarzt bei einer leichten Form der MIH (ohne Zahnhartsubstanzverlust) den betroffenen Zahn prophylaktisch wie gesunde Zähne auch behandeln. D.h., dass der Zahn ggf. eine Fissurenversiegelung erhält und etwa alle drei bis sechs Monate mit hochkonzentriertem Fluoridlack behandelt wird.

Bei einer schweren Form der MIH (mit Zahnhartsubstanzverlust) wird der Zahnarzt, abhängig vom Durchbruchzustand des Zahnes und dem Schweregrad des Defektes, eine Füllung bzw. eine Überkronung des Zahnes empfehlen.

In sehr schweren MIH-Fällen kann auch die Entfernung des betroffenen Zahnes notwendig werden.

11a.5.6 Bleaching

Das Bleaching ist keine Prophylaxemaßnahme, sondern es handelt sich um eine aus kosmetischen Gründen gewünschte Zahnaufhellung.

In der Regel wird Wasserstoffperoxid (H_2O_2) zur Zahnaufhellung eingesetzt. Dieses zerstört die eingelagerten Farbstoffe.

Beim Bleaching kommen unterschiedliche Verfahren zum Einsatz (Tabelle 11a.17).

> **Hypomineralisation:** verminderte Mineralisation

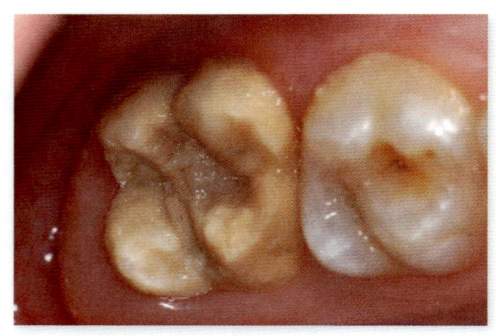

Bild 11a.34 MIH an Molaren

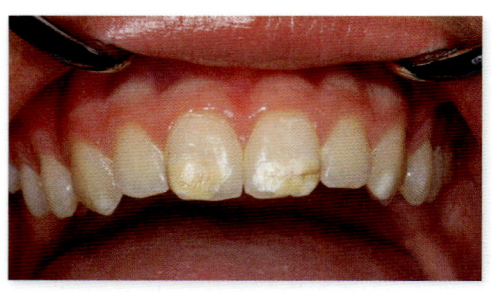

Bild 11a.35 MIH an Schneidezähnen

Abrechnungspositionen • **LF 11a**

Bleaching-Methode	Was ist das?	Kommentar	Haltbarkeitsdauer
freiverkäufliche Bleaching-Produkte	z. B. Bleaching-Stripes oder Bleaching-Stifte, die im Drogeriemarkt gekauft werden können	Produkte dürfen in nur sehr geringen Konzentrationen angeboten werden (höchstens 0,1 % H_2O_2)	kaum eine Veränderung sichtbar
Home-Bleaching (unter professioneller Aufsicht)	eine vom Zahnarzt gefertigte Kunststoffschiene wird zu Hause mit Bleaching-Gel befüllt und stundenweise getragen	Mögliche Nebenwirkungen: • vorübergehende Überempfindlichkeit der Zähne • Reizungen des Zahnfleisches	2–3 Jahre
In-Office-Bleaching (in der Zahnarztpraxis)	ein hochkonzentriertes Bleichmittel wird im Beisein des Zahnarztes auf die Zähne aufgetragen	• im ersten Schritt erfolgt eine PZR • Kofferdam • anschließend wird das Bleichgel (35 % H_2O_2) aufgetragen • Behandlung muss ggf. wiederholt werden • Nebenwirkungen (s. o.)	2–3 Jahre
Power-Bleaching (mit UV-Licht oder Laser)	Verfahren wie beim In-Office-Bleaching; der Bleichvorgang soll durch UV-Licht oder Laser beschleunigt werden	siehe In-Office-Bleaching (aber mit verkürzter Behandlungszeit)	2–3 Jahre

Tabelle 11a.17 Verschiedene Verfahren zum Bleaching

Die Zahnfarbe ist genetisch festgelegt und sagt nichts über die Zahngesundheit aus. Mit zunehmendem Alter werden die Zähne aus zweierlei Gründen dunkler:
- Im Zahnschmelz sammeln sich Farbstoffe aus Nahrungsmitteln an (z. B. Kaffee, Tee, Rotwein usw.).
- Der Zahnschmelz wird im Laufe der Zeit dünner und lässt das dunklere Dentin durchschimmern.

Devitale Zähne dunkeln schneller nach als vitale, das kann vor allen Dingen im Frontzahnbereich als unschön empfunden werden. Der Farbunterschied kann relativiert werden, indem H_2O_2 direkt in den Wurzelkanal eingebracht wird. Man spricht dann von internem Bleaching.

11a.6 Abrechnungspositionen

Zu den Abrechnungspositionen nach BEMA gehören IP 1, IP 2, IP 4 und IP 5.

11a.6.1 Mundhygienestatus (IP 1)

Die Erhebung des Mundhygienestatus umfasst die Beurteilung der Mundhygiene und des Gingivalzustandes anhand eines geeigneten Indexes, die Feststellung und Beurteilung von Plaqueretentionsstellen und ggf. das Anfärben der Zähne.

Es ist darauf zu achten, dass der einmal gewählte Index in allen folgenden Behandlungen beibehalten wird.

BEMA-Abrechnungsbestimmungen:
- Eine Leistung nach Nr. IP 1 kann je Kalenderhalbjahr einmal abgerechnet werden.
- Leistungen nach Nr. IP 1 bis IP 5 können nur für Versicherte abgerechnet werden, die das 6., aber noch nicht das 18. Lebensjahr vollendet haben.
- Bei 12- bis 17-jährigen Patienten muss das Datum der IP 1 im Bonusheft eingetragen werden.

Aufgrund der Untersuchung ist patienten- und befundbezogen zu entscheiden, ob und welche weiteren Prophylaxemaßnahmen indiziert sind. Das bedeutet, dass bei entsprechender Mundhygiene (z. B. API < 30 %) außer dem Mundhygienestatus weitere Motivations- und Unterweisungsmaßnahmen nicht erforderlich sind.

Sind wiederholt Prophylaxemaßnahmen durchgeführt worden, so sollen bei zufriedenstellender Mundhygiene nur die Erhebung des Mundhygienestatus sowie die lokale Fluoridierung durchgeführt werden.

IP = Individualprophylaxe

Weitere Motivations- und Unterweisungsmaßnahmen sind dann entbehrlich. Dies schließt nicht aus, dass bei einer späteren Verschlechterung der Mundhygiene erneut Motivations- und Unterweisungsmaßnahmen im Rahmen der vertraglichen Bestimmungen erforderlich werden.

Verbessert sich der Mundhygienezustand eines Versicherten trotz wiederholter Motivationsmaßnahmen nicht, so sind nur Mundhygienestatus und Fluoridierungen zweckmäßig.

11a.6.2 Mundgesundheitsaufklärung bei Kindern und Jugendlichen (IP 2)

BEMA-Abrechnungsbestimmungen:
- Eine Leistung nach Nr. IP 2 kann je Kalenderhalbjahr einmal abgerechnet werden.
- Die Abrechnung nach Nr. IP 2 setzt eine Einzelunterweisung voraus.
- Die Abrechnungsposition IP 2 beinhaltet die Aufklärung des Versicherten und ggf. der Erziehungsberechtigten über Krankheitsursachen und deren Vermeidung sowie Motivationsmaßnahmen.

Die Mundgesundheitsaufklärung bei Kindern und Jugendlichen umfasst folgende Leistungen:
- Aufklärung über die Ursachen von Karies und Gingivitiden sowie deren Vermeidung.
- Ggf. Ernährungshinweise und Mundhygieneberatung, auch unter Berücksichtigung der Messwerte des gewählten Mundhygiene-Indexes.
- Empfehlungen für das Anwenden geeigneter Fluoridierungsmittel zur Schmelzhärtung.
- Praktische Übung von Mundhygienetechniken, auch zur Reinigung der Interdentalräume.

Zahnärztlicher Kinderpass. Inzwischen wird in fast allen Bundesländern ein zahnärztlicher Kinderpass als Ergänzung zum gelben Kinder-Untersuchungsheft angeboten (Bild 11a.36).

Name:			
Untersuchung:		1. Termin	2. Termin
UZ A UZ B	Werdende Mutter		
UZ 1	Kind ab 6 Monate		
UZ 2	2-jähriges Kind		
UZ 3	3-jähriges Kind		
UZ 4	4-jähriges Kind		
UZ 5	5-jähriges Kind		
UZ 6	6-jähriges Kind		

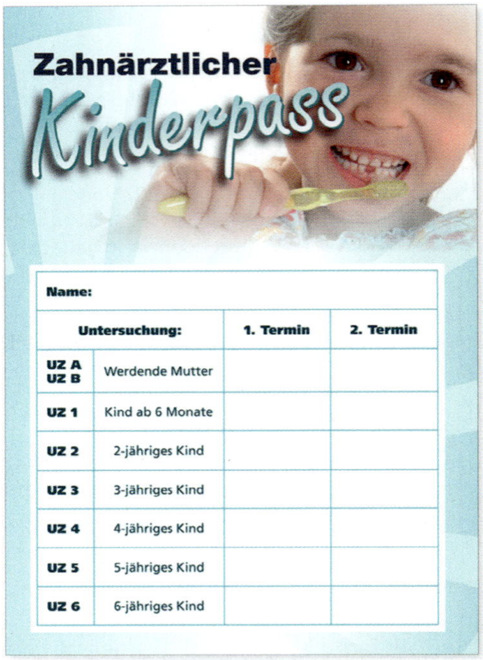

Bild 11a.36 Zahnärztlicher Kinderpass

Der Zahnarzt dokumentiert im Pass die Entwicklung von Mund und Kiefer ab dem Durchbruch der ersten Milchzähne (also etwa ab dem 8. Lebensmonat).

11a.6.3 Lokale Fluoridierung der Zähne (IP 4)

Die Abrechnungsposition IP 4 umfasst die lokale Fluoridierung zur Schmelzhärtung mit Lack (Bild 11a.37), Gel etc., einschließlich der Beseitigung von weichen Zahnbelägen und der Trockenlegung der Zähne.

BEMA-Abrechnungsbestimmungen:
- Die Position IP 4 kann je Kalenderhalbjahr einmal abgerechnet werden.
- Bei Versicherten mit hohem Kariesrisiko kann ab dem 6. Lebensjahr bis zur Vollendung des 18. Lebensjahres die Position IP 4 je Kalenderhalbjahr zweimal abgerechnet werden.
- Eine Leistung nach Nr. IP 4 kann bei einem vorzeitigen Durchbruch der Sechsjahresmolaren auch vor Vollendung des 6. Lebensjahres abgerechnet werden.
- Das Entfernen harter Zahnbeläge ist nach Nr. 107 (Zst) abzurechnen.

11a.6.4 Versiegelungen von kariesfreien Fissuren (IP 5)

Die Leistungen der Abrechnungsposition IP 5 umfassen die Versiegelung von Fissuren und Grübchen einschließlich der gründlichen Beseitigung der weichen Beläge und der Trockenlegung der zu versiegelnden Zähne (IP 5: Versiegelungen von kariesfreien Fissuren und Grübchen der bleibenden Molaren mit aushärtendem Kunststoff, je Zahn).

BEMA-Abrechnungsbestimmungen:
- Eine Leistung nach IP 5 kann bei einem vorzeitigen Durchbruch der Sechsjahresmolaren auch vor Vollendung des 6. Lebensjahres abgerechnet werden.
- IP 5 ist je Zahn abrechenbar für die Zähne 6 und 7.
- Das Versiegelungsmaterial und die absolute Trockenlegung sind mit der Behandlung abgegolten.
- Das Entfernen harter Zahnbeläge ist nach Nr. 107 (Zst) abzurechnen.

Eine Übersicht über die Abrechnungsmöglichkeiten von Leistungen der Individualprophylaxe nach BEMA Nr. IP 1, IP 2, IP 4 und IP 5 bietet Tabelle 11a.18.

11a.6.5 Zahnärztliche Früherkennungsuntersuchung (FU)

Mit der Abrechnungsposition FU wird die zahnärztliche Früherkennungsuntersuchung bei Kindern vom 30. bis zum 72. Lebensmonat abgerechnet.

Die zahnärztliche Früherkennungsuntersuchung umfasst:
- die eingehende Untersuchung (inkl. Anamnese, Familienanamnese, extra-/intraoraler Befund, Sprache, Atmung und ggf. Ernährungsanamnese),
- die Ermittlung des Kariesrisikos,
- eine Ernährungs- und Mundhygieneberatung der Erziehungsberechtigten,
- eine Beratung zu Fluoridierungsmaßnahmen.

Die Früherkennungsuntersuchung kann alle 12 Monate abgerechnet werden, aber nicht neben einer 01 in einem Kalenderhalbjahr, da sie die eingehende Untersuchung mit einschließt.

Nach einer Früherkennungsuntersuchung kann die 01 im folgenden Kalenderhalbjahr erst wieder nach vier Monaten abgerechnet werden.

1. Jahr		2. Jahr		3. Jahr	
1. Halbjahr	2. Halbjahr	1. Halbjahr	2. Halbjahr	1. Halbjahr	2. Halbjahr
IP 1	IP 1	IP 1	IP 1	IP 1	IP 1
IP 2	IP 2	IP 2	IP 2	IP 2	IP 2
IP 4 / IP 4*	IP 4 / IP 4*	IP 4 / IP 4*	IP 4 / IP 4*	IP 4 / IP 4*	IP 4 / IP 4*
IP 5					

* = bei Kindern mit erhöhtem Kariesrisiko

Tabelle 11a.18 Abrechnungsmöglichkeiten einer Individualprophylaxe

LF 11a • Prophylaxemaßnahmen planen und durchführen

ZUSAMMENFASSUNG

- Prophylaxe dient dem Ziel, die Anfälligkeiten gegenüber Krankheiten zu verringern. Im zahnmedizinischen Kontext sind damit die Vorbeugung vor Karies, vor Erkrankungen des Zahnhalteapparates und vor Fehlstellungen der Kiefer und/oder der Zähne gemeint.
- Wesentlich für die Gesunderhaltung der Zähne ist die Verhinderung oder Beseitigung von weichen und harten Zahnbelägen. Dabei spielen folgende vier Bereiche eine entscheidende Rolle:
  – die häusliche Mundhygiene,
  – die Fluoridierung,
  – eine zahngesunde Ernährung und
  – zahnärztliche Maßnahmen.
- Bei der häuslichen Mundhygiene geht es vor allem um die Beseitigung weicher Zahnbeläge. Die wichtigsten Hilfsmittel sind: Zahnbürsten und Zahnpasten, Zahnseide, Interdentalbürsten sowie medizinische Zahnhölzer bzw. Interdentalsticks.
- Lokale (Zahnpasten, Spüllösungen, Gele, Lacke) und systemische Fluoridierungsmaßnahmen (Fluoridtabletten, fluoridiertes Speisesalz) hemmen nachweislich die Kariesentstehung.
- Inhaltsstoffe der Nahrung sind Eiweiße, Kohlenhydrate, Fette, Wasser, Mineralstoffe, Spurenelemente, Vitamine, Ballaststoffe und Geschmacksstoffe.
- Eine ungünstige Wirkung auf die Zahnhartsubstanz haben insbesondere Lebensmittel,
  – die kurzkettige Kohlenhydrate (Zucker) enthalten (→ Verstoffwechselung durch Kariesbakterien → Stoffwechselendprodukte sind Säuren → Demineralisation der Zahnhartsubstanz),
  – die sauer sind (→ Säuren demineralisieren die Zahnhartsubstanz).

Entsprechend sollte der Genuss von säure- und zuckerhaltigen Speisen und Getränken in Maßen erfolgen und unter Beachtung einiger Regeln.
- Eine ausgewogene Ernährung spielt auch deshalb eine Rolle, weil der Körper über die Nahrung mit Spurenelementen, Mineralstoffen und Vitaminen versorgt wird, die wichtig für die Mund- und Zahngesundheit sind.
- Zu den zahnärztlichen Prophylaxemaßnahmen gehört, dass der Zahnarzt sich zunächst einen Eindruck vom gegenwärtigen Zustand des Mundes und der Zähne verschafft. Dazu gehören die Anamnese sowie Status- und Risikobestimmungen. Um die vorliegende Situation zu beschreiben, sind standardisierte Indizes nützlich. Sie geben Auskunft über
  – den Entzündungsgrad der Mundschleimhaut (z. B. SBI),
  – den Plaquebefall der Zähne (z. B. API),
  – den Zustand des Zahnhalteapparates (z. B. PSI),
  – die bisherige „Schadensbilanz" der Zähne (z. B. DMF-T-Index).
- Ausgehend von den vorliegenden Befunden kann eine Therapieplanung und Beratung des Patienten stattfinden. Dabei muss immer berücksichtigt werden, dass Patienten nicht nur unterschiedliche Voraussetzungen mitbringen, sondern auch unterschiedliche Ziele und Toleranzgrenzen haben und unterschiedlich motiviert sind.
- Für einige Kinder eignet sich eine Fissurenversiegelung.
- Nach Möglichkeit sollten alle Patienten von den Vorteilen einer PZR überzeugt werden. Im Rahmen einer PZR werden insbesondere die harten Zahnbeläge entfernt.

ZUR WIEDERHOLUNG

1. Welche Maßnahmen im Bereich der zahnmedizinischen Prophylaxe werden unterschieden?
2. Die systematische Karies- und Parodontalprophylaxe steht auf vier Säulen. Nennen Sie diese und begründen Sie, warum alle vier Säulen gleich wichtig sind.
3. Nennen Sie die allgemeinen Regeln zur Mundhygiene.
4. Welche Anforderungen muss eine Zahnbürste aus zahnmedizinischer Sicht erfüllen?
5. Wann sollte eine Zahnbürste gewechselt werden?

Aufgaben • LF 11a

6. Warum sollte die Zahnbürste zum Trocknen aufrecht stehen?
7. Aus welchen Bestandteilen besteht Zahnpasta?
8. Erklären Sie den Begriff Abrasivität in eigenen Worten.
9. a) Was versteht man unter dem RDA-Wert?
   b) Welcher RDA-Wert wird empfohlen?
10. Warum empfehlen Sie Ihren Patienten, nach dem Zähneputzen den Mund nicht mit Wasser auszuspülen?
11. Erklären Sie das „KAI"-System. Für welche Patienten ist dieses System sinnvoll?
12. Worauf müssen Sie bei der Bass-Technik besonders achten?
13. Worauf müssen Sie bei der Rotationstechnik nach Fones achten?
14. Zählen Sie alle Hilfsmittel zur Zahnzwischenraumpflege auf.
15. Erklären Sie die korrekte Anwendung der Zahnseide. Worauf müssen Sie besonders achten?
16. Worauf ist bei der Benutzung von Mundspüllösungen zu achten?
17. Können Zahnpflegekaugummis das Zähneputzen ersetzen? Begründen Sie Ihre Aussage.
18. Wie wirken Fluoride auf den Zahnschmelz?
19. Welche Möglichkeiten der Fluoridprophylaxe gibt es?
20. Welche allgemeinen Empfehlungen für die Fluoridprophylaxe bei Kindern und Jugendlichen gibt es?
21. Welche Empfehlungen geben Sie für die Pflege von Milchzähnen?
22. Was versteht man unter einer Zahnfluorose und wie entsteht diese?
23. Wofür benötigt der Körper Eiweiß, Kohlenhydrate, Fette, Wasser, Mineralstoffe, Spurenelemente, Vitamine und Ballaststoffe?
24. Welche Funktion haben Calcium und Phosphat für den Körper?
25. Aus welchen Abschnitten besteht das Verdauungssystem?
26. Wie muss die häusliche Mundhygiene aussehen, um das Kariesrisiko zu vermindern?
27. Worauf müssen Sie beim Verzehr von säurehaltigen Lebensmitteln achten?
28. Was sind Erosionen an den Zähnen und wie entstehen sie?
29. Welche Faktoren sollten Sie bei einer zahngesunden Ernährung berücksichtigen?
30. Warum hat der Verzehr von Milch und Milchprodukten einen kariesschützenden Effekt?
31. Was heißt nach EU-Lebensmittelrecht „zuckerfrei"?
32. Welche Unterschiede bestehen zwischen Individual- und Gruppenprophylaxe?
33. a) Was wird beim API beurteilt?
    b) Wie wird der API dokumentiert und bewertet?
34. a) Was wird beim PBI beurteilt?
    b) Wie wird der PBI dokumentiert und bewertet?
35. Wie kann mithilfe der Speicheldiagnostik das individuelle Kariesrisiko ermittelt werden?
36. Über welche Stufen läuft die Motivierung eines Patienten zur Verbesserung seiner Mundhygiene ab?
37. Was sind Plaquerevelatoren und wofür werden sie eingesetzt?
38. Erstellen Sie einen Behandlungsablaufplan für die Durchführung einer PZR.
39. Beschreiben Sie das Vorgehen bei einer korrekt durchgeführten Fissurenversiegelung am 26.
40. Wann spricht man von einer erweiterten Fissurenversiegelung?
41. Welches Risiko für den Zahn kann bei einer Fissurenversiegelung entstehen?
42. a) Was versteht man unter einer Molaren-Inzisiven-Hypomineralisation (MIH)?
    b) Welche Behandlungsmöglichkeiten gibt es?
43. Welche Maßnahmen beinhaltet die Abrechnungsposition IP 2?
44. Bei welchen Patientengruppen und innerhalb welcher Altersspanne kann die Abrechnungsposition IP 4 abgerechnet werden?

LF 11a — Prophylaxemaßnahmen planen und durchführen

ZUR VERTIEFUNG

1. **Fallbeispiel:** Frau Petersen kommt mit ihren beiden Kindern zur Vorsorgeuntersuchung in die Praxis. Als erstes hören Sie von ihr, dass Schokolade ja so ungesund sei. Ihre Kinder würden nur gesunde Süßigkeiten wie Müsliriegel oder Bio-Honigkekse bekommen.
   a) Was sagen Sie aus zahnmedizinischer Sicht zu dieser Aussage? Begründen Sie Ihre Antwort.
   b) Was empfehlen Sie Frau Petersen bezüglich der Zahnprophylaxe ihrer Kinder? Begründen Sie Ihre Vorschläge.
   c) Schreiben Sie einen möglichen Gesprächsverlauf mit Frau Petersen auf. Wie gehen Sie vor? Wie argumentieren Sie gegenüber der Patientin? Wie könnte Frau Petersen jeweils reagieren?

2. Führen Sie ein Prophylaxe-Beratungsgespräch mit Ihrer Kollegin (in der Schule oder in der Praxis) durch. Halten Sie sich dabei an den Leitfaden aus dem Lehrbuch (siehe Bild 11a.32). Notieren Sie:
   - Wie gehen Sie vor?
   - Welche Daten müssen Sie aufnehmen?
   - Worauf müssen Sie achten?
   - Was empfehlen Sie Ihrer Kollegin? Begründen Sie Ihre Empfehlungen.

3. Nennen Sie mögliche Ursachen für die Entstehung einer Molaren-Inzisiven-Hypomineralisation (MIH). Nutzen Sie für Ihre Recherche Fachliteratur oder das Internet.

4. **Fallbeispiel:** Heute kommt Herr Weber in die Praxis; es soll eine Individualprophylaxebehandlung durchgeführt werden. Ihre Kollegin ist Zahnmedizinische Prophylaxeassistentin und bittet Sie um Unterstützung bei der Behandlung.
   a) Welche Instrumente und Materialien müssen Sie vorbereiten?
   b) Skizzieren Sie den möglichen Behandlungsverlauf.
   c) Ihre Kollegin bittet Sie, die Zähne für den Mundhygienestatus vorzubereiten. Worauf müssen Sie dabei und während der Behandlung achten?
   d) Ihre Kollegin diktiert Ihnen folgenden Mundhygienestatus:
      - alle Achter fehlen
      - oral positiv zwischen: 17/16; 16/15; 35/36; 36/37
      - bukkal positiv zwischen: 27/26; 25/24; 47/46; 46/45; 44/43

   Tragen Sie diesen Status in ein API-Formular ein. Berechnen Sie anschließend den Plaqueindex. Was können Sie über den Mundhygienestatus von Herrn Weber sagen?
   e) Welche Behandlungsmaßnahmen müssen bei Herrn Weber durchgeführt werden?
   f) Welche Abschlussarbeiten fallen für Sie an?
   g) Was kann in diesem Behandlungsfall abgerechnet werden?
   h) Bei Herrn Weber wird auch noch ein SBI erhoben mit folgendem Befund:
      1. Quadrant bukkal:
         17– 16+ 15– 14+ 13– 12– 11–
      2. Quadrant palatinal:
         21– 22– 23– 24+ 25+ 26+ 27+
      3. Quadrant bukkal:
         37– 36+ 35+ 34+ 33– 32– 31–
      4. Quadrant lingual:
         41– 42– 43– 44+ 45+ 46+ 47+

   Tragen Sie diesen Status in ein SBI-Formular ein und berechnen Sie den Blutungsindex.

5. Studieren Sie den abgebildeten API.
   a) Berechnen Sie den Plaqueindex.
   b) Was können Sie über die Mundhygiene dieses Patienten sagen?
   c) Wie schätzen Sie den bisherigen Behandlungserfolg bei diesem Patienten ein?
   d) Welches Ergebnis erwarten Sie beim nächsten Termin? Begründen Sie Ihre Erwartung.
   e) Welche Empfehlungen würden Sie dem Patienten beim nächsten Termin geben?

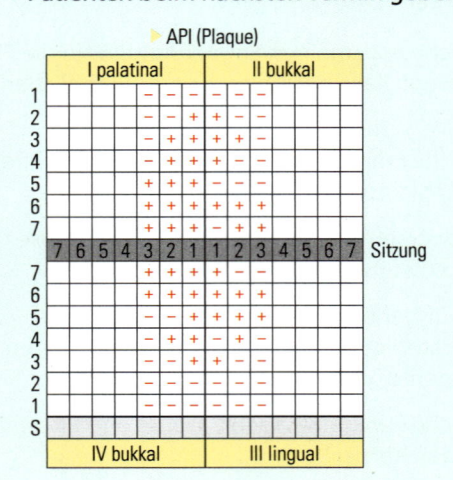

▶ API (Plaque)

	I palatinal							II bukkal						
1				–	–				–	+				
2				–	–	+	+	+	+	–				
3			–	+	+	+	+	+	+	–			
4			–	+	+	+	–	+	–				
5		+	+	+	–	–	+	+					
6		+	+	+	+	+	+	+					
7		+	+	+	–	–	+	+					
Sitzung	7	6	5	4	3	2	1	1	2	3	4	5	6	7
7		+	+	+	+	+	–	–					
6		+	+	+	+	+	+	+					
5			–	–	+	+	+	+					
4			–	+	+	+	–	–					
3			–	–	+	–	–						
2				–	–	–	–						
1				–	–	–							
S														
	IV bukkal							III lingual						

Lernfeld 11b

Kieferorthopädische Maßnahmen planen und durchführen

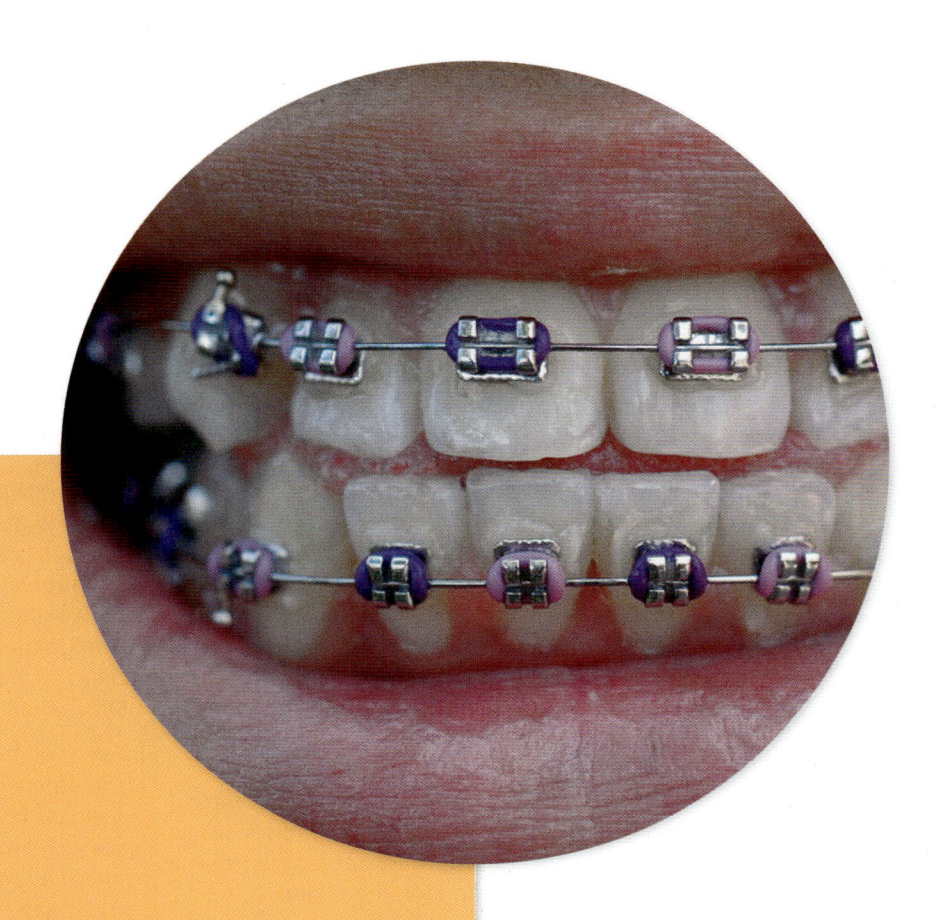

Okklusionsanomalien

Kieferanomalien

Kieferorthopädische Behandlung

11b Kieferorthopädische Maßnahmen planen und durchführen

Orthopädie von orthos (gr.) = gerade, richtig und **paideia** (gr.) = Erziehung

Die Kieferorthopädie befasst sich mit dem Verhüten, Erkennen und Behandeln von Fehlstellungen der Kiefer und der Zähne. Ziel ist es, die Kau- und Abbeißfunktion zu verbessern, Schäden an den Zähnen und anderen Beschwerden am Kauapparat vorzubeugen und ästhetischen Ansprüchen gerecht zu werden.

Ein eugnathes Gebiss haben nur ca. 5 % der deutschen Bevölkerung. Es zeichnet sich aus durch:

- die Anlage aller Zähne,
- keine Engstände oder Lücken,
- einen Neutralbiss bzw. eine neutrale Okklusion,
- die korrekte Lage der Kiefer zueinander,
- die richtige Lage der Kiefergelenke,
- die richtige Kaufunktion.

Habits (engl.) = „dumme" Angewohnheiten

Etwa 30 % der deutschen Bevölkerung haben zwar kein eugnathes Gebiss, aus medizinischer Sicht aber keinen Behandlungsbedarf. Bei ebenfalls 30 % wäre eine kieferorthopädische Behandlung wünschenswert und bei ca. 35 % ist für den langen Erhalt der Zähne eine kieferorthopädische Behandlung erforderlich. Inzwischen wird jeder 2. Jugendliche kieferorthopädisch behandelt. Auch werden Erwachsene immer häufiger kieferorthopädisch behandelt.

11b.1 Okklusions- und Kieferanomalien

Dysgnathie heißen alle Abweichungen des Gebisses vom eugnathen Zustand. Etwa 60 % aller Abweichungen von diesem eugnathen Zustand sind genetisch bedingt. 40 % der Dysgnathien werden erworben. Sie entstehen häufig durch ungünstige Angewohnheiten, die als Habits bezeichnet werden. Diese Habits können zu Schäden an den Zähnen, zu Verformungen des Kiefers oder zu Veränderungen der Bisslage führen. Bekannte Habits sind

- lang anhaltendes Daumen- oder Fingerlutschen,
- Beißen / Nuckeln an Trinkflaschen, Beruhigungssaugern oder anderen Gegenständen (z. B. Pfeifenrauchen),
- Einsaugen der Lippen- oder Wangenschleimhaut,
- Fehlfunktionen der Zunge beim Schlucken,
- Mundatmung.

Ein weiterer häufig auftretender Grund für Fehlstellungen der Zähne ist der vorzeitige Verlust von Milchzähnen. Gehen die Milchzähne als Platzhalter verloren, brechen die bleibenden Zähne möglicherweise nicht in der richtigen Reihenfolge und am richtigen Ort durch.

Man unterscheidet Okklusions- und Kieferanomalien. Bei der Okklusionsanomalie ist nur die Okklusion betroffen, die Kiefer sind normal ausgebildet. Bei der Kieferanomalie sind die Kiefer verändert und dadurch manchmal auch die Okklusion.

11b.1.1 Okklusionsanomalien

Als Fehlbiss (Okklusionsanomalie) bezeichnet man die Zahnfehlstellung zwischen Ober- und Unterkiefer. Die Okklusion ist gestört.

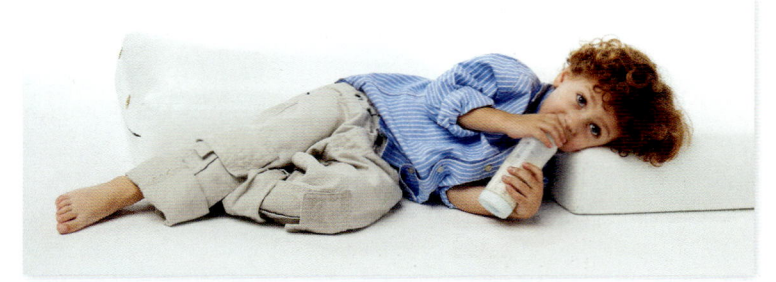

Bild 11b.1 Beißen bzw. Nuckeln an Trinkflaschen im Kleinkindalter

Okklusions- und Kieferanomalien • **LF 11b**

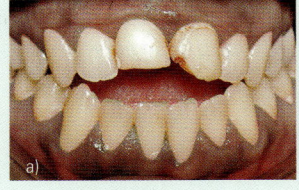

Bezeichnung	Beispiel
Neutralbiss heißt die regelrechte Verzahnung aller Zähne. Bei diesem Biss überragt der Zahnbogen des Oberkiefers den Zahnbogen des Unterkiefers. Die Mittellinien der oberen und unteren ersten Schneidezähne stimmen überein. Der mesiobukkale Höcker des ersten Molaren im Oberkiefer greift in die mesiobukkale Fissur des ersten unteren Molaren. Die Spitze des oberen Eckzahns greift vestibulär zwischen den unteren Eckzahn und den ersten Prämolaren. Bei den Schneidezähnen liegt ein vertikaler Überbiss von 2–3 mm vor.	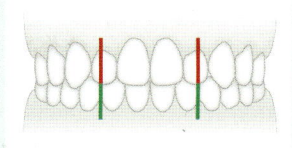 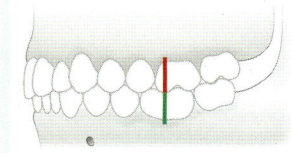
Tiefer Biss bezeichnet den verstärkten (über zwei bis drei Millimeter) vertikalen Überbiss der Oberkieferschneidezähne über die Unterkieferschneidezähne.	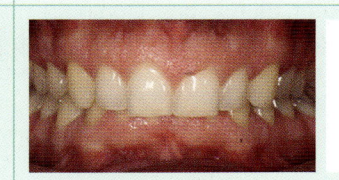 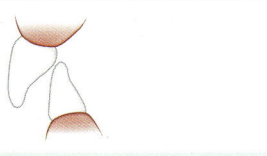
Kopfbiss. Beim Zusammenbiss haben die Schneidezähne von Oberkiefer und Unterkiefer nur mit den Schneidekanten oder im Seitenzahnbereich nur die Zahnhöcker Kontakt.	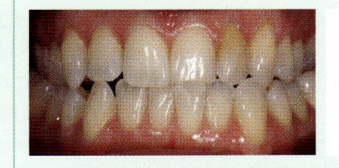
Offener Biss bedeutet, dass einzelne Zähne oder Zahngruppen beim Zahnreihenschluss nicht in Kontakt kommen. Als Hauptursache gilt das Lutschen (sog. lutschoffener Biss) über das Säuglingsalter hinaus, sodass bleibende Kieferverformungen auftreten. Weniger ausgeprägt sind genetische Faktoren und Parafunktionen (Fehlfunktionen des Kiefers, z.B. Knirschen, Nägelkauen). Je nach Lage spricht man von einem frontal oder lateral offenen Biss.	a) frontal, b) lateral
Mesialbiss bezeichnet eine Fehlstellung, bei der der Unterkiefer im Verhältnis zum Oberkiefer nach mesial, d.h. nach vorne verschoben ist. Die unteren Schneidezähne stehen bei der normalen Schließbewegung des Kiefers vor den oberen.	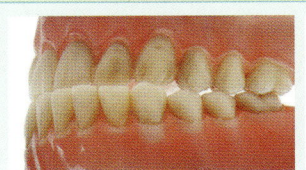 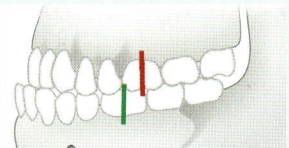
Distalbiss nennt man einen im Verhältnis zum Oberkiefer nach hinten bzw. distal verlagerten Unterkiefer. Diese Anomalie kommt als Zahnfehlstellung relativ häufig vor; sie kann durch eine kieferorthopädische Behandlung vollständig korrigiert werden.	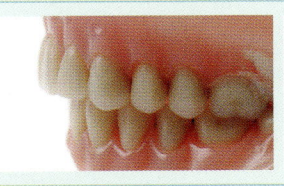 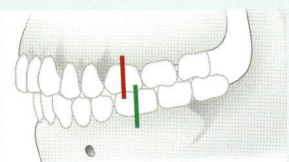
Kreuzbiss liegt bei einer umgekehrten Verzahnung vor. Die beiden Zahnbögen überkreuzen sich. Dabei ist der Oberkiefer schmaler und es kommt zu einer Abweichung des Unterkiefers auf die vom Kreuzbiss betroffene Seite. Die Ursachen sind Wachstumsstörungen oder ein zu früher bzw. zu später Durchbruch einzelner Zähne oder Zahngruppen. Unterteilt wird der Kreuzbiss in den • frontalen Kreuzbiss (auch sagittaler Kreuzbiss): einer oder mehrere Unterkieferfrontzähne beißen über die oberen Frontzähne und den • lateralen Kreuzbiss (auch transversaler Kreuzbiss): die Unterkieferseitenzähne beißen über die oberen (einseitig oder beidseitig ausgeprägt).	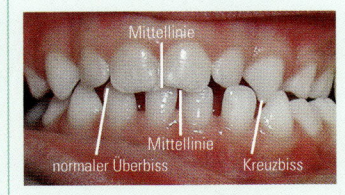 Kreuzbiss im Milchzahngebiss mit Verschiebung der Mittellinie

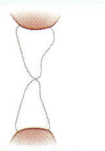

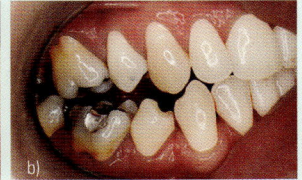

Tabelle 11b.1 Okklusionsanomalien

11b.1.2 Kieferanomalien

Mandibuläre Prognathie. Wenn der Unterkiefer im Verhältnis zum Oberkiefer überentwickelt und damit zu groß ist, heißt dies mandibuläre Prognathie. Eine veraltete, aber noch sehr gebräuchliche Bezeichnung für dieses Phänomen ist die Progenie, was wörtlich übersetzt „vorstehendes Kinn" bedeutet. (Bild 11b.2). Durch die mandibuläre Prognathie kommt es zu einem Mesialbiss bis hin zu einem frontalen Kreuzbiss. Die unteren Zähne beißen über die oberen, das Kinn und die Unterlippe sind im Profil dominant.

Maxilläre Retrognathie. Bei der maxillären Retrognathie erscheint der Unterkiefer ebenfalls dominant und es liegt ein Mesialbiss vor. Die Ursache liegt aber nicht in der Überentwicklung des Unterkiefers, sondern an einer Rücklage bzw. Unterentwicklung des Oberkiefers. Diese Dysgnathie wird auch unechte Progenie genannt.

Maxilläre Prognathie. Bei der maxilliären Prognathie ist der Oberkiefer überentwickelt und steht vor. Die Oberkieferfrontzähne überragen weit die Unterkieferfrontzähne, es liegt in der Regel ein Distalbiss vor. Die Oberlippe ist vorgewölbt und es besteht ein erschwerter Lippenschluss (Bild 11b.3).

Mandibuläre Retrognathie. Wenn sich der Unterkiefer im Verhältnis zum Oberkiefer in einer Rücklage befindet oder unterentwickelt ist, spricht man von einer mandibulären Retrognathie. Das typische Erscheinungsbild ist das fliehende Kinn, der Distalbiss und die vorspringende Oberlippe.

Deckbiss. Der Deckbiss ist eine Überentwicklung des gesamten Oberkiefers, der mit einem tiefen Biss einhergeht. Zusätzlich zu einem tiefen Biss sind die Oberkieferschneidezähne nach innen gekippt (Bild 11b.4).

Häufig treten Fehlstellungen der Zähne mit einer falschen Lage der Kiefer zusammen auf. Während die reine Zahnfehlstellung relativ unkompliziert zu korrigieren ist, werden die Behandlungen bei gleichzeitigen Kieferanomalien sehr viel aufwendiger.

> **Prognathie** von pro (lat.) = vor und gnathos (gr.) = Kiefer

> **Retrognathie** von retro (lat.) = zurück und gnathos (gr.) = Kiefer

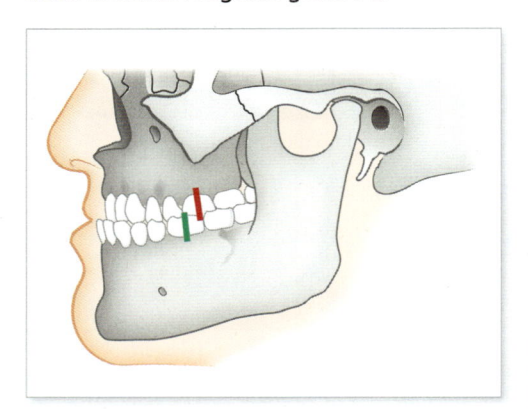

Bild 11b.2 Mandibuläre Prognathie/Echte Progenie

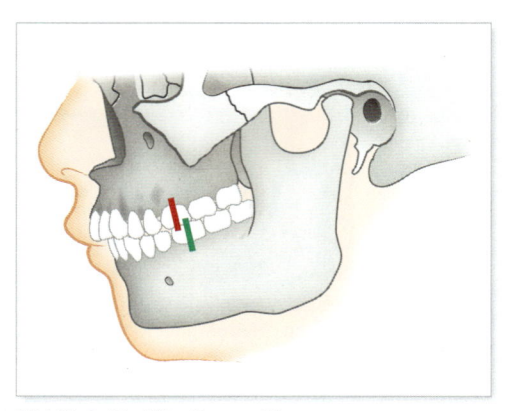

Bild 11b.3 Maxilläre Prognathie

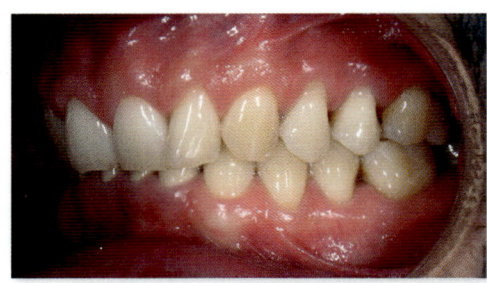

Bild 11b.4 Deckbiss

11b.1.3 Vorbeugende Maßnahmen

Eltern können vom ersten Augenblick an die gesunde Kieferentwicklung ihres Kindes fördern. Hierzu gehören die folgenden vorbeugenden Maßnahmen.

Stillen. Das Stillen trainiert Lippen-, Zungen- und Wangenmuskulatur und fördert den Lippenschluss viel mehr als das Saugen an der Flasche.

Förderung der Nasenatmung. Ursachen für eine erschwerte Nasenatmung (z. B. Polypen) sollten dringend entfernt werden. Durch die Mundatmung steigt das Kariesrisiko erheblich. Zudem liegt bei der Mundatmung die Zunge nicht am Gaumen. Der Druck der Zunge gegen den Gaumen ist aber ein wesentlicher Wachstumsimpuls für den Oberkiefer.

Physiologische Schluckmuster. Normalerweise muss auch beim Schlucken die Zunge gegen den Gaumen drücken. Ist dies nicht der Fall, sollte dieses falsche Schluckmuster behandelt werden. Das kann ähnlich wie andere Fehlfunktionen der Zunge (z. B. Zungenpressen) und der Lippen und Wangen (z. B. Lippenpressen oder Wangenbeißen) logopädisch behandelt werden.

Abgewöhnen des Nuckelns. Spätestens mit dem dritten Lebensjahr sollte den Kindern das Nuckeln an Schnullern oder Fingern abgewöhnt werden, da dieses einen offenen Biss oder einen Distalbiss verursachen kann. Hier können die Eltern kieferorthopädisch unterstützt werden.

Zahnverlusten vorbeugen. Der vorzeitige Verlust der Milchzähne kann dazu führen, dass die bleibenden Zähne nicht in der richtigen Reihenfolge und am richtigen Platz durchbrechen. Insbesondere die Milcheckzähne und die Milchmolaren haben eine wichtige Platzhalterfunktion für die später durchbrechenden Eckzähne und Prämolaren.

11b.2 Kieferorthopädische Behandlung

In der kieferorthopädischen Behandlung gibt es eine große Bandbreite an Therapiemaßnahmen:

prophylaktische Maßnahmen wie
- Lutschentwöhnung,
- Einschleifen von Zähnen,
- Geräte zum Offenhalten von Lücken und

umfangreiche Maßnahmen durch
- herausnehmbare Geräte,
- festsitzende Geräte,
- kieferchirurgische Eingriffe.

Ziel der Behandlung ist ein optimal verzahntes Gebiss, bei dem Kaumuskulatur, Verzahnung und Kiefergelenke harmonisch zueinander passen. Passen Zähne und Kiefer nicht optimal aufeinander, kann es zu zahlreichen Problemen oder Erkrankungen kommen:
- verminderter Speichelfluss und erhöhte Kariesgefahr,
- Schmerzen im Kiefergelenk,
- Verspannungen und Schmerzen im Hals-/Nackenbereich,
- Kopfschmerzen,
- verminderte Nasenatmung,
- erhöhte Infektionsgefahr,
- Sprachfehler.

11b.2.1 Kieferorthopädische Diagnostik

Durch eine ausführliche Diagnostik werden Probleme, die sich im Verlauf der Behandlung ergeben könnten, im Voraus erkannt und die Behandlung dementsprechend darauf abgestimmt.

Zur Diagnostik gehören:
- Anamnese,
- Allgemeinbefund,
- extra- und intraoraler Befund,
- Auswertung der Röntgenbilder,
- Modellauswertung,
- Auswertung von Fotos.

Die Anamnese kann Aufschluss über die Ursachen der vorliegenden Zahn- bzw. Kieferanomalien geben. Da der Behandlungserfolg stark von der Mitarbeit des Patienten abhängt, wird im Erstgespräch die Einstellung zur Behandlung erfragt.

Allgemeinbefund. Es wird der Entwicklungsstand des Patienten beurteilt und mit der durchschnittlichen altersgemäßen Entwicklung verglichen. Mithilfe dieses Befundes kann die Wahrscheinlichkeit des noch zu erwartenden Kieferwachstums bestimmt werden.

Extra- und intraoraler Befund. Beim extraoralen Befund wird die Form des Gesichts von allen Seiten betrachtet. Der intraorale Befund besteht aus einer gründlichen Untersuchung der Mundhöhle, einer Aufnahme des Zahnstatus, der Beurteilung der Mundhygiene und einer Funktionsüberprüfung. Bei der Funktionsüberprüfung werden die Funktionen von Lippe, Wange und Zunge sowie die Artikulationsbewegung des Unterkiefers überprüft.

Auswertung der Röntgenbilder. In der kieferorthopädischen Diagnostik werden folgende Aufnahmearten genutzt:
- Panoramaschichtaufnahmen, um klinisch nicht erkennbare Befunde (überzählige, verlagerte oder retinierte Zähne, Knochenveränderungen) zu erkennen,
- ▶Fernröntgenseitenaufnahmen zur exakten Ausmessung des Schädels und
- Handröntgenaufnahmen (Bild 11b.5) zur Bestimmung der Wachstumsphase.

Fernröntgenseitenaufnahme ▶ S. 290

Bild 11b.5 Handröntgenaufnahme mit offenen Wachstumsfugen: Wachstum ist noch nicht abgeschlossen

Modellauswertung. Anhand von Modellen wird die Bisslage des Patienten bestimmt. Der Platzbedarf der Zähne wird berechnet und die Fehlstellung einzelner Zähne registriert.

Auswertung von Fotos. Das Gesicht und das Gebiss werden aus verschiedenen Perspektiven fotografiert. Es werden Profilanalysen genutzt, um die Auswirkungen der kieferorthopädischen Behandlung auf das Aussehen des Patienten beurteilen zu können.

Das Profil eines Gesichtes wird durch den Abstand zwischen den beiden Linien „Orbitalsenkrechte" und „Nasensenkrechte" bestimmt (Bild 11b.6). Wenn der vorderste Kinnpunkt genau in der Mitte des Profilfeldes liegt, besteht ein idealer Profilverlauf („Durchschnittsgesicht").

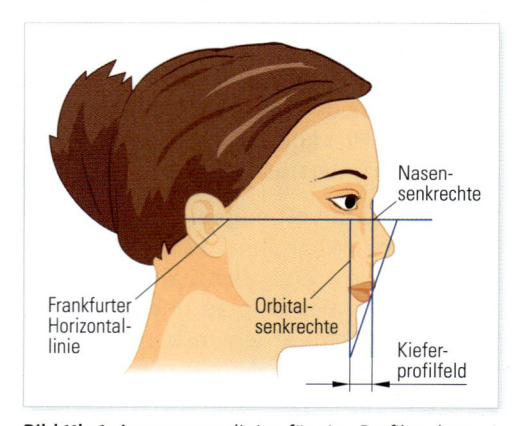

Bild 11b.6 Auswertungslinien für eine Profilanalyse

11b.2.2 Behandlung

In der Regel beginnt die kieferorthopädische Behandlung im Alter von 9–10 Jahren. In diesem Alter können über herausnehmbare Geräte erfolgreich Wachstumsimpulse für den Kiefer gesetzt werden bzw. das Kieferwachstum gebremst werden. Durchbrechende Zähne werden in die richtige Position gelenkt. Mit zunehmendem Alter wird es schwieriger die Kieferknochen zu formen. Mit ca. 14 Jahren ist eine Korrektur nur noch über festsitzende Apparaturen wie Brackets zu erreichen. Der Schwerpunkt der Behandlung liegt jetzt darauf, Fehlstellungen der Zähne zu korrigieren.

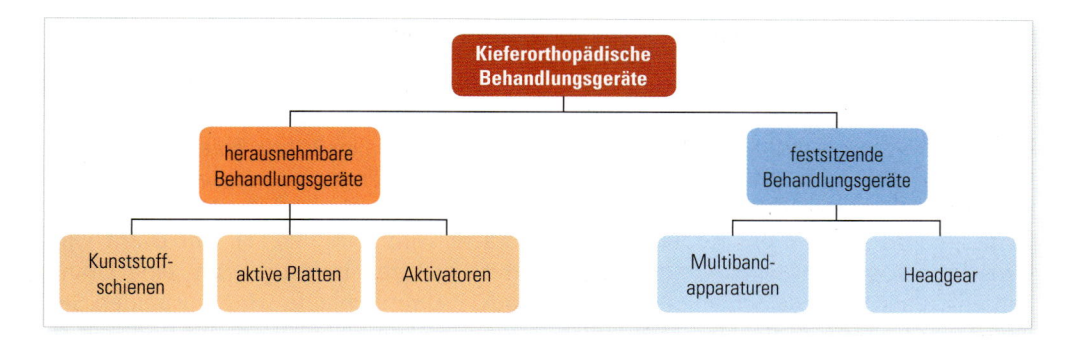

Kieferorthopädische Behandlung • **LF 11b**

```
                    Kieferorthopädische
                    Behandlungsgeräte
           ┌────────────────┴────────────────┐
    herausnehmbare                      festsitzende
    Behandlungsgeräte                   Behandlungsgeräte
   ┌──────┼──────┐                    ┌──────┴──────┐
 Kunststoff-  aktive  Aktivatoren   Multiband-    Headgear
 schienen    Platten                apparaturen
```

Bei 50 % aller behandelten Kinder und Jugendlichen dauert die kieferorthopädische Behandlung 3–4 Jahre. Bei 20 % sogar 5 Jahre und länger. Der Erfolg der Behandlung hängt maßgeblich von der guten Mitarbeit der Patienten ab.

Aktive Platten gehören zu den herausnehmbaren Behandlungsgeräten und bestehen aus einer Plattenbasis, einer Schraube und Klammern aus Draht (Bild 11b.7). Sie werden hauptsächlich zur Dehnung des oberen Zahnbogens eingesetzt. Zeitgleich können sie einzelne Zahnfehlstellungen korrigieren.

Die Plattenbasis besteht aus transparentem oder farbigem Kunststoff und dient als Verbindungs- und Verankerungselement. Sie überträgt die von der Schraube entwickelte Kraft auf den Kiefer und die Zähne.

Die Klammern erfüllen unterschiedliche Aufgaben: zum einen haben sie eine Haltefunktion, zum anderen werden sie zur Einleitung der Zahnbewegung genutzt. Sie werden während des Behandlungsverlaufes immer wieder aktiviert (nachgestellt), um auf die gewünschte Zahnbewegung einwirken zu können.

Die Wirkung einer aktiven Platte bezieht sich jeweils auf einen Kiefer.

Aktivatoren gehören zu den funktionskieferorthopädischen Geräten und wirken auf beide Kiefer gleichzeitig (Bild 11b.8). Die Basis besteht aus einem Kunststoffblock; vor den oberen Schneidezähnen verläuft ein Labialbogen. Der Aktivator liegt locker im Mund und wird über jede Bewegung der Wangen, der Zunge oder der Lippen aktiviert. Die Muskulatur wird trainiert und über die vielen Reize im Laufe des Tages kommt es zur Kieferumformung und Bissverlagerung. Dafür sollte der Aktivator 16 Stunden am Tag getragen werden.

Die Funktionsweise des Bionators ist ähnlich. Der Kunststoffblock ist jedoch etwas zierlicher als beim Aktivator.

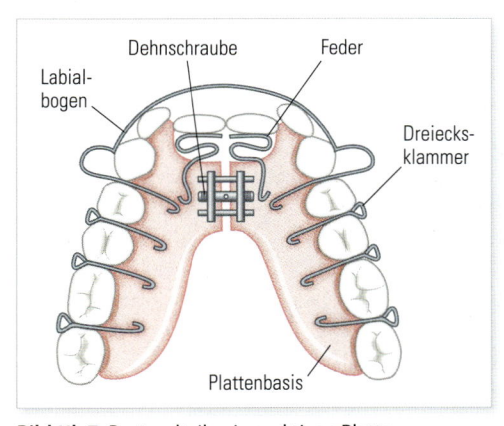

Bild 11b.7 Bestandteile einer aktiven Platte (Labialbogen, Dehnschraube, Feder, Dreiecksklammer, Plattenbasis)

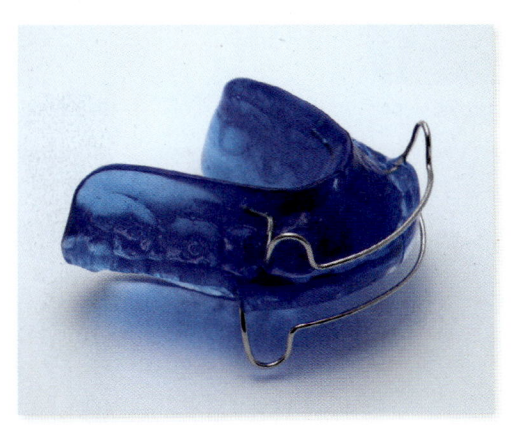

Bild 11b.8 Aktivator mit Labialbogen

handwerk-technik.de

LF 11b Kieferorthopädische Maßnahmen planen und durchführen

Bracket (engl.) = Klammer

Aligner (engl.) von to align = ausrichten

Ligatur von Ligamentum (lat.) = Band

Kunststoffschienen. Mithilfe transparenter Kunststoffschienen können Zahnfehlstellungen ohne Metall oder Drähte korrigiert werden (Bild 11b.9). Das dreidimensional dargestellte Gebiss wird am Computerbildschirm so lange verändert, bis die Zahnfehlstellung korrigiert ist. Für jedes Behandlungsstadium entsteht ein Modell, das mit einer Folie abgeformt wird. Aus diesen Folien entstehen farblose Schienen (Aligner). Der Patient nimmt die Schienen lediglich zum Essen und zur Zahnreinigung aus dem Mund. Etwa alle zwei Wochen tauscht er die getragene gegen eine neue Schiene aus. Die Behandlung erstreckt sich über 6 bis 24 Monate.

Für diese Art der Zahnregulierung sollten Zahnwechsel und Kieferwachstum abgeschlossen sein. Regulierend wirken können diese Schienen bei kleinen Lücken und Zahnüberschneidungen bis zu sechs Millimetern sowie Über- und Unterbissen.

Multi-Bracket-Apparaturen sind festsitzende kieferorthopädische Behandlungsapparate, die aus Brackets, Bändern, Ligaturen und Bögen bestehen (Bild 11b.10). Sie werden bei verschobenen, gedrehten oder aufzurichtenden Zähnen eingesetzt.

Brackets können aus Metall, Kunststoff oder Keramik bestehen. Sie werden selbstklebend oder lichthärtend auf Komposite- oder Glasionomerzement-Basis auf der vestibulären aller Zähne befestigt. Brackets haben an der Außenseite ein sogenanntes Schloss, in dem ein Drahtbogen eingebracht wird (Bild 11b.11). Der Draht wird mit Ligaturen befestigt, d.h. eine Draht- oder Gummischlaufe wird auf beiden Seiten über die Flügel gespannt und hält so den Drahtbogen im Schloss. Eine andere Möglichkeit sind selbstligierende Brackets, die über einen speziellen Klemmverschluss für den Drahtbogen verfügen (Bild 11b.12). Bei der Lingualtechnik (Bild 11b.13) werden Brackets nicht sichtbar von lingual bzw. palatinal aufgeklebt. Die Bögen verlaufen oral.

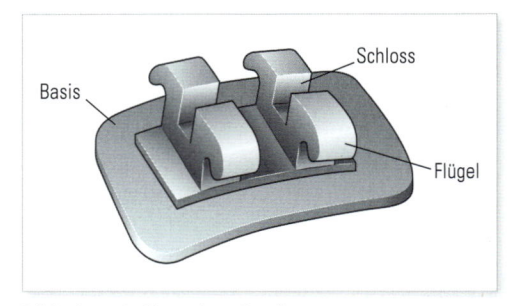

Bild 11b.11 Aufbau eines Brackets

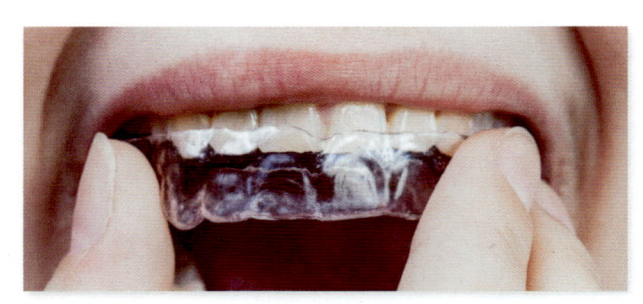

Bild 11b.9 Transparente Kunststoffschiene

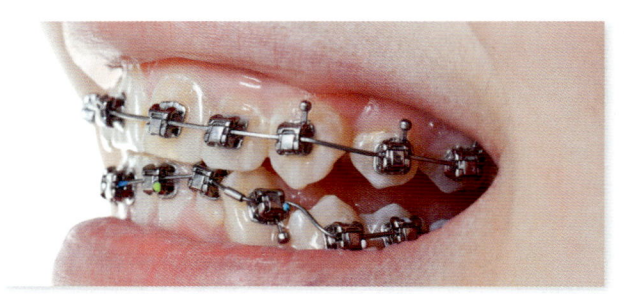

Bild 11b.12 Selbstligierende Brackets

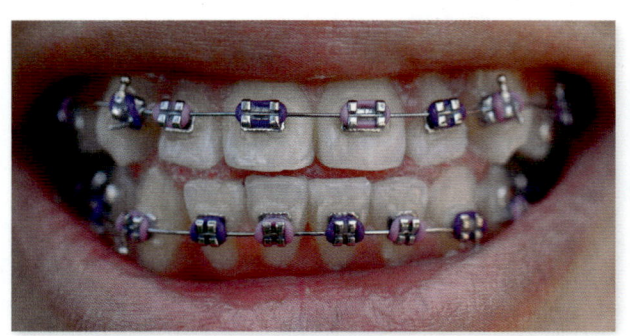

Bild 11b.10 Vestibuläres Multi-Bracket-Apparatur

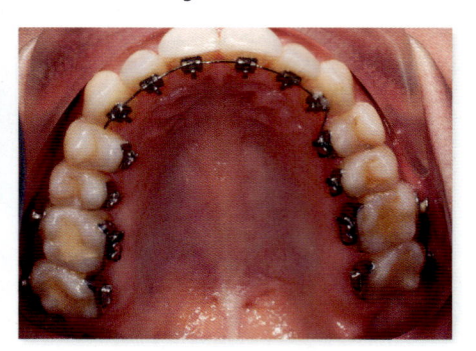

Bild 11b.13 Lingualtechnik

Kieferorthopädische Behandlung — LF 11b

Bänder sind passgenaue Ringe aus Metall, die mit Zement an den Molaren befestigt werden (Bild 11b.14). Am Band befindet sich bukkal ein Röhrchen zur Aufnahme eines Drahtbogens und eines Headgear. Diese Bänder sind die Verankerung des Drahtbogens. Lingual bzw. palatinal befindet sich ein Schloss zum Einschub eines Lingual- bzw. Transpalatinalbogens (Bild 11b.15) und ein Haken zur Verankerung eines Gummizuges.

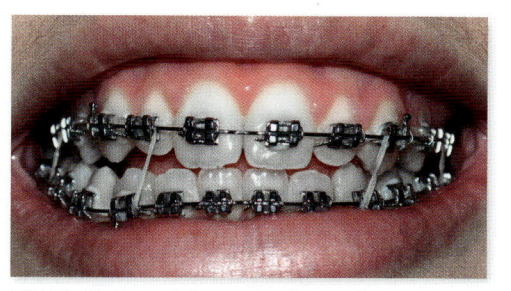

Bild 11b.16 Gummizüge zur Kraftverstärkung

- Aufnahme eines Gesichtsbogens
- für den Behandlungsbogen
- Haken für die Gummizugverankerung

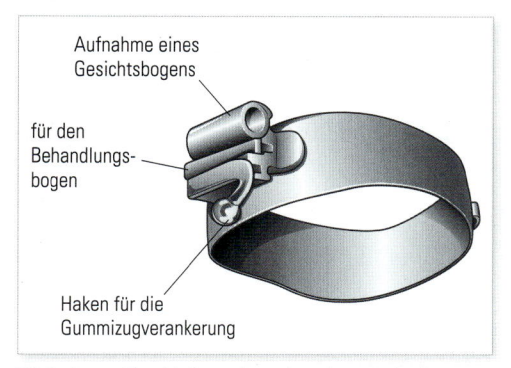

Bild 11b.14 Oberkiefermolarenband mit Röhrchen

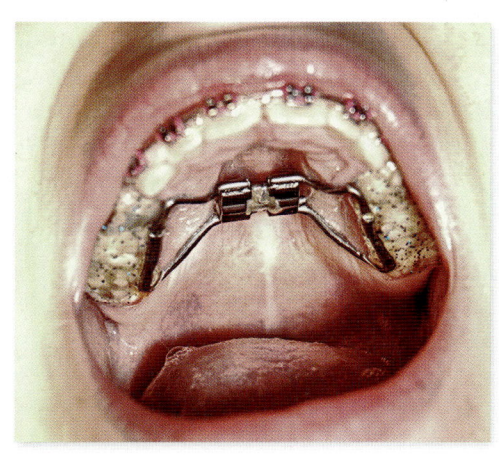

Bild 11b.15 Transpalatinalbogen

Der Bogen ist der aktive Bestandteil der Multi-Bracket-Apparatur. Er wird durch die Schlösser der Brackets geführt und besteht aus Edelstahl oder hochelastischem Nickel-Titan. Am häufigsten wird er als Außenbogen an den vestibulären Zahnflächen angebracht. Durch die Form des Bogens und die damit verbundene Spannung wird kontinuierlich Druck oder Zug auf die Zähne ausgeübt. So werden die Zähne mit wechselnden Bögen nach und nach in die richtige Position gebracht. Pro Behandlung werden im Schnitt sechs bis acht Bögen benötigt.

Mit Hilfe von Gummizügen kann die auf die Zähne wirkende Kraft noch verstärkt werden (Bild 11b.16)

Behandlungsablauf. Zur Eingliederung einer Bracket-Apparatur sind folgende Arbeitsschritte notwendig:
- Vorbereitung des Arbeitsplatzes (alle benötigten Arbeitsmaterialien müssen bereitgelegt werden),
- Reinigung der Zähne (es wird mit einer bimshaltigen, fluoridfreien Paste gereinigt, um die Zahnoberflächen vom Schmelzoberhäutchen zu befreien),
- Ankleben der Brackets auf die Zahnoberflächen,
- Anprobe der Bänder,
- Einzementieren der Bänder (mit z. B. orthodontischem Phosphatzement),
- Entfernen der Kunststoff- bzw. Zementreste,
- Biegen des Behandlungsbogens (in der ersten Behandlungsphase werden sehr biegsame Drähte verwendet, in der Endphase werden relativ starre Drähte eingesetzt (bei hochelastischen Bögen ist dieser Arbeitsschritt nicht erforderlich),
- Eingliedern des Behandlungsbogens (er wird im Mund auf die passende Länge gekürzt und mithilfe von Ligaturen an den Brackets befestigt),
- Information und Schulung des Patienten (eine spezielle Mundhygieneberatung ist notwendig).

Als Debonding bezeichnet man das Entfernen von Brackets. Dabei ist es notwendig, dass alle Reste des Befestigungsmaterials von der Zahnoberfläche entfernt werden.

> **Schmelzoberhäutchen (Pellikel):** besteht aus organischen Bestandteilen, schützt den Schmelz

> **Bonding** (engl.) = Bindung, Haftung

LF 11b • Kieferorthopädische Maßnahmen planen und durchführen

Headgear (engl.) = Kopfgestell, Zaumzeug

Ein **Headgear** wird außerhalb des Mundes am Kopf befestigt (Bild 11b.17). Er besteht aus einem Gesichtsbogen und einem Gummizug. Der Innenbogen des Gesichtsbogens wird in die Röhrchen auf den Molarenbändern geschoben. Der Gummizug wird je nach Zugrichtung in den Nacken oder um den Hinterkopf gelegt und in die extraoralen Bögen des Gesichtsbogens eingehängt. Ein Headgear wird bei der Verschiebung von Oberkiefermolaren nach distal und zur Steuerung des Oberkieferwachstums eingesetzt.

Die Entscheidung, welche Behandlungsgeräte eingesetzt werden, hängt von den diagnostischen Befunden ab. Nach Abwägung der Vor- und Nachteile der Geräte wird für den jeweiligen Patienten das für ihn effektive Verfahren ausgewählt (Tabelle 11b.2). Die aktive Mitarbeit und persönliche Überzeugung des Patienten (Compliance) ist entscheidend für den Erfolg der Therapie.

Compliance (engl.) = Befolgen von Vorgaben und Ratschlägen durch den Patienten; Mitarbeit des Patienten

Eine regelmäßige Hygienekontrolle in der Praxis durch Anfärben der Zahnbeläge mit anschließender Zahnputzübung ist genauso wichtig wie eine geregelte Fluoridprophylaxe (einmal wöchentlich Fluoridgel).

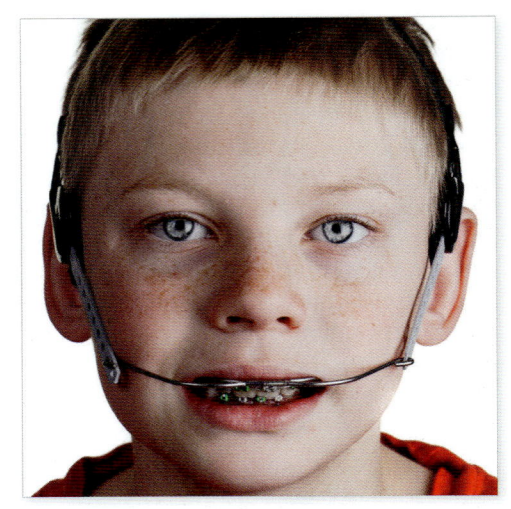

Bild 11b.17 Headgear

Retentionsphase. Nach einer kieferorthopädischen Behandlung ist die Gefahr eines Rezidivs sehr hoch. Je schwerwiegender die Fehlstellung war, umso höher ist das Risiko. Um die Rückstellung der Zähne nach dem Behandlungsende zu vermeiden, wird eine Retentionsphase von Monaten bis Jahren angeschlossen. Diese Phase dient der Stabilisierung des Behandlungsergebnisses. Dabei werden die zuletzt eingesetzten herausnehmbaren Behandlungsgeräte oder

Behandlungs-geräte	Vorteile	Nachteile
herausnehmbare Behandlungsgeräte	• gute Mundhygiene an allen Zähnen möglich • die Gefahr einer behandlungsbedingten Karies ist gering • beim Sport keine Verletzungsgefahr • behandlungsbedingte Zahnlockerungen sind selten	• aktive Mitarbeit des Patienten nötig (durch unregelmäßige Anwendung kann der Behandlungserfolg stark gefährdet werden) • längere Behandlungsdauer • Verlust oder Beschädigung der Geräte möglich • Sprechbehinderung, was die Tragedauer oft reduziert
festsitzende Behandlungsgeräte	• in kürzerer Zeit gewünschte Veränderungen möglich, da die Geräte 24 Stunden wirken • geringere Sprachbehinderungen beim Tragen • In der Erwachsenenbehandlung das Mittel der Wahl (da größere Effektivität bei komplexen Zahnverschiebungen) • kein Verlieren oder „Vergessen" möglich	• erschwerte Mundhygiene, bei mangelnder Hygiene kann es zu schweren Entkalkungen und Zahnfleischentzündungen kommen • Beschädigung der Geräte durch harte Nahrung möglich • kosmetische Beeinträchtigungen (je nach Material) • großer Aufwand, häufige Kontrollen nötig

Tabelle 11b.2 Vor- und Nachteile von Behandlungsgeräten

linguale „Retainer" (Bild 11b.18) verwendet. Retainer sind gebogene oder gegossene Stahlelemente, die an den Frontzähnen von lingual aufgeklebt werden und die Zähne verblocken.

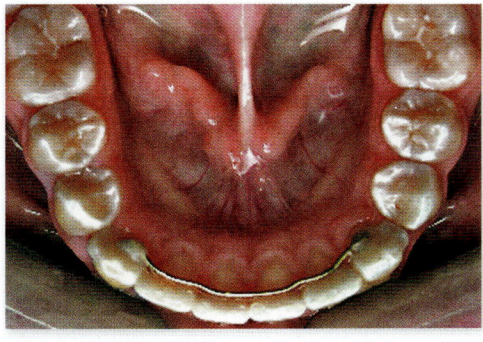

Bild 11b.18 Lingualretainer

11b.2.3 Frühbehandlung

Eine zahnmedizinische Untersuchung hat ergeben, dass bei rund 8 % aller Erstklässler eine kieferorthopädische Frühbehandlung im Milchgebiss indiziert ist. Die kieferorthopädische Frühbehandlung wird unterteilt in:

- Behandlungen im Säuglingsalter (craniofaciale Anomalien, z. B. Trisomie 21 / Down-Syndrom oder Lippen-Kiefer-Gaumenspalten) und
- Behandlungen im Milch- bzw. frühen Wechselgebiss.

Lippen-Kiefer-Gaumenspalten sind die häufigsten angeborenen Fehlbildungen im Kiefer-Gesichtsbereich. Während der embryonalen Entwicklung wachsen die Oberkiefer normalerweise von außen nach innen zusammen. Kommt es in dieser Phase zu einer Störung, bilden sich am Gaumen und Zwischenkiefer und dem deckenden Weichgewebe verschiedene Formen von Spalten (Bild 11b.19). Sie können ein- oder doppelseitig auftreten. Die kieferorthopädische Therapie beginnt kurz nach der Geburt des Patienten mit dem Einsetzen einer Gaumenplatte. Ziel der anschließenden langjährigen Behandlung ist die Nachentwicklung des Oberkiefers und das Erreichen eines möglichst eugnathen Gebisses.

Retainer (engl.) = Halter, Spannbügel

Cranium (lat.) = Schädel

Facies (lat.) = Gesicht

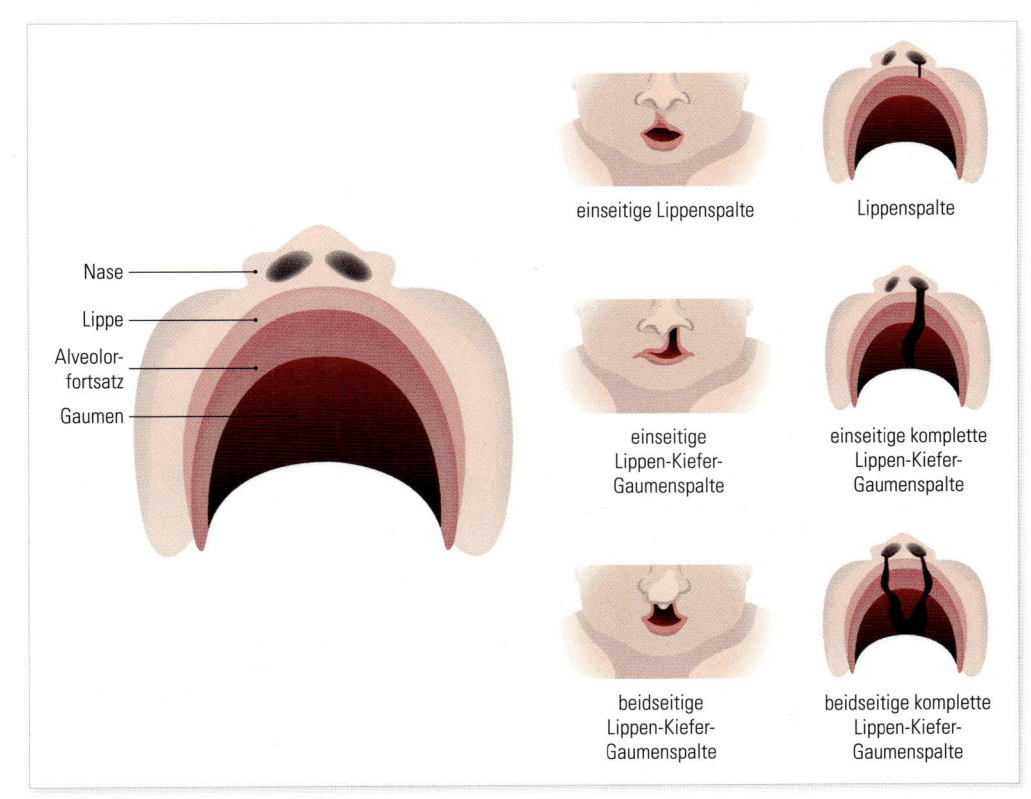

Bild 11b.19 Einige Formen der Spaltbildung

Frühbehandlungen im Milch- bzw. frühen Wechselgebiss umfassen die gesamte Bandbreite kieferorthopädischer Therapiemaßnahmen.

Die Mundvorhofplatte ist ein zahnärztliches Behandlungsmittel aus Kunststoff (Bild 11b.20). Sie wird zur kieferorthopädischen Frühbehandlung von Habits im Milchzahngebiss verwendet. Mundvorhofplatten werden individuell angepasst. Sie sind bei drohenden Stellungsanomalien im bleibenden Gebiss eine wirksame Prophylaxe.

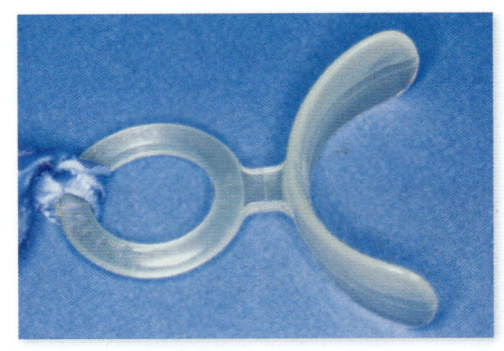

Bild 11b.20 Mundvorhofplatte

Kostenübernahme. Bis zur Vollendung des 18. Lebensjahres werden vorab 80 % der Behandlungskosten von der Krankenkasse übernommen. Nach erfolgreichem Abschluss der Behandlung wird der Restbetrag dem Versicherten rückerstattet. Eine Kostenübernahme erfolgt nur, wenn eine ausgeprägte Zahn- und/oder Kieferfehlstellung vorliegt, die aus medizinischen Gründen eine Behandlung erforderlich macht.

ZUSAMMENFASSUNG

- Unter Okklusionsanomalien versteht man Abweichungen von der regelrechten Verzahnung. Es gibt den Mesial- und Distalbiss, den tiefen Biss, den offenen Biss, den Kreuz- und Kopfbiss.
- Kieferanomalien liegen vor, wenn die Kiefer über- oder unterentwickelt sind. Bei Fehlentwicklungen des Unterkiefers unterscheidet man die mandibuläre Prognathie (Überentwicklung) und die mandibuläre Retrognathie (Unterentwicklung). Die Überentwicklung des Oberkiefers heißt maxilläre Prognathie, die Unterentwicklung maxilläre Retrognathie.
- Die gute Entwicklung der Kiefer und eine eugnathe Verzahnung begünstigen Eltern durch: Stillen, Förderung der Nasenatmung, Behandlung unphysiologischer Schluckmuster, das Abgewöhnen des Nuckelns ab dem 3. Lebensjahr und der Pflege der Milchzähne, um Zahnverlusten vorzubeugen.
- Zur Diagnostik und Planung der Behandlung werden neben der Anamnese und des intra- und extraoralen Befundes Röntgenaufnahmen, Modelle und Fotos herangezogen.
- Aktive Platten, Aktivatoren und Kunststoffschienen zählen zu den herausnehmbaren Behandlungsgeräten, Multi-Bracket-Apparaturen und der Headgear zu den festsitzenden Behandlungsgeräten.
- Kieferorthopädische Behandlungen beginnen in der Regel im Alter von 9–10 Jahren und dauern mehrere Jahre. Bei einigen Erkrankungen wie den Lippen-Kiefer-Gaumenspalten erfolgt eine kieferorthopädische Behandlung bereits im Säuglingsalter (Frühbehandlung).

ZUR WIEDERHOLUNG

1. Was wird als Dysgnathie bezeichnet?
2. Erklären Sie den Begriff Habits. Welche Auswirkungen haben Habits?
3. Was versteht man unter einem Neutralbiss?
4. Zählen Sie fünf verschiedene Okklusionsanomalien auf.
5. Welche Ursachen gibt es für einen offenen Biss?
6. Worin besteht der Unterschied zwischen einer mandibulären Prognathie und einer maxillären Retrognathie?
7. Was ist eine mandibuläre Prognathie?
8. Welche prophylaktischen Maßnahmen werden in der kieferorthopädischen Behandlung angewendet?
9. Welches Ziel verfolgt eine kieferorthopädische Behandlung?
10. Welche Unterlagen werden für eine ausführliche Diagnostik in der Kieferorthopädie benötigt?
11. Welche Röntgenaufnahmearten werden in der kieferorthopädischen Diagnostik eingesetzt?
12. Welche Behandlungsgeräte unterscheidet man in der Kieferorthopädie?
13. Welcher Unterschied besteht zwischen einer aktiven Platte und einem Aktivator?
14. Erklären Sie den Aufbau von Multi-Bracket-Apparaturen.
15. Was versteht man unter Lingualtechnik und wann wird sie angewendet?
16. Wie ist ein Headgear aufgebaut und wann wird dieser eingesetzt?
17. Was versteht man unter einer Rententionsphase und wozu wird diese benötigt?
18. Welches Ziel wird mit dem Einsatz einer Gaumenplatte verfolgt?
19. Was ist eine Mundvorhofplatte und wann wird diese in der Kieferorthopädie angewendet?

ZUR VERTIEFUNG

1. Ein Verfahren in der Kieferorthopädie ist die Aligner-Therapie. Informieren Sie sich im Internet und durch andere Quellen über dieses Verfahren.
   a) Welche Vorteile hat das Verfahren?
   b) Welche Nachteile hat das Verfahren?
   c) Für welche Patienten ist es geeignet?
   d) Für welche kieferorthopädischen Befunde kann dieses Verfahren eingesetzt werden?

2. Fallbeispiel: Frau Meyer kommt in die Praxis, sie hat einen Termin für eine konservierende Behandlung. Während Frau Meyer auf dem Behandlungsstuhl wartet, erzählt sie Ihnen von ihrer vierjährigen Tochter Marie. Marie nuckelt noch am Daumen und Frau Meyer macht sich Sorgen um Maries Zähne. Sie fragt, ob es schlimm ist, dass Marie immer noch am Daumen nuckelt und ob sie mit Marie zum Kieferorthopäden gehen soll. Sie möchte wissen, was Sie tun kann, damit Marie ein perfektes bleibendes Gebiss bekommt.
   a) Beantworten Sie Frau Meyers Fragen.
   b) Formulieren Sie allgemeine Tipps für ein gesundes Gebiss, denken Sie dabei auch an Inhalte aus vorangegangenen Lernfeldern.
   c) Welche kieferorthopädischen Behandlungsverfahren könnten bei Marie eingesetzt werden?

Lernfeld 12
Prothetische Behandlungen begleiten

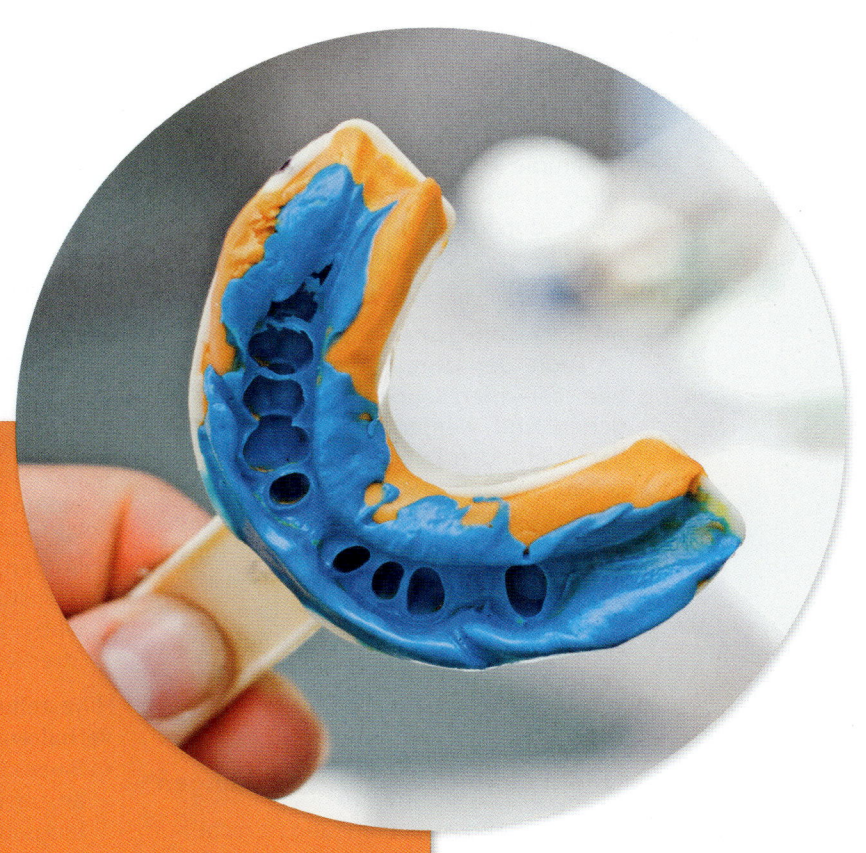

Veränderungen im Alter

Abformungen

Festsitzender Zahnersatz

Herausnehmbarer Zahnersatz

Prothetische Versorgung von Implantaten

Computergestützte Fertigung von Zahnersatz

12 Prothetische Behandlungen begleiten

12.1 Veränderungen im Alter

Der Körper verändert sich, wenn man älter wird. Die Haut wird schlaffer, auch um die Mundwinkel herum. Durch Zahnverlust baut sich der Kieferknochen ab und die Kieferkämme verlieren an Höhe. Die Lippen fallen ohne die Unterstützung der Zähne ein. Dadurch treten Nase und Kinn deutlicher hervor. Es entsteht das typische Gesicht zahnloser Menschen (Bild 12.1).

Auch die Körperfunktionen verändern sich im Laufe der Jahre. Ältere Menschen sehen schlechter, können nicht mehr so gut gehen und werden vergesslicher. Diese Veränderungen beeinflussen das tägliche Leben der Betroffenen stark, aber in gewohnter Umgebung kommen sie damit zurecht. Ein Zahnarztbesuch stellt für die meisten Menschen jedoch keine Gewohnheit dar und viele Patienten haben zusätzlich Angst vor dem Zahnarzt. Sie fühlen sich unter Druck gesetzt und sind durch ihre Einschränkungen unsicher.

12.1.1 Bewegungseinschränkungen

Die Bewegungseinschränkung ist nicht nur eine Sache des Alters, auch junge Menschen mit Handicap benötigen möglicherweise Hilfe. Bewegungseingeschränkte Patienten können sich häufig nur mit Gehhilfen oder Rollstühlen fortbewegen. Schwierig wird es für diese Patienten, wenn in der Praxis Treppen oder Absätze zu bewältigen sind. Durch Rampen oder Aufzüge kann man ihnen den Besuch einer Zahnarztpraxis erleichtern. Auch innerhalb der Praxis benötigen bewegungseingeschränkte Patienten Hilfe.

Hilfestellungen am Empfang/ Verhaltensempfehlungen:
- Entfernen Sie Hindernisse, z. B. Bodenvasen oder Fußabstreifer.
- Begleiten Sie den Patienten ins Wartezimmer und helfen Sie ihm ggf. aus der Jacke / dem Mantel.
- Möchte der Patient zur Toilette gehen, bieten Sie ihm Ihre Hilfe an, z. B. halten Sie ihm die Tür auf.
- Sorgen Sie dafür, dass der Patient im nächstgelegenen Zimmer behandelt wird und so in der Praxis keine weiten Strecken zurücklegen muss.

Hilfestellungen im Behandlungszimmer/ Verhaltensempfehlungen:
- Bieten Sie Ihren Arm als Unterstützung an, um den Patienten zum Behandlungsstuhl zu führen.
- Heben Sie den Patienten ggf. aus dem Rollstuhl in den Behandlungsstuhl. Dabei sollten Sie möglichst rückenschonend vorgehen:
  – Die Fußstützen des Rollstuhls sind hochgeklappt. Die Füße des Patienten stehen gerade auf dem Boden. Ihre Füße stehen leicht nach außen gedreht, sodass sie die Füße des Patienten sichern. Gehen Sie nun so weit in die Knie, dass Ihre gebeugten Knie einen sicheren Kontakt mit den Knien des Patienten haben. Fordern Sie den Patienten auf, seine Arme auf Ihre Schultern zu legen. Umfassen Sie mit Ihren Händen den Rücken des Patienten (Bild 12.2a).

> **Handicap** (engl.) = Nachteil, Behinderung, Vorbelastung, Erschwernis

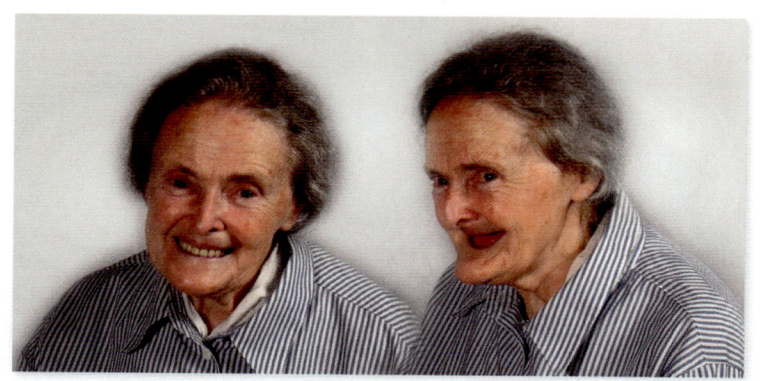

Bild 12.1 Ältere Dame mit und ohne Zahnersatz

Veränderungen im Alter • LF 12

- Auf Kommando richten Sie sich beide auf, indem Sie Ihr Gewicht auf die Knie des Patienten verlagern und mit Ihren Händen den Oberkörper des Patienten nach oben ziehen (Bild 12.2b).
- Jetzt drehen Sie den Patienten mit kleinen gemeinsamen Schritten so, dass er sich auf die Kante des Behandlungsstuhles setzen kann (Bilder 12.2c und d).
- Mit der gleichen Technik können Sie den Patienten beim Weg zurück in den Rollstuhl unterstützen.
• Wenn gewünscht, helfen Sie dem Patienten beim Hochlegen der Beine auf den Behandlungsstuhl, indem Sie ihm eine Hand hinter die Schulter legen und mit der anderen unter seine Kniekehlen fassen (Bild 12.3a). Mit einer Drehbewegung unterstützen Sie ihn beim Hochlegen seiner Beine auf den Stuhl (Bild 12.3b).
• Unterstützen Sie den Patienten ggf. beim Aufsitzen und beim Ausspülen durch eine Hand im Rücken (Bild 12.3c).

12.1.2 Sehbeeinträchtigungen

Oft fühlen sich Menschen mit vermindertem Sehvermögen besonders unsicher. Zu der eingeschränkten Sehfunktion kommen oft noch Geh- und Gleichgewichtsstörungen hinzu, die von den Patienten schlecht ausgeglichen werden können. Deshalb ist es für einen Patienten mit Sehbeeinträchtigung besonders wichtig, ein Gefühl von Sicherheit vermittelt zu bekommen.

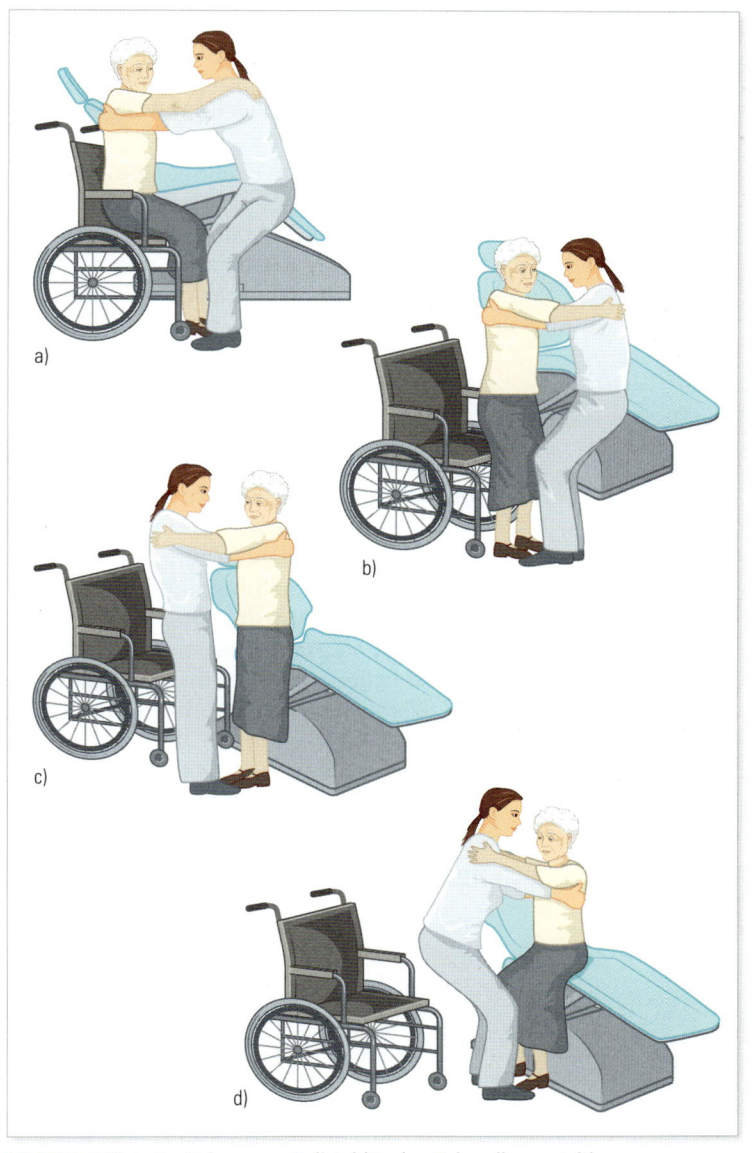

Bild 12.2 Hilfe beim Heben vom Rollstuhl in den Behandlungsstuhl

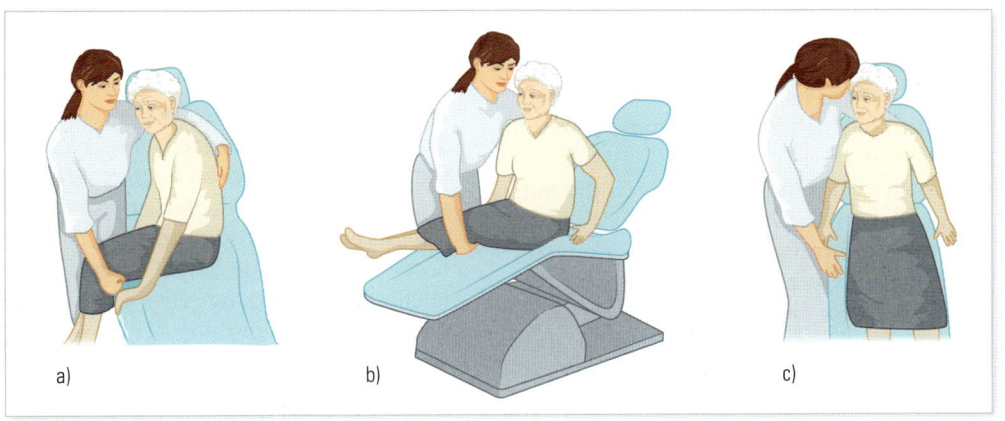

Bild 12.3 Richtiges Unterstützen eines Menschen mit Bewegungseinschränkung

handwerk-technik.de

LF 12 • Prothetische Behandlungen begleiten

Hilfestellungen am Empfang/ Verhaltensempfehlungen:
- Stellen Sie sich mit Ihrem Namen vor, damit der Patient weiß, an wen er sich wenden kann.
- Erklären Sie dem Patienten die Anmeldeformulare oder den Anamnesebogen und lesen Sie ihm diese vor.
- Helfen Sie dem Patienten, indem Sie ihn durch die Praxis führen und Stolperfallen aus dem Weg räumen.
- Führen Sie ihn am Arm und zeigen Sie ihm den Weg ins Wartezimmer und ggf. zur Toilette.

Cochleaimplantat: Gehörprothese

Demenz (lat.) = ohne Geist; meist altersbedingtes erworbenes geistiges Defizit (z. B. Alzheimer-Krankheit)

Hilfestellungen im Behandlungszimmer/ Verhaltensempfehlungen:
- Bieten Sie Ihren Arm als Unterstützung an, um den Patienten zum Behandlungszimmer zu führen.
- Erklären Sie dem Patienten die Raumaufteilung. Führen Sie ihn zum Stuhl und helfen Sie ihm beim Hinsetzen.
- Erklären Sie dem Patienten immer genau, was Sie tun.
- Zeigen Sie ihm, wo Speibecken und Becher sind, indem Sie seine Hand führen.

12.1.3 Schwerhörigkeit

Die Unterhaltung mit einem schwerhörigen Patienten kann mühselig für beide Gesprächspartner sein: Für den Patienten, wenn er immer wieder nachfragen muss, weil er etwas nicht verstanden hat, und für die ZFA, weil sie Sätze zum Teil mehrmals wiederholen muss.

Hilfestellungen am Empfang/ Verhaltensempfehlungen:
- Achten Sie darauf, an einem möglichst ruhigen Ort mit dem Patienten zu sprechen. Durch viele Nebengeräusche verschlechtert sich das Hören mit einem Hörgerät.
- Sprechen Sie langsam und geduldig mit dem Patienten und benutzen Sie Anmeldeformulare und den Anamnesebogen zur visuellen Unterstützung.
- Sprechen Sie mit dem Patienten in normaler Lautstärke und nicht zu hoch, da genau diese Tonlage für ihn schlechter zu verstehen ist.

Hilfestellungen im Behandlungszimmer/ Verhaltensempfehlungen:
- Erleichtern Sie es dem Patienten, Ihnen von den Lippen zu lesen, indem Sie den Mundschutz abnehmen und ihm beim Sprechen das Gesicht zuwenden.
- Sprechen Sie den Patienten immer von vorne an, damit er Sie sehen kann, wenn Sie sich an ihn wenden.
- Verwenden Sie ggf. Stift und Papier, um Dinge verständlicher zu erklären.
- Fragen Sie den Patienten, ob er ein Hörgerät hat. Beachten Sie, dass bei Patienten mit Cochleaimplantat eine Zahnreinigung mit Ultraschall nicht möglich ist.

12.1.4 Demenz

Der Umgang mit dementen Patienten ist nicht ganz einfach. Sie können sich oft an alltägliche Dinge nicht mehr erinnern und vertraute Personen nicht mehr zuordnen. Deshalb kann selbst der Gang in eine Praxis, in der sie schon jahrelang Patient sind, für die Betroffenen eine unbekannte Situation darstellen. Meist sind die Patienten verunsichert und fühlen sich in der für sie unbekannten Umgebung unwohl, was zu Angst und aggressivem Verhalten führen kann. Dieses Verhalten erfordert viel Geduld und Verständnis vonseiten der ZFA. Es ist wichtig, solche Situationen in ruhigem Ton zu bewältigen und die Gründe der Angst herauszufinden.

Hilfestellungen am Empfang/ Verhaltensempfehlungen:
- Begleiten Sie den Patienten ins Wartezimmer und bieten Sie ihm einen Platz an, an dem er durch die Umgebung abgelenkt ist, z. B. einen Platz mit Blick auf das Aquarium im Wartezimmer.
- Der Patient sollte möglichst nicht allein bleiben, weil Menschen mit Demenzerkrankung oft umherlaufen und so den Praxisablauf stören könnten.
- Sorgen Sie dafür, dass der Patient sich leicht orientieren kann. Dies kann durch eine klare Strukturierung der Praxis geschehen, z. B. durch die eindeutige Kennzeichnung der Türen.

Hilfestellungen im Behandlungszimmer/ Verhaltensempfehlungen:

- Setzen Sie den Patienten möglichst immer in das gleiche Behandlungszimmer und versuchen Sie, Vertrauen durch die gleichen behandelnden und assistierenden Personen aufzubauen.
- Bringen Sie Dinge aus der Reichweite des Patienten, die ggf. für ihn selbst gefährlich werden könnten oder die er gegen Sie richten könnte.
- Nehmen Sie beim Sprechen mit dem Patienten immer Blickkontakt mit ihm auf.
- Versuchen Sie, dem Patienten in einfachen Sätzen den Ablauf der Behandlung zu erklären und bringen Sie nicht zu viele Informationen auf einmal ein.
- Verwenden Sie ggf. Mimik, Gestik oder geeignetes Anschauungsmaterial, um das Gesagte visuell zu unterstützen.
- Reagieren Sie geduldig und verständnisvoll auf die Fragen des Patienten und wiederholen Sie auch dann Ihre Antwort, wenn der Patient mehrmals das Gleiche fragt.
- Entstehen Spannungen, versuchen Sie diese durch Fragen nach der Ursache zu entschärfen und bleiben Sie ruhig und gelassen.
- Falls der Patient aggressiv wird, versuchen Sie auf keinen Fall ihn festzuhalten oder am Laufen zu hindern.

12.1.5 Pflegebedürftigkeit

Mit pflegebedürftigen Patienten werden die meisten ZFA in der Praxis nicht in Berührung kommen. Diese Patienten sind oft bettlägerig und können sich selbst nicht mehr versorgen.

In vielen Fällen liegt die gesamte Körperhygiene in den Händen des Pflegepersonals oder der Verwandten. Diese tun sich mit der Zahnreinigung bei einem anderen Menschen oft schwer. Zum Teil kennen sie sich nicht gut mit Prothesen aus und wissen nicht, wie man diese reinigen muss.

Hier ist Ihr Fachwissen gefragt und Angehörige und Pflegepersonal sind bestimmt für Tipps dankbar.

> **TIPP**
> - Zeigen Sie dem Pflegepersonal/den Angehörigen, wie man die Prothese oder den Zahnersatz herausnimmt und reinigt.
> - Erklären Sie, wie notwendig die Zahnpflege vor allem bei Personen ist, die hauptsächlich klebrige, breiartige Speisen zu sich nehmen.
> - Verdeutlichen Sie, dass selbst eine einfache „Schrubbtechnik" besser ist als gar keine Zahnpflege.

12.2 Abformungen

Zahnersatz kann nicht direkt im Mund des Patienten hergestellt werden, deshalb müssen Abformungen gemacht werden. Erst mit der Hilfe von Abformungen ist es möglich, eine exakte Kopie der Zähne und der intraoralen Umgebung herzustellen, das sogenannte Modell. Im Labor werden die Abformungen mit Gips zu einem Gipsmodell ausgegossen. Das Gipsmodell dient dem Zahntechniker als Grundlage für die Herstellung des Zahnersatzes.

Die Abformung stellt somit die Basis für die Herstellung des Zahnersatzes dar, sie ist das Bindeglied zwischen Praxis und Dentallabor.

12.2.1 Abformmaterialien

Abhängig von ihren Eigenschaften können Abformmaterialien in vier Gruppen eingeteilt werden (Bild 12.4, S. 354). Bei den reversiblen (umkehrbaren), thermoplastischen Materialien lässt sich der Erstarrungsprozess durch höhere Temperaturen wieder rückgängig machen. Diese Materialeigenschaft hat jedoch bei der Verarbeitung in der Praxis keine Bedeutung, da die Materialien aus hygienischen Gründen nicht wiederverwendet werden können.

Stents und Kerr. Diese Abformmaterialien gibt es in Form von Platten oder Stangen. Sie bestehen aus Harzen, Wachsen und verschiedenen Zusätzen und werden nur noch selten verwendet. Man kann sie zur

thermoplastisch: bei höheren Temperaturen erweichbar und verformbar

Stents: nach dem englischen Zahnarzt Charles Stent

Kerr: nach einem amerikanischen Zahnarzt; siehe auch Kerr-Feile

LF 12 — Prothetische Behandlungen begleiten

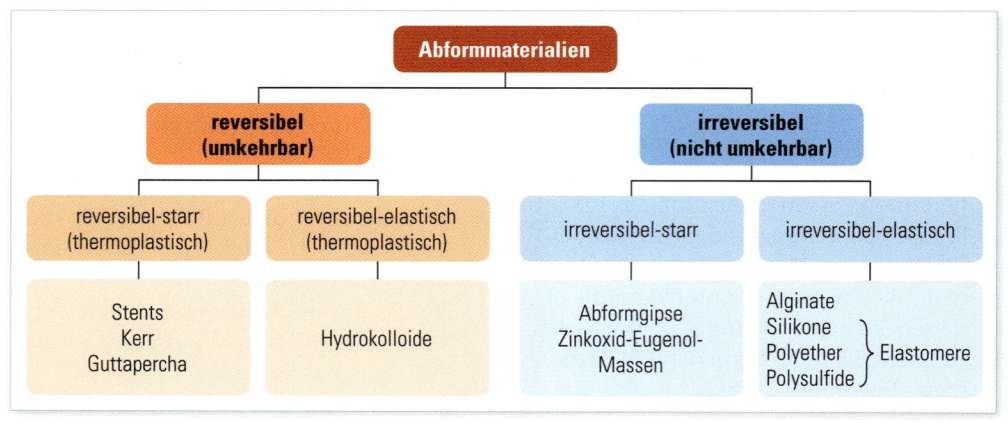

```
                        Abformmaterialien
                       /                \
              reversibel              irreversibel
              (umkehrbar)             (nicht umkehrbar)
             /          \             /            \
      reversibel-starr  reversibel-elastisch  irreversibel-starr  irreversibel-elastisch
      (thermoplastisch) (thermoplastisch)
           |                  |                  |                    |
         Stents           Hydrokolloide      Abformgipse           Alginate
         Kerr                                Zinkoxid-Eugenol-     Silikone    }
         Guttapercha                         Massen                Polyether  } Elastomere
                                                                   Polysulfide}
```

Bild 12.4 Abformmaterialien (Einteilung)

individuellen Randgestaltung von Löffeln verwenden. Durch Erwärmen sind sie formbar und mithilfe von kaltem Wasser bringt man sie zum Aushärten.

Guttapercha. ▸S. 135

▸**Guttapercha.** Durch den Zusatz von Guttapercha oder Kautschuk soll die Elastizität von Abformmaterialien erhöht werden. Vor der Abformung wird das Material erwärmt, auf einen Löffel aufgebracht, und muss im Mund belassen werden, bis es wieder erkaltet ist. Heute wird das Material nur noch in Form von Stangenguttapercha zur Bissnahme, zur Erweiterung von Abformlöffeln (Teilindividualisierung) und in der Endodontie beim Abfüllen des Wurzelkanals verwendet.

Hydrokolloid von hydro (gr.) = Wasser und Kolloid (gr.) = Teilchen oder Tröpfchen, die in einem anderen Medium verteilt sind

Agar-Agar: pflanzliches Bindemittel aus Algen

Alginat: Ableitung von Alge; Alginsäure wird von Algen in den Zellwänden gebildet

Sol von solutio (lat.) = Lösung; hier: eine Kolloidform

Hydrokolloid ist ein Abformmaterial auf Agar-Agar- und Alginatbasis. Bei Zimmertemperatur ist das Material fest und geht durch Erwärmung in einen flüssigeren (Sol-) Zustand über. Dieser Vorgang kann durch Kühlung mit Wasser rückgängig gemacht werden. Das Material gibt es in zwei Formen: zähfließend für den Löffel und dünnfließend in Spritzen. Bei der Abformung mit Hydrokolloiden muss ein spezieller Löffel (Bild 12.12d, S. 359) verwendet werden.

Anwendung:
- Die Massen werden vor der Abformung in einem speziellen Bad erwärmt und verflüssigt.
- Vor dem Einbringen des doppelwandigen Abformlöffels in den Mund des Patienten wird die dünnfließende Masse um den präparierten Zahn gespritzt.
- Anschließend wird der Löffel mit der zähfließenden Masse darübergegeben.
- Nun wird der Löffel an ein Kühlsystem angeschlossen, wobei Wasser in dem doppelwandigen Abformlöffel das Material abkühlt und so wieder verfestigt. Dieser Prozess dauert ca. fünf Minuten.
- Im Anschluss kann die Abformung entnommen und gesäubert werden.

Hydrokolloidabformungen müssen schnell ausgegossen werden, um die Formgenauigkeit beizubehalten. Sie werden bei sehr genauen Abformungen verwendet, z. B. zur Darstellung der Stümpfe nach einer Präparation.

> **TIPP**
> - Eine Trockenlegung ist nur bedingt erforderlich.
> - Schalten Sie das Wasser erst zu, wenn der Abformlöffel richtig positioniert ist.

Alginat. Das Pulver des Alginats besteht aus Salzen der Alginsäure, Füllstoffen, Abbindeverzögerern sowie Geschmacks- und Farbstoffen. Das Pulver wird durch Vermischen mit Wasser pastenartig und behält, nach dem zwei bis vier Minuten dauernden Abbindevorgang, die Form eines elastischen Gels (Bild 12.5). Nach der Abformung sollte der Abdruck sofort unter fließendem Wasser abgespült, desinfiziert und ausgegossen werden, da das Material nicht lager- und volumenbeständig ist. In Wasser quillt es stark, bei längerer Aufbewahrung trocknet und schrumpft es.

Abformungen • **LF 12**

Dieses Abformmaterial wird vor allem bei ▸anatomischen Abformungen verwendet, da der Abdruck nur gering formstabil und relativ unpräzise ist.

> **TIPP**
> - Alginat vor Gebrauch gut schütteln, damit sich die Bestandteile wieder vermischen.
> - Nach der Entnahme des Alginats Dose sofort wieder verschließen, da Alginat sich hygroskopisch verhält (d. h. Feuchtigkeit aus der Luft an sich bindet).
> - Kaltes Wasser bewirkt langsameres Abbinden, warmes Wasser schnelleres.

Elastomere. Dazu gehören alle gummielastischen Kunststoffe, die sich zwar chemisch unterscheiden, jedoch ähnliche Eigenschaften besitzen:
- Silikone,
- Polyether und
- Polysulfide.

Elastomere bestehen aus einer Grundpaste, die durch Vermischen mit einer weiteren Paste (Aktivator) aushärtet. Die Abbindezeit kann durch die Menge des Aktivators, die Mischzeit und Anmischgeschwindigkeit sowie die Temperatur beeinflusst werden.

Man unterscheidet je nach Anwendungsbereich Elastomere verschiedener Konsistenzen:
- light body (niedrigviskös, dünnfließend),
- regular body (mittelviskös, mittelfließend),
- heavy body (zähfließend, hochviskös),
- putty body (knetbar, hochviskös).

Silikone bestehen aus siliciumhaltigen Kunststoffen, die eine große Wärme- und Wasserbeständigkeit besitzen. Sie sind lösungsmittelresistent, biologisch gut verträglich, wasserabweisend und weitgehend temperaturunempfindlich. Es gibt sie in unterschiedlichen Konsistenzen, wobei die dünnfließenden Silikone für den Gebrauch in Spritzen geeignet sind und die zähflüssigen für den Abformlöffel (Bild 12.6).

Dass Silikone wasserabweisend (hydrophob) sind, ist im feuchten Mundhöhlenmilieu nachteilig und beeinflusst die Genauigkeit, besonders im Gebiet des Sulkus, entsprechend negativ. Bei der Abformung muss deshalb auf eine gute Trockenlegung geachtet werden.

In der Zahnheilkunde werden folgende Silikonarten verwendet:
- K-Silikone und
- A-Silikone.

Kondensationsvernetzende Silikone (K-Silikone oder C-Silikone). Beim Abbinden von K-Silikonen verdunstet der darin enthaltene Alkohol. Durch diesen Vorgang sind K-Silikone nicht sehr formstabil und relativ unpräzise. Sie werden deshalb für Präzisionsabformungen nicht verwendet.

Additionsvernetzende Silikone (A-Silikone oder Polyvinylsiloxane) zeichnen sich durch eine sehr hohe Dimensionsstabilität aus und schrumpfen auch bei längerer Lagerung kaum. Sie werden für sehr präzise Abformungen verwendet. A-Silikone binden durch das Beimischen von Edelmetallkatalysatoren ab.

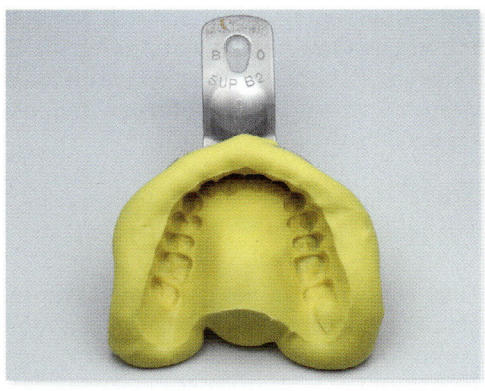

Bild 12.5 Alginatabformung

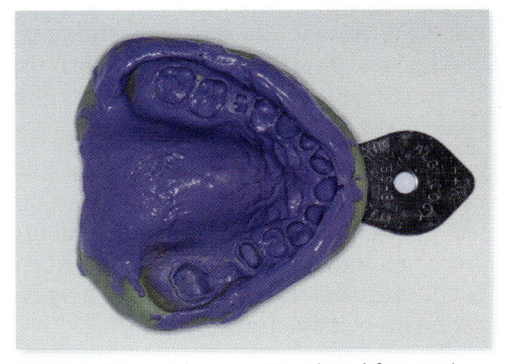

Bild 12.6 Silikonabformung (Korrekturabformung)

---

anatomische Abformung ▸ S. 356 f.

Elastomere: formfeste, aber elastisch verformbare Kunststoffe

Abbindezeit: Zeitspanne, die ein Stoff bzw. ein Stoffgemisch zum Erreichen der erforderlichen Festigkeit benötigt

viskös: dick-/zähflüssig, leimartig

putty (engl.) = Kitt, Spachtelmasse

Kondensation (= chemische Reaktion): Bildung größerer Moleküle durch Abgabe eines Stoffes (Wasser)

Addition: Bildung größerer Moleküle durch Anlagerungsreaktionen

Katalysator (gr.): Stoff, der eine chemische Reaktion beschleunigt, aber selbst unverändert bleibt

• Prothetische Behandlungen begleiten

Der Abbindeprozess kann durch Kontakt mit sogenannten „Katalysatorgiften" (z. B. Latexhandschuhe oder Lokalanästhetika) gestört werden, was die Präzision ungünstig beeinflusst.

TIPP Halten Sie das auf der Packung angegebene Mischungsverhältnis ein.

Eine Neuentwicklung bei den Silikonen sind Präparate, die Eigenschaften von Alginaten (feuchtigkeitsfreundlich) mit denen von Silikonen (präzise) kombinieren.

Polyether besitzen ähnliche Eigenschaften wie die A-Silikone. Sie sind äußerst präzise und bei trockener Lagerung volumenstabil. Ein Vorteil gegenüber den Silikonen ist ihre relative „Wasserfreundlichkeit".

Polyether reagieren empfindlich auf Lokalanästhetika und eisensulfathaltige Mittel. Sie werden eingesetzt als Funktionsabformmaterialien und zur detailgenauen Wiedergabe bei festsitzendem und herausnehmbarem Zahnersatz (Bild 12.7).

Zinkoxid-Eugenol-Zement ▶ S. 127

Bild 12.7 Polyetherabformung

Polysulfide werden in der Zahnheilkunde als Abformmaterial kaum noch verwendet, weil es beim Abbinden zu für Präzisionsabformungen nicht tolerierbaren Volumenänderungen kommt.

Abformgips. Dieser spezielle Gips kann für Abformungen verwendet werden, weil er besonders schnell abbindet. Nachteilig bei der Verwendung von Gips ist allerdings, dass keine Weichteile abgeformt werden können und der Abdruck unangenehm aus dem Mund herausgebrochen werden muss. Aus diesem Grund wird Gips für Abformungen kaum noch verwendet.

▶**Zinkoxid-Eugenol-Masse** wurde früher für Abformungen in Form von Paste oder zum Anmischen in Form von Pulver und Flüssigkeit verwendet. Sie hat eine lange Abbindezeit, ist sehr unpräzise und wird bei der Abformung nicht mehr verwendet.

Moderne, elastische Materialien (z. B. Alginate, Silikone) haben Gipse, Guttapercha und Zinkoxid-Eugenol-Massen abgelöst. Sie zeigen eine höhere Präzision, vorhersagbarere Ergebnisse und eine einfachere Handhabung.

12.2.2 Abformarten und -techniken

Die Abformungen unterscheiden sich je nach Anwendungsbereich und eingesetzter Technik (Bild 12.8).

Anatomische Abformung. Diese Abformung wird auch als Situationsabformung bezeichnet. Die Zähne können mit dem umgebenden Gewebe, den Schleimhäuten und Bändern in Ruhe, d. h. ohne Muskelbewegungen, wiedergegeben werden. Diese

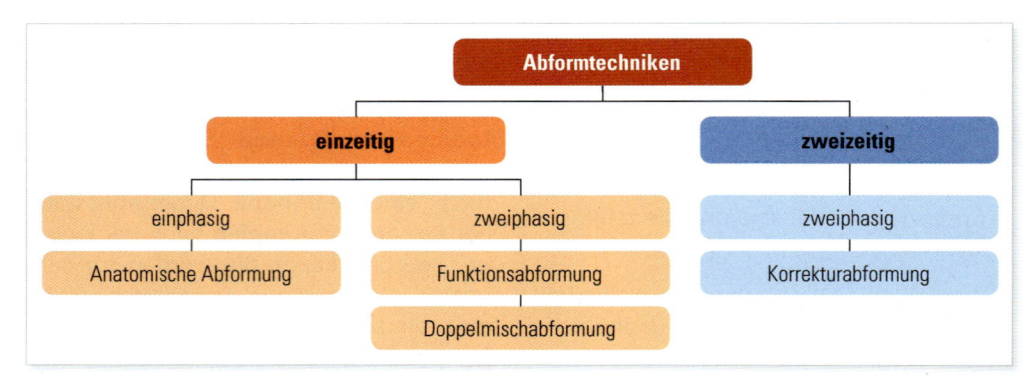

einzeitig-zweiphasig: zwei unterschiedliche Materialien härten gemeinsam/gleichzeitig im Mund aus

zweizeitig-zweiphasig: zwei unterschiedliche Materialien härten einzeln nacheinander aus (der Abformlöffel wird zweimal in den Mund geführt)

Bild 12.8 Abformtechniken (Einteilung)

```
                    Abformtechniken
                    /            \
              einzeitig         zweizeitig
              /      \              |
         einphasig  zweiphasig   zweiphasig
             |          |            |
      Anatomische  Funktions-    Korrektur-
       Abformung   abformung     abformung
                       |
                  Doppelmisch-
                   abformung
```

Abformungen werden für Studienmodelle, vor allem in der KFO, oder als Gegenkiefermodelle in der Zahnheilkunde benötigt. Das meist dafür verwendete Material ist das Alginat.

Eine mögliche Vorgehensweise für eine Abformung mit Alginat bietet der Leitfaden in Bild 12.9.

Funktionsabformungen geben das Weichgewebe in der Bewegung wieder. Dabei werden die Bewegungen der Lippen, der Wangen, der Zunge und des Gaumens abgeformt. Um eine ideale Wiedergabe zu erhalten, wird die Muskulatur passiv durch den Zahnarzt bewegt. Zusätzlich wird der Patient gebeten, aktive Bewegungen durchzuführen (z. B. Saugen am Finger).

Leitfaden für eine Alginatabformung am Patienten

✓ Wahl des Löffels:
- ausreichend groß, damit alle Zähne später von Abformmaterial umgeben sind
- sollte leicht in den Mund gehen und dem Patienten angenehm sein

✓ Anmischen des Materials:
- vor der Entnahme Alginat schütteln
- auf das richtige Mischungsverhältnis achten
- Masse glatt ausstreichen

✓ Einbringen des Materials in den Löffel:
- darauf achten, Lufteinschlüsse zu vermeiden
- Löffel ausreichend füllen
- Überschüsse am Rand durch Abstreichen entfernen

✓ Vorbereitung am Patienten:
- Lippen ggf. eincremen
- ggf. Anbringen eines Vestibulumhakens für bessere Übersicht
- Unterschnitte an Brücken ggf. mit Knetwachs ausblocken
- Speichel im Unterkiefer absaugen (bei Alginatabformungen jedoch keine absolute Trockenlegung notwendig)

✓ Einbringen des Abformlöffels in den Mund:
- Löffel leicht schräg in den Mund einbringen
- zuerst ▶distal über die Molaren positionieren und dann nach vorne über die Incisivi klappen
- Material, das in den Rachenraum zu fließen droht, sofort entfernen
- nach dem Einbringen in den Mund Löffel ruhig halten, bis das Material angezogen hat (Abbindezeit des Materials beachten)

✓ Entnahme der Abformung:
- Vakuum unter dem Löffel kontrolliert aufheben: dazu Löffel mit den Fingern am seitlichen Löffelrand gleichmäßig lösen und dann ruckartig entnehmen
- Abformung direkt nach der Entnahme gründlich unter fließendem Wasser abspülen und mit geeignetem Desinfektionsmittel desinfizieren (anschließend Weiterleitung an Dentallabor)

✓ Lagerung:
- Alginatabformungen nicht zu lange lagern, da sie austrocknen oder Wasser ziehen könnten
- kurzzeitige Lagerung am besten in einer Frischhaltedose oder Plastiktüte

✓ Im Labor:
- Abspülen und Desinfektion der Abformung
- ggf. zusätzliches Abspülen mit Gipswasser, um Alginsäure zu binden
- anschließend Trockenblasen der Abformung und zügiges Ausgießen mit Gips

Bild 12.9 Leitfaden für eine Alginatabformung

Vestibulumhaken: Instrument zum Abhalten der Wangen und Lippen

Unterschnitt (synonym zu „untersichgehende Stelle"): Bereich, der unterhalb der dicksten Stelle eines Zahnes oder einer Krone/Brücke liegt; hier kann Abformmaterial darunterfließen und bei der Abdrucknahme abreißen

distal ▶ S. 52

Incisivi: Abkürzung für Dentes incisivi (Schneidezähne)

LF 12 • Prothetische Behandlungen begleiten

Wichtig ist eine Funktionsabformung vor allem in der Totalprothetik, damit die Prothesen während der Bewegung, z. B. beim Schlucken, nicht abgehebelt werden. Meist werden A-Silikone oder Polyether als Abformmaterialien verwendet.

Präzisionsabformungen. Bei der Abformung von beschliffenen Zähnen werden andere Techniken angewendet, da es hier weniger um die Darstellung des angrenzenden Gewebes als um die genaue Darstellung der ▸Präparationsgrenze geht. Diese Abformmethoden werden als Präzisionsabformungen bezeichnet. Man unterscheidet:
- Korrekturabformungen und
- Doppelmischabformungen.

Präparationsgrenze ▸S. 365

Die Korrekturabformung besteht aus einem Vorabdruck, der mit einem zweiten Material nachträglich korrigiert wird (Bild 12.10).

Präparation ▸S. 365

Retraktionsfaden: Faden, der vor der Abformung um die Zähne gelegt wird, damit die Präparationsgrenze gut erkennbar ist

Nach der ▸Präparation werden zur Darstellung des Präparationsrandes Retraktionsfäden in den Sulkus eingelegt. Die präparierten Zähne werden von Blut und Speichel gereinigt und trockengelegt. Nun wird in der ersten Abdruckphase eine Vorabformung mit einem knetbaren Abdruckmaterial gemacht. Dieser Erstabdruck wird nach dem Aushärten gesäubert. Es werden die Stellen entfernt, die bei der zweiten Abformung abreißen könnten – sogenannte „untersichgehende Stellen" (Unterschnitte).

In der zweiten Phase wird dünnfließendes Material angerührt und in spezielle Spritzen gefüllt. Für Korrekturabformungen ist Silikon das Material der Wahl. Ein Teil der Masse wird nach Entfernen der Retraktionsfäden um den präparierten Stumpf gespritzt und der andere Teil in den Vorabdruck gefüllt. Mit viel Druck wird der Erstabdruck wieder in den Mund eingesetzt. Dabei ist es wichtig, das dünnfließende Material so gut wie möglich zu verpressen, damit ein dünner, gleichmäßiger Film entsteht. Dieses Vorgehen wir als zweizeitig-zweiphasige Abformung bezeichnet (vgl. Bild 12.8, S. 356).

Doppelmischabformung. Hier wird mit zwei Materialien unterschiedlicher Viskosität zeitgleich ein Abdruck genommen. Im Gegensatz zur Korrekturabformung wird kein Vorabdruck genommen, der anschließend mit einem Zweitmaterial korrigiert wird. Nach dem Entfernen der Retraktionsfäden und gründlicher Trockenlegung der abzuformenden Zähne wird gleichzeitig ein dünnfließendes Material um den präparierten Stumpf gespritzt und der Löffel mit zähflüssigem Material beschickt. In den Mund eingesetzt, verbinden sich beide Materialien miteinander (Bild 12.11). Aus diesem Grund wird diese Abformung als einzeitig-zweiphasig bezeichnet. Nach diesem Prinzip funktionieren Hydrokolloid- und Polyetherabformungen.

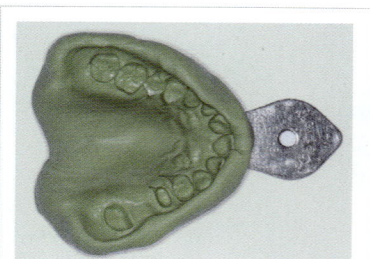

a) Silikon-Erstabformung

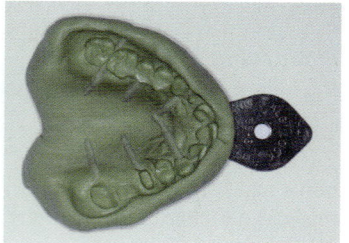

b) Vorbereitung zur Korrekturabformung

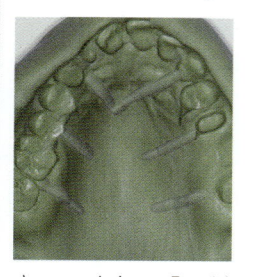

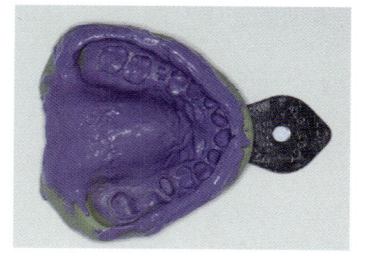

c) ausgeschnittene Erstabformung

d) korrigierte Abformung

Bild 12.10 Korrekturabformung

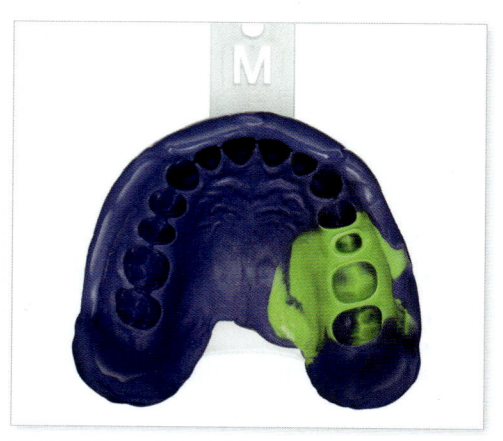

Bild 12.11 Doppelmischabformung

Abformungen • **LF 12**

TIPP Spülen Sie alle Abformungen direkt nach der Entnahme unter fließendem Wasser ab und desinfizieren Sie sie mit einem geeigneten Desinfektionsmittel.

Katalysator. Bei Abformmaterialien werden eine Basis und ein Härter (Katalysator) miteinander vermischt, um den Abbindevorgang zu starten. Dies kann von Hand, mit Mischgeräten oder Kartuschen erfolgen.

Handanmischung. Bei diesem Verfahren werden Pasten oder Pulver mit Flüssigkeit von Hand vermischt (z. B. Anmischen von Alginat im Becher mit Wasser).

Mischgeräte. Diese elektrischen Geräte haben einen Behälter mit einem Rührhaken, der dazu dient Pasten oder Pulver mit Flüssigkeit so zu vermischen, dass keine Klümpchen oder Blasen entstehen.

Kartuschen. Dünnfließende Materialien werden in Kartuschenform angeboten. Hier werden durch eine Mischdüse die verschiedenen Komponenten im richtigen Verhältnis miteinander vermischt. Dadurch kann die Fehlerquote bei der Anmischung reduziert werden.

12.2.3 Löffelarten

Abformlöffel werden benötigt, um das Abformmaterial in den Mund des Patienten zu transportieren und dort an Ort und Stelle zu halten.

Man unterscheidet
- industriell vorgefertigte oder konfektionierte Löffel und
- eigens hergestellte Löffel, sogenannte individuelle Löffel.

Vorgefertigte Löffel gibt es perforiert (durchlöchert), ohne Löcher oder mit Retentionsleisten (Bild 12.12). Welcher Löffel verwendet wird, hängt vom jeweiligen Material ab.

Die passende Größe wird durch Probieren im Mund des Patienten gefunden. Der Löffel sollte nicht drücken, aber auch nicht zu weit sein. Die richtige Passung ist wichtig,

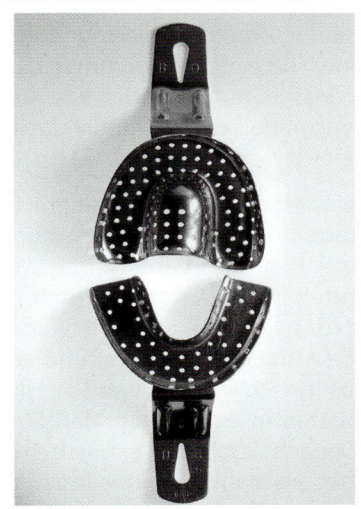

a) perforierte Löffel für OK / UK

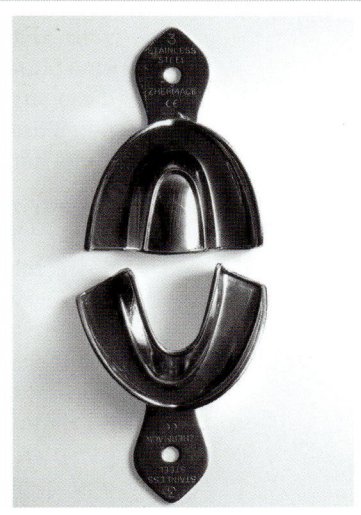

b) Rimlocköffel für OK / UK

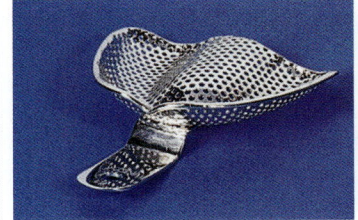

c) Löffel für unbezahnten Kiefer

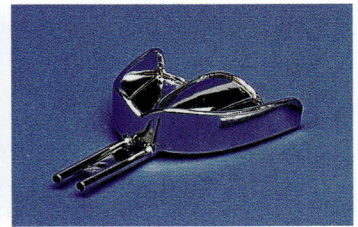

d) wassergekühlt für Hydrokolloidabformungen

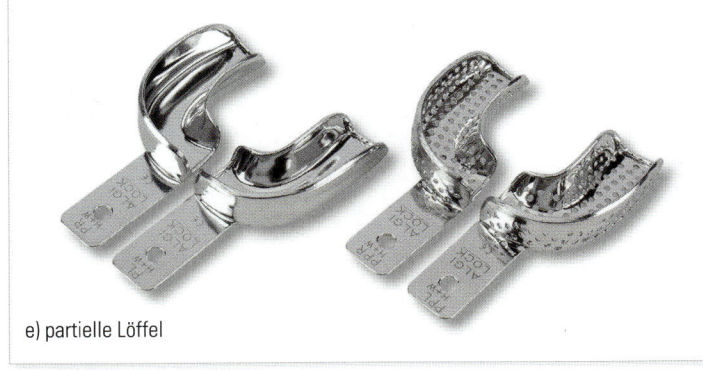

e) partielle Löffel

Bild 12.12 Verschiedene Abformlöffel

weil sonst ungenügend Druck auf das Material ausgeübt wird.

Die Art des Löffels hängt auch von der Anzahl der vorhandenen Zähne ab. Man unterscheidet Löffel für
- vollbezahnte Kiefer,
- teilbezahnte Kiefer (mit Freiendsituation) und
- unbezahnte Kiefer.

konfektionieren: serienmäßig herstellen

Retentionsleisten: überhängende Wülste an den Abformlöffeln

LF 12 • Prothetische Behandlungen begleiten

Individuelle Löffel. Für ihre Herstellung wird mit einem konfektionierten Löffel eine Situationsabformung genommen und diese ausgegossen. Auf dem so entstandenen Situationsmodell kann der individuelle Löffel hergestellt werden (Bild 12.13).

Diese Löffel werden meist im zahntechnischen Labor, aber auch im Praxislabor, aus lichthärtendem Kunststoff hergestellt. Hierfür werden vorgefertigte Kunststoffplatten auf das isolierte und mit Wachs ausgeblockte Modell aufgedrückt und zugeschnitten. Anschließend werden die Kunststoffplatten in einem Lichtofen ausgehärtet. Danach können sie bearbeitet und geglättet werden. Individuelle Löffel werden meist bei Funktionsabformungen verwendet.

Haftvermittler. Damit das Abdruckmaterial besser am Löffel haftet, kann ein Haftvermittler verwendet werden (Bild 12.14). Diesen gibt es als Lack oder als Spray. Durch den Haftvermittler löst sich das Abformmaterial beim Abziehen des Löffels aus dem Mund nicht so schnell vom Löffel.

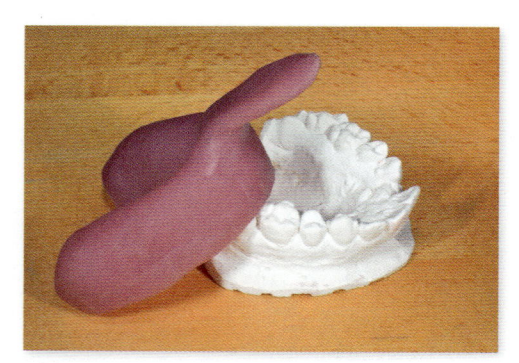

Bild 12.13 OK-Abdruck mit individuellem Löffel

Relation (lat.) = Verhältnis

Bild 12.14 Auftragen des Haftvermittlers

Verwendet wird Haftvermittler meist für Abformungen mit individuellem Löffel oder in Verbindung mit Elastomeren.

> **TIPP** Tragen Sie den Haftvermittler dünn auf den Löffel auf, so kann er schneller trocknen.

Abrechnung. Abrechenbare Positionen bei Kassenpatienten sind:
- BEMA-Nr. 98a   Abformung individueller Löffel.
- BEMA-Nr. 98b/c Funktionsabformung OK/UK.

12.3 Festsitzender Zahnersatz

Wenn ein Zahn stark zerstört ist, kann er durch einen festsitzenden Zahnersatz in seiner Funktion wiederhergestellt werden. Der festsitzende Zahnersatz wird deshalb so bezeichnet, weil er fest im Mund auf Zähnen oder Implantaten verankert wird und im Gegensatz zum herausnehmbaren Zahnersatz nicht abgenommen werden kann.

Eine Übersicht über die Einteilung der unterschiedlichen Zahnersatzarten bietet Bild 12.15.

Um einen gut sitzenden Zahnersatz herstellen zu können, muss die Situation im Mund des Patienten möglichst naturgetreu wiedergegeben werden. Dies erreicht man in erster Linie durch eine gute Abformung.

Zusätzlich sollte die Lage von Ober- und Unterkiefer zueinander durch eine Kieferrelationsbestimmung festgelegt werden.

Die Kieferrelationsbestimmung dient der Zuordnung von Unterkiefer zu Oberkiefer in der vertikalen, horizontalen und sagittalen Richtung (dreidimensionale Bestimmung). Sie kann mit unterschiedlich aufwändigen Techniken und Verfahren durchgeführt werden.

Als einfachste Form gibt es den „Wachsbiss". Durch Zusammenbeißen entstehen auf einer Wachsplatte Eindrücke der Kauflächen,

Festsitzender Zahnersatz • LF 12

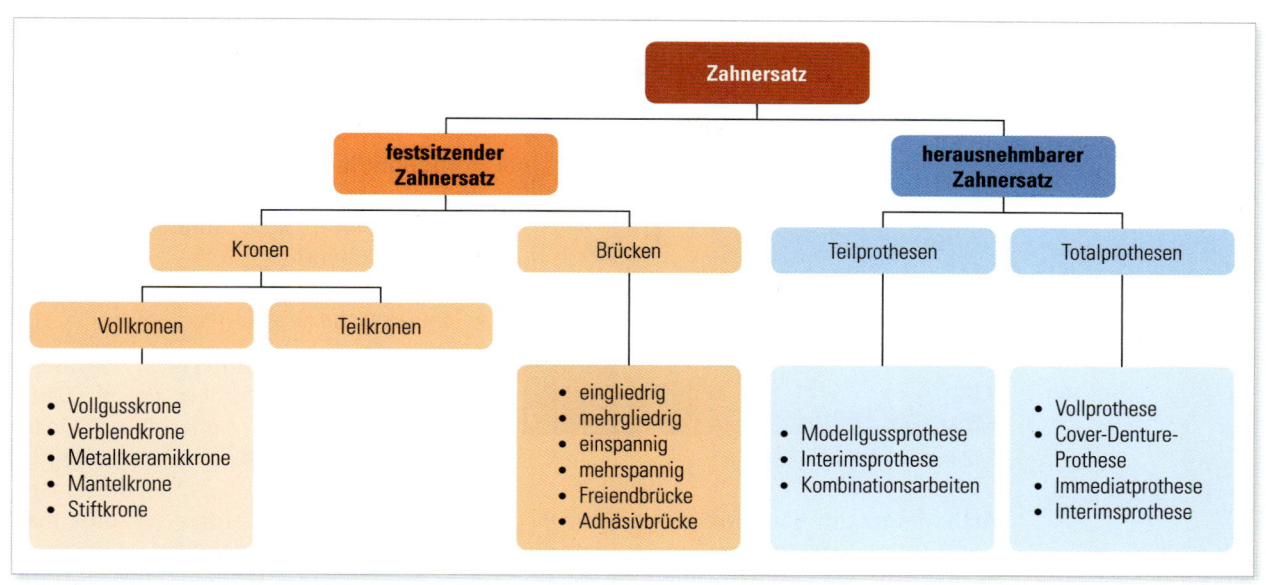

```
                                    Zahnersatz
                          ┌─────────────┴─────────────┐
                   festsitzender              herausnehmbarer
                    Zahnersatz                   Zahnersatz
                  ┌──────┴──────┐              ┌──────┴──────┐
               Kronen         Brücken     Teilprothesen  Totalprothesen
            ┌─────┴─────┐
        Vollkronen  Teilkronen
```

Vollkronen:
- Vollgusskrone
- Verblendkrone
- Metallkeramikkrone
- Mantelkrone
- Stiftkrone

Brücken:
- eingliedrig
- mehrgliedrig
- einspannig
- mehrspannig
- Freiendbrücke
- Adhäsivbrücke

Teilprothesen:
- Modellgussprothese
- Interimsprothese
- Kombinationsarbeiten

Totalprothesen:
- Vollprothese
- Cover-Denture-Prothese
- Immediatprothese
- Interimsprothese

Bild 12.15 Zahnersatz (Einteilung)

über welche die Modelle einander zugeordnet werden können (Bild 12.16a).

Meist benutzt man jedoch Kunststoff-/Silikonmassen, die als spritzfähige Massen in Pistolen angeboten werden. Die Masse wird auf die Kaufläche aufgetragen, der Patient beißt zu. Nach Aushärten der Masse kann der Biss entnommen werden.

Bei fehlenden Zähnen wird die Kieferrelationsbestimmung über Bisswälle im unbezahnten Bereich gemacht (Bild 12.16b).

Besonders aufwändig sind Stützstiftregistrate, bei denen zusätzlich Bewegungen des Unterkiefers nachvollzogen werden können.

Kieferrelationen sind bei Vollprothesen häufig schwer zu bestimmen, weil eigene Zähne als Anhaltspunkte fehlen.

Der Gesichtsbogen (oder Übertragungsbogen) wird zur Registrierung der Lage des Oberkiefers im Schädel benutzt (Bild 12.17, S. 362). Mit seiner Hilfe können die Modelle schädel- und gelenkbezüglich einartikuliert werden, wodurch eine noch bessere Passung des Zahnersatzes erreicht wird. Im Labor wird mit dem Gesichtsbogen eine schädelbezügliche Montage des Oberkiefermodells gewährleistet.

Stützstiftregistrat: Aufzeichnung der Kreuzbewegungen des Unterkiefers in horizontaler Ebene

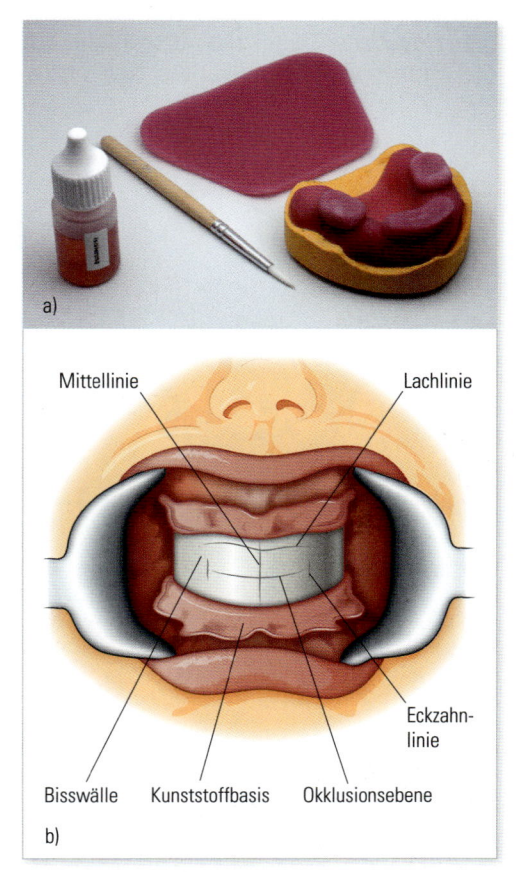

Bild 12.16 Kieferrelationsbestimmung:
a) Wachsplatte/Wachsbiss; b) Wachswälle/Bisswälle

• Prothetische Behandlungen begleiten

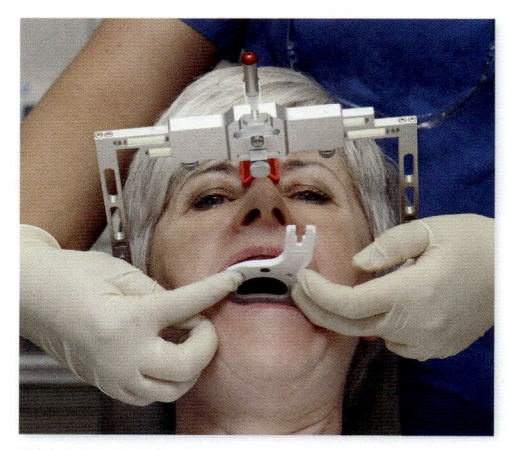

Bild 12.17 Gesichtsbogen

Artikulator. Um Kaubewegungen des Patienten simulieren zu können, werden die Modelle in den sogenannten Artikulator gestellt (Bild 12.18). Das Unterkiefermodell wird auf einen Gipssockel so festgegipst, dass der Zeiger des Artikulators auf die Mitte der Schneidekanten der mittleren Unterkieferschneidezähne zeigt. Ist der Gips hart, kann das Oberkiefermodell über die Bissnahme in die richtige Position gesetzt und ebenfalls festgegipst werden.

Vorbehandlung. Grundlage für jede prothetische Behandlung ist eine gründliche Vorbehandlung. Diese umfasst:
- konservierende,
- parodontale und
- chirurgische Leistungen.

Bevor ein neuer Zahnersatz hergestellt wird, muss geprüft werden, welche Zähne in die prothetische Behandlung einzuschließen sind. Nicht erhaltungswürdige Zähne werden entfernt. Zähne, die konservierend behandelt werden, versorgt man mit Füllungen. Auch defekte Füllungen an den Ankerzähnen werden ausgetauscht. Eine eventuelle Wurzelbehandlung muss abgeschlossen sein.

Präparation ▶ S. 365

Provisorium ▶ S. 370 ff.

Sind die Pfeilerzähne unbeschliffen, empfiehlt es sich, vor der ▶Präparation einen Abdruck für das spätere ▶Provisorium zu machen. Ebenso wird ein Alginatabdruck des Gegenkiefers gemacht.

Die Präparationsart richtet sich nach der geplanten Versorgung. Vor der Abformung wird die Präparationsgrenze deutlich dargestellt, indem ein Retraktionsfaden in den Sulkus eingelegt wird. Oft sind diese Fäden mit blutstillenden Substanzen getränkt.

Nach der Abformung folgt die Kieferrelationsbestimmung und der Gesichtsbogen wird angelegt. Die Zahnfarbe wird bestimmt, dann können die Fäden entfernt und das Provisorium eingesetzt werden.

12.3.1 Stiftaufbauten

Stiftaufbauten erfolgen mithilfe pulpärer Stifte, die in den Wurzelkanalbereich eines endodontisch behandelten Zahnes eingebracht werden (Bild 12.19). Die Versorgung mit einer Krone oder Brücke ist jedoch nur möglich, wenn der Zahn nicht zu sehr zerstört ist. Ist nur noch wenig der ursprünglichen Zahnhartsubstanz vorhanden, bietet der Zahn nicht genügend Halt. Hier kann zum Ausgleich ein künstlicher Aufbau des

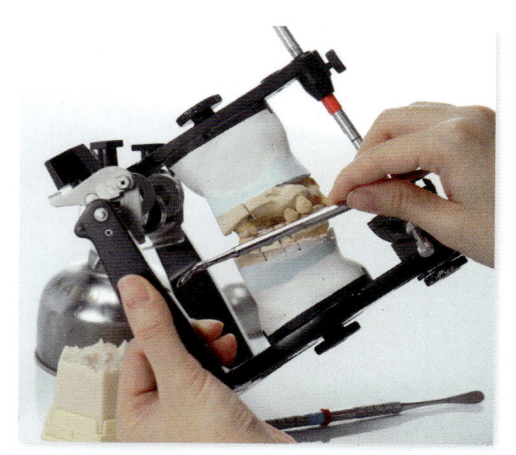

Bild 12.18 Artikulator

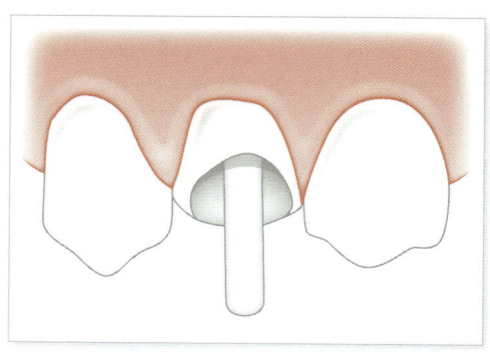

Bild 12.19 Stiftaufbau

Zahnstumpfes erfolgen. Der Stift ragt über das Niveau des zerstörten Zahnes hinaus und bietet so eine Fläche, an welcher das Stumpfaufbaumaterial anhaften kann. Dieser Aufbau stabilisiert den Zahn und bietet genügend Halt für die Krone oder Brücke.

Stiftaufbauten können mit konfektionierten Stiften oder mit im Labor gegossenen Stiften erfolgen.

Beim direkten Verfahren wird ein konfektionierter bzw. industriell vorgefertigter Wurzelstift vom Zahnarzt in den vorbereiteten Stiftkanal eingesetzt und direkt mit einem Aufbau versorgt. Der Stiftaufbau erfolgt in einer Sitzung. Nach erfolgtem Aufbau kann der künstliche Zahnstumpf zur Aufnahme einer laborgefertigten Krone präpariert und abgeformt werden. In einer zweiten Sitzung wird dann die im Labor gefertigte Krone eingesetzt.

Für das direkte Verfahren gibt es folgende konfektionierte Stifte:
- Metallstifte,
- glas- und quarzfaserverstärkte Kompositstifte (Kunststoffstifte),
- Wurzelstifte aus Zirkondioxidkeramik.

Beim indirekten Verfahren wird ein im zahntechnischen Labor gegossener Stift verwendet. Dafür setzt der Zahnarzt bei der ersten Behandlung nach dem Entfernen der Wurzelfüllung einen konfektionierten Kunststoffstift ein. Über den Stift wird eine Abformung des zu versorgenden Zahnes genommen. Der Stift verbleibt im Abformmaterial. Im zahntechnischen Labor wird der Stiftaufbau auf dem Modell in Wachs oder Kunststoff modelliert und anschließend in Metall gegossen. Der Stiftaufbau wird vom Zahnarzt in einer zweiten Sitzung mit Zement im Wurzelkanal befestigt. Anschließend wird der Zahn nachpräpariert und es erfolgt eine erneute Abformung. Auf deren Basis wird die Krone im Labor gefertigt. In einer dritten Sitzung wird dann die laborgefertigte Krone durch den Zahnarzt eingesetzt.

Nach dem erfolgten Stiftaufbau ist eine Kontrolle des Stifts durch ein Röntgenbild notwendig.

Mögliche Komplikationen eines Stiftaufbaus sind:
- Perforation der Wurzelwand,
- Schwächung der noch vorhandenen Zahnhartsubstanz (erhöhtes Frakturrisiko),
- Längsfraktur der Wurzel.

Perforation (lat.) = Durchbohren

12.3.2 Künstliche Kronen

Mit Kronen werden durch Karies oder traumatische Ereignisse zerstörte Teile eines Zahnes rekonstruiert. Kronen umfassen und stabilisieren den Restzahn.

Der Zahn muss zu einem Stumpf beschliffen, d. h. ▸präpariert werden, um die Krone aufnehmen zu können.

Präparation ▸ S. 365

Moderne Techniken ermöglichen es, einen stark zerstörten Zahn so zu rekonstruieren, dass er sich harmonisch in das Restgebiss einfügt. Dabei steht neben Form und Farbe vor allem die Funktion im Vordergrund.

Kronen können aus edelmetallhaltigen oder edelmetallfreien Legierungen, Kunststoff oder Keramik hergestellt werden (Tabelle 12.1, S. 364).

Kronen sind individuell angefertigt; sie werden nach Präparation und Abdrucknahme im zahntechnischen Labor hergestellt. Man kann Kronen auch direkt in der Praxis ▸computerunterstützt aus einem Keramikblock fräsen.

Herstellung von Zahnersatz mit der CAD/CAM-Methode ▸ S. 382 f.

Die im Folgenden erläuterten Arten von Kronen werden unterschieden (Bild 12.20):

Vollgusskronen bestehen vollständig aus Metall. Diese Kronenart wird nur im nichtsichtbaren Bereich, vor allem im Seitenzahnbereich, verwendet.

Mantelkrone — Verblendkrone Rück-, Vorderansicht — Vollgusskrone

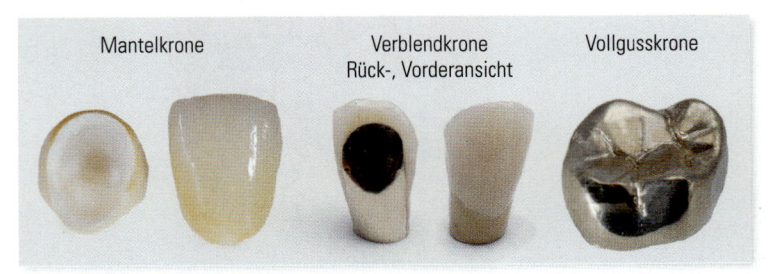

Bild 12.20 Kronenarten

LF 12 • Prothetische Behandlungen begleiten

Material	Arten/Legierungen	Vorteile	Nachteile	Anwendungsbereiche
Keramik	• Aluminiumoxid • Zirkonoxid • Lithiumsilikat	• zahnfarben • geringe Plaqueanhaftung • geringe Löslichkeit • zahnschonende Präparation möglich	• bruchgefährdet • leichtes Abplatzen bei Verblendungen	• Verblendmaterial • Vollkeramikkronen
Goldlegierungen	Verbindung von Gold mit Kupfer, Silber, Iridium, Palladium in bestimmten Verhältnissen	• gute Verarbeitungsmöglichkeit • hohe Korrosionsfestigkeit • keramikverblendbar	• goldfarben • Reaktion mit Speichel	• Vollgusskronen • Verblendkronen • Brücken • Inlays • Teilkronen • Teleskopkronen
Palladiumlegierungen	Verbindung von Palladium mit (meist) Silber	keramikverblendbar	silberfarben	• Verblendkronen • Brücken
Titanlegierungen		• sehr leicht keramikverblendbar • korrosionsbeständig	schwer zu verarbeiten	• Implantate • Verblendkronen • Brücken
NEM (Nicht-Edelmetall-Legierungen)	Verbindung von Kobalt, Chrom, Molybdän	• kostengünstig • keramikverblendbar	kann Spuren von Nickel enthalten	• Teleskopkronen • Modellguss • Kronen/Brücken
PMMA	Polymethylmethacrylat	• transparent • thermoplastisch • einfärbbar	kann Allergien auslösen	• Total- und Teilprothesen • Provisorien • Aufbissschienen • Kronen/Brücken

Tabelle 12.1 Materialien für Kronen

Antagonist (gr.) = Gegenspieler; in der Zahnmedizin: der einem Zahn gegenüberliegende Zahn im Gegenkiefer

VMK = Abkürzung für Verblend-Metall-Keramik

Primärkrone/Sekundärkrone ▶ S. 376

Verblendkronen bestehen aus einem Gerüst aus Metall, das im sichtbaren Bereich ganz oder teilweise mit zahnfarbenem Material (Keramik oder Kunststoff) verblendet wird. Der Kontaktbereich zum Antagonisten ist aus Metall gefertigt.

Metallkeramikkronen (VMK). Hier wird eine Metallkappe als Grundgerüst verwendet. Auf dieses Käppchen wird rundum Keramik aufgebrannt, sodass nur im Randbereich ein schmaler Streifen Metall sichtbar bleibt.

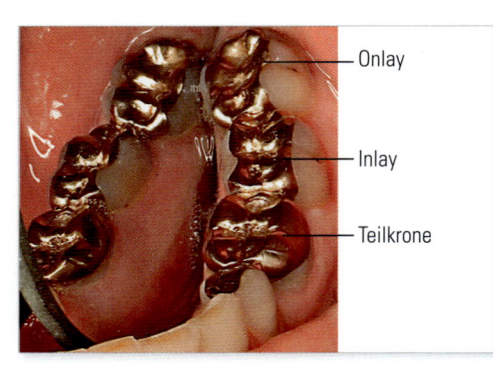

Bild 12.21 Teilkrone, Inlay, Onlay

Mantelkronen werden auch als Jacketkronen bezeichnet. Sie bestehen vollständig aus Keramik, seltener auch komplett aus Kunststoff.

Teilkronen ersetzen die natürliche Zahnkrone nur zum Teil. Der Unterschied zum Inlay besteht darin, dass die Höcker mit überkuppelt werden, der Unterschied zur Krone darin, dass die Höcker nur knapp gefasst werden und noch natürliche Zahnsubstanz zu sehen ist (Bild 12.21). Die Grenzen zwischen Onlays/Overlays und Teilkronen sind fließend. Sie bilden eine Alternative für Füllungen.

Doppelkronen sind besondere Kronen, die zur Befestigung von Prothesen und herausnehmbaren Brücken dienen. Sie bestehen aus einer sogenannten ▶Primärkrone, die fest auf den Stumpf zementiert wird, und einer herausnehmbaren Sekundärkrone, die über die Primärkrone geschoben wird. Je nach Art der Fräsung werden Doppelkronen als Konus- oder Teleskopkronen bezeichnet.

Welche Schritte von der Befunderhebung bis zum Einsetzen der fertigen Krone notwendig sind, verdeutlicht das Ablaufschema in Bild 12.22.

12.3.3 Präparation

Als Präparation wird das Beschleifen eines Zahnes bezeichnet.

Die Präparation wird mit einem Schnelllaufwinkelstück oder der Turbine unter Wasserkühlung mit verschiedenen Diamantschleifern durchgeführt. Zuerst wird der Zahn in der Höhe reduziert, dann wird rundherum der Durchmesser verkleinert, bis ein konischer Zahnstumpf entstanden ist.

Je nach Art der späteren Versorgung wird der Zahn mit der entsprechenden Technik beschliffen. Die Techniken unterscheiden sich durch die Form der entstehenden Präparationsgrenze (Bild 12.23).

Bei der Stufenpräparation wird eine ca. 1 mm breite rechtwinklige Stufe präpariert. Dadurch entsteht viel Platz, weshalb diese Präparation vor allem bei Verblendkronen verwendet wird.

Ein Nachteil der Stufenpräparation ist die breite Zementfuge, die zwischen Zahn und Krone entsteht.

Bei der Hohlkehlpräparation handelt es sich um die Standard-Präparationsart, weil sie Platz schafft und die Zementfuge trotzdem schmal bleibt.

Für den Zahntechniker ist die Präparationsgrenze gut zu erkennen und der Zahnersatz kann sehr genau gearbeitet werden.

Bei der Tangentialpräparation wird die Präparationsgrenze nur undeutlich dargestellt, weil die Präparation sehr schmal ausläuft. Der Kronenrand muss in Metall gearbeitet werden, weil es sonst zur Reizung des Zahnfleisches kommt.

Für den Zahntechniker ist die Präparationsgrenze bei der Tangentialpräparation schwer nachzuvollziehen, was dazu führen kann, dass die Kronenränder zu lang oder zu kurz ausfallen.

1. Sitzung
- Anamnese
- extraoraler / intraoraler Befund
- Vitalitätsprobe
- Anfertigung von Röntgenbildern
- Abformungen für Situationsmodelle
- Erstellung eines Heil- und Kostenplanes
- Aufstellung des Behandlungsplanes

2. Sitzung
- Anästhesie
- anatomische Abformung des Gegenkiefers
- anatomische Abformung zur Vorbereitung der Provisorien
- Präparation der Zähne
- Abformung der präparierten Zähne
- Bissnahme / Gesichtsbogen
- Zahnfarbe bestimmen
- Provisorium erstellen und eingliedern
- Laborauftrag schreiben

Labor
- Ausgießen der Abformungen und Herstellen der Modelle (Sägeschnittmodell)
- Einartikulieren der Modelle
- Herstellung des Gerüsts oder Fertigstellung der Krone

3. Sitzung
- eventuell Anästhesie
- Abnehmen des Provisoriums
- Einprobe des Gerüsts
- Wiederbefestigen des Provisoriums

→ ggf. kann auch schon bei der 3. Sitzung die Krone (z. B. bei CAD/CAM-Kronen) definitiv eingesetzt werden (entsprechend entfallen 4. Sitzung und Labor, da keine Verblendung notwendig)

Labor
Verblendung und Fertigstellung der Krone

4. Sitzung
Einsetzen der Krone

Bild 12.22 Herstellung einer Krone (Ablaufschema)

Stufenpräparation — Hohlkehlpräparation — Tangentialpräparation

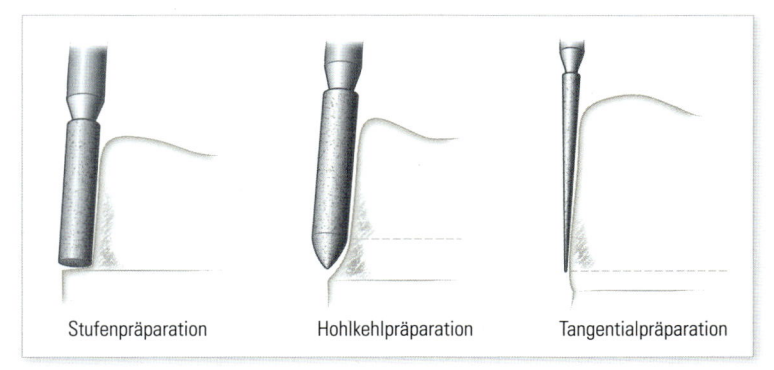

Bild 12.23 Präparationsarten

12.3.4 Brücken

Bei Verlust eines Zahnes oder mehrerer Zähne entsteht eine Lücke. Um sie zu schließen, kann auf die benachbarten Zähne eine fest einzementierte Brücke gesetzt werden; die Lücke wird „überbrückt". Die benachbarten Zähne müssen im Knochen fest verankert sein. Sie dürfen keine Veränderung an der Zahnwurzel und keine zu starke Zerstörung der klinischen Krone aufweisen.

Eine Brücke ist ein rein parodontal getragener Zahnersatz, das heißt, die ganze Kaukraft wird auf die Pfeilerzähne übertragen. Die Brücke verhindert, dass Nachbarzähne in die entstandene Lücke kippen und sich die Zähne im Gegenkiefer verlängern. Damit verhindert sie auch eventuell entstehende Bissverschiebungen und Kiefergelenksbeschwerden sowie Schmerzen aller am Kausystem beteiligten Strukturen.

Aufbau. Den grundsätzlichen Aufbau einer Brücke zeigt Bild 12.24. Die einzelnen Bestandteile einer Brücke sind:
- **Pfeiler:** So wird der beschliffene Zahn bezeichnet, der die Krone aufnimmt. Der Pfeiler stützt die Brücke auf dem Restzahnbestand ab.
- **Anker:** So wird die Krone genannt, die eine Brücke am Pfeiler befestigt und abstützt.
- **Zwischenglied** (Brückenglied): So wird der Bereich der Brücke zwischen den Brückenankern bezeichnet. Das Zwischenglied ersetzt die fehlenden Zähne zwischen den Ankern.
- **Anhänger:** So wird der Teil einer Brücke genannt, der frei endend einen fehlenden Zahn ersetzt und nicht durch einen Anker abgestützt wird.

Das Brückengerüst besteht meist aus Gold- oder ▸NEM-Legierungen. Es kann aus Vollmetall bestehen oder mit Keramik oder Kunststoff verblendet sein (Bild 12.25).

Brücken werden nach Lage und Art ihrer Pfeiler und nach Anzahl und Form ihrer Brückenglieder unterschieden. Darüber hinaus gibt es Sonderformen (Bild 12.26).

Lage der Pfeiler. Als einspannig bezeichnet man eine Brücke, wenn das Zwischenglied von einem Anker zum nächsten nur eine Lücke überspannt (Bild 12.27a). Bei mehrspannigen Brücken überspannen mehrere von Pfeilern abgestützte Bögen mehrere Lücken (Bild 12.27b).

Eine Freiendbrücke wird oft verwendet, wenn der letzte Zahn fehlt und somit nach hinten kein Pfeiler mehr die Brücke begrenzt (Bild 12.27c). Es wird nach distal oder mesial ein frei schwebendes Brückenglied (Anhänger) angebracht, das mit zwei verblockten Kronen verbunden wird.

Art der Pfeiler. Die Brücke kann an einem natürlichen Zahn oder an einem Implantat befestigt sein. Der Pfeiler überträgt die gesamte Kaukraft auf den ihn umgebenden Knochen.

Zahl der Brückenglieder. Nach der Zahl der Brückenglieder unterscheidet man eingliedrige und mehrgliedrige Brücken (Bild 12.28).

NEM-Legierung ▸S. 364

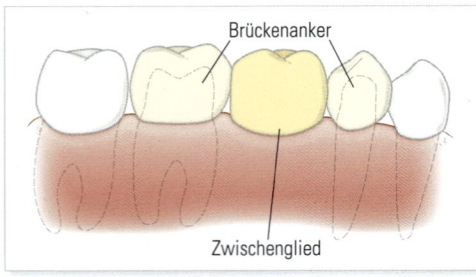

Bild 12.24 Aufbau einer Brücke

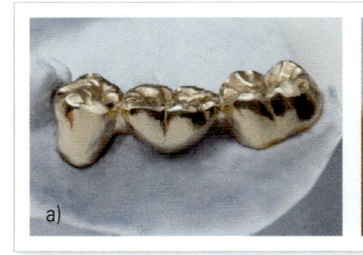

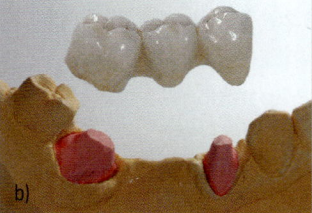

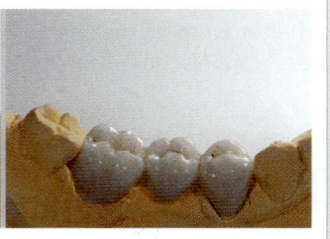

Bild 12.25 a) Metallbrücke (Vollgussbrücke); b) Keramikbrücke

Festsitzender Zahnersatz • LF 12

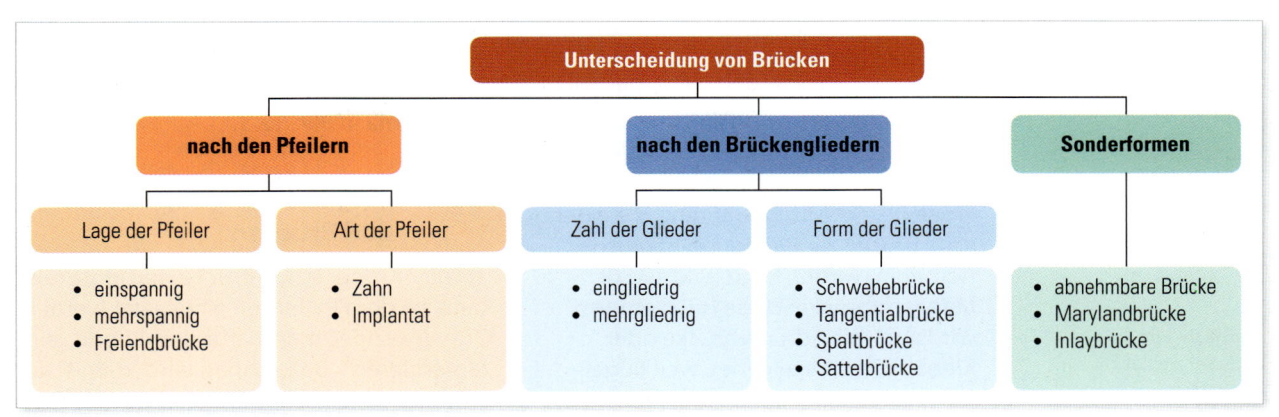

Bild 12.26 Unterscheidung von Brücken (Übersicht)

Form des Zwischengliedes. Hier werden folgende Formen unterschieden (Bild 12.29):
- Bei der Schwebebrücke hat das Zwischenglied keinen Kontakt zur Schleimhaut. Deshalb wird sie nicht im sichtbaren Bereich eingesetzt. Die Reinigung ist sehr gut möglich, da sie unterspülbar ist.
- Bei der Tangentialbrücke liegt das Zwischenglied drucklos auf dem Alveolarkamm. Nachteilig ist die dadurch bedingte schlechtere Reinigungsmöglichkeit.
- Bei der Spaltbrücke ist der Abstand zwischen Alveolarkamm und Zwischenglied sehr gering. Aus parodontalhygienischer Sicht ist dies ungünstig, da es zu Einlagerungen von Speiseresten kommen kann.
- Bei der Sattelbrücke liegt das Zwischenglied breitflächig auf dem Kieferkamm auf, was die Reinigung fast unmöglich macht. Diese Art von Zwischenglied wird kaum noch verwendet.

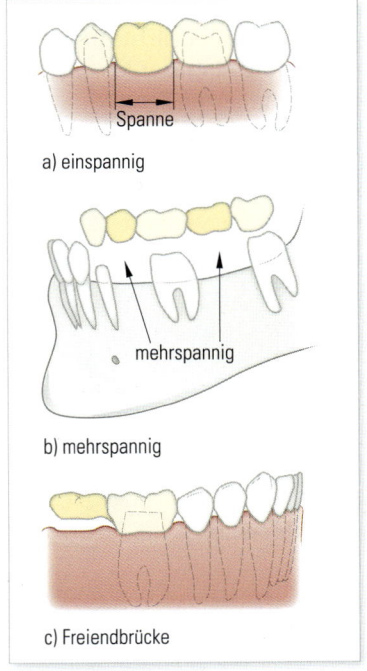

Bild 12.27 Unterscheidung von Brücken nach Lage der Pfeiler

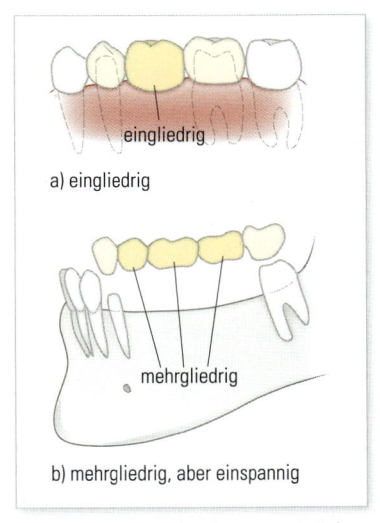

Bild 12.28 Unterscheidung von Brücken nach Zahl der Brückenglieder

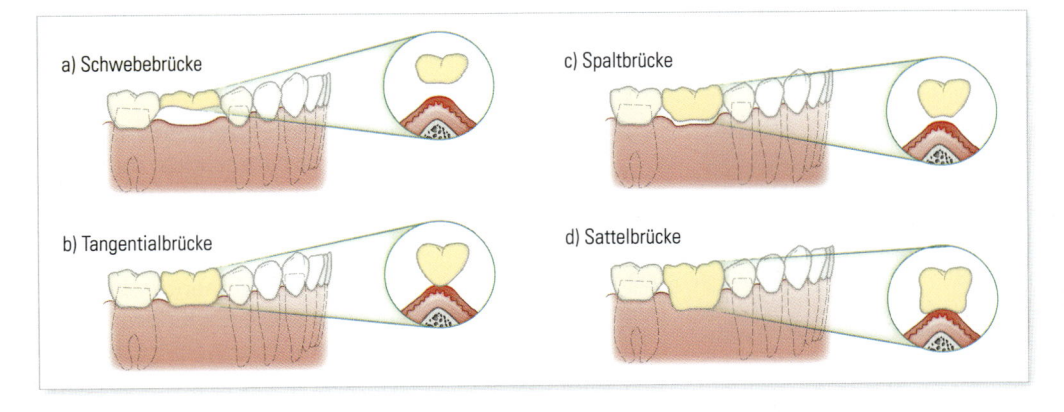

Bild 12.29 Unterscheidung von Brücken nach Form des Zwischengliedes

handwerk-technik.de

LF 12 • Prothetische Behandlungen begleiten

Doppelkrone
▶ S. 364, 376

adhäsiv von adhaerere (lat.) = anhaften

Inlay ▶ S. 135

VMK-Krone ▶ S. 364

Veneer: hauchdünne Verblendschale aus Keramik

Provisorium ▶ S. 370 ff.

Sonderformen. Hier werden folgende Brückenformen unterschieden:
- Abnehmbare Brücke: Bei dieser Brücke werden statt der normalen Kronen sogenannte ▶Doppelkronen verwendet. Dabei bleibt die einzementierte Primärkrone fest im Mund, während die eigentliche Brücke zur Reinigung herausgenommen werden kann (Bild 12.30).
- Marylandbrücke: Diese Brückenform wird auch als Adhäsivbrücke oder Klebebrücke bezeichnet, weil flügelförmige Metallanker an den fast unbeschliffenen Nachbarzähnen mithilfe von Säureätztechnik und Kunststoff befestigt werden (Bild 12.31). Eine Marylandbrücke wird oft bei einer Nicht-Anlage der Schneidezähne eingesetzt.
- Inlaybrücke: Anstelle von Kronen werden nur Teilkronen oder ▶Inlays als Anker verwendet, was einen unnötigen Substanzverlust an den Pfeilerzähnen durch die Präparation verhindert.

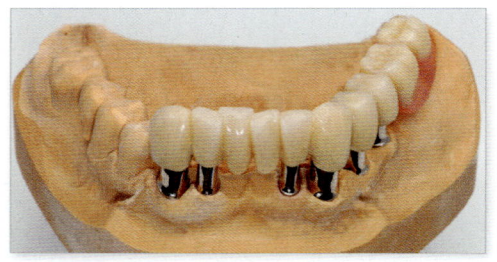

Bild 12.30 Abnehmbare Brücke

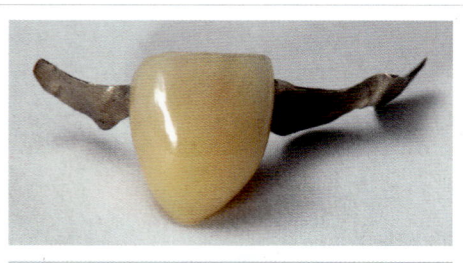

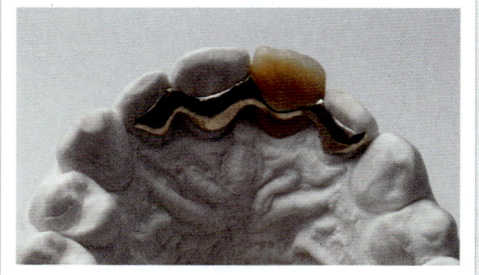

Bild 12.31 Marylandbrücke

Welche Schritte von der Befunderhebung bis zum Einzementieren der fertigen Brücke notwendig sind, verdeutlicht das Ablaufschema in Bild 12.32.

12.3.5 Eingliederung von Kronen und Brücken

Ist die Krone bzw. Brücke fertiggestellt, kann sie dem Patienten eingesetzt werden. Oft verwendet man dafür den Begriff „einzementieren". Bezeichnet wird damit der gesamte Ablauf zum Eingliedern des festsitzenden Zahnersatzes. Abhängig vom Material, aus dem die Krone/Brücke hergestellt wurde, kann der Zahnersatz mit einem Zement eingesetzt werden oder mit dem Zahnstumpf adhäsiv verklebt werden:
- Vollgusskronen, VMK-Brücken oder ▶VMK-Kronen können sowohl adhäsiv eingeklebt als auch einzementiert werden.
- Bei Kronen oder Brücken aus Keramik kommt es auf die verwendete Keramikverbindung an.
- Inlays, Teilkronen oder Veneers werden adhäsiv eingesetzt.

Befestigung mit Zement. Nach dem Entfernen des ▶Provisoriums werden die Stümpfe gesäubert. Passgenauigkeit und Okklusion der Krone/Brücke im Mund werden erneut überprüft. Die Kronen/Anker sollten noch einmal gesäubert und entfettet werden, am besten mit Alkohol. Nun kann die ZFA den Befestigungszement anmischen und gleichmäßig in die Kronen füllen. Die Kronen werden auf die Stümpfe gesetzt und auf ihren Sitz überprüft. Dann beißt der Patient – während des Aushärtens – auf eine Watterolle. Anschließend werden die Zementreste sorgfältig entfernt. Die Okklusion wird kontrolliert und ggf. eingeschliffen.

Beim provisorischen Einzementieren werden die gleichen Arbeitsschritte durchlaufen, es wird lediglich ein provisorischer Befestigungszement verwendet.

TIPP Heben Sie eine Zementprobe auf, mit der Sie kontrollieren können, wann der Zement im Mund ausgehärtet ist.

Festsitzender Zahnersatz • **LF 12**

1. Sitzung
- Anamnese
- extraoraler/intraoraler Befund
- Vitalitätsprobe
- eventuell Vorbehandlung
- Anfertigung von Röntgenbildern
- Erstellung eines Heil- und Kostenplanes
- Aufstellung des Behandlungsplanes

2. Sitzung
- Anästhesie
- anatomische Abformung des Gegenkiefers
- anatomische Abformung zur Vorbereitung der Provisorien
- Präparation der Zähne
- Abformung der präparierten Zähne
- Bissnahme/Gesichtsbogen
- Zahnfarbe bestimmen
- Provisorium erstellen und eingliedern
- Laborauftrag schreiben

Labor
- Ausgießen der Abformungen und Herstellen der Modelle (Sägeschnittmodell)
- Einartikulieren der Modelle
- Herstellung des Gerüsts

3. Sitzung
- eventuell Anästhesie
- Abnehmen des Provisoriums
- Einprobe des Gerüsts
- Wiederbefestigen des Provisoriums

Labor
Verblendung und Fertigstellung der Brücke

4. Sitzung
- erneute Einprobe
- Säubern der Stümpfe
- Eingliederung der Brücke
- Hygieneanweisung

Bild 12.32 Herstellung einer Brücke (Ablaufschema)

Adhäsive Befestigung. Die Prinzipien der adhäsiven Befestigung von Kronen/Brücken (Bild 12.33) sind die gleichen wie bei der ▸adhäsiven Befestigung von Kompositen.

Die adhäsive Befestigung von Zahnersatz erfolgt unter absoluter Trockenlegung. Am Zahn werden die gleichen Arbeitsschritte durchgeführt wie zur Vorbereitung einer Kompositfüllung.

Eine Übersicht über die erforderlichen Maßnahmen zur adhäsiven Befestigung von Kronen/Brücken bietet der Leitfaden in Bild 12.34 auf der Folgeseite.

Adhäsivtechnik bei Kompositen ▸ S. 130 f.

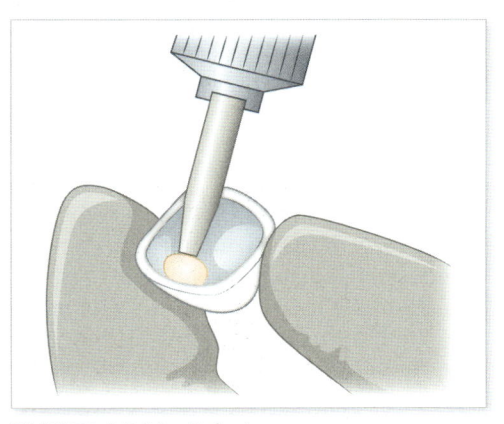

Bild 12.33 Adhäsive Befestigung

LF 12 • Prothetische Behandlungen begleiten

Primer, Bonding
▶ S. 129 ff.

Lichtpolymerisation
▶ S. 129

Kronenlumen: Restaurationsinnenfläche

Flusssäure: stark ätzende Säure

Silan: chem. Verbindung aus Silicium-Grundgerüst und Wasserstoff; Silanisierung: chemische Anbindung einer Silanverbindung an eine Oberfläche

Leitfaden für die adhäsive Befestigung von Kronen / Brücken

✓ **Vorbereitung am Patienten durch den Zahnarzt:**
- Anätzen mit Phosphorsäure für 30 Sekunden
- ▶Primer auftragen und einreiben – trocken blasen
- ▶Bonding auftragen – Überschüsse verblasen – ▶lichthärten

✓ **Zeitgleich Vorbereitung der Krone / Brücke durch die ZFA:**
- nach Einprobe am Patienten Krone/Brücke mit Alkohol von Blutresten säubern – trocken blasen
- Kronenlumen mit Flusssäure (!!!) vorbehandeln – vorsichtig mit Wasser abspülen – trocken blasen
- Silan auftragen – trocken blasen
- ggf. Anmischen des Befestigungskomposits – Einfüllen des Befestigungskomposits in das Kronenlumen

✓ **Eingliederung der Krone / Brücke am Patienten:**
- Krone/Brücke auf Zahnstumpf pressen – Überschüsse sofort entfernen – Befestigungskomposit lichthärten
- Okklusion und Artikulation überprüfen
- Politur

Bild 12.34 Leitfaden für die adhäsive Befestigung von Kronen / Brücken

> **TIPP**
> - Beim Umgang mit Flusssäure immer lange Schutzhandschuhe, Augenschutz, Atemschutz, Schutzkleidung und geschlossene Schuhe tragen (= stark ätzende, gewebeschädigende Säure!).
> - Flusssäurereste immer in einer Plastikschale und nicht im Keramikbecken abspülen (Flusssäure ätzt Glas, Metall und Keramik!).

Kronen und Brücken aus Zirkonoxid müssen nicht angeätzt und silanisiert werden.

Um die Arbeitsabläufe in der Praxis zu erleichtern, gibt es auch Befestigungskomposite, die die einzelnen Schritte der Adhäsivtechnik zusammenfassen und den Zahnstumpf in einem Schritt anätzen, primen und bonden (z. B. Scotchbond™).

Auch bei den Silanen gibt es Systeme, die gleichzeitig die Glaskeramik anätzen und silanisieren (sogenannte Einkomponenten-Keramikprimer) und somit den Gebrauch von Flusssäure überflüssig machen (z. B. Monobond® Etch & Prime).

Befestigungskomposite. Aufgrund ihrer unterschiedlichen Aushärtungseigenschaften unterscheidet man:
- rein lichthärtende Befestigungskomposite (härten nur nach Aktivierung durch die Polymerisationslampe aus),
- rein chemisch-härtende Befestigungskomposite (härten nach dem Anmischen selbstständig aus),
- dual-härtende Befestigungskomposite (härten sowohl selbstständig nach dem Anmischen als auch mithilfe des Lichts der Polymerisationslampe aus).

12.3.6 Provisorien

Das Provisorium dient als vorübergehende schützende und funktionelle Versorgung eines präparierten Zahns oder zum Verschluss einer Zahnlücke.

Unter dem Begriff Provisorium werden alle Arten von Provisorien zusammengefasst:
- provisorische Füllungen,
- provisorische Kronen/Brücken,
- provisorische Prothesen.

Provisorium (Sg.)/ Provisorien (Pl.): vorübergehende Zwischenlösung; hier: Zahnersatz für einen begrenzten Zeitraum

Festsitzender Zahnersatz • **LF 12**

Für provisorische Kronen/Brücken verwendet man meist Materialien auf der Grundlage von ▸Kompositen, die als „Zweikomponenten-Systeme" in Kanülen/Kartuschen angeboten werden.

Provisorien für festsitzenden Zahnersatz kann man auf verschiedene Arten herstellen:
- direkt am Patienten,
- mit vorgefertigten Kronen,
- im Labor.

Herstellung am Patienten. Für direkt am Patienten hergestellte Provisorien wird der Zahn vor der Präparation mit einem Alginatabdruck abgeformt. Nach der Präparation wird ein spezieller flüssiger Kunststoff in die ursprüngliche Abformung eingefüllt und wieder in den Mund eingesetzt. Durch kurzes Erwärmen härtet der Kunststoff aus und wird aus dem Mund entnommen. Das Kunststoffprovisorium wird ausgearbeitet und anschließend wieder eingesetzt. Diese Methode wendet man bei Einzelkronen und Brücken an (Bild 12.35).

Eine weitere Möglichkeit ist das Umarbeiten alter Kronen und Brücken durch Auffüttern mit Kunststoff.

Herstellung mit vorgefertigten Kronen. Provisorien können auch mithilfe von vorgefertigten Kronen aus Kunststoff oder angepassten Zinnhülsen hergestellt werden. Diese werden mit Kunststoff aufgefüttert und können dann eingeklebt werden. Da sie jedoch nicht sehr passgenau sind, kann es zur Reizung des Zahnfleisches kommen.

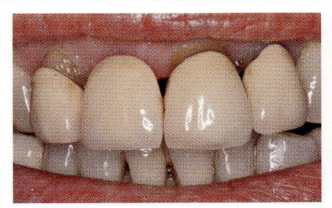

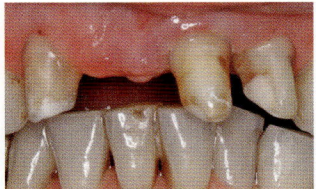

Komposite ▸ S. 128 ff.

a) Nach Abnahme der alten Brücke (Abb. links) mit Provisorium zu versorgende Zähne (Abb. rechts)

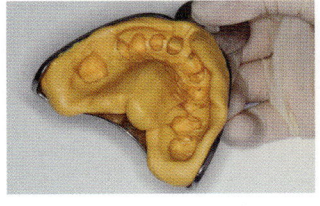

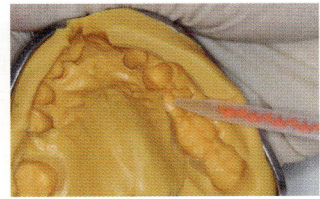

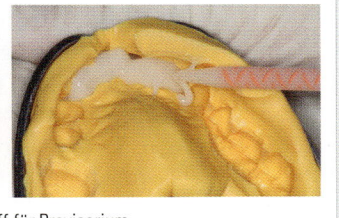

b) Alginatabformung über alter Brücke

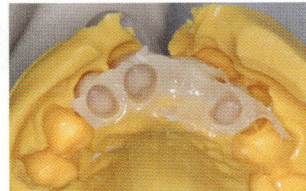

c) Auffüllen der Abformung mit Kunststoff für Provisorium

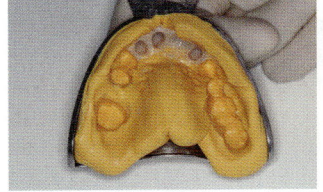

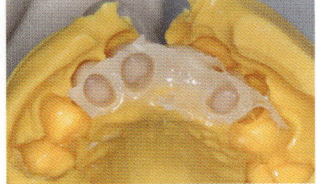

d) Aushärten des Kunststoffes

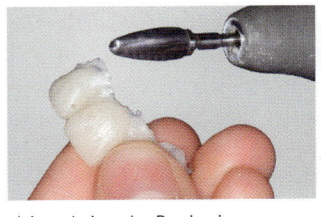

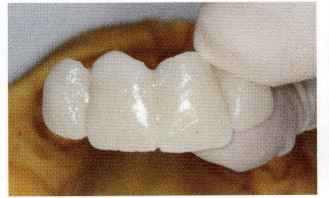

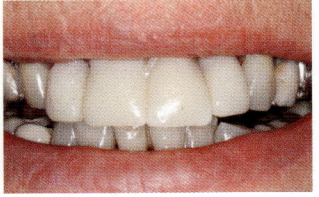

e) Ausarbeiten des Provisoriums

f) eingesetztes Provisorium

Bild 12.35 Herstellen eines Kunststoffprovisoriums

LF 12 — Prothetische Behandlungen begleiten

Tiefziehen: Verfahren, bei dem durch Zugdruckumformung dreidimensionale, einseitig offene Hohlkörper gefertigt werden

CAD/CAM ▶ S. 382 f.

Phonetik (gr.) = (Lehre von den) Vorgänge(n) beim Sprechen; hier: Lautbildung

Ausgleichselemente ▶ S. 373

Bild 12.36 OK-Teilprothese

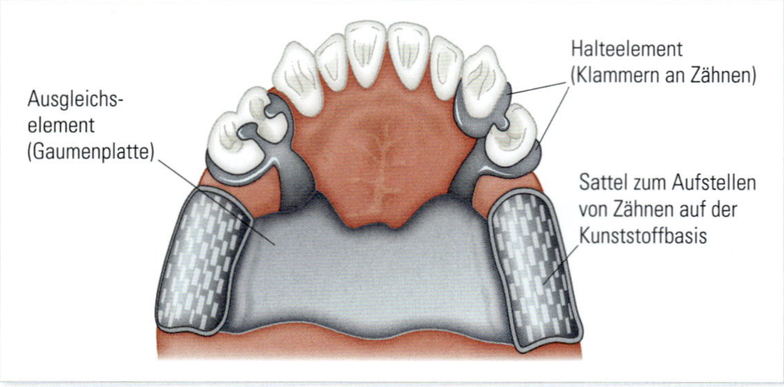

Herstellung im Labor. Eine weitere, etwas aufwändigere Methode ist die Herstellung eines Provisoriums mithilfe von Folien im Labor. Dazu muss eine Miniplastschiene (Kunststoffschiene) über ein Gipsmodell oder eine Zahnaufstellung tiefgezogen werden. Diese wird dann am Patienten mit Kunststoff aufgefüllt und eingesetzt.

Im Labor können Provisorien heute außerdem mithilfe des ▶CAD/CAM-Verfahrens digital geplant und aus Kunststoffblöcken gefräst werden. Bei sogenannten Eierschalenprovisorien wird im Labor ein Provisorium mit einer dünnen Schale aus Kunststoff hergestellt, das im Mund des Patienten nach der Präparation unterfüttert werden kann. Laborgefertigte Langzeitprovisorien können auch aus einem Gerüst aus Metall, das mit Kunststoff verblendet wird, hergestellt werden.

Abrechnung. Abrechenbare Positionen bei Kassenpatienten sind:
- BEMA-Nr. 19   Provisorische Krone; provisorisches Brückenglied.
- BEMA-Nr. 20a Metallische Vollkrone.
- BEMA-Nr. 20b Vestibulär verblendete Verblendkrone.
- BEMA-Nr. 20c Metallische Teilkrone.
- BEMA-Nr. 21   Provisorische Krone mit Stiftverankerung.
- BEMA-Nr. 91a Brückenanker (metallische Vollkrone).
- BEMA-Nr. 91b Brückenanker (vestibulär verblendete Verblendkrone).
- BEMA-Nr. 91c Brückenanker (metallische Teilkrone).
- BEMA-Nr. 92   Brückenspanne

12.4 Herausnehmbarer Zahnersatz

12.4.1 Teilprothesen

In manchen Fällen ist die Versorgung einer Lücke mit einem festsitzenden Zahnersatz nicht möglich, dann muss nach einer Alternative gesucht werden. Dies ist der Fall, wenn
- keine Pfeilerzähne zur Verankerung von Brücken mehr vorhanden sind,
- die vorhandenen Restzähne keine ausreichende Stabilität aufweisen,
- die Mundhygiene ungenügend ist.

Zusätzlich spielt der finanzielle Aspekt eine Rolle. Eine Klammerprothese z. B. ist eine kostengünstige Alternative.

Teilprothesen sollen sowohl die Ästhetik als auch die Phonetik wiederherstellen. Sie sollen die Kaufunktion, also die okklusalen Verhältnisse, sichern und weitere Zerstörungen verhindern.

Teilprothesen bestehen aus einer Metallbasis mit Prothesensätteln, auf denen Kunststoffzähne angebracht werden (Bild 12.36). Die Verbindung mehrerer Sättel erfolgt durch ▶Ausgleichselemente. Am Restzahngebiss wird die Teilprothese durch Verankerungs-, Halte- oder Stützelemente befestigt.

Modellgussprothesen (Einstückgussprothesen) sind ein herausnehmbarer, an den Restzähnen mit Klammern und Auflagen befestigter Zahnersatz. Alle Teile der Prothese werden in einem Guss, meistens aus einer Kobalt-Chrom-Molybdän-Legierung hergestellt. Nur die Prothesensättel mit den zu ersetzenden Zähnen werden mit Kunststoff am Metallgerüst befestigt.

Die Einteilung von Teilprothesen erfolgt nach der Anordnung des Lückengebisses oder nach der Art der Abstützung. Alle Formen gibt es auch kombiniert. Man unterscheidet:
- Schaltprothesen,
- Freiendprothesen,
- Prothesen mit parodontaler Abstützung,
- Prothesen mit gingivaler Abstützung.

Ausgleichselement (Gaumenplatte)

Halteelement (Klammern an Zähnen)

Sattel zum Aufstellen von Zähnen auf der Kunststoffbasis

handwerk-technik.de

Herausnehmbarer Zahnersatz • LF 12

Schalt- und Freiendprothesen. Zahnersatz, bei dem die Lücke innerhalb der Zahnreihe liegt, bezeichnet man als Schaltprothese. Zahnersatz bei verkürzter Zahnreihe wird als Freiendprothese bezeichnet. Es gibt auch Teilprothesen mit einer Kombination beider Arten (Bild 12.37).

Parodontale Abstützung liegt vor bei Prothesen, die vollständig auf den Restzähnen abgestützt werden (Bild 12.38). Die Kaukraft wird auf die Restzähne übertragen, sodass kaum Kraft auf das Weichgewebe weitergegeben wird. Aus diesem Grund kann die Basis grazil gestaltet werden.

Gingivale Abstützung. Prothesen, die nur auf den Schleimhäuten abgestützt werden, bezeichnet man als rein gingival getragenen Zahnersatz (wenn also keine Abstützung mehr auf Zähnen möglich ist, wie bei der ▸Totalprothese). Hier wird der gesamte Kaudruck auf das Weichgewebe übertragen, was zu einer breitbasigen Gestaltung der Prothese führt.

Es gibt auch Kombinationen beider Formen der Abstützung, z. B. bei Freiendprothesen. Hier wird ein Teil der Kaukraft auf die Halteelemente im vorderen Teil der Prothese weitergegeben und ein Teil auf die Basis und somit auf die Schleimhaut unter den Sätteln (Bild 12.39).

Ausgleichselemente übertragen den Kaudruck auf andere Abschnitte der Prothese oder auf die Restzähne. Außerdem verbinden sie die einzelnen Teile der Prothese miteinander. Ausgleichselemente sind
- im Oberkiefer: Gaumenplatte, Transversalbügel oder Lochplatte (Bild 12.40),
- im Unterkiefer: Sublingualbügel oder fortlaufende Rückenschutzplatte.

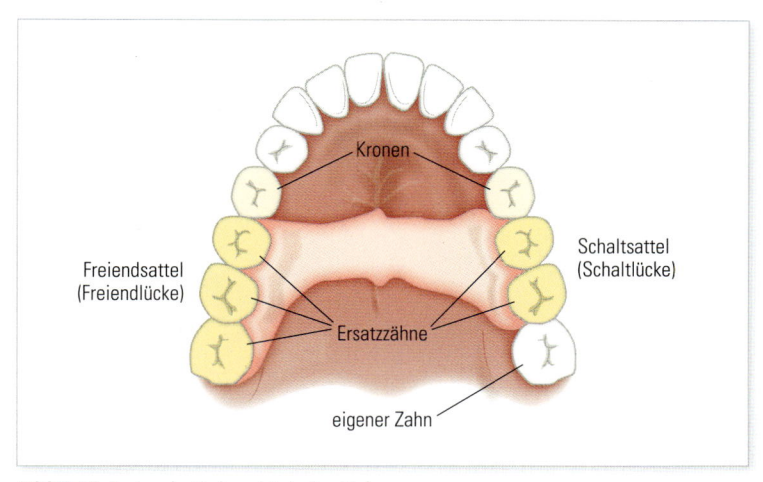

Bild 12.37 Freiendsattel und Schaltsattel

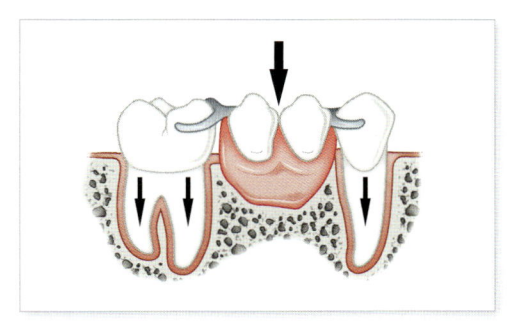

Totalprothese
▸ S. 377 f.

Bild 12.38 Parodontale Abstützung

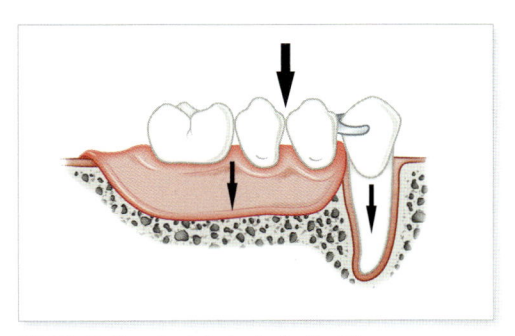

Bild 12.39 Parodontal-gingivale Abstützung

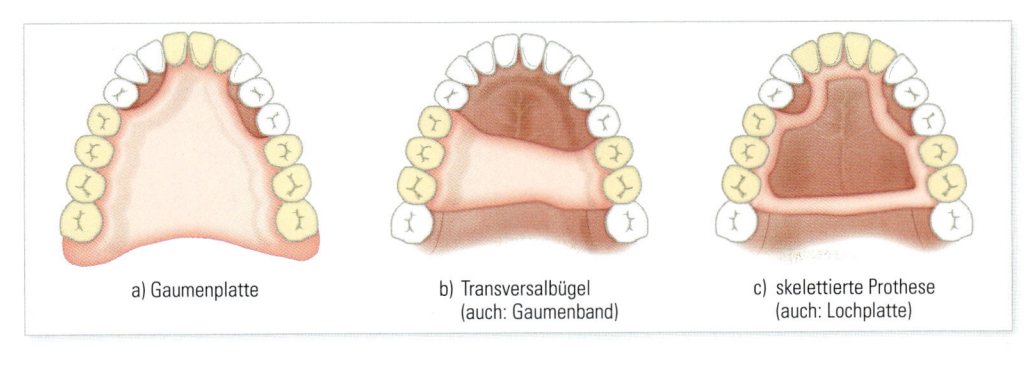

a) Gaumenplatte
b) Transversalbügel (auch: Gaumenband)
c) skelettierte Prothese (auch: Lochplatte)

Bild 12.40
Ausgleichselemente von Prothesen im Oberkiefer

Verankerungselement	Funktion	Anwendungsbereiche
Klammer	• Haltefunktion • Stützfunktion • Kippmeiderfunktion • Führungsfunktion	Teilprothesen mit Freiend- und Schaltsattel
Steg	• Haltefunktion • Stützfunktion • Kippmeiderfunktion • Führungsfunktion	Totalprothesen
Geschiebe	• Haltefunktion • Kippmeiderfunktion • Führungsfunktion	Teilprothesen mit Freiendsituation
Doppelkrone	• Haltefunktion • Kippmeiderfunktion • Führungsfunktion	• Teilprothesen mit Freiendsituation • Totalprothesen
Druckknopfanker	• Haltefunktion • Kippmeiderfunktion	Totalprothesen
Riegel	• Haltefunktion • Kippmeiderfunktion	Teilprothesen mit Freiendsituation

Tabelle 12.2 Verankerungselemente

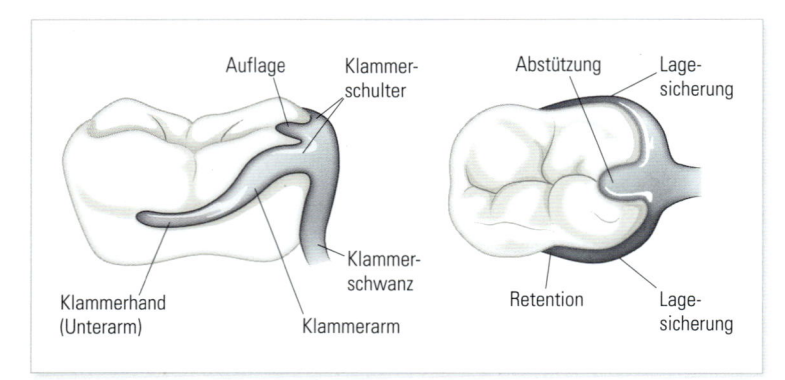

Bild 12.41 Aufbau einer Klammer

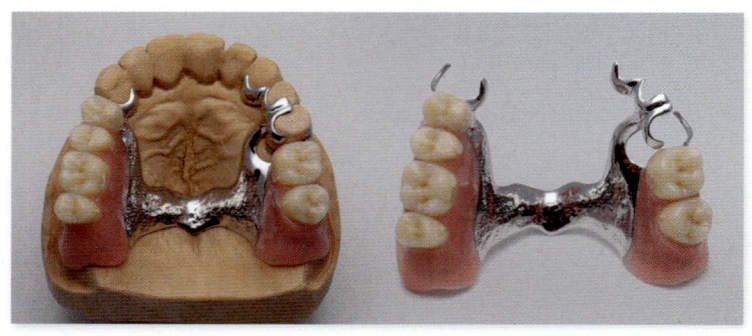

Bild 12.42 Klammerprothese

Verankerungselemente. Teilprothesen können auf unterschiedliche Art an den Restzähnen befestigt werden. Dabei haben die unterschiedlichen Verankerungselemente verschiedene Funktionen (Tabelle 12.2): Sie besitzen eine Haltewirkung, eine Stützfunktion und eine Führungsfunktion. Ebenso vermeiden sie das Abkippen der Prothese bei einseitiger Belastung (Kippmeiderfunktion).

Klammern. Man unterscheidet gegossene und gebogene Klammern. Im Aufbau sind gegossene und gebogene Klammern gleich (Bild 12.41).

Der Klammerschwanz dient zur Befestigung der Klammer in der Kunststoff- oder Metallbasis. Die Klammerschulter verbindet den Klammerarm mit dem Klammerschwanz. Der eigentliche Halt der Klammer entsteht durch die Klammerhand, die in den untersichgehenden Bereich des Zahnes greift (Retention) und dort die Klammer gegen Abzugskräfte sichert.

Der untersichgehende Bereich wird durch Vermessen des Zahnes mit einem Parallelometer festgestellt. Dabei wird der sogenannte prothetische Äquator ermittelt, der bei allen vermessenen Zähnen zu einer ge-

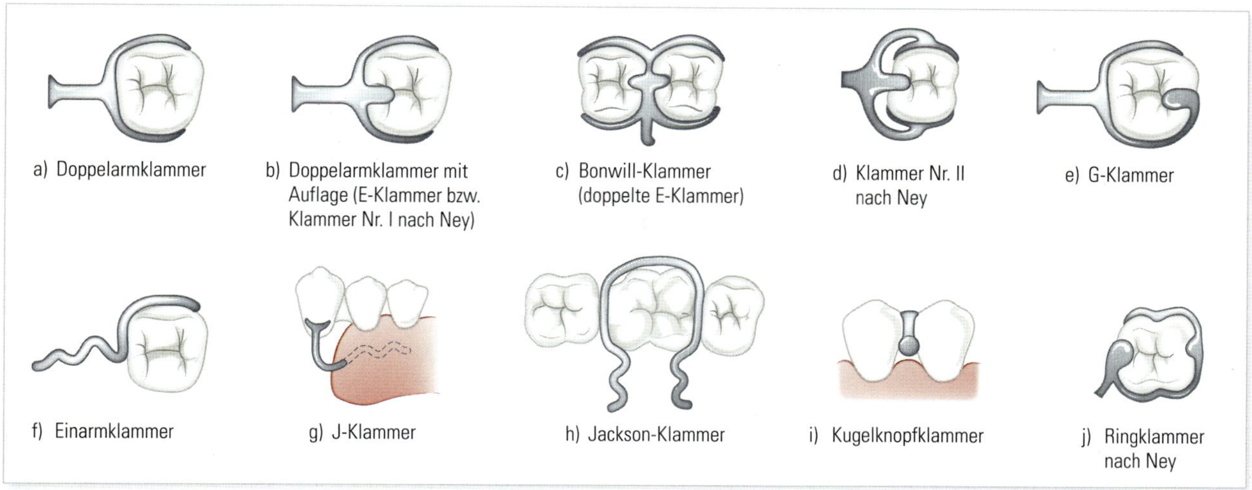

Herausnehmbarer Zahnersatz • LF 12

a) Doppelarmklammer
b) Doppelarmklammer mit Auflage (E-Klammer bzw. Klammer Nr. I nach Ney)
c) Bonwill-Klammer (doppelte E-Klammer)
d) Klammer Nr. II nach Ney
e) G-Klammer
f) Einarmklammer
g) J-Klammer
h) Jackson-Klammer
i) Kugelknopfklammer
j) Ringklammer nach Ney

Bild 12.43 Klammerarten

meinsamen Einschubrichtung für alle Klammern führt. Der Klammerarm liegt oberhalb dieses Äquators und sichert die Klammer gegen Seitwärtsbewegungen. Zusätzlich kann eine Klammerauflage eingeschliffen werden. Die Klammer wird so auf dem Zahn abgestützt und überträgt den Kaudruck auf den Klammerzahn (Bild 12.42).

Eine Übersicht verschiedener Klammerarten zeigt Bild 12.43.

Gebogene Klammern werden meist bei ▸Interimsprothesen und in der KFO angewendet. Sie werden aus vorgefertigten Stahlteilen gebogen. Es gibt sie als Einarmklammern, Doppelarmklammern, E-Klammern, G-Klammern, Kugelknopfklammern und Zahnhalsklammern.

Gegossene Klammern werden mit der Metallbasis in einem Stück aus Kobalt-Chrom-Legierungen gegossen. Man teilt sie nach dem Ney-System ein. Diese Klammern sind sehr stabil und haben eine messbare Federkraft.

Stege. Ein Steg ist ein Metallstab, der zwei künstliche Kronen miteinander verbindet (Bild 12.44). Sein genau passendes Gegenstück (Stegreiter) wird in die abnehmbare Prothese eingearbeitet und hält diese so fest. Dieses Element verwendet man auch in der Totalprothetik mit Implantaten (Bild 12.45).

Ein Geschiebe besteht aus einer Matrize (Hohlform) und einer Patrize (Positivform). Die Matrize wird an die Krone des Restzahn-

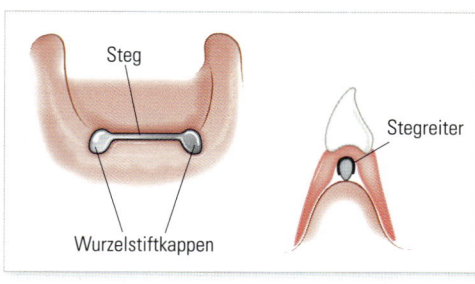

Bild 12.44 Stegkonstruktion

Interimsprothese
▸S. 376

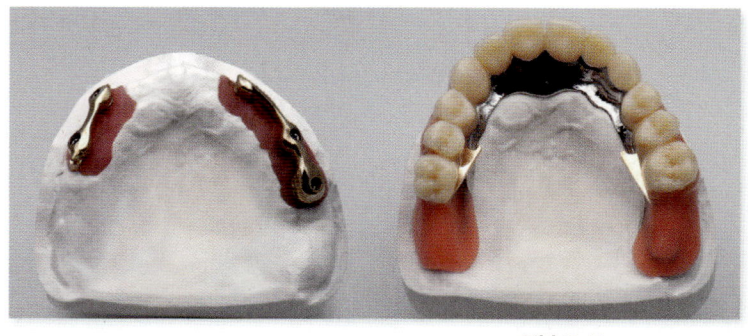

Bild 12.45 Prothese auf Stegen

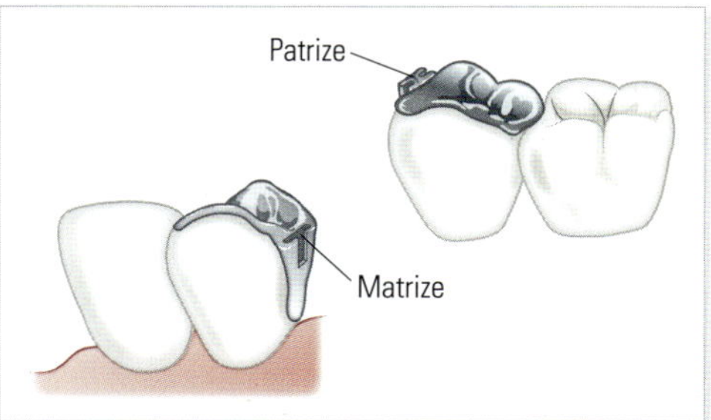

Bild 12.46 Geschiebe

bestandes gegossen, die im Mund fest einzementiert ist. Die Patrize wird in der herausnehmbaren Prothese befestigt (Bild 12.46).

handwerk-technik.de

375

LF 12 • Prothetische Behandlungen begleiten

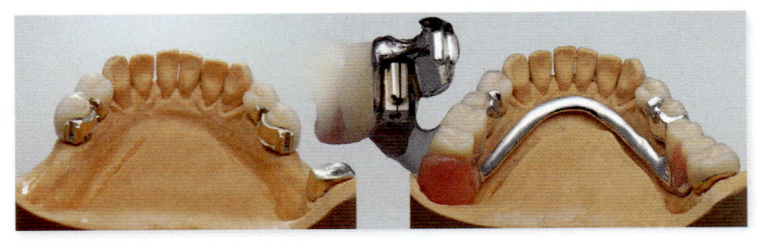

Bild 12.47 Prothese mit Geschiebe

Friktion (lat.) = (Haft-)Reibung, Widerstand

konisch von conus (lat.) = Kegel: kegelförmig

Interim (lat.) = vorläufige Regelung, Übergangslösung

Matrize und Patrize werden übereinandergeschoben. Über exakt parallel gefräste Flächen halten beide Teile aneinander (Friktion). Es gibt Geschiebe als Fertigteile oder individuell angefertigt (Bild 12.47).

Doppelkronen. Ähnlich wie beim Geschiebe wird der Halt bei Doppelkronen durch parallel (Teleskopkronen) oder konisch

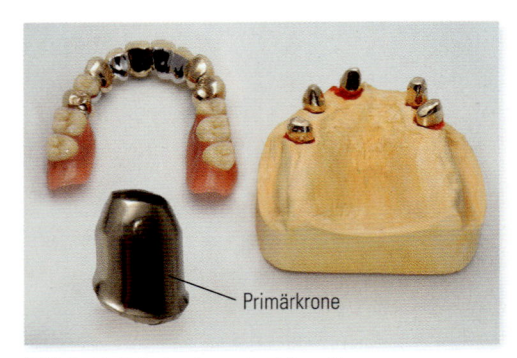

Bild 12.48 Teleskopierende Teilprothese

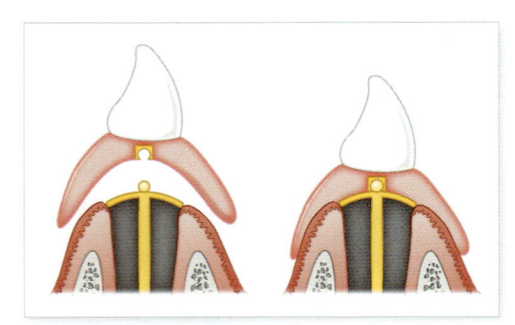

Bild 12.49 Druckknopfanker

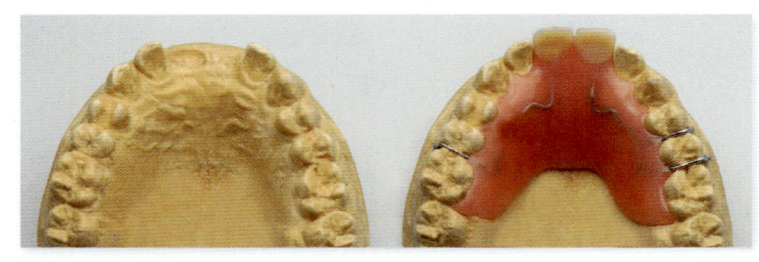

Bild 12.50 Interimsprothese

(Konuskronen) gefräste Flächen erreicht. Hier ist die Patrize oder Primärkrone ein im Mund einzementiertes Goldkäppchen, über das eine in der Prothese verankerte Sekundärkrone (Matrize) geschoben wird (Bild 12.48).

Doppelkronen werden auch bei abnehmbaren Brücken und in der Totalprothetik eingesetzt.

Druckknopfanker sind nach dem Druckknopfprinzip aufgebaut. Das heißt, ein knopfartiger Aufbau rastet in eine Hülse ein (Bild 12.49).

Riegel. An der Prothese wird ein Bolzen angebracht, der sich bei eingesetzter Prothese in eine Aussparung am festsitzenden Anker schieben lässt.

Welche Schritte von der Befunderhebung bis zur fertigen Teilprothese notwendig sind, verdeutlicht das Ablaufschema in Bild 12.51.

Interimsprothesen werden auch Provisorien genannt. Es sind einfache Prothesen mit gebogenen Klammern (Bild 12.50). Sie dienen als Zwischenlösung, bis der endgültige Zahnersatz eingegliedert werden kann. In der ersten Sitzung werden vor der Extraktion der Zähne Abformungen gemacht und Situationsmodelle hergestellt. Auf diesen Modellen werden im Labor die Zähne entfernt („radiert"), die gezogen werden sollen. Dann kann die Interimsprothese auf dem vorbereiteten Gipsmodell hergestellt und später direkt nach der Extraktion dem Patienten eingesetzt werden.

Abrechnung. Abrechenbare Positionen bei Kassenpatienten sind:
- BEMA-Nr. 96a Teilprothese zum Ersatz von bis zu 4 Zähnen mit einfachen Haltevorrichtungen.
- BEMA-Nr. 96b bei Ersatz von 5–8 Zähnen.
- BEMA-Nr. 96c bei Ersatz von mehr als 8 Zähnen.
- BEMA-Nr. 97a Totalprothese als Interimsersatz im OK.
- BEMA-Nr. 97b Totalprothese als Interimsersatz im UK.

Herausnehmbarer Zahnersatz • LF 12

1. Sitzung
- Anamnese
- extraoraler/intraoraler Befund
- Anfertigung von Röntgenbildern
- Abformung für Situationsmodelle
- eventuell Vorbehandlung
- Erstellung eines Heil- und Kostenplanes
- Aufstellung des Behandlungsplanes

Labor
- Ausgießen der Abformung und Herstellen der Situationsmodelle
- Herstellen eines individuellen Löffels

2. Sitzung
- Einschleifen der Klammerauflagen in die Zähne
- Abformung mit individuellem Löffel

Labor
- Ausgießen der Abformung und Herstellen der Modelle
- Duplieren (Verdoppeln) des Originalmodells
- Herstellen eines speziellen Modellgussmodells
- Vermessen des Modells und „Aufwachsen" der Modellgussprothese mit den Klammern
- Gießen und Ausarbeiten der Prothese

3. Sitzung
- Einprobe der Modellgussprothese
- Bissnahme mit Wachs
- Bestimmung der Zahnfarbe

Labor
- Einartikulieren der Modelle anhand der Bissnahme
- Aufstellen der Zähne in Wachs

4. Sitzung
- Einprobe der aufgestellten Zähne in Wachs
- Überprüfung von Okklusion, Ästhetik, Aussprache

Labor
Fertigstellung

5. Sitzung
Einsetzen der fertigen Teilprothese

Bild 12.51 Herstellung einer Teilprothese mit gegossenen Klammern (Ablaufschema)

12.4.2 Totalprothesen

Totalprothese (Vollprothese). Wenn alle Zähne verloren gegangen sind, bleibt den Patienten nur noch die Totalprothese oder Vollprothese aus Kunststoff (Bild 12.52).

Viele Patienten bemerken nach kurzer Zeit, dass der Tragekomfort solcher Prothesen eingeschränkt ist. Ursache ist, dass der Halt der Totalprothese nicht durch die Verankerung an Restzähnen erzeugt wird, sondern nur durch die Adhäsion der Prothese an der Schleimhaut. Im Unterkiefer ist die Auflagefläche für die Prothese kleiner als im Oberkiefer, was dazu führt, dass die Prothese sich viel schlechter ansaugen kann.

Der Prothesenhalt wird durch verschiedene Faktoren beeinflusst. Ein wichtiger Faktor ist die exakte Passform der Prothese

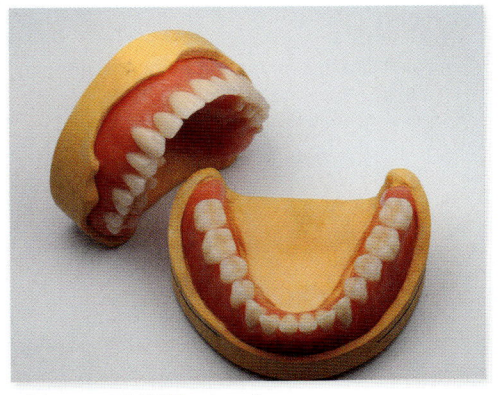

Bild 12.52 OK-/UK-Totalprothese

auf der Schleimhaut. So kann ein dünner Speichelfilm unter der Prothese zu einem Unterdruck führen und die Prothese löst sich beim Herausnehmen mit einem schmatzenden Geräusch.

LF 12 • Prothetische Behandlungen begleiten

Implantate ▶ S. 227 ff.

Cover-Denture von to cover (engl.) = bedecken und dens (lat.) = Zahn

Teleskopkrone/ Doppelkrone ▶ S. 364, 376

Atrophie (gr.) = Abmagerung; hier: Verlust von Kieferknochen

Ein weiterer wichtiger Faktor für den Halt der Prothese ist die Gestaltung des Außenrandes (Funktionsrand). Dieser Funktionsrand sollte so gestaltet werden, dass die Muskulatur bei Bewegung die Prothese nicht abhebelt und so Luft unter die Prothese gelangen kann. Ein gut gestalteter Prothesenrand dient als Abdichtung für den Unterdruckraum unter der Prothese. Gleichzeitig kann die Muskulatur stabilisierend auf die Prothese wirken.

Auch bei Berücksichtigung dieser Faktoren halten Prothesen oft nicht gut. Vor allem im Unterkiefer ist ein guter Halt schwer zu erreichen, da hier die Basis sehr klein ist. Viele Patienten gewöhnen sich schlecht oder gar nicht an den Zahnersatz und haben ständig Angst, er könnte sich beim Sprechen oder Essen lösen. Psychische Störungen bis hin zu körperlichen Problemen wie Mundbrennen können entstehen, sodass die Patienten stark unter ihrer Zahnlosigkeit leiden. Zusätzlich kommt noch das Problem der Kieferkammatrophie hinzu. Durch die oft jahrelange unphysiologische Belastung des Kieferkamms durch Druck baut sich der Knochen ab und die Prothese haftet immer schlechter. Dann ist der letzte Ausweg eine Versorgung mit ▶Implantaten, auf denen die Prothese über Stege oder Kugelknopfanker befestigt werden kann.

Der Herstellungsprozess einer Totalprothese von der Befunderhebung bis zum Einsetzen der fertigen Prothese am Patienten wird in Bild 12.53 veranschaulicht.

Die Cover-Denture-Prothese (auch Deckprothese genannt) ist im gering bezahnten Gebiss induziert, das heißt bei drei Zähnen und weniger (Bild 12.54). Sie wird vor allem dann eingesetzt, wenn die verbliebenen Zähne keine optimale Festigkeit und somit Belastbarkeit mehr aufweisen.

In ihrer Form und Ausdehnung unterscheidet sich die Cover-Denture-Prothese kaum von einer Totalprothese. Die vorhandenen Zähne werden mit speziellen ▶Teleskopkronen versorgt.

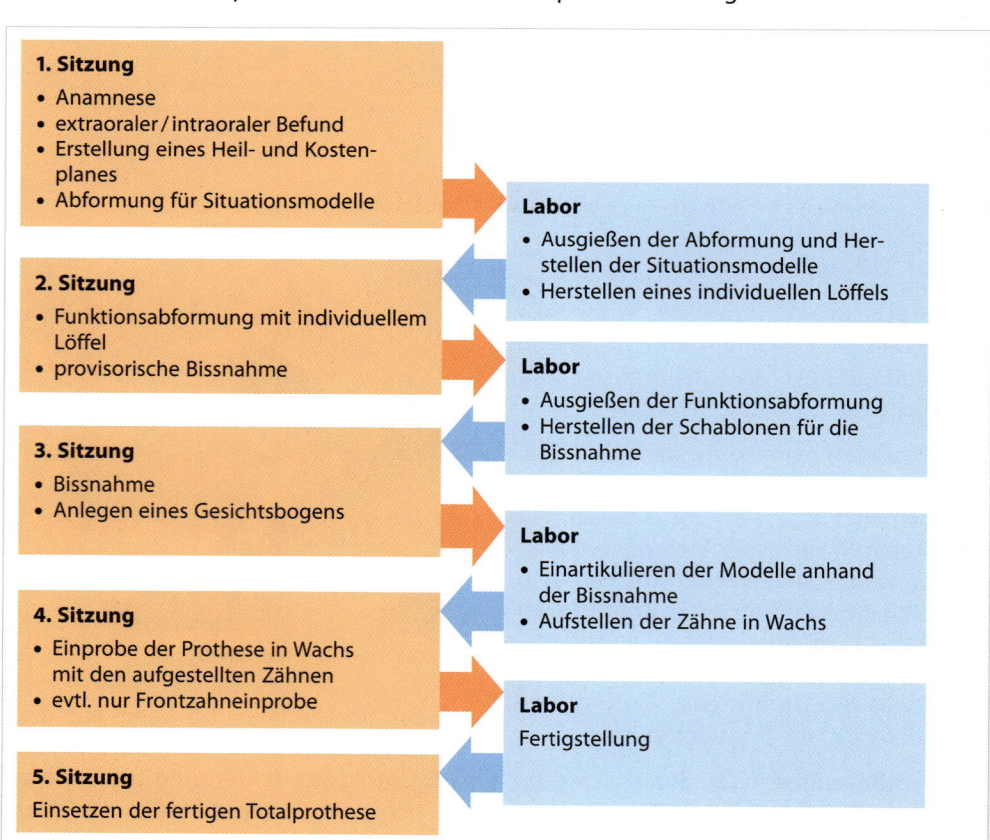

Bild 12.53 Herstellung einer Totalprothese (Ablaufschema)

1. Sitzung
- Anamnese
- extraoraler/intraoraler Befund
- Erstellung eines Heil- und Kostenplanes
- Abformung für Situationsmodelle

Labor
- Ausgießen der Abformung und Herstellen der Situationsmodelle
- Herstellen eines individuellen Löffels

2. Sitzung
- Funktionsabformung mit individuellem Löffel
- provisorische Bissnahme

Labor
- Ausgießen der Funktionsabformung
- Herstellen der Schablonen für die Bissnahme

3. Sitzung
- Bissnahme
- Anlegen eines Gesichtsbogens

Labor
- Einartikulieren der Modelle anhand der Bissnahme
- Aufstellen der Zähne in Wachs

4. Sitzung
- Einprobe der Prothese in Wachs mit den aufgestellten Zähnen
- evtl. nur Frontzahneinprobe

Labor
Fertigstellung

5. Sitzung
Einsetzen der fertigen Totalprothese

Herausnehmbarer Zahnersatz • LF 12

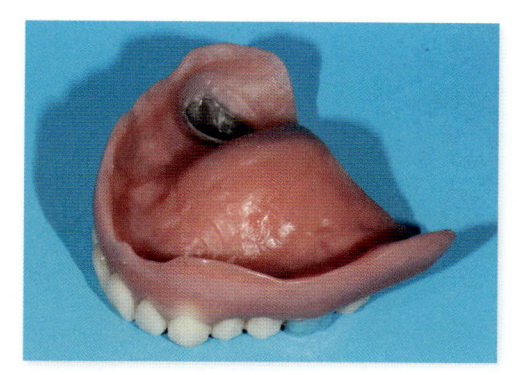

Bild 12.54 Cover-Denture-Prothese

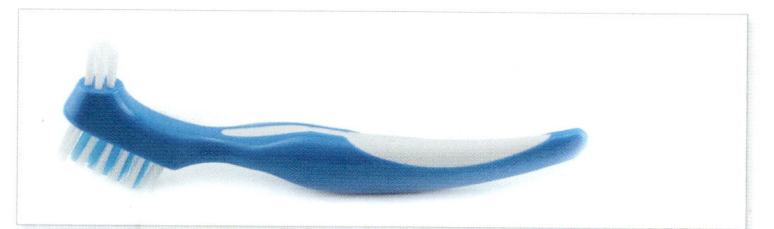

Bild 12.55 Prothesenzahnbürste

Der Vorteil der Cover-Denture-Prothese ist das eingebaute Spiel, das der Resilienz der Schleimhaut entspricht. Das heißt, bei Belastung kann die Prothese leicht einsinken und gibt nicht die gesamte Kaubelastung auf die verbliebenen Zähne. Außerdem ist diese Prothese erweiterbar. Es besteht die Möglichkeit, nach weiterem Zahnverlust die entsprechende Krone mit Kunststoff aufzufüllen, sodass der Zahnersatz weiter getragen werden kann.

Eine Immediatprothese ist eine Sofortprothese, die vor einer Zahnextraktion oder einem chirurgischen Eingriff anhand eines Modells angefertigt wird und nach dem Eingriff direkt eingegliedert werden kann. Die zu entfernenden Zähne werden auf dem Modell radiert (weggeschliffen) und durch eine einfache Prothesenkonstruktion ersetzt. Nach der Wundheilung wird die Prothese durch eine ▶Unterfütterung zu einem definitiven (endgültigen) Zahnersatz umgearbeitet.

Eine ▶Interimsprothese wird auch in der Totalprothetik als vorübergehendes Provisorium eingesetzt. Sie dient als provisorische Versorgung in denjenigen Fällen, in denen eine sofortige Versorgung nicht möglich ist (z. B. nach der Extraktion vieler Zähne). Sie wird später durch eine definitive Prothese ersetzt.

Prothesenreinigung. Herausnehmbarer Zahnersatz sollte wie die eigenen Zähne regelmäßig gereinigt werden. Dazu wird die Prothese aus dem Mund genommen und nach jedem Essen gründlich mit einer weichen Zahnbürste und Wasser gesäubert. Es können auch spezielle Prothesenzahnbürsten verwendet werden, mit denen auch die kleinen Mulden gut erreicht werden (Bild 12.55). Ist tagsüber keine Zahnbürste zur Hand, sollte die Prothese nach einer Mahlzeit zumindest unter fließendem Wasser abgespült werden.

Besser als Zahnpasta, die die Oberflächen durch Schleifpartikel angreift, ist pH-neutrale Flüssigseife für die Reinigung geeignet. Eine andere Möglichkeit sind spezielle Reinigungsmittel für Prothesen, wobei die angegebenen Einwirkzeiten des Herstellers zu beachten sind. Ein bis zweimal pro Monat kann die Prothese ggf. auch in ein Sprudelbad eingelegt werden, um vorhandenen Zahnstein zu entfernen.

Effizient ist außerdem die Reinigung der Prothese im Ultraschallbad, das auch für den Hausgebrauch erhältlich ist. Bei sehr hartnäckigen Verschmutzungen kann die Prothese zur professionellen Reinigung ins Labor gegeben werden.

Resilienz von resilire (lat.) = zurückspringen, abprallen; hier: Eigenschaft der Schleimhaut, nach einer Belastung wieder in den Ausgangszustand „zurückzuspringen"

TIPP
- Vor dem Herausnehmen und Säubern der Prothese sollte das Waschbecken zur Hälfte mit Wasser gefüllt oder ein Handtuch hineingelegt werden. So zerbricht die Prothese nicht, falls sie versehentlich herunterfällt.
- Die Prothese immer nur an den stabilen Kunststoff- oder Metallteilen anfassen, nicht an den empfindlichen Metallklammern oder sonstigen Befestigungselementen.
- Die Prothese sollte nicht länger als eine Stunde aus dem Mund genommen werden. Andernfalls kann sich Wasser im Gewebe einlagern und die Prothese sitzt dann nicht mehr richtig.

Unterfütterung
▶ S. 380

Interimsprothese
Teilprothetik ▶ S. 376

LF 12 • Prothetische Behandlungen begleiten

Bild 12.56
Prothese mit Abformmaterial für Unterfütterung

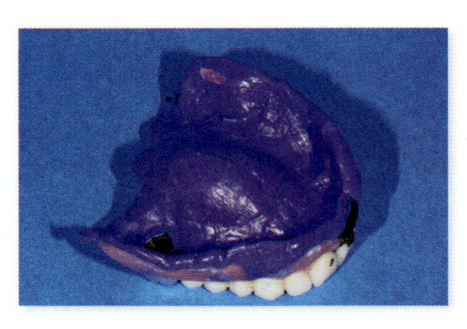

Unterfütterung. Im Laufe der Zeit werden zahnlose Kieferbereiche vom Körper abgebaut. Es kommt zu einem Verlust des Knochens und damit zu Passungsproblemen der Prothese. Nicht mehr korrekt sitzende Prothesen können unterfüttert werden. Dies geschieht durch Auftragen von Kunststoff auf die Basis der Prothese (Bild 12.56). Nach dem Aushärten des Kunststoffs wird die aufgefütterte Prothese nachbearbeitet und kann anschließend wieder getragen werden. Man unterscheidet:
- indirekte Unterfütterung,
- direkte Unterfütterung,
- weichbleibende Unterfütterung.

Indirekte Unterfütterung. Hier wird die patienteneigene Prothese wie ein Abformlöffel benutzt, um damit eine Funktionsabformung vorzunehmen. Im zahntechnischen Labor wird entsprechend ein Modell hergestellt. Die Prothesenbasis wird anhand der neuen Abformung gestaltet, die Erstzähne und Halteelemente bleiben unverändert.

Direkte Unterfütterung. Sie unterscheidet sich von der indirekten dadurch, dass ein ▶kaltpolymerisierender Kunststoff auf die Prothesenbasis aufgetragen und dem Patienten die Prothese anschließend direkt in den Mund zum Aushärten eingesetzt wird. Problem: Oft entwickeln sich Allergien und Wärme bei der Abbindung des Kaltpolymerisates auf der Mundschleimhaut. Auch die mangelnde Möglichkeit der Nachbearbeitung stellt ein Problem dar.

Weichbleibende Unterfütterung. Sie ist besonders bei empfindlichen Kieferabschnitten zu empfehlen. Dazu wird die Prothese mit weichbleibenden Materialien (Acrylate, Silikone) unterfüttert. Problem: Die häufige Besiedelung des Materials mit ▶pathogenen Mikroorganismen.

Wax-up (engl.) = in Wachs aufstellen; hier: ein in Wachs hergestelltes Modell der zukünftigen zahntechnischen Arbeit

Freilegung eines Implantats ▶ S. 230 f.

Polymerisation ▶ S. 128 f.

Gingivaformer ▶ S. 230 f.

pathogene Mikroorganismen ▶ S. 59

Abrechnung. Abrechenbare Positionen bei Kassenpatienten sind:
- BEMA-Nr. 100c Teilunterfütterung direkt/indirekt.
- BEMA-Nr. 100d Vollständige Unterfütterung indirekt.
- BEMA-Nr. 100e Vollständige Unterfütterung indirekt mit individueller Randgestaltung im Oberkiefer.
- BEMA-Nr. 100f Vollständige Unterfütterung indirekt mit individueller Randgestaltung im Unterkiefer.

Eine direkte, vollständige Unterfütterung ist nicht mehr Bestandteil des BEMA.

12.5 Prothetische Versorgung von Implantaten

Bei Implantationen muss die prothetische Planung bereits zu Beginn der chirurgischen Umsetzung miteinbezogen werden. Wird dies versäumt, kann eine spätere Versorgung der Implantate unmöglich werden. Sinnvoll ist es deshalb, schon vor der Implantation im Labor ein Wax-up der späteren Versorgung erstellen zu lassen, um anhand dessen den operativen Eingriff zu planen.

Nach dem ▶Freilegen der Implantate kann mit der prothetischen Versorgung begonnen werden. Diese lässt sich unterteilen in:
- Abformung,
- Modellherstellung,
- Auswahl der Aufbaupfosten,
- Gerüsteinprobe mit Bissregistrierung,
- Einsetzen der prothetischen Versorgung.

Abformung. Vor der Abformung eines Implantates werden die ▶Gingivaformer abgeschraubt und an ihrer Stelle sogenannte Abformpfosten eingeschraubt. Man unterscheidet zwei Abformverfahren: die offene und die geschlossene Abformung.

Offene Abformung. Beim offenen Verfahren wird die Abformung mit einem individuellen Abformlöffel gemacht. Er enthält spezielle Durchtrittsstellen für die Implantatpfosten (Bild 12.57a). Bevor der Abformlöffel aus dem Munde entnommen werden kann, müssen die Abformpfosten mittels

Prothetische Versorgung von Implantaten • LF 12

kleiner Schrauben gelöst werden. Der gesamte Abformpfosten bleibt in der Abformmasse stecken. Nach der Abformung wird die Verschlussschraube des Implantats wieder aufgesetzt.

Geschlossene Abformung. Beim geschlossenen Verfahren werden die aufgeschraubten Pfosten ähnlich wie natürliche Zähne abgeformt. Damit später die Laborimplantate an der richtigen Stelle sitzen, gibt es je nach System spezielle Positionierungshülsen (Abformkäppchen), die vor der Abformung auf die Abformpfosten gesteckt werden (Bild 12.57b). Nach der Abformung stecken diese dann im Abdruck und geben die Lage der Implantate im Mund wieder.

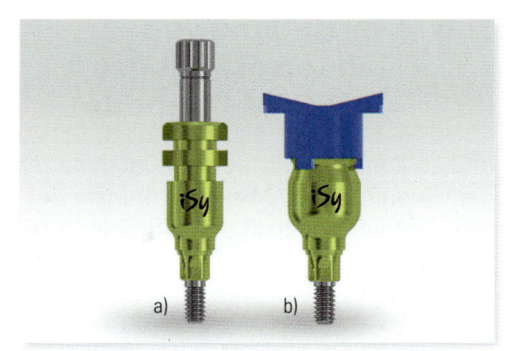

Bild 12.57 a) Offene Abformung mit Abformpfosten; b) Geschlossene Abformung mit Abformkäppchen

Modellherstellung. Die Abformung des Gebisses mit den Abformpfosten/Abformkäppchen wird vom Zahntechniker weiterverarbeitet. Der Zahntechniker erstellt ein präzises Modell, auf dem nicht nur die Lage der Implantate exakt wiedergegeben wird, sondern auch die Zahnfleischverhältnisse in der Umgebung.

Auswahl der Aufbaupfosten. Nach der Modellherstellung erfolgt die Auswahl des Aufbaupfostens, des sogenannten Abutments. Abutments dienen als Verbindungselement zwischen Implantat und Zahnersatz. Sie bestehen aus Titan, Aluminiumoxidkeramik oder Zirkonoxidkeramik. Bei der Auswahl spielen folgende Kriterien eine Rolle:
- Implantatbreite,
- Höhe des Zahnfleischs über der Einsetzstelle und
- Achsenneigung der Implantate zueinander.

Im Labor wird auf dem Modell mit den Abutments das Grundgerüst des späteren Zahnersatzes in Metall oder Keramik hergestellt (Bild 12.58).

Gerüsteinprobe mit Bissregistrierung. Nach der Entfernung des Provisoriums kann das Gerüst am Patienten einprobiert werden. Anschließend wird über das Gerüst der Biss registriert. Bei der Bissregistrierung wird die Beziehung zwischen Ober- und Unterkiefer hinsichtlich des Zusammenbisses genau festgehalten. Da die Implan-

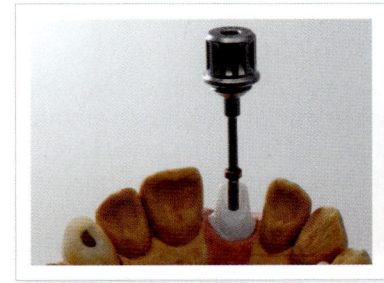

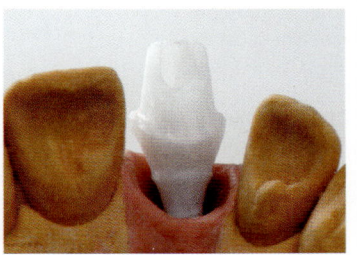

Bild 12.58 Abutment aus Keramik

tatsysteme unterschiedlich sind, lassen sich für die Bissregistrierung keine allgemeingültigen Regeln aufstellen. Aber je genauer die korrekten Verhältnisse wiedergegeben werden, desto geringer sind später die Korrekturen am fertigen Zahnersatz. Nach der Bissregistrierung geht das Gerüst zur Verblendung nochmals ins Labor.

Einsetzen der prothetischen Versorgung. Nach der Fertigstellung im Labor kann die prothetische Versorgung (Suprakonstruktion) in den Mund des Patienten eingesetzt werden (Bild 12.59).

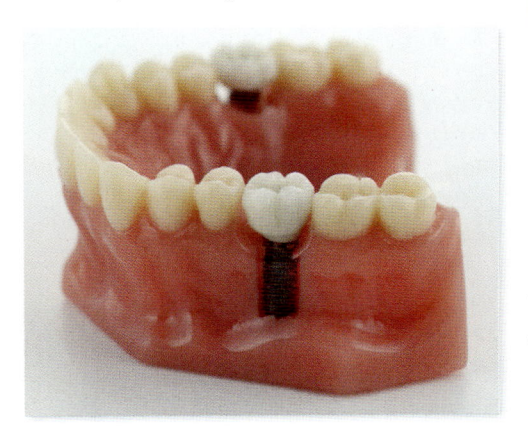

Abutment (engl.) = Stützpfeiler

Suprakonstruktion von superstructure (engl.) = Überbau; hier: Zahnersatz, der dem Implantat aufgesetzt wird

Bild 12.59 Versorgtes Implantat

12.6 Herstellung von Zahnersatz mit der CAD/CAM-Methode

NEM ▶ S. 364

In der Zahnmedizin versteht man unter dem Begriff CAD/CAM eine Technik zur Herstellung von Zahnersatz mithilfe einer computergesteuerten Maschine. Die Abkürzungen stehen für folgende Begriffe:
- **CAD** = „computer-aided design" (virtueller Entwurf des Zahnersatzes am Computer),
- **CAM** = „computer-aided manufacturing" (Herstellungsprozess mittels einer Fräseinheit).

Der neue Zahnersatz wird virtuell am Computer entwickelt (Bild 12.60). Erscheinungsbild, Funktion und Passgenauigkeit können dabei optimal an den Patienten angepasst werden, egal ob es sich um Teil- oder Vollprothesen, Provisorien, Brücken oder Kronen handelt.

chairside (engl.) = an der Stuhlseite; hier: am Behandlungsstuhl

CEREC = Abkürzung für Ceramic Reconstruction (engl.): Zahnrestauration mit keramischem Zahnersatz

Digitaler Workflow. Über spezielle Scanner können Modelle im Labor oder Aufnahmen aus dem Mund des Patienten direkt in ein Computerprogramm übertragen werden. Der Zahntechniker gestaltet dann mithilfe dieses Programms den Zahnersatz digital. Die so entstehenden Daten werden an eine Fräseinheit gesendet, die direkt im Labor, in der Praxis oder in einem Fräszentrum steht und auf Grundlage dieser Daten den Zahnersatz aus sogenannten Rohlingen herausfräst (Bild 12.61).

Für die Fertigung stehen Rohlinge aus unterschiedlichen Materialien zur Verfügung (Zirkonoxid, ▶NEM oder Kunststoffverbindungen, aber auch Metalle wie Gold oder Titan).

Prinzipiell können ganz unterschiedliche Arten von Zahnersatz auf diese Weise gefertigt werden. Allerdings ist die CAD/CAM-Methode nicht für jeden Zahnersatz geeignet, da einige Formen nicht gefräst werden können, sondern nach wie vor per Hand angefertigt werden müssen.

Chairside-Methode. Ein besonderes CAD/CAM-Verfahren zur Herstellung von Zahnersatz stellt die Chairside-Methode (auch CEREC-Verfahren genannt) dar. Mit diesem Verfahren ist es möglich, Zahnersatz aus Keramik direkt in der Praxis innerhalb einer Sitzung zu fertigen und dem Patienten einzugliedern.

Mit einem intraoralen Scanner wird eine 3D-Aufnahme des präparierten Zahnes im Mund des Patienten gemacht. Die entsprechenden Daten werden direkt an einen Computer übertragen. Mithilfe eines speziellen Programms können dann dreidimensionale Modelle der Präparation und des Gegenkiefers erstellt werden. Auf Grundlage dieser Modelle kann der gewünschte Zahnersatz konstruiert werden, ein Abdruck ist nicht mehr notwendig.

Die so entstandenen Daten werden anschließend vom Computer auf eine in der Praxis stehende Fräseinheit übertragen. Nach Auswahl des farblich passenden Rohlings kann aus diesem der digital entworfene Zahnersatz gefräst werden, der nach der Entnahme aus der Fräseinheit nur noch geringfügig bearbeitet werden muss.

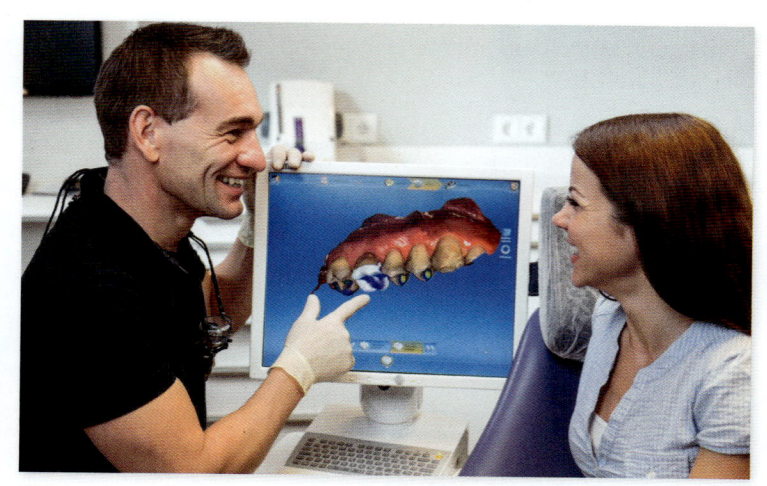

Bild 12.60 Herstellung von Zahnersatz mittels CAD/CAM

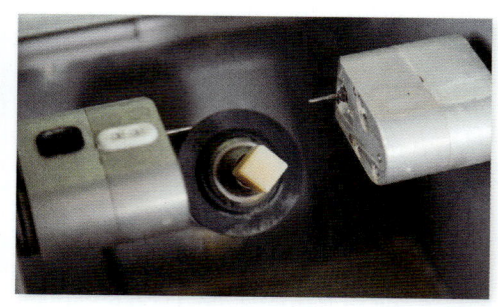

Bild 12.61 Rohling in Fräsmaschine

Durch Bemalen wird der Zahnersatz ggf. noch individualisiert, gebrannt und anschließend dem Patienten eingegliedert.

Je nach Ausstattung der Praxis können Kronen, Brücken, ▸Inlays, Onlays, Veneers oder sogar ganze Implantat-Versorgungen mit der Chairside-Methode gefertigt und dem Patienten direkt eingesetzt werden.

Herstellung von Totalprothesen mit der CAD/CAM-Methode. In der ersten Behandlungssitzung werden Funktionsabformung und Kieferrelationsbestimmung mit speziell konfektionierten Löffelsystemen durchgeführt. Der eigentliche digitale Workflow beginnt mit dem Scan der Funktionsabformungen. Bei allen Systemen ist es möglich, das voraussichtliche Endergebnis im Mund zu visualisieren.

In der zweiten Sitzung kann eine gefräste Probeprothese direkt am Patienten anprobiert werden. Passt diese, kann bis zur dritten Sitzung die definitive Totalprothese gefräst und durch den Zahnarzt beim Patienten eingegliedert werden.

▸PMMA ist heutzutage das gebräuchlichste Material zur Herstellung von Prothesen. Folgende materialtechnische Probleme bzw. Schwachstellen können jedoch bei der Herstellung von Prothesen mit PMMA auftreten:
- Porositäten,
- Polymerisationsschrumpfung,
- mangelnde Farbstabilität,
- mangelnde Biokompatibilität (Gewebeverträglichkeit).

Die CAD/CAM-basierte Prothesenfertigung hat das Potential, bei einigen dieser Probleme Abhilfe zu schaffen. Ihre Ziele sind:
- Verbesserung der Bruchstabilität durch den hohen Kondensationsgrad der industriell gefertigten Rohlinge,
- glattere Oberfläche durch verwendetes Fräsverfahren,
- standardisierte Produktqualität durch industrielle Herstellung und Verarbeitung,
- genauere Passform der Prothesen durch das Ausbleiben der Polymerisationsschrumpfung.

12.7 Vertragsbeziehungen zwischen Labor und Praxis

Bei der Anfertigung von Zahnersatz muss klar zwischen den zahnärztlichen und den zahntechnischen Aufgaben unterschieden werden.

Dienstvertrag. Der Zahnarzt ist für alle Arbeiten am Patienten verantwortlich. Er präpariert die Zähne, nimmt die Abdrücke, den Biss, macht die Einproben und setzt die fertige Arbeit letztendlich ein. Diese Arbeiten entsprechen einem Dienstvertrag, der keine Schriftform benötigt. Das bedeutet, dass sich der Patient als behandlungswillig erklärt, indem er den Mund öffnet und nicht extra ein Vertrag aufgesetzt werden muss.

Der Zahnarzt verpflichtet sich im Rahmen dieses Vertrages dazu, alles zu tun, um einen Heilungserfolg zu bewirken, er muss jedoch den Erfolg nicht garantieren. Im Gegenzug verpflichtet sich der Patient dazu, das vereinbarte Honorar zu zahlen.

Werkvertrag. Die zahntechnischen Arbeiten unterliegen den Weisungen des Zahnarztes. Eine behandelnde Tätigkeit der Zahntechniker am Patienten ist nach dem Zahnheilkundegesetz strafbar.

Zwischen dem Zahnarzt und dem Zahntechniker besteht ein Werkvertrag. Dieser Vertrag verpflichtet den Zahntechniker, die bestellte Arbeit herzustellen und den Zahnarzt, sie zu bezahlen.

Zusätzlich beinhaltet dieser Vertrag, dass die hergestellte Arbeit bestimmte Qualitätskriterien erfüllt, z.B. eine Krone nicht nach kürzester Zeit durchgekaut ist, sondern eine entsprechende Dicke und Haltbarkeit aufweist.

Eine Mängelrüge ist innerhalb von zwei Jahren möglich.

Chairside-Herstellung von Inlays ▸S. 136

PMMA ▸S. 364

Porosität: Vorliegen von Hohlräumen bzw. kleinen Löchern in einem Stoff / Material

Polymerisationsschrumpfung: Schrumpfung eines Kunststoffes während des Abbindens

Kondensationsgrad: Grad der Verdichtung

LF 12 — Prothetische Behandlungen begleiten

ZUSAMMENFASSUNG

- Ältere, körperlich eingeschränkte oder demente Patienten brauchen eine besondere Betreuung in der Zahnarztpraxis und eine auf ihre Bedürfnisse angepasste Behandlung.
- Die prothetische Behandlung umfasst die Herstellung und Eingliederung aller Arten von herausnehmbarem und festsitzendem Zahnersatz.
- Zur Herstellung von Zahnersatz ist eine direkte Zusammenarbeit zwischen Zahnarzt und zahntechnischem Labor unerlässlich.
- Um die benötigten Informationen für die Herstellung des Zahnersatzes an das Labor weitergeben zu können, werden Abformungen im Mund des Patienten gemacht. Heute ist es auch möglich, diese Informationen durch digitale Scans an das zahntechnische Labor zu schicken.
- Abformungen werden mithilfe spezieller Abformmaterialien und einem Abformlöffel direkt im Mund des Patienten genommen.
- Im zahntechnischen Labor werden die Abformungen mit Gips ausgegossen und so Modelle erstellt, die eine exakte Kopie der Situation im Mund des Patienten darstellen. Sie dienen als Arbeitsgrundlage für die weitere Herstellung des Zahnersatzes.
- Zahnersatz unterteilt sich in festsitzenden und herausnehmbaren Zahnersatz. Festsitzender Zahnersatz wird so bezeichnet, weil er fest im Mund mit Zähnen oder Implantaten verankert wird. Im Gegensatz dazu kann herausnehmbarer Zahnersatz abgenommen und so auch außerhalb des Mundes gereinigt werden.
- Als festsitzender Zahnersatz werden Kronen und Brücken bezeichnet. Sie werden direkt mit einem Zahn oder Implantat adhäsiv verklebt oder einzementiert.
- Vor der Versorgung mit festsitzendem Zahnersatz werden die betreffenden Zähne beschliffen – diesen Vorgang nennt man Präparation.
- Vollkronen können je nach Material, Aufbau und Art der Verblendung unterschieden werden. Sie ersetzen die gesamte klinische Krone eines Zahnes.
- Teilkronen ersetzen den Zahn nur teilweise. Bei der Präparation bleibt mehr eigene Zahnhartsubstanz erhalten als bei Vollkronen.
- Brücken ersetzen fehlende Zähne. Sie „überbrücken" die entstandenen Lücken. Eine Brücke besteht aus Pfeiler, Anker, Zwischenglied und/oder Anhänger.
- Um Zähne nach der Präparation zu schützen oder um eine Lücke bis zur Fertigstellung des definitiven (endgültigen) Zahnersatzes zu schließen, können Provisorien eingesetzt werden.
- Herausnehmbarer Zahnersatz unterteilt sich in Teil- und Totalprothesen. Teilprothesen kommen zum Einsatz, wenn der Patient noch eigene Zähne hat, aber Lücken geschlossen werden müssen. Sind keine eigenen Zähne beim Patienten mehr vorhanden, werden Totalprothesen zum Ersatz aller Zähne eingegliedert.
- Die Herstellung von herausnehmbarem Zahnersatz erfolgt in mehreren Sitzungen in der Zahnarztpraxis. Auch im zahntechnischen Labor sind mehrere Einzelschritte notwendig, um den Zahnersatz passgenau anhand der durch den Zahnarzt bereitgestellten Informationen anzufertigen.
- Bei fehlenden Zähnen können durch Implantate neue Pfeiler für Zahnersatz geschaffen werden. Diese Implantate können als Basis für Kronen, Brücken und auch zum Befestigen von herausnehmbarem Zahnersatz dienen.
- Fast alle Arten von Zahnersatz können heutzutage auch mithilfe von computergesteuerten Maschinen hergestellt werden. Dieses Verfahren nennt man CAD/CAM. Der neue Zahnersatz wird virtuell am Computer entwickelt und anschließend auf Grundlage dieser Daten von speziellen Fräsmaschinen gefertigt.

ZUR WIEDERHOLUNG

1. a) Welche körperlichen Beeinträchtigungen können im Alter auftreten?
   b) Gibt es körperliche Beeinträchtigungen, die auch junge Menschen betreffen können?

2. a) Welche Abformmaterialien kennen Sie?
   b) Ordnen Sie die Abformmaterialien nach ihren Eigenschaften in Gruppen.

3. Das Alginat besitzt besondere Eigenschaften. Was muss bei der Verarbeitung beachtet werden?

4. Welche Silikonarten werden für Abformungen verwendet und worin unterscheiden sie sich?

5. Was bedeuten die Begriffe Addition und Kondensation im Zusammenhang mit Kunststoffmaterialien?

6. a) Zählen Sie die unterschiedlichen Abformtechniken auf.
   b) Welche Abformtechnik wird wann verwendet?

7. Welche Arten von Abformlöffeln gibt es und für welches Material werden sie verwendet?

8. a) Wozu dient die Kieferrelationsbestimmung?
   b) Welche unterschiedlichen Techniken zur Kieferrelationsbestimmung gibt es?

9. a) Welche Arten von Zahnersatz gibt es?
   b) Ordnen Sie dem jeweiligen Zahnersatz die Begriffe „festsitzend" oder „herausnehmbar" zu.

10. a) Welche Kronenarten gibt es?
    b) Welche Kronen sind metall-, welche zahnfarben?

11. a) Zählen Sie die unterschiedlichen Präparationsarten auf.
    b) Fertigen Sie für jede Präparationsart eine kleine Skizze von der Präparationsgrenze an.

12. a) Wie viele Sitzungen sind nötig von der ersten Sitzung bis zum Einsetzen einer fertigen Krone?
    b) Notieren Sie in Stichpunkten den Ablauf der einzelnen Sitzungen.

13. a) Welche Arten von Brücken kennen Sie?
    b) Zeichnen Sie eine Brücke und bezeichnen Sie die einzelnen Bestandteile.
    c) Was bedeutet bei einer Brücke mehrspannig und was mehrgliedrig?

14. Welche BEMA-Position rechnen Sie bei einer Brücke ab, welche für Brückenglied und Brückenanker?

15. a) Welche Arten von Provisorien gibt es?
    b) Wie können Provisorien hergestellt werden?
    c) Welche BEMA-Position rechnen Sie bei einem Provisorium ab?

16. a) Welche Arten der Abstützung bei Teilprothesen gibt es?
    b) Wie wird die Abstützung bei einer Brücke bezeichnet?

17. a) Aus welchen Elementen besteht eine Teilprothese?
    b) Welche Arten von Verankerungselementen kennen Sie?

18. Wie ist eine Klammer aufgebaut? Fertigen Sie eine Skizze an und bezeichnen Sie die einzelnen Teile.

19. Welche Abrechnungspositionen gibt es bei einer Interimsversorgung?

20. Welche Punkte beeinflussen den Halt einer Totalprothese?

21. a) Welche Unterfütterungen werden unterschieden?
    b) Welche Abrechnungspositionen können Sie dafür angeben?

22. a) Welche Arbeitsschritte erfolgen bei der Versorgung von Implantaten?
    b) Wie werden Implantate abgeformt?

23. a) Wofür stehen die Abkürzungen CAD und CAM?
    b) Welche Vorteile ergeben sich bei der Chairside-Methode?

24. Welche Vertragsbeziehungen bestehen zwischen Zahnarzt und Dentallabor?

LF 12 • Prothetische Behandlungen begleiten

ZUR VERTIEFUNG

1. Sie sind in der Praxis für die Begleitung der Patienten während der Behandlung zuständig. Versuchen Sie, sich in die Situation zu versetzen, dass ein Patient
   a) schwerhörig / taubstumm ist,
   b) sehbeeinträchtigt ist,
   c) dement ist,
   d) im Rollstuhl sitzt.
   Spielen Sie mit einer Kollegin/einem Kollegen die verschiedenen Situationen durch.

2. Legen Sie bei einer Kollegin/einem Kollegen einen Gesichtsbogen an. Auf was muss beim Anlegen geachtet werden?

3. Erstellen Sie eine Checkliste zur Vorbereitung einer Präparation, die an die Arbeitsabläufe in Ihrer Ausbildungspraxis angepasst ist.

4. Sie müssen einen Heil- und Kostenplan für eine Brücke 35 – 37 erstellen.
   a) Füllen Sie bitte vollständig einen Heil- und Kostenplan für eine Brücke mit Verblendkrone Zahn 35, Zwischenglied 36 und Vollgusskrone Zahn 37 aus.
   b) Welche alternativen Versorgungsmöglichkeiten gibt es?
   c) Wie sähe hierfür jeweils ein Kostenvoranschlag aus?

5. a) Informieren Sie sich, welche Materialien in Ihrer Ausbildungspraxis zum Einsetzen von Kronen verwendet werden.
   b) Gibt es Unterschiede beim Einsetzen von Keramikkronen und Metallkronen?
   c) Warum verwendet Ihr Chef / Ihre Chefin welches Befestigungsmaterial?

6. a) Wie unterscheidet sich die Herstellung einer teleskopierenden Teilprothese von der Herstellung einer Modellgussprothese?
   b) Skizzieren Sie jeweils den Arbeitsablauf.

7. a) Was bezeichnet der Begriff Atrophie?
   b) Atrophieren Unterkiefer und Oberkiefer an den gleichen Stellen? Begründen Sie Ihre Antwort.

8. Fallbeispiel: Frau Moser wurden in den letzten Jahren mehrere Zähne gezogen. Mittlerweile stören sie die Lücken und sie wünscht sich einen Zahnersatz. Außerdem brach jetzt noch ein Zahn im Frontzahnbereich ab, der dringend versorgt werden muss.
   Beim ersten Termin diktiert Ihnen die Zahnärztin folgenden Befund:
   - 16, 13, 24, 26   insuffiziente Kronen
   - 12, 22, 23   o. B.
   - 11   Wurzelrest
   - 21   kariös
   - 18/17/14/15/25/27/28   fehlen

   a) Welche Behandlung ist bei Frau Moser heute noch zu erwarten? Was haben Sie vorzubereiten?

   Nachdem die Vorbehandlung abgeschlossen ist, entscheidet sich Frau Moser dafür, die fehlenden Zähne 14/15/25 mit Brücken versorgen zu lassen. Zahn 11 wurde wurzelbehandelt und wieder aufgebaut.
   b) Welche alternativen Versorgungsmöglichkeiten hätte es gegeben? Erstellen Sie einen Heil- und Kostenplan und Kostenvoranschläge für die Alternativen.
   c) In welchen Arbeitsschritten verläuft die weitere Behandlung? Welche Materialien und Instrumente werden jeweils benötigt?
   d) Welche Abformungen werden im Laufe der Behandlung mit welchen Materialien gemacht?
   e) Führen Sie ein Beratungsgespräch (z. B. als Rollenspiel) mit Frau Moser: Erklären Sie ihr die erforderlichen Mundhygienemaßnahmen.

Lernfeld 13
Praxisprozesse mitgestalten

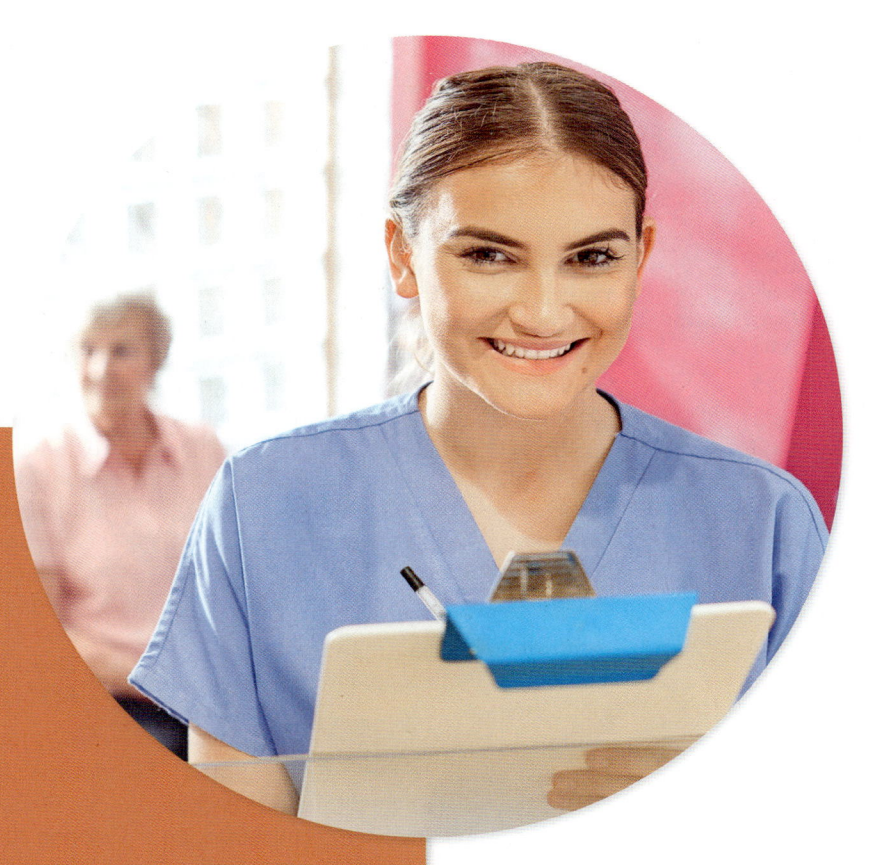

Qualitätsmanagement

Marketing

Personaleinsatzplanung

Ergonomische Arbeitsplatzgestaltung

Haftung

Bewerbung

13 Praxisprozesse mitgestalten

Die veränderten Ansprüche der Patienten an die Zahnheilkunde erfordern zunehmend erweiterte Fähigkeiten der ZFA. Der Erfolg einer Zahnarztpraxis hängt nicht zuletzt auch vom Organisationstalent, von der Flexibilität und dem konstruktiven Engagement der ZFA ab.

13.1 Qualitätsmanagement (QM)

> **Qualität:** Beschaffenheit, Eigenschaft, Zustand (von lat. qualitas)

Der Begriff Qualitätsmanagement (QM) stammt ursprünglich aus der Industrie und beschreibt einen fortlaufenden Prozess mit dem Ziel der Qualitätsverbesserung. In der Zahnarztpraxis beinhaltet dies die systematische Durchführung bestimmter Maßnahmen als fester Bestandteil des Praxisalltags. Ziel ist es, alle Praxisabläufe hinsichtlich eines festgelegten Qualitätsanspruchs zu koordinieren und eine anhaltende Qualitätsverbesserung der Patientenversorgung und Praxisorganisation zu erreichen.

Grundsätzlich muss man zwischen internem und externem Qualitätsmanagement unterscheiden:
- **Internes QM** ist inzwischen für alle Praxen verpflichtend (z. B. über Praxishandbücher, den nachfolgend erwähnten PDCA-Zyklus, über Zertifizierungen usw.). Die internen Bewertungsmaßstäbe für „Qualität" können sich mit der Zeit ändern. Über das, was in einer Praxis als „Qualität" empfunden wird, muss man sich innerhalb des Teams einigen.
- **Externes QM** beruht i.d.R. auf gesetzgeberischen Maßnahmen (z. B. Krinko-Verordnung, ▶Medizinproduktegesetz, Medizinprodukte-Betreiberverordnung, Unfallverhütungsvorschriften der BGW etc.).

> **Krinko** = Kommission für Krankenhaushygiene und Infektionsprävention (regelt die Anforderungen an die Hygiene)

> Medizinproduktegesetz, Unfallverhütungsvorschriften ▶S. 18

Über die Rahmenbedingungen des Qualitätsmanagements entscheidet der Praxisinhaber. Er muss seinen Mitarbeitern die Vorteile der QM-Maßnahmen aufzeigen.

Die wichtigsten Vorteile eines Qualitätsmanagements im Praxisalltag sind:
- für den Patienten eine verlässlich gute zahnmedizinische Versorgung und eine Atmosphäre, in der er sich wohl und sicher fühlt,
- für den Kostenträger eine optimale Ausnutzung der finanziellen Möglichkeiten,
- für die Mitarbeiter eine höhere Arbeitszufriedenheit.

13.1.1 QM-System

Eine ständige Verbesserung der Praxisabläufe sollte von allen Mitarbeitern angestrebt werden. Ein hilfreiches und häufig genutztes Instrument in diesem Prozess ist der PDCA-Zyklus (Bild 13.1) des Amerikaners Deming (auch Deming-Kreis genannt). Dieser Zyklus ist eine Hilfestellung, um strukturiert an Verbesserungswünsche heranzugehen. Der Verbesserungsprozess wird dabei in vier Schritte unterteilt:
- **P**lan (= Planen),
- **D**o (= Umsetzen),
- **C**heck (= Überprüfen),
- **A**ct (= Handeln).

Inzwischen gibt es Anbieter, die sich darauf spezialisiert haben, Zahnarztpraxen bei der Einführung eines QM-Systems professionell zu unterstützen und zu beraten. Ein QM-System, das für Zahnarztpraxen infrage kommt, ist das nach DIN EN ISO 9001.

Zertifizierung. Nach Einführung eines QM-Systems haben Praxen die Möglichkeit, sich zertifizieren zu lassen. Der zertifizierten Praxis wird in einer Urkunde bestätigt, dass sie bestimmte Qualitätskriterien erfüllt.

> **zertifizieren** = bescheinigen; **Zertifikat** = Bescheinigung

Damit das Zertifikat ausgestellt werden kann, müssen sämtliche Tätigkeiten, Behandlungsmethoden und Zuständigkeiten standardisiert und in einem Praxishandbuch aufgeschrieben werden. So soll sichergestellt werden, dass die Praxis ein einmal erreichtes Qualitätsniveau einhält und kontinuierlich um weitere Verbesserungen bemüht ist.

Qualitätsmanagement (QM) • LF 13

- Der freie Nachmittag wird von Dienstag auf Mittwoch verlegt, damit sich die Auszubildende besser auf den Unterricht am Donnerstag vorbereiten kann.
- Die Auszubildende wird für drei Wochen freigestellt, damit sie in einer chirurgisch tätigen Praxis ausgebildet werden kann.
- Es wird eine Lernsoftware für ZFA-Auszubildende angeschafft.

Die Praxis möchte die Ausbildungsbedingungen und -ergebnisse für die Auszubildende verbessern.

ACT (Handeln) — **PLAN (Planen)** — **CHECK (Überprüfen)** — **DO (Umsetzen)**

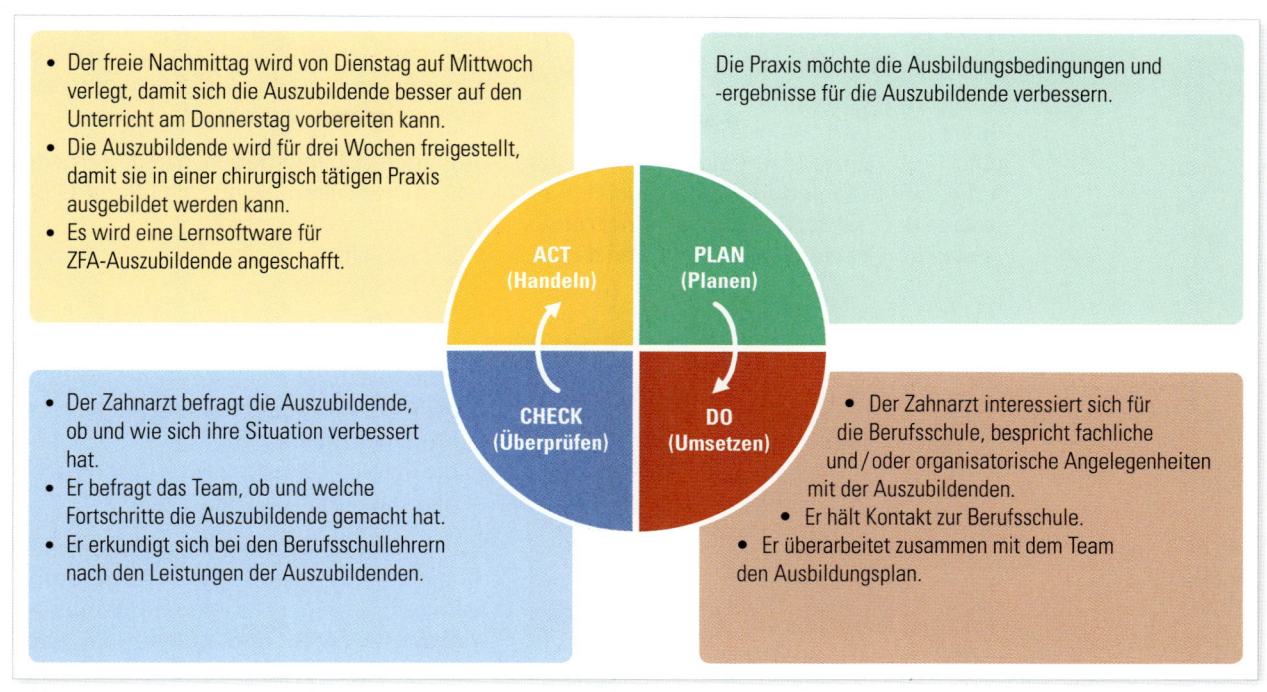

- Der Zahnarzt befragt die Auszubildende, ob und wie sich ihre Situation verbessert hat.
- Er befragt das Team, ob und welche Fortschritte die Auszubildende gemacht hat.
- Er erkundigt sich bei den Berufsschullehrern nach den Leistungen der Auszubildenden.

- Der Zahnarzt interessiert sich für die Berufsschule, bespricht fachliche und/oder organisatorische Angelegenheiten mit der Auszubildenden.
- Er hält Kontakt zur Berufsschule.
- Er überarbeitet zusammen mit dem Team den Ausbildungsplan.

Bild 13.1 PDCA-Zyklus am Beispiel „Verbesserung der Bedingungen für eine ZFA-Auszubildende"

Darüber hinaus muss die Praxis einen QM-Beauftragten benennen, der sich eigenverantwortlich um das Qualitätsmanagement kümmert. QM-Beauftragter können die Zahnärztin/der Zahnarzt selbst oder eine Mitarbeiterin sein.

Das QM-Zertifikat gilt für drei Jahre, danach erfolgt eine neue Überprüfung der Praxis und das Zertifikat muss erneuert werden (= Rezertifizierung).

Eine Zertifizierung hat für die Praxis folgende Vorteile:
- sie dient dem Praxismarketing (d. h. allen Maßnahmen, die den Verkauf eines Produkts oder einer Dienstleistung fördern),
- sie wirkt sich größtenteils positiv auf den Teamgeist und die Leistungsbereitschaft der Mitarbeiter aus,
- eine zertifizierte Praxis wird erfahrungsgemäß bei der Kreditvergabe von den Banken bevorzugt behandelt.

Für den Patienten hat die Zertifizierung den Vorteil, dass ihn in dieser Zahnarztpraxis wahrscheinlich eine gleichbleibende, in der Qualität nicht schwankende Dienstleistung erwartet.

Gesetzliche Rahmenbedingungen. Praxen sind zwar nicht zur Zertifizierung verpflichtet, aber jede vertragszahnärztliche Praxis muss nach den Vorschriften des Sozialgesetzbuches (SGB V, § 135 a, Abs. 2) seit 2005 ein Qualitätsmanagement und die damit verbundene Qualitätssicherung durchführen. Hinweis: Qualitätssicherung ist ein Teilbereich des Qualitätsmanagements. Häufig werden die beiden Begriffe aber im gleichen Sinne benutzt.

Evaluation und Überprüfung. Die gesetzten Praxisziele und die dazu durchgeführten Maßnahmen müssen regelmäßig überprüft werden. Intern kann dies mithilfe geeigneter Instrumente (z. B. PDCA-Zyklus) durch den jeweiligen QM-Beauftragten erfolgen.

Extern wird die Einhaltung der Qualitätskriterien durch Praxisbegehungen der zuständigen Behörden überprüft. Bei anlassunabhängigen Praxisbegehungen liegt das Hauptaugenmerk auf der Hygiene. Darüber hinaus gibt es zusätzliche Prüfungen der Kammern, z. B. wird stichprobenartig die Qualität der Röntgenaufnahmen kontrolliert.

13.1.2 Patientenzufriedenheit

Teil der laufenden Qualitätsverbesserung ist die Ausrichtung der Praxisziele auf die Interessen und Wünsche der Patienten (Bild 13.2). Zufriedene Patienten und eine hohe Patientenbindung liegen auch im Interesse der Praxis, denn nur mit einer guten Auslastung ist eine Praxis konkurrenzfähig.

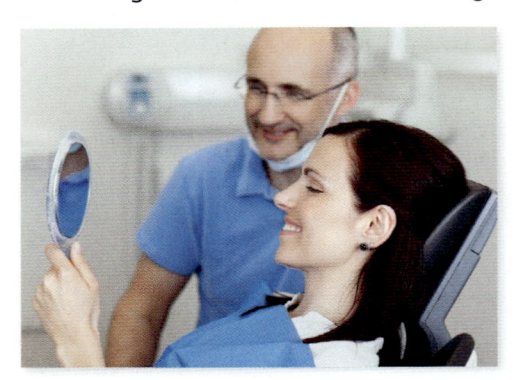

Teambesprechungen
▶ S. 21

Bild 13.2 Patientenzufriedenheit

Um die Patientenzufriedenheit zu steigern, kann eine anonyme Patientenbefragung hilfreich sein. So kann ermittelt werden, worauf Patienten besonderen Wert legen, was sie stört oder was ihnen gut gefällt. Werden Patientenbefragungen nach einiger Zeit wiederholt, lassen sich Trends erkennen, die tendenzielle Verbesserungen oder Verschlechterungen aufzeigen und somit Auskunft über einen möglichen Handlungsbedarf geben.

Eine Alternative wäre ein sogenannter „Meckerkasten", in den die Patienten anonym schriftliche Beschwerden einwerfen können. Diese Kritik kann die Mitarbeiter einer Praxis zunächst kränken. Sie ist aber nützlich, weil sie Hinweise auf Verbesserungsmöglichkeiten gibt, auf die das Team möglicherweise nicht gekommen wäre.

13.1.3 Mitarbeiterzufriedenheit

Die Mitarbeiterzufriedenheit ist für den Erfolg einer Zahnarztpraxis wichtig, weil ohne ein motiviertes und professionelles Team keine hochwertige Arbeit geleistet wird. Zufriedene Mitarbeiter machen es möglich, dass entspannt, erfolgreich und manchmal auch mit Humor gearbeitet werden kann.

Auch der Patient profitiert davon: Denn einem motivierten Praxisteam, das Spaß an seiner Arbeit hat, fällt es leicht, aufmerksam und serviceorientiert zu sein.

Umfragen haben ergeben, dass Mitarbeiter zufriedener wären, wenn sich folgende Bedingungen verbesserten:
- das Gehalt,
- die Arbeitszeiten,
- die Ausstattung der Sozialräume,
- der Teamgeist und die Kommunikationsstrukturen,
- die Anzahl der Behandlungsräume,
- die Urlaubsplanung,
- die Möglichkeiten zur Fort- und Weiterbildung.

Ein wichtiger Beitrag zur Mitarbeiterzufriedenheit sind regelmäßige ▶Teambesprechungen, in denen Probleme offen angesprochen werden und gemeinsam nach Lösungen gesucht wird.

13.1.4 Praxisorganisation und Aufgabenverteilung

Arbeitsabläufe im Sinne eines guten Qualitätsmanagements können nur funktionieren, wenn ein Personaleinsatzplan erstellt wird, der mit dem Behandlungsplan übereinstimmt. Zeiten des Leerlaufs und Überlastungs- bzw. Wartezeiten müssen vermieden werden.

In kleinen Praxen ist es üblich, dass alle für alles zuständig und verantwortlich sind. In größeren Praxen sind genaue Arbeitsplatz- und Stellenbeschreibungen unerlässlich, damit Dinge nicht doppelt erledigt oder vergessen werden. Arbeitsplatz- und Stellenbeschreibungen legen verbindlich fest, wofür die einzelne ZFA zuständig und verantwortlich ist.

Eine Arbeitsplatzbeschreibung ist ein wichtiger Teil der Unternehmensorganisation. Sie beschreibt personengebunden, was eine Mitarbeiterin tatsächlich macht und welche Aufgabenbereiche und Verantwortlichkeiten einem konkreten Arbeitsplatz zuzuordnen sind. Genaue Arbeitsplatzbeschreibungen unterstreichen die Verbindlichkeit der Aufgabenverteilung und vermeiden Unsicherheiten hinsichtlich der Zuständigkeit. Für neue Mitarbeiterinnen und bei Urlaubsvertretungen sind sie ebenfalls eine gute Hilfe.

Stellenbeschreibungen bilden die personenunabhängige Grundlage für die Erfüllung einer Gesamtaufgabe. Die Gesamtaufgaben der Praxis werden in Einzelaufgaben unterteilt und anschließend entsprechend den Erfordernissen gebündelt und einer bestimmten Stelle zugewiesen. So wird jede Stelle durch einen bestimmten Aufgabenkatalog beschrieben. Die schriftliche Auflistung dieser Aufgaben und Befugnisse ergibt die Stellenbeschreibung (Bild 13.3).

Aus Stellenbeschreibung und Arbeitsplatzbeschreibung geht hervor, welches die vorausgesetzten oder gewünschten Eigenschaften (Fähigkeiten, Merkmale) eines Mitarbeiters sind.

13.2 Marketing

Der Begriff Marketing kommt aus dem Englischen und bedeutet so viel wie „auf den Markt bringen" oder „Vermarktung". Im engeren Sinne bedeutet es, dass der Zahnarzt seine derzeitigen und potenziellen Kunden (Patienten) auf seine Ware (zahnärztliche Dienstleistung) aufmerksam machen will und sie dauerhaft an seine Praxis binden möchte.

Zahnarztpraxen unterlagen früher einem Werbeverbot, weil man dachte, es sei mit der Berufsethik nicht zu vereinbaren, wenn Zahnärzte das Ziel verfolgten, Gewinne zu machen. Stattdessen ging man davon aus, dass es den Zahnärzten nur um das gesundheitliche Wohl der Patienten gehe. Da diese Ansicht nicht mehr zeitgemäß ist, wurde das frühere Werbungsverbot deutlich gelockert und zu einem Recht auf Werbung entwickelt. Dennoch unterliegen Zahnärzte im Vergleich zu anderen Unternehmern strengeren rechtlichen Vorschriften.

Vor allem durch die neuen Möglichkeiten des Onlinemarketings müssen die Grenzen des Zulässigen regelmäßig überprüft und angepasst werden.

Stellenbeschreibung
Zahnmedizinische Fachangestellte (ZFA)

Stellenbezeichnung:
Zahnmedizinische Fachangestellte

Formelle Qualifikation:
Abgeschlossene Ausbildung zur Zahnmedizinischen Fachangestellten

Persönliche Voraussetzungen:
- Bereitschaft zur Teamarbeit
- Zuverlässigkeit und Verantwortungsbewusstsein
- Flexibilität und Einsatzbereitschaft
- Konflikt- und Kritikfähigkeit
- Innovationsbereitschaft

Aufgaben und Kompetenzen:
- Vor- und Nachbereitung der Zimmer und der Behandlung
- Behandlungsassistenz
- persönliche Betreuung der Patienten vor, während und nach der Behandlung
- Durchführung der erforderlichen Hygienemaßnahmen
- Sicherstellung eines korrekten und sauberen Erscheinungsbildes der Praxis in den Behandlungszimmern
- Erfüllen wiederkehrender Aufgaben auf Anweisung (z. B. Anfertigen von Röntgenaufnahmen, Erstellen und Ausgießen von Abdrücken)
- Materialbeschaffung und -verwaltung
- aktiver Beitrag zur Unterstützung eines reibungslosen Praxisablaufs und der Einhaltung der QM-Maßnahmen
- aktive Förderung der Patientenzufriedenheit durch persönliches Auftreten und Beraten im eigenen Kompetenzbereich

Bild 13.3 Mögliche Inhalte einer Stellenbeschreibung für ZFA

Zulässige Instrumente des Praxismarketings sind u. a.:
- beliebig große Praxisschilder mit Zusatzinformationen (z. B. Name und Kontaktdaten der Praxis, Internetadresse, Weiterbildungen und Zusatzqualifikationen der Zahnärzte),
- Zeitungsanzeigen (auch ohne bestimmten Anlass wie Urlaub usw.),
- Rundfunk-, Fernseh-, Kino- und Onlinewerbung sowie Werbung an Fahrzeugen oder Geschäften,
- eigener Internetauftritt (Website),
- Erstellung eines ▸Corporate Designs (= einheitliches Erscheinungsbild einer Praxis, z. B. in Bezug auf verwendete Farben und Schriften für Werbematerialien, eigenes Praxislogo etc.),
- Flyer oder Praxisbroschüre,

potenziell = möglich, denkbar

Corporate Design ▸S. 392

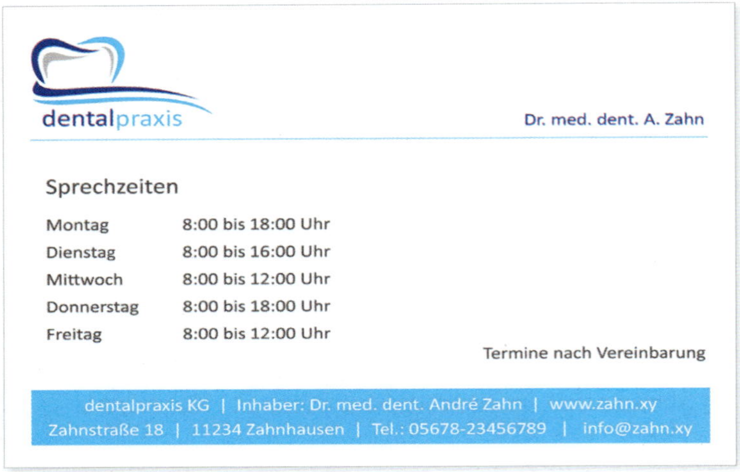

LF 13 • Praxisprozesse mitgestalten

Bild 13.4 Beispiel für eine Visitenkarte

Hard bzw. **Soft Skills** (engl.) = harte (im Sinne von „fachlich") bzw. weiche (im Sinne von „sozialkompetent") berufliche Fähigkeiten

Follow-up (engl.) = Verlaufskontrolle, Nachbeobachtung

- Briefpapier, Visitenkarten (Bild 13.4) usw.,
- Informationsveranstaltungen in den Praxisräumen zu zahnmedizinischen Themen oder „Tag der offenen Tür",
- kleine Geschenke (z. B. Schreibblock, Kalender, Kugelschreiber, Haftnotizen mit Kontaktdaten und Praxislogo usw.).

Unzulässige Instrumente des Praxismarketings sind u. a.:
- anpreisende Werbung (z. B.: „Wir sind führend im Bereich der Prothetik."),
- irreführende Werbung (z. B.: „Garantiert schmerzfreie Behandlung."),
- vergleichende Werbung (z. B.: „Wir fangen dort an, wo andere Zahnärzte nicht mehr weiterwissen."),
- marktschreierische Werbung (z. B.: „Ich bin der Superzahnarzt mit den Superdeals."),
- Werbung mit besonders günstigen Preisen (z. B.: „Wenn Sie kein Geld zu verschenken haben …"),
- Werbung mit Gutscheinen, Verlosungen und Rabattaktionen (z. B.: „Wenn Sie noch heute einen verbindlichen Termin mit uns verabreden, sparen Sie 30 %."),
- Wartezimmer-TV-Programm mit Produktwerbung (z. B. für eine Ultraschallzahnbürste, die in der Praxis verkauft wird).

Patienten sind Konsumenten einer zahnmedizinischen oder kosmetischen Leistung. Ihnen steht eine große Auswahl an zahnärztlichen Praxen zur Verfügung. Mit zunehmender Wahlmöglichkeit werden Patienten, insbesondere wenn es um zusätzliche Privatleistungen (z. B. Individualprophylaxe, Implantate usw.) geht, wählerischer. Sie wollen genau wissen, wer und was sich hinter der Zahnarztpraxis verbirgt und wie das Kosten-Nutzen-Verhältnis der erhältlichen Dienstleistungen einzuschätzen ist.

Für den Patienten sind die Fach- und Sachkompetenzen (Hard Skills) des Zahnarztes nur schwer zu beurteilen. Umso wichtiger werden die sogenannten Soft Skills und das äußere Erscheinungsbild der Praxis.

Soft Skills umfassen die Persönlichkeitsmerkmale und Eigenschaften von Menschen, die bei der Berufsausübung eingesetzt werden (z. B. gute Umgangsformen, Höflichkeit, Freundlichkeit und sprachliche Kompetenz). Patienten erwarten außer einem reibungslosen Praxisablauf und einer zahnmedizinisch einwandfreien Behandlung ein ihnen zugewandtes Praxisteam. Die Zugewandtheit zeigt sich beim Erstkontakt mit dem Patienten am Telefon, setzt sich im Recall fort und wird ggf. durch Follow-up-Anrufe abgerundet.

Untersuchungen haben ergeben, dass die meisten Kaufentscheidungen getroffen werden, weil die Kunden dem Verkäufer oder Anbieter einer (medizinischen) Dienstleistung vertrauen und sie sich sicher und ernst genommen fühlen.

Erscheinungsbild (Corporate Design). Damit sind die sichtbaren Eigenschaften gemeint, die für ein Unternehmen bzw. die Praxis charakteristisch und stimmig sind. Durch Corporate Design wird die Praxisidentität vermittelt, über die eine bestimmte Zielgruppe angesprochen werden soll (eine KFO-Praxis sollte ein anderes Erscheinungsbild haben als eine Praxis, die sich auf Chirurgie spezialisiert hat).

Das Erscheinungsbild sollte sich wie ein roter Faden durch die Gestaltung von Geschäftspapieren, Anzeigen, Informationsmitteln, Praxiskleidung und Innenausstattung ziehen. Das macht einen professionellen Eindruck und der Patient bekommt das Gefühl, dass in der Praxis nichts dem Zufall überlassen wird.

13.3 Personaleinsatzplanung

Grundsätzlich erfolgt die Einsatzplanung des Personals nach
- den Notwendigkeiten, die sich aus dem Terminplan ergeben,
- der Anzahl der Mitarbeiter sowie deren individueller Arbeitszeitregelung,
- den Kompetenzen der Mitarbeiter,
- den Mitarbeiterwünschen,
- den Vorgaben des Arbeitszeitgesetzes sowie
- den Vorgaben spezieller Arbeitsschutzgesetze (z. B. Mutterschutzgesetz, Jugendarbeitsschutzgesetz).

Dienstplanung. Nicht immer können alle Mitarbeiterwünsche bei der Dienstplangestaltung berücksichtigt werden. Wenn die Mitarbeiter in die Dienstplanung einbezogen werden und Gründe für Entscheidungen transparent gemacht werden, erhöht sich in der Regel die Akzeptanz im Team.

Für kurzfristige Ausfälle, z. B. durch Krankheit, ist ein Notfallplan hilfreich (z. B. Ersatz durch Zeitarbeitskräfte, Aktivierung ehemaliger Kolleginnen, Einsatz einer Zahnmedizinstudentin usw.).

Die Urlaubsplanung sollte möglichst frühzeitig stattfinden. Kleinere Praxen machen üblicherweise Praxisferien und bleiben in dieser Zeit geschlossen. Die größeren Praxen haben meist ganzjährig geöffnet. Die Urlaubszeiten der Angestellten müssen dann in Absprache mit den Zahnärzten genau aufeinander abgestimmt werden. Berücksichtigt wird auch, welche Angestellten an die Schulferien der Kinder oder Betriebsferien des Partners gebunden sind. Auszubildende sollten wenigstens einen Teil ihres Jahresurlaubs während der berufsschulfreien Zeit nehmen.

Die Urlaubszeiten der einzelnen Angestellten und der Zahnärzte werden in einen Jahresplaner (Jahreskalender) eingetragen. In diesen Jahresplaner sollten auch andere wichtige Termine übernommen werden, die Einfluss auf die personelle Besetzung haben (z. B. Kongresse, Prüfungen der Auszubildenden, Fort- und Weiterbildungstermine usw.).

13.4 Ergonomische Arbeitsplatzgestaltung

Rückenprobleme, Unwohlsein, Verspannungen, Kopfschmerzen usw. kennen viele Beschäftigte in Zahnarztpraxen. Als Ursache für die Beschwerden werden immer wieder falsche Haltungen und Überlastung durch einseitige Bewegungen und Stress genannt.

Aus diesem Grund sollten Arbeitsplätze möglichst ergonomisch gestaltet sein. Das bedeutet:
- Der Arbeitsplatz soll hinsichtlich der Körperhaltung, der ggf. erforderlichen Bewegungsabläufe und des Blickfelds (z. B. bei der Assistenz und der Computerarbeit) ein belastungsarmes Arbeiten ermöglichen.
- Die Arbeitsmittel sollen hinsichtlich ihrer ergonomischen Tauglichkeit (z. B. Griffigkeit der Instrumente) überprüft und ggf. ausgetauscht werden.
- Die Einrichtung des Arbeitsplatzes soll wenig körperlichen Stress verursachen (z. B. durch geeignete Büromöbel).
- Die Arbeitsumgebung soll den arbeitenden Menschen möglichst wenig belasten (z. B. durch Verminderung des Lärms, der Schadstoffbelastung und durch gute Beleuchtung).

Darüber hinaus sollten Arbeitsplätze den sonstigen Bedürfnissen des Menschen angepasst und so gestaltet werden, dass die Mitarbeiter sich wohlfühlen.

Eine Reihe von Gesetzen und Vorschriften wie z. B. das Arbeitsschutzgesetz (ArbSchG), das Arbeitssicherheitsgesetz (ASiG), die Arbeitsstättenverordnung (ArbStättV), Berufsgenossenschaftliche Vorschriften (BGV) usw. sollen die ergonomische Gestaltung von Arbeitsplätzen sichern.

> **Ergonomie:** befasst sich mit der Anpassung von Arbeitsmitteln und Arbeitsumgebung an den Menschen (zur Erleichterung der Arbeit)

LF 13 • Praxisprozesse mitgestalten

Verwaltungsaufgaben nehmen in der Zahnarztpraxis immer mehr zu, entsprechend steigt die Bedeutung des richtigen Sitzens.

Die optimale Tischhöhe ist wichtig, damit Arm- und Rückenmuskulatur während der Schreibtischarbeit geschont werden (Bild 13.5). Das soll helfen, Rückenprobleme und Sehnenscheidenentzündungen zu vermeiden. Zu niedrige Tische führen zu Zwangshaltungen, die vor allem die Wirbelsäule belasten.

Der Platz unter dem Tisch sollte für die Beine freigehalten werden, denn eine unnatürliche und eingeschränkte Beinhaltung begünstigt die Entstehung von Durchblutungsstörungen und führt möglicherweise zu Schwellungen der Füße und Krampfadern.

Behandlungsassistenz. Meistens wird im Sitzen behandelt und assistiert, während der Patient auf dem Behandlungsstuhl liegt. Häufig ist es so, dass ZFA sich dabei in noch wesentlich unbequemeren Haltungen befinden als die Zahnärzte, weil sie sich diesen anpassen müssen.

Während der Behandlung sollte die ZFA auf folgende Körperhaltung achten:
- aufrecht und nicht verdreht sitzen,
- Oberarme dicht am Körper halten,
- angewinkelte Unterarme aufstützen,
- Füße flach auf den Boden stellen,
- Kopf nur leicht beugen.

Diese Arbeitshaltung ist allerdings nicht in allen Behandlungssituationen zu realisieren. Dennoch sollte die ZFA immer wieder versuchen, einer wenig belastenden Haltung möglichst nahezukommen.

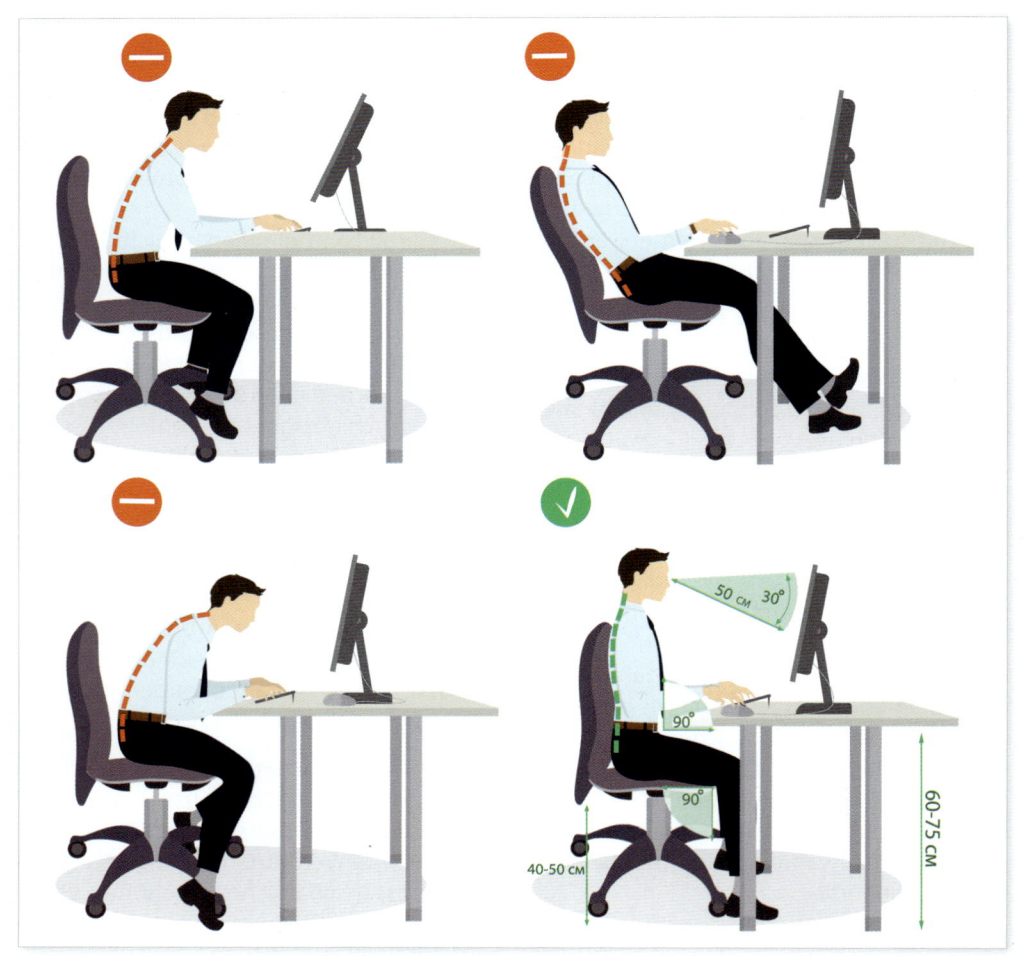

Bild 13.5 Ergonomische Haltung an einem Bildschirmarbeitsplatz

13.5 Haftung und strafrechtliche Verantwortung

Der Zahnarzt haftet für die Fehler seiner Mitarbeiterinnen genauso wie für sein eigenes Fehlverhalten.

Grundsätzlich ist zu unterscheiden, ob der Schaden durch
- einen Verstoß gegen den Behandlungsvertrag oder
- eine unerlaubte (strafbare) Handlung entstanden ist (Bild 13.6).

Zahnärzte sind verpflichtet, eine Berufshaftpflichtversicherung abzuschließen, damit das finanzielle Risiko eines möglichen Schadensersatzanspruches überschaubar bleibt.

Vertragshaftung. Die Haftung aus dem Behandlungsvertrag entsteht dadurch, dass der Zahnarzt seinen Pflichten nicht nachkommt, die ihm aus dem Behandlungsvertrag entstehen. Dies können sein:
- ein Behandlungsfehler (z. B. Injektion des falschen Anästhetikums),
- die Verletzung der Sorgfaltspflicht (z. B. Zahnarzt beauftragt die ZFA, trotz fehlender Fachkenntnis, eine PZR durchzuführen),
- die Verletzung anderer Vertragspflichten (z. B. Verletzung der Aufklärungspflicht).

Bei Haftung aus dem Behandlungsvertrag muss in der Regel der Patient nachweisen, dass der Zahnarzt oder sein Erfüllungsgehilfe einen Fehler gemacht haben.

Gelingt der Nachweis, muss der beschuldigte Zahnarzt für den entstandenen materiellen Schaden aufkommen (§ 280 BGB; Bild 13.7).

Schmerzensgeld kann eventuell in einem gesonderten Zivilprozess gefordert werden.

---

§ 280 BGB Schadensersatz wegen Pflichtverletzung

Verletzt der Schuldner eine Pflicht aus dem Schuldverhältnis, so kann der Gläubiger Ersatz des hierdurch entstehenden Schadens verlangen. Dies gilt nicht, wenn der Schuldner die Pflichtverletzung nicht zu vertreten hat.

§ 823 BGB Schadensersatzpflicht

Wer vorsätzlich oder fahrlässig das Leben, den Körper, die Gesundheit […] eines anderen widerrechtlich verletzt, ist dem anderen zum Ersatz des daraus entstehenden Schadens verpflichtet.

§ 223 StGB Körperverletzung

Wer eine andere Person körperlich misshandelt oder an der Gesundheit schädigt, wird mit Freiheitsstrafe bis zu fünf Jahren oder mit Geldstrafe bestraft.

§ 229 StGB Fahrlässige Körperverletzung

Wer durch Fahrlässigkeit die Körperverletzung einer anderen Person verursacht, wird mit Freiheitsstrafe bis zu drei Jahren oder mit Geldstrafe bestraft.

Bild 13.7 Gesetzestexte aus dem BGB und dem StGB (Auszug)

BGB = Bürgerliches Gesetzbuch

vorsätzlich = mit Absicht; **fahrlässig** = unbeabsichtigt

StGB = Strafgesetzbuch

Fahrlässigkeit: unabsichtliches Missachten der eigentlich erforderlichen Sorgfalt

Erfüllungsgehilfe: juristischer Begriff für eine Person, die einer anderen Person bei der Erfüllung ihrer Pflichten hilft (hier die ZFA)

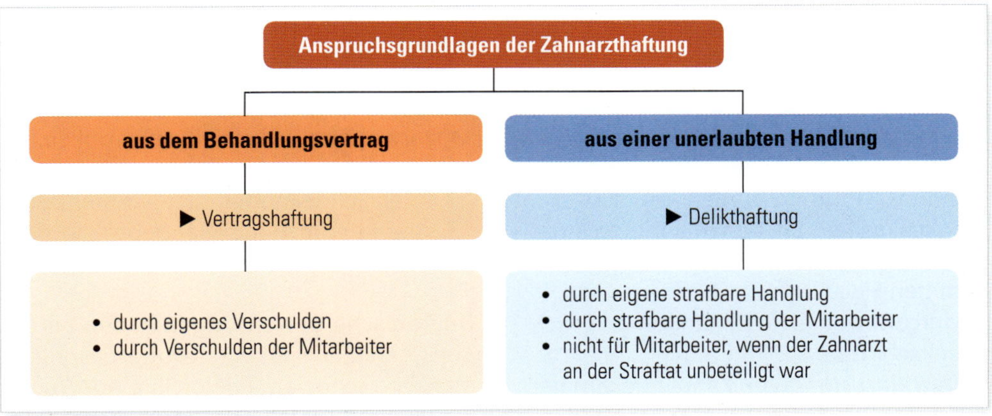

Anspruchsgrundlagen der Zahnarzthaftung

- **aus dem Behandlungsvertrag**
  - ▶ Vertragshaftung
    - durch eigenes Verschulden
    - durch Verschulden der Mitarbeiter

- **aus einer unerlaubten Handlung**
  - ▶ Delikthaftung
    - durch eigene strafbare Handlung
    - durch strafbare Handlung der Mitarbeiter
    - nicht für Mitarbeiter, wenn der Zahnarzt an der Straftat unbeteiligt war

Bild 13.6 Mögliche Anspruchsgrundlagen der Zahnarzthaftung

Delikthaftung. Die Haftung aus unerlaubter Handlung (Delikt) setzt voraus, dass eine Straftat vorliegt (z. B. unterlassene Hilfeleistung, Körperverletzung). Wird dem Beschuldigten (z. B. dem Zahnarzt) die Schuld nachgewiesen, hat er gemäß § 823 BGB für den entstandenen materiellen Schaden Ersatz zu leisten (Bild 13.7, S. 395). Das heißt, er muss ggf. Schmerzensgeld zahlen und wird unter Umständen strafrechtlich belangt. Für unerlaubte berufliche Handlungen der ZFA muss der Zahnarzt ebenfalls haften, wenn er nicht nachweisen kann, dass er bei der begangenen Straftat völlig unbeteiligt war.

Schlichtungsstelle. In den meisten Fällen lassen sich bei Streitigkeiten zwischen Zahnarzt und Patient teure und zeitraubende Prozesse vermeiden, wenn der Patient die Schlichtungsstelle der zuständigen Zahnärztekammer einschaltet. Die Schlichtung ist kostenlos. Auf diesem Weg kann zunächst versucht werden, zu einer für beide Seiten nützlichen Einigung zu kommen.

Haftung der ZFA. Die ZFA ist nicht haftbar zu machen, wenn sie während einer Tätigkeit, die zu ihren Aufgaben gehört, einen Schaden verursacht. Die ZFA muss jedoch selbst haften, wenn sie sich ohne zahnärztliche Anweisung fahrlässig oder vorsätzlich nicht an die Pflichten aus dem Behandlungsvertrag hält, z. B. Nichtbeachten der Hygienevorschriften, unterlassene Hilfeleistung.

13.6 Bewerbung

BBiG = Berufsbildungsgesetz

Laut BBiG können Sie bereits sechs Monate vor Beendigung der Berufsausbildung eine Vereinbarung über eine Weiterbeschäftigung in Ihrer Ausbildungspraxis nach bestandener Prüfung treffen. Ist dies nicht möglich, sollten Sie sich in anderen Praxen bewerben. Hinweise auf freie Stellen bekommen Sie z. B.
- durch Anzeigen in Zeitungen und Fachzeitschriften,
- bei der zuständigen Zahnärztekammer,
- bei der Bundesagentur für Arbeit,
- bei fachbezogenen Jobbörsen im Internet,
- bei Ihren Mitschülerinnen und Kolleginnen oder
- indem Sie selbst eine Anzeige aufgeben.

Schriftliche Bewerbung. Das Bewerbungsschreiben besteht aus mehreren Teilen:
- Bewerbungsanschreiben,
- ggf. Deckblatt mit professionellem Bewerbungsfoto,
- tabellarischer Lebenslauf,
- Schulzeugnisse und Arbeitszeugnisse,
- Bescheinigungen über Praktika oder Zusatzqualifikationen,
- Abschlusszeugnis der Berufsschule,
- Prüfungszeugnis der Zahnärztekammer.

> **TIPP** Originalpapiere sollten Sie nie aus der Hand geben; bewerben Sie sich immer mit guten Fotokopien.

Weisen Sie im Anschreiben sachlich auf Ihre Vorzüge hin und bleiben Sie bei der Wahrheit.

> **TIPP** Überprüfen Sie Ihr Anschreiben anhand einer Checkliste (Bild 13.8).

Für die Anfertigung der einzelnen Schriftstücke bieten Ihnen das Internet und die gängigen Textverarbeitungsprogramme Gliederungs- und Formatierungshilfen in Form von Vorlagen an. So kann sich Ihre Bewerbung in unaufdringlicher Weise optisch von anderen abheben. Gleichzeitig wird deutlich, dass Sie keine EDV-Berührungsängste haben.

> **TIPP**
> - Benutzen Sie bei einer schriftlichen Bewerbung einheitliches, gutes Papier.
> - Verwenden Sie keine Klarsichtfolien.
> - Legen Sie alle Unterlagen geordnet in einen Schnellhefter mit Klammer oder in eine vom Handel angebotene Bewerbungsmappe.

Telefonische Bewerbungen haben bereits den Charakter eines Vorstellungsgesprächs. Man wird schon am Telefon Ihre Ausdrucksweise, Ihren Tonfall und Ihr wirkliches Inte-

Checkliste Bewerbungsanschreiben

✓ Was wird genau verlangt?
✓ Welche Kriterien erfülle ich voll?
✓ Welche Kriterien erfülle ich zum Teil?
✓ Welche Kriterien erfülle ich gar nicht?
✓ Welche Tätigkeit beherrsche ich am besten?
✓ Welche Tätigkeit macht mir am meisten Spaß?
✓ Welche Tätigkeit würde ich gerne in Zukunft ausüben?
✓ Würde ich mich gerne weiter fortbilden?
✓ Welche Fortbildung würde ich am liebsten machen?
✓ Was müsste ich noch lernen, um die geforderten Kriterien voll zu erfüllen?
✓ Zu welchem Zeitpunkt wird jemand gesucht?
✓ Zu welchem Zeitpunkt könnte ich die neue Stelle antreten?

Bild 13.8 Checkliste für ein Bewerbungsschreiben (Beispiel)

resse an dieser Stelle überprüfen. Bereiten Sie sich deshalb ebenso gut vor wie auf ein Vorstellungsgespräch.

Die Bewerbung per E-Mail sollten Sie nur wählen, wenn ausdrücklich auf diese Möglichkeit hingewiesen wird. Inhaltlich unterscheidet sich eine E-Mail-Bewerbung nicht von einer Bewerbung per Post. Sie beinhaltet Anschreiben, Lebenslauf und Zeugnisse. Diese Dokumente werden gebündelt in einer PDF-Datei als Anhang zur E-Mail verschickt.

Bei einer Bewerbung per Online-Formular befolgen Sie Schritt für Schritt die Vorgaben der Eingabemaske. Benötigte Dokumente wie Anschreiben, Lebenslauf und Zeugnisse können als PDF-Dateien hochgeladen werden.

Eine Initiativbewerbung ist eine Bewerbung „auf gut Glück". Das heißt, man bewirbt sich bei einem Arbeitgeber, ohne dass dieser aktuell eine Stelle ausgeschrieben hat.

Vorstellungsgespräch. Werden Sie zu einem Vorstellungsgespräch eingeladen, sollten Sie sich immer vor Augen halten, dass es sich dabei um eine Prüfung handelt (Bild 13.9). Wie auf andere Prüfungen auch, sollten Sie sich auf ein Vorstellungsgespräch gut vorbereiten:

- Besorgen Sie sich vor dem Gespräch Informationen über die Praxis (Internet, Informationsbroschüre etc.).
- Kommen Sie ausgeruht, in gepflegter und neutraler Kleidung zum Gespräch.
- Achten Sie auf ein gepflegtes Erscheinungsbild (gepflegte Hände und kurze Fingernägel, gewaschene Haare und eine ordentliche Frisur).
- Der Gesamteindruck wird durch Ihr Auftreten mitbestimmt. Daher sollte Ihre Körperhaltung aufrecht und offen sein.

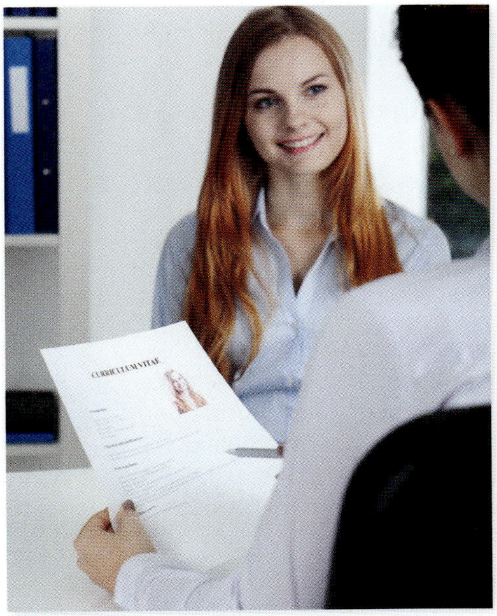

Bild 13.9 Vorstellungsgespräch

LF 13 — Praxisprozesse mitgestalten

Mit folgenden sinngemäßen Fragen sollten Sie bei einem Vorstellungsgespräch rechnen:

- Warum haben Sie sich für diesen Beruf entschieden?
- Was gefällt Ihnen (nicht) an diesem Beruf?
- Warum haben Sie sich in unserer Praxis beworben?
- Womit beschäftigen Sie sich in Ihrer Freizeit?
- Welche beruflichen Ziele haben Sie?
- Könnten Sie ggf. auch mal kurzfristig für eine erkrankte Kollegin einspringen?
- Wo sehen Sie Ihre persönlichen Stärken und Schwächen?

Auch Sie dürfen im Vorstellungsgespräch Fragen stellen und damit für sich überprüfen, ob Sie zu der Praxis passen und ob die Praxis auch zu Ihnen passt. Machen Sie sich vorab ein paar Notizen zu möglichen Fragen und bringen Sie diese zum Vorstellungstermin mit. Für Ihren Gesprächspartner wird dadurch sichtbar, dass Ihnen das Gespräch wichtig ist, dass Sie Interesse an der Stelle haben und dass Sie sich gut vorbereitet haben.

Scheuen Sie sich nicht zu fragen, ob Sie für einen Tag zur Probe in der Praxis arbeiten können. Ein Probearbeiten kann oft letzte Zweifel seitens der Praxis und auch Ihrerseits auflösen.

ZUSAMMENFASSUNG

- Ziel des Qualitätsmanagements ist es, Praxisabläufe so zu koordinieren, dass für alle Beteiligten (Patienten, Zahnärzte, Mitarbeiter, Kostenträger) möglichst gute Bedingungen und Ergebnisse erzielt werden.
- Praxen **müssen** einen QM-Beauftragten benennen, ein Qualitätsmanagement durchführen und damit sicherstellen, dass die Qualität gleichbleibend gut ist oder sich verbessert.
- Praxen **können** sich zertifizieren lassen.
- Wichtige Voraussetzungen für gute Qualität bei gleichzeitiger Wirtschaftlichkeit sind:
  - Patientenzufriedenheit und
  - Mitarbeiterzufriedenheit.
- Zahnarztpraxen dürfen eingeschränkt Werbung machen.
- Die Entscheidung für oder gegen eine Zahnarztpraxis ist für den Patienten nicht zuletzt auch eine „Bauchentscheidung". Patienten sollten vor, während und nach der Behandlung ein „gutes Gefühl" haben.
- Bei der Personaleinsatzplanung sind viele Aspekte zu beachten (Anzahl der zu behandelnden Patienten/der Zahnärzte, Anzahl und Ausbildung der Mitarbeiter, Fortbildungen, Berufsschule usw.). Außerdem müssen die Vorgaben des sozialen Arbeitsschutzes berücksichtigt werden (JArbSchG, MuSchG, BUrlG, ArbZG usw.).
- Die ergonomische Arbeitsplatzgestaltung findet sich in allen Bereichen der Praxis wieder: belastungsarmes Arbeiten am Behandlungs- oder Bürostuhl, Lärmschutz, gute Beleuchtung usw.
- Der Zahnarzt haftet für seine eigenen und die Fehler seiner Mitarbeiter, sofern letztere die Fehler nicht vorsätzlich oder durch eine strafbare Handlung verursacht haben.
- Kann der Patient nachweisen, dass der Schaden vermeidbar gewesen wäre, muss der Zahnarzt für den entstandenen materiellen Schaden aufkommen (normalerweise über die Berufshaftpflichtversicherung des Zahnarztes gedeckt).
- Spätestens sechs Monate vor Beendigung der Ausbildung sollte sich die Auszubildende Gedanken machen, ob sie in der Praxis bleiben möchte und ggf. mit dem Ausbilder ins Gespräch kommen.
- Wenn sich die Auszubildende eine neue Praxis suchen möchte oder muss, sollte sie sich rechtzeitig bewerben und Berufsschulabschlusszeugnis und Kammerzeugnis ggf. nachreichen.
- Die Bewerbung sollte einen guten, professionellen Eindruck machen und alle benötigten Dokumente (inkl. überzeugendes Anschreiben) enthalten.
- Vorstellungsgespräche oder telefonische Bewerbungen haben den Charakter einer Prüfung. Daher sollte die Bewerberin gut vorbereitet sein.

ZUR WIEDERHOLUNG

1. Welche Vorteile hat ein Qualitätsmanagement?
2. Grenzen Sie die Begriffe Qualitätssicherung und Qualitätsmanagement voneinander ab.
3. Was versteht man unter einer Zertifizierung?
4. a) Was versteht man unter dem Begriff „Marketing"?
   b) Nennen Sie jeweils fünf Beispiele für zulässige und unzulässige Marketingmaßnahmen in der Zahnarztpraxis.
5. Worauf muss geachtet werden:
   a) bei der Personaleinsatzplanung?
   b) bei der Urlaubsplanung?
6. Erklären Sie mit eigenen Worten den Begriff „Ergonomie".
7. Beschreiben Sie eine ergonomische Arbeitshaltung während der Behandlungsassistenz.
8. Wie lassen sich Streitigkeiten zwischen Zahnarzt und Patient regeln, ohne dass der Patient hohe Kosten zu befürchten hat?
9. Unterscheiden Sie Vertrags- und Delikthaftung.
10. Was gehört in eine Bewerbungsmappe?
11. Wie bereiten Sie sich auf ein Vorstellungsgespräch vor?

ZUR VERTIEFUNG

1. Was man täglich sieht, nimmt man nicht mehr wahr. Stellen Sie sich deshalb vor, Sie waren noch nie in Ihrer Praxis und betreten das erste Mal die Räumlichkeiten. Nehmen Sie dabei verschiedene Rollen ein. Stellen Sie sich vor, Sie sind
   a) ein Kind,
   b) ein Jugendlicher/eine Jugendliche,
   c) ein Mensch mit Behinderung,
   d) ein Senior/eine Seniorin,
   e) ein Patient/eine Patientin mit schlechten Deutschkenntnissen,
   f) ein Vater/eine Mutter mit Kind.
   Was fällt Ihnen jeweils auf und wie fühlen Sie sich?
2. Recherchieren Sie im Internet die Paragrafen 136 und 136a im Fünften Buch Sozialgesetzbuch (SGB V) und drucken Sie sie aus. Markieren Sie alle Aussagen farbig, in denen es um zahnärztliche Arbeiten geht und formulieren Sie die wichtigsten Aussagen in eigenen Worten.
3. Halten Sie es für zeitgemäß, dass Zahnärzte nur eingeschränkt Werbung für sich und ihre Praxis machen dürfen? Wo sehen Sie Chancen und wo sehen Sie Risiken, wenn sich das Werbeverbot weiter lockern sollte?
4. a) Wo sehen Sie mögliche Probleme bei der Durchführung von Teambesprechungen?
   b) Legen Sie eine Liste an mit allen Voraussetzungen und Bedingungen für gute und produktive Teambesprechungen.
5. Welche Anforderungen werden an eine ZFA im Praxisalltag gestellt? Unterscheiden Sie in Soft Skills und Hard Skills.
6. Durch Untersuchungen hat man herausgefunden, was sich ZFA wünschen und was zu einer größeren beruflichen Zufriedenheit führen könnte.
   a) Führen Sie in Ihrer Klasse eine ähnliche Umfrage durch. Erarbeiten Sie einen Fragebogen und überlegen Sie, wie die Umfrage durchgeführt werden soll. Denken Sie auch an die Auswertung.
   b) Diskutieren Sie Möglichkeiten, Ihre Arbeitsbedingungen zu verbessern. Machen Sie konkrete Vorschläge.
7. Fertigen Sie für Ihren Ausbildungsplatz eine schriftliche Stellenbeschreibung an.
8. Stellen Sie sich vor, dass in Ihrer Ausbildungspraxis eine neue Auszubildende eingestellt werden soll und Sie ein Mitspracherecht bei der Einstellung hätten:
   a) Worauf würden Sie am meisten achten? Stellen Sie eine Rangfolge auf und vergleichen Sie Ihre Ergebnisse in der Klasse.
   b) Welche Fragen würden Sie der Bewerberin stellen?

Lexikon der Fachbegriffe

A

Abbindezeit	Zeitspanne, die ein Stoff zum Erreichen der erforderlichen Festigkeit benötigt
Abformung	Anfertigung eines Zahnabdrucks mithilfe einer Spezialmasse
Abrasion	Verlust von Zahnhartsubstanz durch mechanischen Abrieb
Abrasivität	Schmirgelwirkung, z. B. von Zahnpasta
absolute Trockenlegung	Trockenlegung mittels ▶ Kofferdam
Absorption	In-sich-Aufnehmen, Aufsaugen
Abszess	umkapselte Eiteransammlung in einer nicht vorgeformten Körperhöhle
Abutment	Aufbaupfosten, Stützpfeiler von Implantaten
Aceton	Lösungsmittel
Addition	chem. Reaktion; Bildung größerer Moleküle durch Anlagerungsreaktion
Adhäsion	Anhaftkraft / Anhangskraft an der Grenzfläche zweier Stoffe
adhäsiv	haftend, anhaftend, (an)klebend
Adhäsivtechnik	▶ Säure-Ätz-Technik
Adrenalin	Hormon der Nebenniere, wirkt u. a. gefäßverengend
Adstringens	entzündungshemmendes und blutstillendes Mittel
aerobe Bakterien	mit Sauerstoff lebende Bakterien
Aerosol	Gemisch aus festen oder flüssigen Schwebeteilchen und Luft
Agar-Agar	pflanzliches Bindemittel aus Algen
Aggregation	Verklumpung der Blutplättchen
AIDS	acquired immune deficiency syndrome = erworbenes Immundefektsyndrom; verursacht durch den ▶ HI-Virus
Air Flow System	Pulverstrahlgerät; Luft-Wasser-Salz-Gemisch zur professionellen Zahnreinigung (▶ Pulverstrahlreinigung)
Aktivator	wird zur funktionellen Kieferbruchbehandlung eingesetzt; wirkt auf beide Kiefer gleichzeitig
akut	plötzlich auftretend, rasch und heftig verlaufend
Alginat	Abformmaterial aus Alginsäure (wird von Braunalgen in den Zellwänden gebildet), Füll- und Zusatzstoffen
Aligner	Schienen zum Ausrichten der Zähne
allogen	von einem genetisch anderen Individuum der gleichen Art stammend
alloplastisch	aus körperfremden, künstlichen Materialien bestehend
Alloy	Metallpulvermischung für ▶ Amalgam
Alveolarfortsatz	zahntragender Teil des Ober- bzw. Unterkiefers
Alveole	Lungenbläschen (in der Lunge), auch Zahnfach (im Kiefer)
Amalgam	Verbindung (Legierung) von Metallen mit ▶ Quecksilber
ambulant	nicht stationär bzw. nur zur kurzweiligen Behandlung beim Arzt oder in einem Krankenhaus
Ameloblast	schmelzbildende Zelle
Ampere (A)	Einheit für Stromstärke
anaerobe Bakterien	ohne Sauerstoff lebende Bakterien
Analgetikum, Analgetika	schmerzstillende(s) Arzneimittel
Anamnese	Vorgeschichte einer Krankheit
anaphylaktisch	allergisch
Anästhesie	Betäubung
Anästhetikum, Anästhetika	das / die Betäubungsmittel
Anatomie	Wissenschaft vom Aufbau des Körpers
anatomisch	Aufbau und Struktur des Körpers oder eines Gewebes betreffend
anatomische Abformung	▶ Situationsabformung
Angina pectoris	Herzschmerz; Brustenge aufgrund einer Durchblutungsstörung des Herzens
Anhänger	hier: Teil einer ▶ Brücke, der frei endend einen fehlenden Zahn ersetzt
Anker	hier: ▶ Krone, die eine ▶ Brücke am ▶ Pfeiler befestigt und abstützt
Anode	elektrisch positive Elektrode (Pluspol); Gegensatz: ▶ Kathode
Anodontie	angeborene Zahnlosigkeit
Anomalie	Unregelmäßigkeit, Entwicklungsstörung
Antagonist	Gegenspieler; z. B. gegenüberliegender Zahn, Muskel mit entgegengesetzter Wirkung, Sympathikus und Parasympathikus

Antibiotikum, Antibiotika	gegen bakterielle ▶Infektionen wirksame(s) Arzneimittel
Antigen	körperfremder Stoff oder Mikroorganismus, der eine Erkrankung verursachen kann
Antihistaminikum	Arzneimittel gegen allergische Reaktionen
Antikörper	Proteinmoleküle, dienen der Abwehr von Krankheitserregern
Antimykotikum, Antimykotika	Medikament(e) gegen Pilzerkrankungen
Antiphlogistikum, Antiphlogistika	entzündungshemmende(s) Arzneimittel
Antisepsis	Maßnahmen zur Verminderung von Keimen (▶Desinfektion)
Antiseptikum, Antiseptika	Medikament(e) zur Verhinderung einer Infektion / Entzündung
antiseptisch	gegen Keime gerichtet
Antrum	Höhle; Kieferhöhle
Aorta	Körperschlagader
apathogen	nicht krank machend
Aphthen	kreisrunder Defekt der Mundschleimhaut, nicht infektiös
API	Approximalraum-Plaque-Index
apikal	an der Wurzelspitze
apikales Delta	Verzweigung des Wurzelkanals an der Wurzelspitze
Apoplex	Schlaganfall
apothekenpflichtig	nur in der Apotheke erhältlich
Applikation, applizieren	(Medikament) auftragen, verabreichen
approximal	zum Nachbarzahn
Approximalkaries	Karies an der Fläche zum Nachbarzahn
Approximalraum	Interdentalraum bzw. Zahnfleischbereich zwischen benachbarten Zähnen
Äquivalentdosis	Strahlendosis unter Berücksichtigung der biologischen Wirkung
Arterien	Blutgefäße, die vom Herzen wegführen
Arterienpumpe	Unterstützung des venösen Blutrückflusses durch benachbarte ▶Arterien
Arteriolen	kleinste ▶Arterien
Arteriosklerose	Ablagerung von Blutfetten, ▶Thromben und Kalk in ▶Arterien
Articulus	Gelenk
Artikulation	dynamische ▶Okklusion; Gleitbewegung der Zahnreihen aufeinander beim Kauen
Artikulator	Gerät zum Simulieren (Nachvollziehen) der Kaubewegungen
Asepsis	Maßnahmen zur Beseitigung von Keimen (▶Sterilisation)
aseptisch	keimfrei bzw. ohne die Beteiligung von Erregern
Aspiration	Ansaugen von Gasen oder Flüssigkeiten; Zurückziehen des Spritzenkolbens
Asthma bronchiale	Atemwegserkrankung mit anfallsartiger Atemnot
asymptomatisch	ohne Krankheitszeichen
Atrophie	Gewebeschwund
attached Gingiva	befestigte ▶Gingiva
Attachment	Anhaftung des Zahnfleisches am Zahn
Aufbaupfosten	▶Abutment
augmentative Verfahren	Aufbau / Ersatz von Knochen vor Implantationen
Ausgleichselement	zur Stabilisierung von Teilprothesen und zur Verteilung des Kaudrucks (Schubverteilungsarm)
Auskultation	Untersuchung durch Abhören
aut idem	oder das Gleiche (auf Rezeptvordrucken)
autogen	vom genetisch gleichen Individuum stammend
Autoklav	Apparat zum ▶Sterilisieren von Instrumenten
Autopolymerisation	Selbstaushärtung von Füllungsstoffen
axial	in Achsen- bzw. Längsrichtung

B

bakteriostatisch	bakterienhemmend, bakterieninaktivierend
Bakterium	einzelliges Kleinlebewesen ohne echten Zellkern
bakterizid	bakterientötend
Befund	nach der Untersuchung festgestelltes Ergebnis
Behandlungsassistenz, zahnmedizinische	Begleitung / Unterstützung des Zahnarztes / der Zahnärztin bei ihren täglichen Aufgaben, insbesondere bei der Behandlung von Patienten (▶Stuhlassistenz)
BEMA	einheitlicher Bewertungsmaßstab für zahnärztliche Leistungen
benigne	gutartig
Bifurkation	Zweigabelung (der Zahnwurzel)

Lexikon der Fachbegriffe

Bikuspidalklappe	Herzklappe (Segelklappe) mit zwei Segeln im linken Herzen; ▶ Mitralklappe	CAM	computer-aided manufacturing (rechnerunterstützte Fertigung)
Bissflügelaufnahme	zahnärztliche Röntgentechnik zur Abbildung der Kronenbereiche der Seitenzähne	Candida albicans	Pilz, Soor-Erreger
		Carboxylatzement	Zement aus Zinkoxid und Polyacrylsäure
Bissnahme	▶ Kieferrelationsbestimmung	Caries media	Dentinkaries
Bleaching	hier: künstliche Zahnaufhellung	Caries profunda	tiefe Karies
Blutgerinnung	Bildung eines festen Blutgerinnsels	Caries superficialis	Schmelzkaries
Blutplasma	flüssiger Teil des Blutes	Cavum oris	Mundhöhle
Blutserum	nicht mehr gerinnbarer flüssiger Bestandteil des Blutes	Cementum	▶ Wurzelzement
		CEREC	Ceramic Reconstruction oder Chairside Economical Restoration of Esthetic Ceramics = ▶ CAD/CAM-Methode zur Konstruktion, Herstellung und zum Einsetzen von keramischem Zahnersatz innerhalb einer Sitzung
Blutstillung	Blutpfropfbildung an einer Wunde		
Bonding	Haftvermittler für ▶ Kompositfüllungen		
Bone-Spreading	Knochenspreizen; Verfahren zum Aufbau von Kieferknochen für das Einbringen von Zahnimplantaten		
		Cervix dentis	Zahnhals
Bracket	Klammer	Cervix	Hals
Bronchialbaum	Gesamtheit aller ▶ Bronchien	Chairside	„am Behandlungsstuhl", z. B. Herstellung eines Inlays in einer Sitzung
Bronchien	Luftröhrenverästelungen		
Bronchiole	kleinste Bronchie	Chairside-Methode	▶ CEREC
Brücke	hier: festsitzender Zahnersatz zur Überbrückung kleinerer bis mittelgroßer Zahnlücken	Chemotherapie	medikamentöse Therapie z. B. bei Krebserkrankungen
		Chirurgie	Wissenschaft von der operativen Behandlung von Krankheiten
Brückenglied	Bereich der ▶ Brücke zwischen den ▶ Ankern	Chlorhexidinlösung (CHX)	Desinfektionslösung; auch als Mundspüllösung
Bucca, Buccae	Wange, Wangen		
bukkal, buccal	zur Wange	chronisch	langsam verlaufend; ohne oder mit nur schwach ausgeprägten Krankheitszeichen
Bulimie	Ess-Brech-Sucht		

C

CAD	computer-aided design (rechnerunterstützte Konstruktion und Arbeitsplanung)	CMD	▶ craniomandibuläre Dysfunktion
		Cochleaimplantat	Hörprothese, Gehörimplantat
CAD/CAM-Methode	rechnerunterstützte Konstruktion und Fertigung (hier: von Zahnersatz)	Compacta	äußere, dichte Knochenschicht
		Compliance	Mitarbeit des Patienten
CAL	▶ klinischer Attachmentverlust	Condylus, Kondylus	Gelenkköpfchen
Calciumantagonist	Wirkstoff zur Behandlung von Bluthochdruck und Herzrhythmusstörungen	Corona dentis	Zahnkrone
		coronal, koronal	an der Zahnkrone
Calciumhydroxid-Präparat	Medikament zur Anregung der Dentinbildung	Cover-Denture-Prothese	Deckprothese; Einsatz bei sehr wenigen Restzähnen unter Einbeziehung dieser Zähne (Resilienz)
Calciumhydroxylapatit	Bestandteil des Zahnhartgewebes	craniomandibuläre Dysfunktion	Störung des Zusammenspiels von Kaumuskulatur, Kiefergelenk und Verzahnung
Calor	Überwärmung (von Gewebe)		
		Cranium	Schädel

D

Debonding	Entfernen von ▶Brackets
Deckprothese	▶Cover-Denture-Prothese
definitive Füllung	endgültige Füllung
Deformation	Verformung, Fehlbildung
degenerativ	durch Verschleiß bedingt
Dekubitus	Druckgeschwür durch länger anhaltenden Druck z. B. durch eine Prothese
Demenz	meist altersbedingtes erworbenes geistiges Defizit
Demineralisation	Entkalkung (des Zahnes)
Dendrit	feiner Fortsatz der Nervenzelle
Dens caninus, Dentes canini	Eckzahn, Eckzähne
Dens incisivus, Dentes incisivi	Schneidezahn, Schneidezähne
Dens molaris, Dentes molares	Mahlzahn, Mahlzähne
Dens prämolaris, Dentes prämolares	Vormahlzahn, Vormahlzähne
Dens, Dentes	Zahn, Zähne
Dentin	Zahnbein
Dentinadhäsiv	Haftschicht für Dentin bei der ▶Säure-Ätz-Technik
Dentintubuli	Dentinkanälchen
Dentist	veraltete Bezeichnung für Zahnarzt
Dentitio difficilis	erschwerter Zahndurchbruch
Dentitio praecox	vorzeitiger Zahndurchbruch
Dentitio tarda	verzögerter Zahndurchbruch
Dentition	Zahndurchbruch
dentogingival	den Zahn und die ▶Gingiva betreffend
Desinfektion	Keimreduktion
Desmodont	▶Wurzelhaut
devital	nicht lebend, leblos, abgestorben
Diabetes mellitus	Zuckerkrankheit
Diagnose	Erkennen und Benennen der Krankheit
Diagnostik	Gesamtheit aller Maßnahmen zur Erkennung (Diagnose) einer Krankheit
diaplazentar	durch den Mutterkuchen hindurch
Diastema	(Zahn)zwischenraum
Diastole	rhythmisches Erweitern des Herzens
Diffusion	Ausgleich von Konzentrationsunterschieden bei Gasen und Flüssigkeiten
Disaccharid	Doppelzucker
Diskonnektierung	Trennung einer bestehenden Verbindung, z. B. Spritze, Kanüle
Diskus	Gelenkscheibe; z. B. im Kiefergelenk
Disposition	Anfälligkeit für eine Erkrankung
distal	von der Mitte des Zahnbogens weg
Distalbiss	nach hinten verlagerter Unterkiefer
Distraktion	Auseinanderziehen von Körperstrukturen durch mechanische Einwirkung von außen (▶Knochendistraktion)
DMF-T	Kariesindex
DNA (DNS)	Desoxyribonukleinsäure; Träger der Erbinformation
Dokumentation	Zusammenstellung und Nutzbarmachung von Informationen zur weiteren Verwendung
Dolor	Schmerz
Doppelkrone	Krone zur Befestigung von herausnehmbarem, kombiniertem Zahnersatz; aus ▶Primärkrone und ▶Sekundärkrone bestehend
Doppelmischabformung	Präzisionsabformung; zwei Materialien härten gleichzeitig im Abformlöffel aus; ▶einzeitig-zweiphasig
Dosimeter	Gerät(e) zur Messung der Strahlendosis
Dysfunktion	Fehlfunktion
Dysgnatie	Abweichungen von der ▶Eugnathie

E

EBA	Ethoxy-Benzoic-Acid; Bestandteil von ▶EBA-Zement
EBA-Zement	Zement aus EBA und ▶Eugenol
Einartikulieren	Einbauen der Modelle in den ▶Artikulator
eingliedrig	▶Brücke mit nur einem ▶Brückenglied
einspannig	▶Brücke, bei der das ▶Brückenglied nur eine Lücke überspannt
einzeitig-zweiphasig	zwei unterschiedliche Materialien härten gemeinsam und gleichzeitig im Mund aus
Elastomer	elastisch verformbare Kunststoffe; als Abformmaterialien: ▶Silikon, Polyether, Polysulfide
Elektrochirurgie	Operationsverfahren, das auf der Anwendung hochfrequenter elektrischer Energie beruht
Elektron	negativ geladenes Elementarteilchen

● Lexikon der Fachbegriffe

Elevatorium	stumpfes Handinstrument zum Abheben des ▶Periosts
Embryo	Entwicklungsstadium des Menschen von der 3. bis zur 11. Schwangerschaftswoche
Emulsion	fein verteiltes Gemisch zweier Flüssigkeiten, die ineinander nicht löslich sind z. B. Öl-in-Wasser-Emulsion
Enamelum	Zahnschmelz
Endodont	Zahninneres (▶Pulpa)
Endodontie / Endontologie	Wissenschaft von der Behandlung des Zahninneren
Endokarditis	Entzündung der Herzinnenwand
Endometrie	Messung der Wurzelkanallänge mit elektronischem Messgerät
enossal	knöchern
enteral	durch den Verdauungstrakt hindurch
Epidemiologie	Wissenschaft von der Häufigkeitsverteilung von Krankheiten
Epilepsie	Krampfanfälle infolge einer Erkrankung des Gehirns
Epithelgewebe	Deckgewebe
Epithese	Prothese zum Ersatz von Körper- und Gesichtsteilen
Epulis, Epuliden	gutartige Zahnfleischgeschwulst(e)
ERC	European Resuscitation Council
Ergonomie	Wissenschaft von der Anpassung der Arbeitsumgebung an den Menschen
Ernährungsphysiologie	Wissenschaft, die untersucht, welche Lebensmittel und Nährstoffe für eine optimale Versorgung des Organismus notwendig sind
Erosionen	Schädigung der Zahnhartsubstanzen durch Säuren
Erstassistenz	▶steril gekleidete ▶Stuhlassistenz bei zahnärztlich-chirurgischen Eingriffen
Erythritol	Zuckeralkohol, Inhaltsstoff eines Pulvers für das ▶Pulverstrahlgerät
Erythrozyten	rote Blutkörperchen
Eugenol	Hauptbestandteil des Nelkenöls mit pulpaberuhigender Wirkung (▶Pulpa)
Eugnathie	Neutralbiss
Evaluation	sach- und fachgerechte Bewertung
Exkavator	Handinstrument zum Entfernen der ▶Karies
exkavieren	Aushöhlen, ▶Karies entfernen

Exposition	ausgesetzt sein, z. B. Röntgenstrahlen
Exspiration	Ausatmung
Exstirpation	vollständige, operative Entfernung eines Organs
Extraktion	Entfernung eines Zahnes
extraoral	außerhalb der Mundhöhle
exzentrisch	außerhalb des Mittelpunktes liegend
Exzision	chirurgische Entfernung von Gewebe

F

Facies	Gesicht
fakultativ	freiwillig, nach eigenem Ermessen
FDI	Internationaler Fachverband der Zahnärzte
Feilung	Metallpulvermischung für die ▶Amalgamfüllung
Fibrin	unlösliche, stark vernetzte ▶Proteine; Endprodukt der ▶Blutgerinnung
Fibrinogen	gelöste Eiweißmoleküle; inaktive Vorstufe des ▶Fibrins
Fibroblast	bindegewebebildende Zelle
Fibrom	gutartige Geschwulst des Bindegewebes
Finierer	rotierendes Instrument zum Glätten
Fissur, Fissuren	Spalte, Furche, Einschnitt (auf der Kaufläche von Backenzähnen)
Fistel	▶Zahnfistel
Fluor	chemisches Element
Fluorapatit	Fluorverbindung
Fluoreszenz	Eigenschaft von Stoffen, nach Bestrahlung z. B. mit Licht selbst zu leuchten
Fluoride	chem. Verbindungen mit Fluor; haben karieshemmende Wirkung
Fluoridierung	äußerliche oder innere Anwendung von ▶Fluoriden zur Kariesprophylaxe
Fluorose	Zahnschmelzschaden durch Überdosierung von ▶Fluorid
FMD	▶Full-mouth-disinfection
FMT	▶Full-mouth-Therapie
Foetor ex ore	Mundgeruch
Fokus	Brennpunkt
Follikel	▶Zahnfollikel
Foramen apicale	Wurzelspitzenloch
Foramen infraorbitale	Unteraugenloch im Oberkiefer

Foramen inzisivum	Zwischenkieferloch
Foramen mandibulae	Unterkieferloch
Foramen mentale	Kinnloch im Unterkiefer
Foramen Palatinum majus	großes Gaumenloch im Gaumenbein
Foramen, Foramina	Öffnung, Loch
Fötus	Entwicklungsstadium des Menschen ab der 11. Schwangerschaftswoche
Fraktur	Bruch
Fräsator	Behälter für das Bohrerbad
Frenektomie (auch Frenulektomie)	Entfernung des Lippenbändchens
Frenotomie (auch Frenulotomie)	Durchtrennung des Lippenbändchens
Frenulum labii	Lippenbändchen
Frequenz	Häufigkeit, z. B. Herzfrequenz = Herzschläge pro Minute
Friction grip (FG)	Halt durch Reibungskraft
Friktion	(Haft-)Reibung, Widerstand
frontal	von der Vorderseite her
Full-mouth-disinfection	Desinfektion der gesamten Mundhöhle
Full-mouth-Therapie	Parodontalbehandlung der gesamten Mundhöhle innerhalb von 24 Stunden
Functio laesa	gestörte Funktion
fungistatisch	pilzhemmend, pilzinaktivierend
fungizid	pilztötend
Funktionsabformung	für dynamische Abformungen; geben Weichgewebe in der Bewegung wieder
Furkation	Gabelung einer Zahnwurzel

G

Gangrän	abgestorbenes und infiziertes Gewebe
Gebühr frei	Befreiung von der Zuzahlung zu Arzneimitteln (auf Rezeptvordrucken)
generalisiert	allgemein
genetisch	die Vererbung betreffend
Germektomie	operative Entfernung eines meist überzähligen, verlagerten Zahnkeims
Geschiebe	Verbindungselement von herausnehmbarem Zahnersatz aus ▶ Matrize und ▶ Patrize, die ineinander greifen
Gesichtsbogen	Gerät zur Lagebestimmung des Oberkiefers im Verhältnis zu den Kiefergelenken und zur Schädelbasis

Giemen	trockenes, pfeifendes Atemgeräusch, vorwiegend bei der Ausatmung
Gingiva propria	▶ attached Gingiva
Gingiva	Zahnfleisch
Gingivaextension	Operation zur Verbreiterung der befestigten ▶ Gingiva
Gingivahyperplasie	krankhafte Vergrößerung der ▶ Gingiva durch Zellvermehrung
gingival	am Zahnfleisch
Gingivalrandschräger	Handinstrument zum Glätten von Schmelzrändern
Gingivektomie, extern	Zahnfleischentfernung mit außen liegender, marginaler Schnittführung
Gingivektomie, intern	Zahnfleischentfernung mit innen liegender, intrasulkulärer Schnittführung
Gingivitis	Entzündung des Zahnfleisches
Gladula oris, Glandulae oris	Speicheldrüse, Speicheldrüsen
Glandula parotis	Ohrspeicheldrüse
Glandula sublingualis	Unterzungenspeicheldrüse
Glandula submandibularis	Unterkieferspeicheldrüse
Glasionomerzement	Zement aus Aluminiumsilicatglas und Polyacrylsäure
Glaukom	„Grüner Star"; erhöhter Augeninnendruck
Glossa	Zunge; siehe auch ▶ lingua
Glycin	Aminosäure, Inhaltsstoff eines Pulvers für das ▶ Pulverstrahlgerät
Gnathos	Kiefer
Goldhämmerfüllung	Füllung aus gestopftem Gold
Gramfärbung	Methode zur differenzierenden Färbung von Bakterien (grampositiv, gramnegativ; benannt nach dem dänischen Bakteriologen Hans Christian Gram (1853–1938)
gramnegativ	bei der ▶ Gramfärbung den gebundenen Farbstoff rasch wieder abgebend und in der Gegenfärbung rot werdend
grampositiv	bei der ▶ Gramfärbung den (blauen) Farbstoff festhaltend
Granulom (apikales)	durch Entzündung hervorgerufenes gefäßreiches Bindegewebe an der Wurzelspitze
Granulozyten	Abwehrzellen im Blut; kleine Fresszellen
GTR	▶ Guided tissue regeneration

Guided tissue regeneration	gesteuerte Geweberegeneration; Operationstechnik zum Wiederaufbau parodontalen Gewebes
Guttapercha	dem Kautschuk ähnliches Material

H

Habits	„dumme" Angewohnheiten
Haftvermittler	Substanz, die die ▶ Adhäsionseigenschaften von Oberflächen verbessert (▶ Primer)
Halitosis	Mundgeruch
Hämoglobin	roter Blutfarbstoff
Handicap	Nachteil, Behinderung, Vorbelastung, Erschwernis
Hautflora	Gesamtheit aller Mikroorganismen, die die Hautoberfläche besiedeln
Headgear	Kopfgestell (am Kopf angebrachtes kieferorthopädisches Gerät)
Hemisektion	Halbierung eines mehrwurzeligen Zahnes, meistens UK-Molaren
Hepatitis	Leberentzündung
Herpes labiales	Viruserkrankung mit Bläschenbildung vorwiegend an den Lippen, verursacht durch Herpes simplex Virus Typ 1
Histologie	Wissenschaft von den Geweben des Körpers
HIV (HI-Virus)	human immunodeficiency virus = menschlicher Immunschwäche-Virus; verursacht ▶ AIDS
HLW	Herz-Lungen-Wiederbelebung
horizontal	waagerecht
humoral	Körperflüssigkeiten betreffend
Hydrokolloid	Abformmaterial auf ▶ Agar-Agar- und ▶ Alginatbasis
hydrophob	wasserabweisend, wassermeidend
Hydroxylapatit	aus Calcium-, Phosphat- und Hydroxid-Ionen bestehender Hauptbestandteil der anorganischen Substanz in Knochen und Zähnen
Hygiene	Wissenschaft von der Verhütung von Krankheiten
Hygieneplan	Sammlung verbindlicher Anweisungen zur Einhaltung und Gewährleistung bestimmter Hygienestandards, um Infektionen zu verhindern oder einzudämmen
hygroskopisch	wasseranziehend
Hyperdontie	Zahnüberzahl
Hyperglykämie	Überzuckerung
Hyperglykämisches Koma	▶ Koma infolge einer Überzuckerung
Hyperplasie	Vergrößerung von Organen oder Geweben durch Zellvermehrung, z. B. Gingivahyperplasie
Hyperventilation	übermäßige Steigerung der Atmung
Hyperventilationstetanie	Muskelkrampf infolge einer ▶ Hyperventilation mit typischer Pfötchenstellung
Hypnotikum, Hypnotika	Schlafmittel
Hypodontie	angeborenes Fehlen einzelner Zähne
Hypoglykämie	Unterzuckerung
Hypoglykämischer Schock	▶ Schock infolge einer Unterzuckerung
Hypomineralisation	verminderte Mineralisation

I

iatrogen	durch den Arzt / Behandler verursacht
Ikterus	Gelbsucht
Immediatprothese	Sofortprothese
immun	für bestimmte Krankheiten unempfänglich; widerstandsfähig
Immunisierung	Erzeugung von Abwehrkräften
Immunreaktion	Reaktion des Körpers auf körperfremde Stoffe
Immunsuppressiva	das Immunsystem unterdrückende Medikamente
Impfung	gezielte Gabe eines Impfstoffes zur Aktivierung des Immunsystems gegen spezifische Krankheitserreger
Implantat	operativ eingepflanztes künstliches Ersatzmaterial
Implantation	Operation zum Einpflanzen eines ▶ Implantats
Index, Indizes (Indices)	aus vielen einzelnen Messwerten gebildete Vergleichs-Maßzahl
Indikation	Umstand, der eine Therapie erforderlich macht (Bei Diagnose „A" ist die Therapie „B" indiziert = angebracht.)
Indikator	Hilfsmittel, mit dessen Hilfe eine bestimmte Entwicklung bzw. ein eingetretener Zustand angezeigt wird
Individualprophylaxe	▶ prophylaktische Maßnahmen am einzelnen Patienten
induzieren	veranlassen, herbeiführen, z. B. Plaque-induzierte Gingivitis

Infektion	Ansteckung durch eingedrungene Krankheitserreger (▶ Mikroorganismen)	intrasulkulär	im ▶ Sulkus befindlich
Infektionskrankheit	eine durch Erreger (Bakterien, Pilze oder Viren) hervorgerufene Erkrankung	inzisal	an der Schneidekante
		Inzision	Einschnitt
Infektionsquelle	Ausgangspunkt einer ▶ Infektionskrankheit	Ion	elektrisch positiv oder negativ geladenes Teilchen
Infektionsweg	Art und Weise, wie ein ▶ pathogener Erreger sich ausbreitet	Ionisierung	Vorgang, bei dem aus einem Atom ein oder mehrere Elektronen entfernt werden
Infiltration	Eindringen einer Substanz in Gewebe	irreversibel	nicht umkehrbar
Influenza	durch Viren ausgelöste ▶ Infektionskrankheit; auch als (echte) Grippe oder Virusgrippe bezeichnet		

K

KAI-System	System zur Reihenfolge beim Zähneputzen: Kauflächen – Außenflächen – Innenflächen
Kapillaren	kleinste Blutgefäßverzweigungen
kardiogen	herzbedingt
Karies	Fäulnis, Zahnfäule
Kariesdetektoren	Farbstoffe zur Diagnose von ▶ Karies
Kariesmeter	Gerät zur Diagnose von ▶ Karies
kariogen	Karies fördernd, Karies auslösend
Kariogenität	Zahnkaries erzeugende Eigenschaften von Lebensmitteln
Karzinogene	krebserregende Stoffe
Karzinom	Krebs; bösartiger ▶ Tumor des Epithelgewebes
Kassenzahnärztliche Vereinigung	organisiert die zahnmedizinische Versorgung gesetzlich versicherter Patienten
Katalysator	Stoff, der eine chemische Reaktion herbeiführt ohne sich zu verändern
Kathode	elektrisch negative Elektrode (Minuspol); Gegensatz: ▶ Anode
Kavität	Hohlraum im Zahn
Kerr	Abformmaterial aus Harzen und Wachsen
KFO	▶ Kieferorthopädie
KHK	Koronare Herzkrankheit
Kieferklemme	Kaumuskulatur ist so verkrampft, dass der Mund nicht mehr geöffnet werden kann
Kieferorthopädie	Teilgebiet der Zahnmedizin, das sich mit Fehlstellungen von Kiefern und Zähnen befasst
Kieferrelationsbestimmung	Zuordnung von Unterkiefer und Oberkiefer in vertikaler, horizontaler und sagittaler Richtung (dreidimensionale Bestimmung)

Infraktur, Infraktion	unvollständiger Knochenbruch bzw. Einbruch, Riss oder Sprung eines Knochens
Inhalation	Einatmen gasförmiger Wirkstoffe oder ▶ Aerosole
initial	beginnend, z. B. Initialbehandlung
Initialkaries	erstes Stadium der ▶ Karies
Injektion	Einbringen einer Substanz in einen Organismus mithilfe einer Kanüle / Spritze
Inkubation	Einnisten eines Krankheitserregers im Körper
Inkubationszeit	Zeit zwischen der Ansteckung und dem Ausbrechen einer ▶ Infektionskrankheit
Inlay	starre Füllung
Insert	kleine, vorgeformte keramische Füllung
Inspektion	körperliche Untersuchung durch Betrachten
Inspiration	Einatmung
Insuffizienz	eingeschränkte Funktionsfähigkeit oder Leistung
Insulin	blutzuckersenkendes Hormon
interdental	zwischen den Zähnen
Interdentalkeile	Holz- oder Kunststoffkeile zum Befestigen von ▶ Matrizen oder zum Trennen des Kontaktpunktes zweier Zähne
Interdentalpapille	spitz zulaufender Anteil der freien Gingiva, der den Interdentalraum ausfüllt
Interim	vorläufige Regelung, Übergangsregelung, z. B. Interimsprothese (▶ Provisorium)
Interimsprothese	provisorische Prothese
intraligamentär	im ▶ Sharpey'schen Faserapparat der Wurzelhaut
intraoperativ	während der Operation
intraoral	innerhalb der Mundhöhle

Lexikon der Fachbegriffe

Kiefersperre	Kiefergelenk ist ausgerenkt und der Mund kann nicht mehr geschlossen werden
Klammer	hier: Befestigungselement für ▶
klinisch	meist als Kurzform für „klinische Zeichen" (direkt erkennbare Symptome/Beschwerden); andere Wortbedeutungen: „die eigentliche Patientenbehandlung betreffend"; „den Krankheitsverlauf betreffend"; „in der Klinik"
klinischer Attachmentverlust	Tiefe/Abstand von Schmelz-Zement-Grenze bis Taschenboden
Knochendistraktion	kontrollierte Knochendehnung zur dauerhaften Anlagerung von Knochen in der Spreizzone (▶ Distraktion)
Knochenersatzmaterialien	nicht körpereigene Substanzen, die zur Auffüllung von Knochendefekten eingesetzt werden
Knopfsonde	stumpfes, chirurgisches Instrument zum Austasten von Wunden und Gewebegängen
Koagulation	Gerinnung, Zusammenballung
Kofferdam	Spanngummi zur absoluten Trockenlegung
Kokken	kugelförmige Bakterien
Kollagen	Strukturprotein des Bindegewebes
Kollaps	kreislaufbedingte Bewusstseinseintrübung
Kolloid	Teilchen oder Tröpfchen, die in einem anderen Medium verteilt sind
Koma	tiefe, anhaltende Bewusstlosigkeit
Kompakta	Knochenrinde bzw. äußerer, unterhalb des ▶ Periosts gelegener, kompakter Teil des Knochens
Kompomere	Füllungswerkstoff aus ▶ Komposit und Aluminiumsilicatglas
Komposit	Füllungswerkstoff aus Kunststoff und Füllkörpern
Kondensation	(1) Verdichten, Stopfen von ▶ Amalgam (2) chem. Reaktion; Bildung größerer Moleküle durch Abgabe eines Stoffes (Wasser)
Kondensationsgrad	Grad der Verdichtung
konfektioniert	serienmäßig hergestellt
konisch	kegelförmig
Konkrement	harter, subgingival an der Zahnwurzel befindlicher Belag
Kontaktinfektion	Übertragung von Krankheitserregern durch direkten Körperkontakt mit einem erkrankten Individuum
Kontamination	Verunreinigung, Verschmutzung
Kontraindikation	Umstand, der eine bestimmte Therapie verbietet (▶ Indikation)
Kontraktion	Zusammenziehung
Kontrazeptiva	Verhütungsmittel
Kopfbiss	die Schneidekanten der Frontzähne beißen senkrecht aufeinander
koronal	an der Zahnkrone
Koronararterien	Herzkranzgefäße
Korrekturabformung	Präzisionsabformung; dabei wird ein Vorabdruck durch ein zweites Material nachträglich korrigiert; ▶ zweizeitig-zweiphasig
Korrosion	Reaktion eines Metalls mit Sauerstoff und Feuchtigkeit, führt zur Veränderung bzw. Zerstörung des Werkstoffes (z. B. Rosten von Eisen)
Kreuzbiss	„umgekehrte Verzahnung"; die beiden Zahnbögen kreuzen sich
Krone	hier: teilweiser oder vollständiger Ersatz der natürlichen Zahnkrone durch eine Restauration bzw. künstliche Krone
kurative Medizin	medizinische Maßnahmen zur Wiederherstellung der Gesundheit
Kürettage	Auskratzung, Ausschabung
Kürette	Handinstrument zur Beseitigung von Ablagerungen unter dem Zahnfleisch
KZV	Kassenzahnärztliche Vereinigung

L

labial	zur Lippe
Labium oris, Labia oris	Lippe, Lippen
Lactobacillus	Milchsäurebakterium
Läsion	Verletzung eines Organs
lateral	seitlich, von der Seite
Leberzirrhose	Lebergewebe wird durch nicht funktionsfähiges Narbengewebe ersetzt
Leukoplakie	Verhornung der Mundschleimhaut aufgrund chemischer oder mechanischer Reize, ▶ Präkanzerose
Leukozyten	weiße Blutkörperchen
Lichtpolymerisation	durch Licht ausgelöste ▶ Polymerisation; Lichthärtung von ▶ Komposit

Lichtpolymerisations-gerät	Lichtquelle zum Aushärten von Kunststoffen	
Ligamente	Bänder; dehnbare, faserartige Bindegewebsstränge	
Lingua	Zunge; siehe auch ▶glossa	
lingual	zur Zunge	
Lipide	Fette	
Lippen-Kiefer-Gaumenspalte	Fehlbildung mit unvollständigem Zusammenwachsen der Kiefer	
lokal	örtlich	
Lokalanästhesie	örtliche Betäubung	
Luxation	Aus- / Verrenkung; hebelnde / kippende Bewegung	
lymphatisch	zum Lymphsystem gehörend	
Lymphozyten	Abwehrzellen im Blut; hauptsächlich aus den Lymphbahnen in das Blut abgegebene weiße Blutkörperchen	
LZK	Landeszahnärztekammer	

M

M. masseter	Kaumuskel
M. temporalis	Schläfenmuskel
M.	Abkürzung für Muskel
Makrodontie	übergroße Zähne
Makrofüller	große Füllstoffe im ▶Komposit
Makrognatie	„großer Kiefer"; maxilläre ▶Prognatie
maligne	bösartig
Mandibula	Unterkiefer
mandibuläre Retrognathie	Rücklage bzw. Unterentwicklung des Unterkiefers; „fliehendes Kinn"
Mandibularkanal	Knochenkanal im Unterkiefer
Manifestation	Sichtbarwerden
marginal	am Rand liegend
marginale Gingiva	freie, nicht befestigte, am Rande liegende ▶Gingiva
Matrize	Gegenstück zur ▶Patrize bzw. Hohlform in einem ▶Geschiebe; oder: dünnes Metall- oder Kunststoffband zum Nachbilden einer Zahnwand für die Füllungstherapie
MAV	Mund-Antrum-Verbindung / Mund-Kieferhöhlen-Verbindung
Maxilla	Oberkiefer
maxilläre Retrognathie	Rücklage bzw. Unterentwicklung des Oberkiefers; „unechte ▶Progenie"
Medizinprodukt	Gegenstand, der für medizinische Zwecke eingesetzt wird; kein Arzneimittel
mehrgliedrig	▶Brücke mit mehreren ▶Brückengliedern
mehrspannig	▶Brücke, bei der mehrere von ▶Pfeilern abgestützte Bögen mehrere Lücken überspannen
Melanom	„schwarzer Hautkrebs", bösartige Geschwulst der Haut
mesial	zur Mitte des Zahnbogens hin
Metastasen	Tochtergeschwulste bei Krebserkrankungen
MIH	Molaren-Inzisiven-Hypomineralisation; spezielle Form der Schmelzbildungsstörung
Mikrobiologie	Wissenschaft von den Kleinstlebewesen (Mikroorganismen)
mikrobiologisch	die ▶Mikrobiologie betreffend
Mikrodontie	zu kleine Zähne
Mikrofüller	kleine Füllstoffe im ▶Komposit
Mikrognatie, maxilläre	„kleiner (Ober)kiefer"; unechte ▶Progenie
Mikroorganismus	mikroskopisch kleiner, einzelliger pflanzlicher oder tierischer Organismus
minimal-invasiv	wenig verletzend, möglichst viel Zahnsubstanz erhaltend
Mitralklappe	Herzklappe; ▶Bikuspidalklappe
mm Hg	Millimeter Quecksilbersäule; Einheit für den Blutdruck
Mobilisierung	Beweglichmachen festgewachsener Organe
modifiziert	abgewandelt
Molar, Molaren	Mahlzähne
Monosaccharid	Einfachzucker
Monozyten	Abwehrzellen im Blut; große Fresszellen
Morphologie	Wissenschaft von der Gestalt und Form, vom Aussehen
morphologisch	der Form, Struktur, Gestalt nach
motorisch	die Bewegung betreffend z. B. motorische Nerven
MPG	Medizinproduktegesetz
MTA	Mineral Trioxid Aggregat, Zement besonders für die ▶Pulpotomie
Mucosa, Mukosa	Schleimhaut

Mukogingivallinie	hier geht die ▶Gingiva in die ▶Mukosa über
Mukoperiostlappen	Gewebelappen aus Schleimhaut und Knochenhaut
mukös	schleimig, zähfließend
Mukosa	Mundschleimhaut
Multiresistenz	Unempfindlichkeit (Resistenz) von Krankheitserregern gegenüber mehreren medikamentösen Wirkstoffen (z. B. Antibiotika, Virostatika, Antimykotika)
Muskel	Muskelarten siehe unter ▶M.
Muskelpumpe	Unterstützung des venösen Blutrückflusses durch benachbarte Muskeln
mutiert	genetisch verändert; entartet
Mykose	Pilzerkrankung
Myofibrille	zusammenziehbare Faser des Muskelgewebes

N

N. alveolaris inferior	Ast des Unterkiefernervs, verläuft im ▶Mandibularkanal
N. facialis	Gesichtsnerv; motorische Versorgung der Gesichtsmuskulatur
N. mandibularis	Unterkiefernerv
N. maxillaris	Oberkiefernerv
N. ophthalmicus	Augennerv
N. trigeminus	Drillingsnerv, hauptsächlich sensible Versorgung des Gesichtes
N.	Abkürzung für Nervus
Narkotikum, Narkotika	betäubende(s) Arzneimittel
Natriumhypochlorid-Lösung (NaOCl)	desinfizierende Spüllösung, z. B. bei Wurzelbehandlung
Nebenwirkungen	nicht beabsichtigte oder erwünschte Wirkungen eines Medikamentes
Nekrose	abgestorbenes Gewebe
nekrotisierend	abgestorbenes Gewebe (Nekrose) herbeiführend
NEM	Nicht-Edelmetall-Legierung
Neoplasie	Neubildung von Gewebe
Nerv	Nervenarten siehe unter ▶N.
Nervensystem, animales	Teil des Nervensystems, der dem Willen unterliegt
Nervensystem, peripheres	motorische und sensible Nerven im Körper
Nervensystem, vegetatives	Teil des Nervensystem, der unwillkürlich körperinnere Vorgänge steuert
Nervensystem, zentrales	Gehirn und Rückenmark
Neuralgie	Nervenschmerz
Neurit	langer Fortsatz einer Nervenzelle; leitet Impulse weiter
Neuron	Nervenzelle
Nitroglycerin-Spray	Medikament mit dem Wirkstoff Nitroglycerin
noctu	nachts (auf Rezeptvordrucken)

O

obligat	unerlässlich, erforderlich
Ödem	zu Schwellungen führende Flüssigkeitsansammlung im Gewebe
Odontoblast	dentinbildende Zelle
OK	Oberkiefer
okklusal	auf der Kaufläche
Okklusion	Verschluss, Zusammenbiss; Aufeinandertreffen der Zahnreihen bei Kieferschluss
Okklusionsanomalie	Fehlbiss
Okklusionsfolie	färbende Folie zu Überprüfung des Bisses auf Störkontakte (▶Okklusion)
Oligodontie	angeborenes Fehlen mehrerer Zähne
One-bottle-System	selbstätzende Adhäsive („Ein-Flaschen-System")
Onlay	starre Füllung unter Einbeziehung der Höckerspitzen
Operateur	Arzt, der eine Operation durchführt
oral	zur Mundhöhle
Ormocere	Organically modified ceramic; Füllungswerkstoff
orthograd	von der Krone aus
Orthopantomogramm (OPG)	Panoramaschichtaufnahme; röntgenologische Darstellung des kompletten Unterkiefers, großer Teile des Oberkiefers, des Kiefergelenks und der angrenzenden Gebiete
orthoradial	senkrecht auf den Zahnbogen treffend
Osteomyelitis	Knochenmarkentzündung
Osteotom	Handinstrument zum Durchtrennen und Bearbeiten von Knochen
Osteotomie	operative Zahnentfernung
Ostitis	Knochenentzündung

Oszillation	Schwingung		Parotisrolle	große Watterolle, wird vor dem Ausführungsgang der Ohrspeicheldrüse platziert
Overlay	starre Füllung unter Einbeziehung der Höcker		Partsch I und II	Therapieverfahren zur Zystenbehandlung nach dem dt. Chirurgen Carl Partsch, ▶Zystektomie, ▶Zystostomie
Ozon	Sauerstoffmolekül mit drei Sauerstoffatomen; hat desinfizierende Wirkung		Parulis	„dicke" Backe, geschwollene Wange
			pathogen	krank machend
P			Pathologie	Wissenschaft von den Krankheiten
palatinal	zum Gaumen		Patrize	Gegenstück zur ▶Matrize bzw. Positivform in einem ▶Geschiebe
Palatum durum	harter Gaumen			
Palatum molle	weicher Gaumen		PBI	Papillen-Blutungs-Index
Palatum	Gaumen		PDCA-Zyklus	Modell zur Optimierung des ▶Qualitätsmanagements in Unternehmen
palliative Medizin	lindernde Behandlung ohne Aussicht auf Heilung			
			Pellikel	Schmelzoberhäutchen
Palpation	Untersuchung durch Abtasten		Perforation	Durchbruch, Durchbohren eines Organs
Pandemie	kontinentübergreifende Ausbreitung einer Krankheit		perforieren	durchstoßen, durchlöchern
			Periost	Knochenhaut
Papillom	gutartige Geschwulst des Epithelgewebes		Periostitis	Knochenhautentzündung
Parafunktionen	Neben-, Fehlfunktionen (des Kiefers)		Periotom	dünnes, scharfes Handinstrument zum Durchtrennen der Fasern im ▶Parodontalspalt
Parasit	Organismus, der sich von anderen Lebewesen (Wirt) ernährt oder diese zur Fortpflanzung befällt			
			peripher	in den äußeren Zonen des Körpers (liegend)
Parasympathikus	Teil des ▶vegetativen Nervensystems, der Ruhebedürfnis und Stoffwechsel verstärkt		Perkussion	Untersuchen durch Abklopfen
			perkutan	durch die Haut hindurch
parenteral	unter Umgehung des Verdauungstraktes		permanentes Gebiss	bleibendes Gebiss
parodontal	neben oder um den Zahn befindlich; den Zahnhalteapparat (Parodontium) betreffend		Pfeiler	hier: beschliffener Zahn, der eine Krone aufnimmt
			Pharynx	Rachen
Parodontalabszess	▶Abszess durch tiefe Zahnfleischtasche		Phenytoin	Wirkstoff zur Dauerbehandlung von ▶Epilepsie
Parodontaler Screening Index	Untersuchung zur Früherkennung von Erkrankungen des Zahnhalteapparates		Phlegmone	eitrige, sich schrankenlos ausbreitende Infektionen der Weichteile
Parodontalspalt	Spalt zwischen Zahn und ▶Alveolarfortsatz, in dem sich die Wurzelhaut befindet		Phonetik	Wissenschaft von den Vorgängen beim Sprechen
			Phosphorsäure	Säure zur Herstellung von Zinkphosphatzement
Parodontitis, aggressive	akute, schwer verlaufende Parodontitisform			
Parodontitis, chronische	langsam verlaufende Parodontitisform		pH-Wert	Maß für die Stärke der sauren bzw. basischen Wirkung
Parodontitis, Parodontitiden	Entzündung(en) des Zahnhalteapparates		Physiologie	Wissenschaft von den normalen Lebensvorgängen des Organismus
Parodontium	Zahnhalteapparat		Physiotherapie	„Krankengymnastik"
Parodontometer	Messsonde(n) zur Bestimmung der ▶Taschentiefe		physisch	den Körper betreffend
			Piezochirurgie	minimalinvasives und gewebeschonendes Operationsverfahren in der Kiefer- und Oralchirurgie
Parotispad	stark saugfähiges Pad zur Trockenlegung am Ausführungsgang der Ohrspeicheldrüse			

Lexikon der Fachbegriffe

Pilz	ein- oder vielzelliges Lebewesen mit Zellkern und Zellwand; z. T. Erreger bestimmter ▶Infektionskrankheiten (▶Mykosen)
Plaque	festsitzender Zahnbelag, Biofilm
plaqueinduziert	durch Zahnbeläge herbeigeführt
Plaqueretentionsstellen	schlecht zu reinigende Stellen, an denen Plaque haften bleibt
Plaquerevelatoren	Plaqueanzeiger, Plaqueenthüller
Plasmazellen	Abwehrzellen im Blut, die ▶Antikörper produzieren
Pleura	Brustfell
Pleuralspalt	flüssigkeitsgefüllter Spalt zwischen Lungen- und Rippenfell
Plugger	Handinstrument, Stopfer für Wurzelkanalfüllungen
PMMA	Polymethylmethacrylat
Polyether	chemische Verbindung, die zu den ▶Elastomeren gehört
Polymerisation	chemische Reaktion beim Aushärten von ▶Komposit
Polymerisationslampe	Lampe zum Aushärten von ▶Komposit
Polymerisationsschrumpfung	Schrumpfung während des Abbindens ((▶Polymerisation)
Polysaccharid	Vielfachzucker
Porosität	Messgröße für Vorliegen von Hohlräumen in einem Stoff / Material
Postexpositionsprophylaxe	Maßnahmen, die nach einem möglichen Kontakt mit Krankheitserregern eingeleitet werden
postoperativ	nach der Operation
ppm	parts per million (Anteile pro Million)
Prädilektionsstellen	Stellen, an denen bevorzugt ▶Karies entsteht
Präkanzerose	Vorstufe eines Krebs
Prämedikation	medikamentöse Vorbehandlung
Prämolar, Prämolaren	Vormahlzähne
Prämolarisierung	▶Hemisektion
präoperativ	vor der Operation
Präparation	Vorbereitung des Zahnes durch Beschleifen
Präprothetik, präprothetische Chirurgie	chirurgische Maßnahmen zur Verbesserung des Prothesenlagers im Vorfeld der Eingliederung von Zahnersatz
Prävention	Vorbeugende Maßnahmen; sollen verhindern, dass sich der Gesundheitszustand eines Menschen verschlechtert
Präzisionsabformung	▶Korrekturabformung, ▶Doppelmischabformung
Primärdentin	bis zum Zahndurchbruch gebildetes ▶Dentin
Primärkrone	Teil einer ▶Doppelkrone, der fest auf den tragenden Zahnstumpf zementiert wird
Primer	Grundierung für ▶Dentin zur Vorbereitung einer ▶Kompositfüllung
Prion	in menschlichen und tierischen Organismen vorkommendes ▶Protein, das in der ▶pathogenen Variante als Auslöser bestimmter Gehirnerkrankungen gilt
Prodromalstadium	Früh- oder Vorstadium im Verlauf einer Krankheit, in dem uncharakteristische Vorzeichen oder auch Frühsymptome (sog. Prodrome) auftreten
Prognathie, mandibuläre	Überentwicklung des Unterkiefers; auch Progenie = vorstehendes Kinn
Prognathie, maxilläre	Überentwicklung des Oberkiefers
Prognose	Vorhersage, Aussicht
Prophylaxe	▶Prävention
Protein(e)	Eiweißmolekül(e)
Prothese	künstlicher Ersatz für verlorene Organe oder Körperteile; hier: herausnehmbarer Zahnersatz
Prothesensattel	Teil der ▶Prothese, der dem Kieferknochen aufliegt
Prothetik	Wissenschaft, die sich mit der Entwicklung bzw. Herstellung von ▶Prothesen beschäftigt
Protozoon	einzelliges Lebewesen, das als ▶Parasit lebt
provisorische Füllung	vorübergehende Füllung, die wieder entfernt wird
Provisorium	vorübergehende Zwischenlösung; hier: Zahnersatz für einen begrenzten Zeitraum
PSA	Persönliche Schutzausrüstung
pseudo	unecht
Pseudotaschen	Zahnfleischtaschen, die nur durch Schwellung des Zahnfleisches entstehen
PSI	▶Parodontaler Screening Index
psychisch	die Seele betreffend
Psychopharmakon, Psychopharmaka	symptomatisch auf die Psyche wirkende(s) Arzneimittel

Pufferung	Neutralisation von Säuren
Pulpa	Zahnmark
Pulpahörner	Teil der ▶ Pulpa unterhalb der Zahnhöcker
Pulpitis	Entzündung der ▶ Pulpa
Pulpotomie	Entfernung der lebenden Kronenpulpa
Pulverstrahlreinigung	Zahnreinigung durch ein Gemisch aus Wasser, Luft und Salzen, das mit Hochdruck aufgetragen wird
putty	Kitt, Spachtelmasse
PZR	professionelle Zahnreinigung

Q

Quadrant	hier: ein Abschnitt im Gebiss
Qualitätsmanagement (QM)	organisatorische Maßnahmen zur qualitativen Verbesserung von Prozessen und Strukturen
Quecksilber	bei Raumtemperatur flüssiges Metall; Dämpfe sind giftig; Bestandteil von ▶ Amalgam
Quigley-Hein-Index	Plaque-Index

R

radikulär	an der Wurzel
Radix dentis	Zahnwurzel
Raspatorium	scharfes Handinstrument zum Ablösen des ▶ Periosts
RDA	radioaktive (oder: relative) Dentin-Abrasion = Maß für die abtragende Wirkung (▶ Abrasivität) von Stoffen auf das ▶ Dentin (z. B. bei Zahnpasta)
Reattachment	Wiederanhaftung des Zahnfleisches an den Zahn
Recall	Rückruf; das regelmäßige Einbestellen von Patienten
Referenz	Bezugswert
Reflux	Rückfluss, Rücksog
regenerativ	wiedergewinnend, wiederherstellend
Rehabilitation	Wiedereingliederung in den Alltag
Rekonvaleszenz	Genesung, Gesundung
relative Trockenlegung	Trockenlegung mittels Watterollen
Remineralisation	Wiedereinlagerung von Mineralien in den Zahn

Resektion	operative Entfernung von Gewebe oder Organen
Resilienz	Eigenschaft (der Schleimhaut), nach Ende einer Belastung wieder in den Ausgangszustand zurückzufedern
Resorption	Aufnahme gelöster Stoffe
Restauration	Wiederherstellung z. B. des Zahnes durch Füllungen oder Kronen
Retainer	Halter, Spannbügel
Retention	Zurückhaltung, Verhalt, Verankerung bestimmter Stoffe oder Flüssigkeiten, z. B. ▶ Plaqueretentionsstellen
Retentionsleisten	überhängende Wülste an den Abformlöffeln
retinierter Zahn	nicht durchgebrochener Zahn
Retraktionsfäden	werden vor der Abformung um die Zähne gelegt, damit die Präparationsgrenze gut erkennbar ist
retrograd	von apikal
Revelator	Enthüller, Offenbarer, z. B. Plaquefärbemittel zur Sichtbarmachung ▶ supragingivaler Zahnbeläge
reversibel	umkehrbar
rezeptfrei	in einer Apotheke ohne Vorlage eines ärztlichen Rezepts erhältlich
Rezeptoren	nehmen Reize auf
Rezession	Schwund, Rückgang des Zahnfleisches
Rezidiv	Rückfall, Wiederauftreten einer Krankheit
RKI	Robert Koch-Institut
RNA (RNS)	Ribonukleinsäure; überträgt Erbinformationen oder übersetzt sie in ▶ Proteine
Root-planing	Wurzelglättung
Rubor	Rötung

S

Saccharide	Zucker; Kohlenhydrate
Sägeschnittmodell	mehrteiliges Arbeitsmodell aus Gips zur Herstellung von festsitzendem Zahnersatz
sagittal	parallel der Mittelachse des Körpers
Saliva	Speichel
Sarkom	bösartige Geschwulst des Knochens
Saumepithel	Verbindungsgewebe; sorgt für eine feste Haftung des Zahnfleisches am Zahn

Lexikon der Fachbegriffe

Säure-Ätz-Technik	Füllungsbefestigung mittels Ätzung und Haftvermittler bei Kompositfüllungen
SBI	Sulkus-Blutungs-Index
Scaler	Handinstrument zur Entfernung ▶supragingivaler ▶Konkremente, überstehender Füllungsränder und anderer Unebenheiten
Scaling	Entfernung weicher und harter ▶subgingivaler Beläge
scharfer Löffel	löffelartiges Handinstrument zum Auskratzen von Gewebe
Schlotterkamm	Abbau des knöchernen Kieferkamms und als Folge davon eine verschiebbare, „schlotternde" Form von Bindegewebe
Schmelz-Dentingrenze	Bereich des Übergangs vom Schmelz zum ▶Dentin
Schmierinfektion	indirekte Übertragung von Krankheitserregern durch Berührung eines mit infektiösen Körpersekreten verunreinigten Gegenstandes
Schock	lebensgefährlicher Zustand mit schnellem, schwachem Puls, erniedrigtem Blutdruck und einer starken Verminderung der peripheren Durchblutung zugunsten der Hirndurchblutung
screening	systematisches Test- und Prüfverfahren, z. B. PSI
Sealer	Versiegler
Sedativum, Sedativa	beruhigende(s), ruhigstellende(s) Arzneimittel
Sekretion	Abgabe von Stoffen durch Körperzellen in Form von Sekret
Sekundärdentin	nach dem Zahndurchbruch gebildetes ▶Dentin
Sekundärinfektionen	zusätzliche Infektion mit einem anderen Erreger
Sekundärkaries	erneut entstandene ▶Karies
Sekundärkrone	Teil einer ▶Doppelkrone, der in die Zahnprothese gelötet, geklebt oder eingearbeitet wird
sensibel	auf Wahrnehmung bezogen, z. B. sensible Nerven
Sensibilitätsprüfung	Provokationstest zur Untersuchung der Zahnempfindlichkeit
separieren	Trennen des Kontaktes von Zähnen mittels Keilen
Septum, Septen	Trenn- / Scheidewand (-wände)
serös	dünnflüssig, wässrig
Sextant	ein „Sechstel" (z. B. des Gebisses)
Sharpey'sche Fasern	kollagene Faserbündel in der Wurzelhaut
Siebbeinzellen	Hohlräume im Siebbein, gehören zu den ▶Nasennebenhöhlen
Sievert (Sv)	Einheit für die Strahlendosis
Silikon, Silicon	siliciumhaltige Kunststoffe; Abformmaterial für ▶Korrekturabformungen und ▶Funktionsabformungen
Sinusitis	Entzündung der ▶Nasennebenhöhlen
Sinusknoten	elektrischer Taktgeber des Herzens
Sinuslift	Anhebung der Kieferhöhle und Einbringen von Knochen(ersatz)material
Situationsabformung	Zähne werden mit dem umgebenden Gewebe in Ruhe (statisch) wiedergegeben; für Studienmodelle oder Gegenkiefermodelle
Skalpell	chirurgisches Messer
Sol	hier: Lösung eines ▶kolloidal verteilten Feststoffs in einer Flüssigkeit
somatisch	körperlich
Sondierung	Tasten mit einer Sonde
Soor	Pilzerkrankung von Schleimhäuten, z. B. der Mundhöhle durch ▶Candida albicans
spezifische Abwehr	auf spezielle Krankheitserreger gerichtete Abwehr des Immunsystems
Spongiosa	schwammartiges Knochengewebe
Spore	besonders widerstandsfähige Dauerform eines ▶Bakteriums
sporizid	tötet Bakteriensporen ab
Spreader	Handinstrument, Spreizer für die Wurzelfüllung
Stäbchen	stäbchenförmige Bakterien
Steg	hier: Element zur Verankerung und Abstützung von herausnehmbarem Zahnersatz
Stegkonstruktion	Verankerung einer Vollprothese auf Implantaten, die über einen Steg miteinander verbunden sind
Stents	Abformmaterial aus Harzen und Wachsen
steril	keimfrei bzw. frei von allen lebenden Mikroorganismen und ihren Ruhestadien (z. B. Sporen)
Sterilgut	Medizinprodukt, das in einen keimfreien (▶sterilen) Zustand gebracht werden soll

Lexikon der Fachbegriffe

Sterilisation	Verfahren, durch das Materialien und Gegenstände von allen lebenden Mikroorganismen, einschließlich ihrer Ruhestadien (z. B. Sporen), befreit werden
Stiftaufbau	zahnärztliche Versorgung eines wurzelbehandelten Zahnes mit stark zerstörter natürlicher Zahnkrone, um den Zahn im Anschluss durch die Versorgung mit einer künstlichen Krone erhalten zu können
Streptococcus mutans	Kugelbakterium, ist u. a. für die Kariesentstehung verantwortlich
Stuhlassistenz	Begleitung / Unterstützung des Zahnarztes / der Zahnärztin am Patientenstuhl bei der Behandlung von Patienten
Stützstiftregistrat	Registrierung der ▶ Kieferrelation (OK zu UK) im zahnlosen Gebiss mithilfe von Schablonen (Wachswällen) sowie einem intraoralen zentralen Stützstift
subgingival	unterhalb des Zahnfleisches
Substantia admantina	Zahnschmelz
Sulkus, Sulcus	natürliche Vertiefung / Furche am Übergang vom Zahnfleisch zum Zahn
supragingival	oberhalb des Zahnfleisches
Suprakonstruktion	Überbau; hier: der Zahnersatz, der dem Implantat aufgesetzt wird
Sympathikus	Teil des ▶ vegetativen Nervensystems, der Leistungssteigerung bewirkt („Flucht oder Angriff")
Symptom	Anzeichen
symptomatisch	auf Krankheitszeichen bezogen
Synapse	Kontaktstelle zwischen Nervenzellen bzw. Nerven- und anderen Zellen
systemisch	ein ganzes Organsystem betreffend (z. B. systemische Therapie: über das Blut im ganzen Körper wirkend)
Systole	rhythmisches Zusammenziehen des Herzens

T

Tamponadenstopfer	Instrument zum Einbringen von Tupfern oder Streifen in Wunden
Taschentiefe	Tiefe der sog. Zahnfleischtasche
Teilprothese, Teilprothesen	herausnehmbarer Zahnersatz einzelner Zähne, der an den verbleibenden Zähnen befestigt wird
Teleskopkrone	Art der ▶ Doppelkrone, bei der sich Primär- und Sekundärkrone teleskopartig ineinanderschieben und dadurch den gewünschten Halt geben
temporär	zeitlich begrenzt
temporäres Gebiss	Milchgebiss
teratogen	Fehlbildungen bewirkend
Tertiärdentin	Reizdentin (durch medikamentöse Anregung gebildetes ▶ Dentin)
Tetanie	Muskelkrampf, Starrkrampf
thermoplastisch	bei höheren Temperaturen erweichbar und verformbar, z. B. Kunststoffe für ▶ Abformungen
Thrombozyten	Blutplättchen
Thrombus, Thromben	das / die Blutgerinnsel; Blutpfropf
Tinnitus	Ohrgeräusche
Tomes'sche Fasern	Fortsätze der dentinbildenden Zellen
Tomographie	räumliche Darstellung auf der Grundlage von Schichtaufnahmen
Tonsilla palatina, Tonsillae palatinae	Gaumenmandeln
Totalprothese	▶ Vollprothese
Toxine	Schadstoffe; Gifte
Tranquilizer	Arzneimittel gegen Angstzustände
Transmitter	Überträgerstoff
Transplantat	Organ oder Gewebe, das verpflanzt (transplantiert) wird
transversal	quer verlaufend
traumatisch	durch einen Unfall / eine Verletzung entstanden
traumatisierend	Verletzungen verursachend
Trepanation	Eröffnung einer Körperhöhle, z. B. der Pulpahöhle
Trifurkation	Dreigabelung (der Zahnwurzel)
Trikuspidalklappe	Herzklappe; Segelklappe mit drei Segeln im rechten Herzen
Trituration	Vermischen von Stoffen (Mischen von ▶ Amalgam)
Tröpfcheninfektion	Übertragung von Krankheitserregern über feinste Speichel- oder Schleimtröpfchen beim Sprechen, Husten und Niesen
Tuber maxillae	„Höcker des Oberkiefers"; knöcherne Vorwölbung hinter dem letzten Molaren im Oberkiefer

Lexikon der Fachbegriffe

Tuberkulose	bakterielle ▶ Infektionskrankheit
Tuberkulum	Zahnhöckerchen
Tubus	Röhre
Tumor	Größenzunahme von Gewebe durch Schwellung oder Gewebsneubildung

U

Übertragungsbogen	▶ Gesichtsbogen
UK	Unterkiefer
Ulkus, Ulcus	Geschwür
Ulzeration	Geschwürbildung
ulzerierend, ulcerierend	ein Geschwür (Ulkus) herbeiführend
unspezifische Abwehr	generelle Abwehr von Krankheitserregern
Unterfüllung	Füllung, meist ein Zement, unter der ▶ definitiven Füllung
Unterfütterung	Auftragen von Kunststoff auf eine Prothesenbasis zur Anpassung der Prothese an veränderte Mundverhältnisse
unterminieren	untergraben
Unterschnitt	Gebiet unter dem größten Umfang; unterhalb der dicksten Stelle eines Zahnes oder einer Krone / Brücke liegender Bereich
untersichgehende Stelle	▶ Unterschnitt
Uvula	Zäpfchen
UVV	Unfallverhütungsvorschriften

V

Vakuum	luftleerer Raum
Validierung	Bestätigung durch objektiven Nachweis, dass die Anforderungen für eine bestimmte Anwendung oder einen bestimmten Gebrauch erfüllt sind
Vasokonstriktion	Gefäßverengung durch Zusammenziehen der Gefäßwand
Vasokonstringentium, Vasokonstringentien	gefäßverengende(s) Mittel
Veneer	hauchdünne Verblendschale aus Keramik
Venen	Blutgefäße, die zum Herzen hinführen
Venolen	kleinste ▶ Venen
Verblendung	hier: zahnfarbene Beschichtung aus Keramik oder Kompositen, um eine möglichst natürliche Ästhetik zu erzielen
verschreibungspflichtig	nur gegen ärztliche Verschreibung erhältlich
vertikal	senkrecht, von oben
vestibulär	zum Mundvorhof
Vestibulum oris	Mundvorhof
Vestibulumhaken	Handinstrument zum Abhalten der Wangen und Lippen
Vestibulumplastik	operative Vertiefung des Mundvorhofs
virostatisch	virenhemmend, vireninaktivierend
Virulenz	Grad der krankmachenden Wirkung (Gefährlichkeit) eines Erregers
Virus	infektiöse, organische Struktur, die aus einem Strang Erbmaterial (▶ DNA oder ▶ RNA) und einer Eiweißhülle besteht und zur Vermehrung auf eine Wirtszelle angewiesen ist
Virustatikum, Virustatika	Medikament(e) zur Behandlung von Viruserkrankungen
viruzid	virentötend
viskös	dickflüssig, zähflüssig, leimartig
vital	lebend
Vitalexstirpation	völlige Entfernung der lebenden Pulpa
Vitalfunktionen	lebenswichtige Körperfunktionen (Bewusstsein, Atmung, Kreislauf)
Vitalität	Lebendigkeit
Vitalitätsprobe	▶ Sensibilitätsprüfung
VMK	Verblend-Metall-Keramik
Vollprothese	herausnehmbarer Zahnersatz, der das komplette Gebiss ersetzt
Volt (V)	Einheit für Stromspannung
Volumentomographie	Röntgentechnik, die dreidimensionale Bilder und vielfältige Schnittebenen ermöglicht

W

Wasserstoffperoxid-Lösung (H_2O_2)	Desinfektionslösung
Wax-up	ein in Wachs hergestelltes Modell der zukünftigen zahntechnischen Arbeit
Wechselwirkungen	gegenseitige Beeinflussung bei Einnahme mehrerer Medikamente

white-spot	kreidig aussehender Fleck, erstes Stadium der ▶ Karies
WHO	World Health Organisation = Weltgesundheitsorganisation
Windkesselfunktion	Fähigkeit großer ▶ Arterien, Blutdruckspitzen aufzufangen
WSR	▶ Wurzelspitzenresektion
Wurzelamputation	vollständige Entfernung einer Zahnwurzel zum Erhalt des Zahnes bei mehrwurzeligen Zähnen
Wurzelhaut (Desmodont)	die Zahnwurzel umgebendes Bindegewebe, das aus kollagenen Fasern besteht, in die Blutgefäße, Lymphgefäße und Nerven eingebettet sind
Wurzelspitzenresektion	operative Entfernung der Wurzelspitze; dient dem Erhalt wurzelbehandelter Zähne
Wurzelzement (Cementum)	mineralisierte Hartsubstanz, die die Zahnwurzel und den Zahnhals umgibt und der Verankerung der ▶ Sharpey'schen Fasern des Zahnhalteapparats dient

X

xenogen	von einer fremden Art stammend
Xylit	Zuckeraustauschstoff mit kariesreduzierenden Eigenschaften

Z

Zahnärztekammer	berufsständischer Zusammenschluss der Zahnärzte
Zahnfistel	bakterielle, eitrige Entzündung, die an der Zahnwurzel entsteht
Zahnfollikel	Zahnsäcken bzw. Bindegewebe, das die Zahnanlage bei der frühen Zahnentwicklung umgibt
Zahnluxation	traumatische Lockerung eines Zahnes
ZEG	Zahnsteinentfernungsgerät
zellulär	die Zellen betreffend
Zementoblast	zementbildende Zelle
zentral	hier: auf das Innere des Körpers zu, zur Körpermitte hin, z. B. zentral wirksame Analgetika
Zertifizierung	Verfahren, mit dessen Hilfe die Einhaltung bestimmter Standards und Richtlinien nachgewiesen wird
zervikal	am Zahnhals
Zinkoxid-Eugenol-Zement	Zement aus Zinkoxid und ▶ Eugenol
Zinkoxidphosphat-Zement	Zement aus Zinkoxid und Phosphorsäure
ZMVZ	Zahnmedizinisches Versorgungszentrum
Zweitassistenz	unterstützt als (unsteriler) „Springer" ▶ Operateur und ▶ Erstassistenz bei zahnärztlich-chirurgischen Eingriffen
zweizeitig-zweiphasig	zwei unterschiedliche Materialien härten einzeln nacheinander aus
Zwischenglied	▶ Brückenglied
Zyste	Blase; krankhafter, von einem „Zystenbalg" umschlossener Hohlraum
Zystektomie	operative Entfernung einer Zyste (Methode Partsch II)
Zystostomie	operative Eröffnung einer Zyste (Methode Partsch I)
Zytologie	Wissenschaft von den Zellen
Zytoplasma	Zellflüssigkeit

Sachwortverzeichnis

A

Abfallentsorgung 96
Abfallverzeichnis-Verordnung 96
Abformgips 356
Abformkäppchen 381
Abformlöffel 359
Abformpfosten 381
Abformung 353
– anatomische 356
Abnahmeprüfung 294
Abrasivität 305
Absauganlage 96
Absaugtechniken 122
Abstands-Quadrat-Gesetz 277
Abszess 205, 245
Abutment 227, 381
Adenom 268
Adhäsive Befestigung 369
Adhäsivkomponenten 130
Adrenalin 155
– Nebenwirkungen 156
Ah-Linie 45
Aktivator 341
Aktive Platte 341
Alarmplan 190
Aldehyde 83
Alginat 354
Alkohole 83
Aluminiumfilter 280
Alveolarfortsatz 150
Alveole 202
Amalgam 131
Amalgambrunnen 132
Amalgamfüllungen 132
Amalgampistole 133
Ambulante Versorgung 4
Ameloblasten 102
Amtsarzt 4
Analgetika 234
Anamnese 28
– allgemeine 29
– spezielle 30
Anaphylaktischer Schock 196
Anästhesie 151
– intraligamentäre 154
Anästhetika 234
Anästhetikum 151, 155
Angina pectoris 182
Angina-pectoris-Anfall 196
Angstpatienten 26
Anhänger 366
Anker 366
Anmischspatel 126
Anode 278
Anodontie 54
Antibiotika 61, 235, 261
Antigene 72
Antikörper 72
Antimykotika 235
Antiphlogistika 236
Antiseptikum 213
Aphte 267
apikal 52
Apikales Granulom 204
Apoplexie 197
Applikation 233
approximal 52
Approximalkaries 110
Approximalraum 322
Approximalraum-Plaque-Index 322
Arbeitslänge 160
Arbeitslängenmarkierung 161
Arbeitsplatzbeschreibung 390
Arbeitsschuhe 82
Arbeitsschutz 11
– sozialer 11
– technischer 13
Arbeitssicherheitsgesetz 16
Arbeitsstättenverordnung 16
Arbeitszeitgesetz 11
Arterie 175
Arterienklemme 210
Artikulation 54
Artikulator 362
Arzneimittelabgabe 237
Arzneimittelformen 232
Arzneimittellehre 232
Aspiration 153, 194
Assistenzelement 10
Asthma bronchiale 195
attached Gingiva 202
Attachmentverlust 248
Aufbaupfosten 381
Aufbissaufnahme 288
Aufklärungsbogen 212
Aufklärungspflicht 27
Augenspülflasche 74
aut idem 239
Autoklav 86
Autopolymerisation 129

B

Bakterien 59, 60
bakteriostatisch 83
bakterizid 83
Ballaststoffe 315
Bass-Technik 306
Befunderhebung 28, 32
– extraorale 33
– intraorale 33
Behandlungsassistenz 2
Behandlungsindikator 89
Behandlungspflicht 27
Behandlungsplatz 9, 10
Behandlungsstuhl 10, 31
BEMA 35
benigne 268
Berufsausübungs-gemeinschaft 7
Berufskleidung 81
Berufsverband 8
Betäubungsmittelrezept 239
Betriebsanweisung 15
Betriebssicherheitsver-ordnung 18
Bewerbung 396
BGB 395
Biofilm 246
Bioindikator 90
Biostoffverordnung 16
Bissflügelaufnahme 288
Bissregistrierung 381
Bleaching 328
Blut 170
Blutdruck 181
Bluterkrankheit 174
Blutgerinnung 172
Blutgruppen 174
Blutkörperchen 170
Blutplasma 171
Blutplättchen 170
Blutstillung 171, 172
Blutung 196
Blutungsgrad 323
Bohrer 115
Bracket 342
Brennfleck 279
Bronchien 186
Brücke 366
bukkal 52
Bundesurlaubsgesetz 11

C

CAD 382
CAD/CAM-System 136
CAL 249
Calciumhydroxid 156
Calciumhydroxid-Zemente 127
Calciumhydroxylapatit 102
CAM 382
Carboxylat-Zemente 125, 127
Caries profunda 109
Chairside 136, 382
Chelatoren 163
Chirurgiemotoren 211
Chlorhexidin 83, 163
CMD 269
Compliance 344
Computertomographie 293
Condylus 151
coronal 52
Cover-Denture-Prothese 378
CT 293

D

Dampfsterilisation 86
Datenschutz 37, 38
Deckbiss 338
Dekubitus 267
Demenz 352
Demineralisation 107
Dendrit 144
Dentalhygienikerin 325
Dentin 103
Dentinkaries 109
Dentist 6
Dentitio difficilis 223
Dentition 53
Dentitionsstörung 53
Desinfektion 82, 94
Desinfektionsverfahren
– chemische 83
– physikalische 84
Desmodont 202
Diabetes mellitus 247
Diastema 224
Diastole 179
Dienstplanung 393
Digitale Volumen-tomographie 293
Diskus 269
distal 52
Distalbiss 337

Sachwortverzeichnis

DMF-T-Index 137
Dokumentation 212
Dokumentationspflicht 27
Doppelarmklammer 375
Doppelkrone 364, 376
Doppelmischabformung 358
Dosimeter 281
Druckknopfanker 376
Druckspritzensysteme 155
dualhärtend 129
Durchgangsarzt 74
DVT 293
Dysfunktion 269
Dysgnathie 336

E
EBA-Zemente 125, 127
Eckzahn 49
Einarmklammer 375
Einlage, medikamentöse 163
Einmalspritze 154
Einwilligungserklärung 213
Eiweiße 313
Elastomere 355
Elektrische Zahnbürste 304
Elektrochirurgiegerät 211
Elektronische Gesundheitskarte 28
Elevatorium 209
Empfindungsstörung 225
Endodontie 142
Endokarditisprophylaxe 213
Endometrie 161
Endo-Nadeln 161
Entzündung 142
Enzyme 315
ergonomisch 393
Erhaltungstherapie 265
Erosion 317
Erregungssystem 179
Erscheinungsbild 392
Erstassistenz 216
Erste-Hilfe-Maßnahmen 189
Erythrozyten 170
Eugnathie 54
Exkavator 117
Exspiration 187
Exstirpationsnadel 159
Extraktion 218
Extraktionszange 206
extraorale Aufnahme 289
exzentrische Aufnahme 287
Exzision 218

F
Familienanamnese 31
Faseroptische Transillumination 111
FDI-Zahnschema 48
Federhaltergriff-Systeme 155
Fehlbildung 345
Fernröntgenseitenaufnahme 291
Fette 313
Fibrin 172
Fibrom 268
Filamentzahnbürsten 304
Filmkassette 284
Finierer 115
Fissur 326
Fissurenversiegelung 327
Fistel 204
Fixierbad 284
Fluoride 305, 311
Fluoridiertes Speisesalz 312
Fluoridierung, lokale 311
Fluoridtablette 312
Fluorid-Überdosierung 312
Fluorose 312
Flusssäure 370
Fokus 279
Foramen 150
Foramen incisivum 150
Foramen infraorbitale 150
Foramen mandibulae 151
Foramen mentale 151
Foramen palatinum majus 150
Fräsator 92
Fräser 115
Freiendprothese 373
Frontzahnzange 207
Full-mouth-Therapie 261
Füllungsbefestigung 118
Füllungsmaterial 120
Füllungsstabilität 118
fungistatisch 83
fungizid 83
Funktionsabformung 357
Furkation 252

G
Gasaustausch 187
Gassterilisation 85
Gates-Bohrer 159
Gaumen 44
Gaumenfortsatz 150
Gaumenplatte 373

Gebiss
– permanentes 48
– temporäres 47
Gefahrensymbole 17
Gefahrstoffe 16, 17
Gefahrstoffverordnung 13
Gefahrstoffverzeichnis 14
Gefäßverengung 171
Gehhilfe 350
Gelenkgrube 269
Gelenkkopf 269
Gelenkscheibe 269
Gelenkverletzungen 226
Gereizte Patienten 26
Germektomie 222
Geschiebe 375
Geschmacksknospen 45
Geschmacksstoffe 315
Gesichtsbogen 361
Gesichtslähmung 148
Gesichtsschädel 149
Gesteuerte Geweberegeneration 264
Gesundheitsamt 4
Gesundheitsdienst, öffentlicher 4
Gesundheitskarte, elektronische 28
Gesundheitswesen 4, 5
Gewebe 43
Gewerbeordnung 16
Gewerkschaften 8
Gingiva 202
Gingivaextension 264
Gingivale Abstützung 373
Gingivalrandschräger 117
Gingivarezessionen 250
Gingivektomie 264
Gingivitis 248
Glasionomer-Zemente 125, 127
GOZ 35
Gracey-Küretten 259
Gray 280
Grippe 71
Grundbesteck 34
Grundinstrumentarium 34
Guttapercha 135, 354
Guttaperchastifte 164

H
Habit 336
Haftvermittler 129, 360
Halbwinkeltechnik 286
Halogene 83

Handanmischung 359
Händedesinfektion
– chirurgische 79
– hygienische 77
Handlungskompetenz 3
Handröntgenaufnahmen 291, 340
Handzahnbürsten 303
Headgear 344
Hebel 208
Hedström-Feile 161
Heidemannspatel 126
Heimlich-Griff 194
Heißluftsterilisation 85
Hemisektion 221
Hepatitis B 69
Hepatitis C 70
Herpes labialis 267
Herz 177
Herzbeutel 177
Herzdruckmassage 192
Herzinfarkt 182, 196
Herzinnenhaut 178
Herzklappe 179
Herz-Lungen-Wiederbelebung 193
Herzscheidewand 178
Herzwand 177
Hirnnerven 146
Hirnschädel 149
Histologie 42
HIV-Infektion und AIDS 70
Hohlkehlpräparation 365
Hohlmeißelzange 207
Hormone 247
Hybridkomposite 128
Hydrokolloid 354
Hygiene 58, 76
Hyperdontie 54
Hyperglykämie 197
Hyperplasie 247
Hyperventilation 194
Hypnotika 236
Hypodontie 54
Hypoglykämie 197

I
Immediatprothese 379
Immunität 72
Implantat 227, 380
Implantation 228
Individualprophylaxe 320
Infektion 225
Infektionskrankheiten 64
Infektionsquellen 64

Sachwortverzeichnis

Infektionsschutzgesetz 75
Infektionswege 65
Infiltrationsanästhesie 151
Initialbehandlung 257
Inlaybrücke 368
Inlays 135
Inserts 135
Inspektion 109
Inspiration 187
Instrumente
– oszillierende 117
– rotierende 113
interdental 52
Interdentalbürste 308
Interdentalpapille 202
Interdentalstick 308
Interimsprothese 376, 379
intraoral 153
inzisal 52
Inzision 217
Ionisierung 278

J
Jugendarbeitsschutzgesetz 12

K
KAI-System 306
Kammern 178
Kanülen 155
Kapillaren 177
Karies 102, 105
Kariesdetektoren 111
Kariesdiagnose 109
Kariesentstehung 105
Kariesmeter 110
Kariesverlauf 108
Kariogenität 318
Karpulenspritze 155
Kartusche 359
Karzinom 268
Kassenzahnärztliche
   Vereinigung (KZV) 7
Katalysator 359
Kathode 278
Kaumuskulatur 270
Kavitätenränder 118
Kavitätsklassen 111
Kehlkopf 185
Kerr-Feile 161
Kiefergelenk 269
Kieferklemme 270
Kieferorthopädie 336
Kiefersperre 270
Kieferwinkel 151
Kirkland-Lappen 262
Klammer 374

Klarsichtsterilisier-
   verpackungen 88
Knochenabbau 248
Knochenblock 229
Knochenbruch 226
Knochendistraktion 229
Knochenersatzmaterial 264
– allogenes 228
– alloplastisches 228
– autogenes 228
– xenogenes 228
Knochenfräser 210
Knochenspreizung 229
Knopfsonde 211
Kofferdam 123
Kohlenhydrate 313
Kollaps 182, 195
Kommunikation
– Empfänger 18
– nonverbale 18
– Sender 18
– verbale 18
Kommunikationsmodelle
– Schulz von Thun 20
Kompakta 149
Komposit 128
Kondensation
– laterale 164
– vertikale 164
Kondylus 269
Konkrement 248
Konstanzprüfung 293
Kontrazeptiva 247
Kornzange 207
Körperkreislauf 180
Korrekturabformung 358
Kostenträger 34
Krampfanfälle 196
Kreislaufschock 195
Kreuzbiss 337
kritisch 91
Krone 363
Kronenflucht 51
Krümmungsmerkmal 51
Kuhhornsonde 252
Kündigungsschutz 12
Kündigungsschutzgesetz 11
Kunststoffschiene 342
Kürettage 259, 262
kV 279

L
labial 52
Lage- und Richtungs-
   bezeichnungen
– an den Zähnen 52

– in der Mundhöhle 52
Landeszahnärztekammern
   (LZK) 7
Lappenoperationen 261
Laser 211
Laser-Fluoreszenz-System
   110
laterale Zahnaufnahme 285
Leitungsanästhesie 152
Le Master 286
Leukoplakie 267
Leukozyten 170
Lichtpolymerisation 129
Lichtpolymerisationsgerät 10
Ligamente 154
lingual 52
Lippen 44
Lippenbändchen 44, 224
Lippen-Kiefer-Gaumen-
   spalten 345
Lochplatte 373
Löffel 209
Luftröhre 185
Lungen 186
Lungenbläschen 186
Lungenfell 186
Lungenkreislauf 179
Lymphatisches System 183
Lymphflüssigkeit 183
Lymphgefäße 183
Lymphknoten 183

M
mA 279
Mahlzähne 50
Makrodontie 54
maligne 268
Mandibularkanal 151
Mantelkrone 364
Marketing 391
Marylandbrücke 368
Matrize 124, 375
Medizinprodukte
– Aufbereitung 91
– Risikoeinstufung 92
Medizinproduktegesetz 18
Membrane 264
mesial 52
Mesialbiss 337
Metallkeramikkrone 364
MIH 328
Mikrodontie 54
Mikromotor 112
Mikroorganismen
– apathogene 59
– pathogene 59

Milch 319
Milchgebiss 47
Milchzahnzange 207
Mineralstoffe 314
Mischgerät 359
Mitarbeiterzufriedenheit 390
Molaren 50
Multi-Bracket-Apparatur 342
Mundboden 45
Munddusche 309
Mundhöhle 44
Mundhygiene 257
Mundhygieneberatung 324
Mundsoor 71
Mundspülbecken 10
Mundspüllösung 310
Mundspülung 213
Mundvorhof 44
Mundvorhofplatte 346
Mutterschutzgesetz 12

N
Nabers-Sonde 252
Nachblutung 225
Nadel 210
Nadelhalter 210
Nahtmaterial 210
Narkotika 235
Nase 184
Nasenhöhle 184
Nasennebenhöhlen 184
Nasensenkrechte 340
Natriumhypochloridlösungen
   162
Nebenwirkung 236
Nekrose 245
NEM 364
Neoplasien 268
Nervensystem 144, 146
– peripheres 145
– vegetatives 147
– willkürliches 146
– zentrales 145
Nervenzelle 144
Nervläsion 225
Nervus alveolarisinferior 147
Nervus facialis 148
Nervus mandibularis 148
Nervus maxillaris 148
Nervus ophthalmicus 147
Nervus trigeminus 147
Neurit 144
Neutralbiss 54, 337
Nikotin 247
Normierung 115
Notfälle 188

Notfallkoffer 190
Notfallmaßnahme 190
Notfallpatient 27
No-Touch-System 69
Notruf 190
Nuckeln 336

O

Oberflächenanästhesie 154
Oberkiefer 150
Oberkörperhochlagerung 192
Odontoblasten 103
Offener Biss 337
Öffentlicher Gesundheitsdienst 4
okklusal 52
Okklusion 54
Okklusionsanomalie 336
Okklusionsfolie 133
Oligodontie 54
Onlays 135
OP-Arbeitsplatz 216
oral 52
Orbitalsenkrechte 340
Organ 43
Organismus 43
Organsystem 43
Osteomyelitis 205
Osteotome 210
Osteotomie 222
Ostitis 205
Overlays 135
Oxidationsmittel 83
Ozon 119

P

palatinal 52
Panoramaschichtaufnahme 289
Papillen-Blutungs-Index 323
Papillom 268
Paralleltechnik 285
Parasiten 59
Parasympathikus 147
Parodontale Abstützung 373
Parodontalspalt 154
Parodontalstatus 254
Parodontitiden 203
Parodontitis 244
– aggressive 249
– chronische 248
Parodontometer 251
Parodontose 244
Parotisrolle 121
Patientenbeobachtung 217

Patientenbetreuung
– postoperative 217
– präoperative 216
Patientenlagerung
– im Oberkiefer 31
– im Unterkiefer 31
– Schwangere 32
Patienten, schwerhörige 352
Patrize 375
PBI 323
PDCA-Zyklus 389
Periost 149
Periostitis 205
Periotom 209
Pfeiler 366
Phenole 83
Phlegmone 206
pH-Wert 46, 317
Piezochirurgiegerät 211
Pilze 59, 62
Pinzette
– anatomische 208
– chirurgische 208
– zahnärztliche 208
Pistolengriff-Systeme 155
Plaque 106, 246
Plaqueindizes 250, 321
Plaqueretention 245
Plaqueretentionsstelle 258
Plaquerevelator 321
Plattenepithel 266
Pleuralspalt 186
pm 277
PMMA 364
Polierer 115
Politur 134
Polyether 356
Polymerisation 128
Polymerisationslampe 129
Polysulfide 356
Postexpositionsprophylaxe 74
ppm 305
Präkanzerose 267
Prämolar 50
Prämolarisierung 221
Prävention 58
Praxisgemeinschaft 7
Praxisklinik 7
Präzisionsabformung 358
Primärprophylaxe 302
Prionen 59, 63
Produktsicherheitsgesetz 18
Prognathie 338
Prophylaxe 58, 302
Prothesenreinigung 379

Prothesenzahnbürste 379
Protozoen 63
Provisorium 370
Prozessindikator 89
Prüfkörper 90
PSA 289
Pseudotaschen 248
PSI 252
Psychopharmaka 236
Pulpa 104
Pulpagangrän 144
Pulpanekrose 144
Pulpitis 142
– asymptomatische 143
– iatrogene 143
– infektiöse 143
– irreversible 143
– reversible 143
– symptomatische 143
– traumatische 143
Pulpotomie 158
Puls 180
Pulverstrahlgeräte 260
PZR 257, 324

Q

QM-Beauftragter 389
Qualitätsmanagement 388
Quartal 28, 35
Quecksilber 131

R

Rachen 184
radikulär 52
Raspatorium 209
Raucher 247
Rautek-Rettungsgriff 192
RDA-Wert 305
Reamer 161
Reattachment 261
Recall 266
Rechtwinkeltechnik 286
Reizweiterleitung 145
Remineralisation 107
Retainer 345
Retentionsphase 344
Retrognathie 338
Rezept 238
Rezessionen 245
Riegel 376
Rippenfell 186
Rollstuhl 350
Röntgen
– analoges 283
– digitales 282
Röntgenbefunde 33

Röntgenstrahlen 276
Rotationstechnik nach Fones 307
Rote Liste® 232
Rötung 142
Rückenmarksnerven 146

S

Sachverständige 294
Sachverständigenprüfung 294
Sarkom 268
Saumepithel 202
SBI 324
Scaling 259
Schädel 149
Schädelknochen 150
Schaftarten 114
Schallzahnbürste 304
Schaltprothese 373
Schere 209
Schienung 226
Schildknorpel 185
Schlaganfall 197
Schleifer 115
Schmelzkaries 108
Schmelzoberhäutchen (Pellikel) 106
Schmerz 143, 234
Schmerzpatienten 26
Schneidezähne 49
Schnitzinstrumente 133
Schnuller 339
Schock 182
Schocklagerung 192
Schrumpfung 128
Schutzausrüstung, persönliche 82
Schutzimpfung
– aktive 72
– passive 72
Schutzkleidung 81
Schwebetisch 10
Schweigepflicht 27
Schwellung 142
Schwerbehindertenrecht 12
Sealer 164
Sedativa 236
Sehbeeinträchtigung 351
Sekundärprophylaxe 302
semikritisch 91
Sensibilitätsprüfung 33
Sievert 280
Silikone 355
Simultanimpfung 73
Sinus ethmoidalis 184

Sachwortverzeichnis

Sinus frontalis 184
Sinuslift
– externer 229
– interner 229
Sinus maxillaris 184
Sinus sphenoidalis 184
Skalpelle 209
Skalpellgriff 209
Skalpellklinge 209
Soft Skills 392
Sondierung 110
Sondierungstiefe 251
Soor 267
Sorgfaltspflicht 27
Spatel 208
Speichel 46, 106
Speicheldrüsen 45
Speicheltest 321
Speicherfolien 283
Spongiosa 149
Spurenelemente 314
Stabile Seitenlage 191
Stationäre Versorgung 4
Stege 375
Stents und Kerr 353
Sterilgutverpackung 87
Sterilisation 85
Sterilisationskontrolle 89
Stich- oder Schnittverletzung 74
Stiftaufbauten 362
Stillen 338
Stillman-Technik 307
Stopfinstrumente 133
Strahlenbelastung 278
Strahlenexposition 280
Strahlenschutzgesetz 296
Strahlenschutzverordnung 18, 296
Strahlensterilisation 85
Streptococcus mutans 105
Streustrahlung 277
StrlSchG 296
StrlSchV 296
Stromspannung 279
Stromstärke 279
Stufenpräparation 365
Sulkus 202
Sulkus-Blutungs-Index 324

Superfloss-Zahnseide 308
Sympathikus 147
Synapse 145
Systole 179

T

Tamponadenstopfer 211
Tangentialpräparation 365
Teilkrone 364
Teilprothese 372
Telematikinfrastruktur 28
Tenside 305
Tertiärprophylaxe 302
Thermodesinfektion 84
Thrombozyten 171
Tiefer Biss 337
Totalprothese 377
Transmitter 145
Transversalbügel 373
Trepanation 159
Trigeminusneuralgie 148
Trockenlegung
– absolute 123
– relative 120
Tuberanästhesie 153
Tuberkulose 66
Tubus 280
Tuchklemme 210
Tumor 268
Turbinen 113

U

Überkappung
– direkte 157
– indirekte 156
Übertragungsinstrumente 112
Überwärmung 142
Überzuckerung 197
Ulcera 267
Ultraschallscaler 260
Ultraschallzahnbürste 304
Unfallverhütungsvorschriften 18
unkritisch 91
Unterfütterung 380
Unterkiefer 151
Unterzuckerung 197
Urlaubsplanung 393

V

Venen 176
Verankerungselement 374
Verbandbuch 75
Verblendkrone 364
Verdauungssystem 315
Versorgung
– ambulante 4
– stationäre 4
Vertragshaftung 395
vestibulär 52
Viren 59, 62
virostatisch 83
viruzid 83
Vitalamputation 158
Vitalexstirpation 158
Vitalfunktionen 189
Vitamine 315
Vollgusskrone 363
Vorhöfe 178
Vormahlzähne 50
Vorstellungsgespräch 397

W

Wachsbiss 360
Wangen 44
Wechselgebiss 53
Wechselwirkungen 236
Weichteilverletzungen 226
Weisheitszahnzange 207
Weiterbildung 3
white spots 108
WHO 58
WHO-Sonde 252
Widman-Lappen 262
Winkelmerkmal 51
Winkelstück 112
Wundhaken 208
Wundheilungsstörung 225
Wurzelfraktur 226
Wurzelglättung 259
Wurzelkanalaufbereitung 160
Wurzelmerkmal 51
Wurzelrestzange 207
Wurzelspitzenloch 49
Wurzelspitzenresektion 219
Wurzelzement 104, 202

X

Xylit 319

Z

Zahnarztelement 10
Zahnbeweglichkeit 249
Zahnbürste 303
Zahnersatz, festsitzender 360
Zahnfraktur 226
Zahnfreundlich 319
Zahnhals 49
Zahnhalteapparat 202
Zahnhölzer 308
Zahnklinik 7
Zahnkrone 49
Zahnluxation 225
Zahnmark 104
Zahnmedizinische Prophylaxeassistentin 325
Zahnmedizinisches Versorgungszentrum (ZMVZ) 7
Zahnpasta 305
Zahnpflegekaugummi 310
Zahnschmelz 102
Zahnseide 308
Zahnstein 246
Zahnwurzeln 49
Zelle 42
Zertifizierung 388
zervikal 52
Zinkoxid-Eugenol-Masse 356
Zinkoxid-Eugenol-Zemente 125, 127
Zinkoxid-Phosphat-Zemente 125, 126
Zucker 316
Zuckeraustauschstoff 319
Zunge 45
Zungenbürste 311
Zweitassistenz 216
Zwerchfell 186
Zwischenglied 366
Zylinderampullenspritze 155
Zyste 204
Zystektomie 220
Zystostomie 220
Zytologie 42

Bildquellenverzeichnis

3M Oral Care/3M Deutschland GmbH, Seefeld: S. 132/1a,1b,2; 356; 358/5
A. Schweickhardt GmbH & Co. KG, Seitingen-Oberflacht: S. 34/1–6; 117/2,3; 126/1,2; 133/3–11; 207/1–13; 208/1–11; 209/1–10; 210/1,3; 211/4; 252/2; 264/3,4; 265/1a–e
Aktion Zahnfreundlich e.V., Berlin: S. 319
Alamy Ltd., Oxon, Großbritannien (RMB): S. 345/2 (PATTARAWIT CHOMPIPAT/RF)
Alfred Becht GmbH, Offenburg: S. 92
B. Braun Melsungen AG, Sparte Aesculap, Tuttlingen: S. 87/2; 97; 210/2; 211/1,3
Barmer, Berlin: S. 28/1,2
berliner fortbildungen, Berlin: S. 80/1–8
Bernd Schwegmann GmbH & Co. KG, Grafschaft-Gelsdorf: S. 13
Berner International GmbH, Elmshorn: S. 82
BGW Berufsgenossenschaft für Gesundheitsdienst und Wohlfahrtspflege, Hamburg: S. 11; 75
BODE Chemie GmbH, Hamburg: S. 83
Boger-Zahntechnik GmbH &Co KG, Reutlingen: S. 379/1; 380
Bundesanstalt für Arbeitsschutz und Arbeitsmedizin, Dortmund: S. 13
CAMLOG Vertriebs GmbH, Wimsheim: S. 381/1
Charité Centrum 3 für Zahn-, Mund- und Kieferheilkunde, Berlin (Dr.Uwe Blunck): S. 111/2
Coltène/Whaledent AG, Altstätten, Schweiz: S. 121/1,2
DATAMED Computerservice ltd., München: S. 322
de Cassan, Dr. Klaus, Rickenbach-Altenschwand: S. 110; 127/3,4; 148; 206/1; 223/4; 252/3; 253/2–6; 311/3; 337/7,8,13; 345/1; 364
Defib Deutschland GmbH, Düsseldorf: S. 194/1
dentalline GmbH & Co. KG, Birkenfeld: S. 346
dentalpictures24.com: S. 247/2
Dentsply Sirona Deutschland GmbH, Bensheim: S. 9/2; 31/1,2; 93; 136/2a,b; 159/1; 161/5; 163/1,3; 211/2,6; 280/1; 290/2,3; 291/1; 292/4,6; 293/2
Deppeler SA © 2015, Rolle, Schweiz: S. 259/5a–d
Deutsche Gesetzliche Unfallversicherung (DGUV), Berlin: S. 18
DGZMK – Deutsche Gesellschaft für Zahn-, Mund- und Kieferheilkunde, Düsseldorf (Foto: Prof. Dr. Krämer): S. 328/1,2
DIN Deutsches Institut für Normung e.V., Berlin (Wiedergegeben mit Erlaubnis von DIN Deutsches Institut für Normung e.V. Maßgebend für das Anwenden der DIN-Norm ist deren Fassung mit dem neuesten Ausgabedatum): S. 16/2 (DIN EN ISO 7010 2013, w009); 194/2 (DIN EN ISO 7010 2013, E010)
DMG Dental-Material Gesellschaft mbH, Hamburg: S. 130/7
doc stock eine Marke der F1online digitale Bildagentur GmbH, Frankfurt am Main: S. 77/2 (Maskot); 267/5 (CMSP)
dpa-Picture-Alliance GmbH, Frankfurt am Main: S. 5 (Infografik); 6/1 (Berliner Verlag/Archiv); 71/1 (Infografik); 324 (Frank Rumpenhorst); 362/1 (chromorange)
DÜRR DENTAL SE, Bietigheim-Bissingen: S. 87/1; 88/2; 89/2; 283/1; 294/2
E.M.S. Electro Medical Systems S.A., Nyon, Schweiz: S. 260/3 (PERIOFLOW® Nozzle von EMS)
Emmi Ultrasonic GmbH, Mörfelden-Walldorf: S. 304/5
EURONDA Deutschland GmbH, Altenberge: S. 87/3
Fachpraxis für Parodontologie & Ästhetische Zahnmedizin Dr. Gregor Gutsche – DGParo-Spezialist für Parodontologie®, Koblenz: S. 254/2
Garrison Dental Solutions, Uebach-Palenberg: S. 125/4
Gebr. Brasseler GmbH & Co. KG, Lemgo: S. 113; 115/1–10; 116/1–11; 117/1; 159/3; 161/2–4; 210/4,5
Geistlich Biomaterials Vertriebsgesellschaft mbH, Baden-Baden: S. 229/1; 264/1
GKV-Spitzenverband, Berlin: S. 255; 256
Grafische Produktion Neumann, Rimpar: S. 9/1; 19/1–3; 20; 41; 42; 44; 45/1,2; 46; 47; 48/1–3; 49/1–3; 50/1,2; 51/1–4; 52/1,2; 59; 60/1,2; 61; 62/1,2; 63/1,2; 64; 66/1,2; 67/1–5; 72/1,2; 81; 86/1; 94; 102/1,2; 103/1,2; 104; 105; 106; 107/1,2; 108/1a-d; 111/3; 112/1,5; 118/1,2; 119/1a-c,2a-c; 122/1–8; 127/1,2; 131/1,2; 135; 145/1,2; 147/1–3; 149/1–4; 150; 151; 152/2,3; 153/2,4; 154/2; 157; 158; 160; 162/3; 164/1,2; 165; 170; 171/1,2; 173/1,2; 175/1,2; 176/1,2; 177/1; 178/1–3; 179; 180/1,2; 183; 184/1,2; 185/1–3; 186; 187; 189/1; 195; 202/1; 203; 206/2; 217; 219/1,3,4; 220/1,2; 221/1–5; 223/2,3; 224/2–5; 226/2,3; 227/8; 228/1–3; 229/2,3,5,6; 231/2,7,9–12; 233; 246; 247/1; 249/1–5; 251/2,3; 252/1; 253/1; 259/1–4,6; 262/1–7; 263/1–4; 264/2a-d,6; 265/2a,b,3a-e; 266/1–3; 268/1,2; 269; 270; 271/1–5; 277/2; 279; 280/2; 281/1,3; 282; 283/3; 284; 285/1,2; 286/1–3; 287/1–4; 288/1,3,5; 290/1,4; 292/1–3,5,7; 293/1; 306/2–4; 307/1–3; 309/1–7; 316; 326; 337/1,2,4,6,10,12; 338/1,3; 340/1; 341/1; 342/1; 343/2; 351/1–7; 361/2; 362/3; 365; 366/1; 367/1–3; 369; 372; 373/1–6; 374/1; 375/1,2,4; 376/3
Haase, Prof. Dr. Dr. med. Stephan – Universitätsklinikum Ulm, Klinik für Mund-, Kiefer- und Gesichtschirurgie: S. 202/2; 204/2,3; 218/1,2; 219/2,5; 222/1–3; 226/1; 227/1,2; 229/4; 231/1,3–6,8
Hager & Werken GmbH & Co. KG, Duisburg: S. 69/2,3; 70; 123/2; 133/1; 359/3–6
Hain Lifescience GmbH, Nehren: S. 254/1
Halimeter, Kalifornien, USA: S. 311/1
hawo GmbH, Obrigheim: S. 88/3; 89/1
Helmholtz Zentrum München: S. 281/2
Hu-Friedy Mfg. Co., LLC., European Headquarters, Frankfurt am Main: S. 243
Initiative proDente e.V., Köln: S. 227/3–7
iStockphoto, Berlin: S. 25 (Ikonoklast_Fotografie); 201 (Lorado); 237/1d (AndreyGorulko); 237/1e (micut); 248 (watanyou); 250 (danielzgombic); 301 (s:filadendron); 387 (sturti)
Ivoclar Vivadent GmbH, Ellwangen: S. 321
Kassenärztliche Bundesvereinigung, Berlin: S. 238
Kassenzahnärztliche Bundesvereinigung, Köln (KZBV): S. 137/2; 255; 256
Kassenzahnärztliche Vereinigung Nordrhein, Düsseldorf: S. 330
Kaufmann, Dr. Manfred, Gemeinschaftspraxis Kaufmann & Dellwig, Ammersbek: S. 125/1–3,5,6; 130/1–6; 152/1,4; 153/1,3,5,6; 154/1; 277/1; 288/2,4,6; 355/2; 358/1–4; 371/1–10
KaVo Dental GmbH, Biberach a. d. Riss: S. 10/2; 111/1; 112/2–4; 114/1–5; 119/3,4; 129; 133/2
Krausen, Scott, Mönchengladbach: S. 177/2; 323/1–5

Bildquellenverzeichnis

Kruse, Jörn, Lüchow (www.joern-kruse.de) – mit Unterstützung durch Ose Zahntechnisches Labor GmbH, Grönwohld: S. 34/7; 121/3; 136/1; 155/1; 159/2; 162/1; 169; 189/2,3; 191/1–5; 192/1–5; 193/1–7; 194/3; 251/1; 252/4; 260/1,2; 283/2; 285/3; 308/1; 341/2; 350; 355/1; 359/1,2; 360/2; 361/1; 363; 366/2–4; 368/1–3; 374/2; 375/3; 376/1,2,4; 377; 381/2,3

Landeszahnärztekammer Baden-Württemberg, Stuttgart: S. 15/1

mauritius images GmbH, Mittenwald: S. 172 (Science Source/Dee Breger)

mectron Deutschland Vertriebs GmbH, Köln Dellbrück: S. 211/5

MEDICE Arzneimittel Pütter GmbH & Co. KG, Iserlohn: S. 225

MELAG Medizintechnik OHG, Berlin: S. 88/1; 90

Miele & Cie. KG, Gütersloh: S. 84

notfallkoffer.de Med. Geräte GmbH, Bad Iburg: S. 190

OKAPIA KG Michael Grzimek & Co., Frankfurt am Main: S. 69/1 (Vincent Zuber/CMSP)

perimed Fachbuch Verlag Dr. med. Straube GmbH, Fürth: S. 212

Plum Deutschland GmbH, Cuxhaven: S. 74/2

Procter & Gamble Germany GmbH & Co Operations oHG, Schwalbach am Taunus: S. 304/1–4

Quart GmbH, Zorneding: S. 295

Risolva GmbH, Metzingen: S. 15/2

Rote Liste® Service GmbH, Frankfurt am Main: S. 232

Schierhorn, Monika, Hamburg: S. 31/3

Schülke & Mayr GmbH, Norderstedt: S. 78

Science Photo Library – Ein Unternehmensbereich der StockFood GmbH, München: S. 214 (PHANIE/BURGER)

Shutterstock Images LLC, New York, USA: S. 1 (Robert Kneschke); 6/2 (CandyBox Images); 10/1 (Lucky Business); 16/1 (olar22); 32 (Garnet Photo); 54/2 (Pop Paul-Catalin); 57 (Romaset); 71/2 (sruilk); 74/1 (Alexander Raths); 86/2 (NajnaN); 96 (RJ22); 101 (pathdoc); 108/2 (Lighthunter),3 (Sergii Kuchugurnyi),4 (schankz); 123/1 (Romaset); 134/8 (Nor Gal); 137/1 (hightowernrw); 141 (milosljubicic); 155/2 (Mehmet Cetin); 161/1 (Wichien Tepsuttinun); 163/2 (MAKOVSKY ART); 181 (Sopotnicki); 182 (kalewa); 204/1 (Zdravinjo); 216 (wavebreakmedia); 223/1 (m.jrn); 237/1a (Valentyn Volkov),1b (Anthony DiChello),1c (Valentyn Volkov); 244 (dr.kenan); 245/1 (CooperP),3 (dr.kenan); 258/1 (Sergii Kuchugurnyi),2 (ArisaraPunyawi); 259/7 (zlikovec); 267/1 (C.PIPAT),3 (Levent Konuk),4 (sruilk); 275 (Romaset); 291/2 (Panyawatt),3 (Wichien Tepsuttinun); 303/2 (Mau Horng),3 (MediaGroup_BestForYou); 306/1 (PCP13); 308/2 (wk1003mike); 311/2 (sasimoto); 312/2 (Algirdas Gelazius); 317 (Hlornet); 335 (John Leung); 336 (Santiago Cornejo); 337/3,5 (Oasis66),9 (Stocksnapper),11 (Jiri Vaclavek); 338/2 (Oasis66); 340/2 (Wichien Tepsuttinun); 342/2,3 (vvoe),4 (John Leung),5 (Oasis66); 343/1 (izzzy71),3 (rdonar); 344 (John Steel); 349 (Lighthunter); 362/2 (pixs4u); 379/2 (daniiD); 381/4 (Dreamsquare); 382/1 (Ikonoklast Fotografie),2 (Ikonoklast Fotografie); 390 (stockfour); 392 (Winner Studio); 394 (Inspiring); 397 (Photographee.eu)

Stegherr, Dr. Anke, Albstadt: S. 205; 221/6; 224/1

Stericop GmbH & Co. KG, Wölfersheim: S. 89/3

stock.adobe.com: S. 37 (euthymia); 53 (alex_tsarik); 54/1 (jovannig); 303/1 (Yvonne Weis),4 (overthehill); 360/1 (Michael Tieck)

Südwestdeutsche Salzwerke AG, Heilbronn: S. 312/1

TePe D-A-CH GmbH, Hamburg: S. 308/3,4

TMD Gesellschaft für transfusionsmedizinische Dienste mbH, Kassel (Dr. Matthias Eberhardt): S. 134/1–7

Ungerer, O., Prof. Dr., Kirchheim: S. 77/1

United Nations Economic Commission for Europe (www.unece.com): S. 17/1–9

VDW GmbH, München: S. 162/2

wikipedia.org/dr.Mohamed HAMZE: S. 245/2 (https://commons.wikimedia.org/wiki/File:Ulcerative_necrotizing_gingivitis.jpg)

Zahnmedizinische Kliniken der Universität Bern – Klinik für Rekonstruktive Zahnmedizin, Bern: S. 267/2

ISBN 978-3-582-05861-4   Best.-Nr. 5861

Das Werk und seine Teile sind urheberrechtlich geschützt. Jede Nutzung in anderen als den gesetzlich oder durch bundesweite Vereinbarungen zugelassenen Fällen bedarf der vorherigen schriftlichen Einwilligung des Verlages.

Die Verweise auf Internetadressen und -dateien beziehen sich auf deren Zustand und Inhalt zum Zeitpunkt der Drucklegung des Werks. Der Verlag übernimmt keinerlei Gewähr und Haftung für deren Aktualität oder Inhalt noch für den Inhalt von mit ihnen verlinkten weiteren Internetseiten.

Verlag Handwerk und Technik GmbH,
Lademannbogen 135, 22339 Hamburg; Postfach 63 05 00, 22331 Hamburg – 2019
E-Mail: info@handwerk-technik.de – Internet: www.handwerk-technik.de

Satz und Layout: PER MEDIEN & MARKETING GmbH, 38102 Braunschweig
Umschlagmotiv: Shutterstock Images LLC, New York, USA: Hauptmotiv (Lucky Business); Randmotive links 1 (Olga Vorontsova), 2 (Romaset), 3 (Wan Fahmy Redzuan)
Druck: Mohn Media GmbH, 33311 Gütersloh

Zahnmedizinische Terminologie

Jede Fachsprache enthält Fachwörter (lat. Termini). In der Einzahl heißt es: ein Terminus (ein Fachwort). Als Terminologie bezeichnet man die Gesamtheit aller Termini einer Fachsprache.

Herkunft und Schreibweise der zahnmedizinischen Fachwörter

Der größte Teil der medizinischen und zahnmedizinischen Fachausdrücke stammt aus dem Griechischen und dem Lateinischen. Einige wenige Begriffe kommen aus dem arabischen, italienischen oder französischen Sprachbereich. Neue Entwicklungen in der (Zahn)medizin werden häufig mit englischen Begriffen belegt.

Die lateinische Sprache kennt kein „K" und kein „Z", stattdessen wird ein „C" verwendet. Es gibt im Lateinischen auch keine Umlaute, stattdessen werden „ae", „ue" und „oe" geschrieben. Viele Begriffe sind im Laufe der Zeit eingedeutscht worden. So ist z. B. aus dem lateinischen Wort „caries" das eingedeutschte Wort „Karies" entstanden. Allerdings handelt es sich dann nicht mehr um einen echten Terminus im engeren Sinne.

Die medizinischen Begriffe griechischen Ursprungs werden so behandelt, als stammten sie aus dem Lateinischen. Häufig verwendet werden die ersten Buchstaben des griechischen Alphabets: α = alpha, β = beta, γ = gamma, Δ = delta (z. B. α-Amylase oder apikales Delta).

Die englischen Begriffe werden nicht eingedeutscht, sondern so ausgesprochen wie im Englischen (z. B. white spot, light body, multitufted, Reattachment, Root planning, Scaling).

Manchmal werden auch lateinische, griechische und englische Begriffe zu einem Fachbegriff kombiniert.

Beispiel:

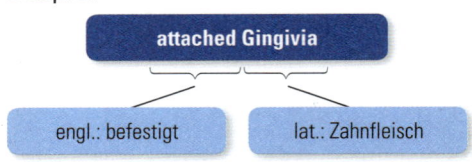

attached Gingivia
- engl.: befestigt
- lat.: Zahnfleisch

Übersetzung: Befestigtes Zahnfleisch; der mit Fasern unverschiebbar am Kieferknochen befestigte Teil der Gingiva.

Viele Begriffe haben in der Fachliteratur eine unterschiedliche Schreibweise: coronal oder koronal; Kalzium oder Calcium; Silikon oder Silicon usw.

Ein häufiger Fehler von Berufsanfängern ist die Verwechslung von Einzahl und Mehrzahl: Zur Schmerzausschaltung wird dem Patienten vor der Behandlung kein „Anästhetika", sondern ein „Anästhetikum" gespritzt. Anästhetika ist nämlich die Mehrzahl von Anästhetikum.

Aufbau der Fachbegriffe

Medizinische Fachbegriffe können aus einer Vorsilbe (Präfix), einem Wortstamm und aus einer Nachsilbe (Suffix) aufgebaut sein.

Die Vor- und Nachsilben wiederholen sich häufig. Zusammen mit dem Wortstamm geben sie dem Fachbegriff seine spezifische Bedeutung. Dies sollen die nebenstehenden Beispiele zeigen.

Vorsilbe	Wortstamm	Nachsilbe
Paro- entlang/neben	dontium von dens = Zahn	
Alles, was neben dem Zahn ist = Zahnhalteapparat		
Paro- entlang/neben	dont- von dens = Zahn	itis Entzündung
= Entzündung des Zahnhalteapparates		
Endo- innen/innerhalb	donto- von dens = Zahn	logie von logos = Lehre
= Lehre vom Zahninneren		